中医学感悟与临床应用

李春生　李云先　编著

北京大学医学出版社

ZHONGYIXUE GANWU YU LINCHUANGYINGYONG

图书在版编目（CIP）数据

中医学感悟与临床应用 / 李春生，李云先编著.
—北京：北京大学医学出版社，2018.1
ISBN 978-7-5659-1704-2

Ⅰ. ①中… Ⅱ. ①李… ②李… Ⅲ. ①中医临床
Ⅳ. ①R24

中国版本图书馆CIP数据核字（2017）第270151号

中医学感悟与临床应用

编　　著：李春生　李云先
出版发行：北京大学医学出版社
地　　址：（100191）北京市海淀区学院路38号　北京大学医学部院内
电　　话：发行部 010-82802230；图书邮购 010-82802495
网　　址：http://www.pumpress.com.cn
E-mail：booksale@bjmu.edu.cn
印　　刷：中煤（北京）印务有限公司
经　　销：新华书店
责任编辑：刘　燕　　责任校对：金彤文　　责任印制：李　啸
开　　本：889mm×1194mm　1/16　　印张：27.25　　字数：860千字
版　　次：2018年1月第1版　2018年1月第1次印刷
书　　号：ISBN 978-7-5659-1704-2
定　　价：155.00元

编著者简介

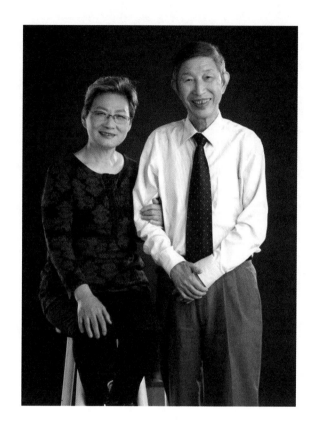

　　李春生，男，1941年5月11日出生，河南省邓州市人。中国中医科学院首届中医研究生班毕业，师从著名中医学家岳美中教授及方药中教授。李春生教授是中国中医科学院西苑医院主任医师、博士研究生导师、博士后流动站指导教师、中国中医科学院内科急症学术带头人、第五批全国名老中医传承工作室建设项目专家、香港东华三院顾问中医师以及香港理工大学客座教授。历任社会职务有：中国老年学学会理事、衰老与抗衰老科学委员会副主任委员、北京中西医结合学会理事、老年医学专业委员会主任委员、中华医学会北京分会老年医学学会副主任委员、北京中医药学会急诊医学专业委员会副主任委员、北京中医疑难病研究会常务副会长及专家技术委员会会长等。李春生教授长期从事高龄和老年医学、急诊医学、宫廷医学、呼吸病学、肥胖病学及养生康复医学研究，从医53年，完成科研课题19项，获部、委、市、院及学会级奖11项。李春生教授申报专利1项，发表医学论文及其他医学文章204篇，主持或参加编写并已出版的医学著作70部，参编讲义6部，近期代表作有《岳美中全集》等。

　　李云先，女，1943年11月7日出生，河南省邓州市人，李春生夫人，河南师范大学函授中文系肄业，河南省南阳市第一中学教师，中国中医科学院西苑医院图书馆干部。参加编写的著作有：《中国传统老年医学文献精华》（第2版）、《新编抗衰老中药学》《中国宫廷医学》《宫廷养生与美容》《现代肥胖病学》以及《李春生治疗急危重病及难治性疾病经验》等。

序 一

  李春生教授是我国著名的中医药学家，有真才实学。他精通中医药学古典文献，并能及时关注当代医学进展，固守专业，尊古而又重今，临床实践经验丰富。他在多年主事西苑医院急诊科业务期间，常怀着深厚的对病家的恻隐之心，联系实际、中西并举、与时俱进，救治了很多临危难治的患者，深得同行与患者的爱戴与赞扬。

  春生教授对老年医学及宫廷医学也有着甚为弘厚的学识。他饱读文史，勤于积累，孜孜以求，在繁华世界中，具励志之心。他与我合作共事了三十多年，成为知己之交。我们合作撰写了《中国宫廷医学》、订正评注了宋代陈直的《养老奉亲书》，并且与航天研究院合作，进行了抗晕动病平安丹实验的研究。他在以上所有工作中的贡献都至为突出，可谓洒下了点点心血。著名作家姚雪垠先生生前也甚为夸奖他的学问与成就。

  春生教授为人敦厚质朴、憨实善良、待人真诚。他学问好，做人也好，脚踏实地，不夸夸其谈，无哗众取宠之心；品学皆优，可谓"梅冷香自溢"，是一位享受勤学人生的学者。岁月流转，寒来暑往，春生教授过了古稀之年。今他以所著《中医学感悟与临床应用》索序与我。本书汇集了春生教授生平多年在医疗、科研和教学诸方面的成就与经验，并探讨了对传统医学理论的感悟。从本书中可以窥见春生教授珍惜人生路上的种种机缘，凌霜自得。我赞赏与钦佩他走出的一条具有自身特有的风格之路。谨以此序祝贺他的成功。

中国科学院资深院士

中国中医科学院终身研究员

陈可冀

2018 年 1 月于北京西郊

序　二

笃诚敬学，勤勉开拓——《中医学感悟与临床应用》读后

得知李春生教授的医学文集《中医学感悟与临床应用》即将出版，我们十分高兴。春生教授指定我们为这本书写几句话，则颇感为难。春生教授是一位甚有成就的学长，他所涉足的很多学术领域，我们都所知甚少，实在无力置喙。我们与春生教授又是交往三十多年的朋友，既然作文的任务坚辞不允，只能勉强从谈一点印象。

20世纪70年代初，著名中医学家岳美中先生鉴于中医界老成凋零、人才匮乏的状况，向中央建议举办高级中医研究班。获准后经过筹备，于1976年在中医研究院开办了全国中医研究班，1978年改为开我国中医研究生教育先河的研究生班（后发展成研究生院）。李春生教授是研究生班的第一期学员，毕业后长期在中医研究院（现中国中医科学院）西苑医院工作。学习期间他被安排随岳老学习并协助处理有关工作，由此与我们相识、相熟，我们之间建立了深厚的友谊。与春生教授接触中一个很深的印象，是他的尊师重道、笃诚向学。在岳老生前和身后，在陈可冀院士的主持下，春生教授长期从事对岳老文稿的整理和学术经验的研究，发表了大量介绍及阐发岳老学术思想的文章，先后参与整理出版了《岳美中医话集》《岳美中医学文集》和《岳美中全集》等著作。近些年，我们在陈可冀院士的指导下收集整理岳美中先生文稿的过程中，遇有学术方面的难题，往往首先想到请教春生教授，而春生教授对涉及岳老的事，则是有求即应、全力以赴。回忆起来特别令人感动和难忘的，是在岳老患病卧床期间，遇有特殊情况，春生教授就和岳老的家人一起，轮流到医院昼夜陪护，侍奉汤药，精心照料，无异于子侄。作为一位在岳老晚年跟随其学习时间并不是很长的学生，对老师的敬护如此，不是每个人都能做到的。

春生教授出身于中医世家，主要靠自己的执着和勤勉，取得了很高的成就。春生教授在中医经典的研读上下过很刻苦的功夫。2012年我们曾经与春生教授等专家一起外出参加一项医事活动，期间有机会就中医学术问题有所讨论。他对重要的中医典籍能整段整段地脱口而出，并作出卓有见地的精要阐述，其熟悉程度令人叹服。春生教授在深研经典、坚守传统及注重临床的基础上，致力于学术领域的开拓，在老年医学、宫廷医学、养生医学、急症的中医药对策以及临床药物研究等领域，都做了大量基础性及开拓性的工作，发表或出版了一批有价值的文章和著作。这些领域的基础性、开拓性工作，需要扎实的功力，需要创新精神，也需要甘坐冷板凳的默默耕耘与不懈坚守。据我们所知，他和陈可冀院士写作《中国宫廷医学》一书，就用了十年时间。对于春生教授几十年锲而不舍努力所取得的学术成果及其对推进中医和中西医结合事业所起到的积极作用，我们无力全面评价。我们从中得到的收获，是不时收到他郑重赠送的新著，从而享受由此带来的那一份钦佩、愉悦和鼓励。

在我们的印象里，春生教授的形象不像一个"学问"四溢、器宇轩昂的现代"高知"，而是一个从艰苦环境走出来、腹笥甚丰而又不改本色的诚朴勤勉的"劳动者"。他勤于劳作而寡于言辞，努力做事而拙于周旋，极重感情而不喜张扬。生活上也似不甚讲究，一身或旧或新、旧多新少的着装，有时还算得体，应当也多是李云先夫人精心打点的成果。每次见面，他大都是背着一个装得下电脑和大

开书籍的挎包，低头前行，目无旁顾，匆匆来去，总像是要赶着去做什么事情。器质来自天性和养成，装饰则是个人的偏好与选择。中国现代有成就的学者应当是什么形象，人们当然可以各美其美，我们所知道和尊敬的春生教授的形象与本色，则确实如此。

这篇小文为了藏拙，只谈对春生教授其人的点滴印象，未多及于其学术。古人有知人论世之说，了解春生教授其人，应该也多少有助于认识他的文章、学术和事业。

李雅清　岳沛芬

※ 李雅清、岳沛芬夫妇是已故著名中医学家岳美中先生的女婿和女儿。李雅清系北京市十届政协常委、中共北京市委统战部原常务副部长、北京社会主义学院原党组书记。岳沛芬系北京海淀医院主任医师、北京市名老中医药专家学术经验继承工作指导老师，著有《岳沛芬临床经验集》等。他们在陈可冀院士的指导下，多年从事岳美中先生文稿的收集、整理和研究，均为《岳美中全集》的副主编。

自　述

　　李春生，男，汉族。1941 年 5 月 11 日出生。河南省邓州市城关镇花园街人，民盟盟员。1953 年毕业于邓州市城关镇第一小学，1959 年毕业于邓州市一中，1965 年毕业于河南中医学院中医系，1981 年毕业于中国中医科学院中医研究生班，获医学硕士学位。历任中国中医科学院西苑医院呼吸科副主任，急诊科主任，急症研究室主任，主任医师，硕士、博士研究生导师，博士后流动站指导教师，西苑医院专家委员会委员，中国中医科学院内科急症学术带头人，全国名老中医传承工作室建设项目专家，北京中医药薪火传承 "3+3" 工程岳美中名家研究室成员，北京市海淀区名老中医药专家学术经验传承工作首席导师。2004 年 10 月被派往香港，任香港东华三院东华东院 - 香港理工大学王泽森中医药临床研究服务中心顾问中医师，香港理工大学客座教授，2006 年考取香港注册中医师。历任社会职务有：中国老年学学会理事，衰老与抗衰老科学委员会副主任委员、老年医学委员会常委，中国老年保健学会抗衰老专业委员会副主任委员，中国保健协会肥胖病研究会理事、副秘书长，中华全国工商业联合会美容化妆品业商会医学专家委员会委员；北京中西医结合学会理事，老年医学专业委员会主任委员，北京中西医结合学会科普委员会委员，中华医学会北京分会老年医学学会副主任委员，中华中医药学会急诊医学分会委员，中国中西医结合学会急救医学专业委员会委员，北京中医药学会急诊医学专业委员会副主任委员，北京中医疑难病研究会常务副会长、专家技术委员会会长，中华医学会医疗事故鉴定委员会专家库成员，国家自然科学基金委员会中医中药学科项目评议人，香港注册中医学会第四届执行委员，京港中医药培训中心副主任，香港医管局中医药组委员，《中国中医急症》杂志、《中医研究》杂志、《医学研究杂志》、《中国老年病杂志》和《香港中医杂志》编委，《中医杂志》特约编审，《健康指南》杂志医学顾问等。并曾任北京市海淀区第六届政协委员、民盟北京市委卫生工作委员会副主任委员等职务。

＊　　　　　＊　　　　　＊　　　　　＊　　　　　＊

　　我出生在河南省邓州仲景之乡的一个三代中医世家。曾祖父李鸿恩擅长内科和眼科，祖父李烈岑擅长内科和妇科，外祖父金玉瑄擅长内科、儿科和针灸科，均在当地有名于时。父亲李长杰擅长内科和儿科，叔叔李长信、舅舅金永先都以中医为业，与中药为伍，为病患操劳，曾经对我幼小的心灵产生了极大的影响。从九岁起，上学之余我帮助抄方取药。读高中时，我立志做一个能为民众解除病痛的中医，熟读背颂《珍珠囊药性赋》。大学六年，发奋读书，成绩突出。阶段实习期间，跟随郑州市北郊医院著名老中医陈文钦先生学习治疗麻疹和发热性疾病的经验。毕业实习期间，跟随天津中医学院第一附属医院王云翮、柴彭年和马昭明先生学习中西结合治疗心血管和呼吸系统疾病的经验，为走上医疗岗位打下了初步基础，令我终生受益。

　　大学毕业后，我被分配到河南省南阳地区医院（现改名为南阳市中心医院）工作 13 年，聆听当地著名中医师梁琴声、王晓风、侯从周、秦又荣、李鸣皋、李世珍、陈芳珊和宋天智等先生的教诲。由于史无前例的文化大革命的降临和上山下乡运动，该院西医一度空缺，院方最初将我派遣到西医门诊、西医内二科病房上班，后来派遣我到急诊科上班。在组建新医科病房时，又安排我到病房工作，并在该院主办的西医学习中医班担任讲课教师。使我有机会跟随当地著名西医李雅阁和毛本忠先生学习内科，跟随李润卿先生学习心电图，参加中国医学科学院血液病研究所在南阳举办的血液病提高班学习，接触了大批从事各专业的西医同道，西医水平有了较大提高。还有机会与西医同道一起，从事蟾蜍糖浆治疗慢性支气管炎和糙苏茶防治感冒的研究，独立采用随机对照的方法，否定了鹅不食草片对老年慢性支气管炎的疗效。由此进一步认识到，要把中国传统医学发扬光大，推向世界，必须走中医现代化和中西医结合的道路。

拜师学习、厚积薄发

1978 年，中国人民迎来了"科学的春天"。通过考试，我在 1600 多名考生中，以平均总分第 4 名的成绩被录取到中国中医研究院中医研究生班（现在改名为中国中医科学院研究生院）读书，跟随著名中医学家岳美中和方药中教授学习。授课教师有任应秋、刘渡舟、董建华、程莘农、耿鉴庭、潘澄濂、姜春华、李今庸、金寿山、孟澍江及邓铁涛等教授。他们都是当代中医界的泰斗。他们从不同角度、不同领域对中医学的讲解，使我茅塞顿开，洞晓了中医学术发展的现代水平。1980 年初，时任全国第五届人大常委会委员的岳美中教授上书卫生部，提出成立整理自己学术经验研究室的设想，并要求由著名中西医结合专家、时任西苑医院副院长的陈可冀院士担任该室的主任。同年 4 月，这份报告得到了上级批复。我有幸成为岳美中学术经验研究室的一员，跟随岳老和陈可冀院士，踏上了漫漫的征程，开始为中医和中西医结合事业的发展上下求索。

1981 年 3 月，我被分配到中国中医科学院西苑医院工作。当时的工作任务有三个：第一，继续整理岳老的著作；第二，查阅中医历代与老年医学和养生学相关的文献，为成立老年医学研究室做准备；第三，开展清宫医疗档案的文献研究，并选择其中著名方剂进行基础和临床研究。1981—1985 年，我花费了大量时间和精力，到北京各大图书馆查阅文献资料。最初在中国中医科学院图书馆查阅资料时，中午无处休息，曾多次让管理人员将我锁在书库内看书，此后成为笑谈。我先后查阅了历代医籍达 2300 余部，从中选取与老年医学和养生学关系密切的医籍 300 余部，给《中国传统老年医学文献精华》一书起草了全书撰写梗概、目录、体例和样稿，在无锡市召开的编委会第一次会议上宣读，为西苑医院老年医学研究室的建立奠定了文献学基础。几乎与此同时，在陈可冀院士的指导下，完成并出版了中国早期老年病学专著《养老奉亲书》的订正评注本和《岳美中医话集》及其增订本。1982 年 5 月，西苑医院老年医学及清宫医案研究室被批准成立。我作为研究室的成员，参与整理清宫档案，参加编著出版了《清代宫廷医话》《清宫代茶饮精华》和《清宫药引精华》等著作；负责建立老年病病房，收治了该病房的第一例患者——原中国科学院政治部主任萧剑秋先生（2014 年 97 岁去世）；承担了"清宫八仙糕治疗脾虚证的临床及实验研究""清宫寿桃丸延缓衰老的临床及实验研究"和"清宫大补酒强壮作用的临床及实验研究"三项课题，以及与吉林省中医药研究院的协作课题"人参果皂苷改善老年智能的研究"，负责上述研究的临床观察部分。除了清宫八仙糕外，临床和实验研究的结果均由我起草撰写论文。

1987 年，依据当时国际上肥胖患者数量猛增的趋势，我向中国中医科学院申报了"中老年单纯性肥胖病中医治法与机理研究"项目，获得了批准。在此期间，陈可冀和我牵头的"御制平安丹防治晕动病（运动病）的临床和实验研究"项目得到了厦门中药厂的资助。1987—1990 年，我克服了重重困难，通过向北京师范大学生物系魏开元教授和本院张国玺研究员学习，在基础研究领域迈出了一步。我还与张国玺一起，乘海轮、登小飞机，开展防治晕动病的临床研究，并取得了进展。1990 年 10 月，御制平安丹项目在厦门通过了科研鉴定，产品被投放市场。其后发表的论文被美国医学索引收录。在此期间，我与陈可冀等一起，主持编写了《抗衰老中药学》和《老年医学在中国》等著作。

继承发扬、开拓创新

1991年6月，西苑医院领导将我调到呼吸科担任副主任，半年后开始主持科室工作。同年9月，我参加了赴河南省新蔡县的抗洪救灾，受到了国家中医药管理局的表彰。1992年8月至1993年3月，我被委派担任国家副主席王震同志的医疗专家组常务成员，与国内著名西医呼吸病和保健专家牟善初、罗慰慈、钟南山、汪馥、辛达临、邹霞英、董仲勋和于慕章等先后在一起工作达8个月之久。我本人的中医水平和对患者治疗的疗效获得了赞许。1994年5月，我又应邀赴澳门为全国政协副主席马万祺先生及其夫人罗柏心治病，受到了好评。在此之前，我还曾与陈可冀一起，主持编著出版了《中医美容笺谱精选》，获得国家科普著作三等奖。同时，"地道药材山茱萸补肾延缓衰老的药理学研究"项目得到了国家自然科学基金的资助，与中国中医科学院基础理论研究所合作项目"肾虚痹证发病机理的研究"也取得了进展。

1993年7月，我被任命为西苑医院急诊科主任。在这个现代化的中医院内，"急诊"属于弱小科室，又因风险太大，明哲保身者不愿意涉足。但我认为，对急性病和危重病的抢救治疗，是2000多年来中医学的优势领域，应当在现代发扬光大，对社会有所贡献。急性疾病变化快，疗程短，疗效显著，科研出成果相应较快。于是，我与陈淑敏主任一起，在科室内提出"临床第一、科研并举"的口号，强调科室内医护人员团结，坚持每年派遣医护人员外出学习，提高医疗水平。积极开展对急性心肌梗死患者的住院前溶栓治疗，组织开展了创伤急诊和脑出血穿颅引流，创建重症监护病房（intensive care unit，ICU），带领全科人员于1997年抢救了26例亚硝酸盐中毒患者并获得成功，将急、门诊量由47人次/天提高到74人次/天，使急诊病房周转率和危重病收治率逐渐跃居西苑医院各科的前列。同时，我带领全科人员进行科研投标，创建中医急症研究室，促进了西苑医院中医、中西医结合急诊整体医疗和科研水平的提高。在1993—1998年竞争中标的课题有：国家科委高技术司"九五"应用基础研究子课题1项，国家自然科学基金3项，国家中医药管理局基金4项，西苑医院基金1项，初步改变了科室的面貌。因此，1996年4月，我被国家中医药管理局评为1995年度全国急症工作先进个人，1999年12月荣获中国中医研究院铜质奖章，2000年12月被中国中医研究院聘为内科急症学术带头人，2001年10月荣获中国中西医结合学会中西医结合贡献奖（终身成就奖），2009年9月，获中华老年医学会牟善初教授医学特别奖。我所在的急诊科获得了1997年度北京市卫生系统先进单位奖。

1999年以来，我将研究的重点放在对中药的安全性国际化和老年急症的中医药对策问题上。2003年初，通过全国人大代表唐祖宣先生向国家中医药管理局提出建议，争取在中国中医科学院西苑医院成立全国首家"中药不良反应临床研究中心"。2005年5月19日，该项目得到了中国中医科学院领导的批准，进入了实际运作阶段，但因个别人的阻挠未能实施。我还先后赴韩国、日本、南非和意大利等国家进行学术交流和医学考察工作，努力为中医药走向世界做出贡献。

2004年10月至2009年9月底，我受派遣到香港东华三院东华东院王泽森中医药临床研究服务中心工作。5年间带教香港初级中医师19名，举办学术讲座及社会讲座14次，撰写并发表医学文章21篇，主编和参编医学著作各2部。其中《对人高致病性禽流感发病规律和中医药治疗方案的初步探讨》的论文，在2006年第3期《中华中医药杂志》发表后，曾经长期刊登在香港医疗卫生网上。在香港工作的5年间，我诊治病患者27 143人次，疾病491种。对高龄疾病、老年肺炎、慢性充血性心力衰竭、肥胖、糖尿病足、湿疹、痤疮、不孕和突发性耳聋等积累了较丰富的经验。完成糖尿病科研课题两项。从999例2型糖尿病流行病学的调查中，发现2型糖尿病的成因与喜食煎炸油腻及甜食、暴饮暴食、爱吃零食相关。在综合医疗水平上，东华三院将我评为优等。2007年10月17日，还曾经被香港"雅虎网"推荐为"有实力医师"。

治学特点、业绩贡献

1. **治学特点和专长** 我认为，作为一名中西结合主任医师，做中医时应当像中医，通晓四大经典及历代名家著作，掌握本草药味和方剂各在500个以上，能够熟练运用望、闻、问、切诊治疾病；做西医时应当像西医，具备人体解剖学、生理学、病理学和药理学基本功，掌握某一专业的学术发展动向，能够熟练运用视、触、叩、听和影像、化验报告诊治疾病。只有这样，才能发挥两者之长，弥补两者之短。若能懂科研、会总结、忠于学术、实事求是，有坚忍不拔的进取精神，即可为发展中医、中西结合事业多做出一份贡献。我的学术专长领域为：高龄和老年医学、急诊医学、呼吸病学、肥胖病学、宫廷医学和养生康复医学。学术特点为：①治疗急性热病和皮表病时重视"心部于表"（《素问·刺禁论》）在机体中的地位。我认为在热病初期，邪虽在卫分，尚未出现心营症状，已隐含深入气营之机。给予透卫清气凉营之剂，常能够显著提高疗效。②高龄患者患病后主诉少而体征多，需重视体格检查，强调辨病和辨证，胆大心细，祛邪不忘扶正。③肺炎是老年和高龄期死亡率较高的急危重疾病，其病机如《养老奉亲书》所言："老人喘嗽，火乘肺也。"重用化痰清火之剂，可使一部分患者转危为安。④衰老常与老年疾病并存，治病即是抗衰老，抗衰老也是治病，两者用药都要有针对性。⑤经络辨证、脉学诊断和运用成方是中医学精华的组成部分，正确地运用它们能够提高诊治水平。

2. **学术研究** 我与陈可冀院士一起，花费了20年的功夫，对中国传统抗衰老药物和中国宫廷医学进行了全面、系统的整理。我们总结了宫廷养生保健经验，提出了传统抗衰老药物的使用范围和方法，填补了中医药学的空白。对于老年养生，我总结了中国古今和西方的养生经验，提出调摄、运动、饮食和药物四种养生方法，并论证了素食有减肥之效，受到了医界和社会的广泛关注；在发热急症研究领域，通过复方马勃冲剂和清开灵的临床及实验研究，我提出了急性上呼吸道感染和急性扁桃体炎在患病初期，邪在卫、气分之时，已隐含入营之机。及时在卫分采用截流断源之术，构筑卫、气、营三重防线，对病邪共同攻击、聚而歼之，不仅有助于消灭致病微生物，还能够阻止致病微生物侵入机体所引起的一系列病理变化。通过对复方羌芪片治疗急性病毒性心肌炎的临床和实验研究，在继承前人和老师经验的基础上，我证明了升阳散火法可抑制柯萨奇病毒，提高机体免疫力，改善心肌炎患者的症状，为该病的治疗提供了一种新的有效方法。通过发热急症研究与复方羌芪片研究，我从"实"和"虚"两方面，探索了《素问》中"心部于表"理论的临床意义。在针灸领域，我从文献研究角度，提出了元气循行的经络模式；同时指导研究生证明了穴位注射的疗效，相当于穴位疗效与注射剂疗效的叠加，优于注射剂肌内注射。在药物研究领域，我与中国医学科学院医药生物技术研究所李电东和许鸿章等教授合作，从整体、细胞、分子、基因水平上证明了地道药材山茱萸水溶物的疗效，赋予其补肾作用以现代特色。

3. **学术成就** 我先后在河南省南阳市中心医院和中国中医科学院辛勤耕耘50余年，诊治患者超过20万例次，病种达到500余种。指导硕士、博士研究生各两名，获得了学位。完成科研课题19项，获奖11项。其中继承整理名老中医学术经验《岳美中医话集》，荣获1982年度卫生部乙级奖；《现代呼吸病学》，荣获1999年度卫生部科技进步二等奖。"清宫寿桃丸延缓衰老的临床及实验研究"等四项，荣获1984、1985、1990、1998年度中国中医研究院科研成果三等奖。"清宫大补酒强壮作用的临床及实验研究"荣获1985年度吉林省科技进步四等奖。"模拟失重时肌肉功能下降的某些因素分析"荣获1993年度国防科工委科技进步二等奖。"肾虚瘀证发病机理的研究"荣获1998年度北京市科技进步三等奖。其中清宫寿桃丸、清宫大补酒和御制平安丹均已投产，产生了社会和经济效益。发表医学论文及其他医学文章2004篇，主持或参加编写并已出版的医学著作70部，参编讲义6部，本人撰写字数超过 300 万字。论文获奖 6 篇，医学著作获国家级一等奖 1 部，二等奖 2 部，三等奖 1 部，区省级一等奖 2 部。代表作有《订正评注养老奉亲书》《中国传统老年医学文献精华》《中医美容笺谱精选》《新编抗衰老中药学》《岳美中全集》《中国宫廷医学》《现代肥胖病学》《宫廷养生与美容》《李春生治疗急危重病及难治性疾病经验》等。

2010 年 1 月起，我开始享受退休生活。除了每周出特需、专家门诊各一次之外，其他时间都归自己支配。为了让晚年更多、更好地贡献于医疗卫生事业，我将主要精力放在从事著述、带教下级医师和研究生及进修生、诊治疾病和养生科普教育方面。近年来与陈可冀院士等合作编著出版或即将出版的著作有：《新编抗衰老中药学》（第 2 版）和《陈可冀院士集》等。2010 年 4 月开始，我先后参加了颐年康盛咨询服务（北京）有限公司、深圳海德健康管理有限公司等保健专家团队，治病讲课的足迹到达北京、上海、杭州、嘉善、重庆、石家庄、长春、沈阳、温州、西安、长沙、淄博、邯郸、武汉、南昌、太原、威海、呼和浩特、鄂尔多斯、深圳、青岛、泉州、哈尔滨、海拉尔和成都等多个大中城市，产生了一定的社会影响。2011 年 12 月 24 日，在北京香山第 417 次科学会议上，我做了"中国传统抗衰老药物筛选研究的现状和问题"的报告；2012 年 9 月 1 日，在北京国际会议中心举办的中国首届老年医学与健康产业大会上，我应邀出席，做了"祖国医学与老年健康长寿"的报告。与会专家学者对这两个报告均表示赞赏。2012 年 4 月 29 日，我在北京电视台养生堂节目中，主讲《清代宫廷的那些事》，对《甄嬛传》里关于中医药的误导做了澄清。2012 年 7 月 23 日，在中国政府公开信息整合服务平台上，刊登了国家中医药管理局关于确定 2012 年全国名老中医药传承工作室建设项目专家名单的通知，我有幸被列入其中。2012 年 12 月起，我又参加了民政部中标项目"老年人保健养生服务模式研究"工作。当前虽然工作较忙，我仍然坚持每天慢跑约 1 小时，自觉其乐陶陶。我认为，对于老年人来说，健康长寿的实现，需要付出一定的努力。我们生活在这个社会安定、经济发展、人民幸福的时代，只有为社会多做一些有益的事，健康长寿才有意义。

前　言

在北京中医疑难病研究会郭茂森会长和陈闽军、郭秀兰两位秘书长的帮助下，在北京大学医学出版社和天津达仁堂制药有限公司李燕钰厂长、贺嘉部长的鼎力支持下，我才能有机会对50余年临床和科研的主要工作加以总结，将一部分文章贡献给读者，使多年来的梦想终于变成现实。我对他（她）们谨此表示真诚的感谢！

我出生在抗日战火纷飞的年代，经历过解放战争血与火的洗礼，还经历过中华人民共和国成立后各种运动和变革，从小学、中学、大学到研究生一路走来，我为国家和人民做出了极为微薄的贡献。我感谢党和国家的培养，夫人李云先及全家的支持，以及单位领导的信任，特别是老师的教导，同事、朋友、同道和学生的尽力协助。没有他们，我一生将一事无成。

令我终生难忘的有许多老师和朋友。例如，读小学时的校长丁心德老师，数十年来一直关心我的学习、工作及生活。初中一、二年级时，曾照纯老师教导我改掉顽皮、爱玩的不良习惯，我开始认真读书。大学学习阶段，石冠卿教授指导我学习和背诵中医经典，赵清理教授指导我博览古医籍，拓展了我的眼界，杨粟渊和李润卿等教授为我打下了现代解剖、生理及病理等基础，使我在专业领域受益无穷。在大学实习阶段，郑州市北郊医院著名老中医陈文钦先生将治疗麻疹和热病的经验毫无保留地传授给我；天津中医药大学第一附属医院的王云翮及马昭明先生教给我中西医内科临床诊疗技术，令我终生受惠。在河南省南阳市中心医院工作期间，中医门诊部主任王晓风先生指导我熟读《伤寒论》和《金匮要略》，使我认识了这两本书对中医临床的重要性。在研究生学习期间，岳美中和方药中两位教授严肃认真、对事业一丝不苟的学风，"春蚕到死丝方尽"的执着追求精神，成为我工作和学习的楷模。到了中国中医科学院西苑医院工作之后，有幸跟随我国著名的中西医结合专家陈可冀院士。在他的指导和领导下，我从事了老年医学、急诊医学、呼吸病学、肥胖病学、宫廷医学和养生康复医学研究，我们沐浴风雨、同甘共苦，共同度过了30余年。我清楚地记得，20世纪80年代初，在撰写继承整理名老中医学术经验《岳美中医话集》申请鉴定报告时，为了修改文稿，陈院士等候我到凌晨；又当我将《订正评注养老奉亲书》的初稿交到陈院士手中后，他为审改而通宵达旦地工作。在中国科学会堂聆听外国人做医学报告时，陈院士小声地给我做翻译。由我起草的多篇论文上都有他改动的笔迹，有时一篇论文修改达两三次之多。我充其量不过是一个中中之才，由于陈院士的栽培，才使我不断提高，达到国家需要的医学水平。本书中的许多论文，既有我洒下的汗水，更有陈院士、中西医同事、朋友和学生凝聚的心血。我作为本书的主要编著者，谨此对他们表示衷心的谢意！

本书分为九篇：第一篇记述了我对中医理论和方法的感悟，第二篇记述了在继承老师医疗经验及传承继教中所做的一部分工作，第三至九篇记载了临床和科研工作中撰写的一部分文章。其中对"心部于表"的理论认识，治疗艾滋病药物福寿康（又名疫毒宁）和消补减肥片基础研究报告等，都是首次公开发表。相信本书的面世，传播的是一种正能量信息，会对中医、中西医结合事业的学术进步起到一定的促进作用。

由于作者水平所限，成书又很仓促，书中不当之处，敬请博雅指正。

李春生

2018年1月于北京西苑医院

目　　录

第六篇　中国宫廷医学

第七篇　养生康复医学

第八篇　临床各科疾病

第九篇　医史文献及其他

第 一 篇

对中医学理论、方法的感悟

对"心部于表"的理论认识及其在新感和皮肤疾病治疗中的应用研究

李春生

一、"心部于表"的含义

《黄帝内经·素问·刺禁论篇第五十二》说："脏有要害，不可不察。肝生于左，肺藏于右，心部于表，肾治于里……"1914年，余云岫在《灵素商兑》一书中，由于曾经引用这段话而大肆攻击中医"不科学"，认为"不歼《黄帝内经》，无以绝其祸根"。以致中医界对这段话的引用至今心有余悸。中华人民共和国成立后，著名《黄帝内经》学家秦伯未撰《谦斋医学讲稿》、印会河主编《中医基础理论》、朱文锋主编《中医诊断学》、彭胜权主编《温病学》教材等，都未涉及"心部于表"这句话。其实这句话代表着心脏的一个重要功能。笔者于此提出来加以讨论。

在谈"心部于表"的含义之前，首先需要弄懂的两个古代单音词是"部"和"表"。

"部"，汉·许慎《说文解字》列举"天水狄部"为例，作"部落"解。南北朝·萧统《昭明太子文选·羽猎赋》注云"部犹领也"，作"领袖、引领、统帅、统辖"解。唐·王冰撰《重广补注黄帝内经素问》引杨上善的话说："心为五脏部主，故得称部。"综合三家所言，"部"是"统领"的意思。

"表"，汉·许慎《说文解字》作裘（衣毛），谓："上衣也。从衣，从毛，古者衣裘以毛为表。"清·阮元等撰集《经籍养诂》称"犹外也，犹标也"。《现代汉语词典》解释为"外面、外表"，"皮肤的外层"。印会河主编的《中医基础理论》说："皮毛，包括皮肤、汗腺和毫毛等组织，是一身之表。"由此可见，表一如衣服，是身体的外层，涵盖了皮肤、汗腺（腠理）和毫毛等组织，当较"皮毛"的范围广大、深邃。

对"心部于表"，明代张景岳解释说："心火主阳在上，故其气布于表。"清代张志聪认为："部，分也。心为阳脏而主火，火性炎散，故心气分部于表。"结合前面对"部"和"表"的释义，"心部于表"系指心气散布于皮表的各种组织，统领皮表组织所属的器官（肺和膀胱），成为维持皮表正常生理功能和抵御外邪侵袭的屏障。

隋·杨上善《黄帝内经太素》指出："肺主身之皮毛，心主身之血脉，肝主身之筋膜，脾主身之脂肉，肾主身之骨髓。"结合《黄帝内经》的三焦学说和"心部于表"的理论，可以推断，心、肺居上焦，管理人体皮表和血脉等躯壳浅层组织；脾、胃居中焦，管理脂肪和肌肉等躯壳中层组织；肝、肾居下焦，管理筋膜和骨骼等躯壳深层组织。从而将人体内外相连，成为有机、统一的整体。这种观点与《难经》第十四难、三十难、三十二难和四十难的精神是一致的。

二、"心部于表"与新感疾病

（一）对新感疾病邪气内传的看法

新感温热病邪的内传，大体上有两条途径，一条是从皮毛而入，另一条是从口鼻而入。清代叶香岩《外感温热篇》谓："温邪上受，首先犯肺，逆传心包。"也就是说，温邪不论从哪个途径侵犯人体上焦，都要先侵入肺脏，然后再侵入代心受邪之心包。侵犯肺脏，来源于"肺主皮毛""喉应天气，乃肺之系也"。侵犯心包，实际是邪犯心营的一种形式，来源于"心部于表""心手少阴之脉……其支者从心系上挟咽"。由此可知，温邪感人，之所以首先传入上焦之肺、心两脏，都与肺、心之外合以及经脉联属相关。这些传入渠道是正常渠道，我认为没有必要区别"顺传"和"逆传"。新感其他病邪如风、湿及火的内传，也可以在"邪之所凑，其气必虚"的条件下，通过"心部于表"的渠道入侵。

（二）运用"心部于表"的学说，可以提高新感温热病的临床疗效

新感温热病以急性上呼吸道感染（冬温、暑温和风温）为例，表现为外感起病、发热恶寒、午

后热甚、鼻塞、口渴、咽干或痛、咳嗽、心烦不安、舌红或绛、苔白或黄，或乳蛾（腭扁桃体）红肿，脉浮而数。

1996年6至12月，我们采用多中心、随机对照观察急性上呼吸道感染患者400例，并按临床特征将其分为"心肺热盛型"和"肺胃热盛型"。治疗组给予清开灵注射液（由牛黄、水牛角、珍珠母、板蓝根、黄芩、栀子和金银花组成），对照组给予林可霉素注射液，疗程3天。结果表明，具有凉营清气泄卫作用的清开灵治疗急性上呼吸道感染的愈显率为84.14%，林可霉素的愈显率为75.83%，前者疗效优于后者（$P < 0.01$）。清开灵注射液治疗心肺热盛型的愈显率为90.56%，治疗肺胃热盛型的愈显率为83.59%，前者疗效亦优于后者（$P < 0.01$）。清开灵（一次性常规剂量）降低体温的平均起效时间（12.6h）较林可霉素（17.6h）短。清开灵对病程1天以内者，疗效优于病程3天者。清开灵对咽拭子培养有细菌生长者体内抗菌作用很好。结论：清开灵是治疗急性上呼吸道感染的高效、速效药物。

1999年7月至2000年6月，我们采用清开灵软胶囊治疗急性上呼吸道感染129例（含对照组双黄连口服液39例），疗程3天。结果表明，清开灵软胶囊组（凉营清气泄卫）的愈显率为73.34%，双黄连口服液组（清气泄卫）的愈显率为43.59%，前者疗效优于后者（$\chi^2 = 14.86$，$P < 0.05$）。清开灵软胶囊治疗风热型急性上呼吸道感染的疗效优于双黄连口服液（$P < 0.01$）。

2001年1至7月，我们采用地坛牌清开灵口服液治疗302例急性上呼吸道感染（含双黄连口服液对照组40例），疗程3天。结果表明，清开灵口服液组的愈显率为82.44%，双黄连口服液组的愈显率为67.50%，统计学差异高度显著（$P < 0.001$）。清开灵口服液组药物的起效时间（12.6h）和体温降至正常时间（30.8h）均较双黄连口服液迅速（$P < 0.05 \sim 0.001$）。

另外，我们于1993—1994年应用清开灵观察了急性高热39例，其病种有：上呼吸道感染10例，化脓性扁桃体炎4例，肺部感染26例，泌尿系感染12例，肠道感染1例，传染性单核细胞增多症1例，系统性红斑狼疮3例。临床表现与冬温、风温和暑温上焦病相同。对照组9例，采用抗生素静脉点滴；观察组30例，采用抗生素加清开灵静脉点滴，连用3～7天为一疗程。结果表明，对照组的愈显率为77.78%，观察组的愈显率为92.30%，统计学差异显著（$P < 0.05$）。

以上841例急性上呼吸道感染，以及29例其他疾病高热，共计870例的研究证实，凡临床表现为温病上焦病者，患病之初，温邪在卫分、气分时，已隐含入营之机，它与"心部于表"、心连于咽有直接关系。依据"心部于表"的学说，在泄卫清气的同时，大胆使用清心凉营之剂能够显著提高临床疗效。

为了确定提高冬温、风温、暑温所致的上焦卫、气分证的疗效是由于对上焦病理论认识的提高和治则的变化，而非单纯药物改变所致，我们研制了另一配方——复方马勃冲剂，观察该方的治疗效果及其作用机制。复方马勃冲剂用荆芥、薄荷、银花、连翘、桔梗和马勃以泄卫分之热，生石膏、知母、黄芩、栀子和大黄以清气分之热，生地、丹皮以凉营分之热，共同组成泄卫清气凉营之剂。本剂针对急性上、下呼吸道感染和急性化脓性扁桃体炎等温病高热能够起到截断热邪、降温退热作用。

作者等用复方马勃冲剂口服治疗急性化脓性扁桃体炎高热（体温在38.5℃以上）患者46例，其中7例（15.2%）在48h内体温降至正常，症状、体征和实验室检查结果正常，评为痊愈；13例（28.3%）在8h内体温降至正常，评为显效；25例（54.3%）在72h内体温降至正常，症状、体征和实验室检查结果好转，评为有效；1例（2%）治疗后无变化，评为无效。其中2例患者服药4h，体温即降至正常范围。

作者指导研究生对69例（含泄卫清气法对照组30例）患者的观察发现，泄卫清气凉营法（复方马勃冲剂组）具有降低体温、缓解症状，以及改善咽部充血、扁桃体肿大和化脓的作用，并能使细菌和（或）细菌与病毒混合感染引起的白细胞升高有所下降，尤其是在减轻发热、咽痛、便秘、周身酸痛、缩小肿大的扁桃体以及降低升高的白细胞方面，疗效突出，总有效率达82.05%，优于泄卫清气法（双黄连口服液组）的66.67%，统计学差异显著（$P < 0.05$）。

实验研究证实，泄卫清气凉营法（复方马勃冲剂）具有降低温病家兔体温、减少白细胞总数、改善微循环障碍、纠正血流变学异常、减轻脏器损伤以及增加细菌培养转阴率等作用，疗效优于泄卫（银翘散）、清气（白虎汤）分治法（$P < 0.05$）。这些结果可能是通过降低其升高的肿瘤坏

死因子、一氧化氮、一氧化氮合酶，从而调整炎症反应实现的。

在以上两个类型计985例的研究中，清开灵注射液是以凉营为主的静脉制剂，复方马勃冲剂是以凉营为辅的口服制剂，所用凉营药物亦有不同。研究结果表明，只要在泄卫清气之剂中加入凉营清心之品，属于实证的新感温病的临床疗效就会有所提高，说明这是凉营药物参与阻截新感温热病邪由表入里、直接侵犯心营所致，从而突显了"心部于表"学说的理论价值。

此外，在急性血瘀（急性白血病）、流行性出血热（含埃博拉病毒出血热）以及某些急性重症感染，在出现高热的同时，患者迅速出现发斑、瘾疹、大衄及神昏等临床症状，也可以用"心部于表"的学说来解释其发病通路，指导疾病的治疗。

（三）运用"心部于表"的学说，能够提高温病心悸（即心瘅为国家标准《中医临床诊疗术语》对病毒性心肌炎的命名）的临床疗效

20世纪70年代，作者的老师岳美中教授发现，心肌炎患者感冒高热后，出现低热不退（37.1～37.4℃）、心慌心跳、胸闷痛、脉搏高达160次/分、头痛、项背强直、恶心及舌边尖红，认为"此乃火郁于内也"。用东垣火郁汤原方治之，"前后调理数周，脉搏降至84次/分，诸症均退"。

作者在临床实践中观察到，急性病毒性心肌炎患者发病前多有脾气素虚的病理基础，致卫外功能下降，邪气通过"心部于表"的途径直中心脏，引发心律失常及一系列心肌炎症状。李东垣《兰室秘藏·杂病门》所称"火郁于地中"或"阳气郁遏于脾土之中"，实际上就是这个道理。作者以此为依据，在火郁汤的基础上增加黄芪益脾气而补卫固表，羌活走太阳经络以驱风散邪，从而研制出复方羌芪片升阳散火，补托心内之风邪外出，在治疗急性病毒性心肌炎上取得了较为显著的临床效果。

作者指导研究生对120例气虚火郁型病毒性心肌炎患者进行了治疗观察。入选患者的疾病程度属于急性病毒性心肌炎轻、中型，采用随机双盲双模拟对照试验方法，应用SAS软件系统将所入选患者随机分配至A、B、C三组，每组40例。A、B、C三组中的一组应用常规的西药治疗，加用与复方羌芪片外观相同的淀粉片以及与生脉饮口服液外观相同的红糖水两种安慰剂。另外，两组在常规的西药治疗基础上，一组应用复方羌芪片加红糖水安慰剂，另一组用治疗病毒性心肌炎较为公认的中成药——生脉饮口服液（去掉标签）加淀粉片安慰剂，疗程1个月。揭盲显示，治疗前三组患者的性别、年龄、职业、病程、发病诱因和病情程度等情况比较，差异无统计学意义（$P > 0.05$），具有可比性。综合疗效显示，复方羌芪片治疗组（A组）有效率为90%，愈显率为57.5%；生脉饮口服液对照组（B组）有效率为80%，愈显率为40%；安慰剂对照组（C组）有效率75%，愈显率为30%。A组与B组相比，无统计学意义（$P > 0.05$）；A组与C组相比，统计学差异显著（$P < 0.05$）。表明复方羌芪片治疗急性病毒性心肌炎的疗效确切，且优于安慰剂。治疗后复方羌芪片组患者的胸闷和心悸症状改善显著，优于两个对照组（P均< 0.05）。血清肌钙蛋白I、血清可溶性白细胞介素2受体（soluble interleukin-2 receptor，SIL-2R）水平显著降低，亦优于两个对照组（P均< 0.05）。提示复方羌芪片对急性病毒性心肌炎所致的心肌损伤和白细胞介素2介导的免疫调节功能障碍有较好的治疗作用。生存质量的评估证实，复方羌芪片治疗组患者的生存质量总积分亦高于两个对照组（$P < 0.05$）。

复方羌芪水提液体外抗柯萨奇病毒B_3的研究结果显示，该药能够抑制病毒对绿猴肾细胞的致病变作用，使细胞存活率升高，培养上清液病毒滴度降低；并且随药物浓度及药物与病毒作用时间的延长，抑制作用增强。表明复方羌芪水提液的抗病毒机制可能是直接杀伤病毒及影响病毒在细胞内的生物合成，而不是影响病毒吸附和穿入环节。

从上述对心瘅的治疗效果可以看出，应用"心部于表"的理论，不但能够明确邪侵途径和病机，而且能够指导治疗。通过扶正托邪、驱邪外出，从而提高心病虚证的临床治疗水平，加深对该病治疗机制的现代认识。

三、"心部于表"与炎症性皮肤病

（一）对炎症性皮肤病发病机制的看法

炎症性皮肤病涉及面较广，湿疹（湿疮）、寻常痤疮（粉刺）、荨麻疹（瘾疹）、特应性皮炎、全身性皮肤真菌病及泛发性牛皮癣等都属于这一类疾病。其临床治疗方法较少，治愈率较低，复发率偏高，是临床医务工作者颇感棘手的疾病。

炎症性皮肤病的成因，大多是由嗜食油腻辛辣、醇酒厚味（奶类、肉类、甜品和辛辣等），致

中焦积热，上蒸心肺，发于皮肤而成。若外感风湿热邪，或秉受父母之遗毒，则更易内外合邪而患病。临床表现为皮肤漫生疮疡，痒痛更甚，出脓流滋，缠绵难愈。

近 15 年来，作者应用《黄帝内经》"心部于表"和"诸痛痒疮，皆属于心"的理论认识，治疗瘾疹、湿疮和粉刺等炎症性皮肤疾病，取得了较好的疗效。

（二）应用"心部于表"的理论，可以提高治疗湿疮和瘾疹的临床效果

作者于 2007 年在香港诊治皮肤病 37 例，其中瘾疹（荨麻疹）10 例，湿疮（湿疹）27 例。临床表现为全身性皮疹、色红、瘙痒难禁，或呈游走性，或搔破流滋，舌红苔黄，脉滑。证属心火亢盛、湿热蕴肤、血热受风。治疗采用明·陈实功《外科正宗》消风散（由荆芥、防风、蝉蜕、生石膏、知母、当归、生地、苍术、牛蒡子、苦参、胡麻仁、木通和甘草组成），合唐·王涛《外台秘要》黄连解毒汤（由黄连、黄芩、黄柏和栀子组成）加减。结果：10 例瘾疹中，2 例痊愈，3 例显效，5 例好转；27 例湿疮中，5 例痊愈，10 例显效，9 例好转，3 例无效。

（三）应用"心部于表"的理论，可以提高治疗粉刺的效果

粉刺又称为寻常痤疮，属于炎症性损容性皮肤病，好发于青中年男女面部、前胸和后背上部等皮脂腺丰富的部位。在香港青少年的发病率达 91.3%，在内地青少年的发病率达 80% 以上，严重影响了生活质量。作者于 2005 年 10 月至 2009 年 5 月在香港治疗此病 60 例，治疗期间配合饮食禁忌，控制奶类制品和甜品的摄入，疗效较为满意。60 例中，轻度（Ⅰ级）14 例，中度（Ⅱ级）21 例，较重（Ⅲ级）15 例，重度（Ⅳ级）10 例。辨证为心肺热盛兼受风邪者 27 例，外感风邪兼有内热者 17 例，上焦热盛者 8 例，心肺热盛者 5 例，胃肠积热者 3 例。治疗依据《黄帝内经》"心……其华在面""心部于表""诸痛痒疮，皆属于心""肺气通于鼻"以及"肺合皮毛"的理论，采用黄连解毒汤以清心火，枇杷叶丸（由枇杷叶、黄芩、天花粉和甘草组成）以清肺热。在此基础上增损出入，服药 1 个月为一疗程。根据病情程度，可连服 2～3 个疗程。结果表明，60 例患者中，临床控制 9 例（15%），显效 39 例（65%），有效 7 例（11.7%），无效 5 例（8.3%）。显控率为 80%，总有效率为

91.7%。在临床控制患者中，1 例 1 个月后复发，复发率为 11.1%，较国际公认的治疗寻常痤疮最有效药物——异维 A 酸的复发率（33%）明显降低。

遗憾的是，在香港的医疗环境中，不允许中医独立搞科研，不允许中医设立随机对照。因此，以上治疗效果只能算作临床经验总结。尽管如此，作者的实践已初步说明，运用"心部于表"的中医理论，可以从表里通路的角度审视炎症性皮肤病的病情变化，提高对这一类疾病"治病求本"的效果。

四、讨论和结论

作者通过 21 年的临床与研究工作，希图采用逻辑推理方法——归纳法，证明《黄帝内经》"心部于表"这个古老的命题有其提高临床疗效的现代价值，并将这个理论命题首次提出来讨论。

结合上述表述，作者认为：

1．"心部于表"是指心之阳气散布于身体外层的所有组织，统领与外层组织相关的脏器，从而起到"温分肉，充皮肤，肥腠理，司开阖"的作用，成为维持皮表生理功能以及抵御外邪入侵的屏障。

2．"心部于表"是指心脏与体表之间有一条特殊通路。体表受邪可以通过它直接伤及心脏之营血或阳气，心脏积热或内生之邪也可以通过它外发于皮肤而生疮疹。

3．应用"心部于表"的理论，能够提高新感温病、心瘅、湿疮、瘾疹和粉刺的疗效，为这些疾病的病因、病机、治则和方药探讨提供新的思路，也可为新发传染病的中医药治疗提供理论支持。

参考文献

1. 邓铁涛，程之范主编. 中国通史. 近代卷. 北京：人民卫生出版社，2000：129-131.
2. 汉·许慎. 说文解字. 北京：中华书局，1963：132，170.
3. 唐·王冰. 黄帝内经·素问. 北京：人民卫生出版社，1963：275.
4. 李克光，郑孝昌主编. 黄帝内经太素语译. 北京：人民卫生出版社，2005：464.
5. 清·阮元等撰. 经籍养诂（上·下册）. 北京：中华书局，1982：1040，1184.
6. 李春生，王小沙，陈淑敏，等. 清开灵口服液治疗急性上呼吸道感染的临床研究. 中国中西医结合杂志，

1999，19（4）：212-214.

7. 李春生，王小沙，陈淑敏，等. 清开灵注射液治疗急性上呼吸道感染的证效、量效关系及不良反应观察. 中国中药杂志，2000，25（7）：431-433.

8. 李春生，李洁，王秀珍，等. 清开灵软胶囊治疗急性上呼吸道感染的临床研究. 中国中药杂志，2005，30（21）：1692-1695.

9. 李春生，李洁，王秀珍，等. 清开灵软胶囊治疗急性上呼吸道感染的疗效及不良反应观察. 中华中医药学会急诊分会换届选举工作会议暨学术研讨会，2005：35-38.

10. 李春生，李洁，王秀珍，等. 地坛牌清开灵口服液治疗急性上呼吸道感染的临床研究. 北京中医药大学药厂资料，2001：1-11.

11. 陈淑敏，王小沙，李春生. 清开灵注射液治疗急性高热的临床观察. 中国中医急症，1997，6（增刊）：64-65.

12. 周育平. 早期应用卫气营同治法治疗温病发热的临床及实验研究. 中国中医研究院一九九八级硕士研究生学位论文.

13. 陈可冀等编. 岳美中医学文集. 北京：中国中医药出版社，2000：471.

14. 郑锐锋. 复方羌芪片治疗急性病毒性心肌炎的双盲法临床研究. 中国中医研究院2002级博士研究生学位论文.

15. 齐秀英，李晓眠，刘民，等. 复方羌芪片提液体外抗柯萨奇病毒 B_3 作用的研究. 天津医科大学学报，2000，6（1）：31-33.

16. 伍丽仪. 李春生用消风散合黄连解毒汤治疗皮肤病37例. 上海中医药杂志，2007，41（1）：9-10.

17. 李春生，赵铭林. 黄连解毒汤合枇杷叶丸为主治疗寻常痤疮60例观察. 浙江中医药大学学报，2011，35（4）：541-543.

[原载于：中医杂志，2015，21（6）：35-37]

谈临床辨病用药

李春生

辨病用药是临床重大的理论问题，特别是在现今中医的"病"和西医的"病"同时存在，中、西医又要同时指导治疗的情况下，如何辨好病、用好药就显得尤为重要。

本文在此谈一点个人看法，以求证于同道。

一、辨病用药是诊治疾病的重要法则

病，在我国古代又称为"疾"。从河南安阳出土的甲骨文看，它的意义是一个中箭者躺在床上。《广雅·释诂》说："病，苦也。"认为它是苦、困的别名。在晚近的中医学中，常把"疾病"混称，泛指生病，即失去健康的状态。也有按"轻者为疾，重者为病"而加以区别的。

在中国医学的发展史上，辨病论治当早于辨证论治。战国、秦及汉的著作，如《黄帝内经》《五十二病方》和《武威汉代医简》都注重辨病论治与通治方的运用。后汉张仲景在《伤寒杂病论》中列"辨太阳病脉症并治"及"百合狐惑阴阳毒病

症治"等36篇，将"症"（证）附于"病"之后，相当于现代医学的疾病分层，开辨病、辨证论治的先河。其后的晋·葛洪在《肘后备急方》中强调辨病论治的内容，如对卒心痛、伤寒、痢疾、天行疫疬、温疫、疟病、黄疸、沙虱和乳痈等，基本上不以分型论治的形式铺叙，以便于读者在仓促之间按病索方。唐、宋方书的主流也是强调辨病诊治，《千金方》《外台秘要》《太平圣惠方》及《太平惠民和剂局方》搜罗广博，则有更多属于辨外感、杂病分论各治的方药。明清以降，辨证论治逐渐成为中医学的主旋律，但不乏强调辨病论治的医家。如明·孙志宏的《简明医彀》对200余种各科病证均列"主方"一项，并附有详细的加减法，甚便于读者查阅选用。清·徐灵胎的《兰台轨范》主张"先识疾病之所由生，再辨病状之所由异。治必有定法，法必有主方，方必有主药"，为多数医家所赞许。中华人民共和国成立以后，著名医家岳美中和赵锡武等都是推崇辨病论治的典范。吾师岳美中先生曾在《论医集·辨证论治的探讨》中说："若能

不停留于辨认证候，还进而辨病、辨病名（包括中医病名与西医病名），论治时注意古今专方专药的结合应用，效果一定更好。同时，也只有在此情况下，因人、因时、因地制方的作用才更有价值。"笔者支持岳老的这种观点。

从临床实践上看，专病专方专药与辨证论治相结合方法的疗效优于单纯辨证论治。中国中医科学院西苑医院内科研究所于1962年与北京第二传染病院及北京协和医院协作，采用中西医结合治疗急性黄疸型传染性肝炎63例。在急性发黄阶段，辨证有热重、湿重和湿热并重三种不同类型，皆以茵陈剂为主治疗，热重型主以茵陈蒿汤、栀子柏皮汤加减，湿重型主以茵陈五苓散加减，湿热并重型主以茵陈蒿汤合大柴胡汤，或茵陈五苓散合甘露消毒丹。将62例患者分为三组。治疗前胆红素均值分别为3.3mg%、6.1mg%及11.7mg%。经12.7日、17.6日和38.2日的中药治疗后，全部降至1.5mg%以下；在54例肝可触及者中，32例治疗后已不可触及。上述三组患者分别经15.5日、19.2日和39.6日达到临床基本治愈。虽然在病情之深浅进退演变中，方药并非一成不变，但茵陈剂作为专方专药已由此再度得到证实。笔者于1971年在河南省南阳市中心医院急诊科工作时，曾治疗一例疟疾患者。患者口服氯喹、肌内注射复方奎宁注射液无效，高热，体温达39.8℃，身无寒但热，全身骨关节疼痛，有时恶心作呕。舌质红、苔黄，脉紧而数，外周血中查到形如指环状的疟原虫。病属温疟，投以白虎加桂枝汤，重用专药川常山至15克，急煎顿服。连服三剂，竟应手取效而痊愈。笔者近阅林宗广治疗肺痈和肝痈病，其在患者症状改善、病情已很轻微时，仍采用治内痈的千金苇茎汤加金银花、连翘、蒲公英和败酱草等专药治疗，通过清热解毒、祛瘀排脓，使脓肿全部吸收。香港大学中医药学院陈炳忠教授治疗了中位生存率只有3个月的胆囊癌6例，采用抗癌、调补和对症治疗三原则加减，单纯服中药，已使患者存活了1～3年。类似的例证还有很多，提示辨病用药是中医诊治疾病的重要法则之一。辨病用药较辨证用药易于掌握和获效，对于初学中医者来说也不失为一条捷径。

辨病用药所涉及的是专病和专药问题，大体可分为两类：①辨中医病名用中药，即传统的辨病用药。②辨西医病名用中药，即中西医结合辨病用药。兹简述于后。

二、中医传统辨病用药举隅

（一）外感疾病：以伤寒六经病为代表

1. 太阳病　由体表感受风寒之邪引起，临床表现为发热、恶寒、头痛、项强及脉浮，常用的专药有麻黄、桂枝、羌活及藁本等。

2. 阳明病　是外感疾病过程中阳亢邪热炽盛的极期阶段。临床表现为身热、汗自出、不恶寒反恶热、脉大，或潮热、谵语、便秘、腹满而痛、脉沉实。常用的专药有石膏、知母、大黄、芒硝、枳实、厚朴、寒水石、火麻仁及蜂蜜等。

3. 少阳病　为病邪在半表半里所致，临床表现为寒热往来、胸胁苦满、口苦、咽干、目眩、默默不欲饮食、心烦喜呕及脉弦细。常用的专药有柴胡、青蒿、黄芩、龙胆草和夏枯草等。

4. 太阴病　由三阳治疗失当，或风寒之邪直接侵袭，损伤脾阳所致。临床表现为腹满而吐食不下、自利、时腹自痛及脉象缓弱。常用的专药有白术、干姜、人参、炙甘草、灶心黄土、半夏、砂仁、丁香及荜茇等。

5. 少阴病　由正气素弱，邪伤心肾，从水化寒，或从火化热所致。临床表现为脉微细、但欲寐、手足厥逆、下利口渴、心烦不得卧、咽痛。常用的专药有附子、干姜、人参、炙甘草、阿胶、猪肤、猪苓、黄连、肉桂及细辛等。

6. 厥阴病　是少阴病的进一步发展，正气将竭，寒热错杂。临床表现为消渴、气上撞心、心中痛热、饥而不欲食、食则吐蛔、下之利不止，或厥热胜复、厥逆、下利吐哕。常用的专药有乌梅、黄连、当归、米醋、芍药、吴茱萸、蜀椒、黄芩、白头翁和秦皮等。

（二）各科杂病

因其范围甚广，仅以内科部分疾病示例说明。外、伤、妇、儿、喉、眼各科均详参专著。

1. 感冒　临床表现为鼻塞多嚏、流涕、头痛恶风，继则咳嗽、喉痒或痛、身有寒热，四肢酸痛、脉浮。常用专药有葱白、淡豆豉、荆芥、防风、紫苏、薄荷、前胡、连翘和生姜等。

2. 咳嗽　临床表现为喉痒作咳、痰白或黄，胸闷，或有寒热。常用专药有杏仁、桔梗、旋复花、炙桑皮、炙紫菀、款冬花、百部、贝母、瓜蒌仁、甘草及细辛等。

3. 哮喘（哮吼）　临床表现为突然起病，呈发作性。发作时喘息痰鸣有声、呼吸困难、不能平卧、唇甲青紫，或伴寒热。若能将大量黏痰畅利地咳出，则窒闷之势得以渐减，呼吸渐感通畅，痰鸣气喘随之缓解，脉滑或浮。常用专药有麻黄、射干、茶叶、桑皮、苏子、杏仁、白果、石苇、洋金花、白矾、地龙和蟾酥等。

4．不寐 临床表现为初就寝即难以入寐，或寐而易醒，醒后不能再寐，或时寐时醒，寐而不稳，甚至整夜不能入寐。常用专药有枣仁、茯神、五味子、远志、合欢皮、夜交藤、珍珠、琥珀和朱砂等。

5．胸痹 临床表现为胸中气塞，痛引肩背，或咳唾喘息，气短，寸口脉沉而迟。常用专药有栝蒌实、薤白、桂枝、薏苡仁、附子、丹参、郁金、桃仁和三七等。

6．呕吐 临床表现为恶心作呕，吐时有声无物，或有物无声，或有物有声。常用专药有生姜、半夏、藿香、丁香、连翘、旋复花、代赭石、竹茹、陈皮和大黄等。

7．痢疾 临床表现为腹部阵痛、里急后重，下痢赤白脓血。常用专药有黄连、黄芩、黄柏、苦参、木香、白头翁、鸦胆子、马齿苋、金银花、大蒜及秦皮等。

8．下血 临床表现为血从大便而下，在大便前后下血，或单纯下血，色鲜红或暗，脉细或数。常用专药有灶心黄土、阿胶、赤小豆、槐花、地榆炭和姜炭等。

9．蛔虫病 临床表现为胃脘嘈杂，腹痛时作时止，贪食，面黄肌瘦，或鼻作痒，睡中齿龄，唇内有小点如粟粒状，或面上有白色虫斑。常用专药有便君子、苦楝皮、鹤虱及槟榔等。

10．疟病 临床表现为憎寒壮热，休作有时，反复发作，多见于夏秋之间。常用专药有常山、蜀漆、青蒿、鳖甲、何首乌、乌梅、草果、云母、金鸡纳、东革阿里等。

三、中西医结合辨病用药举隅

随着近年来中西医结合医学的发展，现代医学各临床学科均出现应用中药专药的情况。现仅举内科部分疾病说明之。

1．脑动脉血栓形成 临床表现为常在睡眠中发病，表现为偏瘫、失语及感觉障碍。常用专药有川芎、水蛭、灯盏细辛、蝮蛇和地龙，及其单味药制剂。

2．原发性高血压 临床表现为收缩压或（和）舒张压升高，伴有头痛、头晕、急躁易怒、心烦失眠。常用专药有天麻、钩藤、防己、罗布麻、野菊花、地龙、豨莶草、臭梧桐和牛膝等。

3．充血性心力衰竭 临床表现为水肿、发绀、气喘、尿少、右季肋部不适或胀痛、食欲不振、恶心及呕吐。常用专药有夹竹桃叶、万年青根、福寿草、北五加皮、铃兰（君影草）、人参、附子、玉竹及蟾酥等。

4．慢性支气管炎 临床表现为咳嗽、咳痰或喘息，多在冬、春季受寒发病，2年内每年持续3个月以上。常用专药有满山红、矮地茶、热参、猫眼草、牡荆、虎杖、白屈菜、穿山龙、石苇、平地木和暴马子等。

5．肺结核 临床表现为长期低热、盗汗、咳嗽少痰、干咳、咯血、胸痛，肺部X线检查可见结核病灶，痰中找到结核分枝杆菌。常用专药有铁包金、穿破石、鱼腥草、石吊兰、百部、白芨、狼毒及黄精等。

6．胆石症 临床表现为消化不良，饱餐或进高脂肪后中上腹或右上腹剧烈疼痛，伴有轻度黄疸或发热，超声检查及胆囊造影可发现结石。常用专药有茵陈、金钱草、海金砂、大黄、猫须草、栀子、郁金、姜黄、金鸡纳和琥珀等。

7．肝炎 临床表现为乏力、纳减、恶心、厌油、上腹胀满、发热及黄疸、肝大、肝区痛、血清谷丙转氨酶升高，肝炎抗原及抗体检查阳性。常用专药有五味子、水飞蓟、甜瓜蒂、紫草、女贞子、枸杞子、山豆根、牛黄、垂盆草、叶下珠及田基黄等。

8．膀胱炎 临床表现为尿频、尿急、尿痛、排尿不畅及下腹部不适等膀胱刺激症状，尿常规检查可见脓尿和血尿，尿培养菌呈阳性。常用专药有黄芩、黄柏、苦参、土茯苓、木通、扁蓄、车前草、石苇和瞿麦等。

9．糖尿病 临床表现为多饮、多尿、多食、消瘦、乏力、易患疮疖。常用专药有生猪胰子、黄连、黄柏、山茱萸、人参、黄精、白术及生地等。

10．肿瘤 临床表现为在人体的某个部位出现不正常的、与周围组织不协调的新生肿块，有恶性和良性之分，恶性肿瘤晚期易伴局部压迫、出血及恶病质症状。常用专药可分七类：

（1）清热解毒类：如七叶一枝花、半枝莲、龙葵、马勃、凤尾草、水杨梅根、白花蛇舌草、天葵子、白英、拳参、冬凌草、三尖杉、石上柏、苍耳草、芙蓉叶、狗舌草、猪秧秧、蛇莓、紫草、墓头回、椿根皮、漏芦、藤梨根、山豆根、牛黄及蟾酥等。

（2）活血化瘀类：如八角莲、大黄、守宫、水蛭、水红花子、石见穿、羊蹄根、地鳖虫、王不留行、急性子、三棱、莪术、铁树叶、葵树子、斑蝥、葱木、蜂房、蜈蚣及喜树等。

（3）软坚通络类：如山慈菇、夏枯草、牡蛎、穿山甲、皂角刺、威灵仙、海藻、猫爪草、蜣螂和美登木等。

（4）化痰散结类：如半夏、僵蚕、贝母、瓜蒌、皂刺、黄药子、魔芋、南星及硇砂等。

（5）利水渗湿类：如了哥王、石打穿、半边莲、扛板归、猫眼草、野葡萄藤及瞿麦等。

（6）补益扶正类：如人参、黄芪、白术、茯苓、天冬、补骨脂、龟甲、胡桃枝、薜荔果、棉花根及薏苡仁等。

（7）其他类：如八月札、寻骨风、柘木、柞树皮、菝葜、雄黄及长春花等。

[原载于：翁维良，房书亭主编. 临床中药学. 北京：河南科技出版社，1998]

论元气循行的经络基础

李春生

祖国医学认为，人体的生命活动是依靠气血的运行周流来维持的。运行于体内的气分为先天之气和后天之气两大类。后天之气有宗气、营气和卫气三种。根据《黄帝内经》的记载，它们禀受于中焦的水谷之气，或积于胸中，或由上焦布散，运行于十二经之内外，一里一表，一脏一腑，"如环无端，莫知经纪，终而复始"（《灵枢·脉度篇》）。《黄帝内经》称先天之气为"肾气"或"精阳气"，至秦越人《难经》始定名曰"原（元）气"，并指出它的禀受部位在下焦生气之原。关于元气循行的记载，散见于《灵枢》的《九针十二原》《本输》《小针解》《邪气藏府病形》《根结》及《卫气》等篇，《难经·六十六难》又提出了"三焦"学说和"十二经根本"学说，致令后世医家议论纷纭，但均未描绘出一条像营气、卫气和宗气那样有形态学基础的运行路线。

元气循行的具体径路是什么？它是怎样运行的？对此，笔者愿谈一谈管窥之见，错误之处，敬请同道赐教。

一、元气的概念

元（原）气，首见于《难经》。《难经·六十六难》说："脐下肾间动气者，人之生命也……故名曰原。"

后世医家由于理解《黄帝内经》和《难经》的角度不一，故对元气含义的认识颇有分歧。

一部分医家认为元气是人体内一种微小的特殊物质。如李东垣在《脾胃虚则九窍不通论》中说："元气，乃先身生之精气也。"

另一部分医家则认为元气是人体内一种功能力量的体现。如朱丹溪在《相火论》中说："火内阴而外阳，主乎动者也，故凡动皆属火。"元气既然是肾间动气，那么它就是"火"了。近人陆瘦燕认为"火"即"功能"，所以"元气……是维持经络、通行血气、营运阴阳、调理虚实的功能力量，也是俞穴所以能够发生治疗作用的动力。"

以上两种提法各强调了事物的一面。事实上，物质与功能之间有着相互依存、相互制约的关系。任何物质的运动都要表现为可见的气化功能，而任何可见的气化功能也都有支配它的物质存在，两者是不可分割的统一体。所以，任何忽视物质或者功能的看法，任何把物质与功能割裂开的观点，都不能正确地概括元气的全部本质属性。

元气的正确含义应当包括如下两个方面：

其一，元气是肾间所产生的"真精"（张介

宾在《类经附翼·真阴论》中称为"元精")。这种真精系与生俱来，又"非胃气不能滋之"(李东垣)。当它产生以后，即默运于脏腑之中，运送周身，成为机体气化功能的物质基础。由于元气灌溉不已，机体才能生化无穷。清·徐洄溪所谓"五脏有五脏之真精，此元气之分体者也……无水而能令五脏皆润"(《元气存亡论》)，意即言此。

其二，元气是维持生机的"真火"。机体一切的生命活动都是在元气的作用下产生的，因此，祖国医学把元气的发出处——肾间称为"命门"，并指出："心得命门而神明有主，始可以应物；肝得命门而能决断；胃得命门而能受纳；脾得命门而能转输；肺得命门而治节；大肠得命门而传导；小肠得命门而布化；肾得命门而作强；三焦得命门而决渎；膀胱得命门而收藏。"(陈士铎《石室秘录》)反之，"肾无此则无以作强，伎巧不出矣；膀胱无此，则三焦之气不化，而水道不行矣；脾胃无此，则不能腐熟水谷，而五味不出矣；肝胆无此，则将军无决断，而谋虑不出矣；大、小肠无此，则变化不行，而二便闭矣；心无此，则神明昏，而万事不能应矣。"(赵献可《医贯·十二官论》)这两种相反相成之说，以及徐洄溪"阴阳开阖辟乎此，呼吸出入系乎此，无火而能令百体皆温"之语，都说明了机体的一切生命活动——无论在内脏，还是在躯壳组织，皆属于元气的炅炅外现。

以上两个方面，前者指"元阴"，后者指"元阳"；前者属水，后者属火。《沈氏尊生》认为："命门真火涵于真水之内，初非火是火，水是水，截分为二。"由此理解，元阴与元阳都是元气不可分离的组成部分，凡有元阴的地方，就有元阳；凡有元阳的地方，也必有元阴。在脏腑中如此，在经络中如此，在肢体百骸中也是如此。

二、元气是依经而行的

机体内各种气都循着一定的轨道运行。营气运行于经脉之中，依经脉的逆顺相接而循环往复；卫气起于目内眦，循经脉之外的间隙，昼行于阳，夜行于阴；宗气内积胸中，外循心、肺、冲、任等脉，上出鼻，傍及寸口，下达气街及膝胫。作为体内四气之一的元气，也必然有它特定的循行道路。

《难经·六十六难》云："脐下肾间动气者……十二经之根本也。……三焦者，原气之别使也，主通行诸气，经历于五脏六腑。……所止辄为原。"

这段话对元气的循行作了大体描述，兹简释如下：

"脐下肾间动气者……十二经之根本也。"语带双关：其一，是说十二经经气的流动循环都与脐下肾间动而不息的元气有关。其二，是说脐下肾间元气的流动，与十二经的"根"及"本"相一致。溯源于《黄帝内经》，十二经之"根"和"结"以及"本"和"标"之间有其固定的联系。《灵枢·根结篇》和《灵枢·卫气篇》记载：十二经之"根"及"本"在肘膝以下，"标"和"结"在头、颈、胸、背。"根"部经气可循四肢末端之输穴流注而入于内脏，上达颈项之"标"部。所以，元气也可循经络从四肢末端深入内脏，上达头、颈、胸和背诸部。

"三焦者，原气之别使也，主通行诸气，经历于五脏六腑。……所止辄为原。"是说三焦为执行元气循行的特别使命的器官。《图注难经》注："三焦资始于肾间……下焦禀元气……上达至于中焦，主受五脏六腑精悍之气也，化而为荣卫。荣卫之气得真元之气相合，主通达乎上焦，始经历于五脏六腑也……故以三焦所留止之处辄以为原。"可见元气出乎三焦、经历五脏六腑时，都同营卫相并而行。元气同营卫相并充身，称为"真气"(注)。《素问·离合真邪论》云："真气者，经气也。"即真气具有循经而行的特性。所以，元气从三焦和脏腑到达和留止在四肢远端的原穴时，也必然以经络为凭依。

综上所述，元气由三焦发出，历内脏而外达四肢，要通过经络道路来实现。元气由四肢深入内脏，也要通过经络道路来完成。因此，元气循行的形态学基础，只能是网络于周身的经络系统。

【注】《灵枢·刺节真邪篇》云："真气者，所受于天，与谷气并而充身者也。"清·张隐庵《黄帝内经灵枢集注》解释说："所受于天者，先天之精气；谷气者，后天之精气。合并而充身者也。"先天之精气是元气，后天水谷之精气是营气和卫气，所以真气就是元气和营卫之气相并的一种混合气。

三、元气并营卫之气而行的道路

(一)上焦出气

前文述及，元气能并营卫之气，由三焦"出气"之道入经络而布于周身。

《灵枢·营卫生会篇》指出，上焦"如雾"，中焦"如沤"，下焦"如渎"。明·张介宾《类经》

注："如雾者，气浮于上也，言宗气积于胸中，司呼吸而布护于经隧之间，如天之雾，故曰上焦如雾也；沤者，水上之泡，水得气而不行者也，言营血化于中焦，随气流行以奉生身，如沤处浮沉之间，故曰中焦如沤也；渎者，水所注泄，言下焦主出而不纳，逝而不返，故曰下焦如渎也。"也就是说，下焦是排泄水谷糟粕的地方，中焦是消化水谷吸收精微的地方。只有上焦，由于有宗气的鼓动，才具备像"雾"一样散布五谷之味"熏肤充身泽毛"的作用。因此，《灵枢·决气篇》进一步指出，"上焦开发"，即流行于周身之气都从上焦发出——营、卫出气于上焦，元气也同样出气于上焦。

（二）与营俱行

《灵枢·营卫生会篇》说："上焦出胃上口，并咽以上，贯膈而布胸中，走腋，循太阴之分而行，还至阳明，上至舌，下足阳明，常与营俱行于阳二十五度，行于阴二十五度，一周也。故五十度而复大会于手太阴矣。"

这段经文论述的气是什么呢？首先，文中有"与营俱行"之语，因此它不是营。其次，宗气是"大气之搏而不行者"，集聚于胸中，虽能波及上下，但没有"复会于手太阴"之道路；卫气自目内眦出，昼行于阳经，夜行于阴经及内脏，都与文中所指之气的道路无共同之处。所以，此处所说的气，只能是四气之一的元气。

元气与营俱行，循环往复于十二经中，并不意味着它与卫气无关。张介宾《类经》指出："人身阴阳交感之道，分则为二，合则为一。""卫主气而行于外，然亦何尝无血。营主血而行于内，然亦何尝无气。故营中未必无卫，卫中未必无营，但行于内者便是营，行于外者便是卫。"可见营气和卫气是不可分的，脉外与脉内对于营卫来说，也不是绝对的分界线。因此，元气并营气而行时，与卫气同样亲密无间，只是循行的经络径路有别而已。

（三）流溢奇经

奇经是指冲、任、督、带、阴维、阳维、阴跷和阳跷八脉而言。《难经·二十八难》将奇经八脉的功能比作"深湖"，有"人脉隆盛，入于八脉而不环周"之说，可见它们是经气聚汇的地方。

事实上，奇经八脉的经气并非一概"不环周"。具体地说，任、督二脉的经气就是环周的。《灵枢·营气篇》所载营气的运行时云："营气之道……上行至肝，从肝上注肺，上循喉咙，入颃颡之窍，究于畜门。其支别者，上额，循巅，下项中，循脊

入骶，是督脉也；络阴器，上过毛中，入脐中，上循腹里，入缺盆，下注肺中，复出太阴。"这一段经文指出了营气循任脉颈头段至督脉，再经任脉腹胸段入手太阴肺脉的流行路线。因为元气是"与营俱行"的，所以它也可循任、督二脉环流不休。

冲、带、二维、二跷属于"不环周"的奇经经脉。冲脉与任、督都起于肾中，一源三歧，其经脉又注足"少阴之大络"（《灵枢·顺逆肥瘦篇》），与肾有着密切关系。带脉、二维、二跷均与足少阴经及肾脏有直接或间接（表里）的联系（表1）。因此，这六条经脉不仅能从正经的溢蓄中接受元气的灌溉，而且都能从生气之原——肾间直接得到元气的流溢。

表 1　带脉、二维、二跷与经脉及内脏的关系

奇经名称	起点		与经脉及内脏的关系
	部位	经穴	
带脉	十四椎	命门（背）	"足少阴之正，……上至肾，当十四椎出属带脉"
阴跷	然谷之后	照海	属足少阴肾经
阳跷	跟中	申脉	属足太阳膀胱经（与足少阴肾经相表里）
阴维	诸阴之交	筑宾	属足少阴肾经
阳维	诸阳之会	金门（足）	属足太阳膀胱经（与足少阴肾经相表里）

（四）小结

综上所述，自生气之原——下焦肾间发出的元气，与营卫之气相并而布达周身的道路是：

第一，自上焦开发而出气。

第二，与营俱行，始于手太阴肺经，逆顺相接，终于足厥阴肝经，然后又自任脉颈头段上交督脉，再经任脉腹胸段入于手太阴肺经。如此循环往复，流行不止，以满足机体各部的需求。

第三，带脉、阴维、阳维、阴跷、阳跷和冲脉六条奇经虽然不参加经气的循环，也同样有元气的溢蓄，从而对全身元气的配布起着调节作用。

元气并营卫之气的循行路线见图1。

四、元气循行的特殊道路

（一）标本与根结

上文曾提到，肾间元气的流动，与十二经的

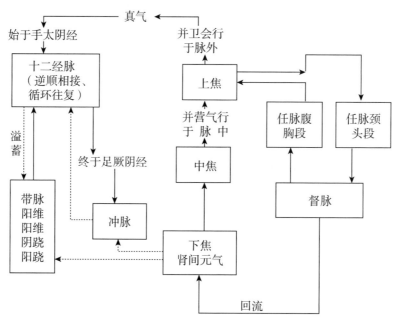

说明：——→代表元气并营卫循行路线；……→代表元气向奇经溢蓄路线

图1 元气并营卫之气循行路线示意图

"标本""根结"方向一致。因此，要了解元气循行的特殊道路，必须从"标本"与"根结"入手，弄清它们的内涵和特点。

1. 什么是标本、根结？和隋·杨上善《黄帝内经·太素》认为，本是根，根是本，标是末，结是系。清·张隐庵补充说："根者，经气相合而始生；结者，经气相将而归结。"并指出："根者，六气合六经之本标也。"也就是说，标本与根结的含义大致相同，都是指同一物质——经气（主要是其中的元气）流行的首尾而言。

明·张介宾《类经》认为："下为根，上为结。"又说："标，末也。本，原也，犹树木之有根枝也。分言之则根枝异形，合言之则标出乎本。"也就是说，标本与根结的不同点在于：根结所指的重点是元气自下至上的循行方向，标本所指的重点是元气自肢末（树根）到躯干颈头（枝叶）的弥散范围。

2. 标本和根结的特点有哪些？ 今依据《灵枢》中《卫气》和《根结》两篇的记载，列表于表2、3。

归纳表2和表3，标本与根结的特点是：

第一，十二经的本部和足六经的根部都在四肢肘膝以下的五俞穴附近。

第二，十二经的标部和足六经的结部都在头颈和躯干。其中，六阳经的标部和足三阳经的结部多在头面阳经的起止点周围；六阴经的标部和足三阴经的标部和结部还分布到颈的上部——舌本和舌下。

这些特点说明，元气除了能并营卫之气循十二正经和奇经八脉逆顺相接、环周运行外，尚可从四肢肘膝以下流向头颈和躯干。而此特殊道路，与"出于四关"的五俞穴、头颈部经穴、胸腹部募穴和背部俞穴都有着密切的联系。

但是，也必须指出：

第一，标与本、根与结，只言经的首尾而不言经的中段，在首尾两端只指某部而不指具体经穴，说明它所述的仅是元气的循行方向，不是具体的经络道路。

第二，《灵枢》的《卫气》和《根结》两篇所记载的标本和根结是十二经标本和根结的举例。因为，就根结而言，《根结》篇虽然只举出足六经，但从井穴与头面躯干的关联意义来理解，手六经根结当然也是足六经根结的同类。窦汉卿《标幽赋》申述经络根结为"四根、三结"，即以手足六经都根于四肢称为"四根"，都结于头、胸、腹三部称为"三结"。可见传统上的根结之说非专为足经而设，只不过是以足经代手经而已。

表2　十二经标本表

经名		本部		标部	
		部位	经穴	部位	经穴
阳经	足 太阳	跟以上五寸中	跗阳附近	命门（头）	睛明（目）
	足 少阳	窍阴之间	窍阴附近（井）	窗笼之前（头）	听宫（耳）
	足 阳明	厉兑	厉兑（井）	人迎、颊挟颃颡（头）	—
	手 太阳	外踝之外	养老（郄）	命门上一寸（头）	—
	手 少阳	小指次指之间上二寸	疑是中渚（俞）	耳后上角下外眦（头）	丝竹空
	手 阳明	肘骨中，上至别阳	曲池（合）	颜下合钳上（头）	疑是头维
阴经	足 少阴	内踝下上三寸中	疑是交信	背俞（背）、舌下两脉	肾俞、金津、玉液
	足 厥阴	行间上五寸处	疑是中封（经）	背俞（背）	肝俞
	足 太阴	中封前上四寸中	疑是三阴交	背俞（背）、舌本（颈上）	脾俞、廉泉
	手 少阴	锐骨之端	神门（俞）	背俞（背）	心俞
	手 厥阴	掌后两筋之间二寸处	内关（络）	腋下三寸（胸）	天池
	手 太阴	寸口之中	太渊（俞）	腋下内动脉（胸）	中府

表3　足六经根结表

经名	根部		结部	
	部位	穴名	部位	穴名
太阳	足小趾	至阴（井）	命门（目）	睛明
阳明	足次趾	厉兑（井）	颡大（钳耳）	头维
少阳	足四趾	窍阴（井）	窗笼（耳中）	听宫
太阴	足大趾内端	隐白（井）	太仓（上腹）	中脘
少阴	足心	涌泉（井）	廉泉（颈喉）	廉泉
厥阴	足大趾外端	大敦（井）	玉英（胸）	玉堂

就标本而言，《卫气篇》对标部在躯干只举出了一部分募穴和俞穴；在头面部只列阳经，而阴经缺如。事实上，元气都是输于背俞，聚于胸腹募，即俞和募对于脏腑居于同等地位，没有主次之分。头面为阴阳经络聚汇之处，不仅诸腑之阳经元气皆上于头面而走空窍，而且诸脏之阴经元气亦上于头面而走窍。如《灵枢·脉度篇》载："五脏皆内阅于上七窍也，故肺气通于鼻，心气通于舌，肝气通于目，脾气通于口，肾气通于耳。"即是明证。所以该篇的论述并不全面，不过举一隅来概全局罢了。

总之，标本与根结看起来像是具体的，实际上又不是具体的；看起来像是全面的，实际上又不是全面的。《灵枢》对它们的论述只是指出了元气的循行方向，没有阐明循行的特殊经络路线。故将标本和根结作为探求元气循行特殊路线的思维起点则可，若直接作为元气循行特殊的经络路线则不可。

【注】　表2录自陆瘦燕《经气探讨》（中医杂志1962年第3期），表3录自陈璧琉及郑卓人合编《灵枢经白话解》。笔者根据自己的理解做了部分修改。

（二）本输

俞穴又称输穴，是经络元气出入转输的地方。经脉以四肢为本，故四肢肘膝以下的重要经穴如脏之五俞及腑之六俞等，统称为本输。

《灵枢·九针十二原篇》说："帝曰：愿闻五脏六腑所出处？歧伯曰：五脏五俞，五五二十五俞，六腑六俞，六六三十六俞，经脉十二，络脉十五，凡二十七气以上下；所出为井，所溜为荥，所注为俞，所行为经，所入为合。二十七气所行，皆在五俞也。"《灵枢·本输篇》和《黄帝针灸甲乙经》对这段话充实了具体俞穴（表4）。

表4　十二经本输表

	经名	井	荥	俞	原	经	合
手三阴	肺	少商	鱼际	太	渊	经渠	尺泽
	心	少冲	少府	神	门	灵道	少海
	心包	中冲	劳宫	大	陵	间使	曲泽
足三阴	脾	隐白	大都	太	白	商丘	阴陵泉
	肾	涌泉	然谷	太	溪	复溜	阴谷
	肝	大敦	行间	太	冲	中封	曲泉
手三阳	大肠	商阳	二间	三间	合谷	阳溪	曲池
	小肠	少泽	前谷	后溪	腕骨	阳谷	小海
	三焦	关冲	液门	中渚	阳池	支沟	天井
足三阳	胃	厉兑	内庭	陷谷	冲阳	解溪	足三里
	膀胱	至阴	通谷	束骨	京骨	昆仑	委中
	胆	窍阴	侠溪	临泣	丘墟	阳辅	阳陵泉

"经脉十二，络脉十五，凡二十七气以上下"，是对正经和大络脉（除十二正经各有一大络外，尚有脾之大络大包、任脉别络尾翳和督脉别络长强等）中的真气逆顺相接式循环往复运行的描述。

"所出为井……所入为合。"《难经》曾解释："井者，东方春也，万物始生，故言所出为井""合者，北方冬也，阳气入脏，故言所入为合"。说明不但十二经十五大络可以通过本输"在俞横居"（《灵枢·九针十二原篇》），而且尚有一条未知经脉也行于本输。它收集诸经络流溢的元气，自四肢末端发"出"，像河水一样向躯干方向"溜""注"及"行"，终则于肘膝周围的合穴，直接深"入"脏腑。

那么，未知经脉是什么？

首先，它不可能是十二经脉。因为十二经脉并非都起于四肢末端（如手三阴经及足三阳经），又没有在肘膝部位直接深入内脏的特点，加之其中的经气是逆顺相接循环（注），与未知经脉显然不同。

其次，它不可能是奇经八脉。因为奇经八脉的任、督、冲、带四脉不起于四肢；阴维、阳维、阴跷及阳跷虽起于下肢，但起始处既不是末端的井穴，循行路线也不深入脏腑。

再次，它也不可能是十五大络。因为络脉是经脉的"支而横者"，它以联络沟通阴阳表里经脉为特点，不是以纵行经线为主体。十五大络的尾翳、长强和大包在躯干部，其余十二大络虽起于肘

膝以下，但多始于腕踝周围，与未知经脉有别。

最后，它更不可能是十二经筋。因为十二经筋是十二经脉所联属的筋肉系统，不是经气的通道。并且，这些筋肉系统只分布于脏腑以外的表浅部位，并不深入内脏。

祖国医学所载述的较长经络有：十二正经、奇经八脉、十五别络（即大络）、十二经筋和十二经别共五种。行于本输中的未知经脉既然不是前四种，那么只能考虑是经别了。

【注】　必须说明，《灵枢·邪客篇》有手太阴、心主和手少阴三经脉"从手走胸"的记载，但它只是为了阐明"手少阴独无俞"的颠倒叙述，正如该篇经文所指出的："此顺行逆数之屈折也。"可见并未否定此三经原有的循行方向。

（三）经别

1. 什么是经别？　历代医家对经别的含义有着不同的看法。归纳起来，不外乎两种意见：

第一种，认为经别是由正经别出的支络。明·马元台在《黄帝内经灵枢注证发微》中以各经别均称曰"正"为张本，提出"正"指正经，经别既别于正经，就应与《灵枢·经脉篇》之"其支者""其别者"同等看待。清·黄元御《灵素微蕴》以及近年来上海中医学院编的《针灸学》、上海中医研究所编的《经络十讲》都持这种看法。

第二种，认为经别是经脉外别行之正经。清·张隐庵《黄帝内经灵枢集注》说："经脉之外，又有经别也。""别者，言经脉之外，又有别经。""正者，谓经脉之外，别有正经，非络脉也。"日本·丹波元简《灵枢识》与张氏的看法相同。

推敲《灵枢》《经脉篇》和《经别篇》的篇名是并列的。《经脉篇》所载的"其支者""其别者"别于正经之后，其循行方向皆与十二正经的逆顺一致；与正经走向不完全相同的十五大络，亦附论述于《经脉篇》之后。《经别篇》所载的十二经别，既都有从四肢走向躯干头面的独特循行方向，又都有较经脉之大络和支别深而且长的循行路线。这些特点只有正经才能具备，因此，两篇篇名并立正是经脉和经别各成体系的标志，不能混为一谈。

另外，《经别篇》指出经别和正经之间有"离""别"和"合"的关系。考《辞源》，"离"作"分散"解，"近曰离，远曰别"，"合"作"会""聚"及"遇合"解。这些字词在封建时代

都是平级才能使用的。由此也可以看出经别与经脉地位平等，两者相比较无大经、小络之殊。

前一种提法，既不明确《灵枢》将经脉和经别并列篇名的意义，也不理解《经别篇》以"离合出入"立论中"离"与"合"的平等地位；既不能通释经别皆以"正"命名的道理，也不能分辨经脉与经别起止点迥异的原由。因此，它不如后一种以"经别为经络之别经"（丹波元简氏语）中肯切题，符合客观实际。

2. 经别的循行特点是什么？ 经别循行路线的记载见于《灵枢·经别篇》。但因该篇是以"离合出入奈何"设问，故未阐明经别与正经分离前的循行部位。兹将经别的循行路线列于表5。

从表5可以看出，经别的循行特点是：

第一，十二经别的循行方向都是起于四肢，走向躯干，深入脏腑，呈"向心性"。

第二，十二经别的循行路线大都自肘膝以上与正经分离而入脏，在颈头部遇合正经而浅出体表，有"离合出入"的独特表现。

这两个特点，不但与本输未知经脉的循行特点相符合，而且与元气在十二经标、结的布散部位相一致，故进一步证明了经别是元气循行的特殊道路。

《灵枢·邪气脏腑病形篇》记载："黄帝问曰：余闻五脏六腑之气，荣俞所入为合。何道从入？入安连过？愿闻其故。岐伯答曰：此阳脉之别，入于内，属于腑者也。"文中"荣俞所入为合"显然系指通过本输的特殊经脉的循行路线，故"五脏六腑之气"是言脏腑之元气。"何道从入？入安连过？"其意是询问本输特殊经脉的元气，通过什么道路而进入内脏。"此阳脉之别，入于内，属于腑者也。"有两层含义：其一，"阳脉之别"是指与阳经经脉相对应的经别。因此，阳脉经别是本输中阳脉的连系者。其二，祖国医学认为，阳脉入内属腑，阴脉入内属脏。同时还认为，阳可统阴，阳脉可统领阴脉。因此，经文问话中包涵了对属阴的"五脏"本输之气的询问，而在岐伯的回答中却只答阳脉之别。于此推知，阳脉之别可以代替阴脉之别，即代表十二经脉之别。

通释这段经文，必然得出如下结论：十二经别是十二经本输中特殊经脉的延伸，本输特殊经脉中的元气只有通过经别的伸展和衔接，才能深入内脏并浅出头颈之标、结部位。

（四）背俞和胸腹募穴

在讨论标本与根结时曾提示：元气从内脏浅出标、结部后主要分布在两个地方：一个是颈、头部，另一个是背俞穴和胸腹募穴。上文已经证实，元气从内脏到达项、头部是通过经别的出、合路线来实现的。那么，元气是否也有从脏腑直接经背俞和胸腹募穴浅出的路线呢？

表5 十二经别循行路线表

经别名称			别入部位	循行路线		出合部位	相合经脉
				外行	内行		
足 经	一 合	足太阳	腘中	肛、臀、	膀胱、肾、心	项	足太阳
		足少阴	腘中	肛、带脉、舌本	膀胱、肾		
	二 合	足少阳	髀、毛际	季胁、咽	胸里胆、肝、心	颐、面、目系、外眦	少阳 足厥阴
		足厥阴	跗上、毛际	与足少阳经别俱行	与足少阳经别俱行		
	三 合	足阳明	髀	股里、咽	胃、脾、心	口、頄出頄 目系	足阳明
		足太阴	髀	咽、舌中	腹里、胃、脾、心		
手 经	四 合	手太阳	肩解、腋		心、小肠	喉咙、面、目内眦	手太阳
		手少阴	渊腋两筋间		心		
	五 合	手少阳	颠、缺盆		三焦、胸中	喉咙、耳后完骨下	手少阳
		手厥阴	渊腋下三寸		胸中、三焦		
	六 合	手阳明	肩髃、柱骨	膺、乳	大肠、肺	缺盆、喉咙	手阳明
		手太阴	渊腋少阴之前		肺、大阳（肠）		

对于背俞穴和脏腑的经脉连系,《黄帝内经》记载较详。《灵枢·背俞篇》篇首即提到:"愿闻五脏之腧,出于背者。"《素问·举痛论》说:"寒气客于背俞之脉则脉涩,脉涩则血虚,血虚则痛,其俞注于心,故相引而痛。"元·滑寿《十四经发挥》进一步指出:"肺之脏……附着于脊之第三椎中。""脾……附着于脊之第十一椎。"可见五脏居于胸腹之内,其元气通过脉络的连属而出于足太阳经为背俞,不论从生理还是病理上,都有其根据。六腑与五脏居于同等重要的地位,其背俞与五脏之背俞都在脊傍寸半的足太阳经线上。五脏既与背之脏俞有脉络相连,则六腑不可能与背之腑俞没有脉络连属。

募穴是元气募结聚集之处,其记载首见于《难经·六十七难》。但该篇仅提到"五脏募皆在阴",但未作进一步的阐述。滑寿《十四经发挥》云:"脾……掩乎太仓。"论述亦颇简略。从临床上看,久病患者在胸腹募穴常可触到条索状结节或压痛点,与它周围的俞穴呈现显著的形态学差异,说明它与脏腑之间有脉络相连,是不容怀疑的事实。

(五)小结

归纳以上所述,元气由四肢末端进入内脏的特殊循行方式是通过本输和经别的道路才得以实现的。元气进入内脏后,一部分从经别的出合部上走颈项头面,另一部分从脏腑之脉络转输募聚背俞和胸腹募穴。这条道路同十二经标本及根结学说相符。

元气循行的特殊道路见图2:

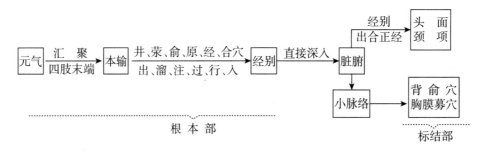

图2　元气循行的特殊道路示意图

五、元气并营卫之气而行的道路与特殊道路间的衔接

(一)气街

元气并营卫之气而行的道路与特殊道路两者并非各自独立、互不相干,它们之间的衔接点称作"气街"。

街,就是"道"。气街,即元气所聚所行的主要通道。那么该通道在什么地方呢?

《灵枢·卫气篇》云:"请言气街:胸气有街,腹气有街,头气有街,胫气有街。故气在头者,止之于脑。气在胸者,止之膺与背腧。气在腹者,止之背腧与冲脉于脐左右之动脉者。气在胫者,止之于气街与承山踝上以下。"

这段话里,所谓"膺"及"冲脉于脐左右之动脉"指的是中府和天枢等胸腹募穴。所谓"承山踝上以下",指的是下肢的本输穴。经文所说的头、膺、冲脉、背腧和气街,大体上都是元气标、结部的所在。"承山踝上以下",又为下肢本、根部的所在。因此,元气循行之两条道路的接通处——气街的定位,应当是十二经在四肢的本、根和头部躯干的标、结附近(因足经可以统手经,故言胫不言肘)。

(二)本、根部的衔接

《灵枢·九针十二原》篇云:"十二原者,五藏所以禀受三百六十五节气味者也。"众所周知,该篇的"十二原",是十二经本输穴的代名词。因此,这段经文提示,从四肢末端流入本输穴位的元气来自于十二正经所通过之三百六十五穴。也就是说,元气循行的两条道路在本、根部的衔接,实际上是全身经穴与本输穴位的联结。

那么全身经穴通过什么途径与本输穴位联结起来呢?

归纳《黄帝内经》和后世医家论述,不外是由"小络脉—腠理—小络脉"所组成的通道。

全身三百六十五穴发出小络脉(孙络和浮络等)进入机体器官、组织和肌肉间隙的腠理。腠理是内而脏腑、外而皮腠之间广泛的纹理状微细通路[①]。它的一端连着全身穴位的小络脉，另一端连着本输穴位的小络脉。这样一来，从全身穴位"游行出入"而流溢的元气[②]，按照"清阳实四肢"（《素问·阴阳应象大论》）的流动方向[③]，就可自小络脉进入腠理，由腠理再注入与四肢末端本输穴位相连的小络脉。"络绝则径通，四末解则气从合，相输如环。"（《灵枢·动输篇》）

十二经大络脉的元气也注"入"本输之中，参加元气在特殊道路的循行。

【注】

①《金匮要略·脏腑经络先后篇》："腠者，是三焦通会元真之处，为血气所注。理者，是皮肤脏腑之纹理也。"

②《灵枢·九针十二原篇》："节之交，三百六十五会……所言节者，神气之所游行出入者也。"所谓神气，即是真气，其中包含元气的成分。

③《灵枢·根结篇》所载"根、溜、注、入"的"入"穴，包括正经之大络脉如飞扬和光明等，说明大络之元气可溜注于本输之内。

（三）标、结部的衔接

元气的两条道路在标、结部的衔接，头颈、背、胸腹各有其不同特点。

1．头颈部　十二经别的元气从内脏浅出头颈部之后，通过头颈部的络脉，都会聚在脑部。所以《灵枢·卫气篇》说："气之在头者，止之于脑。"脑属于督脉和足太阳经的分野，故在头颈是通过脑部的经络把两条元气循行道路联结在一起的。

2．背部　元气循行的特殊道路的一支是由脏腑出于背部的背腧穴。背腧穴属于足太阳经，挟脊傍一寸五分排列。李时珍《奇经八脉考》指出："督脉……与足太阳、少阴会于大杼第一椎下，两傍去脊傍一寸五分陷中，内挟脊抵腰中。"可见元气循行的两条道路在背部的衔接，是通过内脏至背腧的小络脉，直接联结在足太阳、足少阴和督脉三经上得以实现。

3．胸腹部　元气在胸腹部的特殊道路是直接从脏腑经过络脉出于募穴。募穴与正经、奇经都有直接的联系，兹据《奇经八脉考》的记载列于表6。募穴除了与部分足经以及手太阴有联系外，同奇经的联属较正经密切，即除了天枢、京门和中府三穴外，都落在奇经的循行路线上。其实，天枢、京门、中府与奇经亦不是没有联系的。

表6　胸腹募穴与正经、奇经连属表

募穴名称		所属脏腑	经脉连属		说明
			正经	奇经	
脏募	巨阙	心	—	任脉	
	膻中	心包	—	任脉	会足太阴
	中府	肺	手太阴	—	
	期门	肝	足厥阴	阴维脉	
	章门	脾	足厥阴	带脉	
	京门	肾	足少阳		
腑募	关元	小肠	—	任脉	会足三阴
	石门	三焦	—	任脉	
	天枢	大肠	足阳明	—	
	日月	胆	足少阳	阳维脉	会足太阴
	中脘	胃	—	任脉	为手太阳、少阳、足阳明所生
	中极	膀胱	—	任脉	会足三阴

天枢属足阳明经，位于气冲穴（即狭义的"气街"穴）上方五寸处。《难经·二十八难》云："冲脉者，起于气街，并足阳明之经。"因此，天枢穴必有冲脉经过。

京门属足少阳经，位于居髎穴上方、季胁部之日月穴与带脉穴中间。《奇经八脉考》载："阳维……会足少阳于居髎，循季胁。"又，针灸诸书皆认为阳维并足少阳经行于居髎与日月穴之间。可见，京门穴的位置正在阳维脉上。

中府又名"膺俞"（杨继洲《针灸大成》），属手太阴肺经，位于胸膺外上方，缺盆之下二肋间。《灵枢·脉度篇》云："（阴）跷脉者……上循胸里入缺盆。"《难经二十八难》亦云："冲脉……至胸中而散。"所以，中府穴与阴跷、冲脉有经络联属。

奇经皆系于足少阴。从起点看，冲脉、任脉和督脉发于少阴，一源三歧；带脉乃自十四椎出肾而行者；阴跷和阳跷分别为足少阴或足太阳之"别"，亦与肾有着直接或间接的联系。从止点看，督脉止于肾中，任脉止于唇下并环唇与督脉相交，冲脉上出颃颡而通于督脉。因此，由本输经别深入脏腑的元气皆可注输于背俞，募结于胸腹募，聚集汇流于任、督二脉，行于身之前后，出入肾命门之内，环周不息。

（四）小结

总结上文所述，元气并营卫之气的循行道路与特殊道路的衔接点——气街，同十二经的标本、根结密切相关。

十二经根本部元气道路的联结，通过络脉和本输穴位在四肢肘膝以下的连属来实现。十二经标结部元气道路的联结，则通过足太阳经以及任、督二脉为主的奇经连属来实现。清·陈士铎《石室秘录》云："十二经每经各得五穴，以应五行，所出为井，所溜为荥，所注为俞，所行为经，所入为合。……唯任督则总而贯之。"陈氏的说法确有道理。

元气所行的两条道路通过上述经络衔接起来，形成如环无端的运行路线，从而使元气能在人体中终而复始地流动。机体内各种生命功能的实现，无不与此有关。

六、对与元气循行有关的若干问题的解释

（一）与元气循行、配布有关的生理现象

元气的循行路线既有并营卫之气而行的道路，也有特殊道路，因此，它所产生的生理现象也有着与营卫之气相似或不同的地方。

对于一个正常机体，做全身性"三部九候"脉学诊断，可发现各部均有"脉弱以滑"的"有胃气"现象，其脉重取也必然有"根"。祖国医学认为，"胃气"即是"谷气"，营卫都是谷气变化而来。"根"指肾气而言，"有根"说明肾中元气充足。脉中"胃气"与"根"共存，证明先天元气与后天营卫之气在十二经脉中是并行不悖的。由于卫气和营气的主要作用是防御功能和提供营养，元气的主要作用是产生生命活动现象，而营卫与元气在并行中又无处不到，故所谓营气的荣养机体、修补组织及维持内脏活动的功能，卫气的保护机体及调节内、外环境的适应等功能，实际上都包含有元气的气化作用。也正因为元气和营卫之气能同时作用于机体的组织器官，所以在临床上有时很难分清是元气的作用，还是营卫之气的作用。历代医家对卫气"出下焦"或"出上焦"争论不休，也是由于混淆了元气和卫气产生的不同部位，并且分不清在经气所产生的生命现象里，何者属于元气的作用，何者属于卫气的作用。

元气依特殊道路——本输和经别循行时，能产生特殊的生命现象。这种生命现象大多表现于十二经的"本、根"和"标、结"部。举例如下：

《灵枢·天年篇》云："黄帝问曰：其气之盛衰，以至其死，可得闻乎？岐伯曰：人生十岁，五脏始定，血气以通，其气在下，故好走。二十岁，血气始盛，肌肉方长，故好趋。三十岁，五脏大定，肌肉坚固，血脉盛满，故好步。四十岁，五脏六腑十二经脉皆大盛以平定，腠理始疏，荣华颓落，发颇斑白，平盛不摇，故好坐。五十岁，肝气始衰，肝叶始薄，胆汁始灭，目始不明。六十岁，心气始衰，苦忧悲，血气懈惰，故好卧。七十岁，脾气虚，皮肤枯。八十岁，肺气衰，魄离，故言善误。九十岁，肾气焦，四脏经脉空虚。百岁，五脏皆虚，神气皆去，形骸独居而终矣。"本段经文所叙述的是人体血气、内脏盛衰与人体生长衰老过程的关系。对于机体的生长衰老变化，血气盛衰是决定因素。这里所说的"血气"不可能是营气和卫气，因为两者在循行过程中都没有"其气在下"的特点。只有元气循行于本输和经别时，才能聚集于下部之"根"及"本"。人在 10～40 岁时，元气充足，由下部之根、本达于上部之标、结，脏腑、肌肉、四肢百骸、头面胸腹和背脊皆得其养，如草木之逢春历夏，得雨露阳光之滋润温煦，根系发达，枝叶繁茂，故五脏渐定，肌肉渐长，形体壮盛，善走好步。人在 50～100 岁时，元气渐衰，不能由下部之根、本上达于标、结，脏腑肌肉、四肢百骸、头面胸腹和背脊皆失其荣，如草木之经秋入冬，受寒霜冰雪肃杀摧残，根系枯萎、枝叶凋零，故五脏渐衰，目昏、多忧、肤枯、好卧，形骸独居而终。

此外，《黄帝内经》尚有"头者，精明之府"（《素问·脉要精微论》）"脑为髓海"（《灵枢·海论》）之说，形成机制亦与元气循本输和经别上出并汇聚于头脑有关。足太阳经称为"巨阳"，号曰"诸经之藩篱"，是元气自背俞入督脉时汇集于该经所致。

元气并营卫之气而行，进入特别通道时，要通过小络脉和腠理来实现。这一特点同经气的"开、合、枢"（《素问·阴阳离合论》）以及十二经本输定时开穴有密切的关系。

机体躯壳的各层组织有不同的特性。这些特性影响了小络脉和腠理间隙，从而调节十二经元气的配布。当元气从并营卫之气循行的道路进入小络脉和各层组织的腠理时，因为太阴、太阳的络脉和腠理分布于浅层组织，该组织的作用是向外，如门

户之梃，故能"司动静之机"，在变动为开放；厥阴、阳明的小络脉和腠理分布于深层组织。该组织的作用是向内，如户之门扇，故能"执禁锢之权"，在变动为闭合。少阴、少阳的小络脉和腠理分布于中层组织。该组织位于表里之间，作用可出可入，如户之枢机，故能"主转动之微"，在变动为转枢。由于躯壳各层组织开、合、枢的作用对元气的调节，才使本输、经别中的元气能够促进机体阴平阳秘状态的保持。如果出现"折关、败枢、开合而走"的元气调节失常现象，就会产生疾病，甚者"阴阳大失，不可复取"（《灵枢·根结篇》）。

连接元气循行的两条道路之间的小络脉虽有深浅之不同，但比起深在的经脉，它仍位于躯壳的表浅部。由于元气通过这些小络脉到达机体表浅时经常要受到四时"正风"的影响，以致本输穴位中的元气每日每时都发生变化。临床上使用的"子午流注"针法之所以注重定日定时开穴，就是利用元气在本输穴中的这种变化，通过针刺达到调整机体阴阳偏盛、扶正祛邪的目的。

（二）与元气循行、配布有关的病理现象

元气旺盛是机体抗邪的基础，元气衰弱是产生疾病的内在根据。《素问·评热论》云："邪之所凑，其气必虚。"这里所述的"气"，就是指元气而言，故"若五脏元真通畅，人即安和。"（《金匮要略·脏腑经络先后篇》）

当机体某一部位元气虚弱时，外邪乘机侵入，占据元气所虚之地。邪与卫气交争，就会产生寒热；阻碍营气流行，就会出现疼痛；邪伤元气，元气运行失常，轻则仅见某经经气之厥逆及头眩，重则元阳不能由内脏达于四肢末而见肘膝以下寒冷如冰。

十二经脉和经别等都是元气流行的通道。外邪伤及元气时，在这些通道上都可发生病理反应。《灵枢·经脉篇》记载的十二经"是动"及"所生"病候，尤其对"踝厥""臂厥""骨厥"及"阳厥"等诸厥的记述，是经脉中元气为邪所扰而运行失常的例证。《素问·诊要经终论》所载各经经气单独终绝时，以头面症候为主的症状表现，如戴眼、耳聋、口目动作、善噫、善秽等是经别根本部元气衰竭浮越标部的例证。

（三）与元气循行和配布有关的针灸临床现象

1. 经穴治疗作用的差异性　在针灸临床上常遇到这样一种现象：针刺同一经络路线上的不同穴位时，施用同样程度的提插捻转，医者的"得气"感不同，患者的自我感觉也不相同，施术后收到的治疗效果也有差异。一般说来，针刺肘膝以下的四肢穴位和躯干的俞募穴，针下"如鱼吞钩"的紧涩感较明显，患者自觉酸胀走窜感较强烈，波及范围较广泛，施术后除有局部的疗效外，全身性的疗效较好。针刺四肢肘膝以上的穴位和大多数头面躯干部穴位时，针下得气之紧涩感较弱，患者自觉酸胀走窜感较轻，波及范围较小，针刺后除局部疗效较好外，对全身性疾病的治疗效果较差。所谓"经穴治疗作用的差异性"，即指此而言。

经穴治疗作用之差异绝非偶然所致。因为俞穴是经气游行出入的场所，而对经穴针刺效果直接相关的，是经气中推动全身生机活动的元气。俞穴中元气充盛，针感和全身疗效就显著；俞穴中元气不充，针感和全身性疗效就较差。四肢肘膝以下的穴位和躯干的俞募穴不仅能从十二经脉中得到元气，而且能从本输和经别中得到元气，所以这些穴位的元气都很旺盛。加之通过该穴位的经别和络脉能直接深入脏腑，故施针后对全身功能特别是内脏功能的调节作用非常显著。四肢肘膝以上的穴位和头面躯干部的普通穴位则不然。它们或者没有元气循行特殊道路——本输、经别的通过，或者虽有其通过，但元气的循行方向并不深入内脏，因此，这些穴位中元气的来源主要是十二经脉，当然所蓄元气较前者少得多。加之经穴所联结的脉络浅在体表，故施针后它们对局部虽有功能调整作用，但对内脏的治疗作用就差得多了。

2. 经穴主治作用的单向性　经穴主治作用的单向性，是指四肢肘膝以下的穴位能治疗胸腹内脏和头颈部的疾病，而头颈胸腹部的穴位一般不能治疗四肢疾病的现象。

关于经穴作用单向性的机制，历代医家无满意的解释。从元气循行的道路来看，元气的特殊通道——本输和经别都自四肢肘膝部直接深入脏腑，然后再浅出头面。因为这条特殊道路能汇聚周身流溢的元气，所以其中经气的流动方向代表着元气循行的主流方向。故经穴主治作用的单向性，实际上是元气在特殊道路中流动之单向性的"前因"所造成的"后果"。

3. 关于针刺手法问题　目前常用的针刺补泻手法有两种：一种是不分经脉走向如何，均以右手大拇指向前捻针"随而济之"曰补；反之，右手大拇指向后捻针"迎而夺之"曰泻。另一种是特别强调经脉的走向，以"两手阳经从手上头，阴经胸走手指辍，两足阳经头走足，阴经上走腹中结"为依据。针刺时，"随则针头随经行"曰补，"迎则针头迎经夺"曰泻。从临床角度上看，这两种手法均可起到一定的治疗作用，都有一定的实用价值。

从元气循行的道路看来，前一种补泻手法与本输、经别从四肢深入内脏的方向相一致，后一种补泻手法的迎随方向与十二正经逆顺衔接的方向相同，因此，通过针刺提插捻转，它们都能调整元气的流行，因而能达到通经疏络、平衡阴阳、祛疾愈病的目的。但为了使针刺补泻手法与元气循行的主流方向统一起来，笔者认为，对四肢肘膝以下的穴位应采用前一种补泻手法，对四肢肘膝以上的穴位和躯干部穴位应采用后一种补泻手法，而对于头颈部的穴位，两种手法都可使用。

七、结语

1．元气学说及其循行道路的提出始于《难经》，它是《难经》对《黄帝内经》理论的重要发展。

2．元气的涵义，包括"真精"和"真火"两方面内容。元气是来源于先天的、发自肾间的"动气"，是推动机体组织器官生命活动的特殊物质，是生命的基础。

3．元气是依经而行的。元气循行的形态学基础，是由包括十二正经、十二经别、奇经八脉及大小络脉在内的经络系统和腠理间隙所组成的。

4．元气有两种循行方式，一种是并营卫之气行于十二正经和奇经八脉中，表现为元气与营卫分布、作用的共性；另一种是独行于本输和经别之中，表现为元气分布和作用的特性。

5．元气的循行道路是：始于肾间，出于上焦，由手太阴经脉进入十二正经之中，布于周身，蓄于奇经，溢于三百六十五穴，然后再经腠理和大小络脉汇聚于四肢末端的井穴，入本输至经别，直接深入脏腑，继而浅出头颈部、胸腹募穴和背俞穴，自奇经总集于任、督二脉，下归肾脏。元气在这条道路中的循行同营卫之气一样，也具有如环无端、莫知经纪及终而复始的特点。

6．运用元气循行的理论，可以解释人体一部分生理和病理现象，说明经络的某些主治规律，以及针刺补泻手法的作用机制等。

［原载于：河南中医学院学报，1980，（2）：3及（3）：5］

元气循行之我见

李春生

指导：方药中、岳美中

一、元气循行道路的记述应以《难经》为准

元（原）气是禀受于父母、发源于肾间的流动着的无形而有机的物质，是生命现象的重要基础。生命现象之所以多变，原因之一是因为元气有复杂的循行路线。

关于元气的循行路线，历代认识不统一。目前公认的学说，一曰"借三焦之道通达周身"说，一曰"自肢端及于躯干内脏"说。究其来源，皆出自《难经》，但均未反映出该书对元气循行的全部见解。

《难经》有关元气学说的经文共十三条[1]，除六十五难论五脏六腑并荥荣俞经合主病外，其余十二条都涉及元气循行问题：两条谈命门与元气循行的关系，如三十六难提出"命门者，诸神精之所舍，原气之所系也。"断定了元气发自肾间命门；三条谈三焦与元气循行的关系，如三十八难曰："所以腑有六者，谓三焦也，有原气之别也。"六十二难又说："三焦行气于诸阳，故置一俞名曰原。"明确了三焦在元气循行中的特殊地位；六条谈经脉、俞穴与元气循行的关系，如八难云："诸十二经脉者，皆系于生气之原。"六十四难说："十二经起于井穴。"六十七难更言及背俞和胸腹募穴，指出了经脉、本输和俞募诸穴都是元气流行灌溉的场所；一条（六十六难）则三者合而论之。这些经文证实，《难经》在元气循行问题上既立论

于命门、三焦和经脉，又特别重视经脉的作用。

《难经》对元气循行道路的描绘，较完善者应推六十六难。以此为准，可窥元气走行之概貌。

二、元气并营卫之气而行的道路

六十六难指出："三焦者，元气之别使也，主通行三气，经历于五脏六腑。原者，三焦之尊号也，故所止辄为原。"

"别使"是指三焦乃执行元气循行特别使命的器官。元气赖其导引，才能潜行默运于一身之中，无或间断。"主通行三气"，元·滑寿认为系下焦元气，上达至于中焦，与营卫之气相并，通行达于

上焦，敷布周身。"尊号"之意，一则突出了元气的重要性，二则显示其循行路线严格，有留止于经脉之原穴的特点。

元气自下焦升达上焦，还凭依于足少阴经支脉。故《道藏·黄庭内景经笺注》说："肾气运周一身，起于肝而入于肺。"

关于元气由上焦敷布周身的路线，根据明·孙一奎的见解，和《灵枢·营卫生会篇》"五十度而复大会于手太阴"一段话的描述相符，可知有"与营俱行"的特点。它们循环复往于十二正经之内，流注于俞穴之中，溢蓄于奇经八脉，推动全身各部的功能活动（图1）。

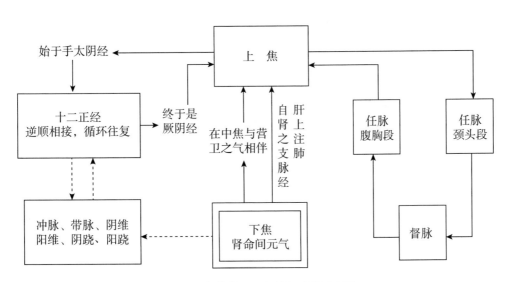

图1　元气并营卫之气循行路线示意图

三、元气循行的特殊道路

《难经》六十六难认为，脐下肾间动气是"十二经之根本"，又说："五脏俞者，皆三焦之所行。"从而指明了元气循行的特殊道路。

"根本"二字，在《难经》里四度出现，皆与"经""脉"并提，十四难更有"枝叶虽枯槁，根本将自生"之说。因此，只能从经气流动方向和波及范围的角度去理解。"十二经之根本"一句，是《灵枢》的"卫气"及"根结"两篇中关于标本、根结学说的概括，提示元气循行系自四肢肘膝以下发出，流向躯干，一部分抵达胸腹背部，另一部分抵达头颈项部。

"五脏俞"是脏腑本输的缩略语。三焦元气

在其中的循行路线，《灵枢·九针十二原篇》曾用"所出为井，所溜为荥，所注为俞，所行为经，所入为合"五句话加以总结。笔者根据马元台《黄帝内经灵枢注证发微》等记载，对这条道路进行了考证，证明它与十二正经、奇经儿脉、十五别络和十二经筋毫无共同之处，因此，它只能是十二经别，或称为"本输-经别"系统。元气凭依本输-经别，才能直接深入脏腑，然后浅出头颈。

除了经别外，手三阳下合穴别络是元气循行特殊道路深入脏腑的另一支脉。元气深入内脏后，抵达胸腹背部者，乃通过络脉的连属来实现（图2）。

上述的两条元气循行道路，在本根部由小络脉—腠理（包括皮部）—小络脉组成的通道相连

21

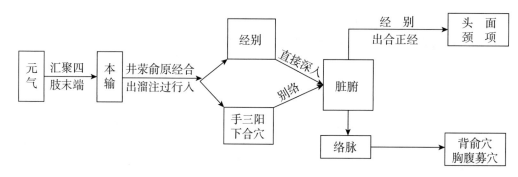

图2　元气循行特殊道路示意图

接，在标结部自奇经汇聚于脑，经督脉下归肾命门之间，从而联成一条环形路线，运转不息。

四、对与元气循行有关的若干问题的解释

运用元气循行的理论，可以解释人体一部分生理现象。例如：寸口脉有"谷神"，有"根"，系经脉之气"元气言其体，谷气（营卫）言其用也"的体现[2]。由于凡营卫起作用的地方元气都发挥着效能，致使不少医家对三者的出处和表现常发生混淆。元气循行于特殊道路时，能产生许多特殊的生命现象。《灵枢·天年篇》中的人生百年变化即属其一：10～40岁，体内元气充足，由下部之本根达于上部之标结，如草木之逢春历夏，得雨露阳光之滋润温煦，根盛叶茂，故五脏渐定，肌肉渐长，形体壮盛，善走好步；50～100岁，体内元气渐衰，不能由本根达于标结，如草木之经秋入冬，受霜雪之摧残，根枯叶凋，故五脏渐衰，目昏多忧，肤枯好卧，形骸独居而终。

病理上，当外邪袭入元气暂虚之地时，营卫与之交争，阻遏经气，能使十二经脉上产生一部分"是动"，为"所生"病候反映。由于脏腑皆禀四肢所属本经脉的元气而生，故诸经经气终绝时，会出现《素问·诊要经终论》记载的经脉与脏腑、或脏腑与外合同病现象。这些病症之所以集中于头颈和胸背部，是因为此时元阴和元阳失掉维系，虚阳自本输、经别和本根部浮越至标结，又不能经督脉回归肾间而致。

从治疗的角度来看，与俞穴、针感和针效直接相关的，是经气中推动生机的元气。由于元气自腠理皮部注入本输时要受昼夜变化的天元之气同气相求的影响，因此，形成了子午流注定时开穴的现象。又据元气循行的特点得知，本输-经别同十二正经之间，以及肘膝以下并行经线上的俞穴同躯干部俞穴之间，存在着元气流量的差别。加之元气的主流方向是自肘膝周围深入脏腑，然后浅出头颈、胸背，于是在各部俞穴在主治作用和针效上都有显著不同。例如，四肢肘膝以下的俞穴能治疗胸腹、内脏和头颈等远隔部疾病，且针效较好；但头颈、胸腹俞穴一般只能治疗局部疾病，且针效较差。这些现象都与元气循行的道路有关。

【注解】

[1] 指《难经》八难、十四难、三十一难、三十六难、三十八难、三十九难、六十二难、六十三难、六十四难、六十五难、六十六难、六十七难及六十八难等条文的部分内容。
[2] 见滑寿《难经本义》八难注。

养生的内涵与外延

李春生

养生又称摄生、道生、养性、养慎及摄卫，其现代含义是保养身体，也有人认为等同于保健。若从该词的渊源考察，它是一个内涵丰富且外延广博的多义词。

"养生"一词最早见于战国时代成书的《庄子》。该书在《养生主》这篇文章中介绍了一个著名的典故，叫"庖丁解牛"。大意是被称为"庖丁"的古代厨师为文惠君宰牛。厨师由于用刀得当，能够"依乎天理""因其固然"，从而"以无厚入有间"，达到"游刃有余"的境地。所以既顺利地肢解了牛身，又很好地保护了刀刃。他的宰牛刀用了 19 年，还形同新磨砺的刀那样锋利。文惠君了解到这些情况后，感慨地说："吾闻庖丁之言，得养生焉。"此处所说的"养生"，系指养刀。后世引申到身体保养和讲求合理生活方式的领域，包含着顺从自然规律，而不致伤身的意思。

"养生"起源于上述道家学派的著述，自战国至明代，它并不是医学专用名词。例如法家学派的韩非子、儒家学派的董仲舒、秦国名相吕不韦及西汉刘安《淮南子》等都曾经将"养生"一词用于研讨政事，包含着顺理成章、公平合理及不可违逆的意思。《孟子·离娄下》说："养生者不足以当大事，惟送死可以当大事。"这里所谈养生，指供养父母于其生时。明代小说家冯梦龙的《喻世明言》也谈到了养生。他在第三十二卷《游丰都胡母迪吟诗》中说，胡"乃隐居威凤山中，读书治圃，为养生计"。其意指养家糊口，维持一家生计。以上内容都与医学无关。

将"养生"与保健防病联系在一起的，可上溯到祖国医学经典著作《黄帝内经》。该书在《素问·上古天真论》中谈"真人"时，认为其善于"提挈天地，把握阴阳，呼吸精气，独立守神，肌肉若一。故能寿敝天地，无有终时，此其道生"（按：道生，即是养生）。还在《灵兰秘典论》中指出，"以此养生则寿"。战国末年成书的《吕氏春秋·尽数》中说："故凡养生，莫若知本，知本则疾无由生矣。"意谓通过审查"阴阳之宜"这个根本，可"辨万物之利以便生"，来达到祛疾延寿的目的。其后，梁·陶弘景《养性延命录》和唐·孙思邈《千金方》，又将"养生"一词的外延加以扩展，并进一步阐发了养生在预防医学和老年健身方面的价值，对后世的影响极为深远。

医学领域的养生，有狭义养生与广义养生之分。

狭义养生，又称为调摄或静养。它是谨遵《黄帝内经》养生之旨，依据"天人相应"和"正气存内，邪不可干"的原理研创的一套调养方法。这套方法强调从"切于日用寝室者"入手，进行身体保养，并认为"守中实内，长生久视，道无逾此"（清·丁其誉撰《调摄·小序》）。历代较为公认的狭义养生方法有：①晚婚优生，男三十而娶，女二十而嫁，可使子女身体强壮，寿命延长。②逸情畅志，爱养神明，重视心理因素对健康的影响。③谨慎起居，节欲保精，对延缓衰老有益。④适应寒温，远离瘟疫，预防季节性疾病和传染病，有利于健身延寿。⑤控制饮食，少肉多素，能够保养脾胃。⑥勤于劳动，不要过于疲劳，可促进血脉流畅。

广义养生不仅涵盖了狭义养生的内容，它还包括：①运动。如气功、按摩、导引、胎息及服气等。②饮食。系利用特制的饮食物，或将药物加入饮食之中，以健身祛病。③药物。自汉代《神农本草经》开始，至中华人民共和国成立为止，中医药学有延年益寿记载的药物将近 400 种。中华人民共和国成立后对 200 余种药物进行了研究，推动了药物养生的发展。

需要特别提出的是，广义养生还包括病后康复，即通过多种手段，使病残者得到最大限度的恢复，回归社会，同健康人一样分享社会和经济发展的成果。这种思想在明、清两代的养生著作中发挥得淋漓尽致。例如，乾隆年间成书的石成金《长生秘诀》在序中说，石成金本人在 10 多岁时曾患过大病。为了病后康复，他收集了许多养生方法，身体力行，虽外出旅游到他乡别处，亦未敢稍息。这些方法对石成金本人身体的恢复确实起到了很大作用。但由于体质太差，他活到 50 多岁便去世了，因而不在长寿之列。可见，《长生秘诀》所记载的心思、色欲、饮食、起居，以及卫生必读歌和清福要旨等，都是为病后康复而作。类似的养生类著作尚有明代陆树声的《病榻寤言》、清代尤乘的《寿世青编·病后调理服食法》、沈嘉澍（沈子复）的《养病庸言》等。

总之，"养生"是由社会政治范畴转化到医学方面的名词。其"保养身体"的含义广泛，既有预防保健的意义，也有疾病康复的意义。因此，它绝不是"保健"两字所能够概括得了的。

［原载于：养生月刊，2004，25（6）：565-567］

略论养生四法

李春生[1]　丁光华[2]
（1. 中国中医科学院西苑医院；2. 河南省邓州市人民医院）

养生的方法，大体包括调摄、运动、饮食及药物四个部分，本文将对这四个部分进行详细介绍。

一、调摄

"调摄"也称静养。它是通过对个人生活起居周密合理的安排，通过对心态平衡的调节，来达到保障身体健康的目的。

关于老人生活起居的安排，宋·陈直《养老奉亲书》强调"凡行住坐卧，皆须巧立制度"。也就是说，对生活涉及的各个方面，都应从健康生活方式的要求出发，想得周全入细，拿出相应的兴利除弊的办法。例如，对于居住环境，要求高燥向阳、典雅清洁，夏天虚敞、通风透光，冬季密封、保持温暖。衣着形式，以轻、软、宽大、舒适、式样简单、穿脱方便为宜，但不宜过长。衣料质地以棉布为佳，尤其是贴身衣服，宜用棉织品，可防止或减轻因刺激引起的皮肤瘙痒。外装样式，应穿较本人年龄减少10岁左右的衣着，使人感觉有年轻和奋发向上之感。一年四季应依据气候的冷暖及时增减衣服。睡眠和起床都应恒之以时。饭后注意刷牙漱口，睡前注意用温水洗脚。爱好应广博适度。每天安排读书1～2小时，使"学不因老而废"。每周安排1～2次晒太阳，有益于牙齿和骨骼健康。每月安排1～2次垂钓、赏花或踏青，有益于畅达情志。在家中，老人应戒掉烟瘾和赌博等不良嗜好，培养一些对身心有益的兴趣爱好。外出时，高龄老人应让家人陪伴扶持，随时照顾。

经验证明，保持心态平衡是益寿延年的重要法宝。进入老年期后，老年人离开了工作或劳动岗位，生活空间变小，收入明显减少，子女成家立业，日子变得平淡。"门前冷落鞍马稀"。一种寂寞和忧愁感便油然而生。假若此时心态消极，则身体百属将无所统帅，精神损耗，脏腑气血功能紊乱，常导致体内免疫力下降，内环境失调，多种疾病将乘虚袭来，甚至一发不可收拾，影响健康和寿命。正确的态度是，要善于控制情绪，适应环境变化，总结既往播种耕耘的经验教训，努力学习，汲取新的知识，跟上时代步伐；坚持锻炼，确保身体健康。只要能够保持一个永不服老、天天向上的进取心，保持一个快活无忧、不知老之将至的性格，经常找事情去做，持之以恒，做一个信念的赢家，凭借坚强的意志，就一定能够迎来丰硕收获的第二个金秋。对于平日所遇到的一些不如意的事，古代学者主张采用"清心寡欲"的方法加以排除，也就是"宠辱不惊，看庭前花开花落；去留无意，望天上云卷云舒。"凡利害攸关者，宜采用"忍"和"忘"的处方，除烦恼，断妄想，善自排解，去掉愤怒和遗憾，令淡泊无感，才能使心境平和、身体康建。法国人卢梭说过："节制和忘却是人类两个真正的医生。"希望爱护身体的老年人记住这句话。

二、运动

运动是古今公认的抗衰老良方。养生学强调适度运动对人有益。具体方法有：

1. 晨起、饭后的活动与劳动　科学证实，散步、种花、栽树、养蜂、养鸟、打乒乓球、打羽毛球及做体操等轻体力劳动或活动能促进健康。特别是在天气适宜之日，以步当车，选择外出行走、慢跑或登山 1 小时以上，使体表微似汗出，达到"行不至劳"的程度，可促进气血流通，利于消耗体内脂肪，清除体内能量垃圾，保持身心健康。

2. 气功、按摩或导引　气功是通过调身、调息和意守进行主动自我身心锻炼的方法。按摩是通过推按头部、四肢及腹背的特定部位，进行被动运动，以防病健身的方法。导引则以导气令和及引体令柔为特点，是主动呼吸与躯体运动相结合的医疗体育保健法。三者各具特色，又相互补充。气功和导引的方法很多，太极拳、八段锦、五禽戏、六字诀、鹤翔桩及干沐浴等都是适合老年人生理特点的锻炼项目。中国的气功导引很强调内外功结合，提出"气是延生药，心为使气神，能从调息法，便是永年人"。验之临床，颇合实际。吞津也与调息一样重要。现代研究表明，"吞津"时所咽的唾液中含有唾液腺激素。该激素与人体的间叶组织，如纤维结缔组织、网状内皮组织、肌腱韧带、软骨和骨组织的营养发育有关。唾液分泌障碍会引起皮肤萎缩、弹性减弱、色素沉着、脱发、皮脂腺分泌减少，以及变形性脊椎病变等老年病。可见，在做气功和导引的过程中，"漱津令满口乃吞之"的方法有助于改善发、皮、骨及筋的状况，增进健康。按摩也是老年人健身的常用方法，其中以擦肾俞和涌泉穴最易为人接受。因涌泉穴属于肾经，擦此穴可以改善肾的功能，调节机体下丘脑 - 垂体 - 靶腺轴的神经 - 内分泌状态，所以能起到强身作用。

3. 外出旅游、射猎、游泳和汤浴也都是很好的保健方法。

三、饮食

1. 合理膳食　饮食养生包括合理膳食和饮食治疗。养生学在强调合理膳食时，指出以肥肉、高脂肪饮食和过量酒类为主的"膏粱厚味"对老年人是有害的，常食清淡之味及水果和蔬菜对老人有益。世界卫生组织（World Health Orgnization，WHO）营养专家小组对老人营养范围的规定是：

（1）总脂肪：应占膳食总量的 15% ～ 30%。其中饱和脂肪酸占 0 ～ 10%，多链不饱和脂肪酸占 3% ～ 7%。代表食物主要有玉米油、豆油、花生油和菜籽油等。

（2）蛋白质：应占膳食总热量的 10% ～ 15%，

其余 60% ～ 90% 的热量来自脂肪和碳水化合物等。应限制酒精、白糖及脂肪的摄入。复合碳水化合物占 50% ～ 70%，主要存在于小米、玉米面和绿豆等食物中。

（3）微量元素锌：老年人应适量补充含锌的食物，如鲱鱼、沙丁鱼、鳕鱼、土豆、胡萝卜、牛肉、牡蛎、肝、花生仁、杏仁和核桃仁等。

（4）游离糖：下限为零，上限为 10%。主要指甜菜和甘蔗中精炼的游离糖，不包括水果、蔬菜和牛奶中所含的糖分。

（5）食用纤维（非淀粉多糖类）：每日 10 ～ 24g，主要存在于芝麻、香椿、麦麸、稻米、豆类、竹笋和海藻等食物中。

（6）食盐：上限为每日 6g。

养生学还强调节制饮食，自古就有"辟谷"之论。所谓辟谷，就是以茯苓和松柏子等替代五谷（麦、粳米、大豆、小豆和黄黍）内服，逐渐减少谷类食物，以求达到延年益寿的目的。明清以后，随着经验的积累，节制饮食被放在重要的地位。现代研究指出，限食的好处在于：①降低了血中葡萄糖水平，抑制了大分子物质在体内的非酶促糖基化。②减少了脂肪沉积和蛋白质的分解，降低了代谢率，延缓了动脉粥样硬化的发生时间。③使下丘脑和垂体分泌衰老激素减少。④延缓了具有免疫效能的 T 细胞随年龄增长而减少的过程，推迟了自身抗体的出现。⑤刺激了细胞凋亡，从而消灭了随年龄积累的衰老或功能受损细胞。上述机制的综合效果是，限食延缓了生命的衰老。

2. 饮食疗法　简称"食疗"（药膳），是依照老年人病情的需要，配制特殊饮食来治疗疾病的方法。由于老年人厌于药而喜于食，食疗能够安定脏腑，驱除内外各种致病因素，补益人体气血，使人心神愉快，所以被认为是老年人祛病延寿的最佳选择。食疗的品种丰富多彩，常见的有：

（1）软食：如粥、饭、羹、馄饨及面条等。

（2）硬食：如索饼、煎饼及药烧饼等。

（3）饮料：如汤、饮、酒、乳、茶及浆等。

（4）菜肴：如煎、炙、烩、蒸、腌及灌肠剂等。

（5）点心：如茯苓饼、灌藕及烤梨等。

四、药物

药物养生，特别是抗衰老药物和方剂，在老

年保健中占有重要地位。历代医药学家给我们留下的传统抗衰老药物约有400种，抗衰老方剂有1000余首，可分为如下几类：①延长细胞寿命和整体寿命的药物：有人参、枸杞子、党参、黄精、蜂花粉和珍珠等。②调节免疫功能的药物：有灵芝、香菇、银耳、海参、大蒜、黄芪、龙眼肉、大枣、桑葚、鳖甲、肉桂及大黄等。③改善机体代谢和调节内环境平衡的药物：有当归、山楂、胡桃、杏仁、冬虫夏草、茶叶、三七、刺五加及蜂蜜等。④改善内脏功能的药物：有丹参、银杏叶、胎盘、海马、蜂乳、阿胶、百合、黑芝麻、山药、菊花、生姜及车前子等。⑤具有抗感染作用的药物，如金银花及蒲公英等。

这些药物中有一部分兼具疗效食品的特点，凡需要饮食保健的老年人，可以在医生的指导下服用。

常用的延缓衰老的中成药有四君子丸、六味地黄丸、七宝美髯丸及龟灵集等。

四君子丸由人参、白术、茯苓和甘草组成，具有益气健脾的作用。现代研究表明，本方不仅能够治疗气短乏力、食少便溏的脾胃气虚证，具有调理胃肠道及促进肝修复的作用，更具有从多方面增强机体细胞免疫功能，促进一些淋巴因子的生成能力，从而具有抗肿瘤和抗突变作用。本方还能增加红细胞生成，降低血清过氧化脂质和肝脂褐素的含量，防治脑老化，调整肾上腺皮质与髓质的功能。对于肠道致病菌如伤寒杆菌、甲型副伤寒杆菌、福氏志贺菌及大肠埃希菌等，本方有不同程度的抑制作用。用法：每服6g，每日2次，温开水送下。

六味地黄丸由地黄、山茱萸、山药及泽泻等组成，具有滋阴补肾的作用。临床用于肾阴不足、头晕目眩、腰膝酸软及耳鸣口干等症。现代研究证实，本方能延长家蝇的生存时间，提高脑、肝和肺组织超氧化物歧化酶的活力，对抗脂质过氧化损伤，从而起到延缓衰老的作用。本方对人体下丘脑-垂体-性腺轴有调节作用，还能提高机体免疫力，促进核酸和蛋白质合成，抗应激、抗肿瘤、抗心律失常、抗动脉硬化，降血糖、降血脂、降血压，以及保护肝、肾功能，补充锌、铜、锰和铁等微量元素，调节体内钙、磷平衡。用法：每服10g，每日2次。

七宝美髯丸由何首乌、白茯苓、怀牛膝和枸杞子等组成，具有平补阴阳的作用。临床用于肝肾不足、须发早白及牙齿动摇等症。现代研究表明，

本方在肾、脑和皮肤中有较高的蓄积量，具有提高肾阳虚动物垂体-肾上腺皮质功能的作用。它还能降低大脑血流量，轻度降低血压，提高血红蛋白量，提高耐缺氧能力，以及抗凝血等。这几种药物都具有增加细胞传代和延长整体动物寿命的效果。何首乌和枸杞子的降血脂作用也很好。用法：每服10g，每日2次。

龟灵集由鹿茸、人参、海马和雀脑等组成，具有补阳添精、固肾健脑的作用。本方为明、清两代的宫廷方，临床用于肾阳不足、腰膝冷痛、记忆力减退和头晕阳痿等症。现代研究表明，本品能提高记忆力，调节神经中枢的兴奋和抑制状态，提高特异和非特异性免疫功能，增强心肌收缩力，改善微循环，保护肝和肾上腺皮质，提高耐缺氧和抗疲劳能力，壮阳效果也很显著。用法：每服1.5g，每日1次。

五、结语

以上简述了调摄、运动、饮食和药物四种养生方法。实际上，养生的内容包罗甚广，凡有益于身体健康和疾病康复的各种手段或技术，如环境卫生、心理疗法、文体活动、优生优育、性情陶冶及艺术欣赏等，都可列入养生的范畴。因此，老年人若要从养生之道中受益，就应该从各方面入手，选择适合本人特点的养生方法，身体而力行之。现代人把经济学中的"木桶短板效应"引入养生学领域，认为木桶是由几块木板箍成的，它的盛水量取决于这些木板中最短的一块。只有加长这块"短板"，才能加大木桶的盛水量；只有几块木板等长，木桶才会有最高的盛水量。同样道理，养生之道也应注意采取全面、综合的措施，防止短板效应。人们把1992年WHO维多利亚宣言中所称的"健康四大基石"作为木桶的4块"基板"提出来，即合理膳食、适量运动、戒烟限酒（生活规律）及心理平衡。并指出，如做到这4项，即可使原发性高血压的发病减少55%，脑卒中减少75%，糖尿病减少50%，肿瘤减少1/3。可以使人群平均寿命延长10年，生活质量和健康水平大大提高。笔者认为这种提法很符合养生之道，但从东方人合理生活方式的角度考虑，再加上"药物辅助、良好环境"两句话将更为全面。老年人宜以此为"纲"、以传统养生方法为"目"来进行操作，令纲举目张，并长期坚持下去，可臻天年。

参考文献

1. 李春生. 明清至解放前养生学发展史概. 中华医史杂志, 1989, 19 (2): 71-75.

2. 李春生. 老年养生与运动、药饵疗法 // 关幼波编著. 名老中医谈养生. 北京: 北京科学技术出版社, 1990、

76-97.

3. 陈可冀, 李春生主编. 新编抗衰老中药学. 北京: 人民卫生出版社, 1998.

4. 洪昭光. 生命的春天. 人民政协报. 年华周刊, 2000-07-12, 6 版.

[原载于: 中医杂志, 2002, 43 (10): 986-988]

赴意大利考察自然养生疗法报告

李春生

一、赴意大利的缘由

2002 年 9 月 22 日，中国中医研究院副院长刘保延教授与意大利国际自然养生疗法协会主席马里奥·皮亚内西（Mario Pianesi）先生在意大利签订了三份合作协议书。根据协议的精神，中国中医研究院于 2003 年 7 月 1 日派遣了李春生（教授，代表团负责人）、王宜（中国中医研究院广安门医院营养室主任）和李鲲（中国中医研究院科研处中医学博士）三人组成代表团，赴意大利对自然养生疗法进行考察。代表团在意大利历时 52 天，行程 5000 公里，圆满完成了任务。

二、考察过程

（一）学术交流

2003 年 7 月 3 日至 7 月 19 日，我们到意大利南部卡拉布利亚（Calabria）大区特罗佩阿（Tropea）市的梵蒂冈角宾馆和科科里诺（Coccorino）村旅店进行学术交流。非洲的象牙海岸代表团、欧洲的乌克兰克里米亚共和国代表团和我们一起参加了交流。交流的方式是每天上午 9—11 时、下午 5—7 时，由马里奥先生主讲，中国代表团插讲。其中，马里奥先生讲课 26 次。内容为：他自己接受自然养生疗法的经历，《黄帝内经》和日本人 Georges Ohsawa（大泽）的阴阳五行理论，食物的阴阳五行分类，马里奥继承 Ohsawa 而创立的五类"节食法"及其临床疗效等。李春生插讲中医阴阳五行理论和诊断方法 4 次，王宜插讲食物在人体内的酸碱

变化 1 次，李鲲在课外讲授按摩 1 次。7 月 19 日下午，李春生讲授阴阳五行 2 小时，收到了较好的效果。马里奥先生感慨地说："过去所说中国的阴阳与日本的阴阳有许多地方不同，这一次听到了。日本人说空气属阴，中国人说空气属阳，我觉得中国人说得对。"

（二）考察实证

7 月 20 日至 8 月 22 日属于考察实证阶段。我们三人由该协会成员蒂赞诺，齐乐（Tizzano Ciro）先生带队，翻译菅凤增博士、陈银莉女士和司机兼摄影师郝建全（Salvi Riccardo）先生陪同，乘坐一辆没有空调设备的菲亚特中巴汽车，在骄阳似火、干燥无雨的酷暑季节，对马尔凯（Marche）大区以东和意大利北部广大地区的自然养生点进行了实地考察，最北端到达了与瑞士接壤的前阿尔卑斯山旁的比安科（Bianco）镇。在考察过程中，我们去了 24 个城镇，参观了养生餐馆 27 个，自然养生商店 29 个，面包房 3 个，仓库 1 个，食品实验室 1 个，食品分装厂、制衣和家具厂各 1 个，与自然养生疗法协会有联系的医院 2 家，空军学校和医学院各 1 所。接触专业人员及其亲属 141 人，信仰自然养生疗法者约有 3000 人，参加座谈会 18 次。从而使我们对意大利国际自然养生饮食疗法的方方面面逐步有所了解，从感性认识上升到理性认识。

（三）素食品尝

在意大利期间，我们品尝到了自然养生疗法协会厨师较高水平的、以素食为主的西餐，一饱口福。在意大利南部进行学术交流的 18 天里，参加学术交流的人数为 15 人（包括 4 名翻译），而做

菜的厨师竟达到 11 人。这些厨师中有许多人是意大利各自然养生餐馆的老板及水平较高的掌厨。他们制作的饮食和菜肴在色、香、味、形上都达到了相当高的水平。在去意大利东部和北部考察实证阶段，我们发现各个餐馆饮食、菜肴的制作方法及规格都惊人地相似。表明国际自然养生疗法协会为了将其所创立的五类"节食法"推向世界，在搞好以素食为主的三餐的花样和品种上，在统一制作标准上狠下了一番功夫。对此，齐乐先生曾提出以下看法："五类饮食方案不单纯是做饭，还要找新鲜、无污染的蔬菜，以及古老种子的粮食。我们吃的动物都是自由活动的。冰淇淋、水果和米浆都是天然的。让代表团吃到这些食品，是我们对代表团最好的尊重方式。"在考察的全过程中，我们三人的饮食配方是以第三、四类"节食法"为主的食谱，马里奥先生和齐乐先生等的饮食配方是第二、三类"节食法"食谱。主人给我们的饭菜不仅质量上乘，而且数量充足，有时甚至吃不完。对于其中的米粉冰淇淋、大麦咖啡及各种甜点等美食，至今令人记忆犹新。

三、考察结果

（一）意大利养生和节食的概念

所谓"养生"，西方的含义来源于希腊文"Macrobiotica"，意思指伟大的生命。自然养生，则强调用回归自然的方法，来保护伟大的生命。所谓"节食"，系指节制红肉、脂肪、鸡蛋和牛奶等动物性食品，节制西红柿、茄子和土豆等少数植物性食品，以及节制过多盐类和单糖类食品。该协会强调吃纯天然素食和粗海盐，对于谷类、豆类、蔬菜和水果，非但不予限制，还努力给予满足。

（二）素食和节食的理论依据

马里奥先生认为，自 1300 年前马可波罗到具有古老文明的东方大国——中国旅行并带回中国的饮食和火药等先进技术之后，意大利才有了 15 世纪的文艺复兴和一系列变化。纵观上下五千年的历史，与西方饮食结构相比较，大多数中国人虽然食荤腥，但膳食结构基本属于低脂、低盐且以素食为主的饮食。这类饮食使中国人健康长寿，值得学习和借鉴。

马里奥先生指出，20 世纪 70 年代开始，欧美科学技术的飞速发展推动了社会的进步。但物理及化学因素、空气和环境污染也导致了食物的污染。

糖、奶、橄榄油、肉、脂肪和蛋白质等 400 种食物都含有化学品。有说法称，"面粉可使人肥胖，豆类对胃不好，白菜对肠道不好，胡萝卜可使人劳累"，等等。说明食物污染会导致人体阴阳失衡和五脏之间能量状态失调，从而产生疾病。因此，若想改变身体的阴阳失衡及器官失调状况，应当改变食物来源，消除化学污染，将饮食作为调整机体阴阳平衡和五脏协调的重要手段。

马里奥先生依据食物偏酸、偏碱和所归脏器的差别，按阴阳五行学说将其进行了归类（表 1、2）。

表 1 示，动物肉、蛋类和奶类都属于阴性食物。这些食物进入人体后，经过代谢产生酸性物质，会使身体内环境"更阴"，导致阴阳失衡而产生疾病。所以马里奥先生主张节制这些食物，多吃能够调节阴阳平衡的素食，以利于健康长寿。

（三）五类节食法的特点及适应范围

马里奥先生依据中国的阴阳五行理论，创立了五类节食法。内容如下：

【节食法一】 米糊。饮料：Bancha 茶（日本绿茶）。

【节食法二】 谷类：米、小米、大麦。蔬菜：欧芹（生的）、甘蓝菜、菊苣、胡萝卜、洋葱、小红萝卜。豆类：红豆、鹰嘴豆（豌豆）、兵豆。调味：未加工的海盐，将芝麻炒过并加少许盐研磨，将梅子用盐腌渍，以及发酵食品味噌（日本酱油）。酱油等。海藻：海带嫩芽、海带、海藻、海苔片。饮料：Bancha 茶。

【节食法三】 除节食法二的内容更加丰富外，还增加了以下品种：面筋和甜品。甜品包括简单的红豆糕、果子糕、烤米糕、米糊、胡萝卜糊、南瓜糕、米及米粉布丁、米稞和栗子糕等。

【节食法四】 除节食法三的内容更加丰富之外，还增加了以下品种：动物产品——野生的、大部分白肉鱼类（如奶鱼、白斑狗鱼、大西洋鳕鱼、星鲨、墨鱼、比目鱼、鳗鱼、龙虾和虾蛄属等）。水果：野生的，如樱桃、杏子、苹果、梨、甜瓜和西瓜。

【节食法五（过渡期）】 除节食法四的内容更加丰富之外，还增加了以下品种：①野生蔬菜：如雪维菜、药用蒲公英、黑皮菜、菜瓜、酸模、斗蓬草、欧者草、香芙蓉、当归（林白芷）、小白菊、草地婆罗门参、药水苏、双倍蛋糕菜、沟壑菜、荠菜、芦苇、金盏花、钢索菜、百叶菜、众麝香兰、保险菜、响声菜、大荨麻、木贼属、茴香、狗牙

表1　食物的阴阳属性举例

阴性（酸性）	中性	阳性（碱性）
玉米、燕麦	米（全大米）	小米
菠菜	胡萝卜	苦苗菜
葡萄和橄榄油	杏	樱桃
坚果（杏仁）		酱油
豆类（黄豆）		芝麻油
蛋		羊奶
鱼		
动物（鸟兽）		
牛奶、酸牛奶		
乳酪和加工过的食物		

表2　食物所归主要脏器举例

分类	肾（水）	肝（木）	心（火）	胰、脾（土）	肺（金）
谷物	—	小麦、燕麦、黑麦	荞麦	小米、玉米	大米、大麦
豆类	红豆、黑鹰嘴豆、黑豆	芸豆、绿豆、蚕豆、豌豆	大花豆（红、白）	鹰嘴豆、羽扇豆、鹰嘴豌豆	兵豆
蔬菜	卷心菜、芜菁头、欧芹、卷沙拉菜	蘑菇、啤酒花、酸葡萄汁、菠菜、芹菜、芦荀、大葱	莴苣、菊苣	黄瓜、南瓜、胡萝卜、苣荬菜	辣根、芥、茴香、芝麻菜、亚实、基隆葱、芜菁
油类	大米油	橄榄油	芝麻油	玉米油	葵花油

根、莴苣、锦葵、甜瓜窖、小盘菜、疗肺草、半支莲、药用颉草、百里香、西班牙接骨木花、洋槐花，等等。②走兽（午餐）：如野生动物（鹿、野兔、野猪等）、兔、鸡肉。③飞禽：野生的飞禽鹌、栗胸斑山鸠、山鹑、鹌鹑、雉、凤头麦鸡等。

关于食物的组合，马里奥先生强调：①所有的食物应当是当地的、健康的和均衡的，应当不施用化肥和农药。②每餐进食的方法，应当先从较热的和碱性的食物——汤类开始吃，继之各道菜的顺序是：谷类、当季蔬菜及豆类。最后两道菜是属阴的、较冷的、淡而无味的冷食及甜品。换言之，进餐时应当由阳吃到阴，与五行相对应谷类、豆类和蔬菜尽在其中，每餐五味俱全。

2003年在古巴召开的第5届国际"自然养生与科学"会议上，古巴国立免疫接种研究院将马里奥先生创立的五类饮食的临床应用规定为：第一、二类饮食为治疗性饮食，第三类饮食为治疗、预防性饮食，第四类饮食为预防和有益于健康饮食，第

五类饮食为有益于健康饮食。

（四）自然养生节食法的实施结果

马里奥先生推行的自然养生节食法的实施成果显示，这种饮食方法可治愈许多因环境和饮食污染的疾病。我们通过考察实证，认为服用此类饮食后可有疗效的疾病是：

1. 单纯性肥胖　笔者接触并考察了采用自然养生节食法饮食者141人。男81人，女60人。最小年龄11岁，最大年龄74岁。食用时间最短为4年，最长为32年。除了2名老年男性体胖外，其余均为瘦长体形，精神饱满，即偏瘦者占98.58%。在2例肥胖者中，1例为厨师，从未坚持吃自然养生节食法饮食；1例为医生，男性，74岁，自诉肚子大得像熟透的西瓜。4年来每天到自然养生餐馆吃一顿养生餐，体重下降11kg。

另外，马尔凯地区洛雷托（Loleto）空军进修学校校长卡尔麦洛·马萨拉（Colonnello Massara）上校报告：该校有40名男性学员，年龄30～50

岁。于 2002 年 5 月开始服用自然养生饮食，疗程 6 个月。结果表明，与该校不用自然养生饮食的学员相比，服用者普遍腹胀减轻，体形改善。原来穿 56 号（大号）衣服，疗程结束后改穿 52 号（较小号）衣服。同时，吃自然养生饮食的学员上课时注意力集中。患高血压者，渐渐减少和停用了降压药物；1 例患脂肪瘤者，脂肪瘤也慢慢消失了。这些内容，2003 年 7 月 25 日我们在对该校考察时，从一位空军教官那里得到了确证。

笔者本人 62 岁，身高 171cm，赴意大利考察之前体重 71kg，腰围 90cm。在意大利考察期间以吃自然养生节食法第三、四类饮食为主，仅吃了 4 天五类饮食，历时 52 天。回国后立即称体重、测腰围。发现体重减少了 3.5kg，腰围减少了 2cm，同时精力和体力都较为旺盛。

以上事实说明，低脂、低盐及以素食为主的饮食有较好的减肥功效，适宜治疗单纯性肥胖。

2. 代谢综合征　代谢综合征以高体重、高血脂、高血糖和高血压为主要临床表现，容易继发糖尿病、冠状动脉粥样硬化性心脏病（简称冠心病）和脑卒中等。我们在考察中发现，自然养生疗法饮食对本病有治疗作用。举例于下：

意大利南部卡坦尼亚（Catania）合同医生萨尔瓦多雷·维特洛（Salvatore Vitello）博士，50 岁，身高 160cm，体重 60kg。自述 2 年前患冠心病、急性心肌梗死，经服用第二类自然养生节食法饮食 3 个月之后，不但心绞痛明显好转，而且体重也下降至 53kg。2 年内曾做 3 次超声心动图和心电图复查，显示心脏恢复得很好。

意大利东部佩萨罗（Pesaro）的一位医生讲述，他曾采用自然养生疗法治疗某男性患者。该患者 46 岁，身高 177cm，体重 120kg。患肥胖、高血压和 2 型糖尿病，每顿吃 4 种药物，但仍控制不了血压。后来在这位医生的劝说下，开始吃第三类节食法饮食，疗程 1 个月，体重减少了 7kg，血压控制在 120/80mmHg 范围内，血糖亦有所控制，降压药减至每次 3 种，自觉症状明显减轻。目前该患者仍坚持服用自然养生节食法饮食。

意大利北部列交·艾米里亚（Reggio Emilia）市餐馆老板科米塔托·艾塞库提奥（Comitato Esecutivo），男性，62 岁。6 年前患冠心病和原发性高血压，频发期前收缩。通过冠状动脉造影发现冠状动脉前降支和左旋支堵塞。医生要他做冠状动脉旁路移植手术，但被他拒绝了。他按照自然养生节食法第三类饮食吃了 5 年，再次去做冠状动脉造影。结果显示冠状动脉堵塞的两支已经通了，血流量明显增加。

以上均属于个案。要想得出科学的结论，尚需进行随机双盲、多中心及大样本病例观察。

3. 预防乳腺癌　米兰国家肿瘤学院流行病所佛朗科·贝里诺（Franco Berrino）博士报告说，对于由他主持的迪亚纳项目（饮食与癌症），在两组志愿者身上进行了试验：每组各约 50 名女性，她们的年龄相同，体内激素（雌激素和生长激素过高）情况一致。第一组被指定采用自然养生食谱，第二组采用肿瘤预防常规食谱（在饮食中增加蔬菜和水果）。四个半月之后，在按照自然养生食谱进食的女性，引起乳腺癌较高发病危险的两种激素值明显下降。

除了上述外，据马里奥先生介绍以及患者陈述，自然养生节食法饮食还对动脉硬化、高血脂、糖尿病、高血压、冠心病、颈部肿瘤、足部血管瘤、过敏性哮喘、慢性肾衰竭、膝部骨关节炎和放射病等疾病有效，其中不少疾病在西医认为是"不治之症"。但因病例数量太少，难以立即加以确认。

由于马里奥先生提出的"从中国古代学说到皮亚内西的可持续发展"措施，给人民健康带来了益处，他的事业得以迅速成长。当前，意大利国际自然养生疗法协会在全国拥有 67 家商店，51 家餐馆，5 个食品实验室，1 个国际协会秘书处，3 家贸易中心，2 个出版社，1 个大学食堂，2 个茶馆，6 个木柴烤店，1 家招待所，1 家自然服装制作实验室，1 家制鞋实验室，1 家自然装潢实验室，1 家油漆生产试验室，670 公顷各自然养生中心开发的自然养生田。每年自然养生中心提供餐饮 100 万份，每天向参议院咖啡厅供应生拌蔬菜和点心（加上每日提供正餐）。该协会注册会员 10 万人，国内追随者达 200 万人。在国外，马里奥先生先后主持召开了六届"自然养生与科学"国际会议。他的影响遍及欧洲的法兰西和乌克兰、非洲的象牙海岸、美洲的古巴及亚洲的泰国等地。在古巴，马里奥的餐馆每日向古巴 Finlay 学院提供正餐，很受欢迎。

四、考察的评论

（一）自然养生疗法的五类饮食具有科学性，有益于健康，值得提倡

马里奥先生依据中国阴阳五行理论创立的五类节食法饮食属于低脂、低盐及以素食为主的饮食。

关于素食与健康的关系。现代研究表明：

1. 以素食为主的饮食是营养丰富的饮食　人体所需要的糖、脂肪、蛋白质、多种维生素、矿物质和膳食纤维都能从素食中获得。台湾大学医院陈瑞三（音译）教授曾经对49座寺院里的249位出家人进行了各项身体检查和血液分析，并选出1057位荤食者来做比较，得出三个结论：素食者体内胆固醇含量非常低，所以很少发生高血压、心脏病或血管方面的疾病；素食者不会出现营养不良，素食者不会造成贫血，反而肉食者罹患贫血的比例比素食者高。

2. 素食可使人聪明、长寿　众所周知，聪明智慧是大脑细胞功能的反映，大脑细胞的活动依赖于饮食的营养供给。这种营养成分主要是谷氨酸，其次为B族维生素和血液中的氧。在食物中，完整谷物、杂粮、坚果及豆类含有的谷氨酸和B族维生素最为丰富，在肥肉中含量甚微。因此，多吃素食可以提高人脑的思维能力。从古代至现代，国内外许多宗教界名人、哲学家、作家、艺术家、科学家及社会活动家既是素食者，也是长寿者。由此推测，素食对于老年人可能更为适宜。

3. 素食可以防治多种疾病　植物性食物和动物性食物的摄入对人体内环境都有一定的影响。植物性食物富含矿物质，人体摄入后会使血液向微碱性转变，尿液也呈弱碱性倾向，有利于控制肿瘤细胞扩散，也有利于身体健康。动物性食物进入人体并被吸收后，血液会向偏酸方向转变，尿液也呈弱酸性倾向，会促使人体内细胞老化，肿瘤细胞扩散，不利于身体健康。所以素食可以改善和增强体质，对防治多种疾病有益。

4. 低脂、低盐饮食可促进健康　脂肪的吸收是在小肠中进行的，首先分解，继之合成乳糜微粒和低密度脂蛋白，通过淋巴进入血液循环。已知低密度脂蛋白是胆固醇的主要携带者，它的升高有促进动脉粥样硬化的可能。实验及流行病学调查发现，摄入脂肪过高与肥胖、原发性高血压、冠心病、胆石症及乳腺癌等的发病呈正相关。因此，低脂肪饮食有利于减少这些疾病的发生，有利于分解和消耗体内已贮存的脂肪，减轻体重。目前已知食盐与维持细胞外液状态、细胞内外渗透压的平衡以及酸碱平衡有关。摄入食盐过多，可以造成水潴留，体重增加，血压升高。动物实验证实，给大鼠喂饲无盐饮食可使大鼠寿命延长10%，循环系统和神经系统的功能也有所改善。不含食盐的食物有利于平衡机体内外渗透压，从而改变内环境因素，使细胞出现凋亡的时间延长，延缓了整体的衰老。

（二）应当重新审视和加强中国古代阴阳五行学说的研究

在中国古代哲学中，阴阳学说强调对立统一和要素平衡，五行学说强调天人相应与环性思维。它们与西方哲学的线性思维推理模式既有本质的区别，又在物质世界的运用过程中起到相互补充的作用。在当今科学飞速发展、环境污染以及新的疾病不断出现的情况下，西方的线性思维模式陷入了窘境，迫切需要一种与之不同的思维模式来解释、认识和改造世界，从而推动自然科学和社会科学的发展。中国的阴阳五行学说能够将人与自然看作一个整体。因此，马里奥先生深有感触地说："我感到自己应该首先感谢中国古人的伟大精神。他们的智慧在5000年后的今天仍在指导着我们。"他还强调："自然养生的所有实践都能从阴阳（五行）理论中找到根据，（我们）在世界各地开展工作的目的是用科学手段证实阴阳（五行）理论的正确性。"

同意大利国际自然养生疗法协会的工作相比，我国虽然早在20世纪60年代，邝安坤教授率先用环磷酸腺苷（cyclic adenosine monophosphate，cAMP）和环磷酸鸟苷（cyclic guanosine monophosphate，cGMP）来研究阴阳学说的物质基础，但后继者甚少。对于五行学说，一直被视为禁区。谈其"形而上学"者众，进行实质性研究者稀。马里奥先生在意大利和西方世界用阴阳五行学说撑起了一片天空，进一步说明阴阳五行学说的存在有其合理的内核。对我们而言，这是一剂醒脑开窍药物，我们需要立即猛醒，开展该领域的研究。否则，再过若干年，中国阴阳五行的理论也许会像麋鹿一样，要从西方引进了。笔者的这段言论可能有点儿偏激，但不是危言耸听。还望有志于中医及中西医结合事业的同道们三思，共同奋起直追。

参考文献

1. 自然养生之家（Un Punto Macrobiotico）与意大利中国友好协会合作研讨会. 从中国古代学说到皮亚内西的可持续发展. 2002，9，马尔凯大区齐维塔诺瓦市，1-6.

2. Un Punto Macrobiotico Lo Sviluppo Sostenibile Pianesiano-Diario Del Viaggio Nella Realta UPH. Luglio Eagosto. 2003.

3. 陈炳卿主编. 营养与食品卫生学，3 版，北京：人民卫生出版社，1994：12-83.

4. 陈星桥. 佛教素食养生的启示. 人民政协报. 年华周刊，2003-08-27：C3 版.

5. 佚名. 定期来顿无盐餐. 人民政协报. 年华周刊，2003-08-27，C3 版.

6. 中国营养学会. 中国居民膳食营养素参考摄入量（简要本）. 北京：中国轻工业出版社，2001，21-36.

[原载于中国中西医结合杂志，2004，24（8）：767-768；中国腹部疾病杂志，2004，4（6）：62-67]

中医临床科研论文写作

陈可冀　李春生*

中医学是几千年来中华民族与疾病作斗争的实践总结。它的继承、发扬、传播和交流，除了靠典籍垂世外，近百年来披载于各种医学期刊的临床科研论文也是重要的方面。中医临床科研论文是中医科研工作者心血的结晶，它应当较全面地概括科研工作的全过程，充分反映临床科研工作的成果及其价值，体现科研水平及科研工作者的严肃态度，并对后来防治疾病的临床实践起指导或借鉴作用。因此，写好中医临床科研论文有着显而易见的现实意义。下面拟就中医科研论文的写作问题谈谈我们的认识。

一、基本要求

中医药临床科研论文的写作目的要明确，一般来说要具备四项基本点：

（一）有临床实用价值

中医学是一门应用科学，因此，临床论文要能指导临床实践，也能解决临床中的实际问题，对提高临床疗效有所帮助。

（二）有一定的理论价值

中医药临床科研论文应对某些疾病的病因、病机、证候和治法等有关的机制有新的阐发，可以启迪读者。

（三）有实事求是的精神

论文应不哗众取宠，不弄虚作假，而是真实地反映临床工作中的来龙去脉，说理公允、结论可信。

（四）具有较好的可读性

从各方面应尽可能做到规范化，符合国际或国内有关专业问题的写作标准要求，这样才有利于进一步交流和传播信息。

二、撰写方法

撰写中医科研论文涉及如何立题、布局、讨论、结论和引用参考文献等。兹分别进行简要介绍。

（一）题目的确定

论文的撰写首重立题。爱因斯坦曾经指出："提出一个问题往往比解决一个问题更重要。"因为提出新的问题，具有新的可能性，要从新的角度去看旧的问题，"需要有创造性的想象力，而且标志着科学的进步。"由此看来，欲立好题目，创造性思维是必不可少的东西。缺少了它，论文就丢掉了科学价值。中医临床科研范围很广，有伤寒，有温病，有时疫，有杂病，有内、外、骨伤、五官、妇、儿专科，还有针灸和气功疗法。无论理、法、方、药（穴），还是中西医结合，只要富有新意，都有题目可立。但作为科研工作者，立题时一定要与既往的科研选题相合，使科研的内容和成果体现在题目之中，成为科研工作的"画龙点睛"之笔，才算立好了题目。

至于怎样做到使题目"画龙点睛"，我们的体会有三点：

1. 简明具体　简，指简单，尽力压缩字数。字数一般应不超过20字为宜。有的题目长达三四十字，似嫌繁琐。明，指鲜明、一目了然，读起来明白晓畅，很容易理解说的是什么意思。有的题目晦涩难解，或者由累赘的词语构成，都不符合要求。具体，指不空泛、不笼统，有高度的概括性。杂志上发表临床研究的论文，一般要求应不长于3000～4500字，最长不超过5000字。题目过长而空泛，是根本不允许的。由于字数的限制，要求作者在题目中不仅必须突出研究中的独到之处，而且内涵要丰富，外延要尽可能狭窄才好。有一个题目叫"中医药治疗肺系疾病的临床研究"，在这里暂且不谈《灵枢·经脉篇》对肺系和肺脏的不同描述，相关中药有5000多种，医方有数万个，肺部疾病有咳嗽、喘、哮、痰饮及痨瘵，即使按照现代医学命名就有慢性支气管炎、支气管扩张、肺结核、肺纤维化症及肺癌等。无论从什么地方下笔，对于这个题目，应该写一本书，决非5000字所能包罗得了的。若根据内容，将题目改为"麻黄猪肺汤治疗风寒型肺胀的临床研究"，不仅题目具体醒目，而且文章也好写多了。

2. 层次分明　中医临床研究题目应有一定的深度和广度。这个深度和广度就反映在题目主题的层次上。一般说可有三个层次，例如：

"××方延缓衰老的初步临床观察"：通过这个题目可以分析一些病例，对××方的临床适用范围、主治的衰老症候以及用药后反应等进行初步总结。"初步临床观察"能体现出留有余地的斟酌感。

"××方延缓肾虚衰老的临床探讨"：这个题目较前一个题目集中在"肾虚衰老"方面，并有所深化。但由于××方对肾虚衰老的疗效和延缓衰老的机制尚乏明确的认识，所以采用了比较概括的"探讨"二字。

"××方延缓肾虚衰老的临床效应及其对血浆过氧化脂水平的影响"：这个题目的目标更为集中，观察指标具体到"血浆过氧化脂质"方面，较前更为深化，也反映了此项研究由浅入深的全过程。

3. 突出中医特色　关于什么是中医特色，业界曾经有过争论。我们认为，在基础理论方面，中医特色是以阴阳五行体系为指导的脏腑经络学说、精气神学说和天人相应学说；在临床实践方面，中医特色是以辨病辨证论治为核心的理、法、方、药（或穴）体系。这些学说和体系都统一于整体观和恒动观，至今指导着中医工作者的医疗活动。所谓在临床科研中突出中医特色，是指不管用什么方法来研究，其思路必须是以中医理论逻辑推理作指导，其结局必须反馈到中医理论和中医临床命题上来，将中医认识水平向前推进一步。

（二）论文的署名

原则上应该列出直接参加选定课题、制订研究方案，并参加全部工作或主要工作者，以示对论文的负责。顺序应依贡献大小排列，仅参加部分工作者可在附注或致谢中列出，防止以个人名义发表集体研究成果。

近年来，国内外推进了临床试验注册制度，公开试验的重要信息，实现临床试验的透明化，目的之一就是利于正确地处理利益冲突。

依贡献大小来确定科研成果和论文的署名次序是一项很重要而又极其复杂的工作。中国中医研究院科研处根据多年来的工作实践，指出科学贡献的标准在于"创造性科学思维"，同时推荐用得分多少来确定署名的位置[1]。具体百分制评分标准为：

2.1　科研立题（30%）
　　2.1.1　提出科研构思，设想（10%）。
　　2.1.2　查阅文献，提供信息（8%）。
　　2.1.3　全面综合，开题答辩（12%）。
2.2　科研设计（30%）
　　2.2.1　总体设计（15%）。
　　2.2.2　分项设计（10%）。
　　2.2.3　指导设计（5%）。
2.3　实验研究观察（20%）
　　2.3.1　实验方法的建立（10%）。
　　2.3.2　观察中的新发现（6%）。
　　2.3.3　实验操作及数据处理（4%）。
2.4　分析总结（成果材料）（20%）
　　2.4.1　主要执笔者（10%）。
　　2.4.2　分项执笔者（6%）。
　　2.4.3　指导修改者（4%）。
中医临床研究观察的署名评分可参照"实验

研究观察"来确定。

（三）内容提要的撰写

内容提要要求字数一般在200字以内，是对论文内容准确、扼要而加注释评论的简要陈述。内容提要一般位于署名之后，前言之前。如系中医临床研究的学位论文摘要，则一般要求写成1500～3000字的短文。文中应对研究目的、研究方法、研究结果、结论及其价值进行介绍。外文摘要一般不用第一、二人称方式撰写，文摘中的时态要保持一致。

（四）主题词（或关键词）

目前在国际上文献计算机检索已经相当普及。为了便于在国际上交流，需要列出论文的主题词（或关键词）3～5个，以便输入。

（五）前言

或称引言、导言或绪论，采用一小段文字即可，用来说明本课题的目的、理由或（和）背景。

（六）正文的表达

1. 对象与方法　这是文章中相当重要的部分，反映了设计的科学性和合理性。

中医科研论文写作所选取的对象材料是指与临床研究有关的资料，包括性别、年龄、职业和病程等"一般资料"或"临床资料"，患者的症状和体征，与论文有关疾病的诊断依据，辅助的体格检查和实验室检查，以及临床观察所用方剂及药物的交代（尤其是需要注意药物产地和制剂批号的一致性）等。在铺陈临床材料时，要说明病例来源是门诊还是病房，是集中检查服药还是分散的家庭病床患者，患者是随机抽样还是有所选择，患者的分组和临床中医分型是否具有可比性，疾病治疗后是否经过随访。这些对于科研论文价值的评定都是很有意义的。另外，中医科研病种的选择，最好是西医诊断和机制明确但疗效不佳、中医疗效较好的病种，以利于发挥中医的优势。撰写科研论文时，还要注意围绕题目，按照中医逻辑推理的思路来选取材料，将材料从不同方面，有层次、有联系地逐步展示出来，以阐明和证实中医理论。与文章主题无关的材料，一律忍痛删去，才能使论文生动有力，加深读者的印象。

论文中的"方法"，系指科研的具体方法步骤，包括选取病例的中医和西医诊断标准、辨证分型的层次标准、疗效判定标准、分组方法、治疗、对照方药及其疗程，以及病例的观察方法等。要想提高临床研究的效果，使发表的论文有重复性，就必须做到诊断明确、指标可靠、分组合理及观察细致。在这里着重谈一谈关于诊断标准、辨证标准以及分组对照相关的问题。

（1）诊断标准：中医和西医都谈疾病的诊断，但诊断标准有所不同。例如，中医诊断中风先兆症的标准是：①年龄在40岁以上，或肥或瘦，平时又无他症。②忽然不时眩晕或头痛。③手指麻木不仁，或手足少力、手足颤抖，尤以半边身体为重。④有一过性语言不利或胸闷。从西医角度考虑，虽然脑动脉硬化症和短暂性脑缺血发作多出现上述症状，但是亦难以排除高脂血症和颈椎病之椎动脉型。再如，西医诊断妇女更年期综合征的标准是：①月经失调渐至停经。②生殖器官逐渐萎缩。③具有自主神经功能失调的多种症状（主要有心血管症状、精神神经症状及新陈代谢性障碍三类）。④血液雌激素水平偏低，促性腺激素水平偏高。⑤能够除外其他器质性病变。从中医角度考虑，相当于经行先后无定期、经断前后诸症，以及脏躁和眩晕等。回顾医学史，汉唐时代的医家对疾病的诊断颇为重视。宋、金、元以至明、清诸朝，医师从实际出发，灵活地掌握了辨证论治[2]，但对于辨识杂病却未作进一步的深究。而现代的西医学则从深入了解病因、病理生理、生物化学和组织解剖等入手，对疾病进行辨析，探明其症结之所在，较中医对疾病的病名诊断，既严格、严密、严肃，又更直观和具有说服力。因此，对于中医科研论文有关病名及其诊断标准，我们认为以采用中西医双重诊断为好，如能采用国际或国内统一标准则更佳。对于西医难以确诊的疾病如百合病等，可以单用中医病名。辨病一旦明确，辨证和措施的针对性就更强。

（2）辨证标准：辨证属于中医学诊断中最具特色的部分。中医诊察疾病时，通过望、闻、问、切四诊获得了疾病的第一手资料后，要依靠八纲、六经、脏腑、经络、卫气营血和三焦等辨证方法，进行由此及彼、由表及里、去粗取精和去伪存真的分析，得出对疾病病机和所属证型的认识，从而指导治疗。病机是疾病辨证的结果，而证型则是对病机的概括。中华人民共和国成立以来，大量资料证实，辨证分型是中医临床研究必不可少的步骤，它的科学价值与现代医学研究中的"分层"具有同等意义。因为任何一个结果都有很多相关因素。在实验设计时，把这些因素按影响结果大小的顺序考虑进去，使两种方案的对象尽可能地属于同一分层，而具有"可比性"。将同属一层的患者进行随机分组对比研究，很明显地较将不分层的两组患者，病情差异的范围窄得多，得到的结论却可靠得多[3]。辨证分型的目的就是将研究对象的范围缩小。在分型较细、随机分组较严的条件下，为了说明疗效差别不大而有显著意义，常只需要几十例病例就已足够，显然是对临床研究工作中人力、物力和财力的节约。10余年来，全国各地为制订统一辨证标准做了大量工作。公布慢性支气管炎、流感、肝炎、冠心病、血瘀证、再生障碍性贫血和急性白血病等的辨证标准以后，对中医临床科研工作起了推动作用。辨证标准的确立方法，除统一标准外，应探索自己的标准。例如，首先根据某一疾病临床症状的文献资料和中医临床实践，将该病的常见症状和体征（舌、脉等）分为若干证型。然后进行辨证施治，固定方剂和疗程，对每一型的症状和体征加以"考验"。在短期内治疗一定数量的病例后，及时进行小结，做统计学处理，从各症状服药前后差异程度找出判定该型辨证的主要和次要标准。对于那些经过多年反复实践验证已经确认的分型辨证标准，则可以免去上述工作。确立辨证标准时应注意：①辨证的标准必须符合中医理论和公认的经验。②各项标准的主次、必要与否以及隶属度的大小，不仅要考虑其在该证中出现的频率，也要考虑其特异程度。③按指定的标准设想各种情况，以及有无与其他证型混杂不清的可能。必要时，宜制订与有关证型鉴别的标准。④对于统一的标准需要大家讨论，集思广益，并为多数人所接受[4]。此外，还应强调中医分型指标客观化。因为四诊分型资料是患者主诉和医生经简单检查所得到的经验判断，如患者疼痛的程度、哮喘的轻重、舌质的红和绛以及脉象的弦或紧等，都带有很大的主观性，称为主观指标。在临床研究中，主观指标不如可测量和记录的客观指标科学性强，更易为人所接受。在世界科学技术飞速发展的今天，我们只有更多地借助于现代科学的检查方法，使辨证标准定量化和客观化，才能促进中医现代化尽早成为现实。

（3）分组对照：设立对照组是保障科研设计合理以及提高论文水平的关键。分组对照对于医生来说实际上并不困难。但如何分配干预，应在论文中详加说明。现以观察某个成方治疗某病某型的效果为例加以说明。在观察之前，首先要选好一种治疗某病某型疗效公认较好的成方，或公认的治疗该病疗效最佳的西药，作为对照药物。统一治疗组和对照组的病例选择标准、疗程时间以及临床观察的客观指标，然后将这两组放在相同的条件下进行观察。在疗程结束时，通过分析比较及统计学处理，就能得出较为正确的结论。至于双盲法设计是否适于观察中医药的临床疗效，医界的争论比较多。我们认为，双盲法在常见病的大系列药效研究中是很实用的。尤其对于像心绞痛、神经衰弱及消化功能障碍等患者，更为可行。1981年，中国中医科学院西苑医院、中国医学科学院阜外医院、同仁医院和同仁堂北京提炼厂对心绞痛用精制冠心片治疗的实践经验认为，对于双盲法的理解可能不一定存在困难，关键是具体措施。例如，关于保证双盲保密性好的问题，如果将观察药物交由医生自己掌握，这就完全失去了双盲法的意义。如果固定分组，然后给予试用药和安慰剂，方法虽然简单，但保密性差。如果安慰剂的疗效很差，也很难做到"盲"。双盲法的成败，关键是要由第三者设计出合理的投药方法，并使此方法简繁适度及应用方便。所以，在试验药物和安慰剂的外形、颜色和性状等各方面完全一致的情况下，应严格设计投药方法。①医生可将患者依就诊或住院顺序编号，并分第一或第二疗程，以便换药。②对所用药品的代号，药房工作人员必须向医生和患者绝对保密。③关于分组投药：例如，将1—10号的患者编入甲$_5$组，该组中凡遇到编号为5的整倍数时，就应将编号减1，其他编号不变。这样，原编号中的5号和10号就改为4号和9号。然后再将编号为11—20的患者编为乙$_4$组。当本组中凡遇到编号的个位数为4的整倍数时，就把编号减1，使原编号中的14号和18号改为13号和17号，其他编号不变。接着，把编号为21—30的患者编为两组。该组中凡编号个位数为3的整倍数时，则编号减1。将编号从31—40的患者编为丁$_2$组，所有编号不变。当患者超过40例时，可循环调用或改变角码。投药的运算则为：编号的个位数加疗程等于单数时，给安慰剂；等于双数时，给试用药。待临床试验结束后，公布投药方法，根据病史记录，与医生共同核实用药方案和疗效[5]。这种双盲给药法，由于真伪交错，医生和患者都很难根据有效或无效而产生共鸣反应或妨碍试验，以及排除了心理影响和主观性，可以得到可靠的疗效成果。

2．图和表的绘制 中医临床科研论文的图表是研究工作观察数据、观测结果和科学思想的形象化语言，是科研论文重要的表达方式，也是科研论文的重要组成部分。它不仅可以补救文字说明的不足，有时对于文字难以说清楚的问题，图表却可以说明。应用图表时，要直观易懂，要准确描绘和合理布局，既科学，又美观。"图文并茂"是对这类文章的赞词。图的种类有很多，例如，有线图（曲线图、折线图、直线图和坐标图等）、点图、面图、条图和实体图等。要仔细选择，精心设计。表的主语应列在左方，谓语应列在右方。要标清楚病例数，数据要与文章一致。对这些内容都需要切实注意。

3．结果分析　结果分析是科研论文的主要组成部分。要想写好这一部分，需要有层次地表达题目所引出来的问题，科学地处理阳性和阴性结果，正确地运用数理统计方法和统计图表，选择最具有代表性的、能够反映疗效规律的病例以说明临床研究所发现的问题。本文仅谈一谈临床症状疗效分析中等级资料的运用问题。

临床症状疗效分析中等级资料的运用是中医科研工作经常遇到的问题。所谓症状等级资料，是指将症状按照发生的频度、程度和临床表现的特点，分为重、中、轻、无四级。在频度方面，重度指症状经常、反复出现，记3分或++号；中度指症状定时或间断出现，记2分或+号；轻度指症状偶尔或活动后出现，记1分或±号；无症状则记0分或－号。若根据程度或临床特点分级，则需要依具体情况而定，兹以常见的衰老症状为例加以说明（表1）。

表1中对大多数症状程度的评定，采用的是频度差别，但不寐、多尿、发脱、面枯和眼花五个症状是以程度和临床特点分级的。在确定等级标准后，将它用到疾病（或衰老）研究的观察中，对每一例患者的每一个症状服药前和服药后的变化分别评定积分，求出服药前后该症状积分的差值。若将治疗组和对照组各例患者对该症状的积分差值分别加在一起，则可以计算出这一症状的总积分差值、平均积分差值及其标准差或标准误，经 t 检验比较，就能够评定治疗药物对该症状的结果。若再分别将治疗和对照两组每一症状的总积分差值加在一起，则可得到某一证型或某一疾病服药两组总积分差值、平均积分差值及其标准差或标准误，经 t 检

表1　衰老主、次要临床症状程度评定

	重（++）	中（+）	轻（±）	无（－）
疲倦	平时经常出现	午后或间断出现	偶尔或活动后出现	不出现
头晕（痛）	平时经常出现	午后或间断出现	偶尔或活动后出现	不出现
耳（聋）鸣	平时经常出现	午后或间断出现	偶尔或活动后出现	不出现
腰痛	平时经常出现	午后或间断出现	偶尔或活动后出现	不出现
肢凉	平时经常出现	午后或间断出现	偶尔或活动后出现	不出现
膝酸	平时经常出现	午后或间断出现	偶尔或活动后出现	不出现
畏冷	经常出现	夜间出现	遇风出现	不出现
健忘	经常	记忆力差	偶尔	不出现
不寐	睡眠每日不超过3小时	睡眠每日不超过5小时	多梦	不出现
阳痿	经常不能勃起	间断不能勃起	偶尔不能勃起	不出现
流泪	经常	遇冷或遇风出现	偶尔	不出现
多涕	经常	遇冷或遇风出现	偶尔	不出现
多尿（夜）	5次以上	3～4次	2次	0～1次
尿余沥	经常	间断	偶尔	0～1次
发脱	秃顶	头发稀疏	偶尔脱发	无
齿摇	经常	间断	偶尔	无
面枯	散见色斑、黑斑及蓝斑	有局部色斑	面部有皱纹，不润泽	无
眼花	干涩昏花	间断视物不清	偶尔视物模糊	无
	视物不清	看书时需戴眼镜	不需要戴眼镜	

验处理，即可得到药物对某一证型或疾病治疗效果评价的数据。

中医临床疗效评定也可以采用非参量统计法中的 Ridit 分析法。这种方法与 χ^2 法相比较，前者属于等级资料，含信息量较多；后者属于计数资料，含信息量较少。因此，以 Ridit 分析法评定中医临床疗效，较 χ^2 法有更大的优越性。采用 Ridit 分析法统计中医临床疗效的具体步骤为：①按前述方法，统计出治疗、对照两组或不同证型及疾病各组患者服药前后的积分差值。②根据疾病或证型的疗效判定标准，结合临床研究的实际情况，确定治愈、显效、好转、有效、无效和恶化诸积分差值的等级界限。再以此界限为尺度，计算出各组诸等级患者的数目和所占百分率。③选定例数比较多的组作为标准组，先计算出标准组各等级的 Ridit 值（即 R 值），其他各组均以标准组各等级 $\bar{R}$ 值为基础，求出相应的 $\bar{R}$ 值。④计算各组 95% 可信限数值并进行组间比较。若某组可信限制 < 0.5，则它与标准组无显著差异；反之，若 > 0.5，则它与标准差异有显著意义。⑤根据 Ridit 分析法统计结果，参照临床实际情况，做出恰当的医学结论。

除上述之外，应用各种统计分析法时应注意：①平均数（$\bar{X}$）、标准差（SD）和标准误（SE）的误判，常见错误是 $\bar{X} \pm SD$ 和 $\bar{X} \pm SE$ 分不清，即不知何时该用 SD，何时该用 SE。一般来说，互相比较，做显著性检验，要表示出均数的抽样误差时，应该用 $\bar{X} \pm SE$。若要说明个体的变异情况或正态分布时正常值的范围，则应该用 $\bar{X} \pm SD$。②显著性检验：选用的方法易出错。一般说来，两组均数相比，治疗前后对比用 t 检验，两个或多个百分数比较用 χ^2 检验。多个样本均数比较用单因素方差分析，有时可用两因素方差分析。多组均数间两两对比用 Q 检验。两个变数、两事物或现象是否存在关系，可用直线相关或等级相关来检验。各种显著性检验的结果不仅应写出 P 值，更重要的是应列出 t、F、χ^2 等检验的计算值。这样，一方面可以防止作假，另一方面可以使读者了解作者所使用的方法，以判断其是否正确，并对 P 值的大小能了解地细致一些[6]。③对于中医临床研究结果，评定疗效时若只看到多少有些作用的"有效率"还很不够，重点要看"显效率"和基本痊愈的数字。这类效果比较可靠（当然，从抓苗头角度看，点滴进展也应予以注意）。

4. 讨论　讨论是对全文进行综合分析和说明的部分。这一部分的写法要求是：从研究结果的实际出发，结合有关文献资料，紧扣论文题目，抓住重点，层次分明地写出独到的见解。在撰写中医科研论文时，应注意对古人论点的引证要简明扼要，对今人论点的引证要恰如其分。不要以自己研究的结果符合古人、名人或外国人的某些观点为满足，也不要超越实际研究结果过分扩展引申，提出一些难以使人接受的猜想。如果提出的观点与前人不同，需慎重地讲清楚道理，以免难以被人接受。一篇好的论文，既要能补充和发展前人的见解，又能正视自己的不足之处。假若内容能够"有充分根据去推翻名家学说，推陈出新"，则论文的价值更高[7]。

5. 结论　结论是将研究结果经过讨论分析之后的认识以浓缩的形式表达出来。写结论时要注意观点明确、扼要中肯、符合实际、首尾呼应。因为结论是全文的落脚点，所以不能马虎应付、草草收场。讨论的材料只能作为结论支持的旁证，不能把它作为结论的直接根据。结论必须可靠，凡是研究结果未涉及或推测的东西，都不能将其写入结论。结论的开头和结尾可有可无，也可以将结论和讨论合并来写。

6. 致谢　当代中医科研工作的深度不断发展，一项科研工作常常并不是由一两个人完成的，因而在发表论文时，要对他人的劳动成果充分肯定，表示谢意。致谢对象包括协助或指导本课题者、参加讨论或提出指导意见者、提供数据或素材者、协助统计或制作图表者以及基金资助或协作单位等。

7. 参考文献　参考文献是作者在一篇科学论文中，为了交代自己研究工作的背景，说明本命题范围内前人的工作成果或用以证实自己的论点而向读者提供的查阅参考资料的线索[8]。科研工作是有继承性的，它是一篇有价值的科研论文不可缺少的组成部分。临床科研论文参考文献的引用不在多而在准，并以作者亲自阅读的资料为限。对于未发表的内部资料和保密资料，一般不得列入参考文献内。在参考文献的书写格式上，中医、西医、中西医结合杂志期刊不尽一致。另外，需要采用标准的参考文献录入格式。

三、注意事项

古人认为，写好一篇文章起码要经过三步，即草成之，修改之，润色之。润色要靠文学和医学的基本功，而非一日之功。对于已草成的文章来说，修改则属于必不可少的步骤。修改方法为：

（一）统观全局、把握关键

写完中医科研论文后，要通读两遍，核对是否存在以下问题：

1．论文中所谈的思路、方法和重要论点，在学术上、技术上和政治上有无错误。

2．文章结构有无层次凌乱，以及违背或不能说明立题用意的地方。

3．图表名称、栏目、数据、序次及角码等有无与文字叙述不对应的地方及重复之处。

4．是否存在来源不可靠又缺乏说服力的大段引文（特别是引用古籍上的材料时）。

5．文章各段落的详略是否适度，是否符合杂志的约稿要求。

若发现有上述欠妥之处，应及时加以纠正和删改。需要指出的是，引用古籍材料时，应当直接查对原书，弄清本意。笔者曾阅读某篇研究中医老年医学的论文。该论文引用清·陆懋修《世补斋医书·老年治法》中"阴精所奉其人寿"之说，来论证垂暮之年阴易亏而阳易强，不利于健康长寿。殊不知此语在《素问·五常政大论》谓："西北方，阴也，阴精奉于上。"唐·王冰解释说："阴精所奉，高之地也……阴方之地，阳不妄泄，寒气外持，邪不数中而正气坚守，故寿延。"表明"阴"是指地域，"精"是言正气，与陆氏所说寿命与"阴精"的关系是两码事。陆氏在这里是为了避开"离经叛道"之嫌，假借古说名义，偷换其中概念，另树新的旗帜。因此，不宜与古说混为一谈。

（二）严肃认真、核对句段

将论文篇幅的重要部分删改和调整之后，修改的重点要放到段落和句子上来，审查是否存在下述问题，如存在则应给予改正：

1．有无不合逻辑规则及不合语法修辞要求的词语、句子、句群和段落。

2．有无半文半白的不合现代汉语规范的文体。

3．有无只有少数人才懂得的方言土语、浮华累赘的语词语句、西方化的倒装句或大肚子句。

4．有无不提供知识的套语、空话以及广告式语言等水分。

5．有无离题或出题的句子和段落等杂质。

6．有无前后不统一的名词术语或不常用的方剂名称。例如，有的中医论文写"人参汤"和"阳旦汤"，不少人对此就不熟悉。若分别改写成"理中汤"和"桂枝汤"（一谓桂枝汤加黄芩），一般医生即能理解。

7．度量衡单位是否采用了法定计量单位　计量是科学技术基本的手段之一。为了便于学科、地域和国家间的科学技术交流，1960年国际计量大会在承认和发展米制（厘米，毫米；克，毫克，毫升）的基础上，通过了国际单位制（SI），使计量单位的国际化和统一化达到了一个新的高度。其后，有80多个国家宣布采用国际单位制。1984年我国国务院发布命令，统一实行以国际单位制为基础的法定计量单位，并要求从1986年起出版的书刊按此执行。1985年，全国人大常委会通过了计量法。

国务院命令指出："我们目前在人民生活中采用的市制订量单位，可以延续使用到1990年。1990年底以前要完成向法定计量单位的过渡。"届时，中医临床科研论文都必须使用法定计量单位。

（三）字符差错、避免出现

文字是语言和知识的载体，而标点符号则是意思和感情的助手。中医科研论文要想写得词能达意、通顺生动，修改时还应当细心避免文字和符号的诸多差错。

1．注意有无错别字、自造的简体字及废除了的异体字　论文中是不应该出现错别字的，如"出血已止"不能写成"出血巳止"；若把"血浆"写成"血酱"，也会闹笑话。简化字应以中国文字改革委员会公布的第一批简化字为准，不要使用第二批简化字、自造字和已停止使用的异体字。

2．注意生物拉丁文学名是否有错，并要注意外文的大小写和正斜体等。

3．注意有无用错的标点符号。

4．注意标题的层次是否按一、（一）、1、（1），或1、1.1、1.1.1等标准顺序排列。

总之，要写好一篇中医科研论文并非易事，它既需要有深厚的医学和文学功底，更需要有正确的科研思路与方法。直至文章落笔，反复修改，才能付梓。

参考文献

1．陈曙光．浅谈科技成果署名问题．中国中医研究院（院报），1988-9-30：180期，第2版．

2．中医研究院主编．岳美中论医集．北京：人民卫生出版社，1980：1.

3．费立民等．临床研究的随机分组．中华医学杂志，

1981，61（6）：331.

4．谢竹藩．中西医结合临床研究方法（一）//季钟朴等主编．中西医结合研究思路与方法学．上海：上海科学技术出版社，1985：76.

5．武树声．采用双盲法给药进行临床试验．中成药研究，1983，（1）：27.

6．中华医学杂志编委员会．如何进一步提高医学科学论文的质量．中华内科杂志，1984，23（12）：757.

7．中华医学会编委会．医学科研设计座谈会纪要．中华医学杂志，1981，61（6）：321.

8．陈贵廷．医学论文正确引述"参考文献"的重要性．中西医结合杂志，1987，7（6）：338.

[原载于：中国医药学报，1989，4（4）：74-78；
中国医药学报 1989；4（5）：76-79]

第 二 篇

学 术 传 承

略谈岳美中学术思想和学术成就

李春生

岳美中教授（1900—1982）是我国当代杰出的中医药学大家，享誉海内外。他学识渊博、学验俱丰。在岳美中教授诞辰112周年暨逝世30周年之际，为缅怀岳老，兹将其学术思想和学术成就简述如下。

一、学术思想

（一）学宗三家

三家指张仲景、李东垣和叶天士。张仲景著述《伤寒论》，总结前人的理论与经验，给后人立下规矩和法度，将医学知识公布于众，被人称为"医中之圣"。李东垣生活在金元时代，因当时人们饥饱劳逸失当，患病之人最多，因作《脾胃论》，于临床上取得卓效，与张仲景殊途同归。叶天士于清代中叶研究温病，开创中医学治疗传染病的新局面。他理论和实践兼备，开中医外感病辨治一大法门。

岳美中指出："此三子者，筚路蓝缕，斩棘披荆，于医术有所发明，对人民有所贡献。历代医药著作，国亦不乏人，或长于一技，或擅于一专，不能与三子同日而语。"[1]

（二）治重临床

三家之中，张仲景之《伤寒论》和《金匮要略》更为岳老所推崇。岳美中说，《伤寒论》的主要特点在于从时间和空间立论，把疾病分为三阴三阳，治疗上首重"扶正祛邪"。《金匮要略》的最大特点是按病用药，专病专方专药，更具有普遍性。张仲景的书，"察证候不言病理，出方剂不言药性，从客观以立论，投药石以祛疾"。千百年来，其书一直对临证治疗起到巨大的指导作用。故岳美中有"法崇仲圣思常沛，医学长沙自有真"之警句。他还认为，中医学之精华全在临证的疗效上。他对辨证论治研究狠下工夫，对《伤寒论》和《金匮要略》条文做到熟读背诵，对剂量巧处别有会心。

（三）主张专方专药与辨证论治相结合

岳美中认为，《伤寒论》首揭"辨病脉证并治"，《金匮要略》亦是如此。书中指出某病某证某方"主之"，此即为"专方专药"。某病某证"可与"或"宜"某方，是在辨证之下随宜治之之意，后世《备急千金要方》和《外台秘要》皆依此法，因此，"可知汉唐医家之辨证论治是外感杂病分论各治，在专方专药的基础上照顾阴阳、寒热、表里、虚实"[2]。

岳美中指出，辨证论治是"因势利导"之法。药随证转，过与不及皆非其治。懂得了这个道理，医术自可精进。

岳美中说，辨证论治是在专方专药的基础上发展起来的，它有明显的时代性。岳美中指出，"在古医书中以病分类，纷缀论说，其失在所难免，以其不知病灶、病菌，而臆揣病理，妄加病名。时至今日，西医持物理和化学等之诊察武器，所下诊断，其病名确实可复。我以为诊断当从西医之病名，治疗当从中医之辨证，则病有专归，证有隶属，论施治法，才不致歧路亡羊"[3]。

（四）主张治急性病要有胆有识，治慢性病要有方有守

岳美中指出：古人在治急性病的紧要关头，"急下之"或"急温之"。"急"字之意，应包含着有胆，同时，在"下之"或"温之"之中，应包含着有识。白虎汤、大承气汤、大陷胸汤、大剂清瘟败毒饮、附子汤、四逆汤、干姜附子汤及桂枝附子汤等都是猛剂、峻剂，必须认准证候，掌握分寸，既不可畏缩不前，更不可孟浪从事。医生投药，关系至重。有识无胆会坐失时机，而有胆无识，更会误人、杀人于顷刻。

岳美中强调，对慢性杂病的治疗，用药时要注意病变质与量的变化规律，治疗时要做到有方有守。有方守方，是指准确辨证后，当守方勿替。清代医家吴鞠通所说"治内伤如相，坐镇从容，神机默运，而人登寿域"即是指此。若病程较久，量变达到一定程度，不守方则难获全效。有时久病沉疴，虽服数剂药后病情明显好转，临床上看似痊愈，其实只是病情向好的方向发展，由量变到质变的开始。此时若停药，稍有诱因即可复发。即

使在用药过程中病情亦常有反复，原因就是量变尚未达到质变的程度。朝寒暮热、忽攻又补是治疗这类疾病所切忌的。岳美中治疗急性高热时，用石膏一剂曾达240g；治疗慢性脾胃病，砂仁和陈皮常用1.5g，一张中药处方常使用数月而不做很大变动，于此可见一斑。

（五）重视平衡阴阳，强调调理脾胃

岳美中认为，人体必须保持阴阳动态平衡，才能维持正常的生理状态，否则非病即死。这就是《黄帝内经》上所说："阴平阳秘，精神乃治。阴阳离决，精气乃绝。"阴阳相互斗争是绝对的，而平衡只能是相对的。"阴胜则阳病，阳胜则阴病，阳胜则热，阴胜则寒。"说明如果阴阳失调，任何一方偏胜，必然影响到对方，产生病象。可见阴阳平衡是人体健康的必然条件，而阴阳失调则是导致疾病的根本原因。但又由于这个平衡是运动、发展、变化的，即具有相对性，因而它属于动态的平衡。所以凡"亢则害"者，调和阴阳，使之"承乃制"，恢复相对平衡，就是中医治疗的基本特点，也是中医辨证论治的核心。

疾病的发生与人体阴阳失衡有关，疾病的康复常借助于脾胃功能之强健。脾恶湿，胃恶燥，湿有凝滞之性，必得燥以制约，燥又必须湿之柔润以和，这样燥湿相得，才能运化水谷之精微，进而变生为气血。湿之化，又需肝的和柔之气以助之，湿化才能遂其生长之功，津液上升，布达固流。若脾气虚弱或脾为湿困，则肝之化源不足。肝之气不足，病将至矣，方宜补中益气汤；若脾为寒湿所困者，温其阳，除其湿，轻则理中汤，重则实脾饮。

（六）重视研究药性和药物配伍，强调背诵方剂及使用古书成方

岳美中对"药物配伍规律"研究看得很重，强调比较多，下工夫也不少。在《药物学辑要》和《方剂学辑要》[4]中，辑录单味药146种，两味配伍187组，三味和多味配伍87组，成方方解187个，足见他高度重视药物配伍及方剂使用。

岳老常有学医恨晚之感，认为背和读是学习经典医籍的首要功夫，也是研究方剂的重要方法。他说，此方剂中药物配伍的规律和用量的准则都有它的原则性和灵活性[5]，只有将它背诵下来，才能加以体验。岳美中指出：临证时，如证与方合，最好不要随意加减。若欲加减，宜谙习古人之加减法。若证候不完全符合原书成方的主治证和加减

证，便应更方。除非不得已，绝不独出心裁。他还强调，要背诵与精读张仲景的书。张仲景方药不传之秘在于用量。张仲景方的运用，既要牢记其证候，又要注意其配伍、剂量比例、加减进退，甚至煎服法都要熟记，不能轻易放过。其中蕴涵深意，亦可能是疗效所在。岳老一生涉猎中医医籍4000余种，熟记古书成方1000首以上，在当今医界实不多见。

二、学术成就

（一）治疗泌尿系结石，从内科角度总结了一套辨证论治经验

岳美中认为，泌尿系结石的形成机制在于"阴阳偏盛""气血乖和"与"湿热交蒸"，同时又存在地方水土因素。临床上要根据患者的具体情况进行辨治。若患者湿热下注、煎熬成石，治当淡渗利湿、苦寒清热为主，可仿《伤寒论》猪苓汤、《太平惠民和剂局方》石韦散化裁。凡形体壮实者，要把治疗的重点放在祛除结石上。结石不移动者，应大胆行气破血，选用药物如三金（金钱草、海金沙和鸡金纳）、二石（石韦和滑石）、王不留行和牛膝等，以推动结石的降下。若形体虚衰，则除了使用治疗结石的专药外，还应辅以扶正药物攻补兼施。对肾内结石，以补肾为主；对输尿管结石，以下行加分利为主。如泌尿系结石引起肾盂积水，为肾阳虚不能化水所致，宜温阳强肾。他根据自己的临床实践，提出渗湿利尿、通淋滑窍、溶解结石和防止结石复发等15类排石用药。他曾将此法用于治疗某国总统的左肾结石，取得了溶化结石及恢复肾功能的效果。

（二）治疗慢性肾炎，强调分初、中、末三期论治

岳美中长于治疗肾炎。他认为成年人的慢性肾炎多由急性转来。从急性转为慢性之初，以利水为主，用胃苓汤加枳壳和党参。中期者，宜扶正利水，用苓桂术甘汤等。肾变性期，水肿显著，蛋白尿亦重，可用广东省通用之治肾炎方（由茯苓、猪苓、泽泻、白芍、半夏、厚朴、枳壳、陈皮和甘草组成）或防己黄芪汤。此期"收效关键，仍在守方，守方之中需注意观察病之动向，以消息方药"。末期者，对阳虚证用罗止园治肿胀方 [由党参、黄芪、白术、山药、薏苡仁、茯苓皮、生姜皮、猪苓、（炮）附子、豆蔻、龙眼、怀牛膝、生姜和大枣组成]，对阴虚证用加味知柏地黄汤。善

后可投黄芪粥等，以消除蛋白尿。

（三）治疗脾胃病，法崇东垣而不拘泥于东垣

岳美中认力，"脾胃内伤，百病由生"是李东垣学说的基本思想。李东垣组方照顾面广，标本兼治而又主次分明，药味多而有章可循，用以治疗脾胃疾病、慢性杂症和老年性疾病有较好的疗效。但是李东垣注重升脾而忽略降胃，注重内伤阳气，偏于补阳而略于补脾胃之阴血。治疗时需加四物汤、圣愈汤和生脉散之属，刚柔相济。他还指出，治疗脾胃病的药物，脾之升运失常宜用刚药。如中气虚者，参芪以补之，芪之静与陈皮之动相伍。中焦虚寒者，用干姜，甚至桂附以温之，务在寒尽，勿使阳亢。湿盛者，二术以燥之，湿除脾健则已，过则伤阴。清阳下陷者，升、柴以升之，量不宜过，当适其病所。中宫气滞者，陈皮和木香以理之，滞去则止，防其破气。总在升下陷之清阳，潜阴火之上逆，临床用之常获良效。

（四）治疗肝炎，主张清利湿热和调养气血

岳美中认为，"伤寒发黄"应包括黄疸型传染性肝炎。发黄的病机主要是湿热郁蒸。肝炎恢复期，在病机上不一定仍为湿热，应针对突出的夹杂症治疗，而不胶执在肝功能的某一项指标上。调气解郁、镇肝柔肝、祛瘀生新及补气养血之剂都有助于肝功能的恢复。例如患者井某，男，40岁。病属急性传染性黄疸型肝炎，曾按清利湿热法和通络化瘀法治疗，胆红素降至正常范围，而丙氨酸氨基转移酶仍在 200U 不降。由于以往有原发性高血压史，症状以夜寐不宁、易惊为主，脉两关浮大，沉取略数。因投以《普济本事方》珍珠母丸加减，镇肝柔肝。服 1 周后，患者不仅睡眠好转，丙氨酸氨基转移酶亦降至正常范围而出院。

（五）治疗热性病，强调区别外感和内伤，"必伏其所主，而先其所因"

岳美中强调，对外感应区别伤寒和温病，本着《黄帝内经》"必伏其所主，而先其所因"的精神，因势利导，驱邪外出。对内伤杂病发热，应注意在专方专药的基础上灵活变通，着眼于调理人体的阴阳气血。他在临床上融伤寒和温病学派之理法方药为一炉，治疗"无名高热"等，常取得显著效果。如 1 例发热原因不明的男性患者，高热七八日，体温持续在 38 ～ 38.8℃，最高达 40℃，屡进西药退热剂，旋退旋起，诊察证候，示口渴、汗出、咽微痛、舌苔薄黄、脉象浮大。岳美中认为系温病已入阳明经气分之象。投以白虎汤加连翘、鲜芦根和鲜茅根等，清热透达，连进 5 剂，热退获安。

（六）治疗老年病，结合老年人的特点，创立补益六法

岳美中认为，人到 60 岁以后，生理功能衰减，常出现各种老化症状，临床上应将其与疾病加以区分。对治疗老年病，他首重脾胃，重视以后天养先天；强调结合老年人的特点，细观察、勤分析、慎下药、常总结，强调"药宜平和""用量要小""多用补药，少用泻药""多用丸药，少用汤药"；主张采用食疗、药疗、理疗和气功等综合措施取效。在各种治法中，岳美中尤长于补法。他指出，补药能振奋脏腑功能，改善机体羸状，有利于延寿祛病。他将补法分为六种，即平补、调补、清补、温补、峻补和食补。由陈可冀院士整理和记录补益六法的《岳美中老中医治疗老年病的经验》一书于 1978 年出版。这是中华人民共和国成立后国内最早介绍老年病治疗的中医著作，曾被日本医学刊物全书译载。

三、结语

岳美中一生曾在《中医杂志》及《中华内科杂志》等医学刊物上发表论文百余篇。《岳美中论医集》是对中医辨证论治体系及常见病辨证论治和用药规律的论述；《岳美中医案集》是运用辨证论治法则，在内科领域治疗急性病、慢性病和疑难疾病取得显著疗效的真实记录；《岳美中老中医治疗老年病的经验》是中医老年病学著作中影响较深远的论著之一；《岳美中医话集》收集了 71 篇岳美中从医近 60 年间的心得体会，其中包括治疗方法、医籍评价、理论探讨、方剂药物、临证体会及个人治案等。书中反映了岳美中治学严谨、讲求实际、谈医不流于空泛。且论治不流于粗俗的从医风格。他笃信医疗实践是检验真理的客观标准，并主张辨证论治与专病、专方和专药相结合，强调人与自然是统一、整体的学术思想。最新出版的《岳美中全集》在前述著作的基础上，增加了大量未发表的医学文章、医事建言及诗词，读之使入耳目一新。在以上著作中，《岳美中医案集》于 1981 年被评为全国优秀科技图书，《岳美中医话集》于 1982 年获原卫生部乙级科研成果奖。

致谢：本文承蒙岳沛芬主任医师及李雅清先生审阅、指导，谨此致谢！

参考文献

1. 中医研究院西苑医院. 岳美中医话集. 北京：中医古籍出版社，1981：34-35.
2. 陈可冀. 岳美中医学文集. 北京：中国中医药出版社，2000，6：627.
3. 陈可冀. 岳美中全集上编. 北京：中国中医药出版社，2012：12.
4. 陈可冀. 岳美中全集中编. 北京：中国中医药出版社，2012.
5. 陈可冀. 岳美中老中医治疗老年病的经验. 北京：科学技术文献出版社，1978：4.

[原载于：中医杂志，2012，53（19），1632-1634]

略谈老年人的症状特点与治疗

岳美中　讲述

陈可冀　李春生* 整理

随着人民生活水平的提高和寿命的延长，老年学和老年病学已为国内外学者普遍重视。我从事过长期老年病的研究，曾让陈可冀同志帮助整理出版《岳美中老中医治疗老年病的经验》一书，现将未尽意处略述如下。

一、老年人的症状特点

人到60岁以后，体格趋衰、五脏渐损、元气不继，容易出现一些老化症状。

众所周知的衰老症状为：鬓发斑白或脱落，目昏不明，齿槁，荣华颓落，言善误，皮肤枯，身体重，行步不正，喜卧，不能生育等。《黄帝内经》对此载述颇详。

关于衰老症状的描述，也散见于历代的文学著作特别是诗歌中。唐·张师锡《老儿诗》："无病常供粥，非寒亦衣绵。假温衾拥被，借力杖支肩。耳聋如塞纩，眼暗似笼烟。骨冷愁离火，牙疼怯漱泉。披裘腰懒系，濯手袖慵揎。胶睫干眵缀，黏髭冷涕悬。房教深下幕，床遣厚铺棉。食罢羹流袂，杯余酒带涎。长吁思往事，多感听哀弦。呼稚临床伴，看书就枕边。呻吟朝不乐，辗转夜无眠。径远令移槛，阶危索减砖。喜逢迎佛会，羞赴赏花筵。"形容老态和老年人因脾肺气虚而产生的多忧善悲心理，惟妙惟肖。

清·褚人获《坚瓠集》载魏骥《老态诗》："渐觉年来老病磨，两肩酸痛脊梁驼。耳聋眼暗牙齿蛀，腿软足疼鼻涕多。脏毒头风时又举，痔疮疝气不能和。更兼酒积微微发，三岁孩童长若何。"赵松雪《刀圭閒话》亦有《老态诗》："老态年来日日添，黑花飞眼雪生髯。扶衰每借过眉杖，食肉先寻剔齿签。右臂拘挛巾不裹，中肠惨戚泪长淹。移床独座南窗下，畏冷思亲爱日檐。"诗虽鄙理，曲尽老态，还指出了老年人的特有疾病，可作为对医书衰老症候的补充。

老年人常见"八大怪"：只记远事，不记近事；笑时有泪，哭时无泪；喜欢孙子，不喜欢儿子；喜欢硬食，不喜欢软食；眼昏花，看不清近处；耳朵聋，好打听闲事；遇怪人，没观察就问；想尿远，反溺在鞋上。对这些怪症，如无特殊痛苦，一般不作疾病处理。

二、老年病的施治概要

老年人俗语有"老小孩"之说，不单指其在某些性格方面有类似小儿之处，还指其脏腑功能低下，也有易虚易实、易生寒热的特点。但患病较为难治，好得也慢。治疗时必须入细观察，勤总结，慎下药。

1. 治疗老年病，药量要小　一般从70岁开始，方剂的药量应减半，视体质情况，弱者每一味药用3～6克就中。发汗药一般不超过9克，泻下药一般不超过5克。老年人偏于气虚阳虚者多，黄芪和附子等较常量稍大一点无碍，苦寒药如黄连，

1～3克足矣。药量过大，极易损人。如饺子佳品，吃多了还胀呢，何况是药？

2．治疗老年病，药宜平和　切忌孟浪投剧毒之品，如马前子、川草乌、斑蝥、砒霜、巴豆及天仙子等。这些药剋伐脏腑，使正气难复，促人命期，但是经过炮制的南星和半夏不在其列。

3．治疗老年病，宜多用补药，少用泻药　补药能振奋脏腑功能，改善机体羸状，利于延寿祛病。用泻药时应中病即止。若施用不当，一泻则恐气坏。但补与泻两者的关系又应活看。徐灵胎说，药物治病的针对性为第一紧要，投对了就是补药，投不对的就是泻药。据此，人参和鹿茸可以是泻药，大黄和芒硝也可是补药。西苑医院赵心波老大夫60多岁时患尿血，辨证属热属实，每天服大黄3克，活到78岁逝世，岂不是大黄起了补益作用？

4．治疗老年病，要首重脾胃　人之始生，先成于精，肾精旺而后有脾胃，即所谓"先天生后天"。人之衰老，肾精先枯，累及诸脏，此时全仗脾胃运化，吸收精微，使五脏滋荣，元气得继，才能祛病延年，即所谓"后天养先天"。故调整饮食，促进消化功能的康复，保持大、小便通畅，实为治疗老年病的关键。治疗脾胃病时，应以清淡补脾为主，辅以小量行气消食调理之品，代表方剂是资生丸。我在此方重用薏苡仁和芡实。薏苡仁是陆上的补药，芡实是水中的补药。一个补脾阳，一个补脾阴，能推动脾的运化，促进肠胃蠕动。作粗末或丸药小量长期服用，对老年人少食腹胀、脉象软弱、二便不调者，具"坤厚载物，德合无疆"之妙。明代王肯堂的父亲服此方活到80多岁，我借助此方，使饮食增加、大便畅行，还曾起某国老年患者之重病。资生丸是否有延寿作用，很值得研究。

5．治疗老年病，方法应多样化　气功、按摩、针灸、食疗和药疗都可以使用，因势利导，不要只拘限于药疗。食疗，从唐·孙思邈《千金方》和宋·陈直《养老奉亲书》开始，就非常提倡。将药物和食物混合吃，既有利于治愈疾病，又避免了药物剋伐正气、损伤脾胃的副作用，对老年患者很适合。我患风寒感冒时常用食疗，神仙汤很好使。方歌曰："一把糯米煮成汤，七个葱胡七片姜，熬成兑入半盅醋，汗出热退保平康。"此方不但能治疗感冒，还能预防感冒，但没有醋发不出汗，用时应予注意。药疗以丸散为好，尽可能少用汤剂荡之。丸散宜用轻量，丸者缓也，对慢性病较好。散药有消散作用，尤适宜于呕吐、腹胀和泄泻诸疾。

我在临床上还常采取改汤剂为粗末，每日煎服10克，长期服食，使机体功能恢复，正复邪自退，收到了较满意的效果。治老年病时若求速效，常欲速则不达，这是应当引以为戒的。老年患者服汤药时，方应简化，药贵专一，效不更方。假如药多量大，服后吸收不了，或换方太勤，违背肠胃的习惯，疗效不好，岂不是事与愿违？

6．治疗老年病，药物和饮食当知宜忌　药物方面，健脾药多用，常用无碍；养阴补肾药腻膈害脾者多，如天冬和麦冬等是，生地和熟地更甚，一般不作常用药，但天花粉和玉竹不在此例；凉药害脾，也不宜多用；发汗药和泻药，应中病即止，过则生变。食物方面，老年人应少食甜味。因甜能壅脾，妨碍消化。吃糖以冰糖为好，冰糖能止咳，红糖食后咳嗽易剧。老年人多痰，不宜吃鱼和肥肉等助火生痰之物。梨能清痰止嗽，但不是每个人都适用。冬瓜和西瓜颇利老人，宜常服。冬瓜解渴利尿，治糖尿病有效。西瓜是天生白虎汤，夏季解暑有较好的效果。

三、老年常见病的治疗

1．原发性高血压　老年人舒张压高者较多，血压常难降低。凡用张寿甫镇肝熄风汤及建瓴汤无显效者，我采取加味半夏白术天麻汤或升阳益胃汤，每能见功。

半夏白术天麻汤对于痰湿中停、胃气不降、症见眩晕、血压高低波动较大、舌腻苔白及脉诊弦滑者较宜。我常以《医学心悟》所载之方，重加黄芪至24克以培补元气；生龙骨、生牡蛎各18克，紫贝齿18克以潜纳浮阳，临床疗效颇佳。若失眠多梦，可增生石决明、合欢皮和首乌藤以治之。

升阳益胃汤是李东垣治疗"肺之脾胃虚"的方剂。我用此方治高血压，以舒张压偏高、气短倦怠、左脉弦滑、右脉虚大，并兼见湿热偏盛症状为标的。方中君药是黄芪，臣药是人参、炙甘草和半夏，其他如白芍、羌活和防风等皆为佐使之品。黄芪原用量占全方的1/4强，说明是以补气升阳为主。此方降低舒张效果较好，但若非清阳不升的原发性高血压，则宜慎之。

2．肥胖　老年人如肥胖，则骨弱肌肤盛，易发生中风和血痹，故有"花钱难买老来瘦"之说。肥胖属虚者多，若见下肢水肿、身体沉重、脉缓弱或濡，为元气不足、脾失健运、水湿潴留，治宜《金匮要略》防己黄芪汤。若胖而能食，便干溲数，脉来有力，为胃热脾约，吃泻药有时有点效果。用《伤寒杂病论》麻子仁丸，以焦荷叶熬水送下6克，每天早晨送服一次，至微利为度。

3. 水肿 老年人下肢水肿，指压窅而不起，经西医检查无明显器质性疾病，多属脾肺气虚，不易根治。对于脾胃不和、气虚痰饮、纳少痞满及吐呕脉弱者，投六君子汤，党参以人参易之辄效。若自觉心悸、小便减少、脉来迟缓者，投《景岳全书》保元汤，重加茯苓治之。若动则气急作喘，右脉虚大倍于左脉，是气虚清阳不升，影响三焦决渎所致，宜生脉散合补中益气汤。

4. 恶寒 老人恶寒，多无风亦冷，虽至盛夏而不减衣，病属阳气不足，卫外之力薄弱。治宜补益元气、升发清阳。补中益气汤、升阳益胃汤和保元汤可随证选用。药物应着眼于人参和黄芪之类，一般不取附子和肉桂等燥烈之品或桂附八味丸剂。

5. 骨痛 老人骨头硬痛者常见。疼痛部位以腰骶为甚，活动时加剧，休息后减轻，多伴有全身乏力、弯腰驼背、步履维艰、两尺脉弱。症属肾虚精亏，不能生髓养骨，治宜填精补髓为法。方用熟地一味，九蒸九晒，砂仁捣拌为丸。每服10克，早晚两次，久用经年，自可收功。若骨痛甚者，名曰骨痹，可用青娥丸加菟丝子、熟地、山萸、鹿角霜、川断、牛膝、独活和细辛，滋填为主，兼散风寒湿邪，令肾阳日壮，肾精日充，骨自坚强，其痛自止。

6. 二便不利 老年人气弱不能推动，所以排大、小便困难。治疗时应从补益脾肾入手，标本兼顾。脾虚者重在健运脾阳，使肠胃蠕动增强，水道得以通调。生白术用量在30克以上煎服，对便秘有效，而春泽汤治小便不利颇佳。脾阴虚者，用麻仁滋脾丸治之。若二便不利，少腹重坠，可投补中益气汤。肾阳虚下焦凝寒、大便干燥，宜服《太平惠民和剂局方》半硫丸；小便不利，宜服济生肾气丸。中风、风秘、气秘、便溺阻隔、偏身虚痒、脉来浮数，属肾虚而见标实，《医方集解》搜风顺气丸每获良效。此方既含补肾疏风之山萸、山药、菟丝、牛膝、独活和防风等，又含利尿润便行气之车前、槟榔、枳壳、麻仁、郁李和熟大黄，调二便而不伤肾，为其特色。

7. 慢性支气管炎 老年人如患此疾，治愈颇难。余用"清"的办法多，结合症状、体质和季节特点投药，常收到一定的效果。

慢性气管炎在冬季易犯病，其痰量多色清白，伴咳嗽和喉痒者，属湿痰偏盛，可用二陈汤或温胆汤加川贝、前胡和白前治之。若体质较好，恶寒又甚，兼见喘息、舌苔黄干及脉浮者，属风寒犯肺，肺有郁热，可用小青龙加石膏汤。若咳喘不能平卧，咳吐多量白沫痰，或见水肿、脉象软弱，为支饮，心阳亦虚，桂苓五味姜辛半夏汤加杏仁辄效。痰黄为有热，可增入熟大黄3～5克。春季咳嗽，宜用桑菊饮。

8. 皮肤瘙痒症 老人患此病者易见。有的泛发全身，有的局限某部。多有蚁行和烧灼之感，昼轻夜重，影响睡眠，发作时痛苦难以名状。舌脉如常，治无显效，医者颇感棘手。此属年迈气血营运迟滞，皮部血行不畅，风邪袭入所致。治当行血通络、散风止痒。对于下肢痒甚、膝下尤剧、搔破不流水者，余以民间验方：棉花子、蒜辫子、丝瓜络各30克，水煎放入桶中熏洗半小时，每日一剂，疗效称佳，一般不予内服药物。

9. 更年期综合征 妇女在49岁左右，肾气、肾精皆衰，任脉虚，太冲脉衰少，天癸竭，出现月经紊乱，渐至绝经，可有心烦易怒、头晕失眠等症，西医称为"更年期综合征"。临床可见月经淋漓不断、少腹疼痛、腰痛臂痛、二便不利、手足心热、唇口干燥、精神抑郁、舌紫苔黄、脉弦而乱、乍疏乍密、参伍不调者为多。证属寒凝胞宫、瘀积下焦、荣血不布，而生虚热，用《金匮要略》温经汤有良效。我常在此方中加入童便制香附10克，对有肝郁症状患者，3～5剂常能见功。若将温经汤改制丸剂服之，治疗本病亦验。

10. 青光眼 青光眼以头痛、眼痛、恶心和呕吐为主要表现，甚至失明。老年人较多见，属内障眼疾、肝肾亏损、本虚标实，无特效办法。初起头痛剧烈、伴呕吐者，可用半夏白术天麻汤加制南星10克煎服。继进《本事方》羊肝丸以滋养肾精，填补瞳仁神水。若肝肾两亏、阴虚火旺、水不涵木、视物昏暗，可常服石斛夜光丸平肝息风、滋肾明目。当注意，羊肝丸方中有防风和肉桂，对脾胃有寒兼外风者亦宜；夜光丸中有羚羊和犀角，对血分郁热而心肝火旺者颇效。

11. 慢性胆囊炎及胆道运动功能障碍 临床常见右胁阵作剧痛、便秘溲赤、或发黄疸、舌苔干黄、脉象弦数等胆胃热盛症状。老年人患此病，清下之药在所必用，即《黄帝内经》曰"有故无陨，亦无陨也。"大柴胡汤合茵陈蒿汤主之。茵陈为君药，量重而先煎。服药以大便稀为度。胁痛甚者，可增三金（金钱草、海金砂和鸡内金）、二石（石苇和滑石），帮助结石排出。小便不利加黄柏3克。体弱者酌减芒硝之量，加入党参。

12. 阑尾炎　此病老年人亦较常见，症状多不典型，变化迅速，如治疗不当，则预后较差。初起右少腹疼痛较甚、腿屈不能伸、舌苔黄、脉沉数者，为热毒壅聚，可用《金匮要略》大黄牡丹皮汤下之，以泻为度。方中牡丹皮是君药，可用12～15克。病重者加炙甘草12克，能助解毒润便。若为慢性阑尾炎，腹皮急，按之痛，如肿状，舌苔干，脉常数，可用薏苡附子败酱散。此方君药是薏苡仁。薏苡仁有解毒排脓舒筋之功。反佐少量附子，能止痛透热外达。此方宜作散缓投，每服6克，一日两次，吃半月多可获效。若腹痛连及鼠蹊部，拒按不甚，小腹胀满，大便自调，或兼发热，舌黄脉数，为气滞较重，用四逆散加薤白煎服，疗效较好。

四、结语

本文论述了老年人常见的老化症状及其心理特点，探讨了老年病的施治原则，并枚举了12种常见老年病的治法，抛砖引玉，供临床工作者参考。

[本文一部分内容原载于：上海中医药杂志，1982，（8）：6-9]

岳美中教授用经方起大症之经验

陈可冀　李春生[*]

著名老中医岳美中教授生前曾云："专用古方治病，时起大症。"岳老这里所说的"古方"，主要指的是张仲景之经方；所谓"大症"，则指急性热症、危重症和疑难症等。岳老在深厚学问的基础上，采用经方，匠心独运，起大症很多。现谨举数则，略事阐发，以窥其一斑。

一、经方治疗急性热症

选方：桂枝汤、白虎汤、白虎加桂枝汤及葛根芩连汤。

对急性高热，中西医在治疗上均感棘手。在中华人民共和国成立前，岳老悬壶唐山，曾治开滦矿务局某14岁女孩。其发热半年余，体温高时达40℃，多方治疗无效。岳老诊疗此孩时，以其但渴不多饮，二便自调、舌苔淡黄，知不是真热；发热恶风、脉见浮缓、时有汗出，系中风症未罢，营卫失和。拟桂枝汤原方如法服之，3剂而痊。1971年6月，岳老在某医院会诊一名54岁男性患者。

该患者"发热待查"，高热七八日，体温持续在38～38.8℃，有时达40℃，屡进西药退热剂，旋退旋起。诊察证候，见口渴、汗出、咽微痛、舌苔薄黄及脉象浮大，认为系温热已入阳明经气分之象。投以白虎汤，用生石膏60克，加连翘、鲜芦根和鲜茅根等清解透达。连进5剂，热退获安。

流行性乙型脑炎病程凶险，中医按暑温及湿温治之，常起沉疴。1958年8月，岳老治疗一男孩8岁患儿。患儿高热达40℃，人迎脉数，面赤，汗出微喘，是有表邪；舌黄不燥，呕恶上逆，大便溏泻且次数多，是脾胃蕴有暑湿，挟热下利，乃予葛根黄芩黄连汤原方，连3剂而热减，大便转佳，呕恶亦止，继服此方，很快痊愈出院。

对疟疾高热，西药虽有抗疟治疗，未能尽愈所有患者。岳老曾治一间日疟患者。患者寒少热多。用奎宁无效，予柴胡剂亦无转机，诊之见汗出热盛，乃白虎汤证，仿《金匮要略》："温疟者，其脉如平，身无寒但热，骨节疼烦，时呕，白虎加桂枝汤主之。"遵明训治病，病自霍然。

二、经方治疗肾脏病症

选方：越婢加术汤、小柴胡汤、防己黄芪汤、猪苓汤、理中汤、真武汤及肾气丸。

中医认为，肾者，作强之官，伎巧出焉。肾藏精，主水，司二便及生殖功能，分野在下焦，膀胱为其腑。故岳老所说的肾脏病症，是以现代医学泌尿生殖系统病变为主的疾病，包括急慢性肾炎、尿毒症、肾盂肾炎、膀胱炎、肾结石、前列腺肥大、男性不育症及顽固性腹泻等。

经方对急、慢性肾炎有较好的疗效。岳老曾治疗一慢性肾炎患儿。患儿上半身肿，属风，按仲景理论当用汗法；口渴、脉数大，为里有热。取麻黄加术汤治之。麻黄解表发汗。苍术助麻黄解表祛湿。石膏清里，与麻黄配伍，令湿由小便去，因而收到良效。岳老还指出：无论急、慢性肾炎，如周身水肿、心胸苦闷、小便不利，均可以小柴胡汤治之。若脉弦数、舌苔白黄、里热较盛，可再加石膏。凡治水肿总不外"开鬼门，洁净府，去菀陈莝"三个大法，柴胡、石膏、生姜和半夏都能解表，可以使湿从汗走；而党参、半夏、甘草、姜和枣可以健脾和胃以利湿，使水从小便而去。尤在泾云："升浮之气可以行沉滞之湿。"柴胡味薄气升，当然也可胜湿，因而小柴胡汤加石膏一方，虽然主要是用以和解少阳，而不是当作一般消肿方剂，当然事实上仍寓有消肿之意。若水肿兼有肝、脾大者，当仿仲景十枣汤意，于小柴胡汤去甘草并加大枣至30枚，送服子龙丸（即控涎丹）5粒，一日2次，连服五次以逐水。又有风水之属虚者，如傅某，症见下肢沉重，是寒湿下注；面胫水肿，是水湿停滞；汗出恶风，是卫气虚，风伤肌腠；舌质淡白，有齿痕，脉浮虚数，是患病日久，体虚表虚舌脉亦虚之现象。选用防己黄芪汤坚持服用，水肿及尿蛋白消失。待肾炎水肿消失后，岳老主张用肾气丸加车前、牛膝，或配合黄芪粥常服，温肾补气，使体力恢复，以免有复发之虞。

对急性肾衰竭，经方有一定效果。1958年岳老曾治一女性患者。患者患胃穿孔合并腹膜炎而做外科手术，术后血压一直很低，尿量极少甚至无尿，持续数日，渐呈半昏迷状态。肌肉抽动，血液非蛋白氮150mg%，服西药无效。岳老会诊时，见患者神志欠清，脉细肢凉，显然阳气式微，不能温养四肢。肾气从阳则开，从阴则阖，肾炎因阳微而不能开，遂成尿闭。患者时而躁动，手抽肉瞤，是

阴阳俱虚，不能煦濡筋脉所致。病在少阴，故用真武汤去生姜，加西洋参、生薏苡仁，以鼓阳利尿，兼扶气阴。肾关得阳则开，尿毒之患可解。果然一剂之后，四肢渐温，自排小便，肉瞤筋惕亦止。但患者仍疲乏无神，懒于言语，正气尚未恢复，二诊时采用健脾补气利尿之剂，病情逐日好转。

肾盂肾炎及膀胱炎以女性多见，常反复发作，尿急尿频，或腰酸低热，迁延难愈，治疗时常感棘手。岳老曾治一女性患者。该患者患肾盂肾炎，初用抗生素有效，但迁延年余，复发频繁。他曾投清热解毒之剂，但未中病机。岳老诊其脉，六部皆弱，嘱发作时用猪苓汤原方，间歇期用金匮肾气丸；如遇外感，则停用此药。患者服药3个月后来告，虽有复发，然间歇延长，至半年后不再复发。又治一某护士。该护士流产后患膀胱炎，溺后少腹不适，尿中白细胞甚多，舌淡苔净，脉缓大、两尺弱，曾用中西药多种，仍未能控制病情。岳老予猪苓汤加大小蓟、黄柏、栀子和石苇煎服，5剂痊愈。

对尿路结石合并肾盂积水，可用肾气丸加减。岳老治一男性患者。其右侧输尿管有结石两块，已引起肾盂积水。腰痛，肉眼可见血尿。脉虚、两尺短，为不足之证。肾气虚不能化水，故积水而小便不利。为疏肾气丸加车前、牛膝、薏苡仁和金钱草煎服，连服五十余剂，结石影消失，肾盂积水亦不复存在。

对前列腺肥大引起的排尿困难或尿潴留，亦可用肾气丸剂。岳老于1971年治国外某老年患者。其患此病并合并脑动脉硬化和震颤麻痹，尿线变细、有分叉，排尿困难，溺色清，无尿路刺激症状，脉稍数无力，证属相火已衰，肾阳已虚，气化不行，下焦排泄功能减退。肾虚则子盗母气，令肺气不足，气血流行不畅，造成筋肉失养，故又有小腿无力、行步不正等中风先驱症状。遂予补阴配阳、化气行水之剂为主，佐益气通络之味，投金匮肾气丸改汤剂，加黄芪、地龙和橘络治之。服4剂，溺即通畅，排尿次数减少，精神和体力改善。15剂后，大见起色，排尿趋于正常，气力倍增，步态渐正。

鸡鸣晨泻，属肾阳不足，脾气亦虚，可用经方。岳老于1963年治一老年患者。其3年来鸡鸣腹泻，谷食不化。某医曾用理中汤、四神丸及附子理中丸等，好转二三日，辄复作泻，迄未愈，求诊于岳老。察其苔净，六脉俱弱。岳老云："此肾虚作泻，理中者理中焦，此乃下焦之泻，必投理中，

需去甘草加味而治之。"即处以此方去甘草，加细辛引药入肾以激发肾阳，驱除浊阴之邪；增吴茱萸温肝以暖肾，畅水而降浊阴。进药3剂病愈，3个月未复发。

肾司生殖，男性不育属肾阳不足，经方亦验。岳老于1936年在山东省菏泽县医院治一患者裴某。其年20余，因妻妾均不受孕而检查精液，发现精子活动力极差。岳老以其两尺脉俱弱，无其他病象，乃投金匮肾气丸以鼓舞肾气，嘱坚持久服。半年后，其妾怀孕，自此连生三子女。

三、经方治疗肝脏病症

选方：茵陈蒿汤、茵陈五苓散、竹叶石膏汤、小陷胸汤、大柴胡汤、小柴胡汤、柴胡加龙骨牡蛎汤及大黄蛰虫丸。

中医认为，肝者将军之官，谋虑出焉。肝藏血舍魂，为刚脏，主疏泄升发，外合于筋。胆为其腑。故岳老临证所治之肝脏病症，亦大抵属现代医学肝胆系统和神经系统病变为主的疾病，包括急慢性肝炎、胆囊炎、肝硬化和癫痫等。

对传染性肝炎，用经方效果颇佳。岳老曾治谭某。其患急性黄疸型肝炎，谷丙转氨酶1360U。症见全身皮肤及巩膜明显黄染、恶心、呕吐，右上腹发胀，溺黄，属阳黄热重，投以茵陈蒿汤加味，症状逐渐消失，黄疸减轻，以后改用茵陈五苓散。患者住院27天，黄疸指数降至正常，但谷丙转氨酶波动在172U～327U。岳老发现患者脉数，舌质深红，有少量黄苔，胸闷气短，口干渴、喜饮，认为系上焦燥热，改投竹叶石膏汤加龙胆草和连翘以清之。5剂后，口渴止，谷丙转氨酶降至正常而出院。又有姬某，患慢性肝炎1年余，轻度黄疸不退，谷丙转氨酶高达1570U。岳老切其脉，左关浮弦，右脉滑大，望其舌中部有干黄苔，此属少阳阳明并病而阳明热重。选用大柴胡汤，治少阳蕴热之黄疸与阳明痞结之胀满，更辅以小陷胸汤，专开心下热结。连服10余剂，诸症消失，谷丙转氨酶正常而出院。至若慢性肝炎患者之顽固腹胀，午后胀甚，矢气不畅，兼干噫食臭，烦闷懒言，纳少、口苦、便溏，肝区时痛，舌苔白润、微黄，脉沉而有力，右关略虚，为寒热夹杂，阴阳失调，升降失常。取仲景泻心汤以调和之，亦常获效。

采用经方治疗慢性胆囊炎有较好的效果。岳老曾治一女性患者。其右季肋部有自发痛与压痛，常微热，恶心，食欲不振，腹部膨满，鼓肠嗳气，脉弦大。投大柴胡汤疏解少阳阳明之热，加金钱草、滑石和鸡内金以利胆化积。连服11剂，食欲增进，腹胀大减，胁痛亦轻。唯微热未退，后改小柴胡汤加青蒿、鳖甲、秦艽和郁金调理至愈。

对早期肝硬化，经方大黄蛰虫丸有一定疗效。岳老曾治张姓患者。其患此疾后脾大，体有肝臭，肝区疼痛，面黧目黄，舌边尖红、有瘀斑，脉大数而涩。证属血瘀气滞，病久入络。处以大黄蛰虫丸，日二丸，化瘀汤（《冷庐医话》）日一剂，间服加味柴芍六君子汤。前后计服大黄蛰虫丸240丸，化瘀汤180剂。1年后肝、脾已不能扪及，肝功能实验室检查正常。患者面华神旺，恶心、呕吐及胁痛基本消失，纳食增进，恢复工作。

仲景小柴胡汤能和解少阳、疏达肝气、调理阴阳，善治某些神经系统疾病。岳老在唐山开业时曾治一季姓10岁女孩。其父抱持而来。患儿合眼哆口伏在肩上，四肢不自主地下垂软瘫，如无知觉之状。其父谓此孩病已3天，大约每日中午午时、夜半子时即出现此症状，呼之不应，1小时后醒起如常人。延医诊视，不辨何病，未予针药。岳老初亦茫然，讶为奇症，经深加思考，顿悟子时是一阳初生，午时是一阴初生，子午两时正是阴阳交替之际。该女于此二时辰出现痴迷及四肢不收之病象，治疗似应着眼于此，但苦无方剂。岳老又辗转思维，想到小柴胡汤是调和阴阳之方，姑投以二剂试治。不意其父隔日来告，服药后，已霍然而愈，并谓明日即拟上学读书云。岳老又曾治11周岁女孩，患非典型性癫痫，诸西药无效。就诊时每日犯病10次左右，每次发作长达10分钟至半小时。发作时手脚乱颤，两眼直视上吊，两腿上弯，骤然下挺，脚伸直，反复多次，或角弓反张，腹部挺起一尺多高；有时喊叫、昏迷、乱动；有时在地上来回走动，呼叫不应。证属肝阳无制、上扰清窍、蒙蔽灵明。其脉浮弦而滑，当为阳痫，不可强制，唯取和解之剂，以协调而使之驯服，并辅以摄纳之品，育阴潜阳，柔以制刚，取"因势利导"之旨。以柴胡加龙骨牡蛎汤去青铅治疗，坚持守方服药4月余，病势基本稳定。乃常服甘麦大枣汤加味，以及安神化痰丸剂以善后。3年后随访，精神正常。

四、经方治疗心脏病症

选方：枳实薤白桂枝汤、苓桂术甘汤、人参

汤、炙甘草汤、当归四逆加吴茱萸生姜汤。

中医认为，心者，君主之官，神明出焉。心主血脉而藏神，为阳中之太阳，其华在面，开窍于舌，心包代其行令，小肠为其腑。故岳老所治之心脏病症，亦大抵属于现代医学心血管系统为主的疾病，包括心绞痛、心律失常及肢端动脉痉挛病等。

心绞痛之症，《金匮要略》将其列入"胸痹"范围，有"阳虚知在上焦"之训。岳老遵之，常戒从学者遇此病时勿过用阴寒之味。岳老曾治一心绞痛患者陈某。其轻微劳累、精神紧张或吸烟时即感短气，左胸部堵塞作痛，重则心痛彻背，服滋补之剂无效。察其脉濡弱，左手尤甚，舌体及沿中线偏右处有黄底白苔，乃浊阴上犯胸阳之象，以枳实薤白桂枝汤合苓桂术甘汤为治，痛少减，乃改投枳实薤白桂枝汤，心痛大减。但脉仍濡细，继用人参汤加桂枝，情况逐渐好转，仅行路过多时，方觉胸前隐痛。

心律失常常见心中动悸，仲景炙甘草汤有良效。岳老曾治一男性患者。其患心动悸症，脉小弱无力，两腿酸软，予以炙甘草汤，服8剂症状若失。又曾治一刘某，患脉结代心动悸症。他医投炙甘草汤三剂未效，求治于岳老。岳老察其药量不符合炙甘草汤比例，改其量予之，效竟如桴鼓。

对肢端动脉痉挛病，经方疗效亦佳。岳老曾治朱某。患者女姓，患此病1年余，两手指尖最初发白，继而青紫、发紧、麻木、厥冷、抽搐，置热水中则痛，右示指末稍破溃，中西药及针刺均未效。诊其脉细弱，舌尖红，两侧有白腻苔，病属厥阴，外邪侵入则阴血阻滞，不能荣于四末，故见脉细肢厥之症。乃投仲景当归四逆汤通阳和营，加吴茱萸生姜泻其寒实之邪。服药16剂，指锤发紫大减，右示指疮口愈合，舌两侧腻苔消退，脉已渐大，令其继续服用，手指坏疽入冬后未发。另有冻伤一症，手足厥逆，卧难转侧，此方亦效。

五、经方治疗其他病症

选方：桂枝芍药知母汤、黄芪桂枝五物汤、甘草干姜汤及桂枝加龙骨牡蛎汤。

风湿性关节炎在中医属痹症范畴。岳老曾治一17岁男性患者。其因下河水中受凉，数日后左股关节肿痛，渐及两膝关节。左侧尤甚，不能行走，两膝屈伸不利，发热38℃左右，已4个月，多方医治无效。属风湿内侵、久郁化热，岳老投以桂枝芍药知母汤，数剂取效。

血痹之病，外症身体不仁。某女性患者，产后出血过多而罹此疾；周身麻木，医治未效，求诊于岳老。脉现虚弱小紧，面色晄白，舌质淡，是产后重症血虚，予黄芪桂枝五物汤补卫和营。3剂后，脉虚小紧象渐除，汗出，周身麻木已去，乃改投玉屏风散和三痹汤善后。

鼻衄大量，素称急症。岳老治一男性司机。其患鼻衄势如泉涌，历5小时余不止。家属惶急无策，深夜叩诊。往视之，见患者头倾枕侧，鼻血仍滴沥不止。炕下盛以铜盆，盈其半。面如白纸，近之冷气袭人，抚之不温，问之不语，脉若有若无。属阳络受伤，出血过多，阴液骤失，阳无所附，又值夜半，阴自旺于阳时，阳气暴亡之象毕现，乃急疏甘草干姜汤以回其阳，即令煎服。2小时后患者手足转温，神志转清，脉渐起，能出语，衄亦遂止。

项部自汗，系疑难症。岳老曾治患者李某。其项部自汗，竟日淋漓不止，频频作拭，颇感苦恼，脉浮缓无力。岳老以项部是太阳经所过，长期汗出，是经气向上冲逆，持久不愈，必致虚弱。因投以仲景桂枝加龙骨牡蛎汤，和营降逆、协调营卫，收敛浮越之阳气，服4剂而汗止。

六、结语

本文整理了著名老中医岳美中教授运用经方起大症之临床案例和经验。从这些案例可见，经方确可起大症。岳老曾指出："仲景《伤寒论》及《金匮要略》是方剂之祖，学习必须入细，才能成为有源头的活水。临证触机即发，别有会心，才能理大症及复杂症，收到起沉疴的效果。否则，专学《伤寒论》和《金匮要略》而不精，容易流于粗疏，粗疏常导致偾事。"学者若能参照岳老上述经验，当有借鉴之助。

[原载于：新中医，1983，（4）：18-21]

岳美中老中医治疗月经病的经验

岳沛芬　李春生*　整理　陈可冀　审阅

岳美中教授对于妇科疾病有着丰富的临床经验。岳老认为，妇科病不外经、带、胎、产及杂病而已，且多与内科病相关联。治疗妇科病，既应注意它的独立性，又不能孤立看待，要入细分析问题，才能恰如其分地处理。下面仅就岳老治疗月经病的思路特点，作一简介。

一、调理月经首重肝、脾

女子二七天癸至，任脉通，太冲脉盛，月事以时下，才能生育。故经血如期来潮，是维持女性正常生理状态的必要条件。若月经不调，或经期出现病状，常是脏腑经络功能失调的反映。

岳老认为，月经疾病虽涉及冲、任及五脏，但很多情况表现在于肝、脾受病。因肝藏血，为刚脏，性喜调达而恶抑郁；脾为后天之本，主思虑，乃气血生化之源。两脏皆与气血有关。妇女以血为主，血生于脾、胃，藏受于肝，一部分下归血海而为月经。血赖气生，又赖气行。妇女多因情志抑郁、忧思不解及疲劳过度而为病。郁怒伤肝，肝失疏泄，影响气机，可致经行先期、痛经、逆经或经期头痛；思劳伤脾，脾虚气衰，血海空虚，可致经行后期、月经过少、经闭、崩漏或经行泄泻。肝、脾皆病，则月经紊乱，先后无定。故抓住肝、脾，调其气血，能使大部分月经疾病的治疗有所遵循。

病例一　逆经病案

患者闰×，女性，30岁，河北省滦县人。1941年10月就诊。

患者自述婚后已近十年未曾妊娠。1年前因患子宫内膜炎，久治不愈，在北京某医院行子宫部分切除术。术后即经闭，每2个月左右逆经一次，血从口鼻衄出。近3个月来鼻衄较甚，且当经期即遍身出血泡，溃烂流血水，自觉阴道内有干燥感，逐日增剧。虽经多方调治，但未获效，乃求治于岳老。岳老察其舌紫、脉象弦数，结合证候，拟诊为

肝热气逆、横逆乘胃、胃络受伤。加之胞宫留瘀，行经之时，血不下走，随冲气由受伤之胃络反溢口鼻，而成经期吐衄。经血窜溢于脉络之外，位于肌肤之间，故身起血泡。处方：当归10克、芍药10克、茯苓10克、白术10克、泽泻12克、川芎5克、桂枝10克、丹皮10克、生桃仁10克、大黄10克（另包后下）、红花10克。日服一剂。同时针合谷、三阴交、关元和子宫等穴行泻法数次。药尽五六剂，阴道有湿润感，抵经期皮肤亦未发泡。继服原方20余剂，月经得以重潮，诸症均消。再服原方1个月左右，即因妊娠而停药。以后足月顺产一男婴，举家喜出望外，到处宣传中医医术之神妙。

病例二　经闭病案

王××，女性，19岁，未婚，河北省滦南县人，1977年就诊。

患者自述闭经已8个月，少食乏力，口淡无味，日渐消瘦，食后腹胀，二便尚调。岳老诊之，两关脉虚，舌淡胖、苔净。病在中焦脾虚，气血生化不足，致血海不充，不能下为月水。治当健脾以培其本，养血以顾其标。处方：当归15克、白芍12克、党参15克、白术12克、云苓12克、炙甘草10克、陈皮3克、半夏6克、木香2克。每日1剂。服药1周，月经即见来潮。随访：经期正常，近年已结婚生子。

病例一之症结主要在肝，病例二之症结主要在脾。例一肝热气逆，胞宫停瘀，致成逆经。故岳老用当归芍药散加大黄以养血平肝、苦寒通下，理肝体而泻肝用；以桂枝茯苓丸加红花活血行瘀，配合针刺疏通胞血下走之路。例二脾血不充，血海空虚，以致经闭。故岳老用六君子汤补气健脾以培其本，当归和白芍养血调经以治其标，佐小量木香，疏利气机为行血之先导。两案思考周密，立方灵巧，故临证效如桴鼓。

二、崩漏不愈，求之阴阳

如妇女在不行经期间阴道内大量出血，或持续下血，淋漓不断，称为崩漏。血崩是大下血，血漏是慢下血。出血的机制，系冲任损伤，不能固摄所致。岳老治疗崩漏，喜用胶艾四物汤和归脾汤之类。肝郁而下血者，加入香附炭。出血量多者，重用黄芪补气摄血，或大剂量使用霜桑叶、白芍炭和血余炭以收敛止血，甚者以赤石脂和禹余粮固涩之。对于因停瘀而漏下不止或兼有白带者，常投以王清任膈下逐瘀汤取效。

如崩漏日久，常见定时下血，一般疗法效果不佳。岳老指出，对于这种出血，应当抓住证候的时间和空间，分析疾病病机与阴阳消长的关系，给予调理，使阴平阳秘，诸恙乃愈。

病例三　经漏病案

陈某，女性，30余岁，河北唐山市人，1940年春季就诊。

患者患经漏下血半年余，经中西医多方治疗，讫无效验。求诊于岳老时，症见面色萎黄、脉象细弱。岳老予胶艾四物汤等古今方数剂亦罔效。再细询之，其出血时间只在上午，余时不见。岳老思白昼属阳，上午为阳中之阳，考虑病情是阳气虚，无力摄持阴血，故漏下见于上午阳旺之时。于是处以熟地黄15克、白芍12克、川芎6克、当归15克、附子6克、炮姜6克、肉桂5克。服药3剂，经漏即止，追访示长期未复发。

本案属漏下日久，阴血大伤，阳亦受累，阳不摄阴，致疾病缠绵难愈。治疗曾用治崩漏常法不能奏效，于四物汤、阿胶中投入艾叶助阳，其力亦微。岳老揣度病势，权衡阴阳盛衰，放胆使用姜、附、桂等强有力温经助阳之品，以振兴阳气，固摄阴血，遂著手成春。可见治崩漏时调理阴阳之偏颇亦不可忽视。

三、伏其所主，先其所因

岳老常言，治病"必伏其所主，而先其所因"，才能抓住疾病的根本。对于月经病，他强调，如因月经不调而后生病，当先调经，经调则病自除；如因病而后月经不调，当先治病，病去则经自调。依照这些原则处理妇科病与内科病之间的关系，临床常收到显著效果。

病例四　经期头痛病案

患者，女，年41岁，印度尼西亚人，于1962年春季就诊。

患者自述婚后已20年，初次妊娠为左侧宫外孕。手术治疗后始终未能受孕，经检查诊断为手术后左侧输卵管阻塞。月经不畅，且每逢来潮，则左侧头面作痛，两乳作胀。此等症状已有多年，经治不愈。平时白带不多，无其他不适。舌正常，脉弦细有力，尺脉带涩象，眼睑下晦暗。辨证为肝郁气滞挟热。岳老处方：柴胡3克、白芍6克、茯苓6克、甘草1.5克、当归6克、白术4.5克、生姜3克、丹皮4.5克、黑栀6克、青皮3克、薄荷1克、陈皮3克、半夏4.5克、黄连3克、香附6克。每日1剂，共服药6剂。此后经期无头痛，经血亦畅，量中等，除左脉稍滑大外，无其他异常。嘱照此方，于下次月经来潮前再服3剂，以巩固疗效。

病例五　水肿经闭，继发子宫萎缩病

患者，女，38岁，职员，1974年就诊。

主诉于3年前开始面部及下肢水肿，每当寒冷和劳累后肿胀加重。伴全身无力，两腿沉重，有时肢麻，食欲亢进，尿意迫急，小便清长，大便干燥，每周2次。腹胀腰酸，头晕心跳。曾在某医院查血、尿常规皆正常，据谓可能属营养不良性水肿。病后1年发生经闭，曾注射黄体酮、求偶素各10针，未见月经来潮。白带逐渐减少，以至全无。自觉性情亦有改变，急躁易怒，记忆力减退。就诊前8个月，经某医院检查，诊断为"子宫萎缩"，谓可能因长期经闭所致，由于阴道黏膜亦萎缩，故无白带分泌。患者既往月经正常，曾患肺结核，已钙化。有"肝大"，但肝功能无异常发现。体检除面部及下肢水肿（++），以及肝可扪及和腹部叩之呈鼓音外，余无特殊可见。

岳老诊之，脉虚弱，舌苔净、质淡。证属气血不足、心脾两虚。拟方：党参10克、炙黄芪10克、炒枣仁10克、炙草6克、白术10克、茯神10克、当归身10克、远志肉5克、龙眼肉10克、广木香3克、生姜6克、大枣5枚（擘）。每日一剂。连服12剂，月经来潮，持续5天，精神及面色均好转，睡眠增加，头晕减轻，尿窘迫感渐渐缓和，大便不干。但面部仍肿，腹胀未去，继服上方。半个月后面部水肿减轻，唯腰酸，白带增多，舌苔稍白腻，脉虚，证属脾湿下注。岳老议改用傅

青主完带汤加半夏8剂，转服人参归脾丸。1个月后月经再度来潮，色正，一般情况甚好。

病例四先有月经不畅，后见经至头面疼痛，故月经不调为本证，头面疼痛为标证。病例五为先有水肿，后有经闭及子宫萎缩，故水肿为本证，经闭及子宫萎缩为标证。岳老根据治病求本的原则，紧抓住本证，结合疾病的体征，分析出前者的病因是肝郁挟热引起月经不调，后者的病因是气血不足、心脾两虚、水液泛滥而成水肿。分别投以丹栀逍遥散加味和归脾汤，使病例四之经调而病自去，例五之病去而经自行。

总之，岳老诊治月经疾病时，既注意月经病与肝、脾两脏失调有关之常，又善察月经病和阴阳消长、各脏盛衰相连之变。紧扣病理，分清标本先后；机圆法活，从不拘泥一格。故常取平平无奇之方药，求得卓卓显著的疗效。愿借鉴以求长进者，宜深思之。

[原载于：山东中医杂志，1981年创刊号：9-11.]

岳美中老大夫医话二则

陈可冀　江幼李[*]　李春生　岳沛芬整理

一、当读的古医书

中医书籍汗牛充栋，初学者往往不知从何读起。读中医书，大体上说来有下列一些方法，各人可以根据自己的情况加以选择，不必强求一致。中医理、法、方、药能精则辨证论治无误，而活人有术。因而学习中医，可从理、法、方、药四个部分去加以研究。

中国医药学的发展有源有流，各个时代都出现了著名的医家，他们代表了我国医学的发展方向。因此，顺着时代，从源溯流地研读著名医家的代表医著也是一种读书方法。中医著作甚多，有难有易，旧时学医，往往先读浅显易懂、便于应用的医书。等到有了点根柢，再逐步钻研高深的典籍。这种先易后难的读书方法可收到循序渐进的效果。然而，也有从难到易者。清·张志聪即主张先从内、难研读起，先难其所难，后易其所易，源头既充，活水不乏，医术大可精进。

不过，我认为学习中医，当从方剂入手。方剂之祖为仲景。因而读书还当从《伤寒论》及《金匮要略》入手为好。仲景最讲求的是辨证论治。《伤寒论》六经标题，首揭辨三阳三阴"病脉证并治"，鲜明地昭示后人；论中更有"随证治之"及"依法治之"等语。在具体的治疗中，则某病以某方"主之"，某病"可与"或"宜"某方，则是点明专病专证专方，与辨证之下随宜治之的方治精神。《金匮要略》则论述三因，以专病专证成篇，题目亦揭出"辨病脉证治"，是在专病专证专方专药的基础上行使辨证论治的经典著作。总之，仲景之书，分论各治，既昭示人辨证论治的原理原则，又指出了辨证论治的具体方法，其规律之严谨，对临床实践具有高度的指导意义，实是中医书籍的精髓，最宜反复钻研。

历代注疏《伤寒论》的不下数百家，仁者见仁，智者见智。我们应该毫无依傍地直接阅读原文，从原文下工夫，反复研读，才能辨出《伤寒论》的真味道来，这样才算是善读《伤寒论》。读《伤寒论》如此，读其他经典医籍也应如此。当然，为了开拓思路，帮助理解原著，适当地参看一些注释也是可以的。《伤寒论》注释以柯韵伯《伤寒来苏集》及尤在泾《伤寒贯珠集》为最佳，语无泛谈，宜熟阅之。学习《金匮要略》可看尤在泾《金匮心典》。尤氏著作，颇多发挥，最能给人以启发，历来为医林所重。另外，近人陆渊雷《伤寒今释》及《金匮今释》颇多参考价值，其中医案尤为可贵，初学者极宜一读。此二书脱胎于日人汤本求真《皇汉医学》，但文美语通，较汤书易读是其优点，可惜的是未注明出处，终有抄袭之嫌。

* 执笔者

《黄帝内经》分《素问》与《灵枢》二部，主要是讲中医的生理和病理，要读。不懂灵素，即不懂中医的生理和病理，也就不懂中医的基本理论。读《黄帝内经》时，其中的生字和难句首先弄得懂才能读，这就牵涉到古汉语文史哲的修养。这些知识也是学习中医的人必须具备的。

隋代巢元方《诸病源候论》是中医的病理专著，辨证细微，甚为可贵，应当置于案首时时取观。

各家学说中以《景岳全书》《张氏医通》《丹溪心法》《脾胃论》及《河间六书》为好。金元四大家各有长处，只是张子和太偏，不善学者，反而有害。

温病学方面，叶、薛、吴、王四家，以王孟英著作为最好。其他人的著作，不是失于笼统，即是失于死板，唯王孟英的书比较细致，用于临床较多效验。《温热经纬》和《王氏医案》都需要细读精研。其次，何廉臣的著作对温病也多发挥。何是温病学后起之秀，特别是继承了王孟英的学术思想。他的《重订广温热论》和《重订感证宝筏》为少见的好书，诊断确切，于舌诊尤其精到，用药熨贴，分析入微，文字清晰，是书说出了温病真相。

药物学方面，初起先看《药性歌括四百味》及《药性赋》。这类书朗朗上口，便于习诵。之后可看《本草备要》。再深一点，可看《本经疏证》及《本草思辨录》。至于《神农本草经》，文字古奥，不大适合初学，但为本草之源，意蕴精深，与《黄帝内经》《伤寒论》《金匮要略》合称四大经典。凡欲精研中医者，亦为必读书之一。

类书方面，清·吴谦编纂的《医宗金鉴》甚好。此书比较实用，各科齐备，辨证详而方药精。书中对于《伤寒论》及《金匮要略》的编次订正也下了很大工夫。前清时，太医院考试就以此为标范。至今在北方医生中，学《医宗金鉴》名世者不乏其人，于此也可见此书影响之大。其他如《证治准绳》《张氏医通》及《东垣十书》也是很好的类书，亦宜一并披阅。

学杂病以《医宗金鉴》为好，看妇科以《济阴纲目》及《傅青主女科》为优。特别是以傅青主的书为最好，其用药前无古人，该重时用量特重，动辄以两计，该轻时用量特轻，轻到几分。例如，他的完带汤，临床上用治白带多效。方中山药和白术各一两，峻补脾阳脾阴，在诸多静药中加入少量陈皮、柴胡疏肝健胃之品推动阴药，使脾脏功能健运，则运化有权，湿热可除，故妇女带症可愈，方名完带，当之不虚。近年，山西发现了《傅青主秘方》，用药一如女科，为医书中珍籍，值得加以研究。

我一生最喜欢仲景和东垣的书，凡与之有关的书，均从源到流一一加以系统地学习。例如，学药则先读张洁古《脏腑标本寒热虚实用药式》，继看《兰室秘藏》的用药法则，再念张山雷的《脏腑药式补正》，再诵何廉臣的《新编药物学》等。学方则读《伤寒论》《伤寒来苏集》《伤寒贯珠集》《研经言》《经方例释》《金匮要略方论》《金匮心典》和《王旭高医书六种》等，一脉相袭而来。

除了正途的书外，医案及医话也应当有所泛览，汲取别人的经验，才能丰富自己的学识。医案以《王孟英医案》《全国名医验案类编》为好，医话以《止园医话》及《冷庐医话》为佳。

总之，凡学医者应当勤求古训、博采众方。读一家之言，志趣每易为其所夺，落其窠臼之中而不自觉。为医切忌拘古、趋新。医药重乎实际，一理之出，一药之投，如奕棋然，必激起对方，彼此牵动得当，才可战而胜之，设不得当则为对方所胜。因此，若不广采众长，以精益其术，囿于方隅，临床之际，不偾事误人者鲜矣。下面是给全国中医研究生班草拟的"当读的古医书"，列出书目，供学习中医者参考：

①《脾胃论》，金·李杲著。②《内外伤辨惑论》，金·李杲著。③《景岳全书》，明·张介宾著。④《伤寒来苏集》，清·柯韵伯注。⑤《伤寒贯珠集》，清·尤在泾注。⑥《金匮心典》，清·尤在泾注。⑦《傅青主女科》，清·傅山著。⑧《本经疏证》，清·邹澍著。⑨《本草思辨录》，清·周岩注。⑩《药征》，日·吉益为则著。⑪《研经言》，清·莫枚士著。⑫《经方例释》，清·莫枚士著。⑬《石室秘录》，清·陈士铎著。⑭《王旭高医书六种》，清·王泰林著。⑮《医林改错》，清·王清任著。⑯《王氏医案译注》，清·陈念祖著。⑰《增补评注温病条辨》，清·吴瑭原著，王孟英等评注。⑱《温热经纬》，清·王士雄纂。⑲《通俗伤寒论》，清·俞根初著。⑳《伤寒瘟疫条辨》，清·杨栗山著。㉑《冷庐医话》，清·陆以湉撰。㉒《血证论》，清·唐宗海著。㉓《感证宝筏》，何廉臣订本。㉔《温热论讲义》（原名"重订广温热论"），何廉臣重订。㉕《全国名医验案类编》，何廉臣评选。㉖《治验回忆录》，赵守真著。㉗《医学衷中参西录》，张锡纯著。㉘《八法效方举隅》，冉雪峰著。㉙《中医对儿科妇女病的

治疗法》，蒲辅周著。㉚《蒲辅周医案》，高辉远等整理。㉛《中医诊法要览》，日·大塚敬节撰。

二、谈专方

徐灵胎说：一病必有一主方，一方必有一主药。这是徐氏的临床心得，医家不传之秘。现在的人，不少动辄讲辨证论治，漫无边际，让人抓不住重心，这是没有真正读懂、读遍中医的典籍，还限于一知半解中。无怪治起病来，心无定见，越旋越远，处方用药，朝令夕改，寒热杂投，以致影响疗效。

目前中医界似乎存在两种倾向：一是不讲辨证施治，只强调专方、单药；二是只强调辨证施治，随证下药。两者均有所偏，未能称是。我认为，中医治病，必须辨证论治与专方专药相结合，对于有确实疗效的专方专药必须引起高度的重视。宋代《太平惠民和剂局方》虽然收录很杂，由官药局统一方药剂量，在一定程度上限制了医药的发展，但是对于提倡专方专药起了重要作用。我们今天常用的至宝丹、逍遥散、苏合香丸和藿香正气散等都来源于《太平惠民和剂局方》。此外，民间采风也是发掘整理专方专药的重要途径。这项工作不重视起来，就会使祖国医学的宝贵遗产丢失。专方专药能起沉疴大病，古人就有"气死名医海上方"之说，所以习医者也不可不讲。专方专药的好处是：①收效快。②药味少，价廉。③一般用法都比较简便。其有效、廉、便的优点，有很高的价值。下面举几个例子来说明专方的重要性。

小儿伤食为临床最为常见的病症。邑友人高聘卿曾传一方，治小儿伤食。鼻下人中两旁发炎，垂两条如韭叶之红线，有时发热，不喜食，或有口臭者，用黑、白牵牛子各等分，炒熟，碾筛取头末，以一小撮合红糖少许服下，大便微见溏，红线

立消，喜进饮食而愈矣。我自得此方，屡经投治，其验如鼓应桴。

又如小儿慢性肾炎，日久病深，面部多白无血色，或水肿，精神萎靡不振。用玉米须每日30～60克，煎汤代茶，连服6个月，有较好的效验。

再如鹤膝风，膝关节红肿疼痛，步履维艰，投以《验方新编》四神煎恒效。药用生黄芪240克、川牛膝90克、远志肉90克、石斛120克。先煎四味，用水10碗（约1500毫升），煎至2碗，再加入金银花30克，煎至一碗（约150毫升），顿服。历年来我和几位同道用此方治此病，多获良效。其他如疟疾用常山剂、达原饮，胸痹用栝蒌薤白剂，肺痈用千金苇茎汤，胃痛用小建中汤，均有良效。凡此都说明专方治专病，疗效确实。要摸索出治某病的专方，必须在众多方药中去粗取精，不断筛选，才能得到，唯其如此，才更觉其可贵。为医者欲使医业精进，还必须在专病专方上认真下工夫。

专病专方是中医学的基本思想。《伤寒论》各篇皆标明"病脉证治"。何谓病？何谓证？病者本也，体也；证者标也，象也。有病始有证，辨证方能识病，识病然后可以施治。六经皆有主证、主方，如桂枝证、白虎证、柴胡证及承气证。此皆有是证即用是药，故一证有一证之专方。又如《金匮要略》中百合病，尽管现证不同，而有百合知母汤、百合地黄汤、百合鸡子黄汤及滑石代赭汤之异，但都以百合剂为专方；阴阳毒用升麻鳖甲汤为专方；血痹以黄芪桂枝五物汤为专方。此皆有是病即用是药，故一病有一病之专方。这种专方专药与辨证论治相结合的治疗方法，正是中医学的根本所在。否则不能辨病，焉能识证，不能用方，焉能施治。可见研读经典，必须入细，对其精神，差之毫厘，则谬以千里。希望学习中医者，当随时留意专方，才不负仲景"博采众方"之意。

[原载于：中医杂志，1981，（8）：12-14]

岳美中教授治疗咳喘病经验

李春生[1] 杨磊[2*]

（1.中国中医科学院西苑医院；2.河南省南阳市中心医院）

咳喘，大体指一类出自喉、肺间的痰声互见或气急痰鸣的疾病。本病外感及内伤兼而有之，其标在肺，其本在脾、肾，相当于现代医学的呼吸系统疾病及呼吸道传染病等，属于常见病和疑难病的范畴。已故著名老中医岳美中教授（1900—1982）于25岁时患肺病咯血，几无生趣，乃决心弃文从医，"自救救人"，故于咳喘类疾病所用功力尤深，心得亦多，疗效颇著。现将岳老有关咳喘的论述汇集成文，供有志于继承与发扬中医学术者借鉴。

一、感于外，肺先受之，唯开达宣肃是务

咳喘之病，大抵新患，新作多为外感所致，而外感六淫必由皮毛而入，因肺主皮毛，最易感受外邪，以从其合而发为咳喘。岳老认为，外感咳喘，无论四时，多因于寒邪。盖寒邪随时气入客肺中，咳喘因生。支气管炎多在秋冬发作，即外寒袭肺所致。咳嗽本身为机体抗病之反应，故治宜因势利导、引邪外达，不能早用敛肺止咳以锢邪，否则易转为慢性、缠绵难愈。治疗大法，当辛温以宣通肺气为主，邪得温而自散，肺气宣通而咳喘自止。临床常用方为：轻症鼻微塞、不发热而咳，以止嗽散启门逐寇；咳而痰多，常以六安煎加减；咳嗽喘满、头目昏痛、鼻塞声重、痰涎不利及胸膈胀闷者，予金沸草散；风寒袭肺、新喘呼吸急促、胸闷息粗者，予定喘汤；伤风见寒或伤寒见风，而往来寒热及咳嗽不止者，则以柴陈煎主之。

另外，岳老还自制一方，名止咳汤，以宣通肺气为主，药用荆芥、防风、前胡、白前、桔梗、杏仁、连翘、贝母、芦根和甘草。方中，以荆芥、防风疏散风寒之邪，前胡下气祛痰，白前祛深在之痰；浙贝母治外感咳嗽，合杏仁利肺气，有相互促进的作用；连翘及甘草解毒，桔梗及芦根清肺利膈排痰。诸药共奏宣通达邪、宁肺止咳之功。无论新

久咳嗽，凡属外邪流连、肺气失宣者，均可以此方汗而解之，俾皮毛通而肺气通，其咳自止。临床应用时，寒甚加苏叶，热甚加麻黄和石膏。再则，此方由桑菊饮变化而来，故依证可酌加桑叶和菊花等。

对于外感咳喘之重症，以上后世方药难以胜任者，即选仲景古方。咳喘口渴、身热不高，无其他特殊症状者，无论有汗无汗，均予麻杏石甘汤；咳而喘甚，或哮喘，喉中如水鸡声，选射干麻黄汤；咳而发热怕冷，汗不出或汗出不畅，喘息不得平卧，卧则咳甚者，予小青龙汤。口渴而烦，有热象，加石膏。岳老指出，慢性病患者肺多郁热、外寒包火，咳喘因发且多剧烈，但解其寒，内热即散。如热盛，则可佐以黄芩及知母之类；咳喘腹满身热甚者，则以厚朴麻黄汤出入治之。

对于外感咳嗽，岳老再三强调，首宜禁用收敛药。如五味（古方即使用之，必伍干姜、细辛及半夏之属）和米壳等，以免致迁延不愈。另外，滋腻甘寒也在所应忌；体弱及老人偶患伤风感冒咳喘，亦宜先事宣达；感冒风寒之咳嗽，最忌葶苈子，因该药泻肺，性最猛悍，投之则患诛伐太过，必致病随药变；风寒咳喘之人，尚宜忌食荤油。再者，外感咳喘，表邪是其共性，而个人禀赋或偏阴偏阳，或脾虚肾虚，故所患症状亦各有所异。治疗时需把握其共性与个性之联结，权衡处以方药。

病案一

高××，男，58岁，患气管炎。咳嗽夜甚、喉痒、胸闷、多痰，日久不愈。

药用：荆芥6克、前胡6克、白前6克、杏仁9克、贝母9克、化橘红6克、连翘9克、百部9克、紫菀9克、桔梗6克、甘草3克、芦根24克。

嘱服4剂。复诊大见轻减，夜间已不咳，剩有微喘，仍多痰。上方加海浮石9克祛痰，紫苏子9克定喘。服4剂，追访痊愈。

* 执笔者

二、伤自内，脾肾为主，当调理滋补为治

岳老尝谓：中医治咳喘与哮喘，一般新咳治肺，痰咳喘治脾，虚喘治肾；咳喘"新病在肺，久病在肾"，可知咳喘之内伤，以脾、肾为主，故治当以此为着眼点。临床治疗痰咳喘，病在脾者，多选用六安煎；脾虚较重、土虚不能生金而邪不能解者，六君子加苏子、杏仁、厚朴，或异功散加贝母、白前；阴虚血少，或脾胃虚寒之辈，或肾气不足、水泛为痰，而咳喘难愈者，悉主以金水六君子煎；阳气虚而脉微神困、懒言多汗，力主加人参；脾虚不能制水、水泛为痰，予理中汤，或理阴煎及八味丸之类，以补土母。

岳老明确指出，以上虽皆为良法，但皆需参以祛邪之品。临床虚喘多为肾不纳气、肾虚精气亏乏，多予八味地黄加鹅管石、补骨脂及五味子，平时服肾气丸。对于咳喘经年不愈，则在除其外邪后缓解期予固本咳喘丸治之。亦每用自拟参蛤三七散治之。药用人参30克、蛤蚧4对、三七30克，共研末，每服1克，日2服。此方对老年及体虚之人适宜；于青壮年人，必为真元虚者方用之。若兼挟瘀血，则加郁金；肾虚久咳喘者，辄加用紫河车一具，炒炙研粉服之，以增强补肾之力。对咳喘宿疾培本，每予河车大造丸。

岳老认为，咳喘阳虚者易治，阴虚者难治。尝于阴虚咳喘之缓解期予集灵膏，药用人参、枸杞子、天冬、麦冬、生地、熟地、牛膝、白蜜、肉豆蔻、补骨脂、阳起石、沉香、茴香和肉桂（《温热经纬》）。岳老强调指出，凡培本之方需长久服之，方可收功；其间若新感表证，则可暂停。

对于内伤咳嗽，岳老则认为，其多本于阴分，治当滋阴为主，宜一阴煎、左归丸、六味之类。但也有元阳下亏、生气不布，以致脾困于中、肺困于上，而为喘促、痞满、痰涎呕恶及泻泄畏寒。凡脉见细弱，证见畏寒、咳嗽不已者，皆不宜止咳，但补其阳，而咳自愈，可随证选用右归丸（饮）、八味丸、大补元煎、六味回阳饮、理中汤、劫劳汤（白芍、人参、炙甘草、黄芪、当归、熟地、五味子、半夏及阿胶）。肺气肿症见咳嗽、咳痰，呈白沫状而量多，兼有喘促、昼重夜轻、苔白脉虚者，岳老谓其属本虚标实，特自制保肺汤以扶正祛邪，药用党参12克、黄芪18克、麦冬12克、五味子（捣）6克、贝母12克、百部6克、苏子9克、葶苈子（炒、捣）4.5克、前胡9克、桔梗6克、半

夏9克、橘红6克、枳壳6克、杏仁9克、山药18克、炙甘草6克、红枣4枚（去核）。肾虚者，加枸杞子12克、菟丝子15克、青娥丸10克。

对老年慢性支气管炎、肺气肿，肾虚作喘和心气虚喘者，则以保元汤合生脉饮，并加麻黄、附子和枸杞子，有时酌加葶苈子和大枣。岳老曾治一例老年妇女。其患慢性喘息性气管炎，长年咳喘，感冒或劳累即发作，夜间常不能平卧，平卧即咳喘加重。曾用延年半夏汤略有好转。用玉屏风散合六君子汤加补骨脂、紫河车也未控制，改用此方得以控制。停药又作，服本方则又好转。此方屡经验证有效，后以此方配成丸药缓调。对老年抬肩作喘、鸡鸣前后起作喘息而汗出之危候，则急予黑锡丹，以镇下元、止喘急。

还特别提出，另有一种瘀血咳嗽，前后心胀，喉中有血腥气，脉涩，试以热姜汤呷之，作呕者即是，宜平胃散合越鞠丸方加韭叶、童便消伐。若气竭肝伤、咳唾血腥者，宜四乌鲗骨一藘茹丸；若伤损瘀积在胃、不时吐血、面槁色滞、脉弦涩者，当先服百劳丸，药用炒当归、乳香及没药各30克、人参60克、大黄120克、桃仁140枚、䗪虫140枚（去足翅）、水蛭140枚，为末蜜丸，如梧桐子大，每服15～30粒，百劳水（即甘澜水）送下。以下恶血为度，食白粥百日后，服异功散调补。

病案二

彭××，女，15岁。生后7个月，因感冒而遗留哮喘宿疾，每当气候变化即诱发哮喘，且缠绵难愈，发育不良。及学龄后一遇劳累，亦每致病发。

其父知医，常以小青龙汤及二陈汤等治之，10余年屡发屡治，屡治屡发。1970年夏其父外出，嘱岳老随时照顾其疾。岳老在其感冒或劳累发作咳喘时，暂投以降气疏肺之剂，愈后即谆嘱不断服河车大造丸，半年后体格见壮。到1971年夏季发育迅速，随之宿疾亦即消除。又观察1年，其只在一次流感时偶发咳嗽，并未带喘。

三、痰湿阻，气机乖逆，酌疏渝温清随宜

岳老指出，大凡咳喘病，不外外感与内伤所致肺、脾、肾之脏失调，肺失宣降、痰气交阻、气机逆乱，而"痰"则多伴随发病之始终，为发病过程中的一个重要环节。对咳喘的治疗，即包含辨证治痰之因素在内；对痰的治疗，直接关系本病的疗效。痰之成因不同，故治疗时需切中病机，方

可奏效。

"脾为生痰之源，肺为贮痰之器"，治痰不理脾肺非其治。故一般治疗大法为顺气为先，继以实脾燥湿，而分导次之。凡痰饮咳嗽，不可盲目止咳，应热痰清之，湿痰燥之，风痰散之，郁痰开之，顽痰软之，食痰消之。外寒袭肺，肺失宣降、津液敷布失常而有咳喘，法当辛散宣疏。因寒致饮者，温化寒饮；痰咳喘因于脾湿者，用六安煎、异功散及六君子汤。脾肾不足、水泛为痰者，用金水六君等调理脾肾之治，前面已述及，皆需分清主次、标本、虚实及阴阳，随其宜而酌予开达理气、疏渝清解、温运燥化及滋填摄纳等法。兹另介绍几首岳老治疗咳喘得心应手的效验方剂。

1. 利肺汤　药用沙参、马兜铃、山药、牛蒡子、桔梗、枳壳、杏仁、生甘草。此方为岳老自制方，用于治疗干咳痰黏不爽之证。岳老谓，此证与燥咳稍异，尚属难治，属肺燥胜而痰涩。燥则润之，涩则疏之，润肺利气是制方之本。若不知燥痰润肺，而反用宣法，则愈宣愈燥，势将干咳不止；若不知痰涩当疏，则痰黏难愈。方用沙参润肺益气，马兜铃开豁结痰，是一开一阖；山药滋脾补虚，牛蒡子宣散结气，为一补一泻；桔梗利咽排气排痰，枳壳下气降逆，乃一升一降。诸药合用，则相反相成。咳而喉痒者，加橘红；痰多咳甚者，加贝母；喘者，加瓜蒌仁，但必用新炒者定喘力始大，陈久者不良。本方既滋阴润肺，又能疏渝壅塞、干咳痰不爽、干咳频频之症。一般连服7剂，常获疗效。

病案三

刘××，男。患感冒咳嗽，经治疗感冒愈后咳仍不止，且咳痰不爽，喉一痒咳即发作，早起尤甚，力咳而痰始稍去，总有痰涎黏着于喉间之感，胸部苦闷，鼻塞不通，脉数舌红。处以利肺汤加化橘红4.5克、贝母9克、白薇6克。服3剂，咳即爽，胸亦畅。再服3剂，咳嗽基本痊愈。

2. 苏子降气汤　药用苏子、橘红、半夏、当归、前胡、厚朴、肉桂、炙甘草、生姜。主治男女虚阳上攻、气不升降、上盛下虚、胸膈痰多咳喘。岳老谓，其作用有三，即除痰温中、降逆定喘及消痰润肠。此方行补、润燥并用，上下、标本兼顾，肺、脾、肾三脏同治，可豁痰降气、平喘理嗽纳气，为治疗上盛下虚咳喘诸症之良方（痰涎少者不宜用）。凡慢性支气管炎、肺气肿、哮喘见该汤证

悉宜之。临床应用时，虚者，加人参；气逆气短息促者，加盏沉香0.3～1克（分冲）；肾不纳气者，加五味子和冬虫夏草；慢性支气管炎初期者，加苏叶。另外，治喘时还可加枳壳，以取其利肺下气。再者，凡咳嗽嘴辣乃肺之本气虚，而干姜味辛，守而不走，肺主辛，故以辛补辛，其力甚大。若用生姜，则偏于表散，其效反不显。因此，运用本方之要点是用干姜而不用生姜。如有下列情况者，不宜随便使用本方：①肺肾双虚之咳喘，不见痰气湿盛症状者。②肺肾水湿瘀结、痰喘特甚、形气俱实者。③表证不解之痰喘咳嗽者。④热盛灼肺或阴虚火旺之喘咳者。⑤大便溏泄、气少食衰者。⑥有蛔虫史而经常腹痛者。

病案四

王××，43岁。有肺气肿宿疾，于1970年5月22日就诊于岳老。其脉右关浮大，咳嗽咳痰，呼吸不利，短气不足以息，且胸闷乏力、腰腿酸困、小便频数，午后两胫部水肿。西医检查，尚有肝下垂。

因其脉右大而无力，故主气虚。予柴芍六君子汤，以补气化痰，兼顾其肝。服4剂。

5月27日二诊，腿肿见好，咳稍减，痰仍多。脉浮大如故。前方加苏子和桑皮，继服4剂。

6月3日三诊，咳稍轻，而痰仍未减，乃改投苏子降气汤原方。服药后咳与痰虽俱减，而胸满腰酸便数等症未见消除。按苏子降气汤为治疗咳喘之方。就此例患者而言，咳喘是矛盾的普遍性，但还有胸满腰酸等症，即矛盾的特殊性，而原方中未加针对此特殊性矛盾的药物，故胸满腰酸等症未能得到解决。因此，加人参以补气，加沉香以纳气归肾，加肉桂以治上盛下虚，更入冬虫夏草以化痰益气。服10余剂，诸症基本消失。

3. 延年半夏汤　药用清半夏9克、炙鳖甲12克、前胡6克、苦桔梗4.5克、东人参6克、炒枳实3克、吴茱萸9克、槟榔片4.5克、生姜片9克（《古今录验》方，载于《外台秘要》）。方中，生姜、半夏、吴茱萸和胃降逆，为治水饮之要药；吴茱萸一味，岳老体验尤深，盛赞其治咽头至胃部之黏液样白沫壅盛有殊效；鳖甲柔肝和肝，槟榔利气舒肝，枳实、桔梗升降相因，前胡宣肃肺气。令肝气和调、肺气顺降，则气机复常而咳喘平，正如庞安时所谓："故善治者，不治痰而治气，气顺则一身之津液亦顺矣。"方中更用人参培植元气，斡

旋其间。本方对突发性阵咳作喘、痰带白沫、苔白腻、证属偏寒者，投之辄效。岳老以此方治疗支气管炎，多人皆验。

病案五

萧×，女，42岁，唐山人。夙有支气管喘息宿疾，其时复发甚剧，持续20余日，昼夜迭进内服药及注射剂无效，濒于危殆。症见突发性阵咳，咳则喘，咳喘作需10余分钟，咳黏液样白沫痰，至痰咳出而气道无阻始渐平息。但隔半小时或一小时咳喘又作，昼夜20余次，不能平卧，只以两手抵额，伏于枕上。其面目因头久垂而现水肿象，其脉虚弱无力，无热，精神困惫，不欲睁眼，见医生至稍抬头即伏枕上，作喘息声。自云痛苦万状，不欲求生。唯左关浮细而弦，苔白腻。岳老据其现症、脉象及舌苔，姑投以延年半夏汤。不意服药后夜间即能平卧，次日竟霍然而愈。

[原载于：中医函授通讯，1991，（2）：26-28]

中西医结合相得益彰

岳美中　口述　李春生　整理

中医和西医是从不同角度研究人体疾病的两大学派。岳老认为，它们各有所长，也各有所短，应当相互结合，取长补短，才能相得益彰，促进医学的发展。

岳老说，关于中西医结合的好处，在1962年初赴印尼给苏加诺总统治病的过程中，体会得较为深刻。

当时，中国政府派往印尼的肾石病医疗组由中西医合并组成。组长是吴阶平教授，西医泌尿系专家。组员有：胡懋华（女）教授，西医放射科专家；方圻教授，西医心脏系专家。岳老、邓学稼大夫（内科）和杨甲三大夫（针灸）都是中医专家。医疗组从1月12日起程赴印尼，到5月15日返回北京，当中四个月时间，这个医疗组的中西医真诚团结、紧密合作，为完成印尼当时最高领袖的疾病诊治任务共同付出了辛苦劳动的汗水。苏加诺总统肾石病的痊愈，固然是中西医诊治的结果，但从工作实践的全过程看，却体现了我国政府"中西医结合"伟大号召的威力。

岳老回忆当时的情景说，在这一诊疗工作中，西医方面，当时用尽了各种科学检查，确定了患者的左肾失去了功能，以及存在输尿管结石；但在治疗上，那时除了手术外，别无方法，然而患者不接受手术治疗，最后只能把诊断的结果交付中医。中医方面，通过望、闻、问、切的四诊合参，了解到患者的左、右肾有不平衡征象，但对于结石的位置和体积等都不能得出具体的诊断，因此，中药与针灸很难说有适当的措施，只有让西医来协助观察疗效的成败。所以，没有西医的诊断，中医的治疗是茫然的；没有中医的治疗，西医的诊断是落空的。

医疗组在合作诊治中，也有过一些曲折和争议，这是科学工作者之间的正常现象。中西医生之间有时看法会不一致，而引起争端，彼此会反复地说明理由。每个人都尽量发表自己的意见，使出所有的力量。另外，在中医与中医之间，有时也各执己见。在用药的寒热上，在针灸的补泻上，医生常有争论，甚至相持不下，争得面红耳赤。如今日不能解决，明日继续再争，非趋于意见统一，不许施之患者。只有学术上争辩愈明，才有真理的涌现。只有找到真理，在治疗上才会收到比较满意的结果。

岳老说，这次对苏加诺的肾石病采取了"西医诊断，中医治疗，中西医共同观察"的方式，中西医站在一条战线上，分工合作、各尽所能、相须为用、相辅相成。中西医结合既发挥了中医的长处，用中药通利和强肾，用针灸增强这一作用；同时也发挥了西医的长处，通过造影照相等方法，观察左肾功能的恢复程度；既发挥了中医的积极性，也发挥了西医的积极性。所以，这次治疗能够获得成功，用药用针恰到好处，疗程能够缩短，肾石能够消除，正是说明中西医结合相得益彰。

岳老最后指出："我们认为这一工作实践中的经验，有谈出来的必要，因为这一经验对将来中西医创造新医药学，也许是通向目的地的一条道路。"

（整理于1981年秋）

医德诗话

岳美中　手稿　李春生　整理

　　医德是医生诊治疾病时所应遵守的社会道德规范。我自行医开始，就很注意医德的修养，并写了两句话挂在室壁："治心何日能忘我，操术随时可误人。"以此勉励和约束自己，数十年如一日，未敢稍懈。

　　古有"医者九流之首"的俚语，说明社会上很尊敬医生。清·袁子才82岁患痢疾甚笃，医者馈以制大黄服之，病竟豁然而愈。乃赠诗谢曰："药可通神信不诬，将军竟救白云夫。医无成见心才活，病到垂危胆亦粗。岂有鸩人羊叔子，欣逢圣手谢夷吾！全家感谢回天力，料理花间酒百壶。"诗情感人肺腑。

　　病家爱戴医生，医生更应养成良好的医德，急患者所急，痛患者所痛。作风要正派，精神要专直，态度要和蔼，说话要庄重，服务要热心，手脚要干净。切记不能吹吹拍拍，拉拉扯扯，乘人之危，谋取私利。甚至剽窃别人，卖弄自己，写假文章，报假成绩，贪天之功，攫为己有，置解除人民疾苦之重任于度外。

　　祖国医学历来重视医德。《黄帝内经》对学医者"非其人不教"，《伤寒论》教导医者不要"企踵权豪"，《千金方》更有规劝医生不要胡作非为的专论。近代医家将医德诸事写成诗歌韵文，词近旨远，别饶逸趣，发人深省，值得一读。

　　徐徊溪之《道情·行医叹》警策剀切，颇能感人："叹无聊，便学医。唉，人命关天，此事谁知，救人心做不得谋生计。不读方书半卷，只记药味几枚。无论鼓胀风劳，伤寒疟痢，一般的望闻问切，说是谈非。要入世投机，只打听近日时医，惯用的是何方何味。试一试，偶然得效，倒觉得稀奇；试得不灵，便弄得无主意；若还死了，只说道，药不错，病难医。绝多少单男独女，送多少高年父母，拆多少壮岁夫妻。不但分毫无罪，还要药本酬仪。问你居心何忍？！王法虽不及，天理实难欺。若果有救世心，还望你读书明理……"笔锋犀利，入木三分。作者虽受时代局限，有迷信思想，但其基本观点是正确的。"救人心做不得谋生计"句，学医者尤宜持为圭臬。

　　明·龚信作《庸医箴》说："今之庸医，衒奇立异。不学经书，不通字义。妄自矜夸，以欺当世。争趋入门，不速自至。时献苞苴，问病为意。自逞以能，百般贡谀。病家不审，模糊处治。不察病源，不分虚实，不畏生死，孟浪一时。忽然病变，急自散去。误人性命，希图微利。如此庸医，可耻可忌。"此诗对庸医的批评，可谓一针见血。

　　又，作《警医箴》云："至重惟人命，最难却是医。病源须洞察，药饵要详施。当奏万全效，莫趁十年时。生死关系大，惟有上天知。叮咛同志者，济世务如斯。"廖廖数语，切中要害。治病"务如斯"三字，闻之如鸣警钟！

　　我希望，医德修养问题应引起医界的重视。若能造就一支医术、医德兼优的中医队伍，祖国医学事业就会前途光明。

[原载于：河南中医，1982，(1)：27]

传薪续焰谱新章

——喜读耿鉴庭撰述《喉科正宗》

陈可冀　李春生*

由中国中医研究院西苑医院著名喉科专家耿鉴庭研究员撰述，耿刘同、耿引循及刘慕伦整理的《喉科正宗》一书，近日在广西科学技术出版社出版发行，与读者见面。拜读耿老这一传世之作，深感美不胜收，受益无限。

中医喉科的形成，可上溯至后汉张仲景《金匮要略》、隋代巢元方《诸病源候论》和唐代孙思邈《千金方》。明清以降有了较大的发展。影响较为深远的著作，如明·陈实功《外科正宗》提出虚火实火、紧喉慢喉之说，并列咽喉看法、咽喉治法多条，后世奉为圭臬。清代郑瀚（梅涧）《重楼玉钥》对喉科疾病的诊断和治疗都有较详细的论述。尤其在彰明急性感染性喉病"白缠风"（近似白喉）上有独到的见解。郑氏创立的养阴清肺汤疗效卓著，颇受近人欢迎。无名氏《喉科紫珍集》列72种咽喉病证治图说，刀、针、烙、熏等临证20法，流传甚广。郑梅涧《喉白阐微》、方补德《喉风论》及曹心怡《喉痧正的》，则是关于白喉、喉风和喉痧的专书。他们各以自己的临床经验，丰富了喉科学的宝库。但能集其大成，突出对喉科药物和方剂的真知灼见，填补中医治疗关下喉痹的空白者，当推扬州耿氏喉科的传人——耿鉴庭所撰的《喉科正宗》。

《喉科正宗》原名《喉科传真》，系耿老整理其家六世喉科经验而成。全书计五卷，分别为喉科概论、咽喉药谱、咽喉方鉴、咽喉诊籍和咽喉方论。兹对本书特点加以评介：

一、博观约取，深入浅出

耿老曾任中国中医研究院图书馆副馆长，又出身于喉科世家，经眼之书何止万卷。在《喉科正宗》一书中，旁引博采、左右逢源的地方随处可见。但耿老在撰写本书时，始终注意博观约取，深入浅出，抓住中心，联系实体，使读者学得会、用得上，能够取得较好的疗效。

在谈咽喉部位与名称时，耿老说，关于"喉蛾"二字，"吾家有较深入的研究"。查蛾是虫类，又作木耳、蘑菇等别称，本草书上称木耳叫木蛾，桑耳叫桑蛾，槐耳叫槐蛾。李时珍曾说："木耳生于树之上，无枝叶，乃湿热余气所生，曰耳、曰蛾，形象也……或曰地生为菌，木生为蛾，北人曰蛾，南人曰蕈。"无病的两块腺体很像两个圆顶的小蘑菇，译名为扁桃体，也是此类形象之名。一旦红肿增大，则形或各异、高低不齐，好像一撮木耳，有的突出像蕈类。因为红肿热痛了，中医叫作喉蛾红肿，西医称为扁桃体炎，或间隙里有脓栓，粒粒突出，就像莲房，称作莲房蛾，甚至融合成片，遂又有"如乳白色蚕蛾"的比喻。上述解释明白晓畅，使人读后心扉洞开。

在谈病因、病机时，耿老认为，咽喉病以火证为多，必须提出讨论的还有"气"和"痰"。痰是病变的产物，不论虚火实火，均能蒸灼津液成痰，或积垢不化，也能酝酿成痰。痰往往与风混合，在人体作祟，或隐或显，变幻莫测。何以治喉病，慢性的离不了化痰、祛痰，急性的离不了涌吐顽痰和逐痰涎之剂。有两句成语叫作"风为众病之因，痰为诸证之侣"这一论点，尤其适用于咽喉痰病。披阅历代喉科诸书，虽皆有喉病需化痰之说，但未尝放在显著地位，耿老积60年临床心得，强调咽喉病生痰之因和祛风痰的重要性，对于研究和治疗喉科疾病具有指导意义。

二、喉科方药，刻意研精

喉科诸书，多列方剂而不释药物。因此，对药物在喉科疾病中的特殊用途，初学者及局外人颇难琢磨。耿老有鉴于此，在《喉科正宗》一书中，专立"咽喉药谱"和"咽喉方鉴"两卷，将咽喉科药物和家传方剂详加诠释，使之成为一部兼顾喉科初学和深造者的优秀作品。

"咽喉药谱"一卷，收录药物222种。其中咽喉科专用习用内服药如甘草、桔梗、西藏青菓及射

* 执笔者

干等计 92 种，咽喉科兼用备用内服药如大黄、凌霄花、萱草叶和蕨菜等计 15 种，咽喉科外用药如冰片、秋海棠梗、人指甲和珍珠等计 35 种。另附防治咽喉病证的粉类食品 10 种，疗治咽喉的药露 20 种。对于 2 种煎药用水和 5 种煎药用火，也详加阐发。卷尾重点将陈萝卜英和金莲花作了特写。耿老指出，陈萝卜英辛苦而平，功能下气宽胸、和中化滞、消痰、清咽祛风热，主治咳嗽、失音、喉痹和口疮等症，屡试不爽，防治效果兼备。金莲花微苦寒滑无毒，为毛茛科植物，功能清上热、解热毒。主治咽喉口齿及耳目唇舌之急慢性炎症，入煎剂或泡茶皆效。以上经验勾勒出了喉科用药的轮廓，丰富了祖国医药学宝库。

"咽喉方卷"一卷收录了耿老六世治疗咽喉痰病家传方 82 首。其中汤液方如荆防甘桔汤、爽咽汤、香苏抑气汤和银翘限腐汤等计 56 首，茶剂方如甘桔茶、柳芽茶、蜡梅花茶和芦膜茶等计 12 种，丸剂方如靖咽丸和遏云丸等计 6 首，外用散剂方如金锁匙散和瓜朱雄冰散等计 8 首。每个方剂都有主治证、用量、用法、方解和加减法。这些方剂突出了耿氏喉科用药轻灵、价廉效著的特点，浅显易懂，便于学者掌握，譬如主治妊娠咽痛的藿苏枳桔汤（广藿香 10 克、白苏段 6 克、枳壳 9 克、桔梗 6 克、橘皮 7 克、茯苓 10 克、陈萝卜英 12 克、枇杷叶 10 克）。在妊娠妇女出现腰痛时，为防其伤胎，耿老仿《平安秘录》之意，加银器 30 克左右入煎，不仅能治愈咽喉肿痛，安胎效果也非常显著。关于方剂的用量问题，耿老指出："有谓药方分量太小，不能治大病者，其实不然。吾家数世，即是凭此不重之量，解决许多急大之证（当然与地方习惯也有些关系）。如果证重或服后即吐者，不妨再服第二剂甚至第三剂。方今药量趋大，随着地域的不同，量可酌加，但比例最好不变。因其中某多、某少，某能多，而某不能多，某能少，而某不能少，并非一日之功定出，乃从大量病例中得来，有可以方传者，有仅能意会者，此中分寸，此中甘苦，非泛泛涉猎者之所能知也。"这一番教导，学者深当体味。

三、重视临床，公开家秘

《喉科正宗》一书，自始至终将临床实践放在第一位，强调临床效果是检验喉科理论和方药的标准。正因为如此，本书从第二卷开始，以大量篇幅

介绍了耿氏喉科治病经验及案例。耿老还在第四卷"咽喉诊籍概述"中谈到，凡列举病证和医案，皆选取"有代表性"者，以能反映"数世一脉相承的学术思想"为目的。其中叙述个别疾病之特点，较为仔细，使读之"如亲见其诊治情况"。在治疗方法上，他认为内服和外治相结合是提高咽喉疾病疗效的关键。这一指导思想，在第五卷论述急症关下喉痹时，体现得尤为突出。

喉痹，《黄帝内经·素问·阴阳别论》谓由"一阴一阳结"所致。一阴指心包，一阳指三焦，概由火气内郁，循经上升咽喉而发病。病位在关下者，表现为嗌肿、呕涌、心烦、逆气、舌卷及两寸脉洪而溢等，"七八日不治则死"，属于喉科急危重症。应与《中医喉科学》中所谈"咽喉红肿、疼痛较轻而不剧，并有轻度吞咽不顺或声音低哑等症候"之喉痹相区别。耿老说，本病相当于现代医学之急性或亚急性会厌炎，病变在声门上组织，炎症浸润压迫会厌根部，导致该处静脉回流受阻，迅速发生会厌水肿，令人窒息而死。据国内外文献报道，治疗此病常需采取紧急气管切开术，才能使患者转危为安。耿老以家传降火散结方丹栀射郁汤内服，严重者配合烟熏、涌吐、含漱、针刺、压按穴位与勒法等措施。凡治疗及时者，屡用得效，充分体现了中医药的优势。

丹栀射郁汤来源于乾隆年间东阿县刘姓老医家，系既往耿氏喉科不传之秘。歌诀原文是："剧痛不见肿，水谷难吞送。强咽越坡轻，拒吞呛顶重。心烦欠安宁，颈僵怕转动。其病在关下，速治勿轻纵。此乃急喉痹，甚至遭丧恸。须分顺险逆，悉心取与控。一阴一阳结，胞络三焦壅。牡丹栀子花，射干郁金共。连翘豉赤苓，竹叶甘草从。隔年萝卜缨，集腋如无缝。若咳或溲涩，可加前杷通。边漱边下咽，能过即能松。倘有哮吼声，证即属喉风。风痰互纠缠，服此则无用。喉痹是危病，暴死真堪恐。"书中对这段歌诀作了详释，并列举此法经北京市建筑工人医院验证 66 例，山东中医学院附属医院验证 7 例、江苏省宝应县中医院验证 13 例，用药后喉镜检查可见会厌水肿充血消退，吞咽困难消失，值得进一步推广应用。

四、实事求是，强调发展

中国古代部分医家的著述，谈成功者众，谈失败者寡。故令初学者读医三年，尝谓无病不可

治。及其临证三年，才发现"医之所病，病道少"。每每走一段不小的弯路。《喉科正宗》对应选药物的功效和疾病的治疗都采取尊重事实、实事求是的态度，选择病种，主张"不包罗万象""不罗列铺排"，直截了当地提出一些传统治疗的独到经验。例如，开关药多称银开，耿老依据自己亲身实践，指出它是蓼科植物野荞麦，根供药用，治疗急症喉痹，含漱即可见功，醋磨其效甚捷，煎汤且可内服，疗效较土牛膝根强，但用量不宜过大。这一段论述谈得绘声绘色，令人耳目一新。咽喉癌症的发病率很高，耿老却说："吾家方法虽有，但效果不太明显，似没有多大参考意义，故也不凑数列入。"这种能与读者推心置腹、坦诚相见的治学态度，值得我们中医药工作者学习。

耿老是我国著名的医史学家，深知时代在前进，中医也要发展。中医喉科学的发展，必须在发扬传统特色、继承遗产、昌明中医的基础上，走中西医结合道路。因此，他作为中国中西医结合研究会耳鼻喉科学会筹备委员会主任委员，在《喉科正宗》一书里，积极倡导中西医结合。书中无论谈药物和疾病，皆尽量进行中西医相互印证。在谈白喉和烂喉丹痧（猩红热）时，强调两者"中西医在直

观诊断方面，没有多大区别，但中医治疗也具有一定的效果。若能中西结合，则更能满意。"对于急性会厌炎（急症关下喉痹）的治疗，尽管有家传效招，但他也认为其治疗方法及经验存在着不断实践、认识、再实践和再认识等问题。因此，耿老自1975 年开始，在北京市耳鼻咽喉科研究所与北京医学会联合举办的中医鼻科、咽喉科讲座上，大胆公开家秘，连续主讲，并将全文登载于《北京市耳鼻咽喉科学术活动的资料》中，让中西医同道加以验证，写出学术报告。结果使很多危重患者服用中药后转危为安，避免了气管切开的痛苦。根据北京市建筑工人医院耳鼻喉科主任（西医）的报道说，对于急性会厌炎："自 1976 年以来，我们采用中药治疗，无一例失败，足以说明中药治疗此病有较好的疗效。"这一中西医结合的思路值得我们借鉴。

总结上述，我们认为《喉科正宗》是一部有独到心得和见解的好书，是一本传薪续焰难得的优秀著述。相信本书的问世和流传，必将为中医、中西医结合喉科学的发展增色添彩。

[原载于：中国中医药报，1991-03-29，1991-04-01：第 3 版]

侯诚治"八脉交会穴"与"五输穴"临床应用探微

李春生

侯诚治老师是天津中医学院（现在改名为天津中医药大学）附属针灸门诊部的医师，是与王文锦、于伯泉和宋冠生在一起共事的第一线针灸名家。作者于 50 年前毕业实习时，有幸跟随年逾花甲的侯老 3 个月，对侯老治病一丝不苟、带徒诲人不倦的精神，至今记忆犹新。

侯老临床最常用的有效穴位是"八脉交会穴"和"五输穴"。他的选用方法有两种：一是按日定时取穴，二是特效取穴。所谓按日定时取穴，是根据天人相应的原理，参照子午流注和灵龟八法的选穴原则，于不同干支的日时中，选用不同的穴位，以调理气血阴阳治疗疾病。所谓特效取穴，是以某穴对某病有特殊疗效为依据的选穴方法，选取穴位以五输穴为主。这里依据侯老所述，加以整理，以

作纪念。

一、八脉交会穴

八脉交会穴系指公孙、内关、临泣、外关、申脉、后谿、列缺和照海八个穴位，又称为灵龟八法穴。它们都位于四肢肘膝以下，含有"父母""夫妻""男女"和"主客"等亲密关系，临床相互配用，能够产生 1+1 ＞ 2 的作用，从而提高治疗效果。

（一）治疗原理

八脉交会穴大部分是络穴，小部分是原输穴，而原输穴又为经络气血与三焦原（元）气的汇集点，因此，这八个穴位可通过脉络联属、经气转输

和奇经八脉直接或间接沟通，并以调节奇脉溢蓄的方式，对周身气血、阴阳的平衡起着矫正作用。明代李梴《医学入门》说："周身三百六十穴，统于手足六十六穴。六十六穴又统于八穴。"强调了灵龟八法穴位的重要性。

（二）诸穴功效

窦氏《标幽赋》说："阳跷阳维并督带，主肩背腰腿在表之病；阴跷阴维冲任脉，去心腹胁肋在里之疑。"以上数语，对八脉交会穴的功效作了简单概括。兹从八穴配伍的高度，分组述之。

1. 父母穴——公孙、内关　此二穴通于冲脉和阴维脉，主治心、胸和胃部疾患，尤以胃痛和呕吐最佳。

（1）内关的作用有三

1）宁心安神：本穴为手厥阴心包经之络穴，外注手少阳三焦经，内连阴维之脉。因而对邪扰包络或阴血不足所致的心悸和失眠有效。

2）宽胸理气、降逆止呕：心包络布相火于三焦，总摄手足阳明大肠与胃的生理功能。心包络相火之偏盛偏衰，影响三焦气化失常及胃肠气机的通降，因此，刺此二穴能够对胃肠气机起到调理作用。

3）和胃镇痛：《难经》云："阴维为病苦心痛。""心痛"即指胃痛而言，内关通于阴维脉，因此，具有和胃镇痛之效。

（2）公孙的作用有二

1）扶脾温胃：本穴是太阴脾经之络穴，与足阳明胃经表里相通，能够引导多气多血之胃经经气扶助脾气运行水谷精微，亦可起到温胃运中的作用，故对胃痛、便溏和少食有较好的疗效。

2）理气降逆：公孙经气通于冲脉。冲脉隶于阳明，冲脉气逆累及阳明，出现脘胀呕逆、泛吐清涎者，刺之有降冲逆、和胃气之效。

2. 夫妻穴——后谿、申脉　此二穴通于督脉和阳跷，主治目内眦、颈项、耳部、肩膊、小肠和膀胱等疾病，对发热、头痛、抽搐和眩晕疗效尤佳。

（1）后谿的作用有二

1）疏风邪、调玄府：本穴为手太阳小肠经之输穴，其脉与足太阳膀胱经相连属。太阳主一身之表，受病则恶寒发热，毛孔（玄府）闭塞，汗不得出。后谿可通调手足太阳之经气，鼓动卫阳，驱邪外出，故主治外感发热、头项腰背疼痛及疟疾等病症。无汗可发，有汗可止。

2）清热醒神、镇痉定惊：本穴通于督脉。督脉总督一身之阳气，其为病则热伤津液、经脉拘急，出现"脊强反折"。后谿可调理督脉之阳气，燮和阴阳之平秘，故用于治疗中风、癫狂、惊搐及烦乱不安等病证，收效显著。

（2）申脉的作用有二

1）镇惊安神、培本定风：本穴为阳跷脉之所生，阳跷是足太阳经之别络，自足走头，交足少阳、足厥阴经脉于额部。故凡阴虚阳亢、肝胆火升、虚风内动、跷脉失用，皆可引起中风、癫狂、不寐、眩晕和头痛等证候，针刺申脉调其经气，则可使根本得培，神安惊定风息。

2）舒展筋脉：申脉通过阳跷脉维系阳经之经筋，使经筋展缩适度，从而对小儿感热动风及筋脉拘挛所致之风疾、抽搐有治疗作用。

3. 男女穴——临泣（足）、外关　此二穴通于带脉和阳维脉，主治目锐眦、耳后、颊颈和肩部疾病，尤以对耳聋、目赤和颊肿等病证疗效最佳。

足临泣的作用有二：一为清肝胆气火，二为散少阳风热。因本穴为足少阳胆经输穴，其经气又通于带脉，所以凡肝胆气郁，带脉约束失职，火升于上而不降，以及风热客于少阳之病症，如目赤涩痛、头晕、耳聋、瘰疬、乳痛、胁肋疼痛及月经不调等，针此穴皆有一定效果。

外关的作用亦有二：一为外散六淫之邪，二为内清三焦壅热。因本穴为手少阳三焦经之络穴，其经气内通阳维脉。阳维维系人身在表之阳气，其病则邪气束表，而"苦寒热"；三焦乃相火游行之道路，其病则火邪内郁，耳聋颊肿。以上表里之邪热，皆可针外关以调之。

4. 主客——列缺、照海　此二穴通于任脉和阴跷脉，主治肺系、咽喉及胸膈疾病，尤以咽喉之病疗效最佳。

列缺的作用有二：一为宣肺利咽，二为散风清头。本穴乃手太阴经之络穴，其经气既入手阳明大肠经而上行于头，又入任脉经并连肺系。故外感发热、头痛牙痛、咽喉肿痛及咳嗽痰多等病症，针刺列缺皆可获效。

照海的作用有四：一为润肺燥，利咽喉；二为调阴阳，宁神志；三为导气机，通秘结；四为祛瘀血，疏经脉。本穴为足少阴肾经之穴，经气通于阴跷脉，为阴跷脉之所生。其脉上走胸、喉，会阴跷脉于目内眦。肾脉主管理人体周身之水液，阴跷脉主管理人体左右两侧之阴液，所以照海被称为"水穴"。凡阴液不足、血脉流行失常之病，皆可针照海以治之。例如，失音、消渴之燥，刺之可润；便秘、血瘀之结，刺之可通。阳气偏亢、瞑目不寐，取其补阴配阳，针之自能入寐。侯老认为，此穴灵敏度极高，针以泻之，常数遍足部自冷；补之，常数遍足部自温。由此可知，照海穴是阴阳并调的穴位。

二、五输穴

五输，亦称五俞，是位于人体肘膝以下的穴位。它们除了主治局部性疾病外，长于治疗全身性疾病。人体的元气由四肢末端向脏腑回流时，由小到大，由浅入深，即："所出为井，所溜为荥，所注为输，所行为经，所入为合。"在五输穴治疗疾病方面，《灵枢·一日分为四时篇》说："病在脏者，取之井；病变于色者，取之荥；病时间时甚者，取之输；病变于音者，取之经；病在胃，及以饮食不节得病者，取之合。"《难经·六十难》补充说："井主心下满，荥主身热，输主体重节痛，经主喘咳寒热，合主气逆而泄。"以上是五输穴主治的概况。侯老结合自己的医疗实践，对它又做了补充和发展。

（一）井穴

井穴位于指（趾）尖端，是元气从四肢回流的第一个穴位，对由内脏病变引起的、以心下胀满为特征的疾病有显著疗效，能够起到行气降浊、散满宽胀的作用。侯老指出，井穴不仅仅治疗心下满，对脏腑一切满胀病症都有显著疗效。鉴于五脏属阴，临床上侯老最喜用治胀满的是阴经井穴。

少腹胀满，可刺涌泉和大敦。涌泉属足少阴肾经，主治少腹胀满而兼有"腰痛大便难"者，针之能起到清肾热、降阴火以消腹胀的作用；大敦属足厥阴肝经，主治妇人少腹胀满疼痛、月经不调，及男子睾丸肿痛等症，针之能起到清理下焦、疏泄逆气、调经和营的作用。

上腹胀满，可刺隐白。隐白属足太阴脾经，主治脾脏病变所致之大腹、小腹胀满，以及妇人月经不调、崩漏等病证，能够起到温脾理气、调血统血的作用。

胸部胀满，可刺少商、中冲和少冲。少商属手太阴经，主治喉痛、胸满和发热等病证，能够起到清肺降火、疏利咽喉的作用。中冲属手厥阴心包经，主治心胸满闷、癫狂、烦心和心痛等病证，能

够起到清心宽胸、退热开窍的作用。少冲属于少阴心经，主治心气不足、浊气留于胸膈而成之胸满、心悸和心痛等病证，能够起到宽胸醒神、清心通窍的作用。

（二）荥穴

荥穴是经络元气溜注的俞穴，主治身热兼见面色改变的病证，能够起到调理阴阳、解热退蒸的作用。凡属发热之证，均可据病之所在，依经取其荥穴，实者泻之，虚者补之，再配合辅助穴位，自可应手取效。

外感发热、面红而浊。病在太阳经，取前谷和通谷，以散风疏表，清热开腠；如病在阳明经，取内庭、二间，以散热利咽、和胃化滞；如病在少阳经，取液门和侠溪，以和解表里、散邪止痛；如病在太阴经，取鱼际和大都，以宣肺解表、和中化湿。

内伤发热，有阴虚、阳虚之别。

阴虚发热，两颧色赤。如病在太阴，可刺鱼际，以利咽喉、清血热；如病在少阴，可刺然谷、少府，以滋肾阴、清心火；如病在厥阴，可刺行间、劳宫，以泄心肝火、凉血除热；如心胸烦热、夜间多梦，可刺侠溪，以清热利胆、除烦定惊。

阳虚发热，面赤如妆。如病在太阴，可灸大都，以除脾湿、敛浮阳；如病在少阴，可灸然谷、少府，以疏厥气、理下焦。

（三）俞（原）穴

俞（原）穴为经络元气较为充盛的穴位，主治脏腑久病，时轻时重，以体重、关节疼痛为主症者，能够起到平肝潜阳、除风胜湿的用。

俞（原）穴的临床应用：若风邪外袭，头疼背痛，肢节酸楚，可刺后谿、束骨，咳嗽加太渊，以解表清热、宣肺开腠；若湿困脾阳，腹胀身重，四肢肿胀，可刺陷谷，以和脾胃、调气机、除水湿、消肿滞；若阴虚阳亢，头重足轻，肢体疼痛、麻木，手足震颤，以及中风后半身不遂，体重不胜，可刺后谿、太冲，以平肝息风、清热宁神。

（四）经穴

经穴为元气汇集的长流孔穴，主治咳喘寒热、声音改变之病证，具有宣通上焦、利水渗湿的作用。

经穴的临床应用为：若寒邪束表，恶寒发热无汗，或阴虚发热盗汗，或舌卷不能言，可刺复溜，以通调玄府、滋肾润燥；若咳嗽喘息，寒热胸背痛，热病汗不出，可刺经渠，以止咳平喘、理气宽胸；若患疟疾恶寒甚，及头痛、牙痛、掌中热、

喉痹、妄言，可刺阳谿，以祛风泻火、疏散热邪；若暴瘖不能言，悲恐脏躁，可刺灵道，以开音解语、清心安神。

（五）合穴

合穴位于肘膝关节附近，是元气由经脉向内脏汇聚的地方，其主治有二，一为饮食不节，伤及肠胃，产生"气逆而泄"的疾病，如呕吐、喘咳和泻痢等；二为血分疾病。通过针刺合穴能够起到降逆止泻、活血解毒的作用。

合穴在临床上用于治疗以下疾病：

1. 肠胃疾病　呕吐呃逆，可刺曲泽、尺泽，起到降上焦逆气、清心肺邪热的作用。泄泻，可刺足三里、阳陵泉，起到理脾胃、清胆热、调中止泻的作用。吐泻并作之病，若先吐后泻，可先刺曲泽，后刺足三里、阴陵泉、阳陵泉、委中；若先泻后吐，可先刺委中、阳陵泉、阴陵泉、足三里，后刺曲泽，从而起到调中降逆、止呕止泻的作用。

2. 血分疾病　目赤痛、呕血、月经不调，可刺曲池，起到调血气、清血热、散风邪的作用。胸中瘀血、乳痈红肿、少腹肿痛，可刺足三里，起到通调气血、化瘀扶正的作用。衄血不止、疔疮、发背、丹毒，可刺委中，起到泻血分热毒、疏通经络的作用。

三、结语

侯诚治老师是天津现代针灸名家，本文整理了他对八脉交会穴、五输穴的治疗疾病经验和在针灸理论上的新见解，相信对中国传统针灸学学术的进步及疗效的提高将会有所裨益。

参考文献

1. 上海中医学院编. 针灸学（二）腧穴学. 北京：人民卫生出版社，1962.
2. 孙国杰主编. 针灸学. 上海：上海科学技术出版社，2003：23-32.

[原载于：中医杂志，2014，55（24）：2155-2157]

跟随李春生教授出专家门诊获益匪浅

陈淑敏

（中国中医科学院西苑医院主任医师）

我是在毛主席的"实行中西医结合，创造中国统一的新医学、新药学"的思想指导下培养出来的一名中西医结合的医生。在 40 年的医疗实践中，我亲眼见到不少中医药的神奇疗效，并深深地体会到祖国医学的博大精深，体会到中医药的确是一门艰深的科学。学好了不容易，能精通就更艰难了。"医道无边，学无止境。"我虽已退休，因为喜欢中医，正好有时间可以专心地学习、钻研和领悟中医药学了。现能有幸跟随名老中医药学术经验传承人李春生教授出专家门诊学习，获益匪浅。

中医的生命和前途在于疗效，中医药能绵延 2000 余年，至今还深受人民的喜爱和信任，就是因为它有较好的疗效。祖国医学在养身保健、治未病方面大有作为，不仅能治疗一般常见病和多发病，还能治疗疑难杂症，甚至是少见怪病。

李春生教授就是这样的名老中医。在他门诊中有内、外、妇、儿多科患者，病种多达 500 余种（此为他在香港行医时医院统计的数字），其中大多数患者是感到疗效好而相互介绍来诊的。李主任的中医理论功底深厚，自幼背诵经典方药，上大学时就能背诵中医方歌 700 首。读研究生时他师从一代名医岳美中先生，工作后跟随陈可冀院士从事宫廷医学及养生医学工作近 30 年。他在 50 年的医教研的工作中，勤于临证、善于总结，对患者认真负责。他对事业有执着追求的精神和严谨求实的工作作风，令我深受感动。

李主任善用古方，如他曾用明代医学家吴有性著的《温疫论》中的"三甲散"加味治疗一位患肝硬化合并布-加综合征且肝、脾大的重症男性患者。服药 20 剂后患者的肝、脾减小，腹部较前变软了，3 个月后能做一些简单的农活了，复查 B 超证实门静脉扩张消失，门静脉血栓未见。他曾用伤寒论中的半夏泻心汤加减治疗泄泻和消化不良等寒热夹杂证，效果很好，用柴胡龙骨牡蛎汤治更年期综合征屡获良效。我在临床中也常用此方，治疗不适合用补药的更年期患者疗效很好。李主任经常告诫我们，要用好经方，首先要熟记经方，要读原著。李主任不仅精通中医药理论，熟记经典和古方，并且对今方、民间经验方及西医均能融会贯通、灵活运用。辨证精细、认病准确、用药精当，药味多在 10 ～ 15 味，药量多在药典规定的范围内，轻灵经济，且疗效好，这是李春生教授临床治病的特点。比如，他常用河南当地的一个经验方"垫升汤"治疗感冒，效果很好。我在临床实践中也多次应用此方，显示疗效很好。

李春生教授治疗抗生素相关性腹泻经验

周育平

（中国中医科学院广安门医院心血管科）

抗生素相关性腹泻是随着抗生素的广泛应用及新型抗生素的不断出现而产生的以腹泻为主要症状的一类疾病。现今认为，本病可分为假膜性肠炎、出血性结肠炎、脂肪痢和真菌性肠炎四种类型，其中假膜性肠炎是由难辨梭状芽孢杆菌引起的疾病，病情危重，并伴有结肠假膜形成。本病缠绵日久、反复发作，在一定程度上限制了抗生素的使用。李春生教授对本病的证治有独到的经验，现介绍如下。

一、病性及治法的认识

中医学认为，抗生素（尤其是广谱抗生素）多为苦寒泻火之品，易耗伤阳气。抗生素相关性腹泻好发于老人、儿童及危重症患者。此类人群大多有病情缠绵和免疫功能低下的特点，长期应用抗生素后，可见泄利不止，日数十度，虽夹黏液和脓血，但仍以水粪并作的水样便最为多见。综合以上证候，李春生教授指出，本病与中医学"寒泄"相似。"寒泄，一名鹜溏。鹜溏者，水粪并趋大肠也。夫脾主为胃行其津液者也，脾气衰弱，不能分布，则津液糟粕并趋一窍而下。《金匮要略》所谓脾气衰则鹜溏也。又寒气在下焦，令水粪杂下，而色多青黑，所谓大肠有寒则鹜溏也"。治疗时应遵循四个原则：一曰健脾，脾虚则水谷不分，与湿邪并趋于下，致泄利无度。《黄帝内经》曰"虚者补之"，故凡治泄泻，需先健中焦脾胃，使水邪不滥，如四君子汤。二曰温中，积虚必寒，而少火生气，火为土母，火衰则不能腐熟水谷，故遵《黄帝内经》"寒者温之"之训，脾虚者必投温补，如理中汤。三曰分利，脾虚湿盛，当通利小便，淡渗湿邪，"利小便而实大便"，如五苓散。四曰固涩，注泄日久，虽投温补，未竟全功，当遵"滑者涩之"之法，选药如禹余粮及赤石脂等。此四者为治疗本病之总则，至于先后缓急，需临证圆机灵变，审证治之。

二、验案举隅

杨某，女，69 岁，2001 年 3 月 23 日就诊。患者因咳嗽、痰多 1 周入院，入院时咳嗽痰多（每日 100ml 以上），色白枯稠，低热不退，郁郁微烦。查体双肺可闻及散在湿啰音。经 X 线检查，确诊为双侧肺炎。应用大量广谱抗生素后，患者咳痰减轻，但出现腹泻，日十余度，水粪夹杂，可见伪膜呈肠管型，曾用清热利湿剂如三仁汤等未效。病原学检验证实，大便中有真菌生长，故诊为抗生素相关性腹泻之假膜性肠炎及真菌性肠炎。经用万古霉素等无效，乃请李春生教授会诊。刻诊：肠鸣腹痛，泄泻不止，日十余度，水粪杂见，时如稀水，兼有假膜，未见脓血，乏力气短，倦怠少动，食少懒言，低热缠绵，恶寒畏风，郁郁微烦，舌质淡胖，边有齿痕，舌苔白滑，两脉沉细略迟；双肺闻及散在湿啰音。处方：西洋参 10g、茯苓 5g、山药 24g、炒芡实 18g、莲子肉 18g、炒薏苡仁 20g、炮姜 10g、砂仁 10g、车前子 15g（包）、石菖蒲 10g、大枣 15g，4 剂。3 月 26 日二诊：服上方后，腹泻减轻，每日 2 次，呈成形软便，热亦渐退，体温 37.1℃，仍全身乏力，烦热恶寒，舌质淡胖，舌苔白而微滑，两脉沉细。上方加肉桂 5g，继服 3 剂。3 月 28 日三诊：饮食不慎，腹泻再起，余症同前，上方加马齿苋 30g、无花果 15g，继服 3 剂。3 月 31 日四诊：服上方后，腹泻已止，每日 1～2 次，呈黄色软便，已有粪臭，食纳渐佳，咳嗽、咳痰减轻，但仍身痛乏力，不能活动，午后微汗，舌质淡，舌苔白而厚腻，两脉沉细。双肺湿啰音减少，3 次大便培养未见真菌生长。上方去西洋参、肉桂，加党参 12g、鹿茸粉 3g（分冲），继服 4 剂。4 月 5 日五诊：服上方后，腹泻已止，每日 1～2 次，呈成形软便，咳减纳佳，能在室内缓慢活动。但仍午后身热，以四肢及背部尤甚，舌质略红，体胖，舌苔薄黄，两脉缓弱。予初诊方去西洋参、炮姜及车前子，加党参 12g、葛根 12g、柴胡 10g、防风 10g。服 4 剂后，改为人参归脾丸善后。

按：此例脾阳虚弱、寒湿内困，实为久病体弱，脾肾两虚，又予大剂苦寒之抗生素，致脾阳衰弱、寒湿内扰。治疗当以健脾温阳、逐寒利湿为法，健脾、祛寒、利湿并重，而温补之力或轻或重，依证治之。故予清宫八仙糕加减以健脾利湿、温中祛寒。"散者收之。"若泄利难止，在温补的基础上，急投固涩，往往可获良效。

[原载于：中国中医急症，2003，12（1）：49]

李春生教授应用消风散合黄连解毒汤治疗皮肤病 37 例

伍丽仪　导师：李春生

（香港东华东院 - 香港理工大学王泽森中医药临床研究服务中心）

作者于 2006 年随被派遣来港之中国中医科学院西苑医院李春生教授学习期间，察其擅用消风散合黄连解毒汤加减治疗瘾疹及湿疮，取得较满意疗效。兹对其治疗的一部分病例进行总结，报告如下：

一、一般资料

观察病例共 37 例，瘾疹 10 例，湿疮 27 例，皆符合中医湿疮及瘾疹的诊断标准，辨证属外感风邪、湿热内蕴、正气不足。患者均来自东华东院 - 香港理工大学王泽森中医药临床研究服务中心及理工大学京港中医诊所，其中男 22 例，女 15 例。年龄最大 83 岁，最小 9 岁，平均 46.6 岁。病程最长 10 年，最短 3 天。疗程最短为 7 剂，最长为 126 剂。

二、治疗方法

处方：消风散（去木通）合黄连解毒汤为基本方。荆芥、防风、知母、当归、苦参、栀子和黄芩各 9g，石膏（先煎）、牛蒡子、胡麻仁（香港用亚麻子）各 12g，甘草 5g，黄连 4g，黄柏、蝉蜕、苍术各 6g，生地 15g。热甚便结加大黄（后下），以泻热通腑。流滋甚加重苍术及苦参用量以燥湿。皮肤干燥明显则加重当归用量，以养血活血。皮疹色红甚加牡丹皮、赤芍，以活血化瘀、清热凉血。水煎服，每日一剂，渣再煎，早晚各服一次。对皮损较严重者，加用片仔癀外涂以除湿解毒止痒。医嘱：注意饮食，避免服食煎炸辛辣、海鲜鱼类、鸡鸭鹅肉、鸡蛋牛奶及酒类等发物使病情加重。

三、结果

（一）疗效评定标准

根据《中医病证诊断疗效标准》[1]，结合临床实际情况，略加修订。

瘾疹的疗效标准评定：①痊愈。风团消失，临床症状消失，2 个月内无复发。②显效。风团消退 80% 以上，临床症状明显改善。③好转。风团消退 30% 或消退后复发间隔时间延长，瘙痒等症状减轻。⑤无效。风团及瘙痒无明显改善或消退不足 30%。

湿疹的疗效标准评定：①痊愈。皮损和临

床症状全部消退。②显效。皮损消退80%以上。③好转。皮损消退30%以上,临床症状较前好转。④无效。皮损消退不足30%,临床症状无改变。

(二)治疗结果

瘾疹:10例中,痊愈2例,显效3例,好转5例,总有效率100%。

湿疮:27例中,痊愈5例,显效10例,好转9例,无效3例,总有效率88.9%。

四、典型病例

(一)瘾疹验案

陈某,女,44岁,病历号7060000542,2008年3月6日初诊。3天前患者出现全身色红瘙痒皮疹,皮损呈游走性,西医诊断为不明原因敏感,予西药抗敏后仍反复发作。患者易醒,再难入睡,大便干结,需用通便药,纳及小便可。检查:全身皮肤可见密集伪足状丘疹,色鲜红。脉细滑,舌淡胖大,苔白腻。病属瘾疹,证属血热受风,正气不足。用消风散合黄连解毒汤加大黄9g、黄芪12g、赤芍12g、丹皮9g,3剂水煎服,渣再煎,每天早晚各服1次。3日后皮损无红肿,无新生皮损,色减淡,瘙痒减轻,睡眠改善,大便有便意,质中,纳及小便可。继用前方加连翘12g、枳实9g、党参9g,连服30剂而愈,随访3个月未发。

(二)湿疮验案

朱某,男,83岁,病历号7050000324,2008年4月6日初诊。2年余来反复双臂、背部及双胁红疹伴瘙痒。皮损呈对称性分布,色甚鲜红,痒甚,抓破流滋。伴见胸背部发热,晚上渴欲饮,头痒,大便气臭溏,1天1~2次。纳眠可。2005年曾做背部脓疮切开及引流术。脉弦滑数,舌暗红、有齿印,苔黄薄。病属湿疮,辨证为外感风邪、湿热蕴肤。考虑其年事已高,正气较虚,故采用成人的半剂量投药,予消风散合黄连解毒汤加大青叶9g、山楂12g及白藓皮5g共5剂,另加用片仔癀软膏外涂以增效。服5剂后皮疹色较淡,瘙痒稍减,余症如前。唯三诊时,其项部长出红疖,故在上方加用黄芪12g、连翘12g,去山楂,以托毒疗疮,处方7剂。四至五诊时项部色红疖脓出近愈,原有皮疹色再减淡,瘙痒再减,胸背部发热减,但皮肤干燥、咽干,故在上方加重当归至9g,生地至15g以滋阴;另加党参8g以补气,处方7剂。至十一至十七诊时,因病情明显改善,热象消退,

于方中加重黄芪至20g以补气扶正。经服126剂后,胸背部及前臂皮肤仅余下色素沉着,已不发痒,怕热减,胸背部发热较缓,晚上已不渴,头亦不痒,大便及纳眠可。湿疮未有再发,病情已达到临床痊愈。

五、体会

消风散首见于明代医学家陈实功《外科正宗》,主治风疹和湿疹。《外科正宗·卷十一·疥疮论》述:治风湿浸淫血脉,致生疮疥,瘙痒不绝,及大人小儿风热瘾疹,遍身云片斑点,乍有乍无,并效。风疹及湿疹多因风、热、湿邪侵袭人体,邪气浸淫血脉、搏结于肌肤腠理所致。故皮损多为色红瘙痒,或渗流滋水。方中荆芥、防风、牛蒡子、蝉蜕疏风止痒为君;苍术、苦参味苦,能燥湿;木通清利湿热为臣;佐以知母、石膏清热泻火,当归、生地、胡麻仁养血活血,生甘草清热解毒为使药。综观全方,其特点为祛风为主,另配伍祛湿、清热及养血之品。盖痒自风与火来,流溢自湿来,肤燥自血虚而来,止痒必先疏风清火,止溢必先除湿,润肌必先养血。故本方乃疏风清热、利湿养血之剂。

黄连解毒汤为《外台秘要》引崔氏方,功能泻火解毒,是主治热毒壅盛三焦的常用方。《外台秘要·卷第十一·伤寒上十二门·崔氏方一十五首》述:"余以疗凡大热盛,烦呕呻吟错语不得眠,皆佳……此直解热毒,除酷热……"痈疽疔疖多因火热毒内蕴、气血凝滞而致。本方以黄连为君,苦寒以泻心火,黄芩泻上焦火,黄柏治下焦火,栀子清三焦火。四药共用以苦寒直折、清热解毒。

香港位处气候潮热之地,风、湿、热等淫邪较易偏盛,伴有血分燥热,故瘾疹及湿疮这两种以风湿热为主要病因的皮肤病在临床上屡见不鲜。传统上,消风散常被用作治疗此两种疾病的方剂。消风散虽性偏寒,但其药物组成是以疏风止痒为主。如单纯用其治疗皮疹表现红肿热甚、兼症表现热毒较盛、以皮肤瘙痒致夜难入眠为主要表现者,常病重药轻而难取显效。《素问·至真要大论篇第七十四》云:"诸痛痒疮,皆属于心。"痒疮多为心之病,心属火,火毒炽盛,则营卫不从,逆于肉理,发为痒疮。可见对痒疮患者应泻其心火。黄连解毒汤能清泻心经及三焦之火,故与消风散配合能补后者清热力量不足之缺点。

瘾疹相当于西医的"荨麻疹",皮损为鲜红色

或苍白色风团，发无定处，时隐时作，来去迅速，瘙痒不堪，消退后不留痕迹，符合风性善行数变的特点。本方较适合应用在瘾疹患者中以皮疹鲜红、灼热、痒甚及热象表现明显者。对皮损表现为苍白色、局部热感不显及无热性兼象者，则非本方所宜。

湿疮则相当于西医的"湿疹"。湿疮按发病缓急和皮疹特点可分为急性、亚急性及慢性期。急性期多呈密集点状红疹，皮疹搔破后渗流滋水，瘙痒难耐，被刺激或受热均可使病情加重。此期多是风、湿、热邪盛为主的实证。亚急性期皮疹的特征介于急性与慢性期间，表现为少量水疱及轻度糜烂，风、湿、热邪毒较轻。慢性期多见患处皮肤增厚、粗糙，伴结痂脱屑，渗出不显。此期多属血虚血燥为主的虚证。李教授在临床治疗上，常结合湿疮各型的特性来指导临床用药。急性期多以本方原方加用疏风止痒药如白鲜皮、白蒺藜、地肤子、连翘，清利湿热药如大黄、虎杖、土茯苓，活血凉血药如牡丹皮、赤芍、丹参、紫草。待急性期过后，热象减退，病程进入亚急性期而出现正虚之象时，多于本方的基础上加上小量扶正之品如党参、黄芪，避免因过服寒凉药物而伤正。由于临床上慢性期湿疹往往与急性期湿疮交替出现，或伴有皮肤干燥脱屑，不能单投纯补之品而应防其复发，宜以本方稍减清热利湿药，加用养血润燥祛风药如制何首乌、四物汤。

湿疮及瘾疹均属于过敏性炎症性皮肤病。据近代药物研究，消风散有抗变态反应性疾病的作用，并有拆方实验研究指出消风散的抗敏作用以消风散原方、疏风药组及疏风＋祛湿药组作用最强，说明疏风药在方中起主导作用[2]。黄连解毒汤中黄芩有抗炎、抗过敏等作用，黄柏、黄连有健胃、抗炎及抑制中枢神经等作用，栀子有镇痛作用。此方已被日本临床各科广泛运用，尤其用于治疗皮肤病中以阳、实证为基础的多种疾病[3]。因此，两方治疗过敏性炎症性皮肤病是较适宜的组合。

湿疮及瘾疹患者除了内服中药外，李教授常建议配合外用片仔癀软膏。片仔癀软膏有四种主要成分，包括天然麝香、天然牛黄、蛇胆和三七。麝香能活血通络、消肿止痛；牛黄能泻火解毒、豁痰清热；蛇胆能清热解毒、清肝利胆；三七能消肿定痛、化瘀生新。虽然片仔癀的功效不能完全由此四种中药解释，但这四种中药构成了片仔癀的主要功效——清热解毒、活血化瘀、消肿止痛，正是针对了湿疮及瘾疹的基本病机，因此可与内服药相配，提高疗效。

参考文献

1. 国家中医药管理局. 中医病证诊断疗效标准. 南京：南京大学出版社，1994：146-148.
2. 萧洪彬，姚凤云，段富津. 消风散配伍规律的实验研究. 中国实验方剂学杂志，2004，10（1）：25-27.
3. 高荣慧编译. 黄连解毒汤的临床应用. 国外医学. 中医中药分册，2002，24（3）：148-151.

[原载于：上海中医药杂志，2007；41（9）：9-10]

李春生治病思路略探——跟诊经验阐述和医案分析

徐晨峰* 范亚兰 陈淑敏 李晶

指导 李春生

我们跟随李春生老师行医，体认到了中医经典阐述的具体应用和西医生化仪器诊断对中医的益处。李春生老师强调，《黄帝内经》《伤寒论》《金匮要略》和《温病条辨》是学习中医的基础底子，临床以中医的望闻问切四诊为主体，常辅以西医的视触叩听和生化检查。李老师有祖传中医的传承以及在西苑医院岳美中教授手把手的中西医结合心传，并有在西苑医院急诊科工作多年的经验，其对中西医的敏感和透彻的洞见，让我们钦佩和崇敬。其常述："在多年的中西医临床经验的基础上，我认为中医的诊病开药一定要以中医的思维为指导原则，疗效才会好；西医有其特点和优势，中医可以借鉴、参考和学习，但到了开中药时，一定要把握中医的思维和中医经典的阐述。"现以跟诊学习李春生老师的行医经验，略探其中医治病思路。

李春生老师主要以中医经典为原则，根据"表里""虚实""寒热""气血""标本缓急"来一一阐述临证思路。

一、表里

李春生老师常以脉诊的浮沉来定表里。余忆一病患，李老师一搭脉即说脉浮，先解表。现举一医案述之：

患者李某某，女，51岁，北京人。2014年10月29日初诊。

主诉：咳嗽已4天，凌晨咳嗽较剧，喉痒而紧，痰白清稀，每天约10余口。鼻塞流涕，无汗，不恶寒，咽喉不痛，但头晕痛。口苦，胃纳正常，大便稀溏，每天4～5次。既往患巨结肠症并手术。

检查：体胖，面白润，舌红，苔薄黄，脉浮细滑，咽略红，肺（-）。

诊断：外感咳嗽病。

辨证治则：患者体质肥胖，脾虚湿阻，痰饮内伏，外感风寒，肺中郁热，气机不宣，引发咳嗽。治宜疏风散寒，兼清内热，化饮止咳。

处方：金沸草散加减。

旋覆花10g、前胡10g、荆芥10g、细辛3g、法半夏10g、茯苓10g、生甘草10g、生姜10g、黄芩12g、菊花10g、生麻黄3g、苦杏仁10g。

每日1剂，水煎，早晚各服200ml。

2014年11月5日，二诊。

服药7剂，咳嗽止，咳痰减少至每天10口以下，口苦和头晕痛显著好转。改治其他疾病。

疗效评定为临床控制。

按语：李春生老师在治疗风寒痰嗽时，按症状由严重到轻微，分别用小青龙汤、金沸草散及杏苏散。小青龙汤解表散寒、温肺蠲饮，对寒象重、痰多而稀、咳喘盛者，平喘化饮力量较强；杏苏散温宣凉燥、止咳化痰，对寒象轻、痰稀、微咳者，力量较弱；金沸草散疏风止咳、降气除痰，效果介于前两者之间。此患者体质肥胖，脾虚湿阻，时外感风邪，引发咳嗽，喉痒，痰白，无汗，脉浮细滑，证属痰饮内伏。外感风寒，气机不宣，故用金沸草散加减。风热上壅，荆芥微辛，轻发汗而散风，痰涎内结，前胡、旋覆消痰而降气，半夏燥痰而散逆，甘草发散而和中，茯苓行水，细辛温经，盖痰常挟火而兼湿，故下气利湿而证自平，去大枣避免留滞痰湿；加麻黄助荆芥开表散风，杏仁降气止

咳；舌红，苔白薄黄，咽略红，代表有化热征象，加黄芩、菊花。投方与病证相符合，因此能收到较好疗效。

二、虚实

李春生老师常以脉诊和实际的腹诊与触诊来决定虚实，脉之虚实在于有力与无力，腹诊虚实在痛之拒按与喜按以分之。有一患者有肾病史，主诉胃胀痛、返酸。李老师以腹诊查出其腹部拒按，按之为实，并处以木香槟榔丸加减，不以套方为思考，而时时以病位、标本缓急、寒热、虚实等传统中医经典思维为依归，并参考西医检查报告。现举一医案述之：

患者曾某某，女，36岁，北京人。2014年12月31日初诊。

主诉：左下腹冷痛（腹股沟位置）已3年余，呈隐痛不移，热敷及揉按舒服，曾多方治疗，未能止痛。腹不胀，急躁易怒，月经量少。既往史：妇科炎症及桥本甲状腺炎。

检查：舌淡紫、苔白，边有齿痕，脉细缓。左腹股沟中点有明显压痛，未扪到包块。

诊断：腹痛，气滞血瘀。

辨证治则：此属气血凝滞、寒湿瘀互结之腹痛。治宜活血祛瘀、健脾利湿散寒、通络止痛。

处方：活络效灵丹合薏苡附子败酱散加味。

当归15g、丹参15g、乳香10g、没药10g、麸炒薏苡仁30g、黑顺片10g、北败酱草20g、炙黄芪15g、柴胡10g、白芍15g。

每日1剂，水煎，早晚各服200ml，7剂。

2015年1月7日，二诊。

服药后左腹股沟疼痛减轻，咽喉部生疮（上颚左后方），有滤泡。舌质略红，苔白，边有齿痕，脉细滑缓。治守前法。

处方：原方加紫荆皮10g、制首乌10g，煎服法如前，7剂。

2015年1月14日，三诊。

服药后左腹股沟疼痛减轻，近期感冒1天，左脉浮部稍紧，咽部略红。

诊断为上呼吸道感染，予银翘散加防风10g、僵蚕10g，4剂煎服。

2015年1月21日，四诊。

服药后感冒愈，左腹股沟疼痛仍在，与妇科炎症有关。舌淡红、苔白，边有齿痕，脉迟弱。治

守前法。照 2014 年 12 月 31 日原方。煎服法如前，7 剂。

2015 年 01 月 28 日，五诊。

服药后左腹股沟疼痛已减轻大半，喜按，大便正常，白带不多，经量不多，贫血。舌红、苔白，边有齿痕，脉细滑。治守前法。

处方：照 2014 年 12 月 31 日原方加关黄柏 10g，煎服法如前，7 剂。

疗效评定左腹股沟疼痛为显效。

按语：此病患者左腹股沟冷痛，隐痛不移，热敷及揉按舒服，代表有寒象；舌淡紫，有瘀象；苔白，边有齿痕，脉细缓，有脾虚湿阻象。此属气血凝滞、寒湿瘀互结之腹痛，方用活络效灵丹合薏苡附子败酱散加味。因患者有月经量少和贫血的问题，加炙黄芪以补气健脾、升阳举陷，与当归同用成当归补血汤之意；加柴胡、白芍取其升降开合之功，一入气一入血有逍遥散和四逆散之意，疏肝利胆、调理气血以解决急躁易怒及妇科疾病问题。且芍药可以合当归有当归芍药散之意，善于治疗妇人腹中痛。二诊咽喉部生疮（上颚左后方），有滤泡，原方加紫荆皮，有活血行气、消肿解毒功能，可以针对妇人血气凝滞疼痛和喉痹；加制首乌补益精血、利咽止咳。五诊左腹股沟疼痛已减轻大半，脉有滑象，加关黄柏清泻下焦湿热。投方与病症相符合，因此能收到较好的疗效。

三、寒热

李春生老师常以脉诊的迟紧和腹诊的寒凉、温热来判断寒热。曾忆有一病患，脉迟紧。李老师立即说脉迟紧有寒。还有一病患腹痛。李老师查以腹诊，一摸小肚子为寒凉，给予温热方药。现举二医案述之：

【医案一】　患者汪某，男，61 岁，北京人。2010 年 10 月 20 日初诊。

主诉：胃脘疼痛已 2 个月余，饮水后发作，心下顶胀，肠鸣有声，胸闷，有时心悸，二便正常。既往史：有心房纤颤史、慢性浅表性胃炎史及腔隙性脑梗死史。

检查：舌淡紫，苔白腻，脉结代。心脏不大，心率 100 次 / 分，心律绝对不齐，心电图示快速心房纤颤。肺、肝、脾（−），上腹触诊发凉，中脘穴压痛（+），触之有冷感，下肢水肿（+）。

诊断：中医：胃脘痛，痰饮。

西医：①慢性胃炎、胃痉挛。

②慢性心房纤颤、心功能代偿期。

辨证治则：此属中阳不足之痰饮病。脾失健运，湿聚为饮，溢于肠，则肠鸣有声；饮邪凌心，则心悸；夹血瘀气滞互结于胃，胃之小络引急，则胃脘痉挛而痛。治宜温化痰饮，活血行气止痛。

处方：苓桂术甘汤合丹参饮加味。

茯苓 15g、桂枝 10g、白术 12g、炙甘草 8g、丹参 15g、砂仁 6g、檀香 10g、泽泻 10g。

每日 1 剂，水煎，早晚各服 200ml。

2010 年 10 月 27 日，二诊。

服药后胃痛减轻，进水后亦未发作胃痛，脘胀亦减，肠鸣减少，下肢已不肿。但睡眠不佳。血压（150 ~ 160)/(80 ~ 100) mmHg，舌淡紫，苔白腻，脉结代。治守前法。

处方：原方加酸枣仁 15g、生姜 10g。煎服法如前，14 剂。

2014 年 11 月 10 日，三诊。

服药后胃痛 2 年未发作，睡眠好转，心悸改善，无头晕，大便头硬后软。近日再次出现头晕，上腹部不适，流泪，因而来诊。血压：(120 ~ 160)/(84 ~ 90) mmHg，舌淡紫、苔白，脉沉结。患者不愿意服西药降压，给予中药观察。

处方：照 2010 年 10 月 27 日方加槐花 10g、桃仁 10g 及木贼 10g。煎服法如前，14 剂。

疗效评定胃痉挛疼痛为临床控制，慢性心房纤颤为显效。

按语：此病患者胃脘疼痛，进水后发作，心下顶胀，肠鸣有声，苔白腻，上腹触诊发凉，中脘穴压痛（+），触之有冷感，此属中阳不足之痰饮病，心下顶胀即《金匮要略》云胸胁支满，方用苓桂术甘汤加减。胃脘疼痛，舌淡紫，脉结代，代表夹有血瘀气滞，需合丹参饮，用丹参活血化瘀止痛，其中檀香、砂仁调气温胃畅中，加强温煦中阳。加泽泻以利水渗湿，帮助解决冒眩和下肢水肿症状。二诊酸枣仁养心安神，针对睡眠不佳症状；加生姜，辛温，有散寒温中、化痰和胃。三诊加槐花，有清肝泻火之功；加桃仁，活血祛瘀、润肠通便；加木贼，疏散风热、止泪出。木贼有较明显的扩张血管和降压作用，并能增加冠状动脉血流量，使心率减慢。三味合起来有清肝火、润肠、降血压之效。投方与病症相符合，因此能收到较好疗效。

【医案二】　患者李某某，男，18 岁，河南省邓州人。2015 年 7 月 1 日初诊。

主诉：自幼说话时口水多，白天尤甚，夜眠磨牙。腹不胀，纳少，易腹泻，大便稀，每日一次。既往有病毒性肠炎史。

检查：营养及发育中等，舌质红，苔薄黄，脉缓滑。

诊断：中医：流涎，龋齿。

西医：唾液腺分泌增多，磨牙症，消化不良。

辨证治则：此属脾阳不足、胃肠湿热证。脾阳不足，则腹泻，口涎自流；脾失健运，湿热积于胃肠，经路之气不舒，则夜间磨牙、纳少。治宜消食导滞、清热利湿、温脾开胃。

处方：保和丸加味。

炒白术 12g、益智仁 10g、焦三仙 30g、莱菔子 10g、连翘 12g、茯苓 10g、法半夏 10g、陈皮 10g、马齿苋 30g、芦根 30g。

每日 1 剂，水煎，早晚各服 200ml。

2015 年 7 月 8 日，二诊。

服药 7 剂后，夜间已不磨牙，口腔流涎减少。腹略胀，纳少，大便稀，每日一次。舌质红、苔薄黄，脉细滑。治守前法。

处方：原方去马齿苋，加黄连 8g、木香 8g、大腹皮 10g。煎服法如前，7 剂。

2015 年 7 月 15 日，三诊。

夜间已不磨牙，说话时口水减少。胃纳可，厌食油腻，腹略胀，大便稍溏。舌质红、苔薄白、边有齿痕，脉沉缓。

处方：照上方去黄连，加益智仁至 12g，党参 10g。煎服法如前，7 剂。

2015 年 7 月 22 日，四诊。

服上方后，说话时已不流涎，夜间已不磨牙。但饮食不香，二便正常。血压 110/74mmHg，舌质红、苔黄，脉沉滑缓。

处方：照上方去大腹皮，加焦槟榔 12g。7 剂，煎服法同上。

疗效评定为临床痊愈。

按语：此病患者自幼说话时口水多、腹泻、纳少，有脾阳不足、脾失健运之象；夜间磨牙，舌质红、苔薄黄，脉细滑，此属胃肠湿热证，方用保和丸加白术（即大安丸），以益气健脾、消食燥湿；加益智仁，以温脾开胃摄唾，帮助解决腹泻、口涎自流和纳少症状；加马齿苋，以清热解毒、止痢，治疗大肠湿热；加芦根，清透肺胃实热，治疗夜间磨牙。中医认为，夜间磨牙与胃热、食积、虫扰、气血不足及痰饮等有关。此患者有食积、胃肠湿热

之象，因此，主要用保和丸加芦根治疗夜间磨牙。二诊见其腹泻依旧，而脾阳不足，乃去马齿苋；改合香连丸，加黄连，能清肠中之湿热，并有杀菌之作用；加木香理气消胀，兼有醒脾之功；加大腹皮，行气导滞、和胃宽中，治其腹胀。三诊因患者舌质红、苔薄白，边有齿痕，脉沉缓，湿热之象已减轻，本质虚象浮现，去黄连；加大益智仁，以温脾阳；加党参，以补脾、肺之气，寓四君之意。投方与病症相符合，因此能收到较好疗效。

芦根甘寒无毒，入肺、胃二经，功能清热生津、除烦止呕，其性能升能降。关于芦根治疗夜间磨牙之病症，诸书未载，仅见于秦伯未等著《中医临证备要》[12]。临床投之，确有卓效，证实其言不虚。

四、气血

李春生老师常以脉诊和舌诊来判断气分或血分。例如右脉虚大，脉大于左脉 2～3 倍，即可判断其气虚；以舌有瘀斑来判断血分是否有瘀。但具体用药还是要依据患者整体体质和中医经典论述来决定。现举一医案述之：

患者王某某，男，69 岁，河南人。2014 年 9 月 3 日初诊。

主诉：偏瘫已 5 年，左侧上下肢软弱，手足不遂，走路时左肩高于右肩。口角流涎，滴湿衣裳。近半年气短心慌、心悸、怕冷、喉痒、微咳，小便排出困难，大便正常。既往史：慢性支气管炎合并肺气肿，前列腺增生。

检查：面部无明显歪斜，舌暗红、苔白滑，有瘀点，脉浮滑。心率 60 次 / 分，心律失常，肺、肝、脾（−）。左上肢肌力 3～4 级，霍夫曼征阳性。左下肢跛行。

诊断：中风后遗症。

辨证治则：此属外感风邪，夹痰瘀阻经络。伤及舌下腺，故流涎不止；痰瘀扰乱心神，则心慌心悸。治宜散风通络、祛瘀化痰。

处方：小续命汤加味。

生麻黄 3g、桂枝 10g、黑顺片 5g、川芎 10g、党参 10g、防风 10g、苦杏仁 10g、赤芍 10g、黄芩 10g、汉防己 10g、生甘草 6g、炒僵蚕 10g、全蝎 8g、地龙 10g、茯苓 10g。

每日 1 剂，水煎，早晚各服 200ml。

2014 年 9 月 10 日，二诊。

服药 7 剂，病况已好转。行动转好，左手、左腿较前得力，流涎停止，心慌、心悸改善。但小便排出仍较困难，舌暗红、苔白滑，脉弦紧迟。治守前法。

处方：原方加冬瓜子 12g。煎服法如前，7 剂。

2014 年 9 月 17 日，三诊。

继服药 7 剂，小便较前通畅，行走时左肩已与右肩持平。偶有心悸，舌脉同前。血压 130/80mmHg。

处方：照 2014 年 9 月 10 日方加远志 10g。煎服法如前，7 剂。

疗效评定为显效。

按语：中风辨证论治主要分三型：①气虚血瘀（右脉虚大），用补阳还五汤。②阴虚阳亢（上盛下虚、心火暴亢）类中风（西医诊断常有腔隙性脑梗死），用地黄饮子（常加养阴化瘀豁痰开窍之药）。③真中风（常有外感症状，怕冷怕风，脉浮紧），用小续命汤或大秦艽汤。

此病患怕冷、脉浮滑、迟略紧，所以以真中风论之，用《千金方》小续命汤加减。舌暗红、苔白滑、有瘀点，代表有络瘀和寒痰，需酌加化瘀通络祛痰之品。加全蝎和僵蚕均能祛风止痉，其中全蝎善于通络，僵蚕并有化痰之功，有牵正散之方义；加地龙能行散走窜，有通络化瘀、息风平喘利尿之功，且具有抗心律失常的作用；加全蝎和茯苓，可治口角流涎。二诊加冬瓜子，可利湿化浊，治前列腺增大造成的小便困难。投方与病症相符合，因此能收到较好疗效。

五、标本缓急

李春生老师在西苑医院急诊科工作多年，深查标本缓急之重要，故其在诊病过程中，会依患者之症状缓急结合中医经典对标本的叙述开出最合适的药方。例如，其在看诊过程中，一定会问患者大、小便和饮食胃口状况，如果大、小便不利或饮食胃口差难以下咽，必定会很重视这方面的问题，这完全体现出《黄帝内经·素问·标本病传论篇第六十五》中的叙述"小大不利治其标""先热而后生中满者治其标"。此外，李老师对于感染非常重视，很注重炎症的发展和出血的问题，所以在中医的望闻问切下，会结合西医的听诊，例如肺部疾病则听诊肺部是否有干、湿啰音，检验血细胞看白细胞指标等；还有对尿道疾病，通过检验尿液中红细胞和白细胞来确诊是否有炎症感染。如果有感染，则先用中药处理感染。再者，李老师很重视出血的问题，认为患者如有出血，则需要先处理，以急症医之。现举一医案述之：

患者秦某某，男，76 岁，北京人。2014 年 8 月 27 日初诊。

主诉：咯血、痰中带血已 8 天，最初每天咯血 6 口，量大，最近带黑色血块，痰不带泡沫，无酸味。不咳嗽，不发热，饮食正常，大便正常，1 次／日，小便黄，咽红，口苦，口臭，耳鸣。既往史：肺结核（陈旧），支气管扩张。

检查：舌质红、苔黄厚，脉沉滑略数。心、肺（-）。X 线胸片示：右上肺有结核灶。

诊断：咯血，心肺郁热；肺结核（陈旧）。

辨证治则：此属心气不足，心火亢盛，与阳明燥气相合，燥气上迫于心，烁伤肺中阳络。治宜清热降火、通腑祛瘀。

处方：（1）泻心汤加味。

生大黄 10g、黄连 8g、黄芩 12g、蜜百部 10g、白芨 15g、玄参 12g、板蓝根 15g、射干 10g、荆芥炭 10g、三七粉 3g×1 袋。

每日 1 剂，水煎，早晚各服 200ml。

（2）云南白药胶囊，2 粒／次，3 次／日，口服。

（3）急支糖浆 20ml／次，3 次／日，口服。

2014 年 9 月 10 日，二诊。

服药 12 剂，病况好转，已不咯血。舌质暗红，苔白干，脉芤数。治守前法，并建议去 309 医院查肺结核是否是活动性。

处方：原方去荆芥炭、三七粉，生大黄改成大黄炭 10g，加连翘 12g、金荞麦 10g。煎服法如前，14 剂。

2014 年 9 月 24 日，三诊。

经 309 医院检查，认为肺结核无活动，支气管扩张存在。目前无咯血，口苦，小便黄，舌质暗红、苔白黄，脉芤滑缓。

处方：牛黄上清丸 1 丸／次，2 次／日，口服。

金荞麦片 4 片／次，3 次／日，口服。

疗效评定为临床控制。

按语：《血证论》有云："一止血，二消瘀，三宁血，四补血，四者乃通治血证之大纲。"此患者先咯血，小便黄，咽红，口苦，口臭，耳鸣，舌质红、苔黄厚，脉沉滑略数，表示有心胆胃实火，火升故血升，火降即血降也。知出血生于火，火主于心，则知泻心即是泻火，泻火即是止血。得力大黄一味，逆折而下，兼能破瘀逐陈，使不为患。其法独取阳明。阳明之经别"上通于心，上循咽，出于口"。其气下行为顺，所以逆上者，以其气实故也。故必亟夺其实、釜底抽薪，然后能降气止逆，仲景泻心汤主之。患者有陈旧性肺结核，加蜜百部治肺结核咳嗽，以抑制结核分枝杆菌；咯血量多，加白芨、三七粉、云南白药。此几种药常用于急性上消化道出血，尤其白芨有收敛止血、消肿生肌之功，对肺结核咳血、支气管扩张咳血和上消化道出血等疗效显著；肺热、咽红、痰多，加射干、板蓝根以清热解毒、消痰凉血利咽；加荆芥炭、玄参二味并用，辛温与咸寒化合，意在发泄火毒、散瘀消肿，为喉痹肿痛之常用药对，又荆芥炒炭以增加中药炭化止血之功，且玄参可滋肾阴，降浮游无根之火；二诊将生大黄改成大黄炭，增加中药炭化止血之功；加连翘主入心经，长于清心火，散上焦风热；加金荞麦清热解毒、排脓祛瘀，常用于肺热咳嗽、咽喉肿痛；三诊用牛黄上清丸和金荞麦片，加强清心、肝、肺痰火郁结之功。投方与病症相符合，因此能收到较好疗效。

六、结语

李春生老师熟稔中医经典，方剂、中药药性和经络循行能倒背如流，加上对西医的认识完整和急诊病势的判断准确，因此用药常能效如桴鼓。此篇文章所述之"表里""虚实""寒热""气血""标本缓急"只是略述李老师看病的大纲，临证诊断用药时则需综合判断，毕竟现今疾病大多杂症居多，阴阳失调，寒热错杂，总不外此。在这种情况下，除了伤寒和温病之外，对金元四大家所著之典籍、明清医家之著述（例如吴又可之《瘟疫论》）、现代医家之经验名方与西医知识都需要有一定程度的掌握和了解，以应对这些变化多端的病况。

李春生老师用方、用药涉及广泛，往往有是证用是方，不拘泥于经方时方，有用乌梅丸治寒热错杂之久泻不止和西医的克罗恩病；用达原饮治舌苔厚腻、湿热邪伏之低热；用李东垣的中满分消丸治疗肠息肉手术后腹胀、腹泻不止；用芎芷石膏汤治头和右眼眶胀痛；用桑菊饮治疗风温有汗咳嗽；用甘露饮治疗阴虚内热的口腔溃疡；用桂枝加附子汤治疗阳虚出凉汗；对更年期阴阳失调常用柴胡龙骨牡蛎汤等等。在加减用药方面，常配以经验用药，例如眼珠痛用夏枯草，眼眶痛用羌活，头痛偶可用土茯苓，高泌乳素用炒麦芽120g，大便干可加瓜蒌，等等。可见李老师的功底和涉猎广泛，今有幸在其旁侍诊，在此借此文章感激李春生老师的教导。

[原文连载于：中国中医药报2017年11月1日、11月6日、11月8日第5版临床]

第三篇

传染病和流行病

对人高致病性禽流感发病规律和中医药治疗方案的初步探讨

李春生

人禽流行性感冒（以下简称"人禽流感"）是由禽甲型流感病毒某些亚型中的一些毒株引起的急性呼吸道传染病。其中尤以 H5N1 亚型毒株的致病性最强，对人类潜在威胁最大。2004 年 1 月至 2006 年 1 月 4 日，在禽流感波及亚、欧、北美和非洲的同时，有 148 人感染了 H5N1 型禽流感，死亡 79 人[1]，病死率为 53.38%，令人谈"禽"色变。因此，WHO 认为它是一种高致病性禽流感，有可能在地球 20 ～ 30 年一次的感冒侵袭人类的周期来临之时暴发流行，给普遍缺乏免疫力的人类造成极为重大的疫情危机。

香港是一个国际大都会，是 19 世纪以来传染病暴发流行的敏感地区，也是世界上第一个禽流感肆虐人类的地区。笔者兹以在香港收集到的资料为依据，从"先议病，后议药"的思路出发，对人高致病性禽流感的发病规律和中医药治疗方案提出管窥之见。

一、香港高致病性禽流感发病和防治回顾

为了掌握人高致病性禽流感（H5N1）的发病规律，有必要回顾香港 1997 年 5—12 月出现的人禽流感疫情及其近期研究进展。

（一）世界和中国和香港气候变化及其对人体的影响

为期 2 周的联合国气候变化会议于 2005 年 12 月 11 日在加拿大东部的蒙特利尔市闭幕。世界气候异常已经成为不争的事实。在中国，近 20 年来气候一直向暖的方向发展，旱涝灾害不断出现。2005 年秋季以来（9—10 月），全国平均气温为 13.9℃，较常年同期偏高 1 ～ 2℃，仅低于 1998 年同期的 14.2℃，为 1951 年以来的最高值。人们感觉到的是：在我国大部分地区冬季并没有如期赴约[2]。香港天文台的研究显示，香港与全球一样，在过去的 100 多年有变暖的趋势。自 1885 年天文台有记录以来，20 世纪 90 年代是最暖的 10 年。在香港历来最暖的 7 年中，有 6 年是在 1990 年后。与此同时，湿热的气候在香港逐年加剧[3]。有学者指出，冬天大范围迟到的气候异常会削弱人体呼吸道的防御功能，致使易感呼吸道疾病[3]。另外，年复一年四季中主气（风、热、火、湿、燥、寒）的未至而至、至而太过或至而不及，加上客气的反复变化，也给瘟疫的发病埋下了祸根。

（二）香港人禽流感疾病的传染源和传播途径

香港卫生署 1997 年 8 月 20 日曾经公布《本港首次在人类发现甲类流行性感冒病毒（H5N1）》一文。文章说，据知这种病毒以往只会感染雀鸟，今次是首次在人类身上发现。"有关个案涉及一名 3 岁男童，他于今年 5 月因多种并发症在伊丽莎白医院病逝。"卫生署在化验医院送来的该男童的气管分泌物中发现了一种未能分类的甲类流行性感冒病毒，遂将病毒样本送往美国及英国的 WHO 感冒病毒实验室及荷兰的实验室。化验结果显示，该甲型流行性感冒病毒为 H5N1 型。"是首次在人类身上发现该类型甲类流行性感冒病毒。"1997 年夏秋间这一新传染源的出现并逐渐扩展，有"山雨欲来风满楼"的趋势，成为 21 世纪初叶威胁人类新的"定时炸弹"。

关于高致病性禽流感的传播途径，香港网站于 1998 年 11 月 13 日公布了由美国亚特兰大疾病控制及预防中心、香港卫生署等 9 个单位合作进行的定群调查《禽流感研究结果》。报告说，有 547 名医护人员接受了调查。H5N1 抗体测试结果显示，在 547 名人员中，有 10 名医护人员呈阳性反应。其中 3% 曾接近或接触过证实个案中的患者，而 1% 并无接近或接触过有关患者。在该 10 名呈抗体阳性反应的医护人员中，有 6 名曾接近或接触过家禽。此外，1 名呈阳性反应的医护人员之前并未接触过家禽，但与 1 名禽流感个案的患者接触过后，抗体浓度上升了 4 倍，并出现了暂时性的相关病征。该个案显示，有最少 1 名患者将甲类流行性感冒（H5N1）传染给 1 名医护人员。结论：①相信 H5N1 的基本传播方式是由禽类传给人类，最可能是通过与禽类动物的粪便接触。无证据显示人类会从新鲜、冷藏或急冻的禽鸟肉感染 H5N1 病毒。②对医护人员而言，无论是否接触过该病毒，只有很少数被发现血清中带有该病毒的抗体。

（三）潜伏期及发病表现

人禽流感病的潜伏期为 5 ～ 9 天，多数在 7 天以内出现症状。成人和儿童均可感染发病，无性别差异。本病起病急，早期与流感相似，初起发热，体温一般在 39℃ 以上，持续 1 ～ 7 天，伴有流涕、咳嗽、咽痛和腹泻等呼吸道和消化道症状。稍后约半数病例出现肺部感染、呼吸困难，X 线检查显示单侧或双侧肺部实质炎性改变，部分伴有胸腔积液。少数患者病情进展迅速，肺炎进行性发展，导致呼吸窘迫综合征、肺出血、呼吸衰竭、心力衰竭、肾衰竭、感染性休克、雷耶综合征及全血细胞减少等多器官功能衰竭而死亡。

（四）疗效和预后

1998 年 2 月 20 日，香港网站报道了 1997 年证实为人禽流感个案的 18 例病例的西医疗效和预后情况。其中男 8 例，女 10 例；年龄 1 ～ 5 岁 8 例，6 ～ 10 岁 1 例，11 ～ 15 岁 2 例，16 ～ 20 岁 1 例，21 ～ 25 岁 2 例，26 岁以上 4 例；最小年龄 1 岁，最大年龄 60 岁，有 77.00% ～ 78.00% 的患者年龄 < 25 岁，88.89% 的患者年龄 < 40 岁。经西医药处理，10 例已康复出院；2 例当时仍然在医院接受治疗，逐渐复原，情况稳定；6 例因禽流感死亡（其中 40 岁以上患者 2 例，占 18 例个案的 11.11%）。治疗有效率为 66.67%，病死率为 33.33%。对死亡病例，由发病至死亡的平均时间为 16 天。造成患者病情恶化的主要危险因素包括年龄较大，治疗开始较晚，出现合并症如肺炎、白细胞降低和淋巴细胞减少等。

（五）近期禽流感研究新进展

2005 年 11 月，中国香港大学微生物学系副教授管轶研究小组在国际《呼吸研究》（*Respiratory Research*）杂志上发表论文，指出 H5N1 型禽流感病毒能在人体免疫系统内引发一场化学物质"风暴"，干扰免疫系统的正常工作，最终导致感染者，尤其是那些年轻患者很快被病毒击垮。

研究人员共提取了 3 份 H5N1 型禽流感病毒样本，1 份来自 1 名 1997 年死于禽流感的患者，另 2 份来自 2 名 2004 年在越南感染禽流感的患者。另外，还在一名罹患普通季节性流感的香港患者体内提取了一份 H1N1 病毒样本。然后用这些病毒分别去感染从其他非流感患者体内提取的组织样本，结果发现 H5N1 禽流感病毒会引发免疫系统内细胞因子（包括趋化因子 IP-10 和 β- 干扰素等）猛烈、快速地损伤肺部组织。这种免疫系统化学物质的过

度反应很可能是致命性的。由于年轻人的免疫系统更加活跃，因此反应也就更为强烈。

这项研究结果可能意味着，一旦 H5N1 型禽流感在人类中大流行，健康年轻人会成为重点攻击对象，而普通的季节性流感对老人和婴幼儿的威胁更大。美国国家变应性疾病和传染病研究所主任安东尼·福西博士评价说："我们要进一步验证这项成果的准确性，以及我们能否采取什么措施"。他指出，如果这项试验结果是准确的，那么 H5N1 型病毒的感染者除服用抗病毒药物外，可能还需要服用抑制免疫反应的药物。

总结临床及实验研究可知，令全球严阵戒备的禽流感与 SARS 一样，会使患者出现多种器官衰竭的严重并发症，这极可能是人体免疫系统对入侵病毒过度反应所致。香港中文大学化学病理学系教授邓亮生等最新研究发现，以流式细胞仪分析激发免疫反应的趋化因子（IP-10）浓度，可在 2 ～ 5h 内检查到趋化因子的反应，从而在发病早期预知病情发展成严重程度的可能性，有助于医生准确对症下药，减少误用类固醇造成的后遗症，此技术相信对治疗禽流感有莫大帮助 [4]。有关研究结果已发表 [5]。

二、用中医理论分析人禽流感的发病规律

据《中国疫病史鉴》记载，在西汉以后的 2000 多年里，中国先后发生过 321 次疫病流行。由于中医的有效预防及治疗，都在有限地域和有限时间内控制了疫情的蔓延 [6]。中国历史上从来没有出现过像 1918 年西班牙 H1 亚型病毒流感造成 2000 多万人死亡的悲剧。清代嘉庆元年（1796年），我国人口达到 27 566 2044 人 [7]。中华人民共和国成立时，人口为 45000 万。通过对香港 H5N1 型高致病性人禽流感发病的历史回顾，结合中国传统医学理论中的病因、发病和病机学说，笔者认为有如下五点值得思考。

（一）甲型禽流感病毒基因漂移、突变和替换，生成 H5N1 型人高致病性禽流感病毒的真正原因有可能与世界气候的异常变化有关

世界气候异常已为人所共知。清代温病学家余师愚在《疫疹一得》中强调疫病"因乎运气"。实际上，用中医运气学说进行推演，也可以推测 2005—2006 两年的气候异常。2005 年为农历乙酉年，乙为金运，酉为阳明燥金司天，既是岁运与司天之气同气的"天符"，又是岁运与岁支同居西方

正位的"岁会"。这一年是岁运、司天之气与岁支之气的五方正位三者会合的年份，故称为"太乙天符"。2006年为农历丙戌年，丙为水运，戌为太阳寒水司天，水运与司天的寒水之气同化，二者的五行属性相符合，故称为"天符"。天符和太乙天符之年的气象变化比较单一，容易形成一气偏盛独治，从而给生物界和人类造成危害。所以《素问·五常政大论》说："天符为执法……太乙天符为贵人……中执法者，其病速危……中贵人者，其病暴而死。"

自然界的气候异常，必然会引起生物界的相应变化。作为生物界最低等、结构最简单的生物之一的病毒，在气候异常之时出现基因漂移、突变或替换，从而产生高致病性病毒，是理所当然的事，而这种变化恰恰会给高等动植物的生命带来极大的危害。H5N1型禽流感病毒的产生，或与此有关。假若今后若干年内这种气候异常的状况得不到改观，相信还会产生新的自然灾害和病毒。

（二）H5N1病毒的性质，应当归纳为属"火"的"臭"毒

H5N1病毒的性质之一是属于"火"毒。此病毒的特点是致病力强，病种多变，恶化迅速。明代温病学家吴又可在《温疫论》中认为，疫是"感天地之厉气"而生的。他还说："夫疫乃热病也，邪气内郁，阳气不得宣布，积阳为火。"又指出，"疫乃无形之毒""疫既曰毒，其为火也明矣"。清代学者王孟英在《温热经纬》中强调，"火则四时皆有。"联系到人禽流感发病的症状，是以高热、喘促、腹泻，继而昏迷、死亡为主要表现。其中高热是火邪燔灼阳明气分，喘促为火邪熏灼致肺气不降，腹泻乃火热之邪下迫胃肠，昏迷属火热阳邪扰乱神明。火性迅猛暴戾，易伤正气，致阴阳离决而死亡。故患病者的病死率高达30%，病死时间多在发病后3天以内。由此观察，H5N1病毒应当归于"火"毒。

H5N1病毒的性质之二是属于"臭"毒。"臭毒"一词，首见于清代王孟英撰《随息居重订霍乱论病情第一》，原指恶浊饮用水源中之疫邪。本文借用此词说明人高致病性禽流感病毒，是由于该病毒的存在环境与臭毒有许多相似之处。首先，WHO认为疫毒的来源是病禽及其"粪便污染"[8]。其次，我国原卫生部强调，携带病毒的家禽和野禽的分泌物、排泄物以及受污染的水为疫毒的来源[9]。最后，此次家禽发生流感和人发生高致病性禽流感的地方

中，许多是养殖场或环境不洁的地方。这些地方秽浊之气充斥，既创造了疫疠之毒产生和滋长的环境，也使疫疠之毒与秽浊之气相伴生存。因此，笔者认为高致病性禽流感病毒应是一种"臭"毒。

（三）H5N1病毒作为疫疠之邪，其传播途径是经口、鼻、眼而入于人体内

WHO指出，人禽流感的主要传播途径是直接接触病禽或受其粪便污染的表面或对象。香港卫生署网站进一步强调，大部分人员的感染是由于不当接触受感染之禽鸟或其排泄物等，病毒伴随着进入眼、鼻或口部。另外，亦可能由呼吸道进入肺部，或是所附着的微尘借由空气进入眼、鼻或口部[8]。我国原卫生部2005年《人禽流感防治方案》还认为，直接接触病毒株也可被感染。目前尚无人与人之间传播的确切证据[9]。

上述传播途径的描述，与我国明代温病学家吴又可的观察非常接近。吴又可在《温疫论》原病篇中说："疫者……此气之来，无论老少强弱，触之者即病，邪从口鼻而入。"至于H5N1病毒侵犯眼部的确定，则是对疾病传播途径现代认识的新进步。

（四）人高致病性禽流感的发病规律，是疫邪上受，首先犯肺，下及胃肠，逆传心包，伤津动风

在禽流感发病的症状和体征上，人与鸡有许多相似之处。香港94岁的老中医张灿勋回忆30岁时东莞虎门爆发鸡瘟病时说，养鸡人家发现，鸡不断摇头，鸡毛松乱，喜饮水，痾白屎；临死病鸡呈脚软瘫痪，死鸡肉色红赤。他还说，当时鸡瘟不传人，但因生活贫困，时有穷人吃病死鸡者，吃过后有人肚痛，亦呈现"发鸡瘟"症状，常摇头坐不定，脚软无力[9]。

香港网站称，家鸡禽流感常在冬春季气候变化剧烈时发生。此病潜伏期短，家鸡常无症状而突然死亡。病程长时，病禽体温升高（达43℃以上），食欲废绝，鸡毛松乱；有咳嗽、肺部啰音和呼吸困难，甚至可闻尖叫声；鸡冠、肉髯、眼睑水肿，鸡冠和肉髯发绀，或呈紫黑色，或见坏死；病鸡眼结膜发炎，眼、鼻腔有较多浆液性、黏液脓性分泌物；下利，排出黄绿色粪便。雌鸡产蛋量明显下降，并见软皮蛋、薄壳蛋和畸形蛋增多。有的病鸡可见神经系统症状和共济失调，不能走动和站立[9]。

关于人患H5N1高致病性禽流感的症状和体征，本文已在前面引用过西医描述。鉴于1997年

和 2003 年两度人禽流感在香港发病，中医药均未能介入，因此，香港中医界讨论人禽流感的防治，同内地中医界一样，也都是纸上谈兵。"兵"谈得好与坏，还需要通过实践来验证。

家禽流感和人禽流感发病的症状提示，疫邪是由口鼻上受的。其内侵的发病途径是：①首先犯肺。肺主气属卫，外合皮毛，开窍于鼻，上系喉咙，下合大肠，主治节，主气，司呼吸，主宣发和肃降。疫邪内侵，由鼻窍先犯肺之外合，肺为疫邪所侵，失于宣降，故有发热、流涕、咳嗽、咽喉疼痛、全身酸痛和头痛等症。进而疫疠火毒灼伤肺金，肺气上逆，可见喘促和呼吸困难。肺、胃素有积热之人复感疫疠之邪，致见两眼白睛赤丝满布，多泪黏稠。此即所谓"首先犯肺"。②下及胃肠。疫邪由口经咽腔直入胃腑，或经肺络下侵大肠，都可致手足阳明受病，产生中下焦气分症状。胃为水谷之海，腐熟水谷，主通降浊气，与脾共同外合肌肉；大肠的功能是传化糟粕，乃胃气降浊的延伸。二腑秉燥金之气，性喜柔润。疫疠火毒夹湿浊来犯，邪亢热炽，可出现肌肤高热不为汗衰，口渴喜饮；邪火伤胃，其性炎上，胃失和降，气机上逆，故呕吐不食；邪伤胃肠之络，气机阻滞不通，可见腹痛，火热夹湿浊下迫，致生泻痢。③逆传心包。心包为心脏外面的包膜，具保护心脏之功能。《黄帝内经》称其为"臣使之官"，有代心受邪的作用。人禽流感疫疠之邪从肺入内，由气犯营，传入心包，扰乱神明，则出现神昏等症状，病转危殆。④火耗津液，生风动血。人禽流感疫疠之火毒大伤肺津，致肺热叶焦，发为痿躄，患者出现脚软无力。火毒烧灼阴液，使筋脉失去濡润而抽动，故见患者头摇坐不定，"共济失调"。

（五）人高致病性禽流感侵害人群以儿童和青壮年为主，临床以"邪气盛则实"为常见病型

前面已对 1997 年 18 例人禽流感病例做了分析，有 16 例发病年龄在 40 岁以下，12 例患者年龄 ≤ 20 岁。小儿为稚阴稚阳之体，青壮年血气方刚，抗病能力较强，因此，患人禽流感后易出现"邪气盛则实"的格局。香港大学的实验研究发现，人体肺在受到病毒侵犯之后，出现过度免疫，引发自体肺组织损伤现象，恰是"邪气盛则实"的最好诠释。值得提出的是，人禽流感疫疠之邪在使人体发病的过程中，来势凶猛，常如洪水暴涨，"鬼击""客忤"，多系统症状和体征一齐出现或混合交错出现，从而给临床救治增加了重重困难。

三、对中医药治疗人禽流感方案的管见

为了救治人高致病性禽流感的发病患者，我国原卫生部和国家中医药管理局委托中华医学会等单位组织相关专家，在 2004 年及 2005 年连续发布了两版《人禽流感治疗方案》。尤其是 2005 年版方案，诊断、治疗与预防兼备，西药和中药齐全，是一个各级医院医生看得懂、用得上的完备临床救治流程。

在《人禽流感治疗方案》的中医药治疗部分，2005 年版方案按照毒邪犯肺（急性上呼吸道感染型）、毒犯肺胃（急性肠胃炎型）、毒邪壅肺（肺炎型）及内闭外脱（休克型），列出了由轻到重的四个药方。2005 年 11 月公布的对 2005 版修改方案则简化为轻、重两个证型：轻证——毒犯肺胃，投以"桑叶菊花方"（暂定名）；重证——疫毒壅肺、内闭外脱，投以"麻黄石膏方"（暂定名）。这两个方案各有千秋，示人以规矩权衡，相信在人高致病性禽流感的现症患者治疗中，能够帮助医生发挥积极作用。但瘟疫治法应重在清热解毒、清热降火、苦寒直折、养阴生津及除湿辟秽等，对重症者使用补药不宜过早，以防"炉烟虽熄，灰中有火"（语出叶天士《外感温热篇》），补药可使其死灰复燃，致病情出现反复和加重。

关于瘟疫发病后的治疗，自明末以降，一直并存着两种观点。一种观点以吴又可为代表，认为"疫者，感天地之疠气"。在认清疫疠病原的基础上，设计一个针对性强的主方，随症加减，就足够应付一种传染病。其追随者有杨栗山和余师愚等，代表方剂为达原饮、升降散和清瘟败毒饮。中华人民共和国成立以后的著名中医学家姜春华于 20 世纪 70 年代末提出了"截断疗法"，其思路是在吴、杨、余三家基础上的发展。另一种观点以叶天士为代表，提出："卫之后，方言气；营之后，方言血。在卫汗之可也，到气方可清气，入营犹可透营转气。"这种分层次治病的方法，优点是临证不至"虑其动手便错"。缺点在于容易延误治疗时机，给患者增加了痛苦。其追随者有吴鞠通和王孟英等。由于后一种观点发展成为温病的主流学派，他们所设计的方剂如银翘散、桑菊饮、清营汤和加减复脉汤等在中医界早已人人皆知。笔者通过临床和实验研究发现，在温病卫分阶段，常隐含邪入气营之机。在卫分提早使用清气凉营之剂，能够取得优于分阶段施治的疗效。故而相信，吴又可一派的

治疫思想可能更适合人高致病性禽流感的治疗。

前已述及，人高致病性禽流感病毒属"火"而带秽浊的臭毒，具有首先犯肺、下及胃肠、逆传心包及伤津动风等特点，临床表现以高热、喘促、腹泻及昏迷为突出症状。秦伯未先生曾指出，病因和病位是发病的根源，症状是病变的现象，根源清除后，症状自然消失。从病位、病因结合症状，是一般处方用药的根据[10]。笔者以此原则作指导，不揣浅陋，拟定如下人禽流感处方，仅供医生临证参考：葛根 8g、黄芩 3g、黄连 3g、炙甘草 2g、生石膏 15g、僵蚕 4g、重楼 3g、石菖蒲 3g。恶寒重者，加荆芥 3g、防风 3g；咳喘甚者，加桑皮 5g、川贝 3g；大便不泻反见便秘者，加大黄 4g；神疲脉微者，加党参 5g。

此为小儿剂量，成年人用量加倍。高热患者每天 2 剂，水煎 4 次，每 6h 服 1 煎，直到热退、喘平、泻止及神志改善为度。若重楼缺货，可改用大青叶 5g。本方由《伤寒论》治疗发热下利、喘而汗出的葛根芩连汤加味而成，属于表里双解之剂。方用葛根和石膏为君药，清肺胃肌表之大热。黄芩和黄连为臣药之一，清里热而直折其邪火；僵蚕和重楼为臣药之二，熄内风而化痰解毒。再佐以石菖蒲开窍宁神、化湿辟秽；使以炙甘草调和诸药、扶助正气，共奏祛邪匡正之效。现代研究表明，葛根能够使免疫亢进动物的细胞免疫功能反应性恢复，并与石膏、石菖蒲均有退热功效；重楼和黄芩既对包括亚洲甲型病毒在内的流感病毒有较强的抑制作用，还可缓解支气管平滑肌痉挛；僵蚕镇静抗凝，黄连抑菌消炎；甘草有类似糖皮质激素样的抗炎作用，能够保护喉头和气管黏膜。以上功效

都有助于人禽流感患者病情的改善。对于病情进展迅速的患者，应采用中西医结合疗法。中成药安宫牛黄丸、紫雪丹、至宝丹、片仔癀、清开灵、醒脑静、鱼腥草和生脉饮等均可随证选用。

致谢：本文承蒙香港东华东院中医中心初级中医师文宝美、伦中恩给予协助，谨此致谢。

参考文献

1. 世界卫生组织. 世界各地禽流感的统计数字. （2006-01-15）[2006-0530]http：//www. info. gov. hk/info/flu/chi/global. htm.
2. 许秀华. 我国大部地区冬季没有如期赴约. 新闻晨报，2005-12-15：5 版.
3. 全球变暖——香港情况又如何. 新闻公报，2005-12-15：第 2 版.
4. 陈立衡. 中大新法预测 SARS、禽流感病情. 明报，2005-12-07：3 版.
5. 李思颖. 中大攻禽流感数小时定治疗方案. 星岛日报，2005-12-07：2 版.
6. 李致重. 太乙天符人、禽流感的中医解析（一）. 香港大公报，2005-12-05：2 版.
7. 赵尔巽. 清史稿（三）仁宗本纪. 北京：中华书局，1977：596.
8. 香港卫生署. 防治禽流感专题. （2005-12-12）[2006-05-30]http：//www. iosh. gov. tw/sarsO. htm.
9. 国家卫生部.《人禽流感诊疗方案（2005 版）》的通知及附件. 2005-12-09.
10. 秦伯未. 中医临证备要. 北京：人民卫生出版社，1964：282.

[原载于：中华中医药杂志，2006，21（3）：134-139]

关于急性严重呼吸综合征的中医命名以及治疗使用清开灵及山茱萸制剂的建议

李春生

在当前严重急性呼吸综合征（severe acute respiratory syndrome，SARS）肆虐全国的情况下，人们迫切需要直接、有效的抗击 SARS 病毒（新

型冠状病毒）及其并发症的药物。遗憾的是，到现在为止，这类药物尚未研制成功，对症治疗仍然是"本病重要的治疗手段"[1]。为此，发挥中医药

抗病毒、调免疫的优势，中西医联袂，守护生命防线，也许对抗击 SARS、治病救人更为有益。

我本人长期从事急诊医学、老年医学和呼吸病学临床研究，下面谈一谈我对 SARS 的一些看法。

一、关于对 SARS 的中医命名、病机及当前治疗的认识

纵观 SARS 的病史和临床表现，该病主要是近距离飞沫传播或接触传染，经过 4～5 天的潜伏期，出现症状均以发热、咳嗽无痰、呼吸急促和鼻干等为主要表现，可伴有头痛、关节酸痛、全身酸痛、乏力、胸痛和腹泻。疾病来势凶险，进展和恶化迅速。这些特点与《黄帝内经·素问遗篇·刺法论》所称"五疫之至，皆相染易，无问大小，病状相似"的论述，以及国家中医药管理局医政司颁布的《中医内科急症诊疗规范》中所载的"风温肺热病"有较多吻合之处[3]，因此，我认为将 SARS 笼统地概括为"温病"不妥，应当称为"瘟疫 - 风温肺热病型"较为恰当。

SARS 既属于瘟疫，瘟疫之侵犯人体即为"毒"[4]。其毒之轻或夹湿者，吴又可《温疫论》称为"热淫之气"[5]；其毒之重而深伏者，余师愚《疫病篇》统谓之"火"[4]。余氏指出，火之为病，其害甚大，土遇之而焦，金遇之而熔，木遇之而焚，水不能胜则涸，故《易经》曰："燥万物者，莫炽乎火。"古人所谓元气之贼也。

在 SARS 初、中期，疫毒入于口鼻，其毒邪甚为猛烈。鼻通于肺，口通于胃，致太阴、阳明受邪，卫气同病。太阴主治节而外连皮毛，阳明主受纳而外连肌腠。疫毒壅遏，肺失肃降，则见咳嗽胸痛；肺合大肠，疫毒下迫，大肠传道失司，则见泄泻。阳明脉挟鼻络于目，疫毒侵之，火热熏灼，故鼻干或目赤。疫毒循经络熏蒸于皮毛、肌肉和肢节，与卫外之气和全身正气相搏，阳热壅阻于肌腠，故见壮热微恶寒、头痛、关节酸痛和全身酸痛之症。痰中带血，是热伤肺之阳络所致；肢软疲乏，为火伤人体元气之征。至于该病在进展过程中出现温热秽浊蕴结之症，则可用清代吴鞠通《温病条辨》所云："温疫者，多兼秽浊，家家如是，若疫使然也"来解释。

在 SARS 极期，以高热不退、喘促、昏迷及虚脱为特征，是瘟疫热毒壅盛、邪盛正虚、气阴两伤、内闭外脱的集中表现。肺部病理检查，可见肺实变、淤血、充血、片状或灶性出血以及肺纤维化等，提示疫毒已入营血，肺受火灼，其脏被"熔"。多数患者出现肝功能异常，谷丙转氨酶、乳酸脱氢酶及肌酸激酶升高，少数患者人血白蛋白降低，表明肝受火迫，"木遇之而焚"。患者 $CD4^+$ 淋巴细胞减少，脾淋巴结萎缩，免疫力迅速下降，则显示人体元气大伤。关于喘促一症，有两种中医解释：①肺为火灼，其津气不能下行于大肠，肺失肃降，气机上逆而作喘。这是喘促属实的一面。②肺气虚弱，肾精被灼而涸，肾不能摄纳肺气，致气机上逆而作喘。这是喘促属虚的一面。笔者认为，在 SARS 极期，两者常兼而有之。

在 SARS 恢复期，以气阴两伤、脾肺气虚、湿热瘀毒未尽为病机特征。其中虚实夹杂、正虚邪恋当为常见，这里不作赘述。

历代关于"瘟疫"的治疗，中医药学亦不外乎采取两种疗法：一种是辨证施治。如清代叶香岩《外感温热篇》谓："大凡看法，卫之后方言气，营之后方言血。在卫汗之可也，在气方可清气，入营犹可透热转气……入血就恐耗血动血，直须凉血散血。"此即属辨证施治。此法由温病主流派所创，优点在于能够正确认识疾病的发展规律，治病时无须"虑其动手便错"；缺点是没有掌握截断扭转的方药，易于贻误病机[7]。另一种是特效疗法。如后汉·张仲景《金匮要略》治疗疟疾的蜀漆散、明代吴又可《温疫论》的达原饮、清代杨栗山《伤寒瘟疫条辨》的升降散以及余师愚《疫病篇》的清瘟败毒饮，即属于特效疗法。此法由伤寒主流派和温病非主流派所创，优点是药物能够针对病因进行攻击性治疗，直达病所。操作简便，收效迅速。缺点是易于忽略帮助机体自稳调节能力的恢复[8]。通过比较上述两种疗法的优缺点，笔者认为，SARS 按照卫、气、营、血和三焦辨证论治，当是通治方。如国家中医药管理局制订的 SARS 中医药防治技术方案（试行）即属此类。该方案强调因地制宜、分期分证，进行个体化治疗。其存在的问题是变化莫测，不好掌握，影响推广。由于 SARS 以壮热喘咳为主症，且具有"无问大小，病状相似"的特点，是一种特殊的疫证。清代徐大椿在《兰台轨范》中曾指出："一病必有一主方，一方必有一主药。"若能够研制出如蜀漆散、升降散、达原散及清瘟败毒饮之类的特效方剂，药精而专，疗效显著，易学易用，便于推广，那么必将有助于控制和扑灭 SARS 疫情。

为了战胜 SARS，笔者依据自己的临证经验，向战斗在 SARS 第一线的医务工作者推荐两种中药复方制剂——清开灵和山茱萸制剂，希望能够助一臂之力。

二、清开灵是治疗呼吸道和肺部炎症的有效制剂

清开灵制剂的研制始于 1972 年，经过 30 年的应用和推广，进入 2000 年《中华人民共和国药典》。生产厂家已遍及多个省份，易于购买和使用。它有软胶囊、颗粒剂、口服液和注射液等多种剂型，其中清开灵注射液已被国家科技部公布为八种治疗 SARS 的有效药物之一。清开灵组方脱胎于《温病条辨》中的安宫牛黄丸。方中牛黄、水牛角、珍珠母、黄芩、栀子、板蓝根可"芳香化浊而利诸窍，咸寒保肾而安心体，苦寒通火腑而泻心"。治疗的目标侧重于热入上焦心营。黄芩、栀子和金银花三味药，可苦寒直折中焦气分邪火，辛凉散解上焦卫分温毒。诸药协同，组成卫、气、营同治方剂，用三重防线针对上焦的温热病邪，起到共同攻击、聚而歼之的作用，很类似于"截断"疗法。因此，清开灵制剂临床上被用作清热解毒、化痰通络及醒脑开窍之剂，疗效显著。

（一）清开灵制剂的功效

现代研究表明，清开灵制剂具有以下功效：

1. 抗病毒、抗菌作用　河北医学科学院的研究证实，神威牌清开灵制剂体外试验 5mg/ml 和 10mg/ml 浓度对流感病毒（H2N2）有显著的抑制作用，体外对呼吸道和肺部致病菌如金黄色葡萄球菌、乙型溶血性链球菌、铜绿假单胞菌、肺炎链球菌及大肠埃希菌有不同程度的抑制作用。中国中医研究院西苑医院等单位的临床研究显示，在体内地坛牌清开灵注射液对急性上呼吸道感染患者的咽喉部链球菌、其他革兰氏阳性菌、奈瑟卡他球菌、阴沟肠杆菌有较好的抗菌效果。

2. 免疫调节作用　神威牌清开灵制剂、地坛牌清开灵制剂和一洲牌清开灵颗粒剂均能增强吞噬细胞的吞噬功能，增强白细胞内的氧化杀菌能力，维持机体自稳状态，它们能够抑制人体 T 细胞因植物血凝素引起的有丝分裂。这种抑制作用在一定范围内呈明显的量效关系。解放军总医院的尹岭教授在美国开展的研究还证实，神威牌清开灵制剂能够抑制多发性硬化模型小鼠的自身免疫现象。

3. 解热作用　地坛牌清开灵液不但能抑制内毒素引起的家兔发热反应，而且抑制了内毒素引起的脑脊液中发热介质环磷酸腺苷（cAMP）含量的增多，使其呈下降趋势。

4. 抗脂质过氧化作用　地坛牌清开灵液体外可抑制兔脑匀浆脂质过氧化物（lipoperoxide，LPO）的生成，阻止或减少自由基对脑组织细胞膜不饱和脂肪酸的连锁氧化反应的进行，保护脑组织细胞膜的结构和功能。

5. 活血化瘀作用　地坛牌清开灵注射液能够促进脑血肿周围胶质细胞增生，使其吞噬活性增强，加强血肿的吸收；抗血小板聚集，缩短血栓长度，延长血液凝固时间，使纤溶酶活性升高；对脑内血管扩张性物质——降钙素基因相关肽可进行双向调节，改善脑出血后皮质的局部血流，改善脑细胞代谢。

6. 保护肝、肾功能，修复肝损伤　地坛牌清开灵注射液可对抗四氧化碳引起的动物肝脂质过氧化损伤，恢复肝细胞粗面内质网的形态、结构及功能，改善肾功能，促进尿液排出，降低血氨和血乳酸水平，减轻肝性脑病。临床研究发现，本品对肝、脾大有明显的作用，治疗组恢复率达 44.2%，提示有抗纤维化作用[9]。

（二）清开灵制剂治疗的疾病

在临床上，清开灵制剂主要用于治疗以下疾病：

1. 急性上呼吸道感染　中国中医研究院西苑医院急诊科等单位的临床研究结果表明，神威牌清开灵软胶囊、地坛牌清开灵口服液和地坛牌清开灵注射液治疗病毒和病毒、细菌共同引起的急性上呼吸道感染疗效都很显著[10-13]，愈显率分别为 73.33%、82.44% 和 84.14%。软胶囊和口服液的疗效优于双黄连，注射液的疗效优于林可霉素。其中服用神威牌清开灵软胶囊后，较双黄连口服液平均降温幅度多 0.3℃。一洲牌清开灵颗粒剂治疗本病也有较好的疗效。

2. 急性肺炎　中国中医研究院西苑医院急诊科等单位总结了 105 例老年肺炎的临床特点及治疗方法[14]。这些病例在治疗前均经胸部 X 线检查证实肺野有炎性改变。在治疗过程中，对热象明显的患者，在西药常规疗法的基础上给予清开灵或双黄连静脉点滴，收到了较好的效果。现列举单独给予清开灵注射液的病例，某教授，男性，61 岁，1997 年 12 月 26 日入院。高热伴恶寒、咳嗽 8 天，呼吸急促。入院时体温 38.2℃。X 线胸部正位片

示，右上肺第 2、3 前肋间见大片状致密阴影，下缘为水平裂，上缘模糊，右肺门阴影增大。侧位片示病变位于上叶后段，心影不大。血常规：WBC 7.3×10^9/L，淋巴细胞占 23.2%，中性粒细胞占 26.8%。住院后给予清开灵注射液 60ml 加入 0.9% 盐水 250ml 静脉点滴，1 日 2 次；中药给予玉女煎加味，每剂水煎 300ml，1 日分 2 次服。用药后第 4 天，体温降至 36.5℃，尚有咳嗽、咳白痰。第 6 天停用中药煎剂，仅用清开灵继续静脉点滴，内服双黄连口服液，住院 11 天（1998 年 1 月 5 日）X 线胸片示，右上肺外带见片状阴影，余肺野清晰。住院第 20 天（1998 年 1 月 14 日）X 线胸片示肺、心、膈未见异常。血常规在正常范围。于 1998 年 1 月 16 日痊愈出院。患者自入院至出院，计静脉点滴清开灵 21 天，除曾用维生素 C 和极化液外，未使用其他西药。除我们的报告外，王宝林（天津市静海县中医院）报道地坛牌清开灵注射液治疗 120 例急性呼吸道感染之高热的临床疗效观察，潘志伟（甘肃省酒泉市总寨中心卫生院）报道地坛牌清开灵注射液治疗呼吸道感染伴发热 580 例，都包含治愈一部分急性肺炎。山西省平定县中医院张季秀采用清开灵注射液超声雾化吸入配合常规治疗，也明显地提高了小儿支气管肺炎的治疗效果。

3. 急慢性肝炎、肝损伤、肝硬化和肝性脑病　由于发现了清开灵对实验性损伤的保护作用，近 20 年来国内应用清开灵注射液治疗急、慢性病毒性（甲、乙、丙型）肝炎，化学药物性急、慢性肝损伤，黄疸和无黄疸型肝炎，各种肝硬化（包括肝炎后肝硬化、酒精型肝硬化、胆汁淤积性肝硬化、中毒性肝硬化和肝硬化腹水）和肝性脑病等，取得了显著疗效。累计有关报道的病例在 2000 例以上，近期效果满意[15]。在治疗各种肝病中，清开灵能够抑制病毒复制，降酶退黄，调节体液免疫，改善肝微循环，促进肝细胞代谢，抗肝纤维化，是目前较为理想的保肝药物。

4. 治疗病毒性角膜炎　本病是眼科常见病、多发病和难治病，由于目前尚无特效的抗病毒治疗药物，一旦发病，病势凶险。如处理不当，就会有失明危险。南京特色眼科医院张世红等报道，应用清开灵注射液静脉点滴及溶液湿敷角膜，治疗病毒性角膜炎 310 例，疗程 15 天，可连用 2 ~ 3 个疗程。对照组采用 0.1% 碘苷（疱疹净）、10% 磺胺醋酰钠、阿昔洛韦（无环鸟苷）和利巴韦林（病毒唑）滴眼液等常规治疗，疗程相同。结果表明，治疗组症状消失快，视力恢复好，愈合角膜薄翳少，疗程明显缩短，与对照组相比，统计学差异非常显著（$P < 0.01$）。远期疗效观察 1514 例，观察时间为 3 个月至 3 年，角膜炎复发率为 5%；对照组 168 例，角膜炎复发率为 20.3%，两组间比较有显著性差异[16]。提示清开灵具有较强的抗眼部病毒感染和抗炎作用。

此外，清开灵制剂应用于急性缺血性和出血性脑血管病、重症肺源性心脏病、多种病毒感染（如病毒性心肌炎、病毒性脑炎、乙型脑炎、流行性腮腺炎、流行性出血热和小儿脊髓灰质炎）、细菌性痢疾、肝内胆管结石以及眼科的前部缺血性视神经病变等都取得了显著疗效。

综合上述，通过大量的基础和临床研究，证明清开灵制剂是一种较强有力的抗病毒及病毒和细菌混合感染药物。它既符合中医治疗温热病和疫毒病的理论，又可治疗与 SARS 临床表现相似的急性呼吸道、肺、肝和眼部感染性疾病，抑制某些病毒复制，抑制和调节超强免疫反应，并具有在体内抗纤维化的作用。因此，应用于治疗 SARS 是很值得探索的药物。只要投药剂量恰当，注意避免过敏反应和局部血管刺激，不与偏酸性的制剂配伍，相信就能够取得较好的疗效。

三、山茱萸制剂是抗糖皮质激素不良反应较好的药物

山茱萸是地黄丸类制剂的主药，是有效的补肾益肝中药。自 1992 年开始，我们在国家自然科学基金委的资助下，对山茱萸水溶性总提取物进行了较为深入的研究。我们复制了用糖皮质激素造模的动物模型，给予不同剂量的山茱萸水溶性总提取物，并观察药物对模型大鼠的影响[17]。结果表明：①山茱萸水溶性总提取物能够提高糖皮质激素模型大鼠的存活率，使其中大剂量组存活率为 73.30%，中剂量组为 46.67%，明显高于小剂量组、模型阳性药组（人参蜂王浆）和模型空白对照组（均为 26.67%），统计学差异显著。提示较大剂量给予山茱萸水溶性总提取物能够明显对抗氢化可的松的不良反应，延长模型动物的存活时间。②服用山茱萸水溶性总提取物的模型动物，精神状态改善，毛色浓密光泽，腹胀明显好转，提示生命质量提高。③氢化可的松可使大鼠肝重量增加，肝细胞呈现肿胀、变性和坏死等病理改变。肝糖原含量下降，丙

二醛含量升高，表明肝受到损伤。服用山茱萸水溶性总提取物后，肝细胞重量接近正常，肝细胞病理改变减轻，肝糖原含量升高，丙二醛含量下降。提示山茱萸水溶性总提取物能够对抗糖皮质激素所致的肝损害。④肝细胞RNA含量多少与细胞的功能状态及细胞修复能力有密切关系。山茱萸大、中剂量组动物肝RNA含量明显高于模型空白对照组，证明山茱萸水溶性总提取物能够改善糖皮质激素造模动物肝细胞的功能，促进肝损伤的修复。⑤山茱萸水溶性总提取物有升高大鼠睾丸间质细胞RNA含量的作用，与模型空白对照组、正常空白对照组相比，呈现显著差异。提示中医学认为山茱萸有补肾添精的功效，确有一定的道理。⑥氢化可的松能使动物肾上腺皮质细胞产生肿胀、变性和坏死等病理改变，服用大、中剂量的山茱萸水溶性总提取物后，可以保护肾上腺皮质细胞，使其损伤降至最低限度。提示山茱萸水溶性总提取物有对抗氢化可的松所致肾上腺皮质损伤的作用。

在临床研究方面，我们将山茱萸水溶性总提取物制成口服液，在河南省南阳市中医院内二科，由刘新宇医师协助，观察山茱萸对糖皮质激素所致库欣综合征的影响。治疗组有6例肾病综合征患者，在服用糖皮质激素时加用山茱萸制剂，同时以6例本病常规治疗患者作为对照，疗程1个月。结果表明，在服用泼尼松时加服山茱萸水溶性总提取物的患者，向心性肥胖、满月脸、痤疮和乏力四项症状明显好转。证实山茱萸制剂确有抗糖皮质激素副作用的效果。

在目前市场上尚无山茱萸水溶性总提取物制剂的情况下，建议SARS患者在使用大量糖皮质激素的同时，由医师指导选用含山茱萸药材的六味地黄丸、知柏地黄丸、麦味地黄丸、杞菊地黄丸或金匮肾气丸等，也可起到抗糖皮质激素不良反应的效果。

参考文献

1. 北京市卫生局，好医生医学教育中心．SARS前线培训手册，2006-04-21：18-21版．

2. 秦秋．政协委员、院士论证中医药防治"非典"方向．人民政协报·健康周刊．2003-04-30：B$_1$版．

3. 国家中医药管理局．中医内科急症诊疗规范，1994：91-93．

4. 清·王士雄编．温热经纬．2版．北京：人民卫生出版社，1966：51，136．

5. 明·吴又可著．温疫论卷之上·原病．清木刻线装本，李春生家藏书．

6. 清·吴鞠通著．温病条辨．北京：人民卫生出版社，1972：12．

7. 姜春华．叶天士的温病·杂病的理论与治疗．新医药学杂志，1978，19（8）：360-365．

8. 张之文．温疫学说探讨——兼评温病治疗之"截断"论．中医杂志，1980，21（10）：733-736．

9. 王玉梅，王玉杰，尚祖伯，等．地坛牌清开灵注射液治疗肝硬化436例临床疗效观察∥地坛牌清开灵注射液研制与推广应用文集．2000，116-120．

10. 李春生，王小沙，陈淑敏，等．清开灵注射液急性上呼吸道感染的临床研究．中国中西医结合杂志，1999，19（4）：212-214．

11. 李春生，王小沙，陈淑敏，等，清开灵注射液治疗急性呼吸道感染的证效、量效关系及不良反应观察．中国中药杂志，2000，25（7）：431-433．

12. 李春生，李洁，王秀珍，等．清开灵软胶囊治疗急性上呼吸道感染的证效关系及不良反应观察．∥中国中医药学会内科学会学术年会急诊学会第三次学术研讨会论文集．2001：421-422．

13. 李春生，李洁，王秀珍，等．地坛牌清开灵口服液治疗急性上呼吸道感染的临床研究．待发表．

14. 李春生，袁彩琴，闫学锋．105例老年肺炎的临床特点及治疗．暨南大学学报（医学版），1999，20（6）：38-41．

15. 北京中医药大学药厂．地坛牌清开灵注射液研制与推广应用论文集．2000：100-122．

16. 张世红，崔巍，贾玉瑞．地坛牌清开灵注射液治疗病毒性角膜炎疗效观察．∥地坛牌清开灵注射液研制与应用论文集．2000，158-160．

17. 李春生，张国玺，石体仁，等．山茱萸水溶性总提取物对肾阳虚动物模型生命质量和肾上腺组织的影响．中医杂志，2001，42（8）：491-493．

[撰写于2003年6月，一部分内容发表于：中医杂志，2003，44（11）：876-877．]

福寿康免疫调节作用的研究

唐小山[1] 郑 颖[1] 陈鸿珊[1] 陈可冀[1] 李春生[1] 张国玺[2]

（1.中国医学科学院医药生物技术研究所；2.中国中医科学院西苑医院）

一、材料和方法

福寿康（又称疫毒宁）浸膏，水煎剂，每克浸膏含生药5g，使用时配成1g生药/ml，由山西浑源黄芪专业公司提供。小鼠抗Thy1.2、1yt$_1$、1yt$_2$单克隆抗体，系美国Beoton Dickinson公司产品；抗小鼠IgG荧光抗体（IgG FITC），购自军事医学科学院，效价1:10。Balt/o小鼠，18～22g，雌雄不分，购自中国医药品生物制品检定所。人外周血，购自北京天坛医院，4℃保存，冻干皮内用卡介苗，购自卫生部北京生物制品研究所。1640和Eeglo培养基，系美国Sigma公司产品。L929细胞和Wish细胞，系中国预防医科院病毒所赠送，本室保存。滤泡性口炎病毒（vesicular stomatitis virus，VSV），Imdiama株，滴度10^{9}PFu/ml，为中国预防医科院病毒所赠送。

1. 人白细胞体外干扰素诱生和检测 取新鲜人外周血，按常规分离白细胞，用1640培养液配成10^7/ml细胞数悬液。将福寿康用1640培养液配成mg生药/ml，高压消毒除菌。然后在小试管中加入0.5ml白细胞悬液及0.5ml福寿康药液，使其终浓度为500μg生药/ml，在37° 5%CO$_2$中孵育2h，离心弃上清，用1640洗涤2遍。向每个试管中加入1ml 10%小牛血清的1640培养液，混匀细胞，放入37℃ 5% CO$_2$中培养6h，离心收上清，上清干扰素滴度测定参见文献[1]。

2. 鼠血清干扰素滴度测定 Balb/c小鼠6只一组，分别口服福寿康25g/kg、12.5g/kg及6.25g/kg，8h及24h后将小鼠分别摘眼球取血，收集血清，干扰素滴度测定参见文献[1]。

3. 鼠脾自然杀伤细胞（NK细胞）活性测定 Balb/c小鼠4只一组，分别口服福寿康25g/kg、12.5g/kg及6.25g/kg，正常对照组小鼠口服生理盐水，每天一次，7天后处死小鼠，制成脾效应细胞悬液（E）。L929细胞为靶细胞（T），活性检测按文献进行[2]，用中性红摄入法测定NK细胞活性，以指数百分率来表示NK细胞活性。

计算方法为：

$$NK细胞指数(\%) = \frac{正常细胞组OD - NK细胞OD值}{正常细胞组OD值} \times 100\%$$

4. 鼠T淋巴细胞亚群检测 Balb/c小鼠，每组4只，分别口服福寿康25g/kg、12.5g/kg和6.25g/kg。对照组给予相同剂量的生理盐水，每天一次。服药7天后杀鼠取脾，按文献所述方法[3-4]检测Thy1.2、lyt$_1$和lyt$_2$的细胞数，并计算lyt$_1$与lyt$_2$的比值。

5. 药物体外对小鼠腹腔巨噬细胞吞噬功能的影响 向Balb/c小鼠注射卡介苗20万单位/只，4天后用10%肝素Hanks冲洗腹腔，收集腹腔巨噬细胞，离心沉淀，用10%小牛血清的1640液配成2×10^6/ml，加于96孔板0.1ml/孔，于37℃、5%CO$_2$下培养2～4h，用Hanks液洗3次，加含有不同浓度药物的1640培养液培养24h，用Hanks液洗3次，加0.04%中性红培养液培养15min，去除中性红液，显色，测OD值，以OD值表示吞噬功能的强弱。

二、结果

1. 福寿康对人白细胞干扰素的诱生作用 福寿康500μg/ml在人白细胞中诱生干扰素6h，滴度为80±0单位/ml。

2. 福寿康对小鼠血清干扰素的诱生作用 Balb/c小鼠口服不同剂量的福寿康后8h及24h，血清干扰素滴度见表1。此结果表明，给药后8h血清中干扰素滴度达高峰，24h后开始下降。其中以中剂量组诱生干扰素的滴度最高。至于诱生干扰素的性质，未用抗干扰素血清抗体鉴别。

3. 福寿康对小鼠脾NK细胞活性的影响 小鼠口服不同剂量的福寿康7天后，脾NK细胞活性显著升高，以大剂量组增强最显著，见表2。

87

表1 福寿康在体内诱生干扰素的作用

给药剂量（g/kg）	干扰素（U/ml）					
	8h			24h		
	实验1	实验2	Av+/-SD	实验1	实验2	AV+/-SD
25	320+/-0	320+/-0	320+/-0	240+/-113	160+/-0	200+/-56
12.5	240+/-113	320+/-0	280+/-56	160+/-0	240+/-113	200+/-56
6.25	240+/-113	320+/-0	280+/-56	160+/-0	160+/-0	160+/-0
0	0	0	0	0	0	0

表2 福寿康对鼠脾NK细胞活性的影响

给药剂量（g/kg）	CI %		
	实验1	实验2	AV+/-SD
25	53.3+/-9.5[*]	57.1+/-13.3[*]	55.2+/-2.68
12.5	33.3+/-9.5[*]	42.9+/-13.3[*]	38.1+/-6.78
6.25	46.6+/-4.7[*]	38.1+/-6.6[*]	42.4+/-6.01
0（对照）	13.3+/-1.3[*]	23.8+/-1.7[*]	18.6+/-7.42

[*]: $\overline{\chi} \pm \overline{SD}$，$n=4$，$P < 0.05$，E：T = 20：1

4. 福寿康对小鼠T淋巴细胞亚群的影响 小鼠口服不同剂量的福寿康后，T细胞数目增加，lyt1与lyt2比值增高，见表3，表明福寿康对小鼠T细胞亚群有调节作用。

5. 福寿康体外对小鼠腹腔巨噬细胞吞噬动能的影响 体外福寿康对小鼠腹腔巨噬细胞吞噬功能无明显影响，数字无统计学意义。

三、讨论

福寿康含扶正中药黄芪，近来临床研究表明其对感染性疾病属"温病"或"虚劳"范畴者有效。本文研究了它的免疫调节作用，发现福寿康可在人白细胞上诱生干扰素，在小鼠体内对多种免疫指标有增强作用。该药在组织培养上有广谱抗病毒作用，其抗病毒的效果可能与免疫调节作用有关。此外，该药增强NK细胞活性和增加小鼠T淋巴细胞数目及lyt₁、lyt₂的比值，可能对人免疫缺陷性疾病（如艾滋病）有利，但需要进一步探讨其效果和机制。

表3　福寿康对小鼠T细胞亚群数目的影响

给药剂量（g/kg）		实验一（cell 10c/ml）				实验二（cell 10c/ml）			
		Thy1，2	Lyt1	Lyt2	Lyt1/Lyt2	Thy1，2	Lyt1	Lyt2	Lyt1，Lyt2
25	1	4.9	3.4	1.4		4.7	3.2	1.3	
	2	5.7	3.8	1.8		4.8	3.9	1.4	
	3	5.4	3.4	1.6		5.5	3.7	1.5	
	4	4.6	3.5	1.4		5.1	3.5	1.4	
	X±SD	5.2±0.5	3.6±0.2	1.6±0.2	2.3	5.1±0.5	3.6±0.3	1.4±0.1	2.6
12.5	1	6.7	4.3	2.1		6.6	4.4	2.2	
	2	7.4	4.8	2.7		6.7	4.5	2.3	
	3	7.1	4.4	2.2		7.7	5.1	2.5	
	4	7.6	5.6	2.1		7.3	5.0	2.6	
	X±SD	7.2±0.4	4.8±0.6	2.3±0.3	2.1	7.1±0.5	4.8±0.4	2.4±0.3	2.0
6.25	1	6.7	4.6	2.1		5.3	3.8	1.7	
	2	5.8	4.0	2.2		5.6	3.3	1.4	
	3	5.9	4.7	2.3		5.7	3.7	1.9	
	4	5.5	4.4	2.2		6.1	4.0	2.0	
	X±SD	6.0±0.5	4.4±0.3	2.2±0.1	2.0	5.7±0.3	3.7±0.3	1.8±0.3	2.1
对照组	1	6.1	3.8	2.3		5.8	3.7	1.6	
	2	4.8	3.1	1.9		6.9	4.5	2.6	
	3	5.5	3.3	2.1		6.8	4.0	2.8	
	4	6.4	3.8	2.3		6.5	4.5	2.7	
	X±SD	5.7±0.7	3.5±0.4	2.2±0.2	1.59	6.5±0.5	4.2±0.4	2.4±0.6	1.75

注：脾细胞数为 10^7/ml

参考文献

1．Amstrong LA. Semi-micro，dye-binding assay for rabbit interferon. Appl Miorobiol，1971，21：723.

2．贾凤兰．51cr 释放和中性摄入法测定 NK 活性的比较研究．实验和临床病毒学杂志，1989，3（4）：55-66.

3．Ledbetter JA. Xenogeheic monoclomnal antibodies to mouse lymphoid differentiation antigens. Immumol Rev，1979，47：63.

4．Ledbetter JA. T cell subsets defined by expression of lyt-1. 23 and thy-1. Antigems J Exp Med，1980，152：280.

疫毒宁对放射损伤小鼠免疫恢复的促进作用

叶建平[1]　谢蜀生[1]　张文仁[1]　孟明[1]　龙振州[1]　陈可冀[2]　李春生[2]　张国玺[2]　穆生福[3]　李有林[3]

（1.北京医科大学免疫教研室；2.中国中医科学院西苑医院；3.山西省深源县黄芪专业公司）

疫毒宁方（即福寿康）是由传统方剂加减组成的补益类方剂，主要成分为黄芪和甘草等天然药物。根据祖国医学与现代免疫学的密切相关性，我们对此方的免疫调整作用进行了比较系统的研究，特别研究了该方对放射损伤小鼠的细胞免疫和体液免疫功能的影响，并对其免疫调节机制进行了初步探讨。本研究结果提示，疫毒宁具有良好的免疫增强作用，并有明显的促进 $CD4^+T$ 细胞发育的功效。

一、材料和方法

1. 动物　LACA 小鼠，BACB/C，C57BL/6J 纯系小鼠，8～12 周龄，体重 20±5g，雌雄皆用，由北京医科大学动物部提供。

2. 药物及用药方式　疫毒宁浸膏由山西省浑源县黄芪专业公司提供，每毫升含生药 6g，按所需浓度消化道给药。正常小鼠连续灌药 10 天，放射损伤的免疫缺损小鼠于照射当天开始连续灌药 30 天。对照组用生理盐水代替。

3. 试剂　刀豆蛋白 A（ConA），细菌脂多糖（lipopolysaccharide，LPS）及丝裂毒素 C 均为美国 Sigma 公司产品。抗小鼠 CD4、CD8 直接荧光抗体（PE-L3T4，FITC-lyt2）系 Becton Dickson 公司产品。^{3}H-TdR 系中国科学院原子能所产品。

4. 溶血空斑试验　将正常 LACA 小鼠分 5 组，每组 15 只。对照组给生理盐水，用药组 4 个，分别给予不同剂量药物 10 天。用 Cuningham 小宝法测定空斑形成细胞（plague forming cell，PFC），确定最佳用药剂量。放射免疫缺损小鼠用 400Rad^{60}Co 全身 γ 射线照射，剂量率为 105Rad/min，按最佳剂量用药。

5. 迟发型超敏反应（delayed-type hypersensitivity，DTH）　BALB/c 小鼠分正常和免疫缺陷两种，每种 30 只，每种再分为用药和不用药 2 组，药物剂量为 15g/（kg·d），具体方法见文献 [1]。

6. 脾细胞的增殖反应　包括对 ConA、LPS 的增殖反应以及对同种异型抗原的增殖反应。分组用药与 DTH 相同，每组 10 只 BALB/C 小鼠。具体方法见文献 [1,2]。

7. 白细胞介素 2（IL-2）活性测定　分组及用药与 DTH 同。

8. T 细胞及其亚群的测定　分组及用药同 DTH，方法见文献 [3]。

二、结果

1. 疫毒宁对小鼠脾 PFC 的影响　正常 LACA 小鼠连续用药 10 天后，检查 PFC，结果见表 1。5g/（kg·d），10g/（kg·d）及 15g/（kg·d）剂量下，疫毒宁均可明显增加小鼠脾细胞 PFC 数（$P < 0.001$），且与药物剂量成正相关，剂量为 25g/（kg·d）时 PFC 数量反而减少（$P < 0.01$），提示药物剂量过大对小鼠免疫功能反有抑制作用。15g/（kg·d）为最佳药剂量，以下各实验均用此剂量，放射损伤的免疫缺损小鼠在该剂量下用药 30 天后，PFC 数比不用药组有明显提高（$P < 0.001$）。

2. 疫毒宁增强小鼠脾细胞对 ConA，LPS 及 MLR 反应的作用　在 15g/（kg·d）剂量下，疫毒宁不但可增强正常小鼠脾细胞对 T 细胞丝裂原 ConA、B 细胞丝裂原 LPS 以及异型抗原的增殖反应（$P < 0.001$），还可明显增强免疫缺损小鼠对上述刺激原的增殖反应（$P < 0.001$），结果如表 2 所示，此结果表明疫毒宁既可促进 T 细胞的反应能力，又可提高 B 细胞的反应性。

3. 疫毒宁增强小鼠 DTH 反应的作用　用 C57BL/6J 小鼠脾细胞诱导 BACB/C 小鼠足 DTH 反应，结果表明在 15g/（kg·d）剂量下，连续用药 10 天，正常 BACB/C 小鼠 DTH 反应性由 0.89±0.05m 升高到 1.21±0.13mm（$P < 0.001$）。用药 30 天后，照射损伤小鼠 DTH 反应由 0.41±0.02mm 升高到 0.64±0.12（$P < 0.001$）。提示该药物能明显促进细胞免疫应答，结果见图 1。

表1 疫毒宁对小鼠抗体形成细胞数的影响

药物剂量 g/(kg·d)	IgM PFC/脾 ($x \pm SD$, $n = 15$)			
	正常对照组	正常用药组	缺损对照组	缺损用药组
5	126 480 ± 43 861	180 061 ± 64 811[*]	ND	ND
10	112 861 ± 38 681	210 186 ± 43 056[*]	ND	ND
15	124 816 ± 56 813	256 342 ± 58 817[*]	56 871 ± 7846	102 861 ± 33 425
25	127 681 ± 53 481	76 861 ± 2 998[*]	ND	ND

[*] 与对照组相比 $P < 0.01$，以下相同。

表2 疫毒宁促进小鼠脾细胞增殖反应的作用

组别	例数	H-TdR 掺入（cpm）$x \pm SD$, $n=10$			
		1640	ConA	LPS	MLR
正常对照	10	1121 ± 186	13 685 ± 1681	21 862；1869	12 481；986
正常用药	10	1321 ± 216	24 076 ± 2821[*]	36 818；1942[*]	15 618；1150[*]
缺损对照	10	100 ± 116	4 089 ± 964	14 841；2541	4161；786
缺损用药	10	700 ± 184	8 612 ± 1469[*]	17 231；1215[*]	6182；1052[*]

[*]: $P < 0.001$

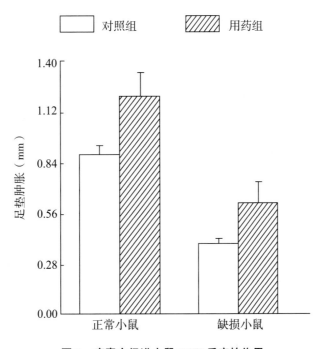

图1 疫毒宁促进小鼠 DTH 反应的作用

4．疫毒宁促进脾细胞产生 IL-2 的作用 如图2 所示，疫毒宁能明显提高小鼠脾细胞产生 IL-2 的能力（$P < 0.001$）。这一作用在放射损伤小鼠中尤为明显。

5．疫毒宁对 T 细胞及其亚群发育的调节小鼠脾细胞经荧光抗体 PE-L3T4 及 FITC-Lyt-2 双染后，用荧光激活流式细胞计（FACS）分析结果

（图3），具体数据见表3，放射损伤小鼠经疫毒宁 15g/（kg·d）连续灌 30 天后，脾细胞中 T 细胞比例及 CD4[+]T 细胞在 T 细胞中比例均明显比不用药组高（$P < 0.001$），而 CD8[+]T 细胞比例相对下降（$P < 0.001$），使 CD4[+]T/CD8[+]T 比值由 1.2 上升为 2.1，两次实验结果一致。由此可见，疫毒宁对 T 细胞尤其是 CD4[+]T 细胞的发育有明显的促进作用。

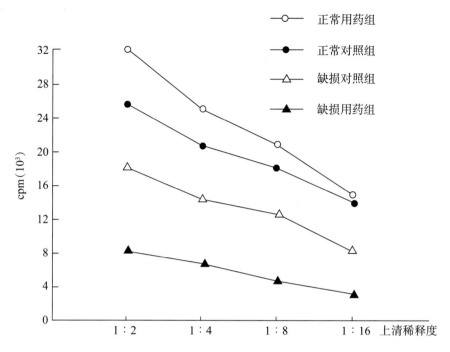

图 2 疫毒宁促进小鼠脾细胞产生的 IL-2 的作用

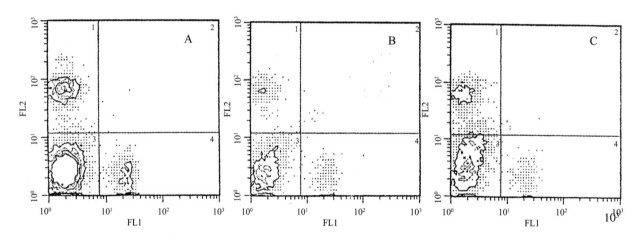

图 3 喂药 30 天的放射损伤小鼠脾 T 细胞亚群 FACS 分析结果
A. 正常 BALB/C 小鼠，B. 不喂药的损伤小鼠，C. 喂药的损伤小鼠

表 3　疫毒宁促进缺损小鼠 T 细胞及其亚群发育的作用（$n=10$）

分类	未用药组	用药组	正常组
T%	28.91	34.0*	35.20
CD4 T%	54.44	73.5*	62.21
CD8 T%	45.51	36.47*	33.42
CD4 T/CD8 T	1.20	2.1	1.90

* $P < 0.001$

三、讨论

中医认为气血两虚、髓海不充是造成免疫功能降低的重要原因。所以免疫缺陷在中医学中属于"虚症"范围。治疗原则以益气补血为主。疫毒宁就是在这一指导思想下调整传统方剂得到的，目前在于探寻治疗免疫缺陷病的新方剂。

本文以多项细胞和体液免疫指标为依据，比较系统地研究了疫毒宁的免疫调节作用。实验结果表明，疫毒宁不但能增强正常小鼠脾细胞产生抗体和 IL-2，增强对丝裂原（ConA、LPS）和同种异型抗原的增殖反应及迟发型超敏反应，更重要的是该方能促进放射损伤引起的免疫缺陷小鼠免疫功能的恢复，使这几种免疫学指标明显高于不用药的对照组。另有一点值得注意的是，疫毒宁可调节损伤小鼠 T 细胞及其亚群的发育，使用药的免疫缺陷小鼠脾中 T 细胞比例及 CD4$^+$T 细胞比例迅速恢复，并使 CD4$^+$/CD8$^+$T 细胞的比例恢复正常。而不用药的照射损伤小鼠恢复缓慢，在照射 30 天后仍处于严重的免疫缺损状态。由于 CD4$^+$T 细胞在免疫调节中占有十分重要的地位，本实验结果提示疫毒宁促进免疫恢复的机制可能是通过促进 CD4$^+$T 细胞发育实现的。

艾滋病是 CD4$^+$T 细胞缺陷的典型病例。本实验所用放射损伤导致的免疫缺陷与艾滋免疫缺陷有许多相似之处，如 Th 细胞减少，CD4$^+$T/CD8$^+$T 细胞比例下降甚至倒置。我们还发现疫毒宁具有明显抗病毒的作用（结果将另外发表）。结合本实验的结果，我们认为疫毒宁既有抗病毒作用，又有 CD4$^+$T 细胞发育的作用。因此，疫毒宁在治疗艾滋病及类似的免疫缺陷病中可能具有积极的治疗效果。

参考文献

1. 叶建平，谢蜀生，刘方等：供体特异性细胞免疫抑制的诱导. 北京医科大学学报，1991，23（3）：173.
2. 谢蜀生. T 细胞特异免疫毒素应用于小鼠异基因骨髓移植预防 GVHD. 中华微生物学与免疫学杂志，1988，8（8）：1.
3. 孙其岭，等：小鼠胸腺上皮细胞株 METCI 对胸腺细胞亚群的选择作用. 中华微生物学与免疫学杂志，1992，12（1）：31.

第 四 篇

急性病与危重病

论对中医急症应扩大天然药物制剂范围

李春生　陈淑敏

　　国家中医药管理局医政司曾提出:"回顾中国医药发展的历史,中医诊治急症有很大的优势,但由于在中药制剂改革与开发工作上做得不够,致使高效、速效的中医急症用药十分缺乏,从而严重制约了中医药在某些急症领域中的发挥。如不及时加以解决,势必影响中医学术的繁荣与振兴。因此,解决中医急症用药问题已迫在眉睫。"这段话针对中医急症存在的危机而论,直击要害,发人深省。

　　为了解决中医急症用药问题,近年来国家中医药管理局医政司做了种种努力,投入了大量人力和物力,以行政手段向全国推广首批急症必备中成药。虽取得了一定成效,但由于中医急症的范围甚广,15种中成药颇难包打天下,也不见得就能使问题彻底解决。据我们长期观察,中医急症用药贫乏。其中既存在实际问题,又存在某些观念问题。下面就扩大中医急症必备药物范围谈几点个人看法。

一、他山之石,可以攻玉

　　《诗经·小雅·鹤鸣》谓:"他山之名,可以攻击。"此语提示我们,当中医急症用药出现窘境的时候,借鉴现代医学等某些学科的发展思路也许是有益的。现代药物学的发展与天然药物及中药的研究息息相关。所谓天然药物,是指得自自然界的一类防治疾病的药物。除了直接供药用的天然产品或简单加工品(如煅石膏)外,也包括从天然产品中提炼出来的化学药物(如肾上腺素和青霉素)。不少天然药物可用人工方法合成。所谓中药,是中医理论体系内的药物概念。它可以是天然药物,也可是人工合成产物,中药实际上是天然药物的一部分。

　　现代药物学起步于19世纪。这个学科的建立,不仅积极地汲取了无机化学、有机化学和生物化学的许多新成就,在对待天然药物及其加工品的态度上,也为中医药树立了良好的榜样。天然药物(包括中药)的研究成就促进了现代药物学的进展。1804年,德国F. W. Sertürner从天然药物鸦片(阿芙蓉)中提取出吗啡,在狗的身上证明其麻醉作用。1819年,法国F. Magendie用青蛙做实验,确定了马前子提取物士的宁的作用部位是在中枢神经系统的脊髓部位。这两种提取物立刻被西医应用于临床,推动了现代医学的发展。20世纪20年代,我国学者率先对从天然药物麻黄提得的有效成分麻黄碱进行了系统的化学和药理研究。由于发现了它的特异性药理作用,其研究成果不仅在国内外引起了巨大反响,而且马上被西药界用于治疗支气管哮喘等疾病,提高了临床疗效。此后,国内外现代药物学工作者对包括中药在内的天然药物,如黄连、元胡、曼陀罗、雪莲花(山莨菪)、肉桂、川芎、银杏叶、三尖杉、动物胰腺、睾丸、胆汁、人胎盘和人尿等进行了大量的提取和研究工作,既推动了现代药物学的发展,也赋予中药药理学以丰富、全新的内涵。

　　在中药学的发展道路上,将疗效显著的天然药物吸收进来以壮大自己队伍的事例屡见不鲜。例如,西汉张骞于公元前122年出使西域带回的胡蒜;东汉马援征服交趾带回的薏苡仁;南北朝时从高丽传入的五味子、昆布和芜荑;唐代从阿拉伯输入的乳香、没药、血竭、木香和葫芦巴,从波斯输入的胡桃、胡芥、没食子、无花果和橄榄;明代郑和七下西洋时,各国进贡的沉香、胡椒、奇南香、藤黄、乌泥爹和龙诞香;清代传入我国的花旗参、金鸡纳和洋虫,等等。这些药物进入中国后,经过传统医学从性味、归经、功效、用药规律和配伍应用诸方面的研究,都逐渐被接纳成为中药。兹举金鸡纳为证。清·赵学敏《本草纲目拾遗》引《慎行人海记》说:"西洋有一种树皮,名金鸡纳,以治疟,一服即愈。嘉庆五年,予宗人晋斋自粤东归,带得此物,出以相示,细致中空,俨如去骨远志,味微辛,云能走达营卫,大约性热,专捷行气血也。""治疟,澳番相传,不论何疟,用金鸡纳一钱,肉桂五分,同煎服,壮实人金鸡纳可用一钱,一服即愈。"这段论述表明,金鸡纳在清代药学家的笔下,已完全变成了中药材。

　　无论从现代药物学还是中药学发展的历史上

看，只有善于接受新的事物及其研究成果，加以消化和吸收，使之为我所用，才能促进本专业学术的发展。因此，解决中医急症用药问题，也可以借鉴这种方法以寻找出路。

二、扩展范围，应急为先

（一）破除对急症使用中药新剂型的畏惧情绪

曾经有一种观点，认为凡采用西医药理论体系进行研究，特别是成分、化学结构、药理作用、药动学和不良反应等已被阐明的中药，都应归到西药的队伍里去。在中医医院假若使用了这类药物，就有可能遭受到所谓"不突出中医特点"的非议，从而使中医医务人员对急救用药中的中药西制新剂型，诸如麻黄碱和阿托品之类，产生不少畏惧心理。由于这种观点的存在，中医界出现了自己限制自己的现象，严重影响了中医急症学术的发展。

前已述及，现代药物学非常重视天然药物的研究。天然药物的研究成果反过来又促进了现代药物学的发展。许多天然药物制剂来源于我国，或虽然不产于我国，但长期进口为中国人治病，历代本草学著作对此有着明确无误的记载。这些药物尽管经过加工、提取、分离、成分鉴定、基础实验和西医的临床研究等程序处理，但就其渊源而言，无可置辩地隶属于中医药；就功效而论，大多数未超出中医药学的认识范围。对于这些"万变不离其宗"的天然药物，我们认为它仍是中医药的组成部分。不宜因为它的化学结构已被搞清，以单体形式被制成西药的各种剂型（包括针剂），或被现代药物学收载，就毫不留情地把它推到西药一边去。否则，随着现代科学技术的发展，随着天然药物的研究越来越受到重视，以及随着药物的提取和研究手段的提高，中药西制品将越来越多，传统中药制品如丸、散、膏、丹等将相应地逐年减少。假如因为这些药品的"外衣"或实验报告与传统记载有某种差异，就将它们一概排斥在中医药之外，那么再过10年或20年，中医治疗急性疾病将逐渐处于无药可用的境地。

（二）拓宽天然药物在中医急症中的应用种类

目前向全国中医医院推广的15种急症用药中，仅有注射剂7种，口服液2种，丸剂3种，散剂2种，冲剂1种，用药范围只限于中风、厥脱、高热、胸痹、痛症和血症。虽然它们被称作"解决中医急症工作的开始"，但要按当今的速度研制并

达到使中医医院急诊科在处理急症时应付自如的药物数量，是远远不够的。那么，在这个过渡期间，中医急症用药应该怎么办？如何既适应抢救的要求，又突出中医药的特色？笔者认为需要果断地扩大包括中药在内的天然药物制剂范围，舍此别无他途。这是因为：①天然药物中有着大量适合中医急症需求的药品。例如，治疗中风，有川芎嗪、蛇毒、灯盏花素、氟苯桂嗪和山梨醇等；治疗厥脱，有肾上腺素、去甲肾上腺素、阿托品和山莨菪碱等；治疗高热，有抗生素，抗感染植物制剂如青蒿素、奎宁、大蒜新素和合成鱼腥草素等；治疗胸痹，有丹参 II_A 磺酸钠、毛冬青甲素、舒血宁（银杏叶制品）、麝香酮等；治疗痛症，有吗啡、白屈菜碱、四氢帕马丁（延胡索乙素）、阿司匹林和卫茅醇等；治疗血症，有维生素 K、仙鹤草素、巴曲酶（巴西蝮蛇蛇毒制品）等；治疗喘咳，有麻黄碱、氨茶碱、普罗托醇和杜鹃素等；治疗心悸水肿，有毛花苷苷丙、毒毛花苷（羊角拗提取物）、黄夹苷、残余蟾蜍配基等；治疗眩晕，有利血平（罗芙木制品）、粉防己碱、八厘麻毒素和钩藤总碱等。若将上述药物列入中医急症的用药范围，将能大大改善急诊中医的贫乏状态，提高中医急症的疗效。②天然药物制剂中不乏中医急症需求的剂型。中医急症药物，以高效、速效、安全、可靠为选择标准。而欲达到这样高的标准，没有先进的制剂和剂型，是难以实现的。近年来国外最新药物制剂技术不断涌现，对确保药品安全要求较为苛刻，有关厂房、机器、空气、水、无菌制剂的配制、灌装、封闭、灭菌、异物检查、封闭状态检查、容器的清洗、操作时间、原料、产品用容器和塞子的管理、生产和工序管理，包装操作和标识材料的管理，质量检查管理等等，都制订出 GMP 软件和硬件标准。对于以上这些技术和设备条件，我国大部分中药制药厂近期都难以办到。那么，适应中医急症需求的多种剂型药品，特别是静脉注射剂型，什么时候才能脱颖而出呢？

同中医制药厂相比，国内外的西药制药厂大多数设备齐全、技术先进，符合 GMP 工厂标准。其所生产的天然药物制剂，不少能达到高效、速效、安全、可靠的水平。因此，对其中的中药制品和合成品采用"拿来主义"的方法加以认可和利用，然后再进行中药理论的回归研究，乃是适应中医急症需求多、快、好、省的办法。

三、认准一点，放开一片

前已述及，扩大天然药物在中医急症中应用的制剂范围，是中医发展的需要，也是中医急症研究前进的需要。从客观上看，具有可操作性；从主观上看，通过临床对天然药物制剂的再认识，也可使天然药物制剂回归到中医药宝库中来。所谓认准一点，就是认准天然药物制剂能够进入中医药宝库；所谓放开一片，则是指大胆利用天然药物中的各种各样的抢救药品，为中医急症治疗服务，并扩展中医药学术领域。例如，主治疟痢、肿痛、霍乱、原虫病的大蒜新素；治疗暑热、疟疾、骨蒸劳热的蒿甲醚；能兴奋颈动脉体化学感受器而反射性兴奋呼吸中枢，用于一氧化碳中毒及各种呼吸衰竭的山梗菜碱；主治腹痛、久泻、咳嗽等症的吗啡；用于抢救感染中毒性休克，治疗锑剂引起的阿-斯综合征，治疗有机磷中毒及内脏绞痛的阿托品；能解除血管（尤其是微血管）痉挛，主要用于感染中毒性休克、血管疾病、各种神经痛、平滑肌痉挛的山莨菪碱；用于急性心力衰竭、动脉硬化性心脏病患者发生心力衰竭时的毒毛花苷K；主治感冒头痛和鼻塞、风湿痹痛、瘫痪及铁打损伤等症，具有扩张脑血管作用，能降低脑血管阻力，增加脑血流量，改善微循环，并有对抗血小板聚集作用，用于

治疗缺血性脑血管病、脑出血等后遗症的瘫痪患者且疗效较好的灯盏花素；能祛风利水、泻血分湿热，用于治疗重症高血压及高血压危象的粉防己碱（汉防己甲素）；具有兴奋心脏，收缩皮肤、黏膜和内脏小血管，扩张冠状动脉，升高收缩压，松弛支气管和胃肠道平滑肌等作用，临床上用于抢救过敏性休克、心脏骤停和支气管哮喘等病的肾上腺素；主治伤寒表实、咳嗽、痰哮、气喘和水肿等症，可直接或间接激动体内肾上腺素 α 和 β 受体，使心脏收缩力增强，血压升高，皮肤和黏膜血管收缩，支气管平滑肌松弛，还可兴奋大脑皮质和皮下中枢等的麻黄碱；临床用于治疗支气管哮喘和哮喘性慢性支气管炎、急性心功能不全、心源性哮喘及胆绞痛等病的氨茶碱等，均可作为中医急症运用的天然药物。

需要指出的是，可供中医急症使用的天然药物制剂绝不仅仅上述的十余种，要允许一批天然药物注射剂归队，列入中医急症推荐用药的目录。我们相信，通过这样的处理，将会使中医医院急诊科的实力增强，更有利于中医急症学术的发展。

本文承蒙我院李连达及彭登慧教授的审阅和指导，谨此致谢。

［原载于：中医药管理杂志，1995，5（4）：50-52］

中医老年内科急诊留观病历分析

陈淑敏　范亚兰[*]　李春生
（中国中医科学院西苑医院急诊科）

为了提高中医急诊医疗水平，更好地发挥中医在老年急诊诊疗中的临床优势，我们对本院1991—1996年间收治的421例急诊留观病历中的232例老年急诊病历进行了重点回顾性分析，现报告如下。

一、对象与方法

（一）病历选择

参照1987年全国中医老年病攻关协作组福建

会议制订的《中医老年病临床研究原则》拟定，将老年期 ≥ 60 岁及老年前期 45 ～ 59 岁合为一组（简称老年组）。将 14 ～ 29 岁及 30 ～ 44 岁合为一组（简称非老年组）。急诊病种病症的选择标准参照《中医急症大成》（1987 年中医古籍出版社出版）和《中医病证治法术语》（中医诊断学杂志专集，1997 年国家标准《中医临床诊疗术语》宣讲资料）而制订。西医诊断参照《实用内科学》的诊断标准。

---

[*] 执笔者

（二）病情分度

根据入院留观时的病情如神志、血压、脉搏、心率、心律和呼吸等生命体征对患者生命危急的程度分为轻、中、重三度，如将昏迷、大出血、急性左心衰竭和休克等危重急症列为重度，将一般发热、高血压、心悸及心绞痛等轻急症列为轻度，介于两者之间的列为中度。

（三）一般资料

在421例急诊留观病例中，男性187例，女性234例。老年组232例，非老年组189例。老年组与非老年组性别经统计学处理无显著性差异（$P >$ 0.1），职业和居住环境相似，有可比性。

本组全部为急诊留观病例，留观天数最短为1天，共110例（26.1%）；最长1例为26天；大部分为2～3天，共186例（44.1%）；4～7天98例（23.3%）；8天以上者27例（6.4%）。

（四）统计学处理

计数资料全部采用χ^2处理。

二、结果分析

（一）老年留观患者构成比和病情

在421例急诊留观病例中，老年组232例，占55.11%；非老年组189例，占44.89%。表明急诊留观者以老年组为多。两组病情比较见表1。

表1示，老年组急重危症多于非老年组，而轻急症、中急症均少于非老年组，统计学差异高度显著，提示急重症在急诊留观室老年组中很常见，应引起重视。

（二）病种分布

本组421例按西医病种分布约有48种。按中医病种分布，将其主要病种归于25种，共分为肺、心、肝（脑）、脾、肾、中毒等系，分述如下。

表2为肺系两组病种分布比较表，分为肺热病（急性上、下呼吸道和肺部炎性病变）、肺咳（急、慢性支气管炎）和喘证（以呼吸困难为主，包括哮证）3种。老年组123例次（57%），非老年组92例次（43%）。对肺热病和喘证分别经统计学处理，$P < 0.05$。提示老年组以喘证为主，非老年组以肺热病为主。而肺咳在两组中均属常见病，统计学差异不明显（$P > 0.1$）。

心系病种以胸痹（真）心痛（冠心病）、心动悸（心律失常）、心痹（心肌炎、风湿性心脏病和先天性心脏病等）为主进行比较。老年组68例次（79%），非老年组20例次（23%）。两组分别经统计学处理，$P < 0.005$，差异高度显著。提示在老年组中，心系留观人次明显多于非老年组。

肝系（脑系）以眩晕、中风和昏迷三种病为主进行比较。老年组73例次（69%），非老年组33例次（31%）。两组分布经统计学处理，$P < 0.005$，

表1　两组病情比较（例数，%）

分组	总例数	重危急症	中急症	轻急症
老年组	232	141（60.8%）[*]	86（37%）	5（2.2%）
非老年组	189	59（31.2%）	114（60.3%）[*]	16（8.5%）[*]

两组组间比较：[*]$P < 0.005$

表2　肺系两组病种分布比较（例次数，%）

分组	总例次数	肺热病	肺咳	喘证
老年组	123	24（19.5%）	57（46.3%）	42（34.2%）[*]
非老年组	92	39（42.4%）[*]	45（48.9%）	8（8.9%）

两组组间比较：[*]$P < 0.005$

表3　心系两组病种分布比较（例次数，%）

分组	总例次数	心动悸	胸痹（真心痛）	心痹、心阐
老年组[*]	68	41（60%）	24（35%）	3（4%）
非老年组	20	11（55%）	3（15%）	6（30%）

两组组间比较：[*]$P < 0.005$

有高度显著的差异,提示老年组肝系(脑系)留观人次明显高于非老年组。

脾系两组病种分布,以常见的呕吐、泄泻、胃脘痛、腹痛、吐血、便血和痢疾为主进行比较。老年组80例次(48%),非老年组88例次(52%)。经统计学处理,$P > 0.1$,两组无显著性差异。提示各年龄组均易患脾系疾病。

肾系两组病种分布比较,以急淋(包括热淋、石淋和血淋)、癃闭(尿潴留)、关格(肾衰竭)三病种为主。老年组1例次(39%),非老年组17例次(61%),两组相比,$P > 0.5$,无显著性差异,考虑可能与总例数少有关。

中毒以安眠药、农药、煤气和酒精四种常见的中毒进行比较。老年组16例次(36%),非老年组29例次(64%)。经统计学处理,$P < 0.005$,两组有高度显著的差异。提示留观病例中,非老年组中毒病例明显多于老年组,并以安眠药、农药和酒精中毒为主。

(三)证候分析

证候分为实证、虚证和虚实夹杂三大类。实证根据表现分为瘀、痰、风、湿、热、火六类证候;虚证表现分为气虚、血虚、阴虚和阳虚四类证候;虚实两证兼有者为虚实夹杂证。

两组证候分布比较,老年组虚证433例次(46.2%),实证332例次(35.4%),虚实夹杂证172例次(18.4%);非老年组虚证101例次(22.4%),实证317例次(70.5%),虚实夹杂证32例次(7.1%)。两组相比,$P < 0.005$,有高度显著的差异。提示非老年组急症以实证为主,而老年组急症中虚证和虚实夹杂证较非老年组明显增多,实证少于非老年组。

在实证的分布中,老年组:痰证111例次(33.4%),瘀证79例次(23.8%),热证63例次(19%),湿证37例次(11.2%),风证34例次(10.2%),火证8例次(2.4%);非老年组:热证116例次(36.6%),湿证58例次(18.3%),痰证46例次(14.5%),风证40例次(12.6%),火证31例次(9.8%),瘀证26例次(8.2%)。经统计学处理,$P < 0.005$,两组有高度显著的差异。提示非老年组热证最多,湿证次之;而老年组痰证和瘀证较多,其次为热证。

在虚证分布中,老年组:气虚证203例次(46.9%),血虚证63例次(14.5%),阴虚证130例次(30.0%),阳虚证37例次(8.6%);非老年组:气虚证56例次(55.5%),血虚证19例次(18.8%),阴虚证20例次(19.8%),阳虚证6例次(5.9%)。经统计学处理,$P > 0.1$,提示两组的虚证分布差异不显著。

(四)舌象分析

在老年组232例中,淡红舌99例(42.7%),红绛舌(以红色为主)54例(23.3%),紫暗舌(以暗为主)64例(27.6%),其他15例(6.4%);非老年组189例中,淡红舌151例(79.9%),红绛舌18例(9.5%),紫暗舌10例(5.3%),其他10例(5.3%)。两组相比,有高度显著的差异($P < 0.005$),提示老年组以红、暗舌为主,非老年组以淡红舌为主。两组舌苔分布也有显著差异($P < 0.005$),详见表6所示。提示非老年组以薄黄苔为主,而老年组以薄白、白腻苔较多见,黄腻苔在两组均常见,符合青壮年多实热证,老年人多虚、多虚实夹杂、多痰热证等特点。

表4 肝系(脑系)两组病种分布比较(总例次数,%)

分组	总例次数	眩晕	中风	昏迷
老年组[*]	73(69%)	25(34.3%)	29(39.7%)	19(26%)
非老年组	33(31%)	21(63.6%)	1(3.1%)	11(33.3%)

两组组间比较:[*]$P < 0.005$

表5 中毒两组病种分布比较(例次数,%)

分组	总例次数	安眠药中毒	农药中毒	酒精中毒	煤气中毒
老年组	16	8(15%)	0	0	8(50%)
非老年组[*]	29	18(62.1%)	5(17.24%)	4(13.8%)	2(6.9%)

两组组间比较:[*]$P < 0.05$

表 6　两组舌苔分布比较（例数，%）

分组	总例次数	薄白	薄黄	白腻	黄腻	其他
老年组	232	64（27.6%）*	26（11.2%）	46（19.8%）*	71（30.6%）	25（10.8%）
非老年组	189	28（14.8%）	92（48.7%）*	15（7.98%）	45（23.8%）	9（4.8%）

两组组间比较，*$P < 0.005$

表 7　两组预后比较（例数，%）

分组	总例次数	好转	治愈	无变化	死亡
老年组	232	145（62.5%）	45（19.4%）	19（8.2%）	23（9.9%）*
非老年组	189	122（64.5%）*	54（28.6%）*	11（5.8%）	2（1.1%）

两组组间比较，*$P < 0.005$

（五）治疗方法及预后

依据患者疾病的实际情况，本着突出中医特色，能中不西、先中后西及中西医结合的原则诊治每一位急症患者。在非老年组 189 例中，中医治疗 20 例（10.6%），中西医结合治疗 166 例（87.8%），西医治疗 3 例（1.6%）。在老年组 232 例中，中医治疗 14 例（6.0%），中西医结合治疗 96 例（84.5%），西医治疗 22 例（9.5%）。两组比较，$P < 0.005$，有高度显著性差异。提示虽然两组均以中西医结合治疗为主，但老年前期和老年期组单纯中医治疗率低于非老年组，西医治疗率高于非老年组，考虑与老年人病情危重有关。两组预后比较见表 7。老年组治愈率低，死亡率高。

三、讨论

（一）老年内科急症留观者的证候特点

老年前期和老年期以肺系、心系、肝系和脾系急症发病率高。如在肺系，以慢性支气管炎、肺气肿和肺心病等明显增多。在心肝系以冠心病和卒中等急症明显。而非老年组以中毒急症明显多于老年人。提示全社会应加强对毒物的管理，以及普及中毒知识。

老年前期及老年期组多虚、多瘀、多痰证，其次为热证，总体表现为虚实夹杂证；而非老年组多热证，其次为湿证。老年人脏腑亏损、气血不足，抗病能力低下，因而机体的正气对于致病邪气的斗争难以出现较明显的反应，所以临床上出现一系列虚弱不足的证候。老年人虽然以虚证多见，但由于疾病过程中的因果转化关系，可以因虚致实，而又常常出现实证，从而导致疾病的正虚邪实、本虚标实及正衰邪恋等虚实夹杂的错综复杂的病理变化，即"真气虚而邪气实"。如气虚导致血瘀，脾虚酿成湿聚等。再者，老年人本虚，适应能力低下，一旦外邪入侵，也易直接形成正虚邪实、本虚标实夹杂证，从而给急诊救治增加了控制病情的难度。

（二）加强中药注射剂的研究，有助于改善老年急症的预后

近几年来中药针剂有了明显的增加，但品种相对较少，不良反应相对较多（如双黄连及清开灵注射液），成为影响纯中药治疗急症的主要因素之一。所以加强中药制剂的研究，扩大针剂品种，提高针剂质量，是中医急症治疗亟须解决的问题之一，更有助于改善老年急症的预后。

［原载于：中国中医急症，1998；7（增刊）：28-30］

清开灵注射液治疗急性上呼吸道感染的临床研究

李春生[1] 王小沙[1] 陈淑敏[1] 袁彩芹[1] 李　晶[1] 王晓明[2]
姚　沁[3] 李　鲤[4] 郭会军[5] 惠曼华[6] 赵卫国[7] 单　丹[8]

（1. 中国中医科学院西苑医院；2. 河南省焦作市中医院；3. 河南省三门峡市中医院；4. 河南省中医院；
5. 河南中医学院第一附属医院；6. 北京铁路总医院；7. 309 医院；8. 航天部 721 医院）

清开灵注射液是国家中医药管理局发布的全国中医医院急诊科（室）一、二批必备中成药，治疗外感高热的报道已达数十篇。由于多数文献缺乏严格的组间对照，有的在运用时还投了西药，故对其疗效水平看法不一，给药剂量也莫衷一是。为了进一步探讨清开灵注射液治疗外感发热的临床疗效，我们于 1996 年 6—12 月对此药治疗急性上呼吸道感染的效果进行了 400 例多中心前瞻性研究，现报告如下。

一、资料与方法

（一）病例选择标准

凡具备以下三项者列为观察对象：①以外感起病，发病急，患病时间在 3 天以内。②临床特征为急性发热（体温在 37.5℃ 以上），初起多见恶寒、口渴、鼻塞、咽喉干或痛，或见咳嗽，西医诊断为急性上呼吸道感染者。③中医辨证有肺胃热盛或心肺热盛致发热的临床表现。肺胃热盛型：应有咽喉干或痛、咳嗽、壮热不退、口渴多饮、烦躁汗出、舌红苔黄或白而干等；心肺热盛型：应有咽喉干或痛、咳嗽、身热夜甚、口渴少饮、心烦不安，或见斑疹、舌质红绛、舌苔花剥或少苔、脉细数等。对于不符合上述病例选择标准者，有严重心、肝、肾及造血功能损害者，有药物或食物过敏史者，过敏疾病合并感染者，妊娠期及哺乳期妇女，精神状态异常而难于合作者，不能配合治疗者，以及正在使用西药抗感染药物者，均不列入观察范围。

（二）一般资料

400 例观察对象全部来源于 8 家医院急诊留观室和病房住院患者。就诊时症状：发热者 400 例，咽喉干或痛者 369 例，头痛者 339 例，口渴者 316 例，咳嗽者 283 例，心烦者 205 例，胸前散见红色皮疹或斑点状如蚊迹者 5 例（其中轻度 4 例，中度 1 例）。按 3 : 1 比例随机分为治疗和对照两组。

治疗组 309 例。其中男性 178 例，女性 131 例；年龄 35.74±14.61 岁；轻度（病情程度分级，以体温高低为分级标准：凡体温在 37.5 ～ 37.9℃ 定为轻度；38.0 ～ 38.9℃ 定为中度；≥ 39.0℃ 定为重度）19 例，中度 123 例，重度 167 例。对照组 91 例。男性 52 例，女性 39 例；年龄 31.87±12.92 岁；轻度 9 例，中度 43 例，重度 39 例。对两组患者的性别、年龄和病情程度分别经统计学处理，无显著性差异。

（三）给药及观察方法

治疗组给予清开灵（成分为牛黄、水牛角、珍珠母、黄芩、栀子、板蓝根和金银花等。由北京中医药大学实验药厂生产，每支注射液 10ml，含黄芩苷 50mg，总氮 25mg。批号：96062307），每次分 120ml、160ml 及 200ml 3 个剂量分别稀释于 5% ～ 10% 葡萄糖、葡萄糖氯化钠或 0.9% 氯化钠注射液 1000ml 内静脉滴注。在滴入 500ml 药液之后，中间给予 5% ～ 10% 葡萄糖、葡萄糖氯化钠或 0.9% 氯化钠注射液 500ml 缓冲，再继续静脉滴注剩余药液。以上 1500ml 液体作为一次性常规剂量，每日 1 次，连用 3 日为 1 个疗程。对照组给予林可霉素（华北制药集团有限公司生产，每支 2ml，含生药 0.6g，批号：960124），每日 1.8g，静脉滴注。使用的方法、稀释、缓冲液体量及疗程完全与治疗组相同。

凡属于观察对象，给药前后均应认真填写病历表格，进行体检，查外周血象，行胸部 X 线透视或摄片，部分病例做咽拭子细菌培养。发热期间，每 2h 测体温 1 次，直至热退后 2 日止。400 例患者在临床观察期间，除体温过高时采用乙醇擦浴物理降温外，未使用具有抗感染作用的其他中、西药物。

（四）统计学处理方法

计数资料采用 χ^2 检验或等级序值法检验，计量资料采用 t 检验。

二、结果

（一）疗效判定标准

总体疗效参考国家中医药管理局医政司《中医内科急症诊疗规范》和原卫生部《药物临床研究指导原则（试行）》对抗菌药物临床研究的要求，按痊愈、显效、进步和无效4级评定。痊愈：用药3天，症状、体征、实验室检查及病原学检验4项均恢复正常；显效：用药3天，病情明显好转，临床表现大部分消失，异常辅助检查指标接近正常，或上述4项未完全恢复正常；进步：用药3天，病情有所好转，临床表现部分消失，异常辅助检查指标有所改善，但不够显著；无效：用药3天，病情无明显进步，或有所加重。

（二）临床疗效

1. 两组总体疗效及量效关系　见表1。清开灵组总体显效以上260例，林可霉素组为69例，经等级序值法检验，两组间比较有显著性差异（$P < 0.01$）。表明清开灵治疗急性上呼吸道感染的疗效优于林可霉素。清开灵各剂量组治疗急性上呼吸道感染的疗效亦优于林可霉素（$P < 0.05$）。但清开灵各剂量组之间疗效无显著性差异（$P > 0.05$）。

2. 退热起效时间　退热起效时间系指一次性常规剂量用药后，体温较用药前下降0.5℃所需的时间（以小时做计算单位，下同）。清开灵组为12.60±0.70h（297例），林可霉素组为17.60±1.76h

（87例）。两组间比较有显著性差异（$P < 0.05$）。提示清开灵治疗急性上呼吸道感染的退热起效时间较林可霉素迅速。

3. 体温降至正常时间　体温降至正常时间系指用药后体温降至37.4℃而不再回升时所需的时间。清开灵组为44.98±1.50h（275例），林可霉素组为50.60±4.02h（68例）。经t检验，$P > 0.05$。表明治疗急性上呼吸道感染使体温降至正常时间，两组无显著性差异。

4. 不同病程与疗效关系　急性上呼吸道感染的患病病程为1（含<1天）、2、3天者使用清开灵的疗效见表2。组间两两比较，患病1天者与患病3天者之间疗效的差异有显著意义（$P < 0.05$）。提示患病时间≤1天者，使用清开灵的疗效最佳，随着病程时间的延长，清开灵的疗效有所降低。

5. 外周血白细胞总数与疗效的关系　400例患者治疗前白细胞总数最高达25.7×10^9/L，最低为3.5×10^9/L，治疗后均有所改善。其中清开灵组治疗前为（11.25±0.14）×10^9/L（285例），治疗后为（7.88±0.14）×10^9/L；林可霉素组治疗前为（11.45±0.46）×10^9/L，治疗后为（7.60±0.88）×10^9/L。治疗前后自身对比，$P < 0.001$，表明各自降白细胞作用都高度显著。但治疗后组间对比，$P > 0.05$，提示在降白细胞作用上两组间无显著性差异。

6. 咽拭子细菌培养与疗效的关系　在400例

表1　两组总体疗效与量效关系比较（例，%）

组别	例数	痊愈	显效	进步	无效	愈显
清开灵	309	196（63.43%）	64（20.71%）	29（9.39%）	20（6.47%）	260（84.14%）**
清开灵120ml	108	67（62.04%）	25（23.15%）	10（9.25%）	6（5.56%）	92（85.19%）*
清开灵160ml	111	69（62.16%）	26（23.42%）	10（9.01%）	6（5.41%）	95（85.58%）*
清开灵200ml	90	60（66.67%）	13（14.44%）	9（10.00%）	8（8.89%）	73（81.11%）*
林可霉素	91	40（43.96%）	29（31.87%）	16（17.58%）	6（6.59%）	69（75.83%）

注：与林可霉素组比较，*$P < 0.05$，**$P < 0.01$

表2　清开灵对不同病程的疗效比较（例，%）

病程	例数	痊愈	显效	进步	无效	愈显
1天	129	86（66.67%）	27（20.93%）	13（10.07%）	3（2.33%）	113（87.60%）*
2天	118	79（66.95%）	22（18.64%）	8（6.78%）	9（7.63%）	101（85.59%）
3天	62	31（50.00%）	15（24.20%）	8（12.90%）	8（12.90%）	46（74.20%）

注：与病程为3天者比较，*$P < 0.05$

患者中，随机抽查 22 例。给予清开灵治疗 3 天，观察治疗前后咽拭子细菌培养的变化。结果治疗前培养得到链球菌 12 例，草绿色链球菌 2 例，奈瑟卡他球菌 5 例，阴沟肠杆菌 1 例，革兰氏阳性菌 2 例；治疗后培养得到草绿色链球菌 1 例，奈瑟卡他球菌 1 例，其余均为阴性。治疗前后对比，$\chi^2 = 36.67$，$P < 0.001$。表明清开灵在人体内有高度显著的抗菌效果。

三、讨论

据文献报道，70% ~ 80% 的上呼吸道感染是由病毒感染引起的[1]，但本组病例治疗前外周血白细胞升高者占 58.81%，提示细菌和病毒混合感染亦多见。急性上呼吸道感染的初起症状，发热重而恶寒轻，午后热甚，头痛和口渴者居多，或有咳嗽；舌脉以黄苔和数脉为最常见。以上特点符合《黄帝内经·素问·刺热篇第三十二》之肺热病、清代吴鞠通《温病条辨》卷一第三条"温病"的双重诊断标准[2,3]，故其病证当属中医肺热病和温病的范畴。

清开灵注射液脱胎于安宫牛黄丸。方中牛黄、水牛角及珍珠母可醒神解毒、补水救火，黄芩、栀子苦寒直折温病邪火，金银花、板蓝根清热解毒、菌毒并治。7 味药组成卫、气、营同治方剂，用三重防线针对来自上焦的温热病邪，起到共同攻击、聚而歼之的作用。故其治疗急性上呼吸道感染的愈显率达 84.14%，优于林可霉素，成为治疗本病的高效、特效的药物之一。但用药剂量每日在 120ml 以上时，增大剂量并不能提高疗效。

既往的基础研究证实，清开灵注射液对家兔由三联菌苗引起的发热有解热作用，对细菌内毒素引起的家兔发热也有解热作用[4]。我们通过对急性上呼吸道感染患者用清开灵治疗前后咽拭子致病菌培养发现，本品能直接作用于咽喉部，杀灭局部致病菌，如链球菌等，使咽拭子菌培养阳性者转阴。

这种作用有利于控制病情，降低体温。

我们还认为，下列事实支持"清开灵注射液能够治疗病毒或（和）细菌感染性发热"的观点：①清开灵配方除珍珠母以外，单味药都具有抗致病微生物（病毒、细菌、真菌和立克次体）的作用，部分药物如牛黄、水牛角、黄芩和栀子的解热作用很强。②急性上呼吸道感染发病的第 1 天，病毒感染占主导地位，以后才继发细菌感染。而清开灵对病程为 1 天的患者疗效最好，提示本品治疗急性病毒感染最佳。③急性上呼吸道感染患者用药前后白细胞统计结果表明，清开灵有较好的降低白细胞总数的作用。但无论白细胞总数是否大于 10×10^9/L，降低白细胞作用均与林可霉素无显著性差异，提示清开灵抗细菌感染疗效与林可霉素相仿。由此推断，清开灵的总体疗效优于林可霉素之处，主要在于抗病毒感染或病毒、细菌混合感染。

（本项研究工作得到了北京中医药大学实验药厂的大力支持和王永炎教授的指导。参加工作的还有：王新志、王宝亮、李连章、郑玉玲、李彦杰、崔应麟、张保伟、刘志华、侯江洪、王国英、李岩、郭青云、周建西、李臣文、段肖玉、王桂香、杜亚康、杨爱学、郭玉、李亮、刘颖惠等，谨此一并致谢）

参考文献

1. 朱贵卿主编. 呼吸内科学. 11 版. 北京：人民卫生出版社，1988：244-248.

2. 唐·王冰注. 黄帝内经素问. 北京：人民卫生出版社，1963：186-194.

3. 清·吴瑭（鞠通）著. 温病条辨. 北京：人民卫生出版社，1972：14.

4. 国家中医药管理局医政司编. 全国中医医院急诊科（室）必备中成药应用指南. 1995：1-4.

[原载于：中国中西医结合杂志，1999，19（4）：212-214]

清开灵注射液治疗急性上呼吸道感染的证效、量效关系及不良反应观察

李春生[1]　王小沙[1]　陈淑敏[1]　袁彩芹[1]　李　晶[1]　王晓明[2]　姚　沁[3]

李　鲤[4]　郭会军[5]　惠曼华[6]　赵卫国[7]　单　丹[8]

（1.中国中医科学院西苑医院；2.河南省焦作市中医院；3.河南省三门峡市中医院；4.河南省中医院；

5.河南中医学院第一附属医院；6.北京铁路总医院；7.309医院；8.航天部721医院）

为了进一步探讨清开灵注射液治疗外感发热的疗效及其与量效、证效的关系，我们于1996年6—12月对此药治疗急性上呼吸道感染进行了400例多中心前瞻性研究。现将该药的临床证效、量效关系及不良反应观察报告如下。

一、资料与方法

病例选择标准、一般资料、给药及观察方法及统计学处理方法见参考文献[1]。

二、疗效判定标准

（一）总体疗效

按痊愈、显效、进步和无效四级评定[1]。

（二）症状疗效

采用积分法评定：①发热：体温在39℃以上，记3分；体温在38.0～38.9℃，记2分；体温在37.5～37.9℃，记1分；体温在37.4℃以下，记0分。②头痛：持续出现，记3分；间断出现，记2分；偶尔出现，记1分；无，记0分。③咽喉干或痛：持续出现，局部重度充血或见扁桃体红肿，记3分；间断出现，局部中度充血或扁桃体微肿，记2分；偶尔出现，咽部微红，扁桃体不肿大，记1分；无，记0分。④咳嗽：频繁或阵咳，影响工作和睡眠，记3分；偶发，记1分。介于轻、重两者之间，记2分；无，记0分。⑤口渴：口大渴，喜冷饮，记3分；口渴多饮，记2分；口微渴少饮，记1分；无，记0分。⑥心烦：经常出现，坐卧不宁，记3分；间断出现，尚能坐卧，记2分；偶尔出现，记1分；无，记0分。⑦斑疹：遍及全身，或密集，记3分；散见于多个部位，或较密，记2分；仅见于局部，或稀疏，记1分；无，记0分。

三、结果分析

（一）总体疗效分析

清开灵组痊愈、显效260例，愈显率84.14%；林可霉素组痊愈、显效69例，愈显率75.83%。经χ^2检验，两组间统计学差异非常显著（$P < 0.01$）。表明清开灵治疗急性上呼吸道感染的疗效优于林可霉素[1]。

（二）证效关系分析

1.证候类型与疗效　急性上呼吸道感染之肺胃热盛及心肺热盛两型，使用清开灵的疗效情况见表1。

表1示，肺胃热盛证进步以上240例，有效率93.75%；显效以上214例，愈显率83.59%。心肺热盛证进步以上49例，有效率92.45%；显效以上48例，愈显率90.56%。经χ^2检验，两组间统计学差异高度显著。提示清开灵治疗急性上呼吸道感染的两个证型中，以心肺热盛型疗效最佳。

表1　清开灵注射液治疗急性上呼吸道感染的证型与疗效统计

证型	n	痊愈/例（%）	显效/例（%）	进步/例（%）	无效/例（%）
肺胃热盛	256	165（64.45）	49（19.14）	26（10.16）	16（6.25）
心肺热盛[1)]	53	36（67.92）	12（22.64）	1（1.89）	4（7.55）

注：与肺胃热盛证比较[1)] $P < 0.001$

2．主要症状、体征与疗效　急性上呼吸道感染的主要症状积分与疗效关系见表2。

表2示，清开灵治疗急性上呼吸道感染的7个主要症状，自身前后积分对比，疗效都很显著；林可霉素除对斑疹效果较差外，疗效也很好，但两组间治疗后积分对比，治疗发热、咽喉干或痛，清开灵优于林可霉素；治疗其他各症状，其疗效无显著差异。

3．清开灵各剂量组对舌苔的影响，见表3。

表3示，清开灵120ml、160ml、200ml三组及林可霉素改善舌苔都有显著效果。但两组间比较，改善舌苔的疗效清开灵120ml、160ml均优于林可霉素；清开灵200ml与林可霉素无显著性差异（μ检验，$P > 0.05$）。

4．不良反应

（1）寒战高热：清开灵治疗组患者309例中，静脉点滴后发生寒战高热者3例，发生率为0.97%。其中120ml组1例，为轻度，持续时间为30～60min；160ml组1例，为重度，高热达40.2℃，持续时间约为30min；200ml组1例，为重度，持续时间约为60min，并伴发皮肤大小不等的丘疹。3例寒战高热患者既往无过敏史。经立即停药，给予盐酸异丙嗪片（非那）和地塞米松治疗，病情得以控制。

（2）荨麻疹与血管神经性水肿：1例静滴清开灵200ml的患者，于静脉滴注后10min出现双臂片状类圆形荨麻疹，伴瘙痒，双手肿胀，咽部发紧、憋气。另1例静脉滴注清开灵160ml的患者，于静脉滴注后5min出现左眼睑水肿，持续3d。以上2例患者均经立即停药，采用抗过敏治疗而缓解。

（3）血管疼痛：清开灵治疗组309例患者中，静脉滴注发生血管疼痛者17例，发生率5.50%，其中160ml组8例，200ml组9例，发生原因与静

表2　清开灵注射液治疗急性上呼吸道感染的主要症状积分与疗效统计

主要症状	n	清开灵组		n	林可霉素组	
		疗前积分	疗后积分		疗前积分	疗后积分
发热	294	2.36±0.04	0.32±0.04[b,c]	90	2.35±0.07	0.51±0.08[b]
头痛	293	1.89±0.06	0.30±0.04[b]	90	1.73±0.11	0.27±0.06[b]
咽喉干或痛	294	2.08±0.05	0.43±0.06[b,c]	90	2.00±0.10	0.57±0.08[b]
咳嗽	292	1.21±0.06	0.43±0.04[b]	90	1.31±0.10	0.41±0.07[b]
口渴	294	1.39±0.05	0.21±0.03[b]	90	1.33±0.09	0.19±0.05[b]
心烦	294	0.84±0.06	0.09±0.02[b]	90	0.70±0.04	0.12±0.05[b]
斑疹	295	0.02±0.01	0[a]	91	0.03±0.02	0.01±0.01

注：①治疗前后自身对比 [a] $P < 0.05$　[b] $P < 0.001$（下同）②治疗后组间对比 [c] $P < 0.05$ ③$\bar{x} \pm s_{\bar{x}}$

表3　清开灵注射液各剂量组及林可霉素对急性上呼吸道感染患者舌苔的影响

分组		例数	黄苔/例（%）	白苔/例（%）	少苔/例（%）
清开灵	治疗前	91	45（49.45）	40（43.96）	6（6.59）
120ml组	治疗后[b,c]	91	12（13.19）	68（74.73）	11（12.08）
清开灵	治疗前	35	21（60.00）	13（37.14）	1（2.86）
160ml组	治疗后[d,e]	35	8（22.86）	26（74.28）	1（2.86）
清开灵	治疗前	64	39（60.94）	21（32.81）	4（6.25）
200ml组	治疗后[b]	64	12（13.75）	51（79.69）	1（1.56）
林可霉素组	治疗前	73	38（52.05）	26（35.62）	9（12.33）
	治疗后[a]	73	26（35.62）	42（57.53）	5（6.85）

注：①治疗前后自身对比 [d] $P < 0.01$；②与洁霉素组间比 [e] $P < 0.01$

滴速度快或（和）药液浓度大有关。经减慢静滴速度或降低配药浓度，疼痛消失或可以耐受。

四、讨论

　　清开灵注射液脱胎于《温病条辨》中安宫牛黄丸。方中牛黄、水牛角、珍珠母、黄芩、栀子和板蓝根可"芳香化浊而利诸窍，咸寒保肾而安心体，苦寒通火腑而泻心"，治疗侧重于上焦心营。黄芩、栀子和银花三味可苦寒直折中焦气分邪火，辛凉散解上焦卫分温毒。诸药协同，组成卫、气、营同治的方剂，用三重防线针对来自上焦的温热病邪，故其治疗急性上呼吸道感染的显效率高达84.14%，成为治疗本病的高效、特效药品之一[1]。

　　清开灵注射液与其他中药注射剂一样，其剂量不是依据半数致死量确立的，而是依据临床经验而定的。由于医师的经验不同，临床使用清开灵剂量的差别也很大，每日少者 2～4ml，多者达250ml。究竟疗效孰优孰劣，既往报道由于病例选择和疗效判定标准不统一，很难得到一个满意的答复。为了解决这一问题，我们此次在观察清开灵注射液治疗急性上呼吸道感染时，采用了较常规剂量为大的给药梯度。

　　临床研究表明，清开灵 120、160、200ml 对急性上呼吸道感染的疗效无显著性差异[1]，清开灵 120ml 的不良反应较少，160ml 次之，200ml 最多。对于白细胞总数升高的患者，清开灵 160ml 的疗效优于 200ml；对于黄苔患者，清开灵 120ml

和 160ml 的疗效优于 200ml。提示清开灵治疗本病的最佳剂量应是每日 120ml。若白细胞升高显著，可每日给予 160ml，但需注意适当减慢滴注速度。由于清开灵每日 200ml 既不能提高疗效，不良反应又较多，因此，建议今后不要在急性上呼吸道感染的治疗中使用这一剂量。

　　对清开灵注射液，如果按照"说明书"的用量和用法使用，不良反应极少。此次由于我们将 1 日给药剂量增大到原剂量的 3～5 倍，故寒战高热、荨麻疹、血管神经性水肿及血管疼痛均明显增多。本项研究结果虽不能代表清开灵注射液临床应用的原貌，却给这一制剂质量控制提出了新的课题。相信随着今后药学研究的深入，清开灵注射液制剂水平必将有新的提高。

（本项研究工作得到了北京中医药大学实验药厂的大力支持，并得到了王永炎教授的指导。参加工作的还有：王新志、王宝亮、李连章、郑玉玲、李彦杰、崔应麟、张保伟、刘志华、侯江洪、王国英、李岩、郭青云、周建西、李臣文、段肖玉、王桂香、杜亚康、杨爱学、李亮和刘颖惠等，谨此一并致谢）

参考文献

1. 李春生，王小沙，陈淑敏，等. 清开灵注射液治疗急性上呼吸道感染的临床研究，中国中西医结合杂志，1999，19（4）：212.

［原载于：中国中药杂志，2000，25（7）：431-433］

清开灵软胶囊治疗急性上呼吸道感染的临床研究

李春生[1*]　李　洁[1]　王秀珍[1]　王先春[1]　林先毅[1]　刘绍能[2]
唐旭东[2]　孔维萍[3]　王　淑[3]　尚延忠[4]　范　瑾[4]　郑淑伊[1]
（1. 中国中医科学院西苑医院急诊科；2. 中国中医科学院广安门医院；
3. 中日友好医院；4. 中国人民解放军 301 医院）

一、对象与方法

（一）病例选择

　　参照部颁《中药新药治疗感冒的临床研究指导原则》（1995），结合笔者长期使用清开灵制剂

的经验，将具备以下三项者列为观察对象：①以外感起病，发病急，患病时间在 3d 以内。②临床特征为发热（体温 > 37.1℃），伴鼻塞流涕、喷嚏、咳嗽、头痛及咽痛，西医诊断为急性上呼吸道感染者。③中医辨证有风寒和风热证型的临床表现。风

热证型：发热重，恶寒轻，汗泻不畅，头胀痛，鼻流黄浊涕，咽喉红肿疼痛，口渴欲饮，咳痰黏或黄，舌边尖红，苔黄，脉浮数。风寒证型：恶寒重，发热轻，头痛，肢体酸痛，鼻流清涕，喉痒咳嗽，咳痰稀薄、色白，口不渴，舌淡红，苔白薄润，脉浮或浮紧。排除标准：未坚持服药者；患有毛细支气管炎、支气管炎和肺炎者；严重营养不良，免疫功能低下，或存在心、肝、肾和造血系统严重疾病者；精神病患者；对本药过敏者；妊娠或哺乳期妇女。

按照观察对象的病情程度分级，以体温高低为标准：凡体温在 37.1～37.9℃，定为轻度；体温在 38～38.9℃，定为中度；体温在 39℃以上（含39℃），定为重度。

（二）观察药物及观察方法

收治患者，随机按 2∶1 分为治疗和对照两组。治疗组给予清开灵软胶囊（石家庄神威药业股份有限公司生产，批号 9903264）每粒 0.4g（含黄芩苷 20mg），每服 4 粒，每 6h 1 次，连用 3d 为 1 个疗程。对照组给予双黄连口服液（哈尔滨中药二厂生产，批号 98122721），每支 10ml，每次 2 支，每 8h 1 次，疗程与治疗组相同。

凡属于观察对象，给药前后均认真填写病历表格，进行体检，行胸部透视，查外周血象，每日测体温 2～4 次。2 组患者均无合并用药及症状用药，治疗组患者还做了治疗前后肝、肾功能常规检测，以观察药物的安全性。

（三）一般资料

129 例观察对象来自于急诊门诊和病房住院患者。清开灵软胶囊治疗组 90 例，男 49 例，女 41 例。平均年龄 41.66±19.29 岁。病情程度：轻度 39 例，中度 42 例，重度 13 例。双黄连口服液对照组 39 例，男 17 例，女 22 例。平均年龄 35.59±11.04 岁。病情程度：轻度 14 例，中度 19 例，重度 6 例。两组患者的居住和生活环境相同，治疗组除平均年龄较大外，性别和病情程度与对照组相近似，两组有可比性。

（四）统计学处理

计数资料采用 χ^2 检验或等级序值法检验，计量资料采用 t 检验。

二、结果

（一）疗效判定标准

1. 总体疗效判定　参照《中药新药治疗感冒的临床研究指导原则》的要求，按痊愈、显效、有效和无效四级评定疗效。痊愈：服药 72h 内，体温恢复正常（腋温降至 37℃以下，不再回升），症状消失，异常理化指标恢复正常。显效：服药 72h 内，体温恢复正常，主要症状大部分消失，异常理化指标接近正常。有效：服药 72h 内，体温较以前降低，主要症状部分消失，异常理化指标有所改善。无效：不符合以上标准者。

2. 症状疗效　依据病情程度之无、轻、中、重，分别记 0、1、2、3 分，最后采用积分法评定。

3. 证效、监测指标的变化　依据观察记录和理化检查数据，进行统计学处理。

（二）总体疗效分析

表 1 示，清开灵软胶囊治疗组有效以上 82 例，有效率 91.11%；显效以上 66 例，愈显率 73.33%。双黄连口服液对照组有效以上 26 例，有效率 66.67%；显效以上 17 例，愈显率 43.59%。经 χ^2 检验，两组统计学差异显著，表明清开灵软胶囊治疗急性上呼吸道感染的疗效优于双黄连口服液。

（三）证效关系分析

1. 清开灵软胶囊对不同证候类型疗效的影响：表 2 示，清开灵软胶囊对风热型急性上呼吸道感染的疗效优于风寒型者，统计学差异显著。

2. 清开灵软胶囊与双黄连口服液对风热型急性上呼吸道感染的疗效比较：表 3 示，清开灵软胶囊治疗风热型急性上呼吸道感染，疗效优于双黄连口服液，统计学差异非常显著。

表 1　清开灵和双黄连治疗急性上呼吸道感染的疗效比较

组别	n	痊愈/例（%）	显效/例（%）	有效/例（%）	无效/例（%）
清开灵软胶囊[*]	90	33（36.67）	33（36.67）	16（17.77）	8（8.89）
双黄连口服液	39	7（17.95）	10（25.64）	9（23.08）	13（13.33）

注：与双黄连口服液组相比 [*]$P < 0.05$

（四）主要症状、体征与疗效

1．退热幅度 表4示，清开灵软胶囊和双黄连口服液各自降低体温的效果都很显著。但给药疗程结束后组间对比，清开灵软胶囊较双黄连口服液平均体温降幅多0.42℃，统计学差异非常显著，提示前者降温优于后者。

2．主要症状积分值 表5示，清开灵软胶囊和双黄连口服液治疗急性上呼吸道感染的7个主要症状和体征（鼻塞流涕、喷嚏、咳嗽、头痛、咽痛、全身酸痛和扁桃体肿大），给药前后自身积分对比，统计学差异显著（$P < 0.05 \sim 0.01$），表明症状缓解都较好。但两组组间症状积分在疗程结束

时对比，清开灵软胶囊在治疗鼻塞流涕、喷嚏、全身酸痛和扁桃体肿大上，疗效优于双黄连口服液（$P < 0.05 \sim 0.01$）。

3．脉象变化 表6示，服用清开灵软胶囊和双黄连口服液后，都可以使数脉减少，缓脉增加，自身对比统计学差异高度显著。两组组间对比，在减少数脉、增加缓脉的作用上，清开灵软胶囊较双黄连口服液效果显著。

（五）外周血白细胞水平

表7示，服用清开灵软胶囊后，可使急性上呼吸道感染后白细胞水平高者显著下降，自身对比差异高度显著。双黄连口服液降白细胞的作用不显

表2 不同证候类型与清开灵软胶囊的疗效关系

组别	n	痊愈/例（%）	显效/例（%）	有效/例（%）	无效/例（%）
风热型*	68	25（36.76）	27（39.70）	13（19.12）	3（4.42）
风寒型	10	1（10.00）	4（40.00）	3（30.00）	2（20.00）

注：组间比较 *$P < 0.05$

表3 对风热型急性上呼吸道感染的疗效比较

组别	n	痊愈/例（%）	显效/例（%）	有效/例（%）	无效/例（%）
清开灵软胶囊*	68	25（36.76）	27（39.70）	13（19.12）	3（4.42）
双黄连口服液	37	7（18.92）	10（27.03）	8（21.62）	12（32.43）

注：两组组间比较 *$P < 0.01$

表4 清开灵及双黄连对患者体温的影响（$\bar{\chi} \pm s$）

组别	n	给药前/℃	给药后/℃
清开灵软胶囊	90	38.15±0.64	36.74±0.54[*, △]
双黄连口服液	39	38.22±0.65	37.16±0.81[*]

注：给药前后自身对比 *$P < 0.05$；给药后组间对比 △$P < 0.01$

表5 清开灵软胶囊治疗急性上呼吸道感染主要症状积分比较（$\bar{\chi} \pm s$）

主要症状	清开灵软胶囊			双黄连口服液		
	n	治疗前积分	治疗后积分	n	治疗前积分	治疗后积分
鼻塞流涕	90	1.08±0.96	0.16±0.42[2,4)]	39	1.38±0.88	0.31±0.55[2)]
喷嚏	90	0.83±0.88	0.04±0.21[2,3)]	39	1.30±0.96	0.23±0.54[2)]
咳嗽	90	1.07±0.91	0.49±0.60[2)]	39	0.95±0.86	0.56±0.68[2)]
头痛	90	1.38±0.99	0.29±0.57[2)]	39	1.62±0.71	0.51±0.76[2)]
咽痛	90	1.67±0.99	0.47±0.64[2)]	39	2.05±0.86	0.77±0.87[2)]
全身酸痛	90	1.59±0.86	0.22±0.54[2,3)]	39	1.72±0.50	0.54±0.79[2)]
扁桃体肿大	90	1.14±0.89	0.41±0.62[2,3)]	39	1.23±0.78	0.79±0.89[1)]

注：治疗前后自身对比 1) $P < 0.05$，2) $P < 0.01$；治疗后组间对比 3) $P < 0.05$，4) $P < 0.01$

表6　清开灵软胶囊、双黄连口服液用药前后脉象统计

分组		n	数脉		缓脉	
			例数	百分比（%）	例数	百分比（%）
清开灵组	治疗前	67	54	80.60	13	19.40
	治疗后 [2,3]	67	6	8.96	61	91.04
双黄连组	治疗前	33	25	75.76	8	24.24
	治疗后 [1]	33	8	34.24	25	75.76

注：服药前后自身对比 [1] $P < 0.05$，[2] $P < 0.001$；组间对比 [3] $P < 0.05$

表7　两种药物对患者白细胞水平的影响

组别	n	服药前例数（%）			服药后例数（%）		
		高于正常 $> 10 \times 10^9/L$	正常 $(4 \sim 10) \times 10^9/L$	低于正常 $< 4 \times 10^9/L$	高于正常 $> 10 \times 10^9/L$	正常 $(4 \sim 10) \times 10^9/L$	低于正常 $< 4 \times 10^9/L$
清开灵软胶囊 [3]	51	15（29.41）	30（58.82）	6（11.77）	2（3.92）	47（92.16）	2（3.92）
双黄连口服液	39	8（20.51）	29（74.35）	2（5.14）	5（12.82）	33（84.61）	1（2.57）

注：治疗前后自身对比 [3] $P < 0.001$

著。但两组服药后组间比较，未显示统计学差异。

（六）不良反应观察

清开灵软胶囊服药后有胃肠道不良反应者7例，占7.78%。其中出现恶心或（和）呕吐3例，轻度胃反流1例，胃脘部不适感1例，腹泻2例。由于存在以上不良反应，有2例患者在服药的第2天体温下降时停药，其余5例患者均将药物继续服完，直至疗程结束。双黄连口服液服药后未见不良反应。

清开灵软胶囊对90例患者的血红蛋白、血小板及肝、肾功能无不良影响。

三、讨论

（一）外感发热卫分证采用卫气营同治法的机制探讨

笔者在长期对外感发热急症的治疗中发现，此病之邪在卫分时，单纯用"汗之"的方法，治疗具有特异性临床表现的"已病"，常常不能迅速控制病情，致发热迁延时日，变证迭起。若同时给予清气凉营之品，治其尚不具有特异性临床表现的"未病"（也有学者称其为"隐症"[1]），则热退迅速，疾病康复较快。提示温病初起，邪从口鼻皮毛而入，鼻和皮毛通于肺，口气通于胃，因此，发病时不但有肌表热证，还有内在脏腑热证。卫分之

热郁而不能外达，必在脏腑热证的基础上向深层次侵犯，达到内外合邪。当是之时，虽未表现出明显的临床症状，已隐含病邪深入气营之机，导致卫、气、营同病。故针对外来的温热病邪，及时在卫分采用截流断源之法，即以透卫清气凉营之剂，对病邪建筑卫、气、营三重防线共同攻击，每每能获良效。1996—1997年，笔者应用清开灵注射液治疗急性上呼吸道感染400例（含对照组91例），也取得了显著效果[2,3]。说明卫、气、营同治法施之于温病卫分证，能够很好地驱邪外出，提高疗效，不存在引邪入里的问题。

（二）清开灵软胶囊的组方、基础研究及其与双黄连口服液的比较

清开灵软胶囊对金黄色葡萄球菌、乙型链球菌、绿铜假单胞菌及肺炎链球菌均有不同程度的抑制作用；对流感病毒有明显的抑制作用；可使高热模型的家兔或大鼠体温明显下降；对小鼠的自主活动无明显影响，但可明显对抗苯丙胺的中枢兴奋作用。因此，将清开灵软胶囊用于病毒和细菌混合致病的急性上呼吸道感染，特别是伴有精神亢奋和烦躁不安的温热病患者，能够收到较好的疗效。

与清开灵软胶囊相比，双黄连口服液由黄芩、金银花和连翘三味药组成，配伍简单，目标仅在于透卫清气，它缺少苦寒直折火邪和凉营利窍之品，

因此，对于温邪所致的脏腑热证药力稍逊，对于温邪向深层次侵犯的堵截力量较差。在本项研究中，双黄连口服液采取的是说明书用量和方法，而清开灵软胶囊采取的是试用剂量和用法。后者均较说明书（2粒/次，3次/日）为高，以致两组的疗效差别更加显著。

（三）辨证使用清开灵软胶囊取效，避免不良反应

本项研究结果证实，清开灵软胶囊治疗急性上呼吸道感染的愈显率达73.34%，降体温以及降外周血白细胞的作用都较显著。尤其对风热型患者，对鼻塞流涕、喷嚏、全身酸痛和扁桃体肿大症状的疗效较好，而不适用于风寒型患者。

本项研究还表明，服用清开灵软胶囊和双黄连口服液后，均可使舌面的黄苔减少而白苔增加，红舌减少而淡红舌增加，但对舌苔和舌质的改善作用无统计学差异。黄苔和红舌均表示热象，提示这两种药物都具有清热作用。同时观察到，服用这两种药物后，浮、数脉减少，而沉、缓脉增加。组间对比显示，浮、沉脉无显著性差异，但在减少数脉

及增加缓脉的作用上，清开灵较双黄连效果显著。提示两者对表证的疗效相似，清热功效以清开灵为优。

服用清开灵软胶囊后，7例患者有胃肠道不良反应。说明本品属于清热重剂，凡脾胃较弱或脾胃虚寒的患者，应禁忌使用。

参加工作的还有：陈淑敏、王小沙、李彦玲、何瑞玲等20名医护人员，谨此表示感谢。

参考文献

1. 杨毅玲，李海聪. 中医隐症探讨. 中医杂志，2003，44（6）：405.
2. 李春生，王小沙，陈淑敏，等. 清开灵注射液治疗急性上呼吸道感染的临床研究. 中国中西医结合杂志，1999，19（4）：212.
3. 李春生，王小沙，陈淑敏，等. 清开灵注射液治疗急性上呼吸道感染的证效、量效关系及不良反应观察. 中国中药杂志，2000，25（7）：431.

[原载于：中国中药杂志，2005，30（21）：1692-1695]

清开灵注射液治疗急性高热的临床观察

陈淑敏 王小沙* 李春生

一、对象与方法

（一）临床资料

清开灵注射液是国家中医药管理局发布的全国中医医院急诊科（室）一、二批必备中成药，具有清热解毒之功能。1993—1994年我科应用该药观察急性高热39例，并以同期单纯使用抗生素的18例急性高热者作对照，发现清开灵注射液有较好的治疗效果。兹报告如下。

急性高热患者57例，均为住院观察患者。男30例，女27例，年龄最小14岁，最大82岁。其中14岁1例，15～29岁15例，30～44岁10例，45～59岁11例，60岁以上20例。病程<3天者31例，3～7天者15例，>7天者11例。

就诊时体温在38～39℃者28例，>39℃者28例，最高达40.20℃。患病种类：上呼吸道感染10例，化脓性扁桃体炎4例，肺部感染26例，泌尿系感染12例，肠道感染1例，传染性单核细胞增多症1例，系统性红斑狼疮3例。治疗和对照两组的性别、年龄、职业、病种、病程和发热程度相似，有可比性。

（二）观察药物及方法

治疗组：给予清开灵注射液30ml，稀释于10%葡萄糖液（或0.9%生理盐水）200ml静脉点滴；青霉素240～400万U稀释于5%糖盐水（或

0.9% 生理盐水）200ml 静脉点滴。两种药物均按每日 2 次，连用 3 ～ 7 天为一疗程。若对青霉素过敏，则改用林可霉素 1.8g 入 5% 糖盐水（或 0.9% 生理盐水）500ml 静脉点滴，每日一次，疗程同上。

对照组：单纯给予青霉素或林可霉素静脉点滴，用法、用量、疗程与治疗组相同。

在使用以上药物期间，两组患者皆常规以银翘散和麻杏石甘汤等煎剂内服。

（三）疗效判定标准

1. 总体疗效　依照国家中医药管理局医政司编写的《中医内科急症诊疗规范》关于外感高热急症的疗效评定标准进行判断。

临床治愈：①经治 3 天至 1 周，热净身凉，且无反复。②主要症状消失。③异常理化检查指标恢复正常。

显效：①经治 3 天至 1 周，大热已退，接近正常。②主要症状大部分消失。③异常理化检查指标接近正常。

有效：①经治 3 天至 1 周，大热已退，但仍有反复。②主要症状大部分消失。③异常理化检查指标改善。

无效：①经治 1 ～ 2 周，高热不退。②症状无明显改善。③异常理化指标经治疗无明显改善。

加重：①经治 1 ～ 2 周，高热持续不退。②病情加剧或恶化。③理化检查无改善。

2. 高热症状和理化检查　依据实际监测结果进行判断。

（四）统计学处理

计数资料采用 Ridit 检验。

二、结果分析

（一）总体疗效

表 1 示，清开灵加抗生素组显效以上者 92.30%，抗生素组显效以上者 77.78%。两组组间比较，差异有显著意义。表明清开灵与抗生素合用，疗效优于单纯使用抗生素。

（二）退热时间

表 2 示，清开灵加抗生素与单纯使用抗生素，退热时间无显著差异。

（三）不良反应观察

39 例急性高热患者静脉滴注清开灵注射液期间，未发生全身和局部不良反应。

三、讨论

（一）清开灵注射液是治疗急性高热的优良制剂

清开灵是北京中医学院实验药厂在安宫牛黄丸基础上研制的静脉注射剂，主要成分为牛黄、水牛角、珍珠母、黄芩、栀子、金银花和板蓝根等，功能清热解毒、清营凉血、泻火除烦、化痰通络、镇惊安神、醒脑开窍。实验研究表明，本品具有解热、保肝、镇静、镇惊、调整血红细胞膜流动性、抗血小板聚集、促进脑血肿及坏死组织吸收、提高血浆铜含量及 Cu/Zn 比值等功效。本品自 1980 年问世以来，国内从不同角度进行了大量验证，相关杂志报道已达数十篇。均证明本品疗效确切，适应证广，属于中医应急抢救品中的优良制剂[1]。

值得注意的是，本品对多种高热有显著疗效。

表 1　治疗、对照两组总体疗效统计

组别	临床例数	痊愈 %	显效		有效		无效	
			例数	%	例数	%	例数	%
清开灵加抗生素组*	30	76.92	6	15.38	3	7.70	0	0.00
抗生素组	9	50.00	5	27.78	4	2.22	0	0.00

* 两组组间比较，$P < 0.05$

表 2　治疗、对照两组退热时间统计

组别	< 24h		24 ～ 48h		48 ～ 72h		> 72h	
	例数	%	例数	%	例数	%	例数	%
清开灵加抗生素组*	9	23.07	7	17.95	7	17.95	16	41.03
抗生素组	2	11.11	3	16.67	4	22.22	9	50.00

* 两组组间比较，$P > 0.05$

笔者所报道的 39 例使用清开灵的急性高热患者，包括细菌、病毒感染和自家免疫性疾病等，其中不少病例与 β 内酰胺类抗生素合用，总体疗效优于单纯使用 β 内酰胺类抗生素。

清开灵注射液单用作静脉点滴时，退热效果显著。笔者近 2 年曾观察了 5 例急性高热患者，其中上呼吸道感染 3 例，肺部感染 2 例。发病时间＜ 3 天者 3 例。3 ～ 7 天者 2 例，就诊时体温在 38 ～ 39℃者 3 例，＞ 39℃者 2 例。单用清开灵静脉点滴后，24h 内退热者 3 例，24 ～ 48h 退热者 1 例，48 ～ 72h 退热者 1 例。疗效判定为临床痊愈 4 例，显效 1 例。表明清开灵静脉点滴的退热效果亦很显著，但因例数较少，患者年龄偏大，故尚需增加观察例数。

（二）有必要继续扩展清开灵注射液的应用范围

清开灵注射液与现在市售的大量注射用药的不同点在于它是一种以中医药理论为指导，体现中医特色的复方制剂。目前的应用范围除急性高热外，主要有卒中（缺血性和出血性脑卒中）、病毒性脑炎、病毒性肝炎、肝癌、肾衰竭、老年性痴呆、传染性单核细胞增多症和急性胰腺炎等 [2,3]。笔者认为，凡因温热之邪袭人而出现壮热、神昏、惊厥、急黄，属热入营分或气营两燔证候，或需泻心火、解温毒、化痰浊及利诸窍以治之者，皆可视为清开灵的适应证。如本文以清开灵治疗系统红斑狼疮高热，也取得了较好的退热效果。鉴于清开灵使用方便、疗效确切、作用迅速、不良反应较少，因而为继续扩展其应用范围奠定了基础。若按照中医功能和主治进一步推而广之，必将取得更大的社会效益。

参考文献

1．国家中医药管理局医政司编．全国中医医院急诊科（室）首批必备中成药．北京：中国中医药出版社，1993：28-37．

2．杨坚毅，陈惠江．清开灵注射液临床运用新进展．中国中医急症，1994；3（增刊）：17．

3．曾渊华，黄瑞琴．清开灵急诊应用近况．中国中医急症，1994，3（增刊）：23．

[原载于：中国中医急症，1997，6（增刊）：64-65]

醒脑静注射液治疗意识障碍 42 例

袁彩芹[*]　李春生

（中国中医科学院西苑医院急诊科）

醒脑静注射液是由麝香、冰片、栀子和郁金等中药加工而成，具有醒神止痉、清热凉血、行气活血和解毒止痛之功，临床上广泛用于多种疾病所导致的昏迷、抽搐和高热等。我科自 1995 年 10 月至 1998 年 1 月用该药治疗各种疾病所导致的意识障碍患者共 42 例，现总结报告如下。

一、临床资料

（一）一般资料

临床确诊为急性脑梗死、脑出血、急性酒精中毒、一氧化碳中毒、安眠药中毒伴有意识障碍、肺性脑病、肝性脑病并未用过西药苏醒剂者列为观察对象。其中男 23 例，女 19 例。年龄最大 90 岁，最小 19 岁。干部 11 人，工人 10 人，农民 6 人，学生 2 人，无职业 13 人。

（二）治疗方法

①醒脑静注射液 20ml+5% 葡萄糖液 250ml，静脉点滴，每日 1 次。急性脑梗死、脑出血、肺性脑病及肝性脑病者 10 天为一疗程，急性中毒者 3 天为一疗程。②结合各疾病情况给予一般常规治疗。

（三）意识障碍程度分级制订

按格拉斯格昏迷评定标准进行。①睁眼动作：无、痛刺激、呼唤后、自发出现依次序为 1、2、3、

4级。②言语反应：无、呻吟、语言不适当、错乱、良好、分别为1、2、3、4、5级。③运动反应：无、异常痉挛伸直、异常屈肘、逃避反应、局限性动作、正常依次分为1、2、3、4、5、6级。每级记1分，共15分。7分以下为重度，8~11分为中度，12~15分为轻度。

（四）疗效判定标准

意识障碍程度明显改善者为显效，有所改善者为有效，无改善或加重者为无效。

二、治疗结果

病种与疗效统计见表1，意识障碍程度与疗效统计见表2。

三、讨论

祖国医学称意识障碍为"昏蒙""昏聩"或"昏不识人"等，乃清窍失灵、神明失用所致。因心主神明，脑为元神之府，故多与心、脑有关。急性脑梗死、脑出血、肺性脑病、肝性脑病和急性中毒等多种疾病所致的意识障碍多为实浊之邪上蒙清窍、扰乱神明所致。醒脑静注射液中之麝香性

温味辛，具有较强的开窍通闭作用，为醒脑回苏之要药。《本草纲目》曰其"通诸窍、开经络……解酒毒"。冰片性微寒、味辛、苦，为芳香走窜之品，具开窍醒神之功。《本草纲目》言其"通诸窍、散郁火"。栀子性寒味苦，善清泻三焦之火邪而除烦，并具清热利湿、凉血解毒之功。郁金性寒、味辛、苦，能行气解郁、凉血清心。四药合用，共奏开窍通闭、解郁醒神、清热凉血、活血解毒之功。现代药理研究显示，醒脑静注射液可透过血脑屏障，直接作用于脑部，对中枢神经系统有小剂量兴奋、大剂量抑制之双向调节作用；能拮抗戊巴妥钠诱导的小鼠睡眠作用，提高中枢兴奋药士的宁所致的小白鼠的惊厥死亡率，拮抗吗啡的呼吸抑制作用；大剂量能拮抗士的宁性的小白鼠惊厥，抑制小白鼠电惊厥的发生率。从临床观察看，醒脑静注射液治疗急性脑梗死、脑出血、肺性脑病、肝性脑病、急性一氧化碳中毒、酒精中毒和安眠药中毒所致的神志不清、谵语和抽搐等确有较好的疗效，但以轻、中型效果好，重度患者若配合西药苏醒，则剂效果会更好。

醒脑静注射液为一种安全、可靠的药物。我科自应用以来未发现有任何不良反应。由于使用方便、疗效确切、安全可靠，值得推广使用。

表1　病种与疗效

	n	疗效（%）			总有效率（%）
		显效	有效	无效	
急性脑梗死	9	5 (55.6)	3 (33.3)	1 (11.1)	88.9
急性脑出血	14	4 (28.6)	5 (35.7)	5 (35.7)	64.3
肺性脑病	3	1 (33.3)	2 (66.7)	0	100.0
肝性脑病	3	0	2 (66.7)	1 (33.3)	66.7
急性一氧化碳中毒	4	3 (75.0)	1 (25.0)	0	100.0
急性酒精中毒	5	3 (60.0)	2 (40.0)	0	100.0
急性安眠药中毒	4	2 (50.0)	2 (50.0)	0	100.0
总计	42	18 (42.9)	17 (40.4)	7 (16.6)	83.3

表2　意识障碍程度与疗效

	例数	疗效（%）			总有效率 %
		显效	有效	无效	
轻度	20	14 (70.0)	6 (30.0)	0	100.0
中度	13	4 (30.8)	8 (61.5)	1 (7.4)	92.3
重度	9	0	3 (33.3)	6 (66.6)	33.3

［原载于：河北中西医结合杂志，1999，8（1）：94-95］

105例老年肺炎的临床特点及治疗

李春生[1]　袁彩芹[1]*　阎学锋[2]

（1. 中国中医科学院西苑医院；2. 中国人民解放军309医院）

肺炎为老年人常见的病和多发病，具有起病急、变化快及死亡率高的特点，为严重威胁老年人生命的疾病之一。为了探讨其临床特点与治疗方法，笔者收集了我院1992—1996年中西医结合治疗的105例老年肺炎患者，并与同期住院的中青年肺炎患者35例、纯西药治疗的老年肺炎患者51例进行对比与疗效分析，现总结报告如下。

一、对象与方法

（一）病例选择标准

1. 老年组年龄≥60岁，中青年组年龄为30～40岁。

2. 起病较急、寒战、发热、咳嗽、气促、咳白或黄黏痰或铁锈色痰等症状；肺部体征有患侧呼吸运动减弱，呼吸音减低或闻及湿啰音，大片实变时可见局部叩浊音，语颤增强，可闻及支气管呼吸音或湿啰音。

3. 治疗前均经胸部X线证实有肺部炎性改变。

4. 血常规显示白细胞增多，中性粒细胞比例升高和核左移现象。

5. 痰培养分离出致病菌。

符合上述5项中的（1）、（2）项及（3）～（5）项中之一项者列为观察对象，不符合上述标准者均不纳入选择范围。

（二）一般临床资料

中西医结合老年组105例，其中男69例，女36例，年龄最大100岁，最小60岁，平均年龄70.80岁；中青年组35例，其中男20例，女15例，年龄最大44岁，最小30岁，平均年龄35.42岁；西药老年组共51例，其中男29例，女22例，年龄最大94岁，最小60岁，平均年龄69.90岁。有基础疾病者，中西医结合老年组共78例，其中肺部疾病50例，主要为慢性支气管炎、肺气肿和肺源性心脏病；心血管疾病41例，主要为冠心病；脑血管疾病9例，全部为脑梗死；糖尿病8例；恶性肿瘤7例。西药老年组共38例，其中肺部疾病20例，心血管疾病25例，脑梗死2例，糖尿病1例，恶性肿瘤3例；中青年组均无基础疾病。病情程度分级情况：中西医结合老年组轻型31例，占29.5%；中型43例，占40.9%；重型31例，占29.5%。西药老年组轻型16例，占31.4%；中型21例，占41.2%；重型14例，占27.5%。中青年组轻型11例，占31.4%；中型14例，占40.0%；重型10例，占28.6%。3组间各型比例相近，有可比性。

（三）病情分级标准

轻型：一般情况较好，低热或不发热，轻微咳嗽或不咳嗽，咳痰量为10～50ml，喘息轻微或不喘，肺部实变体征及湿啰音范围小，胸部X线示轻度炎性改变，无并发症。

中型：一般情况尚可，中等度发热，咳嗽较多，昼夜咳痰量为51～100ml，或伴较明显喘息，肺部实变体征或湿啰音范围较大，胸部X线示炎性浸润较明显，无并发症或并发症轻微。

重型：一般情况较差，高热或体温不升，咳嗽频繁或阵咳，影响工作及睡眠，昼夜咳痰量在100ml以上，或喘息不能平卧，肺部实变体征或湿啰音范围大，胸部X线示大片炎性改变，并发症多，且较重。

（四）治疗方法

1. 辨证施治　①风热犯肺型：证见恶寒、发热、咳嗽、气急、咳痰（黏稠）、胸痛、舌尖红、苔薄白或薄黄、脉浮数。治以辛凉解表、清肺化痰，方用银翘散加减。咳甚者加紫苑和冬花，痰多而黄者加瓜蒌、黄芩和鱼腥草，痰多而白者加陈皮和半夏。②痰湿阻肺型：证见咳嗽痰多、痰白而稀、胸脘作闷、纳谷不香、舌淡、苔白腻、脉濡数或滑。治以健脾燥湿、化痰止咳，方用二陈汤加减。咳甚者加紫苑和冬花，脾虚较著者加茯苓、白术和党参，胃脘胀满者加枳壳和厚朴，郁久化热者加黄芩和瓜蒌。③痰热壅肺型：证见咳嗽痰多，色黄而黏，或伴喘促、发热、口干苦、舌红、苔黄腻、脉滑数。治以清肺化痰、宣肺止咳，方用麻杏石甘汤合千金苇茎汤加减。大便干结加大黄，咳痰带血者加白芨、三七和侧柏叶。④气阴两虚型：证见咳嗽少痰，或痰中带血、气短、口干、舌红少苔、脉细数无力，治以益气养阴、化痰清热，方用生脉散或沙参麦冬汤加减。咯血者加茅根和白芨，咳甚者加杏仁和苏子，热甚者加石膏和知母。

2．中药针剂　热象明显者可同时配用清开灵注射液 60ml，加入 5% 葡萄糖 500ml；或双黄连粉针剂 3.6g，加入 5% 葡萄糖 500ml，静脉点滴，日 1～2 次。

3．西药常规治疗　根据痰培养及药敏结果选择应用抗生素，或直接应用广谱抗生素，病情严重者联合用药。

4．一般治疗　发绀者给予吸氧，体质差者给予少量新鲜血、血浆及蛋白质，电解质及酸碱平衡失调者给予纠正。

（五）疗效评定标准

痊愈：症状和体征消失，体温和血象恢复正常，X 线复查肺部炎症完全吸收。

好转：症状和体征大部分消失，体温和血象基本恢复正常，X 线复查肺部炎症部分吸收。

无效：症状和体征无改善或加重，体温和血象无好转，X 线复查肺部炎症无明显吸收。

计数资料用 χ^2 检验，组间疗效比较用等级序值法。

二、结果与分析

（一）X 线检查

中西医结合老年组与中青年组 X 线对比见表1。

表1 显示，老年组支气管肺炎明显多于中青年组，而大叶性肺炎明显少于中青年组。

表1　中西医结合老年组与中青年组 X 线对比例（%）

组别	大叶性肺炎	支气管肺炎
老年组（$n=105$）	37 (35.2)	68 (64.8)[*]
中青年组（$n=35$）	33 (94.3)[1)]	2 (5.7)

[*] 两组间比较 $P < 0.01$

（二）脉象

中西医结合老年组与中青年组脉象对比分别见表2。

表2　中西医结合老年组与中青年组脉象（例，%）

组别	脉细数	脉弦滑	脉沉细	脉浮数
老年组（$n=105$）	18 (17.2)	38 (36.2)[1)]	7 (6.7)	14 (13.3)
中青年组（$n=35$）	2 (5.7)	5 (14.3)	3 (8.6)	17 (48.6)[2)]

两组间比较 [1)] $P < 0.05$；[2)] $P < 0.01$

表2 示：老年组脉弦滑多于中青年组，而浮数明显少于中青年组。

（三）临床疗效统计

中西医结合老年组、中青年组与西药老年组临床疗效统计见表3。

表3 示，中西医结合老年组与中青年组比较 $u = 8.96$，$P < 0.01$，示老年组痊愈病例少于中青年组，疗效较差，死亡率高；中西医结合组与西药老年组比较 $u = 0.085$，$P > 0.05$，表明两组治疗方法虽不尽相同，但临床疗效无明显差异。

表3　三组临床疗效统计（例，%）

组别	n	痊愈	好转
中西医结合老年	105	50 (47.6)	45 (42.9)
中青年组[1)]	35	32 (91.4)	3 (8.6)
西药老年组	51	21 (41.2)	30 (58.8)

[1)] 中西医结合老年组与中青年组比较 $P < 0.01$

三、讨论

（一）老年肺炎的临床特点

老年肺炎多于冬春季节发病，受凉及上呼吸道感染为主要诱发因素，临床表现不典型。本组发热超过 39℃ 者仅占 28.2%，大部分为低热或中等程度发热，无发热者明显多于中青年组，这与老年人体质虚弱、机体反应能力下降有关；喘促、心悸及纳差等症明显多于中青年组，乃因老年人多伴有心肺等多种基础性疾病所致。本组病例中 18% 以肺外症状为首发。这一点值得注意，以免误诊为心血管系统和消化系统疾病等；胸痛明显少于中青年组，这与老年人痛阈升高有关；外周血白细胞检查，两组统计结果无明显差异，但老年组中 3 例白细胞总数低于正常值；在胸部 X 线表现上，老年组以支气管肺炎者居多，乃与老年人多患有慢性呼吸统疾病有关；炎症吸收慢，胸部 X 线恢复正常约需 20 天至 3 个月。平均 1.6 个月。这与老年人肺组织内有功能的细胞减少，肺内有效循环量下降，到达肺组织内的抗病物质减少，以及吞噬细胞功能减弱有关[1]；舌暗和苔腻者居多，乃与老年人血流迟缓、瘀血内停、脾胃虚弱及痰湿内阻有关。另外，老年肺炎的并发症较多，常见的有呼吸衰竭、心力衰竭、电解质紊乱、低蛋白血症等。

（二）老年肺炎的中西医结合治疗

从统计结果来看，用中医辨证论治加西药与纯西药治疗老年肺炎，临床疗效无显著差异，但我们认为中西医结合治疗仍有一定优势。随着大量广谱抗生素的日益广泛应用，耐药菌株不断产生，有效的抗生素相对减少，加上老年人肾功能减退，仅相当于青年人的 1/3，给医生选择使用抗生素带来了困难。同时，解痉化痰西药多造成胃肠道不适。祖国医学认为，本病多属咳嗽、喘证等范围，乃因外邪犯肺、肺气壅遏不畅、肺气上逆，或脏腑功能失调，痰（寒痰、热痰）、火、气（气郁、气逆）、虚（气虚、阴虚、阳虚）所致。从临床观察来看，属痰热者居多。现代药理研究显示，清热解毒中药不仅具有广泛的抗病原微生物的作用，并且可提高机体的免疫功能。程春林等[2]认为慢性支气管炎合并急性感染时拟诊的热痰，其病理实质即是肺系的感染。以清热化痰法为主的中医方药具有抗菌、抗病毒、解热消炎、提高巨噬细胞的功能，以及调整交感 - 肾上腺功能、纠正副交感 - 乙酰胆碱偏亢的作用，此是单纯西药抗生素、平喘药及祛痰剂所不及的[2]。另外，中药对细菌产生的内、外毒素有较好的解毒作用。故此，治疗老年肺炎时，在根据药敏结果选择使用抗生素的基础上，辨证使用中药，不但具有良好的祛痰、平喘及改善通气作用，与此同时，还可扶助正气，提高机体的抗病能力。另外，据我们观察，对于一般情况较好，或对多种抗生素过敏者，可用纯中药治疗，且临床效果满意。今后如何用中西医结合治疗方法，进一步提高老年肺炎的治愈率，仍是值得总结和探讨的问题。

参考文献

1. 卢雅仁，孔和平，夏楚良. 老年肺炎的临床 X 线特征. 临床放射学杂志，1995，14（4）：215.
2. 程春林，史庆敦，许建中. 咳喘平汤剂治疗慢性支气管炎临床与实验研究. 中国中西医结合杂志，1991，11（4）：203.

[原载于：暨南大学学报（医学版），1999，20（6）：38-41]

老年肺炎中医药治疗规律的探讨

李春生

肺炎是指包括终末气道肺泡腔及肺间质等在内的肺实质炎症。细菌性肺炎仍是最常见的肺炎，约占肺炎的 80%。65 岁以上老年人更易罹患。不合理地使用抗生素导致细菌耐药性增加，是造成肺炎发病率与病死率高的相关因素之一。长久以来，肺炎一直被认为是影响老年人健康的主要问题。早在 100 多年前，Osler 就曾很有哲理地把肺炎比作是"老年人的朋友"。现代医学将肺炎分为三型，即社区获得性肺炎、医院内肺炎及呼吸机肺炎。目前，不论是发达国家还是发展中国家，肺炎均是老年人重要的致死原因之一，被认为是老年的自然终点[1]。

老年肺炎以急性支气管肺炎为多见[2]，每每发生于冬春季受寒、雨淋或体弱疲劳之体，病因以感染最易见到，中医学属于"伤寒"或"温病"范畴，尤以冬温和风温肺热居多。这种疾病的治法可从上述中医文献中找到端倪。但不少人认为它是凶险之病，不愿承担责任，动辄便上抗生素"重锤猛击"，把中医药治疗放在辅助地位，在抗生素无效时常束手无策。以上现状直接影响了中医药在抗感染领域的发展。

笔者从 20 世纪 80 年代开始，着力研究老年肺炎的单纯中药治疗方法。30 多年过去了，虽然深知风险与疗效并存，但是已用纯中药治愈老年肺炎超过百例，其中在香港工作5年间，治疗高龄肝炎41例，使不少对西药抗生素治疗无效的患者转危为安。现将本病的主要分型治疗规律总结如下：

依据其症状及体征的不同，老年肺炎可分为以下类型：

一、邪袭肺卫型

临床表现：咳嗽，咳吐白痰，质黏，口干或渴，发热，微恶风寒，汗泄不畅，午后热甚，鼻塞流涕，咽红，舌质红、苔白，脉浮数，两肺可闻局限性湿啰音，尤以中下肺野为常见。

证候分析：风温或风寒初起，邪侵肺卫，卫气被郁，开阖失司，故见发热，汗泄不畅。肺被热灼，失于宣肃，故咳嗽痰白；肺窍不利，热邪上薰，可有鼻塞流涕、咽红等症。舌红、苔白，脉浮数，显系温邪在表之征。

治疗法则：辛凉或微辛解表，宣肺止咳。

常用方剂：银翘散。

若风寒较重、头身疼痛，可加紫苏和羌活，气虚疲乏者加党参。对于80岁以上的老人，酌情将全方用量减1/3或1/2，以下同此。

病案举例：

任某某，男，83岁，香港人。2005年11月21日初诊。

主诉：恶寒发热、咽痛2天。自昨晚开始恶寒发热，咽喉痛，轻微咳嗽，痰白稠，身痛，口略干，纳眠及二便。既往史：1963年右肾结核行切除术。1975年胃酸反流，诊断为胃溃疡。1987年左肾行清除软体物手术。

检查：体温37℃，血压114/57mmHg。于左侧肩胛下线近肺底处可闻局限性湿啰音。咽部显著充血，舌淡红、胖大，活动自如，无偏斜，苔黄腻。脉象：左浮弦缓，右浮紧。

诊断：中医：冬温，肺炎咳嗽。

西医：急性支气管肺炎。

辨证：外感风寒，肺胃郁热。

治则：散风清热，宣肺化痰。

处方：农本方（每克相当于草药饮片3g，下同）、银翘散15g、防风3g、僵蚕3g、前胡3g、柴胡3g、瓜蒌3g、浙贝母3g、党参3g。3剂。每天服3次，每次颗粒剂12克。

2005年11月24日，二诊。

服药后恶寒、发热减，咽痛减，现咳嗽稍减，痰量中色、灰白，质稠，身痛。体检：2005年11月22日：X线胸片示纹理增粗，左下肺可见少许斑片状阴影。血常规示：中性粒细胞42.1%，单核粒细胞20.0%。血压110/60mmHg。咽充血减，其他结果同前。舌紫红而胖大，苔白腻，脉浮弦缓。左肺底局限性湿啰音减少。

处方：用上方加玄参3g、桑白皮3g。服4剂，每天3次，每次颗粒剂13.5g。

2005年11月29日，三诊。

服药后恶寒、发热减，咽痛减，仍有咳嗽，痰黄稠，身痛。体检：体温36.8℃，血压99/55mmHg。咽稍充血，左肺底湿啰音消失。舌紫红、胖大，苔白腻，脉浮弦缓。

处方：用上方去玄参，加枇杷叶3g，服4剂，每天3次，每次颗粒剂13.5g。

疗效评定为临床控制。

按语：本病相当于冬温卫、气分证。邪气尚未入营，因此，用银翘散加味泄卫清气、宣肺化痰，能够使疾病得到控制。

二、肺胃热盛型

临床表现：高热、口渴、咳嗽、胸痛、咳痰黄稠或呈铁锈色，烦躁不安，小便黄赤，或见大便秘结。舌质红、苔黄，脉洪大或滑数，两肺可闻及散在性干、湿啰音，或患部语颤音增强。

证候分析：风温入里化热，热壅肺胃。邪热郁蒸，迫津外泄，故见高热不退，汗出烦渴。邪热壅肺，肺气失宣，伤及血络，故咳嗽、胸痛，咳痰黄稠或呈铁锈色，烦躁不安。肺合大肠，肺热下移其所合，津液被灼，大肠失濡，故见大便秘结。大肠及小肠皆属于胃，胃气壅盛，波及小肠，不能秘别清浊，故小便黄赤。舌红苔黄，脉洪大或滑数，皆为肺胃热盛之象。

治疗法则：清泄肺胃热邪。

常用方剂：肺部干啰音多而兼喘促者，应以麻杏石甘汤为主方；咳嗽痰黄、干呕烦渴、全身发热、肺部湿啰音多者，应以竹叶玉女煎加减为主方；肺部湿啰音多而兼便秘者，应以升降散为主方。《伤寒论》242条说："病人小便不利，大便乍难乍易，时有微热，喘冒不能卧者，有燥屎也，宜大承气汤。"此条也适用于升降散证。治疗老年肺炎时，应去邪不忘扶正，对于体弱或高龄者，处方中扶正之品在所必用。祛邪之峻药如麻黄和大黄等，应中病即止，过则生害。

病案举例：

患者陈某某，女，76岁，北京西苑中直机关家属。1987年6月15日初诊。

孙儿媳代述：发热、咳喘3天，恶风，身体不适，痰色白、量少，少汗，大便干燥，不能进食，因对青霉素及链霉素过敏，故来求服中药。原有咳喘史10年，每年冬春常发作。

检查：由孙儿媳搀扶来诊，体温38.4℃，重病容，精神委顿，面唇红紫，舌赤、苔白厚，脉紧数。心脏无杂音，心律齐，心率快，右肺下界在第6肋间隙下缘，两肺中下叶满布湿啰音。白细胞$13.2×10^9$/L，血红蛋白160g，中性粒细胞占54%，淋巴细胞占46%。

诊断：中医：暑温。

西医：急性支气管肺炎，慢性支气管炎合并肺气肿。

辨证治则：此属温邪上受犯肺，治宜表里双清，苦寒直折邪火。

处方：用升降散化裁。

葛根12g、柴胡12g、僵蚕10g、前胡10g、黄芩10g、黄连6g、栀子10g、川军炭4g、甘草8g、赤芍10g、蜂蜜30g（冲服）

3剂，嘱为2日量，每8h服半剂。

1987年6月17日，二诊。

孙媳代述：服药后当天发热即退，大便溏。

检查：两肺中下叶湿啰音消失，舌质红、苔白薄，脉弦数。复查血白细胞：$8.6×10^9$/L。

处方：照上方去川军炭，7剂。

1987年6月25日，三诊。

因未连续吃药，饮食不慎，出现腹泻、微烧、不咳、胃纳不佳、气短。两肺底再次出现干、湿啰音，舌赤少苔，脉弦滑数，血白细胞$16.2×10^9$/L，中性粒细胞62%，淋巴细胞38%。

处方：上方去蜂蜜，加党参10g、焦三仙10g。

1987年7月8日，四诊。

服药14剂后，已不发热，腹泻止，微咳，有白痰，夜尿多。舌质红，有薄白苔，脉弦滑数，两肺湿啰音消失，血白细胞$9.8×10^9$/L。

处方：照上方继服7剂。

疗效评定为临床痊愈。

按语：宋·陈直《养老奉亲书》说："老人喘嗽，火乘肺也。"[3]故治疗时应强调清降火邪。升降散方见于清代杨栗山撰《伤寒温疫条辨》，由僵蚕、蝉蜕、黄芩、黄连、姜黄及大黄组成，具有直折上中焦火邪、解表利咽清肺之作用，适用于上中焦热盛，症现咳喘便秘者。本病例内热颇重，兼有表邪，故用此方可收到良效。

三、痰热互结型

临床表现：发热高或不高，或无发热，咳嗽频繁而音轻，咳吐大量黄痰或白黏痰，咳痰不爽，或见便秘，纳少神疲。舌质红紫，苔白或黄腻，脉细滑或滑弱，两肺满布或见散在湿啰音，以肺底为多。

证候分析：邪热留滞肺脏而不在经络，致发热高、不高或无热。肺热壅盛、热郁肉腐，故咳嗽吐大量黄痰或白黏痰。肺移热于大肠，可以出现便秘。舌红紫、苔黄腻、脉细滑，为热盛伤阴之象。纳少神疲、脉滑而弱，则为气阴俱伤之征。

治疗原则：养阴清肺，化痰涤热。

常用方剂：《医学统旨》清金化痰汤加味。

本方为治疗老年肺炎之主方，主药为黄芩和瓜蒌。若邪热壅盛，可加片仔癀0.6g，8h服一次。或用清开灵注射液60ml，加入5%葡萄糖500ml内，按每日2次，静脉点滴，滴速20～30滴/分，对本品过敏者禁用。若患者脉滑数而弱，为气阴两虚，宜在上方中加玉竹或黄精10g，以加强益气养阴、清补气血之力。玉竹为百合科植物，具有强心作用，但无蓄积中毒之不良反应，临床使用较为安全。

病案举例：

植某某，女，83岁，香港人。2008年7月9日初诊。

主诉：身痛、发热、咳嗽5天，恶寒1天，大便难（需依赖药物）40年。自觉身痛发热，恶寒无汗，喉痒咳嗽，痰白带泡、难咳，日吐痰30余口，倦怠，大便极艰难，纳眠及小便可。50岁时曾做双侧乳腺隆胸手术，其后又将注射物清除。2006年患原发性高血压，需服药，患心脏病，曾服药。有右白内障摘除手术史。

检查：体温 39.1C，血压 170/93mmHg，心率 97 次 / 分，BMI 28.4。舌质紫，舌体胖大，活动自如，无偏斜，苔黄腻，脉象沉紧弱。咽充血，双肺可闻痰鸣音，右肺底可闻湿啰音，下肢无水肿。

诊断：中医：肺炎咳嗽，便秘。

西医：急性支气管肺炎，原发性高血压，1 度肥胖，双乳隆胸术后。

辨证：痰热壅肺，外感风邪，正气不足。

治则：清肺化痰，扶正解表。

处方：《医学统旨》清金化痰汤加味。

黄芩 10g、瓜蒌 10g、桔梗 6g、麦冬 6g、陈皮 6g、茯苓 6g、知母 6g、栀子 6g、浙贝母 10g、桑白皮 10g、甘草 4g、西洋参 6g、紫苏叶 6g、细辛 2g、桂枝 4g。

3 剂。每天 1 剂，水煎分 3 次服。每次 150ml，8h 服 1 次。

自购片仔癀药丸 3 克 ×1 盒，每天服 3 次，每次服 0.5g，溶化送服。

2008 年 7 月 14 日，二诊。

服药后热退，喉痒及咳嗽减。痰白稀，带泡，日吐痰 3 ~ 4 口。饭后胸闷（进胃药后缓解），大便较前畅。检查：体温 36.6C，血压 152/81mmHg，心率 106 次 / 分。脉弦滑数，舌紫胖大，苔黄腻，咽充血。双肺可闻及痰鸣音，右肺底可闻及局限性湿啰音。

处方：用上方，去紫苏叶，加鱼腥草 15g、炙百部 6g。

4 剂，水煎服，每天 3 次。片仔癀用量、用法同前。

2008 年 8 月 1 日，三诊。

服用汤药及片仔癀 3 丸后，鼻气热、恶寒、喉痒及咳嗽均减轻。但痰白稀、带泡，难咳，日吐痰 5 口。饭后胸闷（进胃药后缓解），大便较前畅。检查：血压 142/73mmHg，心率 92 次 / 分，脉弦滑虚，舌紫、胖大，苔黄腻，咽充血。心率 79 次 / 分，可闻 1 次期前收缩。双肺痰鸣音及湿啰音消失，下肢不水肿。

处方：上方去桂枝、细辛，加僵蚕 6g、石膏 12g（先煎）。

7 剂，水煎服，每天 2 次。停服片仔癀。

2008 年 8 月 11 日，四诊。

停药 1 周余，口鼻气热、恶寒、咽痒及咳嗽减轻，痰白稀、带泡，难咳，日吐痰 10 多口，大便干，2 ~ 3 天一行。检查：体温 37C，血压

135/69mmHg，脉弦虚，舌紫胖大，苔黄腻，咽充血，心率 79 次 / 分，1min 可闻 1 次期前收缩，双肺未闻痰鸣音及湿啰音。

处方：上方去僵蚕和石膏，加紫苑 6g、大黄 5g（后下）。

5 剂，水煎服，每天 2 次。

疗效评定为临床控制。

按语：本例为高龄肺炎，患病初期出现高热恶寒，体温达 39.1℃，右肺底可闻及湿啰音，是表里同病之危重症。治疗时在清肺化痰的基础上加入扶正解表之西洋参、紫苏叶、细辛和桂枝，对改善症状，挽救患者的生命，也能起到重要作用。

四、阳虚外寒内热型

临床表现：咳嗽痰多，痰黄质黏，喉中痰鸣，平卧时加重，胃纳差，下肢水肿，畏寒喜热，舌红苔黄，脉象沉弦。

证候分析：咳嗽痰多、脉象沉弦，为痰饮内伏；喉中痰鸣、平卧时加重，乃饮邪上犯胸阳。胃纳差、下肢水肿、畏寒喜热，是脾肾阳虚之相；痰黄质黏、舌红苔黄，是痰饮化热、消灼津液之证。

治疗原则：扶阳化饮，苦寒清热。

常用方剂：桂苓五味甘草汤合黄连解毒汤加味。

此方大便溏者宜之，若患者大便干燥、面部水肿，可于方中加瓜蒌和桑皮。

病案举例：

方某某，女，91 岁，香港人。2005 年 8 月 1 日初诊。

主诉：项强、咳嗽痰多 10 天。皮肤干燥，伴皮肤脱屑及瘙痒 1 个月余。患者于 2005 年 7 月 23 日出现恶寒及咽痛，咳嗽痰多，痰色略黄，喉中痰鸣，平卧时加重，腰痛体倦。1 个月前患者皮肤干燥，伴有脱屑及瘙痒，除面孔外身体各部分皮肤均受影响。平素活动时易气促。现今项强，咽不痛，但不适。咳嗽痰多，色黄白，喉中痰鸣，平卧时加重，胃纳差，睡眠可，尿频、尿黄，大便 2 天 1 行。1957 年行甲状腺手术，1969 年行卵巢及全子宫切除手术。1983 年始服甲状腺补充剂。2000 年左眼、2004 年右眼行白内障摘除及人工晶体植入手术。患原发性高血压，需服药，5 年前始服预防性阿司匹林。

检查：血压 155/51mmHg，心率 53 次 / 分，

背部在双肺底与两腋下均可闻及湿啰音，两肺散在干啰音。颈静脉充盈，肝颈静脉反流征可疑阳性。双前臂内侧有散在性红疹，双手臂皮肤少量汗出。十指关节变形。舌紫红干，活动自如，无偏歪，苔黄薄。脉象：弦滑迟。

诊断：中医：肺炎喘嗽，痰饮。

西医：急性支气管肺炎，慢性心功能不全，心功能代偿期。

辨证：外感风寒，肺郁邪热。

治则：温化痰饮，散表寒，清内热。

处方：苓甘五味姜辛汤合黄连解毒汤加味。

桂枝5g、茯苓8g、五味子3g、干姜3g、细辛2g、黄连3g、黄柏5g、黄芩5g、栀子5g、当归9g、羌活5g，加蜜蜂同服

水煎服，每日1剂，8h服1次。早上8点、下午4点、睡前各服1次。

2005年8月13日，四诊。

患者一、二、三诊共服上方12剂，现今项强好转，咽干、咳嗽及咳痰明显减少。皮肤干痒改善。

体检：右腋下肺底部仍可闻及少量湿啰音，无干啰音。舌紫红质干，苔白腐，脉弦滑缓。

处方：用上方，去羌活，加桑白皮9g、防风6g。服4剂，服用方法如前。

2005年8月18日至8月30日，五至八诊。

昨天因饮食不慎，出现胃胀，至今已泻下6次、色黄、气臭、无黏液。今晨起头痛项强。干咳，痰少。体检如前。脉弦迟，舌紫红、质干，苔白腐。诊断：泄泻病。治则：健脾止泻，清热去湿。采用平胃散合葛根芩连汤加味，腹泻渐止。

2005年9月1日，九诊。

仍有干咳痰少，现大便乏力，3天未解，走路下肢乏力。两腋下肺底部湿啰音消失。体检复查示：心、肺及外周血象均已正常。

处方：用8月13日方，去细辛，加西洋参4g、火麻仁10g。

4剂，水煎服，每天1剂，分2次服，每服150ml。

2005年9月6日，十诊。

服药后大便好转，1～2天1次，咳痰减少。体检结果同前。继续服用上方治疗。

总体评定为临床控制。

按语：本例虽无明显之恶寒发热，但项强腰痛，是寒邪留恋于太阳经之表现。"以其不得小汗出，身必痒"（《伤寒论》第23条），说明表寒未罢。咳喘而舌黄脉迟，是心阳不振、肺郁痰饮挟热所致。因此采用《金匮要略》苓甘五味姜辛汤去甘草加桂枝以振奋心阳、温化痰饮，黄连解毒汤以清其内热，羌活、桂枝和细辛以散表寒、止疼痛，使病邪得祛，肺炎得以控制。

调理善后：老年肺炎常发生于虚弱之体，发病病程中食欲下降，体力消耗显著，甚至出现"持续性炎症—免疫抑制—分解代谢综合征"，在感染后期死亡[4]。因此调理善后非常重要。

在肺炎病程中，积极预防和治疗并发症，纠正低氧血症，保护各生命器官免遭缺氧的损害，维持水、电解质平衡，加强全身支持治疗，提高机体的免疫力，对老年肺炎的康复有极大的帮助。对一些病情重、年老体衰、贫血及治疗效果不佳的患者，可给予血浆、全血、白蛋白和脂肪乳剂等支持治疗，在流质食物中增加一些鸡蛋、牛奶、水果、银耳和蔬菜等，常能提高生存力，增进食欲，缩短疗程，使老人度过难关，这是治疗中的重要环节。为了防止患者出现水、电解质及酸碱平衡紊乱，应注意在饮食中不要过分强调低盐，因为老年患者本来食欲不振，摄入量少，再强调低钠饮食，易引起低钠血症，加重病情。急性肺炎病程中也禁忌峻补。《养老奉亲书》说，老人喘嗽"若温补之则甚，峻补之则危。"[3]这些使用中药的经验值得注意。

老年肺炎患者经治疗后咳喘大减，肺部湿啰音消失，外周血白细胞总数和分类降至正常范围，CT或X线胸片示炎症完全吸收，表明患者进入康复期。老人在康复期应注意适度增进饮食，适度增加户外活动，增强体质。天气变冷时应及早增加衣服，避免感冒。对于病后气血虚弱，出现头晕眼花、咳喘短气、痰多清稀、动则自汗、疲乏心悸、纳少便干、舌淡脉弱的老人，可用小剂量归芍六君子汤加瓜蒌和浙贝母煎服；对于病后仍有寒热往来、咳喘短气、痰多清稀、口苦咽干和舌红脉弦的老人，可用小剂量小柴胡汤加当归和细辛煎服，常有助于身体复康。

参考文献

1. 孙铁英. 老年肺炎的临床特征及诊治策略、中华医学会第五届全国呼吸系统感染新进展学术会议论文汇编. 2010年3月25日，40-43.

2. 李春生，袁彩芹，闫学峰. 105 例老年肺炎的临床特点及治疗. 暨南大学学报（医学版），1999，20（6）：38-41.

3. 宋·陈直著，陈可冀，李春生订正评注. 养老奉亲书. 2 版. 北京：北京大学医学出版社，2014，380.

4. 陈辉，杨毅. 持续性炎症 - 免疫抑制 - 分解代谢综合征：重症感染的真凶？中华内科杂志，2015，54（8）：670-671.

[香港中医杂志，2017，待发表]

中医药治疗急、慢性心力衰竭的探讨

李春生

活血化瘀治则属于消法的范畴，通常用于实证。充血性心力衰竭患者由于心肾阳虚、气不运行，致成血郁或血瘀，产生因虚致实的临床症状，单纯使用益气扶阳利水诸法，有时殊难见功。笔者近十余年来，以活血化瘀法临床控制此病之重症26 例，疗效较为满意，兹介绍具体方法于后。

一、和血散郁法

和血散郁法是调理血分、发越怫郁的一种方法。在充血性心力衰竭的治疗中，它同益气回阳法相配合，主要用于高血压性心脏病、冠状动脉硬化性心脏病和风湿性心脏病等所致的急性左心衰竭或全心衰竭，而肝右叶增大又不甚显著者。

辨证要点：喘促息高，不能平卧，烦躁不安，咳吐白色泡沫痰，头汗如珠，面赤如妆，肢冷神疲，小便短少。舌淡紫而胖，苔白滑多津，脉微细欲绝，或见右胁下痞块等。

治疗方剂：加味二参煎：红人参 10g（另包先煎兑入）、紫丹参 15g、乌附片 10g、生龙骨 18g、生牡蛎 18g 及童便 30ml（冲服）。

水煎 200ml，频频服之，以知为度。

病案举例：

杨 ××，男性，54 岁。1976 年 2 月 23 日住院。自述间断性心悸、喘息 3 年半，伴下肢水肿 3 年。曾服"地高辛"，一度有所好转。于入院前 20 天上述症状重新出现，咳吐白沫痰甚多，头汗如珠，不能活动及平卧，腹肿尿少，畏寒肢冷。在当地投以"地高辛"无效而转院。既往有原发性高血压病史。入院诊断：高血压性心脏病合并冠心病，全心衰竭Ⅲ度。治疗前体检摘要：双枕而卧，不时坐起，口唇发绀，两颧娇红如妆，舌淡紫苔白滑，脉沉细而涩。呼吸 32 次 / 分，左肺底有细湿啰音。心率 116 次 / 分。肝大，肋下 2.5cm，有压痛，两下肢Ⅱ度指凹性水肿。住院期间采用中药为主控制病情，每日服加味二参煎一剂。三剂后喘息渐平，但尿量仍少，心率 105 次 / 分。乃加入茯苓 30g、红花夹竹桃叶 1g（入煎）。继进 6 剂，左肺底湿啰音消失，心率减慢至 84 次 / 分，肝缩至 0.5cm。尿量增加，饮食增多，夜间单枕平卧，下肢水肿消失。其后改用他药调理而安。

按：舌淡紫、脉沉细为心阳虚，腰以下水肿、尿少为肾阳虚。心肾阳虚，虚阳浮越，故颧红如妆，喘促，不时坐起。气为血之帅，气旺则血行，今心肾阳气大衰，不能推动血运，致气血升降失常；右胁是气血升降之道路，故血郁于胁下，而成痞块。方用人参味甘、微苦、性温，入心、肺、脾三经，能大补元气，生津液，宁心安神，为主药。辅以丹参和血散郁，推动血运为助。佐以乌附辛甘大热，强心阳，补命门火，回阳救逆；生龙骨、生牡蛎潜阳固摄。使以童便，咸寒入肾，从阴引阳，导浮阳下归肾间。肾之阳气敷布，气化得行，小便自然通畅，而诸症自除。三剂后加茯苓，可增强利水之力；加红花夹竹桃叶，可增强助心阳、祛瘀定喘之效。笔者治疗此病，在使用扶阳药疗效不佳时，常加入红花夹竹桃叶 1 克，见效后以及出现恶心、呕吐者，剂量减半，隔 1～2 日一剂，常起重疴，但对于合并房室传导阻滞或心律失常者，慎用为宜。

二、化瘀软坚法

化瘀软坚法是消散瘀血、削磨坚积的一种疗法。在充血性心力衰竭的治疗中，它同健脾扶阳法相配合，主要用于风湿性心脏病所致的右心衰竭和冠状动脉硬化性心脏病所致的全心衰竭，而以长期肝大、质地较硬及下肢水肿为特征者。

根据临床兼症的不同，在使用此法时，需分清痰饮、水气两种类型，配合他法给予适当处理。

（一）痰饮型

辨证要点：胸胁支撑胀满，无明显疼痛。伴头眩心悸、咳嗽气短、大便溏薄、小便不利、舌质紫、苔白滑，脉沉细或弦细无力。

治疗方剂：加味苓桂术甘汤：带皮茯苓18g、桂枝10g、白术10g、炙甘草5g、丹参20g、蚤休10g、鳖甲18g、泽泻12g、生姜皮6g。水煎400ml，早晚分两次服。

病案举例：

张××，男性，55岁。1975年11月10日住院。

自述原有原发性高血压及冠心病史，曾多次住院治疗。此次于入院前半个月因精神刺激和劳累而出现两胁胀，下肢水肿，持续性心慌、闷气、咳嗽。夜间喘息，烦躁不安，不能平卧。头晕，食欲不振，小便短少。诊断：原发性高血压合并冠心病，全心衰竭Ⅲ度。治疗前体检摘要：血压150/100mmHg。端坐呼吸，颈静脉怒张，口唇青紫，舌质暗红、苔白滑，脉沉弦细数，重按无力。脉搏及心率皆为120次/分，两肺底有湿啰音。肝大，右肋下4cm，质中等硬度。下肢Ⅲ度指凹性水肿。住院后用中药治疗，内服加味苓桂术甘汤增入五加皮9g、细辛3g、红花夹竹桃叶1g、青茶叶10g。药进3剂，小便增多，下肢水肿减为Ⅱ度，两胁胀及咳喘均见好转，夜能高枕而卧。体检：两肺底湿啰音消失，脉搏及心率降至92次/分，肝缩至2.5cm。继以此方加减化裁，调理月余，病情控制而出院。

按：怒则气逆，肝邪犯脾；劳则气耗，脾气复伤。致中焦阳气不足，水停为饮。饮邪阻遏气机升降之路，气滞则血瘀，日久成积，致胁下痞块渐硬，长久难消。气机升降失常，则清阳不能上升于巅顶，而见头眩；浊阴不能下降于州都，致成溺少。痰饮上逆于胸膈，凌心迫肺，故胸胁胀满，咳

嗽喘息，不能平卧。纳少脉弱为脾阳不振之象；唇青舌暗乃瘀血留阻之征。故方用茯苓桂枝温阳化水，甘草培土利水，以断饮邪之源。丹参、蚤休活血化瘀，鳖甲软坚散结，以除阻遏之标。姜皮、泽泻辛散淡渗，表里分消，引水邪外出下行。诸药协同，标本兼顾，对脾阳不振、饮停淤阻之心力衰竭常获良效。此例喘嗽、水肿显著，所以加入茶叶、细辛以平喘止嗽，五加皮、夹竹桃叶以强心利尿，增强原方之力，以期控制病情。

（二）水气型

辨证要点：喘咳心悸，不能平卧。咳吐清白色泡沫痰。畏寒肢冷，尿少便溏。舌质紫、苔白滑，脉微细、沉涩或结代。

治疗方剂：采用加味真武汤。焦白术10g、酒白芍10g、云茯苓24g、乌附片10g、丹参18g、蚤休10g、醋鳖甲15g、生姜10g。水煎400ml，早晚分两次服。

病案举例：

刘××，男性，51岁。1973年8月5日就诊。

主诉：于1962年发现胸闷、气急，反复咯血，曾在本市医院诊断为风湿性心脏病及二尖瓣狭窄。1967年10月做二尖瓣分离术后，上述症状一度缓解，而于1969年再次出现，伴下肢水肿。长期服地高辛及双氢克尿噻等，疗效不佳，不能上班工作。就诊时心悸及咳喘较重，夜间不能平卧。咳吐白色泡沫痰。进食有噎塞感，口淡纳差，呕恶腹胀，便溏溲短，畏寒肢冷。诊断：风湿性心脏病（二尖瓣术后），心房纤颤，全心衰竭Ⅲ度。治疗前体检摘要：端坐呼吸，面色苍晦，唇淡而青，舌紫苔白，脉沉微细，参伍不调。颈静脉怒张，两肺满布干啰音，偶闻哮鸣音，肺底可闻细湿啰音。脉搏76次/分，心率128次/分，心律绝对不整。肝大平脐，质中等硬度并有轻度压痛，脾未扪及。腹肿，下肢有Ⅱ度凹陷性水肿。吞钡透视示心搏减弱，心脏向两侧对称性扩大，食管受压。治用中药，以加味真武汤增龟板15g、五加皮10g、细辛3g、青茶叶10g、红花夹竹桃叶1g。水煎，每日一剂，共服2剂。同年8月8日复诊，自述心悸及咳喘显著减轻，夜间已能仰卧。咳痰量较前减少，小便增多，腹胀减轻，饮食增加，进食时噎塞感亦有所好转，四肢较前温暖。体检：舌质略红，脉搏较前有力。颈静脉已不充盈，两肺哮鸣音和肺底湿啰

音消失，偶闻干啰音。脉搏 72 次 / 分，心率 88 次 / 分。肝回缩至右肋下 2cm，下肢水肿消失。乃守原方隔日进一剂。至 1974 年春，患者能上班做轻体力劳动。1976 年 9 月，因感冒再次发生充血性力衰竭入某医院，采用常规西药疗法，未能控制病情而终告死亡。

按：肾阳衰微，火不生土，土不制水，水液泛溢成肿。水气凌心射肺，故见心悸喘咳，难于平卧。即《素问·逆调论》所谓："夫不得卧，卧则喘者，是水气之客也。"阳气不足，不能推动血液运行，血流滞涩，随处凝瘀，致脉象微细而参伍不调，舌质紫青，右胁下痞块肿大而硬。畏寒肢冷尿少为阳微气化不行之象，腹胀便溏呕恶乃脾虚不运、胃失和降之征。是以方用附子、生姜回阳散饮，壮真火而逐阴寒；白术、茯苓补土利水，伐肾邪而疗肿悸。芍药酸收，解痉和营并调阴阳；鳖甲咸软，丹、蚕苦泄，消坚化痞以祛瘀血。诸药协同，对阳虚水泛、瘀留胁下之证能收到一定效果。此例喘咳、水肿和胁下痞块均较显著，故增茶叶、细辛、五加皮和夹竹桃叶以助壮心阳、平喘嗽、利小便之力，增龟板以加强软坚消瘀、潜纳浮阳之效，使阴平阳秘，精神乃治。

三、攻坚通络法

攻坚通络法，是通过攻逐坚积、疏通络脉，以达到祛除瘀血目的的一种疗法。在充血性心力衰竭的治疗中，它同清热利湿法相配合，主要用于心源性肝硬化，而以肝、脾大及腹壁静脉怒张为特征者。

辨证要点：单腹胀大，呈暗紫色，脐突筋露。两胁下痞块肿硬，长期不消。心悸而烦，咳嗽喘息，夜难平卧。大便干燥，小便短赤。舌质紫暗，脉沉涩或结代。

治疗方剂：加味冠心二号：丹参 24g、赤芍 12g、川芎 12g、红花 12g、降香 12g、鳖甲 24g、僵蚕 10g、大腹皮 10g、茵陈 12g、二丑 6g。水煎 300ml，早晚分两次服。

病案举例：

郭××，女性，43 岁。1977 年 10 月 13 日上午住院。

主诉：咳嗽气喘 20 余年，加重 8 天，夜间不能平卧。曾在当地诊断为风湿性心脏病及充血性心力衰竭。自患病开始，长期使用洋地黄制剂，最初有效，渐见不佳，并出现恶心、呕吐等毒性反应，病情不能控制。此次发作伴有心悸而烦、腹部胀满、小便不利、大便稍干。诊断：风湿性心脏病，二尖瓣狭窄兼闭锁不全，心房纤颤，慢性全心衰竭Ⅲ度，心源性肝硬化合并腹水。治疗前体检摘要：面唇青紫，舌质暗紫、苔薄。两肺可闻及散在湿啰音，尤以中下叶为多。心率 104 次 / 分，心律绝对不整，脉搏相对缓慢、结代。肝在剑突下大 8cm，右肋缘下大 6cm；脾大，左肋下 2cm。腹部膨隆，腹壁静脉怒张，叩诊有移动性浊音。下肢Ⅱ度凹陷性水肿。治疗经过：住院第一疗程采取西药治疗，曾使用毒毛花苷 K、毛花苷 C（西地兰）、泼尼松、氨苯蝶啶、双氢克尿噻、呋塞米（速尿）及多巴胺等，均无显效，并两次出现洋地黄毒性反应。自 11 月 12 日起，进行第二疗程，在保持上述西药药品和剂量基本不变的情况下，投以中药煎剂加味冠心二号，加葶苈子 9g，每日进一剂。连服 9 剂，大便溏泄呈糊状，排便 5～6 次 / 日；尿量增加，腹胀及腹水稍减；下肢水肿消失；两肺底湿啰音减少。治疗期间虽有反复，但中药在此基础上损益出入，使病情日趋好转。出院后患者仍坚持服此方。1978 年初，其爱人赴南阳开方时云：患者腹肿渐消，心悸及咳嗽减轻，饮食增加，已能步出家门。

按：阳虚不运，血行淤滞，肝脾两伤，因虚致实，久病入络，瘀血结聚于两胁下络脉集结之处，遂成痞块。脾湿壅滞，气血阻遏于中，水液内渗于腹，故见单腹胀大。水液上泛，凌及心肺，则心悸而烦，喘不得卧。至于大便干燥，小便短赤，乃瘀久化热，水热互结，三焦气化失司，津液不濡之象；舌紫脉结，脐突筋露，系瘀血入络，阻碍血运，心脏阳气不足，推动无力之征。故方用冠心二号活血消瘀，鳖甲、僵蚕软坚散结，搜剔络道，为行瘀之先导。再益以茵陈、大腹皮，清湿热调气机而利小便；黑丑、白丑，消积滞化湿浊而通秘结。诸药和合，对瘀、热、水、积互为因果，遂有一定疗效。此例咳喘较重，故加入葶苈子泻肺行水，以助上焦清肃之令，使其悉得平。

总之，充血性心力衰竭的病理转归是因正虚致邪实，即因阳虚致血瘀，因血瘀生胆热，水热互结，三焦气化失常，病情渐趋加重。故治疗时应在扶正救阳的基础上，根据疾病各期的瘀、热轻重和矛盾主要方面的转化，分别配合和血散郁、化瘀软坚、攻坚通络或清利胆热诸法，截断其恶性病理循环，才能获得缓解症状、控制病情及延长存活期的效果。

［说明］本文临床病案系笔者在河南省南阳地区医院工作时所积累。承蒙该院医护同志大力支持，谨此致谢。

［原载于：河南中医，1982，（2）：38-40］

病毒性心肌炎病因及病机的探讨

郑锐锋[1]　李春生[2]　王小沙[2]
（1.博士研究生；2.导师、副导师）

中医学虽无"病毒性心肌炎"之病名，但以其临床表现看，当属"心悸""怔忡""胸痹""虚劳"及"温毒"等范畴，国家标准《中医临床诊疗术语》中将其定名为"心瘅"，系指外感温热病邪，或因手术等创伤，温毒之邪乘虚侵入，内舍于心，损伤心之肌肉、内膜，以发热、心悸和胸闷等为主要表现的内脏瘅病。《汉书·艺文志·方技略》谓古代有《五脏六腑瘅十二病方》，其"五脏瘅"中当有"心瘅"，可惜已佚。现就本病的病因病机探讨如下。

一、外感时邪温毒

中医界目前普遍认为外感之邪乃本病的直接致病因素，但此邪具体属于何种类，医家则见仁见智，或统称为"外邪""邪毒"或"毒邪"，或详称作"风热""湿热邪毒""温毒""温热之邪"或"温热邪毒"等。叶天士云："温邪上受，首先犯肺，逆传心包。"时邪温毒或从肌表外袭，或从口鼻上受，导致肺卫不和，正邪相争，阻滞肺胃而见感冒、咳嗽或泄泻等病症；邪毒可由肺卫入血脉，而内舍于心，或耗其气血，或损其阴阳，或导致心脉瘀阻，发为心瘅[1,2]。隋·巢元方《诸病源候论》曰："风惊悸者，由体虚、心气不足，心之府为风邪所乘，或恐惧忧迫，令人气虚，亦受于风邪，风邪搏于心，则惊不自安，惊已则惊动不定。"本病发病前多有感冒、咳嗽或泄泻等外感病史，与巢氏所述相符，说明其发病确与外感有关。

二、湿热温毒内犯胃肠，脾胃气虚，阴火内生

进食生冷不洁之物后，湿热之邪内犯胃肠，引起脾胃运化失司、阳明传导失职。湿热温毒之邪亦可沿脾经之支脉，从胃入膈注入心中，使心脏体用俱损而发为心瘅[2]。自金代李东垣以来，以"内伤脾胃，百病由生""四季脾旺不受邪"等理论为代表的脾胃学说逐渐成为中医著名学术流派。李东垣在《脾胃论·饮食劳倦所伤始为热中论》中指出："若饮食失节，寒温不适，则脾胃乃伤；喜怒忧恐，损耗元气。既脾胃气衰，元气不足，而心火独盛，心火者，阴火也，起于下焦，其系系于心，心不主令，相火代之；相火，下焦包络之火，元气之贼也。火与元气不两立，一胜则一负。脾胃气虚，则下流于肾，阴火得以乘其土位""脾胃之气下流，使谷气不得升浮"。阐明了"阴火"的病机是由于脾胃气虚、谷气下流，从而使相火上越。在治疗上李东垣则认为："唯当以辛甘温之剂，补其中而升其阳，甘寒以泻其火则愈矣""大忌苦寒之损其脾胃"。从临床来看，脾虚则血无化源，日久必致血亏；心主血，血亏则心失所养而阴虚火旺，故脾虚阴火易致心火内生，治疗应重视脾胃阳气升发，"升阳气"即"降阴火"。脾胃阳气升发则元气自旺，浊热阴火自潜，其代表方为补中益气汤。我们在临床实践中发现，急性病毒性心肌炎患者中有一部分患者以五心烦热、低热不退、心动悸、胸闷胸痛、头痛、项背强直为主症，或伴便溏，见舌体胖大，舌边尖红、苔白，右脉虚而疾，或见结、代脉，即所谓"气虚火郁"证。这是因为饮食劳倦

伤及脾胃，致荣卫之气不能上输心肺，卫外功能失常，外邪乘机而入，"心火下陷于脾土之中，郁而不伸"。治疗此证，当遵"火郁发之"之旨，以益气舒脾、升阳散火为法。本文第一作者之导师李春生遵照岳美中先生的教导，以李东垣火郁汤为基础，重用羌活、黄芪，拟制复方羌芪片。该药扶正与去邪并重，升阳与散火同施，治疗急性病毒性心肌炎数十例，取得相当满意的临床疗效。当前中医临床对病毒性心肌炎的辨证较多涉及脾胃，因本病位于心络，多见于素体虚弱者，加之思虑过度、劳心伤脾或劳倦伤脾，导致脾虚气弱、阴血不足、心络失养、神不潜藏、心志不宁，出现胸闷憋气、乏力气短；久病则心火炽盛耗伤气阴，母病及子，脾胃内虚，而见心悸乏力。研究证实，健脾益气方药有增强消化系统功能、促进能量代谢、改善免疫功能和神经 - 体液调节等作用。考察近年来在动物实验中抗心肌炎作用明显的中药如黄芪、太子参、丹参、苦参、炙甘草、麦冬、黄连、黄芩、栀子、党参、人参、玉竹、当归、川芎和山楂等，大多亦属健脾益气药[3]。因此，从中医学理论和临床研究分析，病毒性心肌炎的病机与脾胃功能息息相关。

三、手术创伤

温毒之邪从破损处直入血络，循经逆传于心，损心膜、伤心肌，耗竭心气，致心主不明、心动失常，或气虚血瘀，心络不畅，心肌与心膜失于荣养，而发为心瘅。

四、正气虚弱

除了外邪，不少医家认为正气虚弱是本病发生重要的甚至是主要的方面，即在正虚的基础上再感受外邪而发病。正气虚弱或由禀赋不足，或因素体正气不足所致。《黄帝内经》云："邪之所凑，其气必虚""正气存内，邪不可干""脉痹不已，复感外邪，内舍于心"等论述，均说明正虚机体被邪气所袭，痹阻心脉而发为本病。因而中医学者一般认为，本病的病机在于素体正气不足，复感邪毒，侵及心脏而发，使气血阴阳两虚，肺失濡润，脾（胃）失温煦[4]。

五、病程日久，失治误治

如本病治不得法或失治误治，脾气受损，脾失健运，聚湿生痰，痰湿郁阻，血脉被遏而致心血不畅、心神不宁，故呈现虚中夹湿及虚中夹痰之病变；再者，心气不足或心阴被耗，血滞不行，或肺气虚弱，不能助心行血而血行无力，又会出现心血瘀阻的虚中夹瘀之病变。由于外邪留连，瘀血内阻，郁热内炽，痰湿内停，终致精气内夺，积虚成损，最后因气血阴阳俱损而迁延难复。可见，"本虚标实"是本病的病机特点。

六、结语

多数医学家提出正气不足、素体虚弱、温热邪毒乘虚侵心、气阴两虚是病毒性心肌炎发病的关键。正如《诸病源候论》云："心藏于神而主血脉，虚劳损伤血脉，致令心气不足，因为邪之所乘，则使惊而悸动不安。"本病之"正气不足"以心肺气阴两虚为主，兼肺、脾、肾三脏功能失调。情感、疲劳和外感等因素又为病毒性心肌炎发病的诱因。因而可以看出，现代医学认为病毒性心肌炎是病毒侵犯心脏所致的观点，与中医学认为心瘅乃邪毒侵心所致之说是大致相符的。只是中医学更强调正气在本病发生及其预后转归中的重要地位，此认识亦为病毒性心肌炎的治疗开拓了思路，即心病治心而不专于心，调整脏腑以利于心。诚如清·张璐《张氏医通》所言："夫悸之证状不齐，总不外于心伤""若夫虚实之分，气血之辨，痰与饮，寒与热，外感六淫，内伤七情，在临证辨之。"一般认为本病病位以心、肺为主，涉及胃肠、肝、脾和肾等脏腑；病理因素有瘀血、邪毒、痰结、湿浊与气滞；病机特点主要为虚实夹杂，而以虚为主。在发病初期，由于正气尚盛，故病情以邪实为主，表现为邪毒未尽，或心脉瘀阻；继而虽心体受损，气血阴阳亏虚之象可见，而邪毒犹存，病情常以虚实夹杂多见；后期心脏体用俱损，脏真不足之象显著，虽仍有痰瘀或湿热之证，然总以损极为主。

参考文献

1. 李小颖. 34 例病毒性心肌炎的辨证分型与疗效观察. 新中医，2002，8（2）：32.

2．凌锡森，王行宽，陈大舜．中西医结合内科学．北京：中国中医药出版社，2001，196-204．

3．成建定，孙慧兰，陈玉川，等．从脾胃学说探讨病毒性心肌炎的发病机制．山东中医杂志，2002，21（7）：387．

4．曹洪欣，殷惠军，郭书文．病毒性心肌炎病变机理探析．中医药学报，1998，26（3）：15．

[原载于：中国中医急症，2004，13（9）：599-600]

复方羌芪水提液体外抗柯萨奇病毒 B_3 作用的研究

齐秀英[1]　李晓眠[1]　刘民[1]　张国际[1]　王小沙[2]　李春生[2]
（1.天津医科大学流行病学暨微生物学教研室；2.中国中医科学院西苑医院）

研究资料表明，近 10 年来病毒性心肌炎的发病率上升了 10 倍以上，占同期心血管病住院患者的 8.6% ~ 20.8%，严重危害人类，尤其是青少年的健康[1]。柯萨奇病毒 B_3（coxsackievirus B_3，CVB_3）是病毒性心肌炎的主要病因[2-4]。然而，目前临床上对该病尚缺乏有效的治疗药物。我们对复方羌芪水提液体外抗 CVB_3 的作用进行了测定，并对其抗病毒机制进行了初步的探讨，为临床开发和应用本药治疗病毒性心肌炎提供科学依据。

一、材料和方法

（一）病毒

CVB_3（Nancy 株）在 Vero 细胞中传代繁殖，经冻融 3 次，3000rpm 离心 30min，上清液分装后置 –20℃ 保存备用。在 Vero 细胞上测定其 50% 组织细胞感染量（50% tissue culture infective dose，$TCID_{50}$）为 10^{-6}。实验中使用的感染剂量为 $100TCID_{50}$。

（二）细胞

选择 CVB_3 敏感的 Vero 细胞。Vero 细胞以 2 万 / 孔接种于 96 孔细胞培养板（NUNC，Denmark），用 RPMI1640（Gibco，U.S.A）培养液常规培养。

（三）药物

复方羌芪水提液（含生药 $1 \times 10^3 g/L$），由中国中医研究院西苑医院提供。

（四）细胞毒性测定

将 Vero 细胞用含有不同浓度药物的培养液培养 48h 后，采用 MTT 法[5]测定细胞活性，确定药物的无毒剂量。按以下公式计算细胞存活率：

$$细胞存活率 \% = \frac{试验孔 OD 值}{对照孔 OD 值} \times 100\%$$

（五）复方羌芪水提液体外抗病毒实验

1．药物对细胞的保护作用　将不同浓度的复方羌芪水提液加入单层 Vero 细胞孔中，作用一定时间后（分为 5h 和 20h 两组），吸弃药物，接种 $100TCID_{50}$ 的 CVB_3 病毒液，37℃ 吸附 1h，吸弃病毒液，换上维持液。继续培养 48h 后，用 MTT 法检测细胞活性，观察药物处理后的细胞对 CVB_3 感染的影响。

2．药物对 CVB_3 的直接杀伤作用　将含不同浓度复方羌芪水提液的维持液与等量病毒液（含 CVB_3 $2 \times 10^6 TCID_{50}$）混合后，置 37℃ 分别孵育 1h、3h、5h（使药物与病毒进行作用），另设 37℃ 分别孵育 1h、3h、5h 的病毒对照，及药物与病毒混合后直接吸附组，即药物与病毒直接作用 0h 作为对照。将上述孵育液加入单层 Vero 细胞孔中，每孔 0.1ml，37℃ 吸附 1h，换上含相应浓度药物的维持液，继续培养 48h 后，用 MTT 法测定细胞活性。观察药物对 CVB_3 的直接杀伤作用。

3．药物对 CVB_3 感染细胞的影响　接种 $100TCID_{50}$ 的 CVB_3 于单层 Vero 细胞孔中，37℃ 吸附 1h，换上含不同浓度药物的维持液继续培养 48h 后，采用 MTT 法测定细胞活性，观察药物对 CVB_3 感染细胞的影响。另外，取实验孔和病毒对照孔中的培养上清液作为母液，作 10 倍连续稀释，在 Vero 细胞上滴定 $TCID_{50}$。

上述实验均另设细胞对照、药物对照和病毒对照。

（六）统计分析方法

采用 χ^2 分析方法进行多组资料的均数比较。

二、结果

（一）复方羌芪水提液的细胞毒性

不同浓度的复方羌芪水提液作用于 Vero 细胞48h 后，用 MTT 法测定细胞活性。结果显示：复方羌芪水提液浓度在 31.25g/L 以下对细胞没有毒性，细胞存活率在 93.6% 以上；浓度在 31.25g/L 以上开始显现细胞毒性；浓度在 62.50g/L 及以上则细胞毒性明显（表 1）。

表 1　不同浓度复方羌芪水提液作用 48h 的细胞活性

浓度（g/L）	n	OD（$\bar{x} \pm s$）	细胞存活率 %
细胞对照	10	0.377±0.088	100.0
7.81	10	0.363±0.073	96.3
15.63	10	0.353±0.059	93.6
31.25	10	0.284±0.064*	75.3
62.50	10	0.097±0.036*	25.7
125.00	10	0.039±0.024*	10.3
F		57.2155	
P		0.0001	

注：*与细胞对照 OD 值比较 $P < 0.05$

（二）复方羌芪水提液的抗病毒作用

1. 药物对细胞的保护作用　不同浓度复方羌芪水提液与细胞事先作用 5h 和 20h 后，接种病毒，没有显现药物对细胞感染 CVB_3 的保护作用，即 CVB_3 在 Vero 细胞中的繁殖不受抑制。

2. 复方羌芪水提液对病毒的直接杀伤作用37℃分别孵育 0h、1h、3h 和 5h 的病毒对照孔（0g/L 药物）的 OD 值及细胞存活率的差异无显著性，$P > 0.05$。复方羌芪水提液无细胞毒性的两个浓度，即 7.81g/L 和 15.63g/L，均能减轻感染细胞的致细胞病变症（cytopathic effect，CPE）程度，即降低 CVB_3 对 Vero 细胞的感染性，使细胞存活率升高。而且，随药物浓度及药物与病毒作用时间的延长抑制作用增强（表 2 和图 1）。

3. 复方羌芪水提液对感染 CVB_3 细胞的影响表 3 结果显示复方羌芪水提液可减轻已感染 CVB_3 的 Vero 细胞 CPE 程度，使感染细胞存活率升高，并且随药物浓度加大，抑制作用增强。

表 2　复方羌芪水提液与 CVB_3 作用不同时间后感染细胞的活性

作用时间*	浓度（g/L）**	n	OD（$\bar{x} \pm s$）	细胞存活率 %
细胞对照	0.00	10	0.396±0.032	100.0
0h	0.00	10	0.239±0.058	60.4
	7.81	10	0.336±0.044	84.8
	15.63	10	0.376±0.044	94.9
1h	0.00	10	0.239±0.059	60.4
	7.81	10	0.370±0.032	93.4
	15.63	10	0.389±0.020	98.2
3h	0.00	10	0.241±0.054	60.9
	7.81	10	0.393±0.015	99.2
	15.63	10	0.401±0.062	101.3
5h	0.00	10	0.240±0.061	60.6
	7.81	10	0.399±0.029	100.8
	15.63	10	0.400±0.052	101.0

注：*药物浓度固定，按作用时间分析时 $F > 16.7368$，$P < 0.0001$；**作用时间固定，按药物浓度分析时 $F > 19.4166$，$P < 0.0001$

表 3　复方羌芪水提液对感染 CVB_3 细胞的影响

浓度（g/L）	n	OD（$\bar{x} \pm s$）	细胞存活率 %
细胞对照	8	0.396±0.032*	100.0
病毒对照	8	0.239±0.058	60.4
7.81	10	0.339±0.097*	85.6
15.63	10	0.379±0.044**	95.7
F		11.7629	
P		0.0001	

注：*与病毒对照 OD 值比较 $P < 0.05$
**与病毒对照和 7.81g/L 浓度 OD 值比较 $P < 0.05$

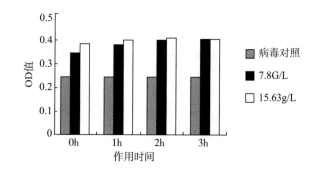

图 1　复方羌芪水提液与 CVB_3 作用不同时间后感染细胞的活性

自病毒对照孔和实验孔吸取的上清液，作连续10倍稀释后，在Vero细胞上滴定$TCID_{50}$。结果可见，该药物明显抑制了CVB_3在Vero细胞中的复制，降低了病毒滴度（表4）。

表4　复方羌芪水提液对培养上清病毒滴度的影响

药物浓度（g/L）	$LogTCID_{50}$	病毒滴度
0.00	5.77	5.88×10^5
15.63	2.73	5.37×10^2

三、讨论

病毒特别是CVB_3感染引起心肌病变而致心肌炎主要是通过病毒直接侵犯心肌细胞及其引发的免疫因素对心肌的损伤所致[6]。目前对于病毒性心肌炎的治疗，国内外尚无统一方案及特效疗法。现代医学大多采取对症和支持疗法，而中医药对治疗本病有较明显的优势。

本研究主要观察由中国中医研究院西苑医院提供的复方羌芪水提液的体外抗病毒作用，为临床开发和应用该药治疗病毒性心肌炎提供一些科学依据。本研究结果显示复方羌芪水提液在一定浓度范围内（细胞无毒剂量）能减轻CVB_3感染细胞CPE程度，提高细胞存活率，抑制CVB_3在Vero细胞中的复制，降低病毒滴度。

我们从三个方面初步探讨了复方羌芪水提液的抗病毒作用机制。一是让药物作用于细胞一定时间后感染病毒，结果显示经药物处理过的细胞不能抵抗病毒感染；二是让药物与病毒先作用一段时间，然后再加到细胞上，结果显示随药物浓度升高

及作用时间延长，药物对病毒繁殖的抑制效果增强；三是让病毒先吸附进入细胞，然后加入药物，结果显示药物对病毒的抑制效果与病毒与药物混合后加入细胞的结果相似，抑制CPE的效果随药物浓度升高而增强，且培养上清中病毒滴度降低。由上述结果可推断，复方羌芪水提液可能对CVB_3有直接杀伤作用，也可进入细胞内发挥抗病毒作用。该药物可能不影响CVB_3的吸附和穿入等环节，而是影响病毒的生物合成，但该药究竟如何抑制病毒繁殖尚需进一步研究。

参考文献

1. 杨英珍主编．病毒性心肌炎．上海：上海医科大学出版社，1991：1-5.
2. Sato S，Tsutsumi R，Burke A，et al. Persistence of replicating Coxsackievirus B_3 in the athymic murine heart is associated with development of myocarditic lesions. J Gen Virol，1994，75：2911.
3. 信洪武，郭志刚综述．肠道病毒持续性感染与人类慢性疾病的病因学联系．国外医学．病毒学分册，1995，2（1）：2.
4. Fields BN，Kinpe DM. Enterovirus//Melnick JL. Ed. Virology 2nd ed. New York：Raven Press，1990；549.
5. Herzum M，Ruropert V，Kuytz B，et al. Coxs ackievirus B_3 infection leads to cell death of cardiac myocy tes. J M ol Cell Cardiol，1994，26：907.
6. Law rence HC. Studies of virus-induced myocardial injury in mice：value of the scid mutation on different genetic backgrounds and combined with other mutations. Lab. Animal Sci，1993，43（2）：133.

［原载于：天津医科大学学报，2000，6（1）：31-33］

应用模糊综合疗效评价法评价复方羌芪片治疗急性病毒性心肌炎疗效的研究

郑锐锋[1]　李春生[1]　郑崇友[2]
（1.中国中医科学院西苑医院；2.首都师范大学数学系）

中药和西药相比有优势也有劣势，在中药疗效的评定方面，中药本身存在着作用机制不明确、质量难控、量效关系复杂以及在单个指标上药效强度不如西药等弱点，但其同时具有丰富的多效性和双

向调节的作用，因此，我们不能因为在单个指标上中药效能不如西药，或中药的量效关系的复杂性、不稳定性，或某些中药作用机制不明确和其质量难控，而说中药不科学，甚至说不如西药。为了摆脱中药目前所面临的上述困境，建立一种科学的中药药效评价方法显得相当重要[1]。模糊综合评价方法是应用模糊数学的理论，将模糊信息通过模糊判断的手段，以求得明确评价的一种综合评价方法。笔者应用模糊综合评价方法评价国家中医药管理局重点课题"复方羌芪片治疗急性病毒性心肌炎的临床研究"，取得了较为满意的效果，兹将其报道如下。

一、资料与方法

应用 SAS 软件系统将所入选的总共 132 例患者随机分配至 A、B、C 三组，每组 44 例患者，其中 A、B、C 三组中的一组在常规的西药治疗的基础上，应用复方羌芪片及生脉饮口服液安慰剂，另一组用生脉饮口服液加复方羌芪片安慰剂，一组在常规的西药治疗的基础上加用生脉饮口服液安慰剂和复方羌芪片安慰剂（复方羌芪片及其安慰剂、生脉饮口服液安慰剂均由中国中医科学院西苑医院制剂室生产，生产批号均为 20031201，其中复方羌芪片每片含生药 3.6g。生脉饮口服液由北京同仁堂生产）。

二、观察项目指标及检测方法

（一）症状

包括胸闷、心悸、心前区痛、心烦、发热、气短、乏力和腹泻等，分别于治疗前后逐项询问并记录，计分方法参照卫生部药政局《新药（中药）治疗老年病临床研究指导原则》[2] 中之规定，采用 3 分、2 分、1 分、0 分计分法。

（二）体征

脉搏、心率、心律、杂音和舌脉象等。

（三）心电图检查

行常规心电图检查，对于期前收缩患者，选择多于 1/3 住院的期前收缩患者行 24h 动态心电图检查。

（四）评价病毒性心肌炎患者生存质量量表

以国际上公认的 SF-36（健康状况调查问卷）作为病毒性心肌炎患者的生存质量量表，比较治疗前后量表的评分情况。

三、疗效判断标准

综合疗效判断标准及期前收缩疗效判断标准参照 1993 年《中药新药治疗病毒性心肌炎的临床研究指导原则》[3]、《中医病证诊断疗效标准》（国家中医药管理局发布，1994）所建议的判定标准，心电图疗效标准参照《冠心病心绞痛的心电图疗效判定》[4]。生存质量的评价等级标准参考值为：治疗后 – 治疗前积分 > 20 分者为痊愈，治疗后 – 治疗前积分为 15 ~ 20 分者为显效，治疗后 – 治疗前积分为 5 ~ 15 分者为有效，治疗后 – 治疗前积分 < 5 分者为无效。

四、综合疗效评价

（一）建立指标集合 U 及评价集合 V

将治愈、显效、有效和无效归为一类指标，即疗效指标。选择其中的生存质量、症状总疗效、心电图改善情况和中医证候指数疗效四项指标作为考察指标，观察复方羌芪片的作用，故指标集合：U= {生存质量、症状总疗效、心电图改善情况、中医证候疗效}。对于每一个指标，可按治疗结果分为痊愈、显效、有效和无效 4 个等级。疗效的评定标准参照上面的综合疗效判断标准、期前收缩疗效判断标准、中医证候疗效标准及静息心电图疗效标准，由此建立评价集合：V= {痊愈、显效、有效、无效}。

（二）根据上述疗效评价标准得出以上各种资料的频数分配

见表 1。

表 1　各种资料的频数分配（例，%）

指标	组别	痊愈	显效	有效	无效
生存质量	A 组	14 (35)	16 (40)	5 (12.5)	5 (12.5)
	B 组	0 (0)	6 (15)	29 (72.5)	5 (12.5)
	C 组	0 (0)	1 (2.5)	24 (60)	15 (37.5)
症状总疗效	A 组	9 (22.5)	14 (35)	13 (32.5)	4 (10)
	B 组	6 (15)	10 (25)	16 (40)	8 (20)
	C 组	5 (12.5)	7 (17.5)	18 (45)	10 (25)
心电图	A 组	8 (36.3)	6 (27.3)	4 (18.2)	4 (18.2)
	B 组	5 (23.8)	4 (19.1)	7 (33.3)	5 (23.8)
	C 组	5 (20.8)	4 (16.7)	7 (29.1)	8 (33.4)

续表

指标	组别	痊愈	显效	有效	无效
中医证候指数疗效	A组	9 (22.5)	12 (30.0)	13 (32.5)	6 (15)
	B组	6 (15)	11 (27.5)	14 (35)	9 (22.5)
	C组	6 (15)	12 (30.0)	14 (35)	8 (20)

（三）根据统计资料的频数分配建立模糊矩阵

$$R_A 组 = \begin{vmatrix} 0.35 & 0.4 & 0.125 & 0.125 \\ 0.23 & 0.35 & 0.32 & 0.1 \\ 0.36 & 0.28 & 0.18 & 0.18 \\ 0.23 & 0.30 & 0.32 & 0.15 \end{vmatrix}$$

$$R_B 组 = \begin{vmatrix} 0 & 0.15 & 0.73 & 0.12 \\ 0.15 & 0.25 & 0.40 & 0.20 \\ 0.24 & 0.19 & 0.33 & 0.24 \\ 0.15 & 0.28 & 0.35 & 0.22 \end{vmatrix}$$

$$R_C 组 = \begin{vmatrix} 0 & 0.03 & 0.6 & 0.37 \\ 0.13 & 0.17 & 0.45 & 0.25 \\ 0.21 & 0.17 & 0.29 & 0.33 \\ 0.15 & 0.30 & 0.35 & 0.20 \end{vmatrix}$$

考虑到生存质量、症状总疗效、心电图改善情况和中医证候疗效四个指标对病毒性心肌炎患者的影响不完全相同，故依照有关专家的意见，得评判因素的权重集为：A=（0.30　0.40　0.10　0.20），采用扎德算子，即（∪、∪）算符进行综合评判，结果为：

$B_A 组 = A \# R_A 组 = （0.30　0.40　0.10　0.20） \#$

$$\begin{vmatrix} 0.35 & 0.4 & 0.125 & 0.125 \\ 0.23 & 0.35 & 0.32 & 0.1 \\ 0.36 & 0.28 & 0.18 & 0.18 \\ 0.23 & 0.30 & 0.32 & 0.15 \end{vmatrix}$$

= （0.30　0.35　0.32　0.15），归一化为（0.27　0.31　0.29　0.13）。

$B_B 组 = A \# R_B 组 = （0.30　0.40　0.10　0.20） \#$

$$\begin{vmatrix} 0 & 0.15 & 0.73 & 0.12 \\ 0.15 & 0.25 & 0.40 & 0.20 \\ 0.24 & 0.19 & 0.33 & 0.24 \\ 0.15 & 0.28 & 0.35 & 0.22 \end{vmatrix}$$

= （0.15　0.25　0.40　0.20），归一化为（0.15　0.25　0.40　0.20）。

$B_C 组 = A \# R_C 组 = （0.30　0.40　0.10　0.20） \#$

$$\begin{vmatrix} 0 & 0.03 & 0.6 & 0.37 \\ 0.13 & 0.17 & 0.45 & 0.25 \\ 0.21 & 0.17 & 0.29 & 0.33 \\ 0.15 & 0.30 & 0.35 & 0.20 \end{vmatrix}$$

= （0.15　0.17　0.40　0.30），归一化为（0.15　0.17　0.40　0.20）。

按最大隶属原则来判断疾病治疗质量，本研究治疗组A组为0.31，属于评价等级中"显效"这一等级；阳性对照组B组为0.40，属于评价等级中"有效"这一等级，安慰剂对照组C组为0.40，属于评价等级中"有效"这一等级，结合"痊愈"和"显效"这两个隶属度分析，隶属度相加得阳性对照组B组为0.80，安慰剂对照组C组为0.72，因此，可认为阳性对照组B组的有效率高于安慰剂对照组C组。

五、讨论

在卫生事业管理工作中，有不少资料蕴藏的信息呈现模糊性，如医院管理质量的好坏以及疾病治疗质量的好坏等[5]，疾病的治疗质量本身存在着很多定性和定量等级指标，内部结构较为复杂，各因素间的界限不够清楚，且互相干预和影响，用一般的统计方法难以全面评价。而模糊数学对研究、处理和分析其内部结构各因素间的模糊现象可以得到较满意的效果[6]。模糊综合评价是应用模糊数学的理论，将模糊信息通过模糊判断的手段，以求得明确评价的一种综合评价方法。由于被评价项目的各指标水平或等级间没有一个绝对明确的界限，可用模糊矩阵描述它们之间的关系，即用模糊矩阵对每个指标作出模糊评价，再根据各指标对总体作用的大小确定相应的权重系数，通过权重系数和模糊评价矩阵的复合运算，得出一个较为清晰的归一化结论[7]。评价结果比单因素评价更加准确、可靠、可信，更能反映其临床效果，比较客观地表达了评价中的模糊性，适用于临床研究的评价[8]。此方法为评价疾病治疗质量提供了客观、定量的依据[9]。

在进行临床疗效评定时，我们可能常常会忽视这样一个较为普遍的现象，即我们根据《中药新药临床研究指导原则》进行综合疗效评定时，其综合疗效判断标准常常为：①临床痊愈。临床症状和体征消失，各项检查恢复正常。②显效。临床症状和体征基本消失，各项检查基本恢复正常。或者为：①有效。临床症状和体征部分改善，各项检查改善。②无效。临床症状、体征和各项检查无改变或加重。临床上我们常常可以见到这样一部分患者，经过治疗后其临床症状和体征消失，但各项检查复查仍有部分不正常，或者其各项检查复查已经完全恢复正常，但其仍有临床症状。对于这样一部分患者，我们如何去评定其是痊愈还是有效呢？可见，临床研究指导原则仅仅是从宏观方面大体上加以指导，对于具体情况还需要我们应用别的评判手段加以综合分析。加上现代人们越来越重视药物对其生存质量等精神健康方面的影响，而不仅仅是躯体健康的恢复，然而，以往的综合疗效评价完全没有这方面的内容，这就需要我们应用更为科学的疗效评判手段去判断治疗疾病的疗效。模糊综合评价就是多学科协力合作，被认为是较为科学、合理的一种评价方法。

我们的模糊综合评价的结果显示：治疗组A组按照最大隶属原则属于评价等级中"显效"这一等级，而阳性对照组B组和安慰剂对照组C组属于评价等级中"有效"这一等级例，说明治疗组的临床疗效明显好于对照组。结合"痊愈"和"显效"这两个隶属度分析，隶属度相加，可认为阳性对照组B组的有效率高于安慰剂对照组C组。由此可以看出，尽管治疗组在心电图、中医证候疗效指数比较、某些症状及实验室指标方面与对照组差异无统计学意义，但根据模糊综合评价，其综合治

疗效果却远远好于对照组，这与按照临床研究指导原则疗效评定标准所得的结果基本一致，但其弥补了临床研究指导原则疗效评定标准中部分模糊不能正确归类的病例的缺点，同时，评价的内容范围明显扩大，因此，其结果可能更为科学和可信，是一种值得推广的综合疗效评定方法。

参考文献

1. 赵玉男，邢东明，丁怡，等. 以数字模型对中药药效进行综合评价的意义和思考. 世界科学技术，2002，4（6）：24.
2. 中华人民共和国卫生部药政局. 新药（中药）治疗老年病临床研究指导原则. 中国医药学报，1989，4（3）：74.
3. 中华人民共和国卫生部药政局. 中药新药临床研究指导原则. 第1辑. 北京：人民卫生出版社，1993：46-50.
4. 冠心病心绞痛及心电图疗效评定标准. 心血管疾病. 武汉：湖北人民出版社，1980：520-521.
5. 栗载福. 模糊数学与医学. 北京：科学技术文献出版社，1989.
6. 姚炯，丁丽萍. 模糊数学在医疗质量综合评价中的应用. 中国卫生统计，2000，（17）：44.
7. 王启栋，刘荣甫，王洁贞，等. 模糊数学在评价疾病治疗质量中的应用. 数理医药学杂志，2000，13（1）：73.
8. 贺洪武. 模糊综合评判法评价参芪抑癌注射液对中晚期原发性肝癌的治疗效果. 江西中医学院学报，2002，14（4）：49.
9. 冯晓黎，韩中明，李兆良，等. 模糊综合评价脑血管病治疗质量. 中国卫生统计，2002，19（6）：349.

[原载于：辽宁中医杂志，2007，34（3）：259-261]

肺炎链球菌复制家兔温病发热模型的研究

周育平[1] 李春生[2]
（1. 中国中医科学院广安门医院；2. 中国中医科学院西苑医院）

发热是指病理性的体温升高，是机体对致病因子的一种全身反应，临床上尤以急性感染性发热最多见。急性感染性发热应归于中医"外感发热"的范畴。回顾性分析显示，在外感热病中，属温病卫气营血诸证者占79.29%，伤寒三阳诸证者仅见7.11%[1]。同时，以肺炎链双球菌复制感染性发热动物模型与文献报道的温病卫气营血证候动物模型相似[2,3]。我们对以上模型进行重复和改良，以

期复制出既能反应温病病因病机、证候特点和传变规律，又符合感染性发热特点的动物模型。

一、材料与方法

（一）材料

1. 动物　健康清洁级日本大耳白兔16只，体重2±0.2kg，兔龄≥30天，雌雄兼用；昆明种

小鼠 6 只，体重 20±2g，雌雄兼用，由解放军军事医学科学院动物研究所提供。

2．肺炎链球菌Ⅰ型标准株 菌号 31001，购自中国卫生部医药生物制品检定所细菌保藏管理中心。

（二）菌液的制备[4]

1．细菌的活化及增殖 将真空冻干保存的肺炎链球菌Ⅰ型标准株直接接种在血琼脂平板上，在 37℃下培养 24h，使菌种活化，挑取典型菌落接种在 10% 羊血清肉汤，置于空气振荡器中，37℃，120 次 / 分，培养 18～20h。将带菌血清肉汤转 / 分 1ml/20g 并注于小鼠腹腔。约 20h 后，小鼠处于濒死状态。无菌取腹腔液，涂布于血平板，在 37℃下培养 24h。重复以上过程 2 次。

2．菌液的配制 挑取肺炎链球菌典型菌落，接种在 10% 羊血清肉汤中，置于空气振荡器，37℃，120 转 / 分，培养 18～20h。将带菌血清肉汤离心，3000 转 / 分，20min，弃去上清，收集细菌沉淀。依据麦氏比浊法原理，用无菌生理盐水将菌液配制成约 $1.5×10^9$/ml 浓度。将配制好的菌液用无菌生理盐水稀释成 10^{-2}、10^{-4}、10^{-6}、10^{-8} 等浓度，分别取上述浓度的菌液 10μl，用接种环接种于血平板，选取菌落数在 30～300 个者计数，计算菌液浓度，用无菌生理盐水将菌液精确配制成 $1.5×10^9$/ml 浓度。

（三）实验步骤

将 16 只家兔随机分为 2 组，即正常组和模型组，每组 8 只，测基础体温和体重，条件齐同者纳入。模型组以肺炎链球菌菌液按 1.5ml/kg 剂量经家兔耳缘静脉注入，正常组经家兔耳缘静脉注入等量生理盐水。

（四）观察指标

记录家兔的体温、神志、活动和饮食等情况，记录病死率。造模 24h 后抽血检测白细胞总数及分类、血液流变学指标，以及观察球结膜微循环变化，处死动物，观察重要脏器的病理变化。

二、结果

（一）症状

模型组攻菌后 0.5～2h，家兔出现蜷缩耸毛、喷嚏流涕、耳壳发凉、体温略升、脉搏轻度加快；2～12h，家兔体温迅速升高，并维持在 40℃以上，表现为呼吸急促、蜷缩少动、不思饮食、耳壳发红、球结膜充血、大便干燥、小便黄少、神志萎靡、脉搏急促有力；12～16h，家兔体温略降，出现耳壳及球结膜出血、呼吸浅促及嗜睡等，并有少数死亡（3 例），死亡率为 37.5%。16h 后体温开始下降，症状逐渐缓解，24h 体温仍然偏高，但症状趋于正常。正常组未见明显变化。

（二）体温变化曲线（图 1）

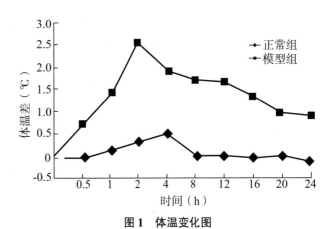

图 1 体温变化图

（三）体温反应高度（表 1）

表 1 体温反应高度的比较（$\bar{x}±s$）

组别	只数	体温反应高度（℃）	P 值
正常组	8	0.52±0.39	<0.01
模型组	8	2.56±0.34	

（四）白细胞总数及分类（表 2）

表 2 白细胞总数及分类的比较（$\bar{x}±s$）

组别	只数	总数（$×10^9$/L）	中性（%）	淋巴（%）
正常组	8	9.65±6.65	42.50±7.69	52.56±17.80
模型组	5	20.70±9.06	61.40±7.13	52.50±17.80
P 值		<0.01	<0.05	>0.05

（五）微循环变化（表 3）

表 3 微循环积分的比较（$\bar{x}±s$）

组别	只数	形态积分	流态积分	管周积分	总积分
正常组	8	0.06±0.13	0.96±0.83	0±0	1.02±0.96
模型组	5	5.66±1.89	3.24±1.66	1.80±1.64	10.70±3.43
P 值		<0.01	<0.05	<0.01	

（六）血液流变学改变（表 4）

模型组家兔的肺体积明显增大，呈深红色，

脏器表面有针尖到米粒大小的化脓灶，可连成小片状；肝饱满，边缘尚清，呈红褐色，质地较韧，脏器表面未见化脓灶；脾体积缩小，褐色微黑，质地坚硬；肾发白、肿胀。

表4　血液流变学指标的比较（$\bar{x}\pm s$）

组别	正常组（n=8）	模型组（n=5）	P值
全血高切黏度（mpa·s）	6.82±1.11	7.10±0.96	＞0.05
全血低切黏度（mpa·s）	11.22±2.09	14.41±1.52	＜0.01
血浆黏度（mpa·s）	1.58±0.25	1.71±0.15	＞0.05
高切相对黏度（mpa·s）	4.36±0.79	4.18±0.63	＞0.05
低切相对黏度（mpa·s）	7.15±1.28	8.27±0.97	＜0.05
高切还原黏度（mpa·s）	14.12±2.74	17.81±3.09	＜0.01
低切还原黏度（mpa·s）	24.62±4.25	36.88±7.01	＜0.01
红细胞压积	0.42±0.06	0.34±0.03	＜0.05
红细胞聚集指数	1.65±0.17	3.10±0.46	＜0.05
红细胞刚性	4.45±1.43	4.96±1.06	＞0.05
红细胞变形性	1.09±0.20	1.26±0.13	＞0.05
纤维蛋白原（g/L）	2.37±0.68	3.42±1.33	＜0.05

（七）病理学改变（表5）。

表5　脏器病理变化

组别	充血	淤血	炎症细胞浸润	变性	坏死
正常组					
肺	-	-	-	-	-
肝	-	-	-	-	-
肾	-	-	-	-	-
脾	-	-	-	-	-
模型组					
肺	+～++	++～+++	+～++	-	-
肝	+	++～+++	++	++～+++	-
肾	+	++～+++	+	+～++	-
脾	+	++～+++	++～+++	+～++	+～++

三、讨论

本研究采用文献报道的肺炎链球菌复制家兔温病气分证模型的方法，并对其过程稍做改良。发现将 1.5×10^9/ml 肺炎链球菌以 1.5ml/kg 的剂量经家兔耳缘静脉注入，造模中家兔表现出温病卫气营血证的典型症状和传变过程。即肺炎链球菌攻菌后 0.5～2h 是卫分证期，家兔可见恶寒发热、喷嚏流涕和脉数等卫表症状；攻菌后 2～12h 是气分证期，家兔可见壮热气粗、大便秘结、耳红目赤、食少纳呆和脉促等气分实热症状；攻菌后 12～16h 是营血分证期，家兔可见瘀斑出血及嗜睡萎靡等症状，并有少数死亡，体现了"逆传心包"的特点。同时，本模型中家兔存在微循环和血液流变学改变，这与目前研究认为的温病发生、发展过程存在血瘀的病理改变一致。但在整个过程中，家兔始终未出现躁动不安、多饮多食及舌质变化，与文献报道不符。

在模型复制过程中我们认为，由于肺炎链球菌是一种易自溶、荚膜易丢失和毒力易减弱的细菌，用血清肉汤直接增菌，毒力往往不够，不足以致死动物，且不同的细菌攻菌方法对结果有明显的影响。故本实验造模时应注意：①菌种复苏后，如果直接增菌配制菌液，即使采用较大剂量，亦不能诱导典型温病传变过程，模型会在短暂的气分证期过后逐渐好转。需经多次小鼠（或家兔）腹腔转种，增强毒力，方能复制出整个病理过程，并维持较长时间。②缩短在血清肉汤培养基中的增菌时间，以 18～20h 为宜，以防止细菌自溶。③离心后直接用生理盐水配制菌液，不要反复洗涤，以保持活菌数量。④选用耳缘静脉为攻菌途径，可以复制出温病发热的全过程，并有一定的死亡率，而其他攻菌途径（如皮内和气管等）有所偏差。

通过观察我们发现，该模型与家兔重症感染模型一致，表现为体温明显升高、白细胞总数升高、微循环障碍、血黏度升高、脏器充血、瘀血及炎症细胞浸润，病程可持续达 24h 以上。

总之，将家兔温病气分证模型的造模方法稍加改良即能够复制出温病的发生、发展、转归和传变过程，反映温病卫、气、营、血证候的特点，并与急性重症感染模型相结合，且持续时间长，有利于观察药物的疗效。

参考文献

1. 郑新，田令群，杜树明，等．卫气营血在内科热病中的辨证论治规律探讨．重庆医药，1980，9（6）：8.
2. 郭昌燕，张宁宁，赵淑颖，等．家兔肺炎链球菌感染性发热模型．实验动物科学与管理，1997，14（3）：24-26.

3. 刘国强，刘守才. 温病卫气营血证候动物实验研究. 西安：陕西人民教育出版社，1992：49.

4. 陈建萍，雷载权，张敏，等. 葛黄汤对肺炎链球菌感染大鼠白细胞介素 -6 的影响. 中山医科大学学报，1998，19（1）：75-76.

［原载于：北京中医，2007，26（8）：536-538］

复方马勃冲剂的解热降温及抗炎作用研究

王小沙[1]　杨志旭[1]　李春生[1]　周京华[2]　李电东[2]
（1. 中国中医科学院西苑医院；2. 中国医学科学院医药生物技术研究所）

复方马勃冲剂由马勃和生石膏为主组成，用于治疗急性（化脓性）扁桃体炎已有 30 余年，临床疗效确切。本文报告复方马勃冲剂的解热、降温及抗炎作用实验研究。

一、材料

（一）动物

Wistar 大鼠，体重 208 ～ 260g，雌雄各半；昆明种小鼠，体重 18 ～ 22 克，雌雄各半，由北京医科大学（现北京大学医学部）实验动物科学部及中国医学科学院动物所提供。

（二）药物

复方马勃冲剂流浸膏 1g 相当于生药 2.5g，由中国中医研究院西苑医院中药制剂研究室提供，批号：9408。高活性干酵母，由广东东莞糖厂酵母分厂制造。批号：9401。

（三）器材

SHARP-MT-20 型数字显示型温度计，分光光度计，分析天平。

二、方法与结果

（一）对干酵母所致大鼠发热的影响

购回 Wistar 大鼠后先静养 1 周，并每天测体温（肛温）1 次，共 4 天。实验当天每小时测肛温 1 次，连续 3 次，选体温波动＜ 0.3℃者供实验用。正式实验前 8h 大鼠开始禁水、禁食。条件合格者根据体温及体重配对分成 4 组，每组 6 只，经 χ^2 分析法检验，每组在体温和体重两方面的差异均无显著性。①马勃大剂量组：50g/kg 体重。

②马勃中剂量组：25g/kg 体重。以上两组先以半量灌胃。③阿司匹林对照组：100mg/kg 体重，以 1% 阿司匹林混悬液 100ml/kg 体重灌胃。④空白对照组：以蒸馏水 3ml/kg 灌胃。以上各组灌胃后，立即于每只大鼠皮下注入 20% 干酵母悬液 5ml/kg 体重，并于 0.5h、1h、2h、4h、6h、8h、10h、12h、14h 各测体温 1 次并认真记录。其中马勃大剂量组及马勃中剂量组于第 4h 分别灌胃余下之一半药液。结果见图 1。

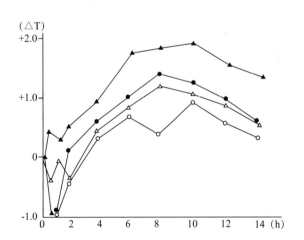

图 1 复方马勃冲剂对干酵母所致大鼠发热的影响〇 - 〇马勃大剂量（50g/kg）；● - ●马勃中剂量（25g/kg）；△ - △阿司匹林对照（100mg/kg 体重）；▲ - ▲空白对照

实验结果表明，复方马勃冲剂有明显的降温解热作用，其作用大小呈剂量依赖性。

（二）对腹腔注射醋酸（HAc）所致小鼠腹腔毛细血管通透性升高的影响

先将小鼠随机分成 4 组，每组 10 只。分别灌胃复方马勃冲剂大剂量（50g/kg 体重）、复方马勃冲剂中剂量（25g/kg 体重）及蒸馏水（0.6ml/ 只），每日1次，连续5天；阿司匹林对照组于致炎当天灌胃阿司匹林悬液（100mg/kg体重），各组（末次）给药1h后向各鼠尾静脉注射伊文思蓝0.1ml/10g体重，随即腹腔注射0.6% HAc溶液，每只0.2ml。30min后脱颈椎处死小鼠，一次腹腔内注入生理盐水5ml。轻揉小鼠腹部，以使腹腔内染料充分溶于生理盐水并混合均匀，然后剖开腹腔，每只吸取腹腔液3ml，15min 3000rpm离心，取上清于590nm波长测定光密度（OD）值。结果见表1。

实验结果表明，各给药组显示有明显的抗炎作用。

表1 复方马勃冲剂对腹腔注射醋酸所致毛细血管通透性升高的影响

组别	剂量	腹腔洗出液OD值 $(X \pm SD)$
马勃冲剂大量组	50g/kg体重	$0.162 \pm 0.032^{**}$
马勃冲剂中量组	25g/kg体重	$0.187 \pm 0.020^{**}$
阿司匹林对照组	100mg/kg体重	$0.155 \pm 0.028^{**}$
空白对照组	0.6ml/只	0.293 ± 0.020

$n = 10$，与对照组比较 $^{**}P < 0.01$

（三）对二甲苯所致小鼠耳郭肿胀作用的影响

先将小鼠随机分成5组，分别灌胃复方马勃冲剂大剂量（50g/kg体重）、复方马勃冲剂中剂量（25g/kg体重）、复方马勃冲剂小剂量（12.5g/kg体重）和蒸馏水（每只0.6ml）连续5天。阿司匹林对照组于致炎当天灌胃阿司匹林悬液（100mg/kg体重）。各组（末次）给药1h后于每只小鼠右耳正反面均匀滴抹二甲苯0.02ml，再过1h后脱颈处死小鼠，于耳郭基线剪下双耳，用8mm打孔器冲下耳片，用分析天平称得每只小鼠左右耳片的重量，以左右耳片重量之差作为肿胀度。结果见表2。

表2 复方马勃冲剂对二甲苯所致鼠耳郭肿胀作用的影响

组别	剂量	鼠数	肿胀度 $(X \pm SD)$
马勃冲剂大量组	50g/kg体重	10	$14.58 \pm 3.53^{***}$
马勃冲剂中量组	25g/kg体重	10	$16.14 \pm 4.14^{*}$
马勃冲剂小量组	12.5g/kg体重	10	20.13 ± 2.66
阿司匹林对照组	100mg/kg体重	10	$13.52 \pm 3.05^{***}$
空白对照组	每只0.6ml	10	19.57 ± 2.91

与空白对照组比较，$^{***}P < 0.001$，$^{*}P < 0.05$

实验结果表明，复方马勃冲剂大、中剂量对二甲苯性小鼠耳郭肿胀有明显的抑制作用，小剂量无此作用。

三、讨论

复方马勃冲剂是以马勃、生石膏、薄荷和大黄等药组成的，是李春生教授的经验方，已用于临床30余年，为治疗急性（化脓性）扁桃体炎的有效方剂，尤其对高热有明显疗效，具有清热解毒、气营双清的作用。

本文对复方马勃冲剂的解热实验采用干酵母致热法。其原理是通过向大白鼠皮下注射酵母悬液，由于酵母刺激机体生成和释放内致热原，导致动物体温调节中枢的体温调定点上移，从而使机体产热加强，散热降低，体温升高。用复方马勃冲剂灌胃的两组，给药后动物体温明显低于对照组，体温还随投药剂量的增大而降低亦甚，表明该药可能是通过抑制机体生成和释放致热原，或直接作用于体温调节中枢，使体温调定点下移，从而起到解热作用。

急性化脓性扁桃体炎属于急性化脓性炎症，其特点是以早期炎症为主，表现为毛细血管扩张、通透性增强和渗出水肿等。本文通过研究复方马勃冲剂对腹腔注射醋酸所致小鼠腹腔毛细血管通透性的影响，表明用冲剂和阿司匹林灌胃后，小鼠腹腔洗出液染料光密度值较空白对照降低，差异极其显著（$P < 0.01$），提示冲剂及阿司匹林均能抑制炎症毛细血管扩张，降低血管通透性。文中复方马勃冲剂大、中剂量及阿司匹林组对二甲苯所致的小鼠耳郭肿胀与空白对照组相比均有不同程度的抑制作用，差异显著或极为显著（$P < 0.05$或0.001），提示冲剂及阿司匹林均能抑制早期炎症渗出的水肿。

由此推测复方马勃冲剂的作用原理，可能是通过抑制致热原的释放或（和）作用于体温调节中枢，抑制炎症早期毛细血管扩张，降低通透性，抑制渗出和水肿，从而起到解热消炎的效果。

［原载于：中国中医急症，1998，7（1）：32-33］

复方马勃冲剂对肺炎链球菌感染家兔TNF-α、IL-6的影响

安 成[1] 周育平[2] 李春生[2]
（1.中国中医科学院广安门医院；2.中国中医科学院西苑医院）

复方马勃冲剂是著名老中医李春生教授的经验用方。通过临床观察，发现它对急性感染性疾病，尤其是鼻咽、扁桃体、气管、支气管和肺部感染有很好的疗效。体外实验也已证实，本方能抑制包括乙型溶血性链球菌、肺炎链球菌、金黄色葡萄球菌及大肠埃希菌等在内的多种细菌的生长。本实验以肺炎链球菌静脉感染家兔，并灌服复方马勃冲剂，观察其对家兔肿瘤坏死因子-α（TNF-α）和白介素-6（IL-6）的影响，以阐明其抗炎、退热的作用机制。

一、材料与方法

（一）材料

1．动物 健康清洁级日本大耳白兔18只，体重2±0.2kg，兔龄≥30d，雌雄兼用。

2．复方马勃冲剂 马勃、生石膏、生大黄、银花和生地等按水蒸馏法[1]制成浓度为1g/ml水煎剂，高压灭菌，4℃保存。以上中药均购自西苑医院中药房，经检验为合格产品。

3．肺炎链球菌Ⅰ型标准株 菌号31001，购自卫生部医药生物制品检定所细菌保藏管理中心。

4．TNF-α和IL-6检测试剂盒 由中国人民解放军总医院科技开发中心放免研究所提供，批号20001026。

（二）菌液的制备[2]

将真空冻干保存的肺炎链球菌Ⅰ型标准株直接接种在血琼脂平板上，37℃培养24h，使菌种活化，再通过小鼠腹腔接种3次以增强毒力。在感染动物前，从血平板上挑取典型菌落接种在10%羊血清肉汤中，置于空气振荡器，37℃，120r/min，培养18h。将带菌血清肉汤离心，3000r/min，20min，弃去上清，收集细菌沉淀。依据麦氏比浊法原理，用无菌生理盐水将菌液配制成约1.5×10^9/ml浓度。将配制好的菌液用无菌生理盐水稀释成10^{-2}、10^{-4}、10^{-6}和10^{-8}等浓度，分别取上述浓度的菌液10μl，

用接种环接种于血平板，选取菌落数在30～300个者计数，计算菌液浓度，用无菌生理盐水将菌液精确配制成1.5×10^9/ml浓度。

（三）实验步骤[3]

将18只家兔随机分为3组，即正常组、模型组和治疗组，每组3只。除正常组外，余组用肺炎链球菌造模，即按1.5ml/kg体重的剂量经家兔耳缘静脉注入。在造模的同时开始给药，治疗组灌服复方马勃冲剂，其余2组灌服生理盐水。此后每6h一次，首剂加倍，持续24h。

（四）观察指标

实验中监测家兔的体温变化。实验结束时，心脏采血3ml，分离血清，按试剂盒说明，采用放免分析法测定TNF-α和IL-6。同时取家兔肝、肺、心、肾，石蜡包埋切片，HE染色，观察病理变化。

二、结果

（一）体温变化图

造模家兔在病变过程中，体温峰值高，峰时早，灌服复方马勃冲剂后体温峰值下降，峰时拖后（图1）。

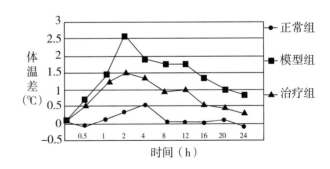

图1 家兔体温变化

（二）血清TNF-α和IL-6含量

造模家兔血清TNF-α和IL-6含量较高，与正常组相比差异非常显著（$P < 0.01$）；复方马勃冲剂可降低其血清TNF-α含量（$P < 0.01$），但对血

清 IL-6 含量的影响不大（$P > 0.05$）（表 1）。

表 1　各组家兔血清 TNF-α 和 IL-6 含量比较（$\bar{x} \pm s$，ng/ml）

组别	n	TNF-α	IL-6
正常组	6	$3.22 \pm 0.97^{*}$	$3640.17 \pm 1246.94^{*}$
模型组	6	36.92 ± 6.84	9401.78 ± 2077.20
复方马勃冲剂组	6	$19.03 \pm 11.02^{**}$	8145.79 ± 2068.31
F		30.26	16.28
P		< 0.01	< 0.01

注：与模型组比较 $^{*}P < 0.01$，与正常组比较 $^{**}P < 0.01$。

（三）脏器病理变化

造模后各组家兔脏器的病理变化见表 2。

表 2　各组家兔脏器病理变化

组别	脏器	充血	淤血	炎症细胞浸润	变性	坏死
正常组	肺	−	−	−	−	−
	肝	−	−	−	−	−
	肾	−	−	−	−	−
	脾	−	−	−	−	−
模型组	肺	+~++	++~+++	+~++	−	−
	肝	+	++~+++	++	++~+++	−
	肾	+	++~+++	+	+~++	−
	脾	+	++~+++	++~+++	+~++	+~++
治疗组	肺	+	−~+	−~+	−	−~+
	肝	−~+	−	+~++	−~+	−~+
	肾	−~+	−~+	−	−~+	−
	脾	+	−~+	+~++	−	−~+

充血、淤血：正常记 −，点状散在、视野中不超过 5 个病灶记 +，点状多数、视野中可见 5 个以上病灶 ++，重度呈片状记 +++；炎症细胞浸润：正常记 −，轻中度渗出、有少量白细胞浸润记 +，有多量白细胞、淋巴细胞浸润记 ++，有大量炎症细胞浸润成片、团状记 +++；变性：正常记 −，细胞浊肿、水样变性记 +，细胞呈脂肪变性量多记 ++，变性中偶见细胞坏死记 +++；坏死：正常记 −，点状散在记 +，点状融合记 ++，多处片状记 +++。

三、讨论

炎症触发剂如细胞、病毒和内毒素等感染机体后可诱发一系列细胞因子产生，它们之间互相作用形成细胞因子网络，对炎症反应分别起上调和下调作用。细胞因子间的网络调控对于平衡炎症的过程及控制炎症的发展有重要意义。TNF-α 是大量感染和非感染性炎症早期中出现的一种细胞因子，在激活的众多细胞因子中起核心作用，是激活细胞因子级联反应的重要介质。尽管其半衰期很短，但足以诱发"次级因子"如 IL-1β、IL-6 和 IL-8 等的产生，由此激发炎症连锁反应[4]。IL-6 是一种多细胞来源并具有复杂生物学特性的细胞因子，它的出现与 TNF-α 和 IL-1β 产生直接相关[5]。虽然 IL-6 在炎症反应中的作用不如 TNF-α 突出，但仍有人认为，IL-6 可作为细胞因子级联反应激活的一个标志，反映了宿主炎症反应与疾病的严重程度，预示脓毒血症等患者的死亡率，同时 TNF-α 和 IL-6 作为内生致热原，对体温调节有重要作用。本实验也显示，TNF-α 和 IL-6 与感染家兔的体温及脏器病变程度直接相关，即病兔体温越高，脏器病理变化越重，则血清 TNF-α 和 IL-6 水平越高。

复方马勃冲剂是纯中药制剂，以大黄、马勃、石膏、生地和银花等为主要成分。现代研究证实，这些药物具有抗菌、解热和发汗等作用。在本实验中，我们发现灌服马勃冲剂能明显降低肺炎链球菌感染家兔血清 TNF-α 的含量。作为重要的内生致热原，致炎因子 TNF-α 含量的下降可能通过进一步影响其他致炎及抗炎因子以减轻全身炎症反应，降低家兔体温，改善脏器病理损伤。但实验中并未发现复方马勃冲剂对家兔血清 IL-6 有明显的影响。究其原因，可能是 TNF-α 作为早期产生的一种细胞因子，它是激活其他细胞因子如 IL-6 等级联反应的主要介质，因此，TNF-α 最直接、最快速地反映机体炎症反应的变化；而 IL-6 的改变滞后于 TNF-α，在 TNF-α 明显降低阶段，IL-6 尚未出现改变。可以通过延长实验时间的方法，以明确复方马勃冲剂对 IL-6 是否有影响。

总之，复方马勃冲剂作为临床上行之有效的方药，可能是通过影响以 TNF-α 为主要介质的细胞因子网络而达到退热、消炎的作用。关于他在其他方面的作用和机制，尚待进一步研究。

参考文献

1. 陈奇. 中药药理研究方法学. 北京：人民卫生出版社，1993：69.
2. 陈建萍，雷载权，张敏，等. 葛黄汤对肺炎链球菌感染大鼠白介素 -6（IL-6）的影响. 中山医科大学学报，1998，19（1）：75-76.

3. 刘国强，刘守才. 温病卫气营血证候动物实验研究. 西安：陕西人民教育出版社，1992：49.
4. Van Zee KJ，De Forge LE，Fischer E，et al. IL-8 in septic shock，endo-toxemia and after IL-1 administration. J Immunol，1991，146（10）：3478.

5. Kuhns DB，Alvord WG，Gallin JI. Increased circulating cytokines，cytokine antagonists，and E-selectin after intravenous administration of endotoxin in humans，J Infect Dis，1995，171（1）：145-152.

[原载于：理论与实践，2001，14（8）：708-709]

老年急症中医药临床研究进展

李春生

世界卫生组织（WHO）规定，西太平洋和亚洲区居民，凡年龄达到或超过 60 岁，即称为老年人。我国的医院基本上是以急性病为主的医院。随着老龄化社会的来临，老年人 2 周患病率已达到 25%，并且有逐年升高的趋势。为了提高中医药对老年急症的治愈和抢救成功率，本文收集了自 1984—1999 年共计 17 年间的有关文献加以评述，以资借鉴。

一、老年急症的流行病学特点

关于老年急症的流行病学研究，至今尚无专一的大样本报告。孟家眉等指出，从全国范围来看，老年人心脑血管病的发病率，北方高于南方。据 1981 年统计，以 5 岁为一年龄组，55 岁以上老年人的年死亡率依次为 12.44‰、20.99‰、22.80‰、54.31‰、81.86‰、134.22‰、186.32‰，90 岁以上为 290.380‰。病死原因以心脑血管疾病、肿瘤和呼吸系统疾病为前四位。因年龄组、地区和观察对象的不同，这四种疾病死因的先后次序略有不同。对于年龄较高的对象及农村地区，呼吸系统的排次较前，肿瘤的排次较靠后。在 80 岁以上的高龄组，应重视跌倒作为死因的地位。

1. 关于急诊就诊老年患者的情况　杨蕊敏等报道，上海医科大学中山医院 1984 年急症总人数为 71 933 例，其中 > 60 岁为 4590 例，占 7.6%；1987 年急症总人数为 79 299 例，其中 > 60 岁为 6655 例，占 8.4%，提示老年急症就诊率呈上升趋势。老年人就诊时间以凌晨（0—3：59）最低，占 9%；傍晚（16：00—19：59）最高，占 50%。

与 30 ~ 59 岁组急诊率比较，在傍晚有显著差异（χ^2=13.815，$P < 0.001$）。3813 例老年急症患者的主诉的序列依次为：心血管系统 976 例（25.6%），发热 949 例（25%），外伤 550 例（14%），尿潴留 262 例（7%），晚期肿瘤 185 例（5%），哮喘 166 例（4%），消化道出血 141 例（3.5%），晕倒 157 例（4%），胆系感染 118 例（3%），其他 234 例（6%）。经统计学处理，青年组与老年组在晕倒、尿潴留、哮喘和晚期肿瘤 4 项上有显著差异（χ^2=16.268，$P < 0.01$）。提示老年急症以心血管病居首，外伤居第三。

2. 急诊留观老年人的情况　陈淑敏等收集了 1991—1996 年急诊留观病例 421 例分析，发现老年组（包括老年前期患者）232 例，占 55.11%；非老年组 189 例，占 44.89%。表示急诊留观者以老年组为多。从病情来看，老年组重危急症 141 例，非老年组仅有 59 例，两组间统计学差异高度显著（$P < 0.005$）。从病种来看，老年组以呼吸系统（慢性支气管炎、肺气肿和肺心病）、心脏和肝的（冠心病、卒中和眩晕等）的发病率高。从证候来看，老年组多虚、多瘀、多痰，总体多表现为虚实夹杂证，从而给急诊救治增加了控制病情的难度。

3. 急诊住院老年人的情况　上海医科大学中山医院 40 年来 > 65 岁的患者住院率（包括急症入院）由 1950 年的 1.98% 升至 1980—1986 年的 7.7%，死亡率由 4.4% 增至 18.51%。南京铁道医学院附属医院 1981—1985 年急诊入院患者 5687 例，其中老年患者 1093 例，占 19.22%。入院年度分布：1981 年 174 例（16.25%），1982 年 198 例（18.4%），1983 年 225

例（21.0%），1984 年 235 例（21.0%），1985 年 239 例（22.32%），呈逐年升高趋势。年龄分布以 60～69 岁组最高，计 398 例，占 62.19%。入院时间多在每天 10—14 时。病种首位是慢性支气管炎急性发作（11.54%），其次为冠心病（9.93%）和上消化道出血（9.56%）。西安第四军医大学第二附属医院唐都医院 1987 年 1 月至 1989 年 6 月收治老年内科患者 1608 例，占同期内科急诊的 12.3%，入院年度增加情况及年龄分布与南京相似[5]，病种的第二位为脑血管意外。河北省人民医院老年病科统计

1989—1994 年收治的老年患者 725 例，平均年龄 71.2 岁。其中男性 681 例，女性 44 例，前者高于后者。分析发现老年急诊最常见的五种疾病依次是：冠心病（心绞痛或急性心肌梗死）、呼吸道感染、脑血管疾病、急性胃肠炎和心律失常。中国中医研究院西苑医院急诊病房老年人住院率 1993—1996 年为 78.1%。重庆市中医研究所对 1978—1988 年住院老年内科急症 318 例与同期非老年内科急症 200 例作了证候特征比较。发现老年组危重症候患者为 129 例（40.57%），非老年组为 23 例（11.50%），两组间差异非常显著（P < 0.01）。其证候及病种与陈淑敏等的近期报道相同，脉象以弦、滑、数、结代为主，舌质多红绛或紫暗，舌苔以黄、黄腻或白腻为常见，认为痰瘀互结的虚实夹杂证是老年急症中突出的证候特点。

二、脑血管疾病

（一）急性脑梗死和脑出血

1. 临床研究　黄柳华等采用醒脑通腑、涤痰活血之脑梗通胶囊（主药有天麻、白蒺藜、大黄和水蛭等）加川芎嗪滴注，治疗经 CT 确诊的 8 例老年急性脑梗死患者，同时以等量川芎嗪治疗 16 例老年急性脑梗死患者作为对照，疗程 10 天。结果表明，治疗组基本痊愈 14 例，显著进步 3 例；对照组基本痊愈 1 例，显著进步 7 例。治疗组的疗效高于对照组（P < 0.05）。在梗死部位上，以"腔隙性"者的有效率最高，达 100%；内囊和基底节区次之，达 90.9%；其他又次之，为 80%～85.7%。扫描电镜观察发现，急性脑梗死患者比正常人红细胞的口形、嵴形等的百分含量增加，表面积减少，治疗后有所下降。显示脑梗通对红细胞结构和脑功能可产生一定的作用，以此改善血液流变性和微循环。作者又从分期论治的观点出

发。选用具有涤痰通腑、活血通络作用的脑梗通 1 和脑梗通 2 口服液，对 142 例老年急性脑梗死患者进行治疗。结果表明，在愈显率、神经功能缺损积分下降及部分实验观察指标改善等方面，两组的疗效明显优于以单纯川芎嗪治疗的对照组。这两种口服液具有较强的抗脂质过氧化、减少血小板激活及免疫增强作用，是治疗老年急性脑梗死有效的纯中药制剂。

李义召等应用大黄䗪虫胶囊（《金匮要略》方改制）观察老年急性脑梗死患者 87 例，服华佗再造丸组老年急性脑梗死患者 55 例作为对照，疗程 4 周，两组均同时采用一般治疗。结果表明，治疗组显效率 59%，对照组为 34%，前者高于后者（P < 0.01）。认为大黄䗪虫胶囊治疗老年脑梗死疗效确切。

高振华等为了观察比较脉络宁注射液联用氦-氖激光血管内照射（intravascular laser irradiation blood，ILIB）与单用 ILIB 治疗老年急性脑梗死患者的临床疗效，采用脉络宁注射液（由石斛、元参、红花、牛膝、炮山甲、金银花和川芎等组成）联用 ILIB 治疗 40 例（治疗组），与单用 ILIB 治疗 29 例（对照组），均为每日 1 次，总疗程 20 次，观察疗效及血液流变学指标的变化。结果治疗组治愈 35 例（治愈率 87.5%），好转 5 例，对照组治愈 21 例（治愈率 72.4%），好转 8 例。治疗组治愈率显著优于对照组（P < 0.05）。血液流变学指标的改善以治疗组为优（P < 0.01）。

李浩等用化裁温胆汤（陈皮、半夏、茯苓、枳实、竹茹、石菖蒲、胆南星、水蛭、黄连、白术、山楂和甘草）对老年缺血性卒中（急性缺血性脑血管病）60 例进行临床研究，并设曲克芦丁（维脑路通）对照组 32 例，取得较好临床疗效。其中治疗组对中医症状的总有效率为 93.33%，改善神经功能缺损的总有效率为 83.33%，疗效皆优于对照组（P < 0.01，P < 0.05）。其降低全血黏度、血浆黏度及红细胞聚集指数的作用亦较好，还能调节血脂代谢，降低血三酰甘油化反应的水平。

陈启俊等用活血化瘀法（丹参注射液静滴，配合中药汤剂：水蛭、三棱、莪术、鸡血藤、党参、黄芪、南星、附子、甘草、川乌、木香、桑皮、威灵仙、全虫、蜈蚣和菖蒲）治疗老年出血性脑血管病（蛛网膜下腔出血、高血压性脑出血）42 例，并设老年出血性脑血管病对照组 38 例，应用止血、降血压及降颅内压等综合治疗。7～14 天

为一疗程。结果治疗组有效率为94.17%，对照组有效率为74.71%，前者疗效优于后者（$P < 0.05$），认为对出血性脑血管病应用活血化瘀治疗是正确的。

张宪忠等采用金钠多（银杏叶黄酮）治疗老年急性脑出血28例，每日量87.5mg加入生理盐水250ml静脉点滴，每日1次，连用8日为1疗程。同时设常规治法作为对照组。结果表明，治疗2周后血肿体积缩小，血液黏度、血浆黏度、红细胞压积改善和神经功能恢复均优于对照组。

2. 经验介绍 黄柳华指出，本病属中医中卒中、偏枯及喑痱范畴，证候属性以本虚标实和虚实夹杂为主，具有不典型性和多种并发症同时存在的特点。若脉络空虚，外邪入中，可予羌独活、秦艽、白芷、防风、川芎等搜风活血、疏通经络；若肝火上炎、阳化风动，可予羚羊角、钩藤、生地、赤芍、天麻和龙胆草等清肝降火、熄风镇痉；若肝阴不足、虚风内动，可予生地、白芍、熟地、枣仁、阿胶、龟板、鳖甲、萸肉、珍珠母、牡蛎和龙齿等滋阴潜阳、息风通络；若气血两虚、筋脉失养，可予黄芪、党参、白术、当归和桂枝等补气养血、舒筋活络；若风痰阻络、四肢麻木沉重，可予南星、贝母、枳实、僵蚕、地龙、菖蒲、天麻等祛风宣窍、涤痰和络；若腑实内结，可予全瓜蒌、番泻叶等通腑泻热；若瘀血内阻，痛有定处，可予桃仁、红花、川芎、赤芍、全蝎、地龙、血竭等活血通络。此外，根据西医对本病的认识，出血性脑血管病选用蒲黄、参三七、花蕊石等以冀止血而不留瘀。对大面积脑梗死或脑出血病变周围组织不同程度的水肿，选用猪苓、茯苓和泽泻等利水渗湿药物，可以降低颅内压，防止脑水肿。

黄良雪等治疗了经头颅CT检查证实的高龄（80～81岁）脑血栓形成伴昏迷女性患者2例，症见便秘，呼吸声粗，喉中痰鸣，舌苔黄、厚腻，脉滑。辨证为阳闭，由年迈津血枯竭、肠道干涩，使糟粕停滞、腑气不通、浊气不降所致。治当通腑、滋水行舟。药用玄参、生地、麦冬、瓜蒌仁、黄芩、白术、土茯苓、生石膏和大黄煎服，排出大便后即清醒。认为此法可改善血液循环，从而降低颅内压，减轻脑水肿，对恢复大脑功能有积极意义。

冯玲报道应用补中益气汤加味治疗高龄脑出血并应激性溃疡出血1例，取得满意疗效。患者男性，90岁，确诊为"右基底节脑出血"。入院第5

天解柏油样大便，应用多种中西止血药物无效。证见精神软弱，面色苍白，诉头晕、自汗、纳差、腹胀，舌质淡、苔薄腻，脉细软。辨证属气不摄血，投予党参、黄芪、白术、炒当归、陈皮、升麻、柴胡、白芨、血余炭、藕节、乌贼骨和炙甘草，水煎服，8剂后复查大便潜血转阴性，15剂后头颅CT复查示"右基底节脑出血已部分消融"。

此外，对老年疾病以急性精神障碍（包括抑郁状态、精神模糊、兴奋躁动、妄想和神经衰弱症状群等）起病者，注意应做细致的体检和头颅CT检查，以防漏诊脑血管疾病。已确诊的脑血管疾病，凡能在医生指导下早期活动者，经观察证实预后良好，合并症减少，利于疾病恢复。

（二）眩晕

眩晕指主观感觉天旋地转，或头晕、头重脚轻，常伴有客观平衡障碍的症状。老年人多由颅后部及椎动脉血管硬化、供血不足或脑梗死引起，亦称为"脑性眩晕"。陆为民等依据明·虞抟《医学正传》云"眩晕者胸中有死血迷闭心窍而然"的观点，认为此病大都有血瘀。运用活血化瘀治疗，可收标本皆治之效。活血化瘀药如当归、丹参、鸡血藤、牛膝、虎杖、葛根和山楂等，药性相对平和，不伤正气，可以久服。若耳鸣脑响、健忘、反应迟钝、嗜睡、精神萎靡、腰膝酸软，宜益肾填精，可配合大熟地、炙龟板、山萸肉、桑寄生和川怀牛膝等。若头痛、面热火升、心烦口干，宜平肝潜阳，可配合天麻、勾藤、石决明、炒山栀和生龙牡等。若劳则易作、神疲气短，宜益气升清，可配合炙黄芪、炒党参、炒白术和炙升麻等。若形体肥胖、头重嗜睡、纳谷不香，宜化瘀行气，可配合制半夏、明天麻、制胆星、石菖蒲、广郁金和炒枳壳等。另外，制军（大黄）亦属活血化瘀之品，在治疗眩晕中，只要配伍得当、用量适宜，可获醒脾开胃、推陈致新、安和五脏、以通为补之功效。

三、心肺疾病

（一）冠心病心绞痛

于鹏东等用自拟黄芪丹参通脉汤（由黄芪、丹参、党参、白术、五味子、麦冬、当归、赤芍、川芎、桃仁、红花、地龙、蒲黄、黄精和甘草组成，随证加减）治疗老年冠心病心绞痛80例，疗程1个月，连续观察3个月。适用范围为气虚气滞血瘀者。结果显效49例（61%），有效25例

（31%），无效 6 例（8%），总有效率为 92%，心电图有效率 1 个月后为 31%，3 个月后为 69%。

李振萍等应用补心气、滋心阴口服液治疗胸痹 68 例，其中包括冠心病 35 例，高血压性心脏病 10 例，慢性肺源性心脏病 12 例，慢性风湿性心脏病 6 例，心脏神经官能症 5 例。这些患者均以胸闷、胸痛、心悸、头昏、乏力和脉结代等为主要症状，疗程 4 周。结果临床总有效率为 91.2%，无不良反应。

在护理方面，注意掌握心绞痛发作的时间规律，给予提前服药，指导适当活动，防止饮食不节，对缓解心绞痛发作很有帮助。

（二）急性心肌梗死

老年人发生急性心肌梗死时心前区和胸骨后疼痛不典型，高龄患者还常出现"无痛性心肌梗死"，并发症多且严重，病死率高。有的呈上腹部剧痛、恶心和呕吐。据报道误诊率高达 10% ～ 30%，临床应高度警惕。

对于老年急性心肌梗死的治疗，西医疗法采用卧床休息，给予吸氧、止痛、镇静、心电监护，静滴硝酸甘油、溶栓药（尿激酶等）、肝素，同时纠正心律失常、心力衰竭和休克，口服血管紧张素转换酶抑制剂（梗死后 2 日）及 β 受体阻滞剂（梗死后 1 周）。戴瑞芝以此法治疗 66 例，痊愈 25 例（37.9%），好转 32 例（48.5%），死亡 9 例（13.6%）。

华明珍等采用中西医结合方法治疗老年急性心肌梗死 65 例（治疗组），并随机设立单纯西药治疗组 50 例（对照组），作为对比观察。治疗组除给予西药常规治疗外，并服用益气养阴、活血化瘀中药汤剂生脉散加味（由人参、麦冬、五味子、丹参、赤芍、郁金、生地、陈皮和甘草组成）。结果总有效率治疗组为 93.8%，对照组为 82%，两组比较有显著性差异（$P < 0.05$）。病死率治疗组为 6.2%，对照组为 18.0%，两组比较亦有显著性差异（$P < 0.05$）。作者认为，根据老年人的生理特点，发病多虚，本病则气阴两虚为其本虚，瘀血阻络为其标实，治宜益气养阴、活血化瘀，生脉散加味中各味药通补兼施，相得益彰。

急性心肌梗死患者卧床治疗 1 ～ 2 周后，常出现便秘。刘华荣对于服用大黄苏打片或果导片无效者，依据老年患者虽有便意，但临厕努挣乏力、排便艰涩不畅、神疲气短、舌淡苔薄白、脉细弱等表现，辨证属气虚虚秘，投以补中益气汤加大黄煎服，服用 1 ～ 2 剂后即大便通畅。

急性心肌梗死患者住院经西医西药系统治疗 10 ～ 15 天后，病情较为稳定。急性心肌梗死的临床表现为形体肥胖、胸部痞闷、心悸、头晕、神疲体倦、纳呆、口干不思饮、喉间痰多、二便正常、舌苔厚腻、脉滑，重按无力。证属胸痹脾虚失运、痰湿阻滞，治宜祛痰化湿、理气开闭。陈徐烈用瓜蒌薤半夏汤合香砂六君子汤，每日 1 剂，10 天为一疗程。若胸部痞甚者加石菖蒲、郁金和枳实，痰湿盛者加猪苓、薏苡仁和胆南星，有热象者加黄连和牡丹皮。治疗老年患者 30 例，连服 1 ～ 3 个月，结果临床治愈 18 例，显效 7 例，有效 4 例，无效 1 例。

老年急性心肌梗死（真心痛）多为本虚标实证，在施护上应本着急则护其标，缓则护其本，以及标本兼护的施护原则，强调情志施护、时相施护、饮食施护和生活起居施护，注意预防便秘，在恢复期指导患者练入静放松气功。同时视患者病情，在急性期说服患者绝对卧床，不要私自活动及下床大小便。在发病 24h 内，应酌情禁食或少食，在 2 ～ 4 日内予流食或半流食，待病情稳定后可改为普食。饮食要有足够的热量与营养，并富含维生素 B 和 C 的食物，饮食宜清淡、易消化、低脂、低胆固醇、低盐，忌生冷、肥甘厚味及烟酒，勿暴饮暴食。肥胖患者宜控制体重增加，以减少痰浊内生。还应特别注意防患于未然，降低死亡率，以取得理想的治疗效果。

（三）充血性心力衰竭

1. 急性左心衰竭的治疗　黄惠兰在西药治疗（即对照组）的基础上，联合应用益气温阳、回阳救逆之参附注射液 20ml 直接静脉推注，5 ～ 10min 注完，再以参附注射液 40ml 加入 10% 葡萄糖液 250ml 内静脉滴注，每天 1 次，7 天为一疗程。共治疗 38 例患者，治疗后 1h 疗效，治疗组显效 19 例，有效 17 例，无效 2 例，总有效率 94.7%；对照组显效 12 例，有效 16 例，无效 10 例，总有效率为 73.7%。经统计学处理，治疗组疗效优于对照组（$P < 0.05$）。1 周内治疗组有 2 例复发，对照组有 10 例复发。治疗组在治疗第 5 天后有 3 例出现烦躁失眠，经停药或加用生脉注射液后症状消失。

2. 慢性左心衰竭的治疗　曹阳等在西药常规治疗的基础上，以益气活血为基本治法，药选太子参、黄芪、当归、赤芍、丹参和川芎等，随证加减，治疗虚实夹杂并存在不同程度心气亏虚和心血瘀阻表现的老年左心衰竭 107 例，结果显效 38 例，有效 60 例，无效 9 例，总有效率为 91.6%。

3. 慢性心功能不全的治疗 陈文垲用仙附和芪地强心口服液（仙附强心口服液由仙灵脾、附子、人参、桂枝、北五加皮和穿山龙组成，芪地强心口服液由黄芪、生地、人参、益母草、葶苈子和罗布麻根组成）与卡托普利（巯甲丙脯酸）对照，治疗老年心功能不全 45 例。其中对阳气虚弱、血瘀饮逆 32 例采用仙附强心口服液，对气阴两虚、血瘀水停 31 例采用芪地强心口服液，另外 32 例采用卡托普利治疗。观察三组患者治疗前后的心功能、血浆血管活性肽（血栓烷、醛固酮、血管紧张素 Ⅱ、6- 酮 - 前列腺素 1α、心钠素）、临床症状和体征等。结果表明，仙附、芪地强心口服液和巯甲脯酸治疗心功能不全的总有效率分别为 87.5%、90.3% 和 90.6%，三者差别无显著性（$P < 0.05$）。在临床近期治愈率方面，分别为 43.8%、51.6% 和 25.0%，芪地组优于卡托普利对照组；在改善患者临床症状、体征（如呼吸困难、水肿、发绀、心悸）、心脏功能和血管血浆活性肽指标上，都显示了明显的效果。

（四）肺心病

罗文纪等报道了治疗 1 名 70 岁男性患者。既往有慢性支气管炎 15 年，肺心病 3 年，此次因受凉诱发。咳嗽、气促加重，咳黄黏痰、胸闷胀满、心悸不宁、大便秘结，5 日未行。经急诊留观抗炎、对症处理无效而住院。症见面红，目如脱状，T 38.5℃，不能平卧，双肺明显湿啰音，舌质红，苔黄腻，脉滑数。辨证属痰热壅肺、腑气不通之肺胀，急予通腑泄热、清上泻下，方用凉膈散加减：大黄（后下）12g、芒硝（兑）9g、黄芩 10g、栀子 6g、瓜蒌 12g、枳实、陈皮、茯苓各 9g、半夏 5g、甘草 4g。水煎。2 剂后大便始解，腹胀消失，体温降至 36.5℃，能平卧，咳嗽、咳痰、气促明显减轻。上方去芒硝、栀子，减大黄 9g，加杏仁、贝母各 9g，天竺黄 10g，续进 5 剂。服药后大便始通畅，已无胸闷气促之感，呼吸平稳，纳增，咳减痰少，口微干，体倦乏力，双肺底少许湿啰音。乃改用养阴清肺健脾化痰之剂调治半月余，X 线胸片示炎症吸收，临床症状亦消失而出院。作者认为，在许多老年危重病中，由于其机体脏腑功能减退，胃肠蠕动减弱，常多停滞病变。此时，在积极治疗原发病的同时及时采用通腑法救治，往往能收到事半功倍之效。

（五）肺炎

李春生等总结了 105 例中西医结合治疗老年肺炎患者，并与同期住院的 35 例中青年肺炎以及 51 例纯西药治疗的老年肺炎进行对比和疗效分析。结果表明，老年组喘促、心悸、纳差、舌暗、苔黄腻和脉弦滑等明显多于中青年组，胸部 X 线发现以支气管肺炎居多（$P < 0.01$）；中西医结合与纯西药治疗临床疗效无显著性差异（$P > 0.05$）。认为老年肺炎的临床表现有其特殊性，治愈率低，死亡率高。尽管中西医结合临床疗效无突出优势，但中医药在解毒、祛痰、平喘及提高机体抗病力诸方面仍具特长。

董锟德等对革兰氏阴性杆菌肺炎进行了疗效对比分析。对照组 49 例，用西药常规治疗（包括吸氧、止咳祛痰和抗生素治疗），多选用庆大霉素加羧苄西林、阿米卡星加青霉素、先锋霉素 Ⅴ 加阿米卡星、先锋霉素 Ⅴ 加哌拉西林联合用药。10 天为 1 个疗程。药量开始较大，氧哌嗪青霉素 10 ~ 20g/d，先锋霉素 Ⅴ 8g/d。治疗组 50 例，在用上述西药的基础上兼用中药清肺合剂治疗。基本方为：黄芪 30g、黄芩 12g、沙参 12g、葶苈子 9g、麻黄 9g、杏仁 10g、金银花 30g、鱼腥草 30g、生石膏 20g、大枣 4 枚、桃仁 10g、甘草 9g。每天煎服 1 剂，10 天为一疗程。结果治疗组痊愈率 62.0%，愈显率 84.0%，死亡率 2.0%；对照组痊愈率 39.7%，愈显率 67.4%，死亡率 14.0%。经统计学处理，两组三率均有显著性差异（$P < 0.01$）。

（六）自发性气胸

自发性气胸是呼吸系统疾病的急重症，老年自发性气胸往往易诱发肺心功能衰竭，或气胸反复发作，治疗难度大。林少东治疗老年自发性气胸 40 例，所有病例均服加味定喘汤（组成：炙麻黄、紫苏子、白果肉、北杏仁、款冬花、桑白皮、枯黄芩、法半夏、红丹参、潞党参各 10g，生甘草 6g）每日 1 剂，疗程 2 周。部分病例视病情予胸腔穿刺抽气或闭式引流。对照组 28 例，视病情行胸腔穿刺或闭式引流。每日以青霉素 800 万 U，分 2 次静脉点滴防治感染，2 周后判断疗效。结果表明，定喘汤能够明显减轻自发性气胸患者的临床症状，如胸闷胸痛、咳嗽气急和呼吸音消失等，与对照组比较，统计学差异非常显著（$P < 0.01$）。定喘汤还具有消炎作用，总体疗效治疗组（95%）亦优于对照组（83.33%）。提示该药在治疗老年自发性气胸方面有一定苗头。

（七）老年剖胸术后并发呼吸功能不全

老年人因食管癌和肺癌等做剖胸术之后，常并发呼吸功能不全，表现为不同程度的呼吸困难、哮喘和低氧血症。PaO_2 为 8 ~ 9.3kPa，$PaCO_2 \leqslant 4.6$kPa，吸纯氧 30min 后 $PaO_2 \leqslant 46.6$kPa，动脉血 pH > 7.45 或正常。持续性自发性过度通气，呼吸频率为 25 ~ 30 次 / 分。房晓云等治疗本病 7 例，在采用机械通气和静脉点滴支气管扩张剂氨茶碱的同时，按中医证候分型投以中药煎剂。气虚痰阻型多见于老年慢性支气管炎术后感染，用补肺汤合杏苏散加减；寒饮伏肺型多见于心功能不全者剖胸术后，治宜温化寒饮，用小青龙汤加减。经过临床治疗，术后脱离呼吸机 3、4、5 天后，无一例因呼吸衰竭而死亡。

四、消化系统疾病

（一）急性重症胆管炎

急性重症胆管炎以胆绞痛、寒战发热、黄疸及中毒性休克为主要临床表现，具有发病急、变化快、并发症多和死亡率高等特点，是胆道良性疾病致死的最主要原因，其发病率在老年人较高。

本病的治疗方法，应予补液，抗休克，纠正水、电解质紊乱及酸碱失衡，并在 2 ~ 12h 内行手术治疗，包括胆总管切开 T 管引流、胆囊切除加胆总管切开 T 管引流、胆总管十二指肠吻合术等。杨永辉等采用以上述方法治疗老年患者 12 例，治愈 10 例，死亡 2 例。

魏化龙等为了探讨提高老年重症胆管炎治愈率的有效方法，对 41 例老年急性梗阻性化脓性胆管炎患者采用中药清热解毒、行气活血、通里攻下方剂（组成：柴胡、金钱草、黄柏、茵陈、栀子、木香、元胡、丹参、郁金、甘草和大黄）内服，或保留灌肠（组成：党参、枳实、厚朴、木香、莱菔子、桃仁和红花。腹胀明显者加元胡、大黄），金黄膏外敷右上腹，并配以针刺足三里、三阴交和阳陵泉。与此同时，给予抗感染、抗休克、禁食、胃肠减压及急诊手术。结果显示治愈率为 90.2%，并发症出现率和急诊手术率为 29.27%，合并症出现率为 46.34%。其中并发症、合并症及病死率三者明显低于文献报道的 47.13%、64.40% 和 24.4%。表明中西医结合治疗老年重症胆管炎有很好的疗效。

老年重症胆管炎多数合并胆石病，手术后

3 ~ 7 天均有面色苍白、精神萎靡、倦怠懒言、语声低微、四肢乏力、头晕自汗、心悸气短、纳食减少、肠鸣、腹张、便溏、舌淡嫩苔白薄、脉弱无力或虚大等，宜胆脾并治。史美瑗等治疗此证 32 例，主方为健脾益气汤（组成：山药、白术、茯苓、甘草、当归、柴胡、枳壳、陈皮和扁豆）。腹胀甚者加陈皮，腹泻甚者加炒薏米，恶心、呕吐者加姜半夏，口苦者加黄芩，自汗者加黄芪，胆道感染未控制者加蒲公英和银花，血虚者加大当归用量，阴虚者加丹皮。服药 10 天后复查，脾胃功能恢复正常，症状完全消失者占 91%。

除上述外，时庭文对本病 105 例术后死亡的 49 例进行了分析，认为早诊断、及时胆道减压及预防并发症是降低老年死亡率的关键，应引起医者的高度重视。

（二）急性胆囊炎、胆结石

急性胆囊炎是老年外科常见病，多在患有胆囊结石的患者中发生。老年人胆囊结石的患病率高，顾倬云等连续 10 年对 4176 名老人进行超声扫描的结果表明，胆结石检出率 60 ~ 69 岁组为 14.94%，70 ~ 79 岁组为 18.76%，80 ~ 89 岁组为 27.52%，90 岁以上组为 50%。60 岁以上胆石病的急症手术率为 23.9%，是 59 岁以下组的 4 倍。国外报道老年胆道手术病死率在 10% 左右，国内为 15.6%，且病死率随年龄增长而升高，90 岁以上者显著升高。老年胆囊炎的早期诊断尤为重要。本病的主要发病原因是胆道结石。由于老年人抵抗力下降，对炎症的反应迟钝，且临床表现与实际病理改变不一致，很容易发生积脓、坏疽和穿孔，但临床症状仅有轻度腹部和上腹部压痛。因此，临床上很难估计疾病的严重程度。

1. **手术时机** 关于手术的时机有不同看法。一种看法认为，一旦确诊，即应积极早期采用简单、有效、省时的手术治疗，充分做好术前准备，在非急性期手术治疗老年胆囊炎或胆囊结石。另一种看法认为，老年人急诊手术的死亡率高，因此，诊断一旦成立，即应择期手术治疗。对于急症患者，非手术治疗病情无改善且有加重趋势者，应立即手术。观察时间宜以 16 ~ 24h 为宜，一般不应超过 48h。对合并老年胆道感染性休克者，除合理地抗休克、抗感染外，应尽早施行胆道引流术，以后再做择期手术。

2. **老年急性胆囊炎的治疗** 在常规应用抗生

素（如氨苄西林、氯霉素）和液体疗法的基础上，张立成以茵陈夏黄汤为基本方（组成：茵陈、柴胡、白芍、半夏、黄芩、枳壳、大黄各10g），纳差腹胀者加藿香、炒莱菔子，疼痛甚者加延胡索、香附、川楝子，唇缘或舌有瘀斑者加桃仁、当归尾，发热者加金银花、板蓝根，便秘者加芒硝，呕吐者加陈皮，气虚者去大黄加黄芪、生地黄和茯苓，湿热者去半夏、白芍和郁金，加金钱草和栀子。共治疗27例，治愈13例，显效5例，无效3例。无效者转手术治疗。

3．老年胆石病的治疗　阚金坤等总结了68例老年胆石病合并感染的治疗经验，认为非手术疗法的适应证是：①胆囊结石<0.5cm且胆道功能良好者。②胆囊结石>0.5cm且伴有心、肺功能不良者。③胆总管结石<1cm且伴有轻度胆管炎者。④肝内胆管多发结石者。中医分型论治，用舒肝利胆汤加减。药物为：枳壳10g、木香15g、柴胡10g，茵陈、金钱草各30g，生军、芒硝（冲服）和厚朴各10g。按老人特点，适当加健脾益气的党参和黄芪等；气阴伤者，加沙参、玉竹、麦冬和石斛等。每日1剂，1～2个月为一疗程。总攻排石疗适用于体质强壮、胆囊功能良好的患者。方法是首先服舒肝利胆汤200ml，1h后皮下注射吗啡5mg，40min后吸入亚硝酸异戊酯1支，过5min服33%硫酸镁40ml，再过5min服0.5%稀盐酸30ml，再过5min进脂肪餐，5min后电针胆俞、日月、梁门或太冲。对症支持疗法的目的是控制感染，保持水、电解质平衡，补碱纠酸，补充能量，预防和治疗老年并发症。手术指征为胆总管结石>2cm，经治疗病情未减轻或加重，脉搏>100次/分，结石嵌顿，或胆囊肿大，或化脓性胆管炎，且心、肺功能尚可。手术的基本术式为胆总管切开取石，用T管引流或胆囊切开取石，及胆囊造瘘术。如患者情况允许，可行胆肠吻合术。治疗结果：68例中47例采取非手术治疗，治愈36例，好转11例，21例手术治疗，治愈20例，1例无效死亡。

（三）急性病毒性乙型肝炎

赵景琢报道治疗老年急性病毒性乙型肝炎28例。方法：丹参注射液10ml，维生素C1.0g，加入10%葡萄糖液500ml静滴，每日1次，10次为一疗程，连用两个疗程。肝功能恢复正常后改用丹参片3片，每日3次口服，以巩固治疗。全部患者同时口服维生素E胶丸2丸，1日3次。结果：用药10天后，肝区疼痛消失，食欲增加，皮肤黄染明显消退，肿大的肝、脾回缩。20天后自觉症状全部消失，肝功能检查正常，定为显效者27例；20天后自觉症状减轻，肝功能检查好转，ALT降至正常，定为有效者1例。

（四）急性胰腺炎

随着我国人民饮食结构的变化和寿命的延长，老年胰腺炎发病就诊的患者日渐增多。吕金钰等报告，天津市中西医结合急腹症研究所及天津市南开医院在20世纪60年代老年胰腺炎占收治胰腺炎总数的6.2%；1982—1987年收治的急性胰腺炎总数为140例，其中60岁以上老年胰腺炎59例，占全部病例的42.1%。

老年急性胰腺炎的临床特点是：①重症患者多，占老年患者总数的44.1%～60%。②胆源性胰腺炎多。国内报道占老年患者的32.7%～74.6%，国外报道达68%～81.4%。③合并症多，死亡率高，本组合并心、肺、肝、肾疾病者占62.7%，死亡率达6.8%。④抗感染能力低，反应性差，表现为多数患者体温和白细胞总数不高。

关于本病的治疗方法，非手术疗法以中药为主，并根据病情适当限制饮食，给予针灸或止痛剂，必要时给予抗生素和胃肠减压等常规方法。对重型胰腺炎应强调：①液体疗法与营养支持。②监护治疗。主要是心、肺、肝、肾重要器官及腹部病变的监护，如发现异常及时处理。③充分发挥中医药的作用。在急性阶段，重用通里攻下方法，可用大黄和甘遂等峻下之剂，"得利则减"。在后期，则要注意调理气阴两虚。

高伟指出，本病常因情志不畅、激动发怒、暴饮暴食、偏嗜辛辣或膏粱厚味等，导致肝胆气滞、脾失健运、湿热瘀结中焦、腑气不通而发病。若治疗不及时，热毒深陷，可出现热厥而猝死。老年人患此病具有本虚标实的特点，常常既有湿热内蕴、瘀滞不行之征，又有正气不足之象。该作者制参黄柴芍汤（组成：党参、金钱草各30g，蒲公英、金银花、连翘各20g，大黄10g，柴胡、郁金、陈皮、甘草各9g，延胡索12g，当归、赤芍、白芍各15g），伴黄疸者加茵陈、虎杖及栀子，恶心、呕吐者加姜半夏、竹茹、降香，腹胀嗳气加者厚朴、枳实、乌药，舌苔厚腻者加藿香、佩兰、茯苓、生白术及车前子，便秘者用番泻叶10g泡茶频服。服用该方后，大多数病例在6～48h内症状和体征得到控制，体温下降，腹痛、腹胀和黄疸明显减轻，大便通畅。

刘培文对于急性胰腺炎非手术病例，在西药常规治疗的基础上加用清胰汤（组成：柴胡25g、木香15g、郁金40g、黄芩15g、大黄15g、芒硝15g冲服），随症加减。治疗80例，治愈73例，好转7例。姚勇在常规西药治疗的基础上，用自拟清胰汤（组成：柴胡、黄芩各12g、赤芍、半夏、枳壳、党参、丹参各10g、大黄15g后下、芒硝10g冲服），抽空胃内容物后注入药液，每6～8h一次，观察腹痛、腹胀和肠鸣音情况，腹胀明显者用该方150ml保留灌肠，每天一次。病情好转后继续使用。治疗老年急性胰腺炎28例，治愈17例，好转9例，无效2例。无效者转手术治疗。

（五）上消化道出血

老年人上消化道出血以呕血和黑便为主要表现，具有起病急、以大出血为主的特点。多见反复出血，并发症多，易引起周围循环衰竭。

罗雪冰治疗非静脉曲张性上消化道出血，在西药常规处理和急诊胃镜下喷洒去甲肾上腺素和凝血酶的同时，采用中医辨证治疗。脾虚不摄血型，治宜益气健脾、温脾摄血，选方黄土汤、归脾汤化裁。胃中积热型，治宜清胃泄热、凉血止血，选用泻心汤化裁。气衰血脱型，治宜益气救阴回阳，选用独参汤、参附汤和生脉饮化裁。老年急性上消化道出血30例，经用上述方法治愈22例，有效6例，无效6例。

周世群治疗肝硬化并发静脉曲张性上消化道出血个案，采用西咪替丁（泰胃美）0.4g加5%葡萄糖液500ml静脉滴注，1日2次。同时投以四鲜汤（组成：鲜侧柏叶、鲜白茅根、鲜生地、鲜小蓟各100g）水煎100ml，1日2次，连服1周。白芨乳剂，1日3次，每次30ml，连服1周。患者经治疗呕血停止，大便潜血试验3次转阴性。

（六）急性肠梗阻

老年人急性肠梗阻以突发腹痛、腹胀、呕吐及停止排气为特征，属临床常见急腹症，具有病情多变、发展迅速等特点，治疗以手术为主。对于其中一部分低位性或不完全性肠梗阻，在严密观察下投以中药，常有较好效果。朱春沁认为，老年形气渐衰，脏腑功能减退，不能尽司其职。肺气虚不能清肃下行，则肠腑因之而闭；脾主运化，胃主受纳、消磨，脾胃虚弱则易食滞内停，腑气不行；肾为元阳之宅，肾阳不足则火不暖土，土寒而不化；

肠腑传化物而不藏，以气行气降为顺，气虚则运行无力而气滞气结。老年人肠梗阻多以正虚为本，痛、胀、呕、闭为标。病初以标实为重，则以攻为先，酌情以三承气汤通里攻下。大便通、腹胀减轻时，转以补为主，取党参、黄芪、白术、甘草益气健脾，虚寒者加肉桂、熟附片、干姜等，配枳壳、厚朴、木香等行气除胀，并予艾灸盒温灸关元和气海温阳助运。梗阻完全解除时，予参苓白术散或合理中汤加减扶正固本，使脾胃强健，肠腑得以行使传化物功能，以杜绝肠梗阻的发作。他以此法治疗老年急性肠梗阻11例，均获痊愈。

王繁荣等用胃肠减压加复方大承气汤（组成：生大黄、厚补、枳实、丹参、莱菔子、代赭石）治疗老年脑血管病合并急性机械性肠梗阻3例，均获痊愈，认为此法是治疗老年人肠梗阻的有效方法之一。

陈潭林等报告老年急性缺血性肠坏死2例，具有突然腹痛、血便和腹泻三大特征。腹部特点类似肠梗阻，有心血管病、糖尿病和血液病者等易发生栓塞或血栓的既往史，病情险恶。应在剖腹探查手术的基础上，给予脉络宁和丹参注射液等活血化瘀、扩张血管以及抗凝解痉治疗。

（七）急性阑尾炎

老年急性阑尾炎在临床上很常见，虽然有2/3的病例具备阑尾炎转移性右下腹疼痛之典型症状，有部分患者伴有恶心、呕吐之消化道症状，但老年患者感觉较迟钝，腹痛症状和其他临床表现程度较轻，肌卫不显著，部分患者粒细胞升高不明显，容易误诊或延误治疗时机。因此，有人认为一旦确诊为阑尾炎，原则上应及早手术。

王炜采用中西医结合方法治疗本病120例。该作者常规使用青霉素、链霉素肌内注射，或氨苄西林静脉点滴（瘀滞型不用），适当补液、纠正电解质紊乱。内治分为：①瘀滞型用阑尾协定方Ⅰ号（组成：生大黄、丹皮、桃仁、冬瓜子、芒硝、红藤、白花蛇舌草，每日1剂）。②蕴热型用阑尾协定方Ⅱ号（组成：生大黄、冬瓜仁、金银花、连翘、败酱草、蒲公英、白花蛇舌草、丹皮、赤芍、桃仁、川楝子、木香，每日2剂）。③热毒型用阑尾炎协定方Ⅲ号（黄连、黄芩、栀子、生石膏、生大黄、芒硝、枳实、厚朴，每日2剂）。外治用芙蓉膏外敷右下腹阑尾区。对于有阑尾周围脓肿者，在超声指引下隔日穿刺抽脓1次。结果治愈102例，好转11例，无效7例。无效者多属蕴热型及热毒型患者。

黄小庆等在常规使用青霉素、甲硝唑消炎及补液的基础上，根据"肠痈者，皆湿热瘀血流注小肠而成"的理论，将老年急性阑尾炎分为四型：①瘀滞型：相当于急性单纯性阑尾炎。证见微热、恶心呕吐。气滞重者，腹痛绕脐走窜，腹胀便结；血瘀重者，痛有定处，痛处拒按。尿清或黄，脉弦紧或涩或细，舌淡红或有瘀斑，苔白薄。治宜行气活血、清热解毒、通里攻下。方药：川楝、延胡索、桃仁、木香、金银花、蒲公英、丹皮、红藤、大黄。②成脓型：相当于急性化脓性阑尾炎。证见发热、口渴、腹痛重，尿黄便结，脉弦数，舌质红、苔黄干，治以清热解毒、活血散瘀。方药：金银花、蒲公英、丹皮、败酱草、红藤、赤芍、桃仁、木香、生甘草。③毒溃型：相当于急性坏疽性阑尾炎或阑尾穿孔并发腹膜炎。证见发热或恶寒发热，唇干口燥，腹胀痛拒按，甚者腹皮硬，尿黄便结，脉洪滑数，舌红绛，苔黄燥。治以清热解毒、逐瘀排脓。方药：金银花、蒲公英、丹皮、桃仁、赤芍、冬瓜仁、地丁、红花、败酱草。④脓肿型：相当于阑尾周围脓肿。证见低热或食后发热，口干渴，腹胀痛，痛处可触及包块，尿黄便结，脉弦数或滑数，舌质红或有瘀斑，苔腻或黄干。治以清热解毒、活血软坚、排脓消肿。方药：金银花、蒲公英、丹皮、桃仁、赤芍、山甲、皂刺、薏苡仁、败酱草。以上各型均可随证加减。外治法：以金黄散加热水或适量乙醇调成糊状，以压痛点为中心，周径 10～15cm，厚度 1～2cm，用纱布覆盖。每日 1 次，直至症状和体征消失。治疗 42 例，治愈 31 例，中转手术 11 例。作者认为，除较轻的瘀滞型外，其余各型均不用或慎用攻下法。

五、其他疾病

（一）骨质疏松所致骨折

黄敬成报道 1987—1997 年经治老年骨折患者 638 例，其中股骨颈、粗隆间骨折占 36%，胸腰椎骨折占 30%，其他部位骨折占 34%。其中 20% 伴有骨质疏松，女性多于男性。

治疗方法为：胸腰椎骨折患者，应卧硬板床休息 1～2 个月，配以活血化瘀、理气止痛、通腑、强肾壮腰，以肾气丸为主加减治疗。配合改善骨质疏松的药物，如补充钙质及维生素 AD 丸，以促进钙吸收。

股骨颈骨折患者，宜将患肢先行皮肤牵引 7～10 天，然后再行股骨颈体外穿针术，以减少卧床时间，减少并发症的发生，有利于骨折愈合。对股骨粗隆骨折患者行皮牵引或骨牵引，位置佳者穿"丁"字鞋即可。同时配以活血化瘀和强肾壮骨之中药内服。骨不连及股骨头缺血坏死是老年股骨颈骨折的主要并发症，是影响该病疗效的主要原因。骨不连的发生与骨质疏松密切相关，因此，防止骨质疏松是治疗骨不连及加快骨质愈合的关键。造成股骨头坏死的原因复杂，一般认为与骨质疏松、关节内压力升高及骨的微循环破坏有关。此类病例辨证属筋脉骨节失养，气血运行受阻，故治宜补肾益肝，使筋骨得到濡养；化瘀通络，使瘀去新生。临床早期用桃红四物汤加减以活血化瘀，使离经之血"结者散之"，促进关节积血尽快吸收，改善骨骼的血液供应。中期宜散瘀生新、舒筋壮骨，方用愈骨胶囊（组成：地鳖虫、制乳香、制没药、血竭、煅自然铜、红花、川牛膝、骨碎补、当归、熟地、续断、白芷、三七、丹参、大黄、黄芪。上药等量，研细末，过筛装入胶囊，每粒 0.5g。1 日 3 次，每次 4 粒内服）。后期宜补肝肾、益气血、舒筋壮骨，用左归丸或右归丸，合愈骨胶囊、八珍冲剂。

（二）急性白血病

在急性髓性白血病患者中，老年患者占半数以上。由于白血病的异质性和老年急性髓性白血病患者耐受化疗的能力较差，因此，老年急性髓性白血病的治疗结果仍不尽如人意。

唐由君等认为，老年急性白血病以贫血、出血、高热和浸润为其临床特点，属祖国医学的虚劳、血证、急劳和热劳的范畴，属疑难重症之一。该病常缓慢起病，缓解率低，死亡率高，生存期短，不适宜大剂量联合化疗。从病机上看，本病多为因虚致病，因病更虚，以虚为主，虚中夹实。治疗分型：①气血双亏型：治宜补气养血。药用：黄芪、当归、党参、白术、阿胶、丹皮、女贞子、枸杞、白芍、砂仁、甘草。②气阴两虚型：治宜益气养阴。药用：黄芪、西洋参、白术、生地、麦冬、升麻、小蓟、白花蛇舌草、茯苓、甘草。③热毒炽盛型：治宜清热解毒。药用：银花、黄芩、黄连、葛根、蚤休、生地、丹皮、赤芍、紫草、白花蛇舌草、石膏、甘草。④痰瘀互结型：治宜化痰消瘀。药用：土贝母、清半夏、白花蛇舌草、赤芍、丹皮、丹参、红花、茯苓、甘草。作者体会：白花蛇舌草（30～100g）、紫草（12～30g）、葛根（30～100g）、升麻（9～15g）等与不同复方配伍，均有抑制和杀伤白血病细胞的作用，与联合化疗药物配伍，有较好的增效作用。

（三）药疹与药物不良反应的救治

叶冬桂报道老年人药疹120例，其中8例为由中药致敏（包括煎剂），占6.7%。

潘智敏报道诊治1例86岁男性患者，该患者患中风和丹毒。在住院治疗中，静滴尼可林2天后，突然出现腹部极度胀气，恶心呕吐，大便秘结不通。外科会诊诊断为"急性麻痹性肠梗阻"，予胃肠减压，全身支持疗法。中药用大承气汤灌肠。2剂后解出少量积于肠腔之粪块，但腹部膨大胀气仍无明显减轻。查患者舌下瘀筋怒显，舌苔黄腻，脉弦劲，为瘀结化热之象，续以加大大承气汤剂量，大黄、芒硝均用30g。合清热解毒、行气消瘀药物川朴、枳壳、红藤、败酱草、黄连、蒲公英、桃仁、莪术、留行子、赤芍、莱菔子、虎杖根。予胃管及肠道分别注入。2剂后，解出一大盆恶臭粪便，腹部胀气消除。后用此方加减间断服用1年余。提示高年实证只要准确辨证，明辨虚实，峻猛之剂用之无妨。

又治一名75岁男性多发性骨髓瘤患者，在一次化疗中使用长春新碱，白细胞降至1.6×10^9/L，急用生白能（巨噬细胞集落刺激因子）150μg皮下注射，出现过敏性休克。患者面色苍白，少气懒言，神情淡漠，汗出心悸，便溏尿少，肢末不温，舌淡，脉沉细。证属脾肾阳虚，阳气欲脱。遂予参附汤益气回阳固脱，用别直参10g、淡附片9g、麦冬、五味子各6g，水煎服。参麦针50ml静推，50ml旁路静滴，同时予健脾益肾、温阳收敛之品续进。处方：党参、黄芪、炒白术、补骨脂、煨肉果、菟丝子、仙灵脾、煨益智仁、怀山药、扁豆衣、米仁、茯苓、焦山楂。治疗2日后撤除升压药物，5日后大便日行1次，患者精神恢复，复查白细胞上升。作者认为，在治疗老年人用药反应时，如辨证得法，可使患者迅速转危为安。

六、评述

本文对中医药治疗老年急症的近17年概况进行了综述。从横的方面看，疾病范围以老年常见的心脑血管疾病、呼吸和消化系疾病为主，涉及内、外、骨等各科；从纵的方面看，在检索到有关中医药治疗老年急症的86篇论文中，1984年1月至1988年5月是空白。1988年6月以后逐渐增多，到1998年底为63篇。1999年一年报道的论文达23篇，占全部文献的26.74%。提示随着我国老龄化社会的到来，老年急症的发病正日趋增多，也日益受到我国中医药工作者的重视。

在老年急症的临床报道中，绝大部分是治疗经验体会和回顾性工作总结，只有一小部分设有对照组，但多数论文监测指标的客观化尚有待加强。说明中医药治疗老年急症尚处于起步阶段，论文介绍的治疗方法虽然是宝贵的，但研究水平尚有待于进一步提高。

中医老年急症涉及的领域尚不够广泛。例如，对老年泌尿系统疾病、糖尿病、肿瘤及外伤引起的急症，中医药治疗尚未见报道，深层次、前瞻性的研究亦有待于后起之秀去做工作。

相信随着我国老龄化的发展，中医药治疗老年急症的临床研究必将引起国家的重视，研究水平也将会迈上一个新台阶。

参考文献

1. 陈可冀. 人口老龄化对我国老年医药卫生界的挑战. 中国中西医结合杂志，1999，19（10）：579.
2. 孟家眉，项曼君. 我国老年流行病学的研究现状和展望. 老年学杂志，1991，11（1）：1.
3. 杨蕊敏，应赛亚，诸俊仁，等. 关注老年人急症医疗保护. 老年学杂志，1989，9（1）：23.
4. 陈淑敏，范亚兰，李春生. 中医老年内科急诊留观病例分析. 中国中医急症，1998，7（5）：207.
5. 李峤，邓忠信. 老年急诊入院规律1071例统计分析. 老年学杂志，1989，9（6）：340.
6. 宋德根，陈习进. 老年内科急诊1068例临床分析. 老年学杂志，1991，11（1）：13.
7. 马博清，薛树正，霍丽梅，等. 725例老年急诊分析. 河北中西医结合杂志，1998，7（8）：1198.
8. 叶璧珍，岁翌，陈原，等. 老年内科急症证候特点的分析研究. 中医杂志，1990，31（5）：20.
9. 黄柳华，张树益，施兴华，等."脑梗通"加川芎嗪注射液治疗老年急性脑梗死的临床研究. 北京中医学院学报，1993，16（2）：37.
10. 黄柳华，李求兵，张树益，等. 脑梗通1、2口服液治疗老年急性脑梗死142例观察. 实用中西医结合杂志，1998，11（4）：319.
11. 李义召，张世贵，刘晓伟. 大黄䗪虫胶囊与华佗再造丸治疗老年急性脑梗死比较. 新药与临床，1997，16（6）：363.

12．李浩，谢雁鸣，周文泉．化裁温胆汤对老年急性中风影响的临床研究——附 92 例临床观察．中国中医急症，1999，8（6）：244.

13．陈启俊，张存志．活血化瘀法治疗老年急性期出血性脑血管病 42 例报告．实用中西医结合杂志，1991，4（2）：80.

14．黄柳华．老年急性脑血管病的中医辨证论治初探．实用中医内科杂志，1991，5（3）：1

15．刘玉仙，温忠友，林淑芹，等．对老年急性脑血管病中医辨证论治的探讨．中医药信息，1995，（2）：38.

16．黄良雪，杨茂琴．通腑法救治脑中风验案两则．上海中医药杂志，1999，（2）：16.

17．冯玲．补中益气汤在老年急症中的应用．实用中西医结合杂志，1998，11（2）：143.

18．汪镜儒．老年急性脑卒中患者精神障碍临床分析．河北中西医结合杂志，1998，7（4）：534.

19．周晓园，陶凯．早期运动对老年急性心脑血管病的影响．山东中医杂志，1988，7（6）：24.

20．陆为民，郭宏敏．老年眩晕化瘀四法．南京中医学院学校，1995，11（11）：18-19.

21．于鹏东，鞠建伟，潘勇．黄芪丹参通脉汤治疗老年心绞痛 80 例．中国中医急症，1999，8（4）：192.

22．李振萍，刘丽英．补心气、滋心阴口服液治疗老年心系疾病 68 例．中国中医急症，1999，8（3）：123.

23．孙瑞兰，史贵良．60 例老年冠心病心绞痛的中医护理体会．中国医药学报，1999，14（3）：77.

24．吴玉和．老年急性心肌梗死的临床分析．浙江中西医结合杂志，1998，8（3）：182.

25．冯继红，藏维娟，谷秀丽．老年急性心肌梗死 1 例误诊分析．河北中西医结合杂志，1998，7（6）：994.

26．戴瑞芝．66 例老年急性心肌梗塞的治疗体会．中西医结合实用临床急救，1997，4（9）：424.

27．华明珍，戚宏．生脉散加味治疗老年急性心肌梗死 65 例疗效观察．中西医结合临床急救，1996，3（6）：250.

28．刘华荣．老年急性心肌梗塞患者便秘的治疗体会．1996，3（7）：301.

29．陈徐烈．中药治疗老年急性心梗后期（痰湿阻滞型）30 例疗效观察．新中医，1998，30（6）：42.

30．赵彩丽，朴香淑．急性心肌梗死的辨证施护．中医函授通讯，1995；（4）：29.

31．史兰英．50 例老年急性心肌梗死的临床观察和护理．河北中西医结合杂志，1997，6（1）：153.

32．闫红．老年急性心肌梗塞的临床护理特点．河北中西医结合杂志，1998，7（10）：1683.

33．黄惠兰．西药联合参附注射液治疗老年急性左心衰竭 38 例．中国中西医结合杂志，1999，19（11）：695.

34．曹阳，成启予．中西医结合治疗老年左心衰 107 例．

35．陈文垲．仙附、芪地强心口服液治疗老年人慢性心功能不全．南京中医药大学学报，1999，15（4）：205.

南京中医药大学学报，1997，13（2）：106.

36．罗文纪，何志．通腑法救治老年危重病二则．湖南中医学院学报，1995，15（2）：42.

37．李春生，袁彩芹，闫学锋．105 例老年肺炎的临床特点及治疗．暨南大学学报（医学版），1999，20（6）：38.

38．董锟德，张爱馨，沈荣．中西医结合治疗老年革兰氏阴性杆菌肺炎 50 例．中国中西医结合杂志，1999，19（3）：186.

39．林少东．加味定喘汤治疗老年性自发性气胸 40 例临床观察．中国中医急症，1999，8（3）：116.

40．房晓云，陶富盛，潘立群．中西医结合治疗老年剖胸术后并发呼吸功能不全 7 例．南京中医药大学学报，1997，13（2）：107.

41．杨永辉，宋鸿程．老年急性重症胆管炎 12 例治疗体会．河北中西医结合杂志，1998，7（3）：415.

42．魏化龙，郭帮阳．中西医结合治疗老年急性梗阻性化脓性胆管炎．中西医结合实用临床急救，1997，4（12）：542.

43．史美瑗，郭振武．老年急性重症胆管炎术后健脾益气法的运用．辽宁中医杂志，1992，19（5）：20.

44．时庭文．老年急性重症胆管炎术后死亡探讨．河北中西医结合杂志，1997，6（3）：377.

45．顾倬云．急性胆囊炎 // 牟善初，陶国枢主编．现代老年急症学．北京：人民军医出版社，1997：302.

46．刘晏清，宋文利，王辉．老年急性胆囊炎 42 例手术治疗体会．河北中西医结合杂志，1998，7（12）：1907.

47．江幸福，李欢松．64 例老年胆囊炎手术治疗分析．安徽中医学院学报，1998，17（3）：59.

48．刘占卿，梁继山．老年胆囊炎 100 例临床分析．河北中西医结合杂志，1998，7（6）：868.

49．车宗华．112 例老年急性胆道感染手术治疗．河北中西医结合杂志，1998，7（10）：1561.

50．张立成．茵陈夏黄汤为主治疗老年急性胆囊炎 27 例．安徽中医学院学报，1994，13（4）：15.

51．阚金坤，张锡珊．中西医结合治疗老年胆石病临床观察．实用中西医结合杂志，1998，11（11）：1000.

52．赵景琢．丹参治疗老年急性病毒性乙型肝炎 28 例．陕西中医，1997，18（1）：30.

53．吕金钰，崔乃强，王植，等．老年胰腺炎的临床特点及治疗．天津中医，1990，7（4）：14.

54．高伟．参黄柴芍汤治疗老年急性胰腺炎的经验．安徽中医学院学报，1993，12（1）：36.

55．李培文．中西医结合治疗老年急性胰腺炎 80 例．天津中医，1994，11（1）：9.

56．姚勇．中西医结合治疗老年急性胰腺炎 28 例．天津中医，1996，13（1）：4.

57．罗雪冰，杨坚毅．中西医结合治疗老年急性上消化道出血30例分析．河北中西医结合杂志，1997，6（5）：809.

58．周世群．老年上消化道出血中西医结合救治举隅．中国中医急症，1999，8（5）：240.

59．朱春沁．攻补兼施治疗老年急性肠梗阻经验．安徽中医学院学报，1997，16（3）：34.

60．王繁荣，孙培乐，张家驹．胃肠减压加复方大承气汤治疗老年急性肠梗阻．中西医结合实用临床急救，1996，7（3）：309.

61．陈潭林，韩晓明，赖尧基．老年急性缺血性肠坏死2例报告．中国肛肠杂志，1998，18（8）：26.

62．冯泽蛟．老年急性阑尾炎138例诊治体会．河北中西医结合杂志，1998，7（3）：337.

63．王炜．中西医结合非手术治疗老年急性阑尾炎120例．安徽中医学院学报，1990，9（3）：39.

64．黄小庆，常青．中西医结合治疗老年急性阑尾炎42例．贵阳中医学院学报，1997，19；（4）：20.

65．陈翔．内固定术合中药治疗老年性股骨颈骨折分析42例——附单用内固定术治疗24例对照观察．浙江中医杂志，1999，34（2）：65.

66．黄敬成．老年骨质疏松所致骨折的治疗体会．浙江中西医结合杂志，1999，9（2）：135.

67．徐禹林，郭军凌．血清乳酸脱氢酶对老年急性髓性白血病的预后．河北中西医结合杂志，1997，6（5）：701.

68．唐由君，顾振东，焦中华．15例老年急性白血病的临床探析．辽宁中医杂志，1992，19（10）：20.

69．叶冬桂．老年人药疹120例分析．浙江中西医结合杂志，1999，9（2）：118.

70．潘智敏．辨证施治在老年人用药反应中的运用．浙江中医杂志，1999，34（5）：205.

（原载于：中国老年学学会老年医学委员会，全国老年病救治学习班讲义，2003：110-131）

成立中国中医研究院中药不良反应临床研究中心的可行性报告

中药不良反应（包括中毒）已成为国内外医药学界讨论的热门话题，直接影响了中药材和中成药出口，影响了中医药走向世界，也对求医者的人身安全构成了威胁。

成立中国中医研究院中药不良反应临床研究中心（以下简称"中心"）是顺应时代潮流、得民心、利国家的大事。其可行性报告如下。

一、成立"中心"的立项依据

1. 中药不良反应的现状　所谓中药不良反应，是指为了预防、诊断或治疗人的疾病，改善人的生理功能，而给以正常剂量的中药（包括中成药）所出现的任何有害的、与预防和治疗目的无关的反应。在临床上，出现这类不良反应最常见的是使用有毒中药，也包括用药过量或用药不当，因此，本报告将它们全盘考虑进去，以方便实际操作。本报告拟解决的重点和难点则是中药中毒问题。

有毒中药是指在治疗疾病的过程中，用量或给药时间稍有不当，就能引起机体功能或组织器官损害的中药，大概占全部中药品种的15%。

我国对有毒中药的研究约有3000年的历史，对中药不良反应研究的历史也很悠久。中华人民共和国成立后，随着中医药研究的深化，有毒中药中毒的报道日渐增多。据不完全统计，近50年来因服药过量或意外而致有毒中药、中成药中毒的病例报告和研究论文已达2000篇以上，造成中毒人数达万人之多。我们收集了1984—2000年急、慢性有毒中药中毒文献965篇，涉及药物184种。其中植物药中毒645篇，占66.83%，涉及药物148种；动物药中毒108篇，占11.19%，涉及药物20种；矿物药中毒61篇，占6.32%，涉及药物16种；中成药中毒68篇，占7.05%，涉及中成药35种；其他83篇，占8.6%，涉及一些中药配伍不当及致毒性增加等问题。常规剂量中药和中成药引起的不良反应的报道也逐年增加。《中国医学论坛报》曾指出："20世纪50年代发生中药不良反应26例，60

年代发生 147 例，70 年代发生 1227 例，90 年代则更有大幅度的上升趋势。有人统计了 1993 年和 1994 年两年期刊的 380 篇文章中，发生不良反应者达 1133 例，其后果是严重的，甚至导致死亡的案例亦不乏报道。"

慢性中药中毒，如矿物药铅、汞和砷等中毒的案例，中医古籍载述甚多，现代卫生学将其作为生产性毒物和职业中毒进行防治。关于慢性动、植物药中毒的报道近年来也有增加的趋势，但较急性动、植物药中毒为少。我们检索了 1984—2000 年间国内有毒动、植物药中毒文献 754 篇，慢性中毒 16 篇，其中 20 世纪 90 年代以前的慢性中毒报道仅有 1 篇。在国外，1993—1995 年，比利时学者 Vanherweghem JL 等在《柳叶刀》(The Lacet) 杂志上首次披露"中草药"可导致进行性间质性肾纤维化，引起了全世界的关注。1994 年，Vanhaelen JL 等又在《柳叶刀》杂志上报道，因服用含有防己和厚朴的减肥药而出现进行性肾间质纤维化的妇女已增加到了 70 例，其中 30 例为晚期肾衰竭，证实减肥药物中含有损害肾功能的马兜铃酸成分。1997 年，田中敬雄和桥本纪代子等先后在《日本肾脏学会志》和《汉药》杂志上著文，提出中国天津生产的当归四逆加吴茱萸生姜汤颗粒剂 (KM-38)，因其中所用的关木通含有马兜铃酸，引起 3 例肾小管间质性肾炎。1998 年 10 月，2 名妇女因服用 KM-38 而患有慢性肾功能不全，在名古屋地方法院向日本进口公司提起 8000 万日元的损害赔偿诉讼。2000 年 5 月 31 日，美国食品及药品监督管理局 (Food and Drug Administration，FDA) 提醒人们注意植物成分的肾毒性，并停止对一部分含马兜铃酸成分的中药单味药和复方（如龙胆泻肝丸等）的市面销售。2001—2002 年，我国《中华内科杂志》先后发表了关木通所致间质性肾病及肾功能不全合并范可尼综合征的研究论文。2002 年第 5 期《北京中医药科教动态》又提出了"重视中药所致肝损害"的命题。中国科学院院士曾毅等从 1992 年开始，研究了 1693 种中草药及植物。结果发现，52 种中草药及植物含有促癌物质，如凤仙子、射干、怀牛膝、独活、金钱草、苏木、细辛、槟榔、桂皮、八角茴香和千里光等。这些药物皆有致癌活性。目前对藏、蒙、壮、维等少数民族药物不良反应和毒性知之甚少。所有这些问题，都是向中医药领域发起的严峻挑战。

中国预防医学科学院中毒控制中心负责人介绍说，在我国有毒中药约有 800 种，目前已有数量不等的药理和毒理资料者 600 种，另有 200 种有毒中药，研究资料尚属空白，缺少有效的解毒办法。他曾接到过 1 例因"江边一碗酒"中毒来电话咨询求援。因为对此药一无所知，他深感内疚。他还说，中药毒性已成为阻碍中药向海外销售的瓶颈，对求医者的安全构成了威胁，若不采取措施加以解决，"中医药走向世界"就有可能变成一句空话。

2. 我国的中医药系统至今尚无一家诊治和研究中药不良反应（包括中毒）的专门机构 面对中药不良反应（包括中毒）相关问题的挑战，我们惊奇地发现，中医药学界除了以专家写文章、编著作谈论"对策"之外，作为把握全局的行政领导机关——国家中医药管理局，至今还没有做好应对中药不良反应和中毒的硬件准备。特别值得提出的是，我国的西医学界早就仿照美、英、加、法、德、日、菲律宾等国家和地区中毒控制中心的模式，建立了预防医学科学院中毒控制中心、全军中毒救治专科中心、中华医学会急诊分会中毒专业组（由北京协和医院急诊科牵头）、中国医科大学中毒咨询与控制中心及海南省急性中毒咨询中心等多个全国和地方毒物中毒控制、咨询和会诊机构。我国的药品不良反应监测网络已覆盖全国，2002 年收到药品不良反应报告 17 000 份，是过去 10 年总和的 10 倍。而在中医药学界，到目前为止，尚无一所由国家中医药管理局直接任命或支持的中药不良反应和中毒的临床研究机构。因此，为了保障我国人民安全地使用中草药和中成药，使中药不良反应和中毒能够得到快速、妥善、有效的处理，降低中药中毒造成的致死率和致残率，并且为了适应我国经济快速发展的形势，与世界医学界对毒物的研究接轨，排除障碍，推动中医药更好地走向世界，有必要成立中国中医研究院中药不良反应临床研究中心。

二、中心的性质和机构设置

1. 中心的性质 该中心属于关系到人民的切身利益和中医药国际声誉的公益性、非营利性机构。它将立足于中国中医研究院，接受国家中医药管理局的委托，承担全国中药不良反应和中毒的临床研究任务。

2．中心的机构设置

（1）中药不良反应救治研究室：属于非营利性机构。该室设立门诊、病房、ICU、高压氧舱、血液净化和人工肝室等一整套接诊、治疗和抢救系统，承担全国中药不良反应和中毒的会诊任务，接受全国各地送来的因中药不良反应和急、慢性中毒而需要救治的患者，研究和实施中医、中西医结合的救治方法，以挽救患者的生命，提高治愈率，减少病残率及死亡率为主要目标。在条件成熟时，可逐步扩展，面向国际，为中医药走向世界服务。

（2）中药不良反应咨询研究室：该研究室属于公益性机构。该室面向全国，收集中药不良反应和毒物资料，建立中药不良反应与中毒信息库，开通信息网站，指导全国中药不良反应及中毒的预防和救治，同时与卫生部、公安部、解放军总后勤部及卫生部下属的毒物中毒机构合作，与国际化学物品安全署合作，在应对中药突发灾害事件中发挥作用，为降低国内外中药不良反应及中毒的发病率、患病率和病死率而努力。

（3）中药不良反应监测研究室：属于公益和非营利性机构。根据工作的需要，目前宜首先成立中药不良反应和有毒药物分析检定室，为中药不良反应和中毒救治及咨询提供检定手段。随着对中药不良反应和中毒研究的深化，今后可考虑逐步建设中药不良反应和有毒药物病理、药理、毒理和解毒药物研究室，为探寻对策及提高疗效服务。

三、中心的任务和业务范围

1．面向全国，提供中药不良反应和中毒的各种临床服务 包括现场抢救指导，接受中药不良反应和中毒患者来院治疗及抢救，疑难病例的会诊，中药不良反应和中毒康复患者的随访等。在将来各种技术条件成熟时，可以同时面向国外，提供中药不良反应和中毒的救治服务。

2．建立中药不良反应和有毒中药信息数据库，研制中药不良反应和中毒解救专家咨询系统软件，储存、分析与中药不良反应和中毒相关的各种电话呼救、信息及数据，为卫生行政部门和医疗部门提供技术支持。

3．面向全国，为人民群众和医务工作者提供中药不良反应和中毒的信息咨询。咨询内容包括中药不良反应和中毒事件中有毒成分的确立，毒性的

评估、症状的鉴别、初步的诊断及治疗的建议等。

4．与国内的卫生行政部门及国外相关机构合作，参与和协调大规模群体中药不良反应和中毒事件的紧急救援、抢救和治疗。

5．与中国预防医学科学院中毒控制中心及北京地坛医院等单位合作，开展中药不良反应和中毒的流行病学调查，逐步摸清其发病规律，从而为降低其发病率、病残率和病死率做出积极的贡献。

6．与中国中医研究院中药研究所、中国医学科学院药用植物研究所、中国药品生物制品检定所等单位合作，进行有毒中药药材对照标准品和中药化学对照标准品的研究，为提高中药不良反应及中毒的检定水平而努力。

7．利用媒体开展全国性的科普宣传，宣传有毒中药使用不当的危害性，加强城市社区和农村科普教育，使人民群众改变中药无毒、无不良反应的旧观念，了解哪些是易于出现不良反应和有毒的中药，一旦出现中药不良反应或中毒应该怎么办，从而强化对中药的药物警戒意识，避免中药带来的危害。

8．编写中药不良反应和中毒防治的培训教材，举办全国性防治中药不良反应和中毒的医师继续教育培训班，以提高各级医务人员预防、治疗和抢救中药不良反应及中毒的水平。

9．建立中药不良反应和中毒领域硕士、博士研究生培育基地，培养高级临床和研究人才。

四、以西苑医院为基地建立中心的优势

1．社会优势 我国卫生界的急性中毒控制中心，多数是以医院急诊科或医学院校教研室为基础建立的。例如，上海市急性中毒咨询与中毒控制中心建立在上海第二医科大学附属瑞金医院急诊科，海南省急性中毒咨询中心建立在海南省人民医院急诊科，辽宁省中毒控制及咨询中心建立在中国医科大学附属第一医院急救医学教研室，解放军307医院全军中毒救治中心由该院急诊科和内二科联合成立。因此，借鉴国内既往的运作经验，将中国中医研究院中药不良反应临床研究中心设置在国家中医药管理局直属的西苑医院，由急症研究室和急诊科牵头运作，承担起全国中药不良反应和中毒的会诊、救治和咨询任务，有利于中药不良反应及中毒患者的就诊和抢救，有利于调动西苑医院急症研

究室、急诊科及相关科室的积极性，有利于节约人力、物力和资金，也有利于面向国内外开展工作。

2．人才、技术和资源优势

（1）西苑医院急诊科和急症研究室：自20世纪90年代初开始，西苑医院一直关注中药不良反应和中毒的抢救与治疗，积累了川草乌、鬼臼、鱼胆、轻粉及龙胆泻肝丸等有毒中药中毒的治疗经验。在上级领导的支持下，建立了ICU，承担了院级课题"中药解毒洗胃液"的研制，参加编写并出版了《有毒中药现代研究与合理应用》一书。与在京四个国家级中毒控制机构（即中国预防医学科学院中毒控制中心、全军中毒救治中心、军事医学科学院毒物药物研究所和北京协和医院急诊科），以及北京大学医学部公共卫生学院毒理系建立了临床信息和研究协作关系。自1998年西苑医院急诊科成立中医急症研究室之后，招收了中医内科急症硕士研究生，创建了急症博士研究生培养点，并在着手培养中医急症博士后人才，进行中药中毒信息库的建设。近年来医院还协助院内开展了中药不良反应的监测及研究工作，发表了多篇相关论文。急症研究室和急诊科有较雄厚的临床和科研实力，曾承担过国家、部局和院级科研课题8项，设有门诊和加强病房，有能力担当起筹建中药不良反应临床救治研究室的任务。

（2）西苑医院计算机中心：该中心已有十年的历史，有工程师4人，承担着全院计算机网络的设计、建设、维修和运转的技术支持，具备开发有毒中药中毒咨询软件的能力，能够承担起中药不良反应咨询研究室的筹建任务。

（3）西苑医院实验中心：已建成三级实验室，有植物化学、药学、药理、病理学、毒理学、免疫学和细胞学等多个研究室，仪器、设备较为齐全先进，技术实力雄厚，科研成果获得过国家科技进步一等奖，招收过数十名硕士、博士和博士后研究人员，能够承担中药不良反应监测研究室的筹建任务。

五、成立中心人员、设备、经费的计划和实施方案

1．以西苑医院急症研究室和急诊科为基础，以救治急危重患者为宗旨，成立中药不良反应救治研究室。具体步骤为：

（1）增加人员编制4名（即主任医师1人，住院医师2人，医疗仪器维修工程师1人），安排专业培训和进修，与原科室人员一起，承担起中药不良反应和中毒接诊、抢救及外出会诊的任务。

（2）在急诊病房原有22张的基础上，增设床位12张，承担国内外中药不良反应和中毒患者的治疗任务。

（3）在急诊科门诊和病房原有设备的基础上，购入双人型高压氧舱1台，血液净化设备1套，人工肝设备一套，使之适应中药不良反应和中毒抢救的需求。设备的购置需200万元。

2．以西苑医院计算机中心为基础，以信息服务为宗旨，成立中药不良反应咨询研究室。具体步骤为：

（1）增加人员3名（即研究员1人，助理研究员1人，实习研究员1人）。通过培训和进修，承担面向国内外全天候咨询服务任务。

（2）购买服务器、磁盘、存贮专线和图像专用设备，建立信息网站，用宽带网与国内外互联网站接通，建成可进行语言及图像交流、完成远程会诊目标的咨询系统。

（3）研制中药中毒诊断和治疗数据库软件。查阅国内外中药不良反应和中毒文献资料，对无文献记载的有毒中药进行实地考察和调研，规范有毒中药的科属、命名、中毒诊断标准和治疗方法等，在此基础上撰写中药不良反应和有毒中药诊治文稿，由软件工程师制成软件。在软件通过技术成果鉴定后，开始使用。

此项工程，完成（2）及（3）两项，需资金200万元。

中药不良反应咨询研究室的任务，是通过互联网发布信息，让全社会共享中药不良反应研究中心的科研成果。建立中药不良反应和有毒中药信息数据库，研制中药不良反应和中毒解救专家咨询系统软件，为卫生行政部门和医疗部提供技术支持。开通远程会诊，研制远程会诊软件系统，使中药不良反应中心的专家能直接为异地患者服务。

工作计划：

（1）以半年的时间，搭建网络硬件平台，申请互联网址，申请固定IP，建立网站，设计网页，搜集已有的有关中药不良反应的文献，归类、加索引并发布到网上。网页设交互问答区，设电子信箱，可以随时解答疑问。

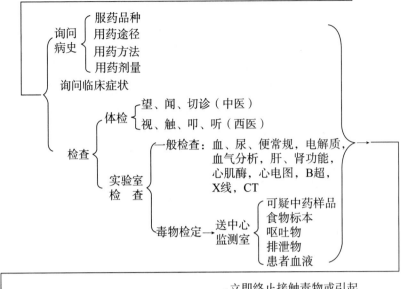

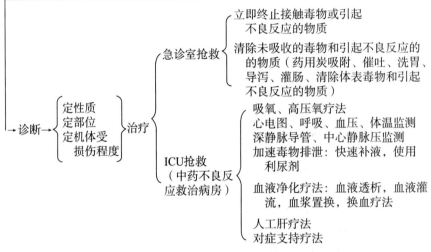

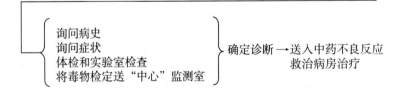

图1 急性中药不良反应接诊和处理流程

（2）以2～3年的时间，建立中药不良反应的知识库，按关键字索引，从中药的形态、炮制、性质、毒性、诊断和治疗方案等方面构架数据库，力争初步研制实用化的信息产品。

（3）视情况架构远程会诊系统。

经费安排：

（1）申请DDN专线，申请互联网网址，申请固定IP。约需经费10万元/年。

（2）防火墙、交换机、服务器、磁盘存储及工作站，约需经费70万元。

（3）影像系统和输入输出设备等，约需20万元。

（4）软件

①系统软件、杀毒软件、数据库和开发工具软件，20万元。

②研制中药不良反应专家咨询系统软件，50

万元。

③远程会诊软件，20万元。

④建立中药不良反应网站，10万元。

（5）整套系统维护费用，10万元/年。

3．以西苑医院实验中心药学实验室为基础，以分析鉴别毒物、寻求对策为宗旨，成立中药不良反应监测研究室。

需引进生药材鉴定研究人员1名，毒物化学研究人员1名，医学遗传学研究人员1名（人员设置：研究员、助理研究员和实习研究员各1人）。收集有毒中药标本和标准品，创建有毒中药标本室，创建专业实验平台（如购进低温冰箱、低温离心机、超纯水器、红外光谱仪、薄层扫描仪和四极杆液质联用仪等）。拟首先从最常见的有毒中药的生药学、化学和动植物DNA鉴定入手，研究出快速诊断和鉴别标准。同时与中国药品检定所、中国医学科学院和军事医学科学院等单位合作，寻求中药材和毒物检定标准品，以提高检定水平。采用24h值班的制度，以应对中药不良反应和中毒的突发公共卫生事件。

以上工程需资金250万元。

中药不良反应监测研究室的主要研究宗旨，是分析、鉴别并确定引起中药不良反应的有毒中药，从而为积极进行救治提供证据（实验数据）方面的支持。

根据上述功能，中药不良反应监测研究室的主要研究范围基本为涉及中药鉴定学、中药化学、中药分析和中药药动学的集成学科，具体实施方案应该从上述学科基本理论出发，围绕具体的研究任务进行设计。实际上在研究室起步阶段，针对目前临床上不良反应频发的常用有毒中药，可以考虑首先确定将30味左右的有毒药物作为重点研究对象，建立规范的体内外样品分析鉴定方法。随着研究的不断深入和经验的积累逐步扩大范围，争取达到患者有要求必应的最终目标。因而总体上来说，上述任务的完成主要涉及以下几个方面内容：

（1）完善生药材的鉴定功能，确保研究用药材的真实性：建立生药材的鉴定机制是完成其他工作的基础。通过原动（植）物和矿物、中药饮片和化学成分三个层次的鉴别分析技术，解决实际中毒诊断中遇到的各种复杂情况。

1）原动（植）物和矿物的鉴定：首先，中毒后的体内样品中所包括的化学成分因为来源于生药材，对这些成分的定性定量研究成功与否，一定要建立在对原生药材的研究成果基础上，而对生药

材的研究结果的可靠性，又有赖于生药材基原的真伪。比如，想要在伪品乌头中以乌头碱为指标进行体内外样品分析是不可思议的。如果患者自己清楚误服或者超量服用某一有毒中草药引起不良反应或中毒，同时又可以提供标本，这种情况下，便可以通过生药鉴定予以确诊或排除。由此可见建立原药材鉴别的重要意义。想到达到这一目的，首先需要引进生药鉴定人员，并在此基础上建立完备的常用有毒中草药的标本室，这是解决问题必不可少的环节。依据中药资源学普查的结论为指导，在全国各地采集有毒中草药标本，建立有毒中药标本室，在标本的制作细节方面可以结合运用先进的超声制作技术等方法，同时拍摄该标本采集前的实物照片，留作标本鉴定辅助参考。

与植物一样，有毒植物限定范围内的种类也非常繁多，为了便于识别、研究和应用，对于将来检品标本达到容易对号入座的目的，根据分类的理论和方法的不同进行检定。有毒植物分类有人为分类法和自然分类法两种，前一分类法是根据植物进化系统及植物之间的亲缘关系的原则进行分类的，但在实际应用中将采用自然分类法。在自然分类法的具体安排中，常采用一系列的分类单位，即以界、门、纲、目、科、属、种为顺序的分类等级，有时在一个等级中不能完全包括其特征或系统关系的，则设立亚门、亚纲、亚目、亚科、亚属、亚种或变种来区分，也就是这一分类法将"种"定为分类上的最基本单位，集近似的种而成属，合相似的属成科，由科集成目，合目为纲，统纲为门。

如有毒草药黄牡丹的分类位置：

界　　植物界 Regnum vegetabile

门　　种子植物门 Spermstophyta

亚门　被子植物亚门 Angiospermae

纲　　双子叶植物纲 Dicotyledoneae

目　　毛茛目 Ranales

科　　毛茛科 Ranunculaceae

属　　芍药属 Paeonia

种　　黄牡丹 Paeonia delavayi franch. Var. lutea
　　　　（Delavay et Franch）Finet et Gagnep

有毒植物系统分类可以参考一般的植物分类，方法分类如下：

低等植物：

藻类植物门 {
绿藻纲
不等鞭毛藻纲
硅藻纲
褐藻纲
红藻纲
蓝藻纲
}

细菌门
黏菌门
真菌门
地衣门

高等植物：

苔藓植物门
蕨类植物门
种子植物门 {
裸子植物亚门
被子植物亚门
}

不同的门以下的有毒植物分类，利用门、纲、目、科、属、种分类单位检索表完成，一般分成定距检索表、平行检索表和连续平行检索表。例如，定距检索表是将一对互相矛盾的特征分隔在一定的距离处，而注明同样号码如1-1、2-2等依次检索到所要鉴定的等级或对象。如被子植物门分科检索表以及分属、分种检索表。

如有毒中药乌头所在的毛茛科分属检索表为：

对于由于原动物、昆虫和矿物类毒物引起中毒的标本，采用与上述类似的方法建立标本库和分类整理系统。

2）对中药饮片的鉴别，一般从以下方面入手：

①性状鉴别：性状主要指药材的形态、大小、色泽、表面、质地、断面和气味等特征。各种药材由于来源、产地和加工不同，其性状各有一定的特点，药材的大小可作为外观鉴定的依据。

性状的观察方法主要是运用感官来鉴别。如用眼看（较细小的可借助于放大镜或解剖镜）、手摸、鼻闻和口尝等方法。性状的观察内容及描写用语有：来源中规定完整药材和产地加工片（段块）的，可先描述完整药材，再描述产地加工片（段块）。如只规定产地加工片（段块）的，可不描述完整药材。

A．形态：药材的形态与药用部位有关，每种药材的形态一般比较固定。

B．大小：指药材的长短、粗细和厚薄。规定大小时应测量较多的样品，根据有代表性常见的大小描述，以便得出代表性的数值，特大或特小的可不概括。

C．质地：指药材的软硬、坚韧、松脆和粉性等特征。常用的术语有体重、质坚硬、脆、松脆、

A．叶互生或基生。

A．叶对生，常为藤本，花整齐，果为瘦果，宿存花柱羽毛状　铁线莲属 CLEMATIS

B．花整齐。

C．果为瘦果，心皮各有一胚珠。

D．花梗无苞片。

E．花数少而显著，有花瓣和蜜腺。　　毛茛属 Ranunculus

E．花数多而小，无花瓣。　　唐松草属 Thalictrum

D．花梗有叶状苞片。

F．花柱于果熟时不延长，花成聚伞花序。　　秋牡丹属 Anemone

F．花柱于果熟时不延长成羽毛状，花单生于花茎顶端。　白头翁属 Pulsatilla

C．果为骨突果，心皮各有两枚以上胚珠。

G．花单生于枝梢，形大。　　芍药属 Paeonia

G．花非单生，形小。

H．退化雄蕊膜质，生于雄蕊内侧。　　天葵属 Semiaquilegia

H．退化雄蕊生于雄蕊外侧。

I．叶互生，萼片无爪，花排成穗状或圈锥花序。　　升麻属 Cimicifuga

I．叶基生，萼片有爪，花数朵生于花茎上。　　黄连属 Coptis

B．花不整齐。

J．后面萼片呈盔状。　　乌头属 Aconitum

J．后面萼片有距。　　飞燕草属 Delphinium

韧，质柔软，体轻质松软，质硬而柔润有黏性，以及角质、肉质、富糖性和油润等。

D．表面：指药材的表面特征是光滑还是粗糙，有无皱纹、皮孔或毛茸等。

E．色泽：指药材表面的颜色和光亮度，色泽变化与药材质量有关。观察和描写色泽时应注意药材颜色往往不是单一的，而是复合的，或有的略有不同。一般把质量好的色泽放在前面，两种色调组合描写的应以后一种色泽为主，如黄棕色即以棕色为主。描述色泽时避免用各地理解不同的术语，如"青色"或"粉白色"等。

F．断面：指药材折断时的现象和状态，如折断或不易折断。如不易折断，可在切断或破碎后观察断面特征和断面的颜色，并注意折断时有无粉尘飞扬或显示为纤维性、颗粒性、裂片状、层层剥离、粗糙疏松、角质样、胶质样、富粉性、油性或光泽等。对根及根茎类或茎类，还可观察皮部与木部的比例、维管束的排列形状、射线的分布及油室等。

G．气：有些药材有特殊的香气或臭气，主要是由于含有挥发油之故。气不明显的药材，可采用切碎后手搓揉或热水浸泡一下，有的可点燃后闻，如沉香。

H．味：药材性状的味是鉴别药材时口尝的实际味觉，它与中医药传统理论的"四气五味"不完全等同。"四气五味"是药物对机体作用的反映，是来自临床总结的传统术语。中药功能的味与药材鉴别的味觉不一定相符。例如，葛根在本草记述中为：味辛，这是从能发散解痛的药效功能而认识的，而实际上口尝时并不具有辛辣的味觉。

②其他鉴别：鉴别包括经验鉴别、显微鉴别、一般理化鉴别、色谱鉴别及其他鉴别。

A．经验鉴别：指对药材的某些特性采用直观方法进行鉴别，是一种简单可行的鉴别方法。如青黛灼烧后产生紫红色的火焰。但这些直观鉴别方法必须与易混淆品进行比较，确证其专属性后方可引用。

B．显微鉴别：为中药鉴定的重要手段之一，指用微观的方法去观察药材组织和细胞的特征。在外形相似而不易鉴别时，可利用内部构造的特征进行鉴别；对于粉末状或破碎药材，可对粉末进行显微组织观察鉴别；对新发现中药材和引种的药材，可以通过组织结构的观察，研究组织特征和其引种栽培药材的组织变异情况。

进行药材组织特征观察时，一般按植物切片技术将药材切片，经处理装片后在显微镜下观察。

切片材料的选择需注意有代表性。注意所取药材的采收季节、生长年限和取材部位对组织构造的影响，并在起草说明的"材料来源"项下说明这些内容。

干药材切片前需经过软化处理。软化的方法可根据材料性质而定。质软而细薄的药材可用温水浸润；质坚硬的药材可用水煮法、5%醋酸煮法及甘油蒸煮法等。软化时需保证细胞内含物的完整。对做显微化学研究的含淀粉、菊糖和黏液质等材料的软化条件的选择尤为重要。

切片的方向有与主轴垂直的横切面，与主轴平行的纵切面，一些叶类、花、药材还可用撕取上下表皮的方法制成表面制片。

装片的方法有用水合氯醛试液透化后，加稀甘油封片，也有用各种浓度的乙醇逐步脱水。必要时染色，二甲苯透化后加入加拿大树脂封片。前者只能在短时期内保存，经过二甲苯透化后可长久保存。

为了能清楚地观察组织构造和细胞及其内含物的形状，必须将切片用适当的溶液进行处理和封藏。常用的试剂有：稀甘油，适用于观察细胞壁的颜色及含有的淀粉、树脂和油滴等；水合氯醛试剂，有清净透明作用，可溶解淀粉、蛋白质、叶绿体、树脂和挥发油，对草酸钙无作用；5%氢氧化钾溶液，可溶解糊粉粒和蛋白质，尤其适合作为对含色素药材的脱脂剂，可除去种子类药材切片的脂肪油、挥发油、树脂及鞣质等。

为了确定细胞壁及细胞内含物的性质，可按现版《中华人民共和国药典》附录有关"细胞壁性质的检定"和"细胞内含物性质的检定"方法，加适当化学试剂，对木质化细胞壁、木栓化或角质化细胞壁、纤维细胞壁、硅质化细胞壁、淀粉、糊粉粒、脂肪油、挥发油，或树脂、菊糖、黏液、草酸钙结晶、碳酸钙（钟乳体）和硅质等进行鉴定。

如需观察细胞的完整形态，尤其是纤维、导管和管胞等长形细胞，以及木化、木栓化和角质化等细胞彼此不易分离的组织观察，需利用化学试剂使组织中各细胞之间的细胞间质溶解，使细胞分离。解离组织片的制法可按现版《中华人民共和国药典》附录有关"解离组织片"项下操作。对木化组织少或分散存在的，可用氢氧化钾法；对木化组织较多或集成群束的，可用硝铬酸法或氯酸钾法。

C．一般理化鉴别：理化鉴别是反映中药材所含有效成分、有效部位或特征成分的理化性质，借以鉴别真伪的项目。由于理化鉴别，如呈色反应、沉淀反应和荧光反应等一般均属于功能团的鉴别反应，因此，凡有相同功能团的成分均可能呈正反应，专属性不强，影响结果的准确性。一般情况下不宜将其作为质量标准中的最终鉴别项目，只有文献报道该类成分在此药材中确实存在或有实验依据，经过比较研究，确证无干扰，并有一定的特征性，重现性好的情况下，建立理化鉴别才有意义。

D．色谱鉴别：色谱鉴别是利用薄层色谱、气相色谱或液相色谱对中药材进行真伪鉴别的手段。

色谱鉴别的书写格式为：

△薄层色谱：供试品溶液的制备、对照品溶液的制备、色谱方法、点样、薄层板、展开剂、显色及结果观察，比较分离后的供试品与对照品或对照药材的色谱情况，必要时可注明斑点的颜色和 Rf 值。

△气相色谱：供试品溶液的制备、对照品溶液的制备、色谱法、柱长、固定液、涂布浓度进样、结果观察，比较分离后的供试品与对照品的色谱峰或指纹图谱。

△液相色谱：供试品溶液的制备、对照品溶液的制备、色谱法、柱长、柱填料、流动相、检测波长、进样、结果观察、比较分离后的供试品与对照品的色谱峰或指纹图谱。

光谱鉴别：光谱（紫外线和红外线）是反映电子运动（紫外线）或分子运动（红外线）特征的，所以在中药材鉴别时，对一个总的提取物而言，其紫外线光谱或红外线光谱的专属性均很差，譬如，多数药材的提取物在 270～280nm 均可能有最大吸收，因而不能构成某一药材的鉴别特征，或特征性不强。所以在一般情况下，光谱直接用于鉴别的不多。如在特定的情况下，在与类似品或掺伪品对比研究的基础上，能构成鉴别的特征的，也可应用。指纹图谱要求同色谱鉴别。其鉴别特征可采用测定最大吸收波长，如有 2～3 个特定吸收波长时，也可测定其波长吸收度的比值。

E．其他鉴别法：SDS 聚丙烯酰胺凝胶电泳、分子筛柱层析和分子筛高压液相都适用于天然药物及其制剂中的多糖、肽类和糖肽的分子量分布测定。

（2）建立有毒中药研究常用的标准品或对照品库：专属性标准品尤其标准品组同时在生物样品中被检测定性是可靠的鉴别中毒中药种类的有力判据。因为中药特别是中药复方与化学合成中毒药品有重大区别，化学合成药物中毒往往为单一化合物，由于某一成分就单味药而言是特征成分，但对于中药复方来说可能几味药均含有该成分从而失去特异性，所以对一组成分的同时鉴别应该成为建立生物样品分析方法的立足点。由此可见，建立相对完善、有毒中药标准品相对齐备的标准品实物和数据、图谱（包括紫外线、红外线、质谱和核磁共振谱）库，为建立分析方法的核心问题之一。

具体解决标准品和（或）对照品来源主要有三条渠道：①与中国药品生物制品检定所合作，购买常用的标准品。②从专门从事对照品研制的公司购买合格或半成品对照品，对半成品标准品进一步自行精制处理，然后采用四谱定性及高效液相定量合格后作为对照品。这是解决比较少用标准品来源的有效途径。③对于更为罕见的标准品，可以自行制备性分离予以解决。

（3）建立 30 味常用的有毒药物体内外样品规范的分析方法：对生药样品应该考虑酸性成分、碱性化合物，以及大、中、小各个极性部位尽量多的成分分析，以避免进一步成分分离的片面性，同时为体内样品分析拓宽可选择的标准品范围。样品的预分离可采用经典的方法进行，分成亲脂性和亲水性、酸性和碱性、挥发性和不挥发性几个部位（图 2），根据各个部位所包含化学成分的特点，选择适当的仪器分析方法进行分析。

生物样品的分析方法的建立可以考虑以尿样和大便为主，辅助以血样检查。①对尿样的处理方案为浓缩样品，以石油醚、氯仿、乙酸乙酯和正丁醇萃取为不同极性段，采用以液相色谱—紫外线—质谱为核心，辅以配备有电化学阵列检测器的高效液相分析系统、气相色谱和联用技术等组成一整套综合分析的技术和方法，运用先进的色谱分析理论与方法，包括最佳柱系统确定、系统条件的最优化。重叠峰的解析和定量等来解决复杂体系的分离问题。②对大便用乙醇提取后采用相似的途径进行分离分析，建立稳定规范以及简便、高效的分析方法。③血样的分析方法分为常规的血样前处理（包括除蛋白、萃取、浓缩和过滤等步骤）和仪器分析两个主要方面，其中口服中药后的血药浓度通常很低，因而仪器分析应以灵敏度相对较高的液相色谱 - 质谱为核心，辅助以配备有电化学阵列检测器的高效液相分析系统。对于挥发性强的样品，采用

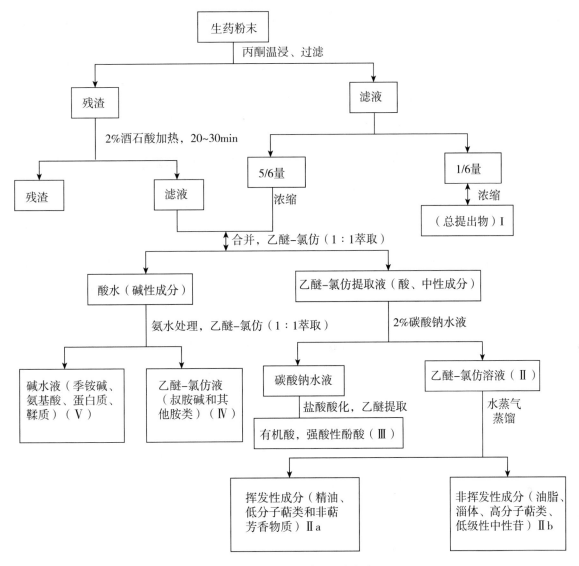

图2 生药成分系统预分离方案

气-质联用仪进行定性、气相色谱定量予以解决。

（4）对于难以确定是否为有毒中药引起的疾病的判定：对中毒患者服用的单味中药或复方中的每味药物进行鉴别，同时采取生物性样品进行成分常规分析。通过这些检测确定并无有毒中药被服用，即可确定这类疾病是由于其他原因引起的，而将患者转到其他科室处理。

对于难以确定是否为有毒中药的样品，也可采用急性毒物实验的方法观察小鼠有无急性中毒及死亡情况来判定样品有毒或无毒。一般来说，一次经口投入剂量5g/kg以下，或在一昼夜内皮肤接触的剂量在1g/kg以下，能使5%以上的大鼠死亡者，这些物质均应认为是毒物。

中心的三个研究室，计划在上级批准且资金到位后，用5年时间建成。第1—2年，拟建立各

研究室筹备组，购买仪器设备及相关用品，招聘和培训专业人才，招收和培养研究生，研制中药不良反应数据库。第3年建成中药不良反应救治研究室，对外试运行。第5年上半年建成中药不良反应监测研究室，对外试运行，在下半年由上级领导机关组织验收。验收合格后，为西苑医院挂牌，并在报纸上给予公布。

六、编制规模、人员安排及管理运行办法

1.编制规模和人员安排　中心筹建初期，可采用小型规模，以后逐渐增加编制，5年内达到建成三个研究室、新增人员至10人的目标。

在中心筹备阶段，建议由西苑医院急诊室研究主任牵头，在上级单位和西苑医院的领导下，负

责以下工作：

（1）制订中心建设计划，协调中心建设的各个环节，使中心建成之后和有效地服务于国内外中药不良反应和中毒患者。

（2）通盘考虑和实施中药不良反应及中毒的科学研究，组织中心科研人员进行科研攻关，以学术创新为龙头，带动学科发展，逐步提高中药不良反应和中毒的救治水平。

（3）主持并协调中药不良反应临床研究中心的建设，参与中药不良反应和中毒的会诊及救治。

（4）安排中心新增人员的教育及培训，招收和带教博士、硕士研究生。

（5）准备中心的启动、检查和验收工作。

中心成立以后，由上级任命中心正、副主任各1人（可由西苑医院在编人员担任，不需要增加编制），以便进一步开展工作。

2．管理运行办法　三个研究室均采用医院坐班制，即24h值班的运行模式，按医院的规章制度管理，以适应患者的需求。今后，随着中心的发展，在另外建成有毒中药病理、药理和毒理研究室、解毒药物研究室时，后三者可按科研院所的管理模式，以课题为中心进行管理。

七、经费来源

因"中心"的工作属于公益性、非营利性事业，初期需要购置设备，如血液净化装置、高压氧舱、电脑、网站设备、液质联用色谱仪及人工肝设备，建立科技基础条件平台，引进和培养人才。建议这一阶段的经费由国家中医药管理局逐年拨专项经费支持。在初具规模以后，以我院自行解决经费为主，上级适当予以补贴。具体要求：总投资690万元。其中，救治研究室200万元，咨询研究室200万元，监测研究室250万元，中心工作启动、验收和人才培养经费40万元。建议第1～4年每年拨款150万元，第五年拨款90万元。5年建成，第5年年底验收。5年以后每年补贴30万元，作为维持运转补贴经费。

对以上建设方案，具备较好的人员、设备和工作基础，只需加以扶持，就可启动运转，能够节约较多资金。中心筹建过程中的人员引进和基本工作条件在上级批准后，由我院自行解决。

此报告是否妥当，请上级领导批示。

中国中医研究院西苑医院（盖章）

2004年9月28日

报告起草人：李春生、竺天舒、王建农。

（中国中医科学院批件从略）

第 五 篇

老 年 医 学

老年人要了解自己的身体，掌握健康的主动权

李春生

60及60岁以上的老年人绝大多数从工作岗位上退了下来，保养身体、安度晚年便成为生活的第一需要。为了能够在余年里健健康康，少生疾病，那么了解自己的身体，掌握健康的主动权，是非常必要的。

人到60岁以后，身体的哪些部件变老了呢？

祖国医学和文学著作从心（智能）、牙（骨骼）、眼（视力）、性（生殖）和外貌等方面，对老态做了较详尽的描述。例如，发鬓斑白或脱落、目昏不明、牙齿枯槁、荣华颓落、语言善误、皮肤干枯、身体酸重、行步不正、急惰嗜卧、多忧善悲、耳聋背驼、不能生育，等等。《青箱杂记》载唐人张师锡《老儿诗》也将老态描写得惟妙惟肖、形神如绘。它是老年人体质趋衰、元气不继、心力减退、肾精亏竭及五脏渐损的外在表现。

现代医学从解剖、生理和生化等角度，对老年人的身体状况进行了较详尽的研究，认为衰老是随着年龄的增加，身体细胞出现退行性变化，导致功能衰退和紊乱，甚至引起细胞死亡的结果。器官和组织是由细胞组成的，本文主要从人体器官和组织衰老的角度，对身体的各部件变老进行概述。

一、老年人五官的变化

五官指眼、耳、鼻、舌、身，涵盖了感觉器官、皮肤和本体感觉的改变。

（一）皮肤及其附属结构的老化

皮肤衰老时细胞内水分减少，导致皮肤变皱、干燥粗糙、弹性降低、缺乏光泽，尤其是位于面部额头和眼角的皱纹，随着年龄的增长而增加，额部横行皱纹加深，眼角皮肤出现鱼尾纹，口角皮肤出现放射性纹，鼻唇沟加深，还可出现老年脂溢性疣（瘊子）和纤维疣，在面部和手背等部位呈现点、片状黑褐色色素沉着，也可见点状色素减退的白斑以及红痣，统称为老年斑。须发变白，白发通常从两鬓开始，且日渐增多。头发稀疏或秃顶，眉毛、腋毛和阴毛也有变白，毳毛或呈脱落现象。男性的眉毛、鼻毛和耳毛过度生长，常超过年轻时；女性上唇及腮部汗毛过度生长，出现小胡须。上眼睑松垂，下眼睑由于脂肪疝而呈囊样膨出，俗称眼袋。老年期真皮乳头减少，表皮和真皮交界变得菲薄，在受到外伤时愈合较慢。皮下微血管变得越来越脆，以致轻微创伤就出现蓝斑或黑斑。由于皮肤汗腺减少，老人出汗比年轻时减少，体温调节较困难。对急性炎症和外源性毒物刺激的反应较弱，冬季容易感冒，夏季容易中暑。手足指（趾）甲增长速度较慢，甲体变薄、变脆，失去光泽，容易受到损伤，因此，老年人应注意保护皮肤及其附属结构，防范内外因素的损伤，就显得非常重要。

（二）眼、耳、鼻、口和本体感觉的老化

1．眼　老视和远视是40～50岁人群最普遍的衰老表现，约有1/3的老人发生白内障。老年人眼眶内脂肪减少，使眼球向内深陷。角膜干燥，在一定程度上失去透明度。由于脂肪浸润，在距角膜缘1mm处出现混浊的弧线，称为"老年环"。晶状体前方的虹膜和睫状体的衰老变化，使老年人的瞳孔比年轻人小，对黑暗的适应性及夜视的敏锐性随年龄增加而下降。老年期人眼球内的玻璃体因局部液化而混浊，导致眼前常见漂浮着小物体，如飞蚊、串珠，或为黑影。

2．耳　听觉的缓慢丧失和平衡觉的紊乱是衰老的重要表现。65岁以上的老年人，大约1/3具有不同程度的听力障碍，对于高频率音调的听力下降更为突出。其原因是内耳听觉细胞（毛细胞）减少，耳蜗神经节细胞与大脑颞叶神经细胞也减少，核团体积缩小将近一半，并有脂褐素沉积。中耳听小骨链退行性变，相关肌纤维萎缩。这些改变的后果，造成老年性耳鸣和耳聋。在平衡觉方面，由于半规管纤毛细胞退化，内听动脉血管硬化，内耳供血不足，导致老年人站立不稳，容易发生眩晕。

3．鼻　进入老年期时，鼻毛逐渐变白。鼻黏膜分泌浆液增加，导致鼻涕增多。嗅球神经元自25岁开始，以每10年5000个的速度递减，60岁以后递减速度加快。鼻腔嗅区的传入神经纤维因衰

老而不断减少和退化，位于鼻腔顶部的嗅觉黏膜退化，嗅毛萎缩，以致对气味的分析渐渐失去敏感性。

4．口　口是消化道的起始，由唇、舌、牙齿和涎腺等组成。其中与衰老关系密切的是舌的味觉、涎腺的分泌和牙齿的脱落等。

5．味觉　从 30 岁到 75 岁，每一舌乳头的味蕾数目减少约 1/3。75 岁老人的味蕾比青年减少 64%。随着年龄的增长，菌状乳头呈进行性减少，自青春期至 60 岁，其数目大约减少一半。轮廓乳头自 50 岁至 60 岁也减少将近一半。女性的味蕾丧失得较早，约出现在 40 岁。男性的味蕾丧失出现在 50～60 岁，可能与性激素影响有关。

6．涎腺　老年人唾液腺萎缩，腺泡细胞数量减少。唾液分泌功能降低，口腔干燥和淀粉酶分泌减少也影响了味觉功能。

7．牙齿　中医学认为："齿者骨之所终，髓之所养，肾实主之。故精盛则齿坚，肾衰则齿豁。虚热则齿动。"并指出，60 岁左右牙齿就会脱落。当全口或部分牙齿脱失，未能及时修复，面部组织得不到牙齿的支持时，两侧面颊肌肉内收凹陷，下颌和颏部明显突出，口腔皮肤皱纹呈放射状，显现无牙颌特有的脸形。与此相伴的是，牙齿周围组织因萎缩，常常出现慢性进行性牙周疾病，导致牙齿松动和破坏，牙根表面磨蚀、损耗、碎裂和缺失，渐渐失去咀嚼功能。

（三）本体感觉的老化

本体感觉包括触、压、震动、位置、温、冷和痛觉，它们的感受器分布在皮肤、关节、肌腱以及内脏的多个部位。总体来讲，这些本体感觉的灵敏度都随年龄增长而下降，对痛、温、触、压的感觉减退。例如，随着年龄增长，触觉小体数目减少，小体与表皮的联结变得松弛，外形扭曲，以致其敏感阈值升高。健康老人组与青年组比较，小手指腹面和外侧面的阈值约是青年组的 2.2 倍，背侧面是 2.6 倍左右。测定皮肤触觉能区别出的两点的最小间距。与青年组比较，老人组手指掌面的鉴别能力下降 16.7%，脚趾底面下降 93.3%。用 100Hz 的震动频率测试踇趾的震动觉阈值，90 岁老人为 5 岁儿童的 3 倍左右。痛觉敏感性在老年人有减退趋势，而对冷、温的感觉似乎无年龄的差别。

以上眼、耳、鼻、口和本体感觉的老年变化，虽然不一定是疾病，但宜从年纪较轻时开始，及早对其进行养生保健，以延长这些器官的使用年限，才有益于延缓整体的衰老。

二、老年人的骨骼、关节和肌肉变化

骨骼是钙和无机盐的储存库，骨组织处于不断变动的平衡状态。人在 40 岁以后，骨形成减少，骨吸收增加，导致骨质逐年减少。骨质疏松是老年人骨骼改变的最主要、最明显的表现。女性开始于 40～45 岁，较男性为早。一般情况下，人体在 20 岁左右时，身高达到顶点。35 岁以后，每 10 年约下降 1cm。到了老年，骨质吸收，身体的高度变矮，平均高度随着年龄的增长相应有所降低。老年人在 50～60 岁时，与 20～30 岁相比，男性约减少 12%，女性约减少 36%。65～74 岁时，男女平均减少 3.81cm，85～94 岁时减少 7.62cm。骨质疏松常见的症状是全身疼痛，容易发生骨折。最常发生骨折的部位是髋部（股骨近端）、腕部、踝部（胫骨远端）和脊椎骨。

骨关节是骨与骨之间的连接结构分为不活动关节（如头颅骨关节）、微活动关节（如脊椎关节）和活动关节（如四肢关节）三大类。不活动关节的老年变化是头颅的骨缝硬化，它与颅骨其他部分的骨质稀疏相比，在 X 线照片上显得格外突出。微活动关节的老年性变化是脊柱椎体间的纤维软骨盘退化，含水量下降，逐渐变薄，失去弹性。中年后纤维软骨环中心的髓核变薄并纤维化，椎体上下表面的透明软骨板也变薄、消失或出现裂缝。这些改变可导致脊椎弯曲、驼背以及身高下降。活动关节的老年变化是关节软骨失去光滑和弹性，而硬度、脆性与不透明性增加。同时水分减少，改变了软骨承受外力的能力。关节滑膜在衰老期表面出现绒毛增生，滑膜代谢功能下降，滑膜液分泌减少。在关节软骨中，除髌骨软骨变得软薄外（尤其是女性），其他软骨都变得较厚、变硬并失去弹性，使人较易产生紧张和疲劳感。

肌肉（特别是骨骼肌）的衰老主要表现为耐力及敏捷性的减退，反应时间缓慢。研究表明，人在 30 岁以后，骨骼肌量平均每 10 年下降 6%。用双能 X 线吸收仪测试 833 名老年人的骨骼肌量发现，70 岁以下的老年人群中，有 13%～24% 的人患有骨骼肌减少症；而在 80 岁以上的老年人中，患有骨骼肌减少症者超过 50%，男性多于女性。临床表现为：肌肉爆发力明显下降，下肢肌力显著减退，屈肌衰退甚于伸肌。由于肌肉无力再生，而使肌纤维数不断减少，肌肉组织间脂肪和纤维结缔组织增生，肌细胞内脂褐素沉积，导致功能降低而易于疲劳。筋腱是肌肉与骨骼相连接的部分，是肌肉的延伸。衰老时筋腱变得僵硬，易于挛缩，使老人受伤后容易出现肢体疼痛与痉挛，以致废用。老年人面部、颈部和背部的肌肉随增龄张力降低，腹肌变厚，腰围增大，手肌萎缩消瘦。

以上骨骼、关节和肌肉的老化导致老年人弯腰驼背，肢体细弱，肌肉瘦怯，不任重负，步履维艰，易于疲劳和跌倒。若想改变这种面貌，应从初老期开始，加强和坚持全面的运动锻炼，包括慢跑、打太极拳和游泳等，以延缓躯体的衰老状态。

三、老年人内脏的变化

1. 心血管系统　随着年龄的增长，DNA 的合成减少，老年人的心肌内出现脂肪和结缔组织浸润，心肌细胞胞质内出现脂褐素堆积，心脏的传导细胞与传导纤维减少，为心肌提供能量的酶活力下降。心瓣膜逐渐硬化，开合受限，关闭不紧。心功能减退，顺应性下降，排血量下降。对 65 岁以上的老年人，在休息的情况下，心输出量下降特别明显。由于动脉粥样硬化随增龄而加重，血管弹性随增龄而下降，阻抗力加强，导致血压升高，尤其是收缩压上升最为明显，40% 的人出现纯收缩期高血压。正常成年男子 25 岁时血压为 120/75mmHg 者，65 岁以后的血压有可能上升至 160/90mmHg；年龄在 65 岁以上的老年人，从卧位突然站立时，由于姿态改变，很容易发生血压下降，称为"体位性低血压"。冠状动脉血管的硬化、心肌营养血流减少，易导致冠心病心绞痛、心律失常和心功能不全。

2. 呼吸系统　老年人的肋骨逐渐钙化，肋间肌逐渐萎缩，肌力降低，胸壁变得僵硬。延髓和脑桥控制换气的化学感受器敏感性降低，使肺的总容量和肺活量均随年龄增长而下降。75 岁以上的老人中有 68% 的人有明显驼背，肺活量下降约 24%，排气量下降约 37%。老年人 70～80 岁时的肺活量与 17 岁时相比（以男女平均值为 $4.8L^3$ 计）约减少 75%，而残气量却增加 50%，支气管分泌物在呼吸道内停留时间延长。随着年龄的增加，肺泡的总数量减少，结缔组织增多，肺的柔软性或可膨胀性降低，肺泡囊内膜增厚，从而气体穿过囊内膜进入肺泡血管供应系统的运动速度大大降低，使老年人在同一时间内血液换入的氧比年轻人少。老年期还易发生呼吸调节异常，出现胸闷和气短。此外，老年人肺的末梢气道阻力增大，肺弹性回缩迟缓，肺泡易处于膨胀状态，因此，肺气肿在老年人中普遍存在。

3. 消化系统　除牙齿缺损致饮食改变外，老年人消化道的主要问题是消化困难和肠道功能紊乱。上消化道有不同程度的胃黏膜萎缩，胃酸分泌减少，60 岁以上的老年人无胃酸者可达 20%。下消化道小肠绒毛变宽而且弯曲，结肠腺体与肌层有萎缩改变，直肠需要较大的充盈度才能有排便感。胃动力减退，小肠与结肠蠕动活性降低，容易出现便秘。消化腺方面，肝制造白蛋白的功能减退，胆汁分泌减少，容易出现淤积。胰脂肪酶分泌降低，消化食物的能力下降。80 岁以上的老年人皆有胃肠道变化。这些改变，中医称为脾虚不运或肝郁脾虚。

4. 泌尿系统　老年人的肾表面呈颗粒状，体积减小，重量减轻，由肾小球和肾小管构成的"肾单位"有不同程度的丧失。肾小球微血管和肾囊足细胞间的基膜增厚，有些肾小管明显萎缩。肾小动脉弹性纤维增生，内膜增厚，易见肾小球后小动脉硬化。40 岁以后肾小球血管的滤过率大约每年下降 1%，肾血流量比年轻人减少 30%～40%；60 岁以后老年人肾功能降低约 30%，尿浓缩能力比年轻人低 20%。对年龄超过 80 岁的老年人，其肾的滤过速度下降到 25 岁年轻人的 50% 左右。肾小管的葡萄糖阈值随年龄增长而升高，致老年糖尿病患者不能从尿中排出葡萄糖。老年人还普遍存在频繁排尿和夜间排尿。前列腺肥大是频繁排尿的原因。在 55 岁以上的男子中，约有 76% 的人会发生前列腺肥大。尿失禁者占老年人的 10%～15%，它是生理功能随年龄增长而低下所致。尤其是对于老年女性，更是令人难以启齿。

5. 生殖系统　男性从 30 岁的性功能高峰后开始逐渐低落，60 岁后睾丸逐渐萎缩，重量减轻，精子数量降低，阳痿发生率上升。但男性生殖器官的萎缩程度较女性为小，更年期较女性晚得多，而且症状不显著。已故著名药理学家周金黄教授晚年在世时指出："文献记载 90 岁高龄男性得子的事实是可信的。"女性在 50 岁前后出现更年期，临床表现为月经停止、面热潮红、烦躁抑郁、失眠、血脂及血糖波动等交感神经功能紊乱、内分泌代谢紊乱和精神性反应，性欲减退，外阴干枯，局部皮肤、阴道、子宫和卵巢萎缩，多产妇还容易发生子宫下垂。

以上内脏的变化，中医从肾、脾为先后天之本和"肾治于里"的角度，大多将它们归结为脾肾虚弱。服用一些具有补益脾肾作用的中药，对改善这些脏器的衰老症候有益。

四、老年人的造血、免疫和代谢系统的变化

1. 造血系统　老年人的红骨髓随年龄增长而含量减少，造血组织逐渐被脂肪组织所代替。这种现象在长骨出现得最早，60 岁以后造血骨髓细胞仅为年轻人的一半。对于骨髓干细胞的增殖与分化活力是否下降或减弱，人们有不同的看法。有人认为，粒系干细胞的增殖力不变，红系干细胞的增殖力下降。也有人认为，老年干细胞经过移植后仍有与青年干细胞相等的增殖力，说明老年干细胞仍具有活力。血清铁随年龄增长而降低，70 岁时明显下降。老年人常有血液凝固性增加，纤维蛋白溶酶活动度降低，血液黏度升高，凝血因子增强，抗凝因子减少，容易促进高凝状态的发生和发展，也有可能是心、脑等器官形成血栓的重要因素。

2. 免疫系统　免疫器官包括骨髓、胸腺、脾和淋巴结。原始的 T、B 淋巴细胞都来自骨髓，需要经过胸腺和脾的孵化，才能产生免疫监视和防御作用。免疫功能衰退是衰老最明显的特征之一。60 岁以后，胸腺呈现增龄性萎缩，具有分泌作用的表皮细胞明显减少。致使胸腺素和白细胞介素 2（interleukin 2，IL-2）水平下降，分化激活 T 淋巴细胞的活力降低，对外来抗原反应及识别异己的能力减弱。骨髓中 B 淋巴细胞向脾的迁移因年龄增长而受到抑制，脾孵化 B 淋巴细胞的能力下降，导致分泌免疫性成分（如抗体）的能力随增龄而降低，对新发生的事件缺乏强有力的反应。自然杀伤淋巴细胞活性随年龄增长而下降，免疫监视功能有不同程度的损伤，因而肿瘤发生率升高。老年人抗原呈递细胞（antigen-presenting cell，APC）的抗原处理和抗原呈递能力下降，红细胞免疫黏附能力降低，应激性差，故老年人易患感染性疾病。此外，免疫系统还有特殊的衰老变化，即产生自身免疫反应，把自身组织当作抗原而产生抗体，进行杀

伤。若这种抗体产生过量，可伤害自身组织细胞，导致各种自身免疫性疾病，如类风湿性关节炎和寻常性天疱疮等。

3. 代谢系统　机体的代谢系统受到内分泌系统的影响较多。衰老的机体代谢不稳定，总的趋势是代谢调控能力下降，波动性增大，体内许多重要物质的代谢偏离其正常范围。如血糖、血脂升高，血浆白蛋白降低，能量生成不足等，成为老年期疾病发生和发展的病理生理基础。其中核酸代谢的主要衰老变化是：DNA 的合成减少，DNA 甲基化程度下降，与蛋白质交联增加，细胞染色体两端的端粒长度缩短。当端粒长度缩短至某一临界水平时，细胞分裂停止，因衰老而死亡。随着年岁的增长，糖代谢稳态下降，血糖升高，干扰能量、水和盐代谢。脂肪代谢从中年开始，随年龄增长而血清总胆固醇、三酰甘油升高，脂蛋白酯酶活性下降，低密度脂蛋白分解减少，自由基攻击脂质引起的脂质过氧化加剧。随着年龄的增长，水代谢的改变表现在：机体总水量明显下降。女性从 30 岁至 80 岁总水量下降 17%，男性下降 11%。机体水分的增龄性减少主要发生在细胞内，细胞外基本保持恒定。电解质代谢在 60 岁以后的主要表现是：血钾呈上升趋势。钠的保留与排出发生异常，低钠血症常见，高钠血症亦常发生。钙吸收下降，血磷略有下降，骨钙分解过度或骨质更新过速引发骨质疏松。微量元素锌和硒亦随年龄增长呈下降趋势。血清维生素 B_{12}、维生素 D_3 的羟化物 25-OH-D_3、维生素 C 和 E 及叶酸水平均随年龄增加而降低。与年龄增长相关的能量代谢之产能和耗能变化大体分为两个阶段，第一阶段在 20～65 岁，其能量代谢处于正平衡阶段，体重增加，脂肪增多，其中 35～50 岁时体脂增加最多。第二阶段是 65 岁以后，其能量代谢处于负平衡阶段，体重下降，肌肉体积缩小，脂肪组织减少，机体做功能力（最大耗氧量）下降。

造血、免疫和代谢系统是机体生命活力的重要标志，属于中医学气、血、阴精和阳气的范畴。老年人造血、免疫和代谢系统功能下降，生命活力减退，提示气、血、阴精和阳气渐损，机体开始走下坡路。因此，在老年期应注意养生，保持气、血、阴精及阳气充盛，有利于改善造血、免疫和代谢系统的衰退状态，从而延缓衰老。

五、老年人的神经系统变化、心理老化以及内分泌变化

神经系统变化　老年人神经系统退行性变化是全身各系统中最复杂而又深奥的过程之一。神经系统衰老不仅影响神经系统本身的形态、结构和功能，对全身脏器和内环境的稳定都有重大影响。进入老年期后，脑细胞的总数表现为下降的趋势。多数报道认为，老年人的大脑失重6%～11%，与年轻人相比，下降100～150克（即10%）。也有报道指出，从成年期到90岁以上，脑部萎缩，失去重量20%～25%；脑室容量扩大，大脑皮质灰质变薄，脑回变宽。皮质神经原自25岁开始，每年缺失1%。小脑和基底节部位的神经质减少得更快一些，老年人运动功能障碍的发生和发展似乎与此有关。在大脑基底部位的蓝斑区，60岁以上老人的脑细胞数量明显减少，可下降至40%左右。此区富含儿茶酚胺类神经递质，其细胞数减少能导致老年人睡眠类型改变。随着年龄的增加，夜间入睡时间呈进行性减少，约有40%的老人患失眠症。中脑前部有一梅乃特（Meynert）核，为胆碱能递质输入大脑皮质信息的重要枢纽。在健康老人此区神经原轻度减少，而老年痴呆患者则明显减少。人的记忆储存于大脑的不同部位，重点是下丘脑和海马。海马区自45岁开始，每10年锥体细胞密度减少5.4%，导致老年期记忆能力减退，智能下降。位于脊髓部位的神经元于60岁以后明显减少，甚至可减少到50%左右。随着年龄的增加，在数量减少的同时，不同部位的脑和脊髓神经的神经元胞体结构还会出现神经纤维缠结及脂褐素沉积现象。突触数目随衰老而减少，轴突出现肿胀和脱髓鞘。再加上脑血管硬化，血脑屏障功能减弱，血氧和血糖供应下降，神经纤维传导速度减慢，导致老年人身体平衡失调，运动协调功能减退，精细动作缓慢，容易出现小步走动、步态蹒跚及恐惧跌倒等现象。随着年龄的增加，神经和精神损害增多，健康与疾病的界限越来越模糊。即便是健康老年人，记忆力也明显减退，只记远事，不记近事，喜欢追忆往事。"喜欢孙子，不喜欢儿子。"同时，"形体虽衰，心亦自壮，但不能随时人事遂其所欲。"虽居处温暖富裕的环境，心理上亦常感不足，故容易与人闹别扭，遇到很平常的事就发火，脾气有时很不稳定，简直像小孩一样。老年人性格多孤僻，易

于伤感，才觉得孤独寂寞，便产生抑郁苦闷，常常哭时无泪，笑时流泪。在65岁以上的人群中，神经系统疾病是引起伤残最常见的原因，其中90%以上的残疾老人生活不能自理。85岁以上人群，大多数人下肢出现神经性肌萎缩，难以独自到室外活动，因此，被国际上称为"室内的老年人"。

内分泌系统与神经系统相配合，能够起到保护个体生存和保证繁衍后代的作用。神经内分泌网络的枢纽称为下丘脑-垂体-内分泌腺-靶细胞轴。它们共同协调处理内外环境的信息并做出反应。人进入老年期以后，神经内分泌网络呈现退行性改变，分泌功能下降，削弱了对靶细胞的调控能力，导致靶细胞功能减退，代谢水平下降，全身各器官系统出现衰退变化。例如，脑垂体前叶分泌的生长激素含量下降，可使蛋白质合成减少，肝、肾功能和造血功能减退，骨质逐渐疏松。垂体后叶分泌的抗利尿激素减少，可使肾小管对尿液的再吸收下降，浓缩尿的能力减弱，在夜卧下部体液回流增加时，出现多尿和夜尿现象。肾上腺皮质萎缩，皮质细胞出现脂褐素颗粒沉积与细胞微结构变化。醛固酮分泌下降，促肾上腺皮质激素维持在低水平。肾上腺髓质分泌的儿茶酚胺虽然较多，但其靶细胞受体减少，以致在受到外来刺激时，老人的适应性调节功能明显不如年轻人，应激能力下降，难以在短时间内恢复到正常水平。体温调节反射功能失调，对过冷或过热都难以耐受。随着年龄的增长，松果体主质细胞减少。分泌的褪黑素下降，其抗氧化应激、整合神经内分泌、增强免疫及调节睡眠等功能也减退。老年人的甲状腺发生萎缩，纤维化结节形成增加，甲状腺分泌的激素减少，导致基础代谢速度下降。从30岁到70岁，下降达20%之多。受基础代谢制约的血液胆固醇代谢率亦下降，以致血总胆固醇升高，对体温调节的灵敏度降低，手足发冷的倾向增加。甲状旁腺主细胞减少，甲状旁腺素活性降低，钙的运转减慢。绝经后妇女甲状旁腺素水平往往较绝经前下降。随着年龄的增长，胰腺β细胞减少，胰岛素分泌降低，肝、脂肪组织和骨骼肌胰岛素受体的敏感性下降，致使65岁以上老年人中，有43%的人有糖耐量下降，糖尿病发生率升高。性腺萎缩和生殖功能减退，是老年人内分泌功能改变的重要标志之一。自50岁开始，男性睾丸间质细胞减少，睾酮合成酶活性降低，血浆游离睾酮水平下降，昼夜节律性分泌的晨间分泌高峰消

失。女性从更年期（50岁以后）起，卵巢功能减退，卵泡大量减少，卵泡分泌的雌激素大大减少，排卵逐渐停止，无黄体形成，黄体分泌的雌激素和孕激素亦逐渐停止。

中枢神经系统和内分泌系统位于头颈躯干的前后（矢状切面）正中线。任脉与督脉经过此处，具有统领人体阴阳的能力。脑为髓海，属肾，为记忆之总司。肾又主作强，令人有子。老年人阴精和阳气亏损，不能涵养肾、脑、任脉和督脉，以致中枢神经系统和内分泌系统功能下降，脑髓空虚，记忆力减退，生育能力丧失。因此，在养生方面，及早注意增强体质，勤于用脑，节欲保精，有益于健康长寿。

目前对人体的变老较公认的观点是，人类在50～80岁阶段，衰老的重点为内脏器官；80岁以后，衰老的重点为神经系统。随着年龄的增长，五官、骨骼肌肉、造血、免疫、内分泌及代谢系统也逐步走向衰老。人体的细胞和分子水平同步呈现衰老变化。但对于衰老的个体而言，各脏器、系统、组织和细胞的老化不一定同步；在同一脏器、系统、组织和细胞，老化的部位也不一定同步。由先天遗传因素和后天环境因素造就的这些个体细胞、组织、器官和系统的不同步老化现象，以及某些细胞、组织、器官、系统的老化可能推迟或部分恢复的现象，为人们争取健康长寿留下了偌大的空间。

参考文献

1. 宋·陈直著．陈可冀，李春生订正评注．养老奉亲书．上海：上海科学技术出版社，1988．453-460.
2. 岳美中教授原著．陈可冀等合编．岳美中医学文集．台北：启业书局，2000；650-654.
3. 肖德祯编译．老年生物学与医学．北京：科学出版社，1981；1-7.
4. 周金黄主编．衰老、抗衰老、老年医学．北京：中国科学技术出版社，1993；22-140.
5. 马永兴，俞卓伟主编．现代衰老学．北京：科学技术文献出版社，2008；124-294.
6. 李文惠，赵斌，汤艳美，等．Sarcopenia之研究进展．中国老年学杂志，2010，30（19）：2857-2860.

（见于2012年由健康指南杂志社社长安静牵头的民政部科研项目"老年人保健养生服务模式研究"）

北京市海淀区独居高中级老年知识分子家庭需求调查

李春生　严　正　博　薇　龚佩华　白莲生

海淀区是北京市中关村科技园的所在地，是中国高中级知识分子最集中的地方之一。为了帮助海淀区政府把老年知识分子的事情办好，民盟海淀区委老龄委联合中国国民党革命委员会中央委员会、台湾民主自治同盟、中国民主建国会、九三学社、中国民主促进会、中国致公党及中国农工民主党七个民主党派办公室同志，于2001年5月至2002年12月对海淀区60岁以上老年高中级知识分子进行了随机抽样调查。调查发出问卷400份，回收262份，回收率为65.50%。与子女合居者（直系家庭）147人，占56.1%；独居者115人，占43.9%。调查结果表明，海淀区老年知识步子家庭除了具备全国老年知识分子家庭的共性外，因独居带来的问题非常突出。

一、独居家庭的概念和海淀区独居老年知识分子家庭现状

所谓独居家庭，系指老年夫妻或老年男女与子女分开居住、另起炉灶的家庭，包括空巢期家庭、消亡期家庭（即丧偶核心家庭）、离异家庭、再婚家庭以及未婚家庭等。其中空巢期家庭数量最多，它与再婚家庭共同构成夫妻两人独居家庭；丧偶、离异和未婚老人家庭则属于单身独居家庭。

为了对海淀区独居老年知识分子家庭有所了解，我们选取数据较为完整的86份问卷进行剖析。

（一）基本情况

在86份问卷中，有姓名者74人，无姓名者12人。男43人，女42人，未填写性别者1人。年龄60～87岁，平均67.58岁（n=85）。其中60～64岁27人，65～69岁35人，70～74岁5人，75～79岁5人，80～84岁3人，85岁以上1人。高级职称70人，占81.4%；中级职称16人，占18.6%。夫妻原配者66人，占76.7%；再婚9人，占10.47%。丧偶8人，占9.30%；离异2人，占2.33%；未婚1人，占0.89%。离退休者68人，占79.07%；在职者2人，占2.32%；返聘者16人，占18.61%。生活能够自理者83人，占96.51%；不能自理者3人，占3.49%。坚持体育锻炼者67人，占77.91%。

（二）经济情况

每月经济收入低于1000元者7人，占8.13%；月收入1001～1500元者22人，占25.58%；月收入1501～2000元者33人，占38.37%；月收入2000元以上者18人，占20.93%；月收入未填者6人，占6.99%。据统计，离退休正高级职称每月收入为1500～2000元，离退休副高级职称和中级职称每月收入多在1500元以下，在职和返聘人员每月收入大多数为1500～2000元或更高。月收入分配情况：用于日常生活者71人（占收入比例的20%～100%，其中月收入的50%以上用于日常生活者32人，占45.07%），赡养父母者4人（占收入比例的10%～20%），补贴子女者22人（占收入比例的5%～50%），用于治病者42人（占收入比例的5%～60%），娱乐旅游者29人（占收入比例的5%～50%），储蓄者29人（占收入比例的5%～50%），其他（如资助下岗亲戚）29人（占收入比例的5%～30%）。说明约有一半的独居老年知识分子，经济和生活达到较为宽裕的水平。

（三）身体及医疗情况

身体状况：自觉健康者17人，一般者39人，有病者29人。健康加一般，60～69岁组42人，占75.0%；70～79岁组11人，占19.6%；80岁以上组2人，占5.4%。提示随着年龄增长，老年人健康情况下降。患病情况：患原发性高血压者28人，患高脂血症者24人，患冠心病者8人，患脑梗死者2人，患前列腺肥大者19人，患糖尿病者15人，患消化系统疾病者8人，患骨质疏松者7人，患呼吸系统疾病者7人，患泌尿系统疾病者2人，患肝疾病者2人，患肿瘤者1人，其他（如关节病、青光眼及痛风等）10人。表明心脑血管病、糖尿病、男性前列腺肥大和女性骨质疏松是老年知识分子的主要疾病。积极治疗者41人，断续治疗者9人，无所谓者3人，未发现因经济困难而不能求医治病者。

（四）精神情况

无精神压力者46人，占53.49%；精神压力一般者35人，占40.69%；未填写者5人，占5.82%；有精神压力者0人。提示独居老年知识分子的精神状况较好。另外，独居老年知识分子的兴趣爱好高雅而广泛。除27人未填写兴趣爱好外，其余59人均有范围不同的爱好，占68.6%。爱好的种类有：唱歌、跳舞、旅游、游泳、下棋、散步、体育、文娱、健身、台球、乒乓球、爬山、驾车、篮球、足球、放风筝、唱京剧、弹钢琴、读书、学英语、看报、学计算机、听音乐、打麻将、学素描、学中国画、写字、看电视、关心国家大事，以及参加学校老干部处组织的各项活动等。有的老年人在问卷中写道"生活充实""家庭幸福，愉快""有困难，但可自行解决"。这些爱好及发自肺腑的语言，反映出改革开放以后海淀区独居老年知识分子良好的精神风貌。

二、海淀区独居老年知识分子迫切需要解决的问题

在86份问卷中，提出的困难和要求共有30条。其中涉及精神及生活需求的16条，身体与医疗需求的9条，经济和物质需求的5条。问卷还提示，随着老人年龄的增长，他们对精神慰藉和医疗需求有明显增加的趋势。

精神及生活需求存在的问题，是独居老年知识分子提出意见最多的方面。内容包括：①希望多办符合现阶段老年知识分子经济水平的老年公寓和养老院，以便在年事已高时居住。②希望多办老年福利事业，组织开展各类文体活动，让老人越活越年轻，越活越快乐舒畅。③希望治理居住地周围的环境污染和食品污染，通过立法限制蔬菜中农药和化肥的使用。④希望在老年知识分子集中的地方（如中关村）建设大超市，以方便老人购物。⑤希望办好老年人的阅览室，在阅览室内增加一些具有青年人朝气的报刊，改变书架全是老年读物的"老气横秋"现状。⑥希望培养和提拔年轻的居委会干部，负起责任，提高居民小区的安全性，扭转住户"经常被盗"的局面。⑦70岁以上的老

人，因体衰不能持重，不能爬高取物，雨雪天不能外出，对有些家务力不从心，希望能在政府的帮助下，请到经过培训放心、可靠的保姆或小时工；并增设老年人特殊服务网点，解决洗头、理发和修脚等日常生活问题。

身体和医疗需求存在的问题是独居老年知识分子提意见的另一个重点。内容包括：①希望地方政府增加老人医疗保障的资金投入，降低退休金中用于医药费用的比例，防止高龄化到来时老人因病返贫，难于安度晚年。②希望在推行医疗改革时，"老人老办法，新人新办法"，给予离退休老人适当的政策倾斜，不要一刀切。③希望认真落实老年人就医优先、给药量和给药天数适当放宽的政策，认真落实降低医疗费用的政策，使药费能够及时报销，减少就诊和报销的往返次数，减少医药费用支出，减轻经济压力。④希望增加老年人体育活动场所，改善现有体育活动场所和体育设施的条件。

经济和物质需求存在的问题影响到了一部分独居老年知识分子安度晚年，也是需要重点解决的方面。内容包括：①希望提高退休金的水平，提高退休人员的生活待遇。这对于一部分退休较早、除退休金以外无任何其他经济来源的独居老年知识分子而言尤为急迫。②希望改善居住条件。调查发现，有个别老两口年高体弱，但因住房小，无法雇用保姆来照料生活，从而影响了生活质量。

三、思考和建议

2000年的一项调查表明，北京市的老年人口已超过200万，53%的老人与子女合居，47%的老人属于独居。我们对海淀区2002年高中级知识分子的调查结果显示，与子女合居的老人比例稍高，独居老人的比例稍低。这是在选取样本时纳入及排除标准不完全相同所致。

老年社会学研究显示，以空巢期家庭为主体的独居家庭的产生和壮大，与工业化及科学技术进步有关。因此，伴随着海淀区中关村科技园的建设和扩展，独居的高中级老年知识分子家庭将会逐年增加。从这个意义上讲，独居老人家庭的增多，代表着海淀区工业化程度和科技水平的提高。但是我们还必须看到，独居高中级知识分子家庭的增多，也是对我国现行家庭养老方式的一种挑战。因为这些老人虽然有养老金保障，但是依靠子女和亲属进行生活照料的养老方式又难以实现。所以借鉴西方

发达国家的经验，探索采用社会养老和社会与家庭相结合的养老模式，将成为海淀区势在必行的养老新型思维。

西方学者把老年人的需求集中为3M，即物质需求（money，钱）、医疗需求（medicare、医疗保障）和精神需求（mental，精神需要）。并指出物质和医疗需求属于低级需求（基本需求），精神需求属于高级需求。它与我国提出的"五个老有"（老有所养、老有所医、老有所为、老有所学和老有所乐）内涵相似。3M突出了思维的明快性和经济关系上的清晰性，是社会养老模式的集中体现。而"五个老有"则是具有中国特色的社会主义老年保障制度的集中体现。我们以这两种思维的交融为出发点，结合海淀区的实际情况，对本区独居老年知识分子相关问题提出以下建议：

1. 走市场经济的道路，发展21世纪的朝阳产业——老龄产业，以满足独居老年知识分子家庭在精神慰藉和生活照料方面的高级需求。例如，由区政府统筹建立经济、实用的老年公寓或养老院，以适当收费的形式让高龄知识分子居住；建设以老年人为主要对象的商场、蔬菜店、日用品超市、阅览室、文体娱乐场所和老年大学等，以适当收费的方式为老年知识分子提供服务；建立为老人服务的人才市场，组织开展"劳务储蓄"自助活动，以解决老年人的生活照料，等等。

2. 走高科技的道路，采用数字技术，发展数字化养老，以满足经济条件较好的独居老年知识分子的生活和医疗需求。据《人民政协报》2003年1月29日第148期载，2002年12月，日本松下全资创办的收费型养老院——真心香里园在大阪开张。香里园充分使用了数字技术，使老年人的一举一动都受到关怀。文章说，这里的老人胸前都挂着一个拇指粗细的塑料装置，它既是呼救开关，也是定位仪。老人只要带上它，无论走到哪儿，控制中心都会知道。如果遇到危险，只要一按开关，护理人员马上就可以赶去帮忙。文章还说，类似的传感器和液晶显示器无处不在，可以解决老年人上厕所、自我测试和娱乐等许多问题。笔者读后，推测这些设备与医院重症监护病房（ICU）的监护仪及遥控设备相似。海淀区中关村科技园完全有能力设计开发和制造。建议区政府在这个领域投放一点资金，独立研制出数字化养老设备，有偿地为经济条件较好的独居老年人服务。

3. 以北京市海淀老干部局、老龄大学和民政

局老龄工作委员会办公室（正科级）为基础，筹建海淀区老龄工作委员会（行政级别应是副局级，由一位副区长主抓工作）。提高施政力度，统抓与老年人相关政策的落实工作，改变过去对老年人群多头管理，实际上造成老年人群无人专管的局面，将满足独居老年知识分子的医疗和经济等基本需求逐步落实。

据悉，海淀区有包括北大和清华在内的73所大学，有以中国科学院为主的230多家科研机构，有38万名高智商的科技人员。在我国进入老龄化、奔向高龄化的时代，海淀区政府若能强调以人为本的理念，将独居老年知识分子作为重点加以关注，采用社会养老和社会与家庭相结合的养老模式开展工作，既可减轻国家负担，产生经济效益，又可满足老年人群的各种需求，帮助他们安度晚年，从而体现政府对老年知识分子的关怀，让青年知识分子也感受到慰藉，有利于留住高层人才并发挥其作用。

[原载于：中国老年学杂志，2006，26（8）：1154-1155]

中医老年学概述

陈可冀　李春生[*]

老年学是将老年人作为一个事物的整体纳入整个宇宙中去研究的一门学问，属于边缘学科。由于人到老境，"衰退既至，众病蜂起"，老有所医、老有所养及健康长寿就成为老年科学研究的重要内容。因此，也有人认为老年学是研究衰老的原理、特征、变化及有关各方面问题的综合性学科。

我国老年学的形成较早。春秋时代，孔子不仅呼吁让"老者安之"，还述作《孝经》，崇人伦之行。《黄帝内经》和《千金翼方》中都有研究老年学的专篇。北宋·陈直于1085年左右撰写的《养老奉亲书》是我国和世界上现存的早期老年病学专著。元、明、清三代，老年学和老年医学研究受到重视。由于老人社会地位较高，健身有术，治疾有方，故寿臻耄耋者颇多。

同我国相比，西方老年学的研究约起源于13世纪。1939年，Korenchevsky在伦敦主持成立老年学研究会，被誉为"老年学之父"。第二次世界大战以后，相关学者围绕与衰老相关的问题开展了比较深入的老年学研究，美国走在这项研究的前列。与此同时，国外编著了大量老年学书籍，出版老年学期刊达数十种之多，表明这门学科正酝酿着新的突破。

现将养老祛病及健身延寿作为主要课题来研究的中医老年学概述如下。

一、老年心理学

老年心理学亦称老化心理学，是第二次世界大战后从心理学中迅速兴起的一个分支学科。它主要研究人在成年以后，随着年龄的增长逐步年老而发生的心理活动的变化和老年人心理活动的规律。中医老年心理学侧重于从中医角度研究我国老年人的心理特点及其应采取的保健措施。

中医老年心理学的研究内容包括：①人体年龄增长与心理适应变化的关系。②老年期的心理变化和性格情绪特点。③老年期勤用脑、善养生与预防心理疾病及衰老的关系。④老年期的精神护理。⑤老年期心理疾病的治疗。中医老年心理学的研究方法，除问卷抽样测试和文献整理之外，通过临床观察，探索药物和非药物治疗手段，也是其重要内容。目前这一工作尚处于起步阶段，仅见到对老年郁证、情志变化与延寿关系研究的少量报道。上海华东医院近年来观察到，中药千层塔的提取物——石杉碱甲对改善老年期及初老期的认知功能有一定效果。黑龙江省医院发现，营实（刺玫果）能恢复中老年人的脑功能，使感觉、运动、平衡、锥体外路功能及思维记忆等明显提高。

[*] 执笔者

二、老年疾病学

老年疾病学又称临床老年医学，是研究老年期疾病诊断和治疗方法的学科。中医老年疾病学侧重于对老年期疾病的辨证施治。

中医老年疾病学的内容极为丰富多彩。它在病因方面强调"体质趋衰""返同小儿"，发病方面强调"百疾易攻""宿疾时发"，治疗方面强调用药的针对性和顾护脾、肾，护理方面强调行住坐卧必须"巧立制度"，务求其细。这些特点对帮助老年病的康复有着积极的意义。

关于老年期疾病的治疗原则和方法，历代医学精粹之论甚多。但概括起来，不外乎补益与祛病两途。岳美中生前曾提出老年病补益六法，临床颇为实用。此六法是：①调补法。适用于脾胃功能衰减者，方剂如五味异功散和资生丸类。②平补法。适用于各种虚损及气血不足者，方剂如四君子汤、四物汤和薯蓣丸类。③清补法。适用于温热病后阴血津液耗伤者，方剂如叶氏养胃汤和大补阴丸类。④温补法。适用于脏腑阳虚者，方剂如理中汤和肾气丸类。⑤峻补法。适用于垂危虚极患者，方剂如独参汤和集灵膏类。⑥食补法。适用于大病之后需要复原的患者，方剂如扁豆红枣粥和乌鸡白凤丸类。对于祛病，他主张药宜平和、剂量要轻、方应简化、效不更方及中病即止等，使中医老年病治疗研究在前人的基础上又迈进一步。

医案和医话是医疗活动的真实记录，对于总结经验和提高医疗水平有着重要价值。明清以来的这类著作中，老年病案记载甚富。如江瓘《名医类案》收录男 60 岁以上、女 50 岁以上医案 110 例，魏之琇《续名医类案》收录老年病案 228 例，叶天士《临证指南医案》收录老年病案 314 例，杨继洲《针灸大成》收录老年人针灸病案 9 例，尚有《折肱漫录》《冷庐医话》和《友渔斋医话》等，若能一一披览，对治疗老年疾病定会有所助益。

中医老年疾病学的研究方法重点在于临床观察和验证。20 世纪 70 年代以来，采用设立对照组、大样本观察的研究日益增多，临床应用的监测指标也逐渐与现代科学同步化。如沈阳市中医研究所对 917 例卒中先兆症进行预测时，不仅从中医角度出发，重视指（趾）麻木、舌謇和青紫舌等症候，而且采用现代测试手段，包括裂隙灯角膜显微镜检查球结膜微循环、多普勒超声测量脑血流量、血小板聚集仪测定血小板聚集功能等，并建立了缺血性脑卒中微机预报系统，为探索防治老年卒中做了有益的工作。上海中医学院附属龙华医院等单位用激光穴位照射治疗老年性髋、膝骨关节炎（痹证）48 例。结果表明，激光治疗后，患者的疼痛积分平均值较治疗前明显下降，与糖皮质激素封闭组的优良率相同（$P > 0.05$），而优于口服非甾体类消炎镇痛药组（$P < 0.01$）。证明激光是一种较理想的老年骨关节炎新疗法。

三、老年保健学

老年保健学是研究保障老人健康、促进身体复原的学科，属于预防医学和康复医学的范畴。该学科涉及老年人合理的生活方式、体育运动和饮食营养等，在中医学上则以养生、气功及饮食疗法为主。

养生学是探索合理的生活方式、研究防病延寿的生活规律和方法的学问。其理论基础在于强调调护精气神，顺乎自然之理，将伤害身体的因素控制到最低限度。养生学的主要内容为：①晚婚优生，男三十而娶，女二十而嫁，则子女坚强壮寿。②逸情畅志，重视精神和心理因素对健康的影响。③谨慎起居，节制性欲，对预防衰老有益。④适应寒温，避免时令邪侵，利于健身祛病。⑤节制饮食，少肉多素，能够保养脾胃。⑥勤劳勤动，不令过疲，促进血液流畅。此外，广义的养生还包括气功、食疗和药饵保健等。

气功学是气功、导引和按摩的总称。分而言之，狭义的气功是通过调身、调息（含胎息、服气）和意守，进行主动自我身心锻炼的方法。按摩是通过推按头面、四肢及背腹部的特定部位，进行被动运动以祛病健身的方法。导引则以导气令和和引体令柔为特点，是主动呼吸与躯体运动相结合的医疗体育保健法。三者的理论基础均为聚精、养气、存神，尤其重视养气。内容除众所周知的太极拳、八段锦和鹤翔桩之外，还有叩齿吞津法、六字诀、逍遥子导引诀、易筋经和混元功等。老人应结合身体情况，选择功种或将养方式。

食疗学是研究利用特制饮食物（包括将药物加入食物之中）以祛病健身的学问。它的理论基础是中医脾胃学说。常用的剂型很多，如软食之粥、饭、煮、羹、臛、馄饨、馎饦，硬食之索饼、煎饼、药烧饼，饮料之汤、饮、酒、乳、茶、浆，菜肴之煎、蒸、炙、脍、腌，点心之饆饠、灌藕、燠梨，以及近世之药膳等。食疗易于持久，不良反应小，为老人所欢迎。

老年保健学是一门应用科学。近年来通过社会上对老人生活方式、营养状况的调查和体育运动对健康影响的研究，表明它确实对老人健康长寿有益。关于气功疗法，以太极拳为例，据北京运动医学研究所报告，太极拳对骨骼、肌肉和关节活动的影响十分突出。表现在：①练拳老人中因衰老导致的脊柱畸形（驼背）发生率明显减少。②练拳老人关节强直者少，脊柱活动度大。③老年退行性骨质疏松发生率明显降低。④可以有效地降低老人跌倒风险。有鉴于此，目前北京市参加气功锻炼的人数已猛增至 13 万人以上。

四、延缓衰老学

延缓衰老学是研究人类和其他生物生命发育后期的特征、衰老原因和规律，探索延长寿命方法的学问。中医延缓衰老学侧重于衰老理论、长寿模型和延年方药的研究。

关于衰老理论的研究主要学说有：①《素问》及《灵枢》的肾精、气血与衰老相关学说。②《华氏中藏经》的阳气衰惫与衰老相关学说。③《千金翼方》的心力减退与衰老相关学说。④《养老奉亲书》的脾胃虚弱与衰老相关学说。⑤《寿亲养老新书》的气滞而馁与衰老相关学说。⑥《徐氏（灵胎）医书八种》的元气定分、阴虚生火与衰老相关学说。⑦《王氏医存》的津亏生燥与衰老相关学说。这些学说对延缓衰老方法的探索起到了指导作用。

关于长寿模型的研究，有《素问》对真、至、圣、贤四种人的研究，以及《养老奉亲书》对虚阳气盛型老人的研究等。延年方药的研究自《神农本草经》和《华氏中藏经》始，几经曲折，给我们留下了良莠混杂的传统延缓衰老药物约 400 种，方剂千余首，如人参、枸杞、蜂蜜、牛乳、七宝美髯丹和首乌延寿丹等，久为老人喜用。

延缓衰老学的研究方法主要着眼于临床观察和寿命试验。临床观察较切合实际，但需假以时日。如苏联敖德萨市费拉托夫学院对 130 例 45 岁以上有衰老表现者采用了胎盘提取液治疗观察。该研究曾历时 10 年，一般难以做到。我国的延缓衰老药物研究多采用疗程为 3 个月的近期改善衰老症状观察，结合间断给药，追踪 3 ~ 5 年。同时配合寿命试验、细胞传代、衰老代谢产物测定、神经和内分泌学研究、免疫学研究、微量元素研究和生物学年龄测定等现代科学手段，以确定药物和方剂的延缓衰老效应。关于延缓衰老的试验研究中医开展得很早，在距今 1500 多年前，东晋·葛洪所撰《抱朴子内篇》谓："韩子治用地黄根苗喂五十岁老马，生三驹，又一百三十岁乃死也。"又云："犊子在黑山，食松子、茯苓，寿数百岁。"此二说虽未能使人尽信为实事，但亦可粗略地表明，古代医家曾做过动物试验。近年来，动物寿命试验如果蝇、家蚕、鹌鹑和小白鼠寿命试验，细胞寿命试验如人胚肺二倍体细胞和精子寿命试验等，已在国内不少中西医单位开展；已研制成功人体老化度监测系统，并将其应用于延缓衰老药物研究。初步证明人参根、人参果、何首乌、银耳、营实、清宫寿桃丸、清宫八仙糕、春回胶囊、还精煎、至宝三鞭丸、青春宝和活力苏等有一定的延寿抗老作用，为中医药研究打开了新的窗口。

五、前景展望

老年学作为当今世界上的一门新兴学科，正以迅猛之势向前发展。1985 年 7 月在美国召开的第 13 届国际老年学学术会议上，有 49 个国家和地区参加，代表 2900 多人，论文 3800 多篇，讨论内容包括老年生物学、老年临床医学、老年心理学、老年社会学以及晚年健康行为、老年医学的伦理学等。在我国参加的代表中，尚乏中医老年学专家和学者。随着世界人口老龄化倾向日益受到关注，这门科学在我国正日益受到重视。希望具有中国特色的老年学为世界老年学的发展以及我国老年人的晚年幸福做出应有的贡献。

［原载于：中国医药学报，1987，2（5）：7-8］

中医老年医学史略

陈可冀　李春生[*]

中医老年医学源远流长，大概与医疗保健活动同时产生。老年医学范畴的疾病证治、延缓衰老，以及养生、气功、导引、按摩和食疗等，无一不与人们的医疗和生产实践相关联。它的整个历史进程大体分为萌芽、形成、发展和繁荣四个阶段，兹从疾病证治和延缓衰老研究的角度，介绍如下。

一、中医老年医学的萌芽阶段——隋朝以前的老年医学（？—公元 588 年）

隋朝以前的社会发展经历了原始社会、奴隶社会和封建社会的产生和初步发展阶段，人们对医学有了一定的认识，积累了同疾病作斗争的经验。在老年医学研究方面，尚处于萌芽状态。这一阶段的特点是：老年人受到尊重；与老年医学相关的各种学科逐步形成，但相对尚未明确、系统地同"老年"联系在一起，未见到现存类似的老年医学专著。

（一）老年人受到尊重

据有文字记载的历史考究，我国从殷代的甲骨文和殷周的钟鼎文里就出现了"老"和"寿"字的形象。前者很像一个头发发白、体态龙钟、伸手扶杖的老年人，后者很像手捧食器供养老人或以手挽扶老年人的会意图。这是我国老年人备受尊敬的写照。

春秋时期，儒家的创始人孔子不仅在《论语》一书里呼吁社会让"老者安之"，还以与孝行最著之曾参问答为题材，述作《孝经》，崇人伦之行。西汉《礼记》载："凡养老，有虞氏以燕礼，夏后氏以飨礼，殷人以食礼，周人修而兼用之。五十养于乡，六十养于国，七十养于学，达于诸侯。"由于古人的倡导，养老奉亲成为中国人民世代相传的社会美德。

到了东汉明帝时代，为了表示对老人的尊敬，曾爱《礼记·王制》，就辟雍养老，并特设"三老""五更"两官职，让老人担任，还恭行养老礼。"三老"知天、地、人三事，"五更"知五行更代。皇帝有疑难之事，随时向他们问计。类似事例很多，表明老人在我国古代的社会地位较高，从而对老年医学的发展起到了推动作用。

（二）老年医学的产生

老年医学在我国约产生于战国时代，相传当时周朝爱老人，医学家扁鹊闻之，过周之洛阳，即随俗而变为耳、目、痹医。成书于战国秦汉的《黄帝内经》首先确定了古代老年人年龄分限和"七七""八八"肾气渐衰的生理规律，将养生学说引渡到医学中来，还强调"老者之血气衰""阴精所奉其人寿"等，给老人治病和保健指明了方向。后汉张仲景的《伤寒杂病论》虽非老年病学专著，但千百年来的实践证明，其六经病辨证规律及方剂如桂枝汤、小青龙汤、瓜蒌薤白半夏汤、防己黄芪汤、麻子仁丸和真武汤等，用于老年病均有较好的疗效。这一时期亦曾出现过《彭祖养性经》和《彭祖养性备急方》。据记载类似的老年病学专著因亡于兵焚，因而无从进行考究。

（三）延缓衰老医药的产生

延缓衰老方药的研究，肇始于战国时代。据《封禅书》记载，相传渤海里有三座仙山，里面住着许多仙人，藏着吃了不会死的灵药。秦始皇及汉武帝曾耗资巨万，寻求这种灵药，结果一无所获。由于帝王和士大夫阶级的倡导，"炼丹"和服"五石散"之风先后兴起，风靡一时。加之晋·葛洪《抱朴子内篇》的所谓"忽怠于神丹，终不能（成）仙"的理论具有欺骗性，故无辜受害而殒命者甚众。尽管如此，人们从失败的教训中还是总结出了一些对延年防衰有益的药物，将其收录入《神农本草经》《博物志》和《名医别录》等著作中，给后世研究以一定的启迪。

---

* 执笔者

二、中医老年医学的形成阶段：自隋唐至元代的老年医学（公元589—1367年）

隋、唐两朝是我国封建社会的全盛时期，形成了释、道、儒三教鼎立的局面。宋代加强了中央集权制，出现了三教合一的程朱理学。元朝在仅89年的统治中，一直动荡不安，但由于其重佛尊道，也给老年医学尤其是养生学的发展带来一定的影响。这一时期老年医学的发展特点是：

（一）老年医学体系初步形成

隋唐时代著名的医学家孙思邈（581—682年）在吸收前人经验的基础上，撰述《千金翼方》，首先提出"养老大例""养老食疗"和"退居"，开创了我国初具规模的老年医学和老年教育学体系，较西方 R Pacon）于13世纪所著的《老年人的治疗与青年人的保护》一书早约600余年。

孙思邈的主要贡献在于：①在阐发老年证治上多有精义。如他认为老化的重要特征是心理范围的性情变异和体弱而众病蜂起。还说："语云人老有疾者不疗，斯言失矣。缅寻圣人之意，本为老人设方。"他把老年病治法归纳为饮食治疗和药物补益两大类。列出了可供食疗的药物236种，方剂17首，促进了老年食疗学的发展。②重视养性服饵、防病延年。他要求老人养成良好的摄生习惯，指出要节护精、气、神三宝，要饮食清淡，要做轻体力劳动和适度运动，要注意衣服和口齿卫生。他还认为交替服补益和祛疾药物对老年保健有益。这些方法，后世均奉为圭臬。

（二）老年医学专著的产生和完善

宋代很重视老年医学的研究，元丰中，曾做过承奉郎泰州兴化县（今江苏省兴化县）县令的陈直，撰《养老奉亲书》一卷。该书成书不晚于公元1085年，较英国人 J. Floyer 在1724年著的《老年保健医药》早约600余年，为现存世界上最早的老年医学专著。该书的主要成就在于：①系统阐发了老年病机。如认为老人的体质特点是往往"危弱风烛，百疾易攻"等。②法重脾胃、治重食疗。如认为老人肠胃虚薄，不能消纳，故成疾患。治疗之法宜先以食治，全书列方232首，食疗方剂占70.1%。③将护奉养突出预防。如认为老年人行往坐卧，"皆需巧立制度"，还需注意适应气候变化，以保长年。

邹铉，元代大德年间人，曾任泰宁县（今福建省元樵）中都总管。其所撰《寿亲养老新书》，系将《养老奉亲书》续增二、三、四卷而成。书中的增补部分强调发挥子女孝亲积极性的重要意义，还从老年保健学的角度，对观颐自养、延寿方药作了补充。该书问世之后，不仅在国内流传甚广，还传到了朝鲜和日本，成为当时老年养生的普及读物。

（三）老年医学临床学科的发展

此期老年医学理论和治疗研究有了较大进展。如南宋、窦材重集《扁鹊心书》提出"保扶阳气为根本"的学说，并倡导灸关元和命门以抗老延寿。金元时代，刘完素认为老人多阴虚阳亢，李东垣认为老人有脾虚湿热，张从正认为老人宜慎用药补，朱丹溪认为老人当养阴理脾。这些实践经验为研究老年病治法开启了新的思路。

与老年医学相关的医案和医话增多。如宋代许叔微《伤寒九十论》述一武弁李姓，年逾七十，患"阳明病"，投大承气汤，诸苦遂除，从而得出"脏有热毒，虽衰年亦可下"的结论。元代朱丹溪和罗天益亦有较多的老年病医案传世。老年医话始见于宋代《苏沈内翰良方》中之"上张安道养身诀"、张杲《医说》中之"艾能养生"等，都属于典型的医话篇章。

（四）服饵金石延寿之风渐渐由盛转衰

唐代是服饵之风达到顶峰之阶段。唐宪宗、唐穆宗、唐武宗、唐敬宗和唐宣宗皆因服食"仙丹"而丧生。宋代统治者虽然信奉道教，崇尚方士，但鉴于前代皇帝暴崩的教训，不敢盲目行事。这时，社会上反对服饵金石药物的呼声日高，司仪郎蒲虔贯上疏皇帝，指出保生之要，应服"草木之药"。自此至元，服金饵石延寿说便每况愈下了。

三、老年医学的发展阶段：自明清至新中华人民共和国成立前的老年医学（1367—1949年）

明、清两代封建专制开始没落，资本主义萌芽逐渐成长，中西汇通医学派产生，直到旧中国取缔中医，对我国老年医学的发展都曾有过积极或消极的影响。这一时期中医老年医学的发展表现为如下方面：

（一）老年医学专著进一步完善和丰富

明代老年医学专著增多，如弘治年间（1498年），刘宇将《寿亲养老新书》和《恤幼集》易名合刻，称曰《安老怀幼书》。嘉靖年间（1556年）徐春甫采录孙思邈、陈直、邹铉、朱丹溪和李梃关于老年医学的论述，编著《老年余编》。隆庆初（1566年），洪方泉将《养老奉亲书》食疗部分改编成《食治老养方》，又将其药疗部分加《寿亲养老新书》的一些内容改编成《太上玉轴气诀》，均收在《洪木便辑刊》中刊行。这些著作都在客观上起到了普及老年保健知识的作用。

清代的老年医学专著，有乾隆年间著名养生学家和文苑之秀曹廷栋所撰《老老恒言》五卷。该书前二卷详晨昏动定之宜，次二卷列居处备用之要，末附粥谱一卷，借为调养治疾之需。"老老之法，略具于此。"其所叙"皆人生之常，健康之宝"，多数都是老人能够办得到的。特别是粥谱，既能体现曹氏"脾胃弱而百病生，脾阴足而万病息"的学术思想，又对病后复元需以年计的老人甚为精当，故有很高的实用价值。曹氏强调"养生之道，唯贵自然"，主张从饮食、起居、精神和运动诸方面进行摄养。这些论点对目前的老年保健仍有指导意义。

此外，受《养老奉亲书》影响而谈老人或转引其论点的著作，明清两代多达20余种。这些图书完善和丰富了《养老奉亲书》的学术思想。

（二）综合性著作对老年医学提出新见解

1. 气血学说　　1522年韩懋著《韩氏医通》两卷，提出"老人精枯血闭，唯气是资"的理论，主张调气补气并用，令气行则无疾。1575年，李梴《医学入门》提出"老人无非血液衰，火动风痰百病摧。亦有脾虚多积滞，温和丸散可扶培"的理论，主张节食节肉，培元气、养阴血，制参苓造化糕等，以益于老人。1764年，徐大椿著《医学源流论》，指出元气寄于命门，"当其受生之时，已有定分焉。"其论点类似现代的遗传学说。1830年，王清任著《医林改错》，提出元气一亏，"其气向一侧归并"的学说，倡用补阳还五汤益气活血治疗卒中，取得显著效果。

2. 阴阳学说　　明弘治至嘉靖年间，曾任太医院院使、院判的著名医家薛己，在《内科摘要》中，首先提出老人应滋补真阴真阳的理论，主张采用八味丸之属，以治疗老年病。1882年，程芝田撰《医法心传》，强调老人"阴既绝，阳亦衰"，认识又前进一步。清代以降，随着温病学派的产生，补阴清火以治疗老年病的理论有了起色，代表者为徐大椿和陆懋修。陆氏指出："能长年者，必有独盛之处，阳独盛者，当补其阴，阴独盛者，当补其阳。然阴盛者十之一二，阳盛者十之八九。而

阳之太盛者，不独当补阴，并宜清火以保阴。"陆氏据此改制延寿丹方，后世广为流传。此外，王燕昌于1875年在《王氏医存》中指出"老人津亏则生燥"，主张保阴润燥，临床也很实用。

3. 虚实学说　　明清医学家开始注意到老年病中虚中挟实的特点，反对"胸横一老字，动手便参苓"的做法。明代李梴、武之望等对老人风痰积滞实证均有论述，清代叶天士主张老人久病治络，徐大椿主张治老人有是病用是药，都独具创见。1902年，毛祥麟撰《对山医话》，将老人比喻为"积秽沟渠"，以其年代久远，堤防多溃为虚，亟需修补；泥沙淤积，渠道壅塞属实，又需疏浚。这种论点很符合现代老年医学的调查结论。

（三）老年医学临床学科继续进步

1. 疾病研究和药物疗法的进展　　明代汪绮石《理虚元鉴》提出，老年人劳嗽、吐血，应是"怯证"，治疗与虚劳相同。且老年"气血易亏，精力不长"，病后更难得愈。其论述较现代医学对老年结核病的认识早约3个世纪。清代光绪年间，张伯龙在西医"血冲脑经"之说的启迪下，以针锥伤家兔之脑进行实验观察，益信此说与《素问》暗合，遂撰《雪雅堂医案》。该书敷畅类中秘旨，使对中老年卒中的认识又前进一步。在药物疗法方面，明代武之望《济阳纲目》详载多种老年病治法。清代王燕昌指出治疗老年人有余之病，"宜用轻剂"；不足之病，"宜峻补续服"。分析入微，足堪师法。

2. 老年病医案及医话的进展　　明代江瓘1549年撰《名医类案》。这是我国第一部大型医案类著作。该书载男60岁以上、女50岁以上医案104例。卷二有老年颐养的内容，成为研究前人诊治老年病经验的重要文献。清代叶天士《临证指南医案》载老年病案314例，魏之绣《续名医类案》载老年病案226例，中华人民共和国成立前《周小农医案》载老年病案12例，均为老年疾病研究提供了借鉴。医话类有关老年医学的佳作，明代如冯元成《上池杂说》，黄承昊《折肱漫录》，清代如陆以湉《冷庐医话》及黄凯钧《友渔斋医话》等，皆对老年祛病和保健各有自己的建树。

（四）抗衰老医药研究总结教训及再探索

明代抗衰老医药研究盛于嘉靖朝。据记载，嘉靖帝朱厚熜年逾弱冠无子，郁郁寡欢，道士邵应节以七宝美髯丹上进，"世宗肃皇帝服饵有效，连生皇嗣"，于是笃信道教，在宫廷炼制金丹、红铅和秋石，企求长生。方士炼丹之术如沉渣泛起，再

度害人，但延年益寿方药的收集也得到了提倡。

明代研究延缓衰老药物卓有成就者，为著名医学家李时珍及其《本草纲目》。该书收载延年益寿药物 206 条 253 种，集"延年"药物之大成。同时，他尖锐地批判服食金石、红铅之误谬，倡用无毒动、植物药如首乌、五加、人胞和口津唾等，推崇辨证延缓衰老，为传统延缓衰老医药的研究开启了新的思路。

自清代开始，由于康熙和乾隆皇帝都不相信灵丹妙药，因而传统延年益寿药物的研究转向动、植物药。辛亥革命至中华人民共和国成立前，旧中国废止中医以及战争和灾荒频仍，这一研究处于停滞状态。

四、中医老年医学的繁荣阶段：中华人民共和国成立后的老年医学（1949 年至现在）

中华人民共和国成立以后，随着人民生活和卫生条件的改善，危害人民健康的传染病得到了控制。我国人民的平均寿命不断延长，老年医学研究被提到议事日程上来，受到党和国家的重视。

1958 年，中国科学院动物研究所整理了中医延寿方药，并对新疆百岁以上老人进行了调查。北京医院将防治老年病作为重点，做了不少研究工作。同年，武汉医学院成立了长寿科研组，着手进行某些药物抗衰老研究和对湖北、广西长寿老人的调查。上海和南京等城市也开展了老年医学研究。在此基础上，1964 年 11 月，中华医学会在北京召开了第一届全国老年学与老年医学学术会议，会后制订了一系列继续开展工作的计划。后来由于发生十年内乱，这一计划未能实施。1979 年以后，相继成立了北京老年医学研究所及中国老龄问题全国委员会。1981 年 10 月在桂林召开了第二次全国老年医学学术会议，会上成立了中华医学会老年医学学会。1985 年 7 月，我国派专家参加了第 13 届国际老年学会议。1986 年 4 月，在北京召开了全国第一届老年学学术讨论会并成立了中国老年学会。同年 10 月，在西安举行了第三次全国老年医学学术会议，推动了老年医学研究的进展。1981 年以来，我国先后编辑出版了《老年生物学与医

学》《老年保健顾问》《老年医学》《临床老年病学》《现代老年医学》和《中国老年人口分布地图集》等著作，发行了《中华老年医学杂志》《老年医学杂志》《国外医学·老年医学分册》《长寿》《中国老年》等刊物，为提高老年医学工作者的学术水平以及普及老年医学知识做出了贡献。

在中国传统老年医学研究方面，中华人民共和国成立后从事老年医学研究较早的有著名老中医岳美中教授等。1978 年 3 月，中医研究院西苑医院整理出版了《岳美中老中医治疗老年病的经验》一书，总结了岳老治疗老年病的思想方法，六种补法（平、调、清、温、峻、食）的临床应用，以及治疗 14 种老年常见病的经验，成为中华人民共和国成立后第一本中医老年医学专著。1980 年 6 月，中医研究院西苑医院成立了岳美中学术经验研究室，在岳美中教授的指导下，开始了传统老年医学研究，发现了我国早期老年病学专著《养老奉亲书》，并对其进行了校勘评释。1982 年 5 月，西苑医院在此基础上成立了老年医学及清宫医案研究室。1985 年经原卫生部批准，改为老年医学研究所，开展了临床、文献与实验研究。广安门医院和吉林省中医药研究院等也相继成立了老年医学研究室。在中医医学学术组织中，中国中西医结合研究会对老年医学研究得起步较早。1982 年 11 月，该会组织的全国首届虚证和老年病防治会议在广州召开。1984 年 9 月，在烟台召开了全国第二届虚证和老年病专业委员会会议，并制订了研究中医老年医学的计划。1980 年以来，相继出版了《养生寿老集》等著作，《订正评注养老奉亲书》《中国传统老年医学文献精华》等书也先后发行。《中西医结合杂志》《中医杂志》《上海中医药杂志》《河南中医》对老年医学研究都有较多的报道。老年用药如清宫八仙糕、清宫寿桃丸、春回胶囊、还精煎、活力甦等先后问世。中华全国中医学会老年医学专业委员会成立暨首届学术交流大会于 1987 年 10 月下旬在杭州举行。这是中医老年医学前进中的一个里程碑。相信在 2000 年全国跨入老龄社会时，中医老年医学研究将会对我国老年人的健康长寿做出更大的贡献。

［原载于：老年学杂志，1988，（3）：186-188］

我国早期老年病学专著《养老奉亲书》

陈可冀 李春生*

我国对老年病学的研究较早，其论著在古代多列入"养生"的范畴。最早的著作有隋代的《彭祖养性经》等，惜已失传。现存的早期老年病学专著当推宋代陈直的《养老奉亲书》[1]。

《养老奉亲书》之成书不晚于公元 1085 年，较之西方弗洛耶（J·Floyer）于 1724 年写的《老年保健医药》（*Medicina Gerocomica*）为早[2]。本书作者陈直，宋代元丰中曾为泰州兴化县（今江苏兴化县）县令，生平无考。本书上承《黄帝内经》《千金方》之学，言老人食治之方、医药之法及摄养之道甚详。故问世之后，得之者"如获隋珠和璧之宝，口之不置；如聆虞韶商濩之音，已不胜其欣喜[3]。"元代泰宁总管邹铉之高祖、叔祖等，用此书之法备极荣养，"皆年过九十"，邹铉本人依之调理，亦寿至稀年[3]。邹不仅对陈直尊崇备至，自号"敬直老人"，而且于公元 1307 年将本书加以整理，续增第二、三、四卷，更名为《寿亲养老新书》[3]。《奉亲养老新书》以其"征引方药类多奇秘，于高年颐养之法，不无小补。"[3]故增补之后，一度流传甚广，元、明、清代至中华人民共和国成立前有多种刊本，手抄本及未详本达十种以上[4]。明·高濂《遵生八笺·四时调摄笺》中的药品大抵本于是书[3]。《寿亲养老新书》还传至朝鲜和日本，并相继刊行。元刊、明刊和日本宽文刊者皆署曰"居家必用本"[4]，可知当时它在国内外均起到老年医药饮食保健的普及读物的作用了。

邹铉增补并易名的《寿亲养老新书》，其基本内容与陈直的《养老奉亲书》相同，故本文仍以介绍陈直原著为主。该书为一卷二本籍，分上、下两部分。上部分有 16 篇（以下简称"卷上"），计 160 条，言老人食治之方；下部分有 13 篇（以下简称"卷下"），计 46 条，言老人医药之法及摄养之道，并附有"简妙老人备急方"23 条，以备老人不时之需。本书重点记述了老年人的防病理论与方法、四时摄养的措施，以及对老年病的药食疗法，所录的一些四时通用的老人药方以及食疗药方，大多方法简便、切于实用，但也掺杂了一些唯心观点的论述。现仅择要略述如次。

一、老年病机，系统阐发

《养老奉亲书》（以下简称"本书"）认为，人是万物中之一物，不能逃天地之数。进入老年期时，天癸数穷，体质自有所变化：①气血渐衰，真阳气少，"精血耗竭，神气浮弱，返同小儿"（卷下《戒忌保护第七》）。②五脏气弱，脾胃虚薄，"肾水衰而心火盛"，肺脏易被"火乘"（卷下《续添》）。③形体虚羸，活动减少，心力倦怠，精神耗短，百事懒于施为，"盖气血筋力之使然也"（卷下《晏处起居第五》）。④骨质疏薄，"易于动伤，多感外疾"（卷下《冬时摄养方》）。⑤肌肉瘦怯，腠理开疏，"若风伤腠中，便成大患"（卷下《晏处起居第五》）。

在心理上，老年人"形气虽衰，心亦自壮，但不能随时人事遂其所欲。"虽居处温给，亦常不足，故多"咨煎背执，等闲喜怒""性气不定，止如小儿"。且老人性多孤僻，易于伤感，"才觉孤寂，便生郁闷"（卷下《性气好嗜第四》）。

本书认为，上寿之人，血气已衰，精神减耗，往往"危若风烛，百疾易攻"。至于视听不至聪明，手足举动不遂，身体劳倦，头目昏眩，风气不顺，宿疾时发，或冷或热，"此皆老人之常态也"。故"医药扶持"时，必须注意老年发病之特点（卷下《医药扶持第三》）。

本书指出，脾胃病是最常见的老年病。"若生冷无节，饥饱失宜，调停无度，动成疾患"（卷下《饮食调治第一》）。"若愤怒一作……中气不顺"，因而饮食也可生病（卷下《性气好嗜第四》）。其症状为：不下食、见食即吐、胀满、腹痛、烦渴、或秘或泄及黄瘦无力等。如不及时调治，脾胃一伤，四脏失养，气血不继，动成危瘵。

老年人稍失节宜，最易感受四季时令之邪侵

* 执笔者

袭而发病，且多新感引动宿疾。本书说，春季，"风冷易伤机体"，又复经冬以来，"拥炉熏衾，啖炙饮热"，至春成积，多所发泄，致"体热头昏，膈壅涎嗽，四肢劳倦，腰脚不任"（卷下《春时摄养方》）。夏季，老人气弱，纳阴在内，以阴弱之腹，当冷肥之物，"则多成滑泄"（卷下《夏时摄养法》）；若承暑冒热，腹内火烧，遍身汗流，心中焦渴，"忽遇冰雪冷浆，尽力而饮，乘凉而睡，久而停滞，秋来不疟则痢"（卷下《续添》）。秋季，水冷草枯，"多发宿患"，或"痰涎喘嗽"，或"风眩痹癖"，或"秘泄劳倦"，或"寒热进退"（卷下《秋时摄养方》）。冬季，因老人血虚阳少，感于寒邪，"多为嗽、吐逆、麻痹、昏眩之疾"；盛冬月，人体常阳气在内，老人如食燥热之物，虚火上攻，多发壅、噎、痰嗽和眼目之疾等"上热下冷之患"（卷下《冬时摄养方》）。这些病证，正气一伤，卒难补复。

以上论述，皆发《黄帝内经》及《千金方》之所未发，对老年病的治疗有重要意义。

二、法重脾胃，治重食疗

《养老奉亲书》认为，主身者神，益气者精，益精者气，资气者食。"食者生民之天，活人之本也。"故饮食进则谷气充，谷气充则气血胜，气血胜则筋力强。"故脾胃者，五脏之宗也。四脏之气，皆禀于脾，故四时皆以胃气为本。"而老人"肠胃虚薄，不能消纳，故成疾患。"所以调理脾胃，"此养老人之大要也"（卷下《饮食调治第一》）。

由于本书重视脾胃，故将饮食疗法放在治疗老年病的首位。全书列方 231 首，其中食疗方剂有 162 首，竟占 70.1%，即是明证。

本书指出，人若能知食性调而用之，则倍胜于药。"缘老人之性，皆厌于药而喜于食""况是老人之疾，慎于吐痢，善治药者，不如善治食"。凡老人之患，先宜食治，"贵不伤其脏腑也"（陈直《养老奉亲书·序》）。

本书制订的食疗方剂，是指药物和食物混合，加入佐料调味，采取适宜烹调，做成既保持药效，又鲜美可口的食品、饮料或菜肴，供老人服用以治病。依其制法特点，大体可分为四类：

（一）软食类

有粥、羹、臛（肉羹）、馄饨、馎饦（一种煮食的面食）等六种。馎饦剂，即在馎饦内加入药物。如椒面馎饦方，以蜀椒一两，去目及闭口者，焙干为末筛，白面五两，葱白三茎切。以椒末和面，溲作之。水煮，下五味调和食之。治老人冷气心病，呕不多，下食顿闷，"常三五服极效"（卷上《食治冷气诸方第十四》）。

（二）硬食类

有索饼，至宋代引申为普通面饼。如羊肉索饼方，即用白羊肉四两，白面六两，生姜汁一合。以姜汁溲面，切肉作臛头，下五味椒葱煮熟，空心食之，日一服。治老人脾胃虚弱、不多食、四肢困乏、黄瘦（卷上《食治老人脾胃气弱方第六》）。

（三）饮料类

有汤、饮、酒、乳、茶和浆六种。浆剂，是用具有药效的食品制成的浓汁饮料。如葡萄浆，即以葡萄汁一升，白蜜三合，藕汁一升相和，微火温三沸即止，空心和食后各服五合。治老人五淋秘涩、小便禁痛、胸闷不利，"殊效"（卷上《食治诸淋方第十二》）。

（四）菜肴类

有脍、腌、燠、炙、煎五种。煎剂，是用少量油把药和食混合物烤熟，也可用水及其他液状物将药和食熬煮而成。如桃仁煎，以桃仁二两去皮尖熬末，与赤饧也四两相和，微煎三五沸即止。空心，每度含少许，渐渐咽汁。治老人上气热、咳嗽引心腹痛、满闷（卷上《食治喘嗽诸方第十》）。

养老食疗之法，首见于孙思邈《千金翼方》[5]，然仅列方 17 首。本书在此基础上博采众方，大加扩充，制作与服法因人、因时、因药、因病而变，丰富了祖国医学的食疗内容。

三、将护奉养，突出预防

《养老奉亲书》认为，凡人衰晚之年，全靠子孙孝养，竭力将护，"以免非横之虞"。将护的方法是：凡行往坐卧，"皆需巧立制度"（卷下《晏处起居第五》）。例如，衣服不须宽长，窄衣着身，暖气著体，"自然血气流利，四肢和畅。"住处宜高燥向阳；栖息之室，必常雅洁；床榻应取常之制三分减一；枕应实以菊花，制在低长，"低则寝无罅风，长则转不落枕。"其所坐椅，宜作"矮禅床"样，坐可垂足履地，易于站起。左右置栏，"免闪侧之伤"（卷下《晏处起居第五》）。行动常需人照顾，每餐食后应引行一二百步，"令运动消散"（卷下《饮食调治第一》）。

本书指出，老人如无疾患，不需服药，"但只调停饮食，自然无恙矣。"老人之食，"大抵宜其温热熟软，忌其黏硬生冷"（卷下《饮食调治第一》）。秽恶臭败及毒物，"不可令飧"；暮夜之食，"不可令饱"（卷下《戒忌保护第七》）。尊年之人，不可顿饱，"但频频与食，使脾胃宜化，谷气长存"（卷下《饮食调治第一》）。

本书指出，老人药饵，"止是扶持之法"。食治不愈，然后命药。药疗只可用温平顺气补虚中和之品，不可用"不知方味"及"狼虎之药"与之服饵。若用攻病之吐、汗、解、利剂，切宜审详，防止困危（卷下《医药扶持第三》）。但对于时行疾病和急重病，本书也非常重视药物治疗。陈氏考虑到老人脏腑虚弱的特点，剂型主要采用丸和散。如春季风攻头项，头痛面肿眼涩，治以菊花散（卷下《春时用诸药方》）；夏季暴发腹痛泄泻，治以木香丸（卷下《夏时用药诸方》）；秋季肺气壅滞，涎嗽间作，治以威灵仙丸（卷下《秋时用药诸方》）；冬季大肠风燥、气秘，治以陈橘丸（卷下《冬时用药诸方》）；四时伤寒，治以四顺散（卷下《四时通用男女妇人方》）。急性伤损血出肿痛，调敷秦王背指散（卷下《简妙老人备急方》），等等。至于全部由药物组成的汤、饮剂，本书只有六方，说明其指导思想是除非不得已，对老人不取荡涤之法。又，本书除内服"养老人心气"的镇心丸，"留少（许）朱砂为衣"（卷下《四时通用男女妇人方》）；外敷"治一切恶疮"的白香散，方中有腻粉（卷下《简妙老人备急方》）之外，未用其他含汞、铅等"长生神仙"类有毒矿物药。说明陈氏对当时盛行之炼丹药品持审慎态度，以防"往往因此别致危殆"（卷下《医药扶持第三》）。

依据老人的性格变异，本书强调要对老人进行精神保护。如平时应尽量满足其嗜好；避免过度家务操劳；避免强烈的精神刺激，特别是丧葬凶祸、悲哀忧愁及疾病困危等，不可令报，以免"一遭大惊，便致冒昧，因生余疾"（卷下《戒忌保护第七》）。

本书尤为重视四季摄养。春时阳升，应让老人"时寻花木游赏，以快其意"；棉衣宜"一重渐减一重"，以免暴伤；若有痰嗽宿疾，当予服"凉膈化痰之药"，令其"消解"（卷下《春时摄养方》）。夏月暑热，不可在檐下过道纳凉，以防贼邪中人；食令温软，不宜太饱，"畏日长久，但食复进之"；渴宜饮粟米及豆蔻熟水；若需食瓜果之类，量虚实少为进之；夏至以后，宜服平补肾气药二三十服，"以助元气"（卷下《夏时摄养法》）。秋时凄凉，老人动多伤感，需多方诱说，使忘其秋思；新登五谷，不宜与食，以免引动宿患；若素知宿疾，在未发之前，"择其中和应病之药，予与服食"（卷下《秋时摄养方》）。冬月寒冷，老人宜住密室，温暖衣衾，早眠晚起以避霜威；大寒之日，不可轻出触冒风寒，临卧宜服"微凉膈化痰之药"，以防喘逆（卷下《冬时摄养方》）。陈氏说，人能执天道生杀之理，法四时运用而行，"自然疾病不生，长年可保"（卷下《四时养老通用备疾药法》）。

附方

1. 菊花散 菊花、前胡、旋复花、芍药、元参、苦参、防风各等分。上为末，食后临卧，用温酒调下三钱。不饮酒，用米引调下亦得。

2. 木香丸 轻好干全蝎二十个，每个擘三两段子，于慢火上炒令黄熟。拣好胡椒三百粒，生。木香一分。上件同药捣为末，湿纸裹烧，粟米饭为丸，如绿豆大。如患腹痛，每服十五丸，煎灯芯、陈橘皮、生姜汤下。大便不调及泄泻，每服十五丸，煎陈橘皮汤下。

3. 威灵仙丸 威灵仙四两，洗择去土，焙干为末。干薄荷一两，取末。皂角一斤，不蛀（蛀）肥者，以河水浸洗，去黑皮，用银石器内，用河水软揉，去渣，绢滤去粗，熬成膏。上入煎（前）膏，溲丸如桐子大。每服三十丸。临卧，生姜汤吞下。

4. 陈菊丸 陈橘皮一两，去瓤。槟榔半两，细锉。羌活半两，去芦头。青皮子半两，去瓤。枳壳半两，麸炒去瓤。不蛀（蛀）皂角两挺，去黑皮，酥炙黄。郁李仁一两，去皮尖，炒黄。牵牛二两，微炒，杵细，罗取末称。木香一分。上为末，郁李仁、牵牛同研，拌匀，炼蜜为丸，如桐子大。每服二十丸，食前用姜汤下。未利，渐加三十丸。以利为度。

5. 四顺散 麻黄去节，杏仁去皮，荆芥穗炙，甘草炙，以上各等分。上同杵为末，每服一钱，入盐汤点热服。

6. 秦王背指散 宣连和槟榔各等分，上为末，伤扑干贴，消肿冷水调，鸡翎扫妙。

参考文献

1. 陈直. 养老奉亲书（一卷二本籍）. 依宋本重彫. 唐成之家宝藏旧抄本.

2. 潘天鹏. 老年医学的历史·基本概念和研究进展. 内部资料，1981.

3. 邹铉. 寿亲养老新书（四卷本）. 清·道光廿八年戊申瓶花书屋校刊本.

4. 日本·崗西为人. 宋以前医籍考. 人民卫生出版社，1958.

5. 孙思邈. 千金翼方. 北京：人民卫生出版社，1956.

[原载于：中医杂志，1982，23（10）：75-77]

中国传统老年医学文献丛述

陈可冀　周文泉　李春生*　徐景华　谢雁鸣

我国是研究老年医学历史最悠久的国家之一。当前，随着国内老年医学研究的逐步深入，迫切需要从挖掘祖国医药学遗产入手，给中医和中西医结合的老年医学研究提供较全面、系统的基础文献资料。为此，我们搜集了自春秋战国到清代末年涉及老年医学和养生学的有关文献著作约 350 种，并将其分为八大类，现对其内容加以概括介绍，以供参考。

一、老年医学专著

现存的古代老年医学专著有《养老奉亲书》《寿亲养老新书》《安老怀幼书》《老老余编》《食治养老方》及《老老恒言》六种。

宋代陈直于公元 1085 年左右撰写的《养老奉亲书》是我国现存的早期老年病学专著。该书上承《黄帝内经》《千金方》和《太平圣惠方》，对老年病的防治进行了全面、系统的阐发。它在时间上较西方 J·Floyer 于 1724 年写的《老年保健医药》早约 6 个世纪，在学术内容上对后世的影响也较大。例如，宋代周守中于 1220 年编的《养生类纂》和《养生月览》，元代邹铉的《寿亲养老新书》，明代刘宇的《安老怀幼书》、洪楩的《太上玉宙气诀》和《食治养老方》、徐春甫的《老老余编》、高濂的《遵生八笺》、周臣的《厚生训纂》，武叔卿的《济阳纲目》，清代曹慈山的《老老恒言》及无名氏的《养生至论》等，都不同程度地受到本书的影响，转载过本书的内容。这是研究我国老年医学著作的一条重要线索。

二、涉及老年医学理论的文献

对老年医学理论贡献较大的著作，包括《黄帝内经·素问》及《千金方》在内共有 29 种。根据其理论的特点，可分为以下 15 个方面：

1. 将养生调摄学说引渡到老年医学中来，并加以发展，使之为抗衰老、保健服务者，以《黄帝内经·素问》《备急千金要方》和《千金方》为代表。

2. 将导引和按摩的理论和方法运用到防病治病方面，特别是老年保健方面者，以马王堆帛书《导引图》《金匮要略》《诸病源候论》和《千金方》为代表。

3. 确立和发展"肾"在生、老、病、死中的重要地位，以及五脏坚固、阴精上奉对生命的影响，并将它们运用到抗老延寿实践中者，以《黄帝内经》《抱朴子内篇》《备急千金要方》及《景岳全书》等为代表。

4. 肯定"脾胃"在人体生长、发育和衰老过程中的重要作用，并将其运用到老年食疗和药疗方面者，以《千金方》《养老奉亲书》及《脾胃论》等为代表。

5. 提出"保扶阳气为根本"学说者，以《华氏中藏经》和《扁鹊心书》为代表。

6. 提出元气与衰老关系学说者，以《难经》《难经本义》《脾胃论》《寿世保元》及《医学源流论》等为代表。

7．提出老人以精、气、神三宝为本源学说者，以《备急千金要方》及《素问病机气宜保命集》为代表。

8．提出"老人多气而少血"学说者，以《明医选要集世奇方》为代表。

9．提出老人"少气少血""阴既绝，阳亦衰"学说者，以《医法心传》为代表。

10．提出老人血衰，阴亏不足以配阳学说者，以《格致余论》《医学入门》《济阳纲目》及《世补斋医书》为代表。

11．提出老年病多痰饮、痰火壅盛学说者，以《格致余论》《红炉点雪》及《济阳纲目》为代表。

12．提出老人瘀血、肝风学说者，以《医林改错》《叶天士医案》及《西溪书屋夜话录》等为代表。

13．提出人的寿命与优生有关，并将其运用到幼、壮、老年疾病的防治中去者，以《褚氏遗书》和《泰定养生主论》等为代表。

14．探讨老年期的划分，寿夭与明堂（鼻）、阙、庭（额部中央）、蕃（颊部后侧）、蔽（耳门）之关系者，以《灵枢经》《黄帝针灸甲乙经》等为代表。

15．探讨衰老的临床表现和长寿老人脉象之特点者，以《千金方》《养老奉亲书》《寿世保元》和《罗氏会约医镜》等为代表。

上述文献虽尚不够全面，但可基本反映出中国传统老年医学理论的概貌。

三、涉及老年病证治的文献

唐·孙思邈《千金翼方·养老大例》指出："语云：人年老有疾者不疗，斯言失矣。缅寻圣人之意，本为老人设方。"他还特别强调说："至于年迈，气力稍微，非药不救。"以孙氏之意推之，古代有关疾病证治的文献，凡涉及老年期常见病和多发病者，无论是否冠以"老年"二字，都应该看做是老年医学的文献资料。

系统阐发老年病的病机、证候、治则和方法者，除前述之《金匮要略》《诸病源候论》《备急千金要方》《千金方》《养老奉亲书》及《济阳纲目》外，我们尚选阅了《外台秘要》及《圣济总录》等29种。其中，《外台秘要》《圣济总录》《太平惠民和剂局方》《卫生宝鉴》《医统正脉全书》《医学汇

函》《医门法律》等属于综合性著作，可为老年期常见病和多发病提供常规的中医辨证施治方法，示人以准绳。《孙真人海上方》《神仙济世良方》《医学方论二十种》《扶寿精方》《宝命真诠》《回生集》《医镜》及《药镜》等，可为治疗老年某个病种提供有效的经验方。例如，王肯堂的《医镜》治疗老人脾胃不和、大便干涩，采用"鸡腿术为君，枳实、陈皮为佐"，每药一斤，"配当归身一斤，少加甘草"，作丸服，临床上有一定效果。王氏治疗腰痛，认为"衰老者多血虚"，宜以四物汤配杜仲、黄柏、破故纸、牛膝及茯苓之类，以猪腰子煎之，其效甚速。令一披览，即晓然于辨证用药。但有的书中也夹杂着一些荒诞不经的言词。至若《医说》《续医说》《医说续编》及《寿世编》，则涉猎广泛，对老年病的治疗和养生均有所阐发；《知医必辨》发挥《景岳全书》较多，其使用肾气丸和再造丸尤有独到之处。

针灸疗法属于证治类范畴。古代医书，于老人多提倡灸法。如唐·孙思邈《备急千金要方·卷二十九·灸例第六》说："凡言壮数者，若丁壮遇病，病根深笃者，可倍多于方数。其人老小羸弱者，可复减半。依扁鹊灸法，有至五百壮、千壮，皆临时消息之。"宋·窦材重集《扁鹊心书》介绍"住世之法"时，载有绍兴年间一"年至九十，精彩腴润"之犯人自供："余五十岁时，常灸关元五百壮，即服保命丹、延寿丹，渐至身体轻健，羡进饮食；六十三岁时，因忧怒，忽见死脉于左手寸部，十九动而一止，乃灸关元、命门各五百壮，五十日后，死脉不复见矣。每年常如此灸，遂得老年康健。"宋·王执中《针灸资生经》认为，久冷伤惫脏腑、泄利不止、中风不省人事等疾，宜灸神阙。他特别指出，"旧传有人年老而颜如童子者，盖每岁以鼠粪（按：指艾柱的形状和大小）灸脐中一壮故也。"至明代隆庆年间太医院医官杨继洲《针灸大成》问世，不仅针灸治疗与老年有关疾病的门类齐全，还附有治疗老人风湿、膈气、痰火和便血等医案九则。至此，针灸治疗老年病及保健延寿之法，可谓初具规模了。

四、涉及老年食疗的文献

这类文献，我们选阅了27种。依其内容，大体可分为四个方面：

1．谈食疗方剂的文献　如：宋·王怀隐《太

平圣惠方》卷九十六至九十七。该书上承孙思邈《千金方》，载述了大量食疗方剂，其中软食、硬食、饮料、菜肴和点心皆备，对《养老奉亲书》的成书及后世食疗学科的形成起了承先启后的作用。此外，明·高濂的《遵生八笺·饮馔服食笺》、钟惺的《饮馔服食谱》，清·竹垞朱先生的《食宪鸿秘》及袁子才的《随园食单》等，均载食疗方剂甚富。

2．谈食疗药性的文献　除了唐·孟洗《食疗本草》外，尚有宋代陈达叟的《蔬食谱》、王鸿渐的《野菜谱》、陈仁玉的《菌谱》，明代胡文焕的《食物本草》、宁源的《食鉴本草》、鲍山的《野菜博录》、孟笨的《养生要括》，清代沈李龙的《食物本草会纂》，日本·香月牛山的《卷怀食镜》，以及清代章穆的《调疾饮食辨》、王孟英的《随息居饮食谱》、费伯雄的《本草饮食谱》、陈修园收录的《增补食物秘书》等。

3．谈食疗禁忌的文献　如明代胡文焕的《新刻养生食忌》，清代萍如子的《服食须知》、范在文的《卫生要诀》等。

4．其他　如明代符度仁的《修真秘录·食宜篇》，论调食养气之术。清代沈自南的《艺林汇考饮食篇》，对多种饮食名称的来源作了考证。

上述食疗文献，虽非尽为老人而设，但老人多厌于药而喜于食，食疗又具有不伤脏腑及适合久服等优点，故以食治疾，胜于用药，是以在食疗知识方面广采博求，必将给老人带来更多的福音。

五、老年病医案及医话

我国长期以来多以花甲之年为老年，说明现在人的寿命较古书记载有所延长，我们以此年龄为限，查阅了医案及医话37种，发现其中有关老年常见病、多发病的载述颇丰，兹概括介绍如次。

1．医案类　最早的医案当推汉·司马迁《史记》之《仓公诊籍》。该书所载"齐王太后病"和"故北齐王阿母病"，疑为老年病医案；而"齐王侍医遂病，自练（炼）五石服之。……后百余日，果为疽，发乳上，入缺盆，死。"可能是受金石药物毒害致命的较早记载。元代以降的老年病医案，于卒中、胸痹、心痛、眩晕、虚损、消渴、晨泻、便秘、癃闭、症瘕和麻木等，无所不载。如清·俞震《古今医案按》，述王金檀治马参政父，年八旬，"初患小便短涩，因服药分利太过，遂致闭塞，

涓滴不出。"绝类现代医学之"前列腺肥大"所致尿潴留症。治疗方法，"以饮食太过，伤其胃气，陷于下焦。用补中益气汤"，一服"小便通"。又因先多用利药，损其肾气，"遂致通后遗尿一夜不止，急补其肾然后已。"其施治可谓得当，学术主张也很鲜明。又如明·薛已的《薛氏医案》治老人重视脾肾元气，强调培补命门之火。江瓘的《名医类案》治老人注重颐养。清·周南的《其慎集》治老人重视后天脾胃，强调剂量轻重应因人制宜。吴畹庵的《前贤医案》治老人注重温补下元。诸书皆长于理论联系实践，堪作老年病临证之阶梯。关于老年病案年龄的载录，以元代《罗谦甫治验案》及清代沈源的《奇证汇》等较为清楚，实用价值较高。

2．医话类　涉及养生和保健延寿的医话颇多，突出的有明·黄承昊的《折肱漫录》、清·黄凯均的《一览延龄》和陆以湉的《冷庐医话》等。涉及老年病诊疗与调护的医话，有清·赵晴初的《存存斋医话稿》、裴一中的《裴子言医》及徐龄臣《医粹精言》等。此外，清·谭公望的《医赘省录》长于治疗瘟疫和痢疾，更善于使用金石药物以治愈老年重病，可谓别具一格。唐成之的《药方杂录》在应用动、植物药如核桃和海参延缓衰老以及固齿方面，也很有见地。

六、养生调摄专著和文献

养生，即保养身体之谓，亦被称作摄生、道生及摄卫等，属于道家思想的范畴。"养生"二字，最早见于《庄子·养生主》所述"庖丁解牛"的故事，以庖丁为惠文君解牛，"奏刀騞然，莫不中音"。惠文君问其故，庖丁释刀，答以解牛之肘，目无全牛，将刃游于牛骨节间"有余地"之处，不与骨相击，"是以十九年而刀刃若新发于硎"。惠文君听后感慨地说："吾闻庖丁之言，得养生焉。"这里所说的"养生"系指养刃，后世引申到人体方面，包含着顺乎自然之理，则不致伤身的意思。《黄帝内经·素问》进一步指出它在延寿防病方面的价值，对后世影响极为深远，历代发挥亦多。据不完全统计，现存之养生调摄专著和文献约有200余种，占有关老年医学著述的半数以上，可谓洋洋大观。

养生调摄类文献的内容涉及很多方面，有注重精、气、神保养节护者，有注重节欲健身和强寿

弱夭者，有注重按季节或月日做起居调理者，有注重饮食调理者，有注重服食药物祛病者，还有注重综合调摄者，等等。

1. 注重精、气、神保养和节护者 如老子《道德经》主张虚无恬淡、清静无为，以归真返朴。《孔子家语》主张将身有节，喜怒以时，以得寿延年。《吕氏春秋》对损伤富贵人身体的三患（出入车辇、烂肠之食、伐性之斧）作了分析，要求人们加以节制。《嵇中散集》认为修性以保神，安心以全身，爱憎不栖于情，忧喜不留于意，泊然无感，才能使"体气和平"。唐·孙思邈在前人经验的基础上，提出了节护精气神以益寿的学说。司马承祯《天隐子》强调斋戒、安处、存想和坐忘等方法。嗣后，《道藏》之《太平经》《太上保真养生论》，以及《道藏精华录》之《至言总养生论》及《养生肤语》等，皆宗前人之说加以发挥。明·胡文焕的《霞外杂俎》要求养生者"除烦恼，断妄想"；清·沈子复的《养病庸言》要求养生者做到五务（知、忌、拒、耐、调燮）、六戒（昧、忧、迎、忽、愤、糟蹋）；程国彭的《医学心悟》要求保生者做到四要（一曰节饮食，二曰慎风寒，三曰惜精神，四曰戒嗔怒）。陈修园的《医医偶录》列延年要诀六则，"存心""敦本"及"惜福"为其重要内容。养真子所著《养真集》进一步对"老来之精惟恐竭""老来之气惟恐泄"及"老来之神惟恐离"作了阐发，使人更加重视节护精气神之说的抗老价值。其他如明·胡文焕的《养生集览》、周履靖的《医门广牍·唐宋卫生歌》、清·万潜斋的《寿世新编》等对此学说皆多所阐发，这里不拟赘言。

2. 注重节欲和强寿弱夭者 亦首见于《黄帝内经》。汉·王充的《论衡·气寿篇》指出"禀气渥薄"与寿夭有关；《道藏·抱朴子养生论》则认为节欲至属紧要，南齐·褚澄的《褚氏遗书》说："合男女必当其年。男虽十六而精通，必三十而娶；女虽十四而天癸至，必二十而嫁。皆欲阴阳气完实而交合，则交而孕，孕而育，育而为子坚强壮寿。"此论与现代晚婚、节育、优生之说颇相吻合。元·王圭的《泰定养生主论》对优生与长寿的关系又作了进一步阐发，要求人们养生应从婚合、孕育、婴幼、童壮和衰老等各个环节着眼。明·李豫亨的《推蓬寤语》引用孙思邈的《千金翼方》之论，对优生学加以发挥，详述了夭弱的证候，将我国养生学又提到一个新的高度。

3. 注重按季节或月日调摄者 自《黄帝内经·素问》提出春、夏、秋、冬摄养学说之后，《道藏·孙真人摄生论》对此作了发挥。宋·周守中《养生月览》将一年之12月、360天中，每天应如何养生，皆作出详细安排。《四季摄生图》认为，"四时避忌，一年修行"，摄养有方，则"寿同龟鹤"，指出按季节调摄对延年益寿的重要意义。马永卿《嬾真子》强调节气对身体的影响，认为"夏至宜节嗜欲，冬至宜禁嗜欲"。元·丘处机《摄生消息论》也在四季保养方面作了研讨。明·洪楩《太上玉轴气诀》引用《养老奉亲书》的内容，进一步将四时调摄与老年病治疗结合起来，使其又得到新的发展。

4. 注重饮食调理者 如梁·陶弘景《养性延命录》提出了养生之"食诫"，宋·刘词《混俗颐生录》重视"饮食消息"与养生之关系，周守中《养生类纂》载述了养生服用食物之功用，《宋徽宗圣济经》阐发了"饮和食德"，清·尤乘所撰《寿世青编》一书中有关病后调理服食法的论述，皆为后世医家所重视。其他如清抄本《养生至论》，谈"食治秘方"颇多，在食疗养生学方面也有一定贡献。

5. 注重服食药物祛病者 尽管汉·王充在《论衡·道虚篇》中早已批判过服食药物祛病延寿的虚妄性，但随着道教的发展，晋·嵇康《嵇中散集》仍认为服食药物"辅养以通"，可以延寿。葛洪《抱朴子内篇·仙药卷第十一》对金石草木之不老延年药物进行了探讨，虽然其中荒诞成分不少，可是在研究抗老药物方面尚有积极作用。唐·王冰《元和纪用经》在谈"五味具备服饵中章九法"时，特别强调"上丹"之"不犯桂附金石"者，"主养五脏补不足，轻身耐老"。明·周履靖《益龄丹》列养目八法、六字治病25条，认为养生祛病对延寿有积极意义。清·袁昌龄《养生三要》指出：服食为养生之要务，"善养延年"具有一定的实用性。

6. 注重综合调摄者 继唐代《备急千金要方》与《千金翼方》之后，宋代的《苏沈内翰良方》和《东坡养生集》认为，调摄、养精、炼气、服食、居止、游览、吞津及用药等对延年益寿都有一定作用，但在沈括《梦溪笔谈》里，也记述了一些受金石丹药毒害的病例。蒲虔贯《保生要录》重视养神气、调肢体，强调饮食、起居、药枕和食物等对机体有益。周守中《养生类纂》综述了宋代以前著作中的养生宜忌，用来启迪后人。元·汪汝懋

《山居四要》分述了摄生、养生、卫生和治生为修身延寿之所需，李鹏飞《三元参赞延寿书》指出，天元之寿"精气不耗者得之"，地元之寿"起居有常者得之"，人元之寿"饮食有度者得之"，认为节欲、导引及滋补均有益于抗老保健。明·高濂《遵生八笺》将清修妙论、四时调摄、起居安乐、饮馔服食、延年祛病和灵丹秘药等结合在一起，指出它们都是养生所必不可少的组成部分。明·万密斋（万全）《养生四要》强调寡欲、慎动、法时和祛疾在延寿方面的重要性，并载述了较多的治病和抗老方剂，使人对养生学的理解较前代更为深入。王象晋《清寤斋心赏编》重视淑身懿训、宝书清供和林泉乐事，徐春甫《古今医统大全》重视花木器物和天时人道，清·汪昂《勿药元诠》重视学医防疾和爱众导人，沈时誉《医衡》重视消解诸郁和调补脾胃，皆推动了综合调摄养生学的发展。

除上述之外，养生调摄类医书繁多，兹不赘述。

七、气功按摩导引专著和文献

气功是通过调身、调息、意守等进行主动自我身心锻炼的方法。按摩是通过推按头面、四肢或腹部的特定部位，进行被动运动，以防病延年的方法。导引则以导气令和、引体令柔为特点，是主动的呼吸与躯体运动相结合的医疗体育保健法。三者各有特色，又相互联系，故将其专著和文献归于一类。究其渊源，多与释、道、武术家有关。

1. 综述气功、按摩、导引的文献 如西竺达摩祖师《易筋经》，有膜论、内壮论、图势及图说诸篇。岳少保鉴定的《洗髓经》，则谈物我一致、行住立坐卧睡等。《夷门广牍·逍遥子导引诀》，详谈"水潮除后患，火起得长安""梦失封金匮，形衰守玉关""鼓呵消积聚，兜体治伤寒""叩齿牙无疾，升观发不斑""运睛除眼翳，掩耳去头眩""托踏应轻骨，搓涂自美颜""闭摩通滞气，凝抱固丹田""淡食能多补，无心得大还"，这些内容对老年祛病延寿有重要意义。与此相媲美的尚有：明·胡文焕《锦身机要》，罗洪先《万寿仙书》，周履靖《赤凤髓》，岳武忠王定《卫生要求》，清·汪启贤《添油接命金丹大道》，马齐《陆地仙经》，叶志诜《颐身集》，无名氏《养生两种》《登岸捷经》《论功法》及《祛病坐运法则》，娄寿芝《八段锦坐立功图诀》，《道藏》之《三要达道篇》

《天根归道篇》《洞元子内丹诀》《太上老君真丹注解》《三洞枢机杂说》《上清太极真人撰所施行秘要经》及《道藏精华录·古仙导引按摩法》，闵一得《道藏续编》之《古法养生十三则阐微》及《读世医说述管窥》等，皆属气功按摩导引范畴。其中许多方法至今仍为群众所习用，在老年保健中仍起着积极作用。特别应当提出的是，清·敬慎山房主人编绘《导引图》24幅，将气功、导引和按摩三者结合起来，用于养心炼精、补虚、扶正延年和治疗13种疾病，值得人们效法。

2. 论胎息的文献 胎息，谓如胎中婴儿，神住、气住、无念，亦无气来出入。道家认为，若能依此法行之，长气抱神如婴儿，"不以鼻口嘘吸，如胞胎之中"，则一团片阳，"自然返老还童"。久勤行之，"长生可必，即经所谓真道也。"此法属于气功之类，以道家著作为多。如：明·王文录《胎息经疏》，幻真先生《胎息经注》，《正统道藏》之《胎息秘要歌诀》《太上养生胎息气经》《养生脉玄集》《诸圣真胎神用诀》《胎息抱一歌》《胎患精微论》，以及《道藏精华录》之《将摄保命篇》《丹道秘书》及《太清中黄真经》等。

3. 论服气的文献 所谓服气，是将自然界的天元之气吸收到体内，用来充实体内的元气。此法属于气功吐纳术的范畴，在晋·许逊《灵剑子》中，即见载述。幻真先生《内服元气诀》将服气分为进取、淘气、调气、咽气、行炼气、委气、闭气和守真等法，并将它与胎息并列。无名氏《服气祛病图说》，将服气架式分为和平架、武功头、巡手式、玉带式、垂腰式、提袍式、幞头式、搔面式、朝笏式、偏提式、正提式、薛公站式、列肘式、伏膝式、站消式、打谷袋式、海底捞月式等17种，说明服气必须配合练习健身功，才能达到祛病延年之目的。现存服气类著作除上述外，尚有唐·白云子《服气精义论》，《正统道藏》之《太清服气口诀》，及《太清调气经》《老君显道经》《嵩山太无先生气经》《神仙食气金匮妙录》《延陵先生新旧服气经》《气法要妙至诀》《上清司命茅君修行指迷诀》《神气养形论》《存神炼气铭》《太上导引养生经》，施肩吾《养生辨疑诀》《长生胎元神用经》以及《道藏精华录·服气养生辟谷法》等。这些著作中常常良莠混杂，阅读时应注意甄选。

4. 养生调摄与气功导引并重的文献 此类著述甚多，典型者如明代袁黄《摄生三要》，主张养生应该聚精、养气、存神。聚精，就是寡欲、节劳、息怒、戒酒、慎味；存神，就是"以一念不起为功夫"。这两者皆属于养生调摄的范畴。养气，就是调胎息，属于气功导引范畴。袁黄说："摄生之要，尽在此矣。"龚居中《万寿丹书》和《红炉点雪》将安养与延龄、服气并重，认为延龄应借助于气功和方药，祛病延年的秘诀在于按摩和静坐等功夫。明·胡文焕《养生导引法》强调养生和导引在治疗疾病中的地位。清·徐文弼《寿世传真》（即《洗心篇》）认为养生需行内外功，要知忌知伤，提防疾病，保护脾胃，注意四时及饮食调理，对养生学的看法比较全面。《正统道藏·摄生纂录》将居处、摄理。导引、调气、胎食和胎息均联系在一起，提示诸法相互配用，祛病健身功效更佳。此外，《道藏》之《黄庭内景经统注》《上清黄庭五脏六腑真人玉轴经》《太清道林养生论》《修真精义杂论》《太上老君养生诀》《道枢》《高上玉皇胎息经》《道藏精华录·云笈七笺》，明·胡文焕《类修要诀》、铁峰居士《保生心鉴》、徐春甫《养生余录》、罗洪先《仙传四十九方》、冷谦《修龄要旨》、清·天休子《修昆仑证验》、朱本中《修养须知》、胡宗鹤《修生杂录》、河滨丈人《摄生要义》、无名氏《养生秘旨》、郑官应《中外卫生要旨》、田锦淮《援生四书》、尹真人《性命圭旨》及杨西山《修真秘旨》等，都有养生和气功的内容，这里不拟赘述。

八、涉及抗衰老方药的文献

古医籍涉及抗衰老方药的文献很多，常列入中药学的"上品"药类，和医学著作的"养性""服饵""辟谷""补益"栏目之下。这类文献中，有载抗衰老药物者，有载抗衰老方剂者，有将抗老与种子并提者，有载述炼丹方法者。

1. 载述抗老药物的文献　最早应推东汉《神农本草经》。该书将当时认为具有"轻身益气""不老延年"的药物120种列为"上药"。晋·葛洪《抱朴子内篇》撰录了大量金石药与植物药延年益寿的传说，梁·陶弘景《名医别录》、唐·孙思邈《备急千金要方》和《千金翼方》，以及《新修本草》《开宝本草》，对抗衰老药物均有所发现。明·李时珍《本草纲目》集古代抗老药物之大成，并列举事实，痛斥金石药物延寿成仙之谬论。自清代以后，抗老药物的研究转向动、植物药方面。赵学敏《本草纲目拾遗》中就有少量抗老新药载入，

至若叶天士《神农本草经注》、张志聪《本草崇原》，皆本着中医抗老理论对药物详加解释，然亦均有不加批判兼收并蓄之弊。

2. 载述抗老方剂的文献　在中医古籍中占有一定的比重。近代罗福颐撰抄的《西陲古方技书残卷汇编》之"食疗本草残卷"及"唐人书医方"中，就可以看到补益抗老药方。《道藏》之《枕中记》《神仙服食灵芝菖蒲丸方》《上清经真丹秘诀》《上清经断谷方》及《上清明鉴要经》等载述了许多抗衰老方剂。明·张时彻《摄生众妙方》和韩天爵《韩氏医通》则将抗老延寿与食疗方剂结合在一起。如《韩氏医通》八仙茶，采用粳米、黄粟米、黄豆、赤小豆、绿豆、细茶、芝麻、花椒、小茴香、干白姜、白盐、麦面、胡桃、南枣及白砂糖共同制成，每周两三匙，白汤点服。此方用做四五十岁以后中寿之年的抗老补益剂，具有代表性。明·吴旻《扶寿精方》、王肯堂《证治准绳》、清·蒋廷锡《颐养补益门汇考》、无名氏《谷水秋园漫笔》等，多从疗疾和培补脾肾方面入手，记述抗衰老方药。明·洪基《胞与堂丸散谱》（即《摄生秘剖》），清·石文燃《卫生篇》、无名氏《仁寿录》，以及《年希尧集验良方》等，更从壮阳种子与延寿关系的角度，配制了诸如炉火龟灵集、蟠桃祝寿丹、延龄益寿还阳丹及乌须种子方之类的抗老方剂。清代董香光传道光年间陈逊斋先生的《延寿丹方》，运用《黄帝内经》"阴精所奉其人寿"的原理，配制了以补益阴精为主的抗老方剂，临床上取得了一定疗效，可谓对抗老方剂的发展。

3. 载述炼丹方法的文献　以服食金丹而求抗老延寿，约始于战国时代，但直到东汉·魏伯阳《参同契》出，才有了专著。晋·葛洪著《抱朴子内篇·金丹》认为"服金者寿如金，服玉者寿如玉"，将后世人引入歧途。其后，明·孙汝忠《金丹真传》、洪梗《陈虚白规中指南》、清·傅金佺《抄本炼丹书四种》以及《正统道藏》《道藏精华录》和《道藏续编》诸书，均谈炉火丹法甚详。千百年来的实践证明，这些著作对化学和药物学虽然有贡献，但服食这些药物不仅不能延寿，反而促人命期。因此，金丹不属于抗衰老药物。有关金丹抗老的著述，在科学进步的今天，也都应加以纠正。

九、结语

本文搜集了起自春秋战国至清代末年涉及老

年医学和养生学的文献著作约 350 种，分为老年医学专著等八类，并择要阐发其中重要著作的内容特点和实用价值，以供中医和中西医结合的医务工作者做挖掘和研究老年医学之参考。

除上述八类外，古代抗老方法还涉及"房中补益"问题，本文不拟讨论。

最后需要说明的是，中医古籍多系综合性著作，内容涉及很多方面。本文仅谈其概况，难免挂一漏万，尚请教正。

[原载于：河南中医，1984，（4）：16-18 及（5）：20-23]

对老年疾病临床使用中药原则的探讨

李春生

老年人因服西药而招致不良反应的报道近年越来越多，因此，很多老年人将治病保健的重点转向中药，认为中药安全可靠，副作用小，因而盲目服用补药的现象普遍存在。根据笔者的临床体会，这种观点很不全面，因为中药同样存在副作用，如使用不当，亦常招致不良后果。笔者曾遇一 72 岁女性老人，因头晕、疲乏，自认为"气虚"而炖食人参 10 克，药物下咽后，便出现血压升高、头晕加重、口燥便秘、睡眠不安，反而闹出病来。

对于老年疾病的用药原则，我的体会有以下几点：

一、要强调用药的针对性

中医讲究辨证论治，用药亦应有的放矢。岳美中教授最反对"胸横一老字，动手便参苓"。他指出："治疗老年病，药物的针对性为第一紧要。"笔者的临床体会是，凡诊治老年疾病，首先应考虑老人病情多变、极易恶化的特点，要耐心、细致地询问病情，运用闻、望、切诊，以及体格检查和条件许可的理化检查手段，尽快确定诊断，辨明疾病的性质、病位和病因病机，然后针对疾病的主要矛盾方面恰当地使用药物，同时兼顾疾病的其他方面在用药组方时，要注意主药明确、药味简单、重点突出，一般不宜面面俱到。这样既有利于突出治病的针对性，也可以避免药物之间相互掣肘，产生不应有的副作用。以治疗老年感冒为例，若感受外寒而体质壮实，羌活、桂枝和紫苏等发散风寒药必须作为治病的主药来用，才有治疗效果。假如本末倒置，畏其老而重用党参、黄芪和白术等补药，则往往延误病机。

二、要注意体质的差异

人进入老年期，天癸数穷，体质趋衰，这是普遍规律。但不同年龄、不同营养状况和养生方法、不同的先天禀赋和后天疾病都会造成老年人的体质差异，这种差异往往又影响到老年人的用药。例如，有的老年人年逾 80 岁，面色红润，形气康强，饮食不退，便秘牙疼，脉大弦数，属徐灵胎所谓"阳独盛"之体。临床上不论本人患什么病，在用药时都要注意补阴清火，于治病方中加入生地、首乌、白芍和女贞子之类易效。有的老人年方 60 岁，形体瘦弱，面色萎黄，倦怠乏力，气短自汗，纳呆少食，腹胀便溏，舌淡胖，脉缓弱，平素诸多脾虚见证。临床上不论本人患什么病，在用药时都需兼以健脾补气，于治病方中配合山药、芡实、薏苡仁和莲米之类颇验。还有的老人，禀赋阳旺，口渴便秘，常患尿血，脉实偏数，每天服生大黄 3 克，得以延寿。因此，治疗老年疾病时，需勤观察、勤总结，细心琢磨，详审体质之殊，投药时予以兼顾，以有助于患者康复。临床上治疗老人喜用补药。唐代孙思邈说，人年 50 以上，"四时勿缺补药"，实际上都是指体质而言，不宜过于拘泥。

三、要抓住用药时机

时机指事物发生的枢纽和合宜的时候。用药的时机常是关系到治病成败的中心环节。老人患病，由于体虚邪盛、邪之所凑，易成正不胜邪，导致疾病朝着危重方向急转直下。此时，抓住用药时机予以救治，逆流挽舟，常能转危为安，祛疾增寿。笔者曾治一徐姓老人，因夏天露宿，次日发生右侧偏瘫。症见恶寒无汗、咳嗽痰多，饮水发呛，口不渴，神志清楚，舌质淡红、苔白滑，脉虚滑而紧、微浮，一息四至。血压 170/90mmHg，右下肢巴宾斯基征（+）。诊断为闭塞性脑血管病，中医辨证为中风外风证，治当疏风通络、化痰开窍，选方投以《备急千金要方》小续命汤加味。时值炎暑，老人体弱，血压偏高，故笔者对使用麻黄、桂枝、附子和党参四味药思想顾虑重重，惧怕发生意外。因考虑机不可失，又别无他法，故放胆用之，竟效如桴鼓。第三日患者上下肢恢复活动，右下肢巴宾斯基征（-），血压下降至 130/76mmHg。临床上抢救老年急重垂危疾病时应抓住时机，采用中西医结合，多渠道给药，是历验不爽的好办法。

古人和今人治疗老年病都喜用补药，岳美中教授曾创立老年病补益六法，示人以规范。我认为补药应用也应掌握时机。例如人参、黄芪等补气药，一般多用于老年病恢复期，能够使元气充足。体内元气动则生阳而肾火旺，静则生阴而肾水潮，从而促进老人精神健旺、津液滋生，使醒睡安稳，烦渴皆免，周身爽利。若热病急性期使用不当，常有闭门留寇之弊。

四、要时刻顾护脾胃

宋·陈直《养生奉亲书》说，脾胃为"五脏之宗"。岳老曾指出，"人之衰老，肾精先枯，此时全仗脾胃运化，吸收精微，使五脏滋荣，元气得继，才能祛病延年""调整饮食，促进消化功能之康复，实为治疗老年病之关键"。笔者从临床上看到，老年人患病，凡用药治疗过程中饮食不减、肌肉能与形体相保、消化功能佳者，抗病能力强，病后恢复较快。反之，若胃气不复，则抗病能力差，疾病难以康复。因此，强调时刻顾护脾胃，就意味着保存机体的抗病能力和生存能力。顾护脾胃的用药方法很多，例如久服滋补养血药熟地、黄精、阿胶等，宜加少量砂仁和枳壳，使脾胃气机流通。久服益气升阳药人参、黄芪和升麻等，宜加少量莱菔子和陈皮，使脾胃升降合度。久服温燥散寒药附子、肉桂和吴萸等，宜加少量山药和麦冬，使脾胃阴津得继。久服苦寒清热药黄连、栀子、木通等，

宜加少量肉桂、鸡内金，使脾胃纳运得复。此外，凡属对脾胃有损害的药物，让老人放在饭后服用，用量和疗程需严格掌握，中病即止，也是顾护脾胃之一法。

五、要谨慎地使用药物

慎药有两种含义，一指用药剂量要得宜，一指用药品种要恰当。

对老年疾病用药，剂量宜从轻。因老年人气血太弱，不能载药，若用重剂，常产生腹胀少食、呕吐和烦躁等不良反应。一般来说，为了保障治疗安全，对 60 岁以上老人，用药量应为成人的 3/4，或取药物标准剂量的轻量为好；70 岁以上老人，用药量应为成人量的 1/2；80 岁以上老人，用药量应为成人量的 2/5；90 岁以上的老人，应仿小儿剂量投药。特殊情况不拘此例。若老年保健药物，剂量应较治疗量更轻。清宫寿桃粉剂具有补肾生精、延缓衰老作用。西苑医院王巍等所做的鹌鹑寿命试验证明，投给动物 0.5% 浓度的药物，同 5% 浓度的对照药物相比，可使老年鹌鹑寿命明显延长。何首乌的寿命试验结果与寿桃粉相似，也是以小剂量为优。这从一个侧面说明，老年保健药物使用小剂量，对生理功能稳定性减退的老年人而言是有益的。笔者曾观察 1 例老年人，自 1983 年 9 月开始，3 年时间里他每天坚持噙化吉林人参 1.5 克。其衰老症状改善，面部褐色寿斑明显减少，24h 动态心电图示原有频发之室性期前收缩消失，恢复到正常范围，而未发生不良反应。表明小剂缓投、长期服药是老年治病和健身可行的方法之一。

老年疾病用药，首先品种要恰当。另外，药物宜平和。因为随着年龄的增长，老人内脏的应急、解毒和排泄能力减弱，对药物的耐受性也自然下降。一些剧毒物如川乌、草乌、巴豆、马钱子和砒霜等，服后可克伐脏腑，造成中毒，使正气难复，减短寿命。所以老人服药，应尽量选择那些既能治病，又性质平和、毒性和副作用较小的药物，切忌急于求成，乱投剧毒药品，而招致事故。

其次，丸散比较适合。老年人患有慢性病多，病情比较复杂，若要恢复需假以时日。因此，用丸散剂缓投治病，不仅服用方便，而且可以持久。由于丸散剂量轻，又可避免发生毒、副作用，有利于疾病的康复。此外，对于那些"厌于药而喜于食"的老人而言，采用性味平和、易食的药物，制成药

膳、点心和菜肴内服，也能收到良效。

最后，需重视禁忌。对于老年疾病服药禁忌，清·王燕昌《王氏医存》载述较详，符合临床实践，应当引起我们的注意。例如，服补药时，假若老人表虚易汗，则带有温散性质的养血药如当归、川芎就不能使用，用则血温而汗自出。发汗药物如麻黄、羌活、独活、荆芥和细辛等更不能乱用，遇有表虚者需用时，应加固表之药。甚至在补虚方中加入宣扬疏达的桂枝、肉桂、升麻和干姜等，也会招致汗泄。凡大便溏泄的老人，大黄、芒硝、巴豆和黑白丑等泻下药固然不可服，即使在补虚方中加入养阴滋腻的生地、熟地、天冬、麦冬和知母等，也常能令饮食减少，大便泄泻。老人服用沉香、降香、苏子、山楂和麦芽等降气消导药时，需加人参固气。服用茯苓和苍术等健脾除湿药时，需防湿去而燥生。这些都是给老年人用药时应当了解的。

［原载于：北京中医，1988，（4）：45-47］

老年人腔隙性脑梗死中医分型与 CT 分析

李春生[1]　张燕华[2]　鲍淑德[2]　张海萍[2]
（1. 中国中医科学院西苑医院急诊科；2. 中国中医科学院西苑医院放射科）

腔隙性脑梗死是指发生在大脑半球深部白质和（或）脑干等部位，直径为 3 ~ 20mm 的缺血性微梗死。本病相当于中医学的"中风"，为老年人的常见病、多发病之一。其中部分患者可发展成为脑血管性痴呆，直接影响晚年的生活质量。为了探讨腔隙性脑梗死的临床表现与中医分型及 CT 影像之间的关系，笔者收集了 1994 年 5 月至 11 月本病患者 42 例，兹作分析如下。

一、对象与方法

（一）病例选择

1. 年龄在 60 及 60 岁以上。

2. 呈急性或亚急性起病。

3. 多无意识障碍，多有高血压病史。

4. 腰椎穿刺脑脊液无红细胞。

5. 临床表现符合纯感觉性卒中、纯运动性中风、共济失调性轻偏瘫、构音困难 - 手笨拙综合征、腔隙状态以及感觉运动性卒中之诊断者。

6. CT 扫描发现脑梗死灶。

7. 排除短暂性脑缺血发作、脑肿瘤、脑外伤、脑寄生虫病、代谢障碍、风湿性心脏病、冠心病及其他心脏病合并心房纤颤引起的脑梗死。

8. 短期内有恢复倾向。

具备 1、5、6、7 四项及其他四项中之两项者，均可入选。

（二）研究方法

1. 中医辨证　按照 1993 年部颁"中药新药临床研究指导原则"第一辑《中风病临床研究指导原则》（以下简称《原则》）的精神[1]，在本病"半身不遂、口舌歪斜、舌强语塞或不语"或"偏身麻木"四项症状的基础上，以是否兼见神昏、昏愦，区分为中经络和中脏腑两大类别。

再以《原则》为标准，结合其他兼症，将中经络类区分为：①肝阳暴亢，风火上扰证（以下简称"肝阳暴亢"）。②风痰瘀血，痹阻脉络证（以下简称"风痰瘀血"）。③痰热腑实，风痰上扰证（以下简称"痰热腑实"）。④气虚血瘀证。⑤阴虚风动证。将中脏腑区分为：①肝火上扰清窍证。②痰湿蒙塞心神证。③痰热内闭心窍证。④元气败脱，心神散乱证。

2. CT 扫描

（1）仪器设备：采用 ELSCINT 2400 elect 型高分辨率全身 CT 扫描机（四代 CT 机）进行头颅扫描。扫描方法：以听眦线为基础，作 0 ~ 10cm 的横断层面扫描。层厚和层距均为 10mm。综合各层次图像，若不同部位有 2 个以上病灶，则定为多发性脑梗死。

（2）图像分析：对梗死灶的部位、形态、数量及伴随病变逐一进行观察，测量梗死灶的大小，寻找其与中医辨证的内在联系。

（三）统计学处理

计数资料采用 χ^2 检验。

（四）临床资料

42 例腔隙性脑梗死患者全部为住院患者。男性 31 例，女 11 例。年龄平均 70.3 岁，最小 60 岁，最大 85 岁。60～69 岁者 26 例，70～79 岁者 14 例，80 岁以上 2 例。既往病史：高血压 26 例，糖尿病 9 例，冠心病 6 例，基底动脉供血不足 3 例，颈椎病 2 例，冠心病 2 例。

梗死灶形态：位于放射冠、丘脑和脑桥者，多为点片状低密度小病灶，呈圆形、椭圆形或肾形；位于内囊及壳核部位者，多呈条状不规则低密度灶。由于病灶小，中线结构无移位改变。

梗死灶数目：42 例患者中共发现 91 个梗死灶，平均每例 2.17 个。有一个病灶的 16 例，2 个病灶的 13 例，3 个以上病灶的 13 例，最多者为 5 个病灶。

梗死灶大小：本组病例梗死灶直径（或长径）在 5mm 以内的 24 个，6～15mm 的 54 个，16～20mm 11 个，大于 20mm 的 2 个。

梗死伴随改变：脑萎缩 13 例，表现为脑沟、脑裂增宽，脑室、脑池普遍扩大。脑白质脱髓鞘变性 2 例，表现为脑室周围白质低密度改变，以侧脑室前后角周围为明显。

二、结果

1. 老年人腔隙性脑梗死临床表现与中风定位的关系　见表 1。

表 1　老年人腔隙性脑梗死的中风定位（ $n=42$ ）

中风定位	证候特征	腔隙性脑梗死 CT 阳性	
		例数	%
中经络	无神昏、昏愦	42	100.00
中脏俯	有神昏、昏愦	0	0

表 1 示，老年人腔隙性脑梗死按中医学中风定位，应归于中经络范畴。

2. 老年人腔隙性脑梗死临床表现与中医分型的关系　见表 2。

表 2　老年人腔隙性脑梗死临床表现的中医分型（ $n=42$ ）

中医分型	证候特征	舌脉表现	腔隙梗死 CT 阳性	
			例数	%
肝阳暴亢	眩晕头痛，面红目赤	舌红、苔薄黄，脉弦有力	0	0
风痰瘀血	头晕目眩，偏身麻木	舌暗淡、苔白，脉弦滑	20	47.62
痰热腑实	头晕痰多，腹胀便秘	舌暗、苔黄腻，脉滑大	0	0
气虚血瘀	气短乏力，自汗心悸	舌暗淡、苔白，脉沉细	22	52.38
阴虚风动	眩晕耳鸣，手足心热	舌红绛、少苔，脉细弦	0	0

表 2 示，老年人腔隙性脑梗死以气虚血瘀证型为多，风痰瘀血证型次之，其他证型本组病例尚未见到。

3. 老年人腔隙性脑梗死的梗死部位与中医分型的关系　见表 3。

表 3　老年人腔隙性脑梗死的梗死部位与中医分型统计表（ $n=42$ ）

梗死部位	风痰瘀血		气虚血瘀	
	例数	%	例数	%
放射冠	16	38.10	13	30.95
内囊前肢	5	11.90	3	7.14
内囊膝部	4	9.52	14[*]	33.33
内囊后肢	15[*]	35.71	6	14.29
丘脑	2	4.76	5	11.90
尾核	2	4.76	1	2.38
壳核	2	4.76	1	2.38
脑桥	1	2.38	2	4.76

注：两组间 χ^2 检验，$P<0.01$

表 3 示，气虚血瘀证型梗死灶以内囊膝部为多见，风痰瘀血证型梗死灶以内囊后肢为多见，两组间病例数统计学差异非常显著（ $P<0.01$ ）。

三、讨论

1. 探索现代影像检查的中医学意义，是中医、中西医结合望诊研究的重要内容　望、闻、问、切系中医诊断学的四大纲领，其中以眼睛视觉进行直观判断的望诊最受青睐。《难经·六十一难》曾用"望而知之谓之神"给予高度赞誉；唐代医学家孙思邈在《千金翼方卷二十五·色脉》中称："夫为医者，虽善于脉候而不知察于气色，终为未尽要妙也。故曰上医察色，次医听声，下医脉候。"可见其对擅长望诊的医生评价尤加。随着科学的进步，新的发明不断涌现，医生的视野不断扩大，特别是近年来 X 线机、超声诊断仪、纤维支气管镜、胃镜、结肠镜、检眼镜、裂隙灯，以至 1969 年 CT 机和 80 年代初 MRI 被应用于临床，使医务工作者直观地对人体有了许多新的了解。这些新技术既推动了现代医学的发展，也给中医学望诊研究提出了大量新的课题，预示望诊假若不能大胆吸收现代影像学及其他监测手段的新成果，这一中医诊断学的分支学科将会有衰落的危险。

中西医结合医学影像学是以影像为依据，采用各项先进检查仪器研究中医理论、经络、诊断、治疗和临床应用等方面的新兴边缘学科。该学科自 20 世纪 80 年代在我国问世，曾以 X 线检查为主要手段，对中医针灸经络、脾胃学说，对呼吸、循环、消化、骨关节、神经等疾病辨证客观化和微观化做出了贡献 [2]。1989 年中国中西医结合学会医学影像学专业委员会成立。该学会学术研讨的方向侧重于中医临床证型与医学影像学及大体病理形态学变化关系的研究，从而寻找"证"概念的病理基础 [3]。近年来该专业学科在风湿症临床证型与 X 线诊断对照，大叶性肺炎中医临床证型与 X 线表现的观察上取得了一定的进展，初步肯定了肺部病灶性质如渗出、实变和消散等，与温病学卫分、气分及余邪未尽阶段相符合 [4, 5]。但辨证分型与 CT 影像关系的研究，截至目前报道得很少。接下来笔者将从老年人腔隙性脑梗死入手进行探索，希图抛砖引玉，将影像学科的中西医结合研究提高到一个新水平。

2. 对老年人腔隙性脑梗死中医分型病理形态学基础的初步认识　腔隙性脑梗死的概念是 20 世纪 60 年代初由 Fisher 提出的，并经过详细的临床病理学研究，证实是发生在大脑半球深部和脑干等部位的直径为 3～15mm（一般不超过 20mm）的缺血性微栓塞。系由直径在 500μm 以上的较大动脉如大脑前、中、后动脉和基底动脉的分支，直径在 500μm 以下的深穿支动脉闭塞所致，故亦称"深穿支动脉闭塞"。这种梗死治愈后在脑组织上留有外观略显萎缩的小腔或筛孔，因此，统以腔隙性脑梗死命名。本病在老年人中发病普遍，CT 影像和病理检查所示的发病部位有多发的特点，好发于大脑深部核团及其周围脑白质，尤以壳核、尾核、丘脑、脑桥、内囊和脑回皮质下白质最为常见。由于腔隙性病变很小，且位于相对静区，故多数临床不易察知。即使出现临床症状，也较动脉粥样硬化性脑梗死为轻，且表现多呈单一性。本文收集的 42 例患者，临床特点及 CT 影像与文献报道基本一致 [6-8]。

腔隙性脑梗死与动脉粥样硬化性脑梗死及脑出血不同。前者的病理定位在大脑深穿支动脉和周围脑白质，不侵犯大脑皮质及脑干网状结构，一般没有意识障碍。故从中医角度分析，本病无《金匮要略·中风历节》篇所述"不识人"的现象，应归于"中经络"的范畴。本文分析的这一特征，也与国内外一些学者的观点相符合 [6]。

本文统计老年人腔隙性脑梗死的中医分型结果，主要为风痰瘀血和气虚血瘀两证型。其中气虚血瘀型 CT 显示梗死灶大部分集中于内囊膝部和放射冠，风痰瘀血型 CT 显示梗死灶大部分集中于内囊后肢和放射冠。结合两型的临床表现，气虚血瘀型主要表现为一侧运动不利等，而气短乏力、自汗心悸皆为较轻微之兼症。本型常见于纯运动性脑卒中病例，推测与内囊膝部梗死导致大脑传出神经通路受损有关。风痰瘀血型的主要表现除了一侧肢体运动障碍外，以风痰上扰而引起的头晕目眩、痰瘀阻络而致的偏身麻木较突出。本型常见于纯感觉性中风、感觉运动性中风以及共济失调性轻偏瘫，推测与内囊后肢出现梗死，致使后肢前份的传出神经通路以及后肢其余部分的传入神经通路同时受损有关。

综上所述，老年人腔隙性脑梗死临床上属中风中经络类，头颅 CT 扫描所示梗死灶部位与气虚血瘀和风痰瘀血证型有较高的符合率。故头颅 CT 扫描所见可作为老年人患本病中医辨证分型的一项重要依据。

参考文献

1. 中华人民共和国卫生部. 中药新药临床研究指导原则，第一辑. 北京：中国医药科技出版社，1993；32-34.

2. 孙鸿年. X 线诊断与中医中药的研究概况. 中医杂志，1992，33（4）：243-245.

3. 陈可冀，主编. 迈向 21 世纪的中西医结合. 北京：中国医药科技出版社，1991：559-569.

4. 恽敏，韩树人，梁定. 风湿症临床证型与X线诊断对照. 江苏中医，1990，11（9）：43-49.

5. 梁定，韩树人，王建镭，等. 大叶肺炎中医临床证型的X线表现. 中国中西医结合杂志，1992，12（4）：236.

6. 魏岗之，肖镇祥，陈炳桓. 腔隙性梗死. 中华内科杂志，1983，22（8）：473-476.

7. 王苏，赵玉珉. 腔隙性脑梗死97例临床分析. 天津：北方十三省市老年病学术会议论文：1988.

8. 姜召琴，李颖. 腔隙性脑梗死50例分析. 北方十三省市老年病学术会议论文. 天津：1988.

（本文承蒙中国中医研究院西苑医院神经科谢道珍教授给予审阅指导，谨此致谢。）

[原载于：中医研究，1999，12（1）：16-19]

中医教你轻松度过更年期

李春生

一、前言

更年期是指妇女由于卵巢功能衰退所经历的从有生育能力过渡到无生育能力的变更过程。更年期综合征是指妇女在自然绝经前后，由于丧失卵巢功能而引起的一组症候群，但它也可因卵巢摘除或放射破坏引起。

关于更年期的过渡时间界定，有学者将它分为更年前期、更年期和更年后期三个阶段。踏入更年期的年龄约为四十岁左右，常易出现在45～50岁，有许多卵巢功能早衰的妇女可能提前至35～40岁。

1994年，世界卫生组织（WHO）人类生殖特别规划委员会废除了长期应用的"更年期"这一术语，推荐采用"围绝经期"一词。围绝经期是指从接近绝经出现与绝经有关的内分泌、生物学和临床特征起至绝经一年内的时间。

多数国家的调查表明，妇女绝经期的平均年龄为50岁，绝经过渡期经历2～8年。在这一时期，妇女除了内分泌和生殖能力有改变之外，生理和心理上也有许多变化。在生理方面，由于血管扩张，妇女自胸部至颈、面会出现持续数分钟的潮热发红，伴有周身汗出、血压波动、心慌、头晕、疲倦、失眠、月经紊乱、阴道干枯及骨质疏松等。在心理方面，容易出现烦躁易怒、情绪激动、精神不集中、忧郁紧张、缺乏自信及记忆力减退等。假若处理不妥，极易影响妇女的正常生活及家庭和谐，影响到妇女的身心健康。因此，关于更年期疾病的防治，已成为国内外医学研究的重要课题。

香港现今大约有100万名妇女年龄介于40～60岁，其中80%的妇女患有更年期综合征。但是，香港妇产科学会于2005年委托香港中文大学亚太研究所进行了女性对更年期态度及认知度的调查，结果令人忧虑。其电话受访者为45～65岁女性，总例数为516例。调查显示，17%的被访者完全不了解更年期，接近半数的受访者对更年期认识不足。同时，超过一半的受访者出现情绪不稳、突然面红耳赤及潮热等症状。然而，只有23%的女性因更年期症状而求诊，余下77%的受访者认为根本不需要处理。有专家指出，虽然3/4的病例症状可以自行缓解，但假若更年期妇女不正视这一时期的身体变化，默默忍受，有可能导致情绪障碍和生活质量下降。

为了帮助中年妇女轻松渡过更年期，我们从中医角度谈一谈对更年期症候群的认识、保健食谱以及更年期自我穴位按摩等，以供参考。

二、中医对更年期症候群的认识和治疗

在距今2500多年前的《黄帝内经》里，对女性更年期就提出了"七七"的学说。指出：七七四十九岁左右，女子"任脉虚，太冲脉衰少，天癸竭，地道不通，故形坏而无子也"。即到了此段年龄，维持月经和生育的冲脉、任脉的精气衰竭了，血海空虚，肾脏所生的天癸没有了，月经从此停止，女性便丧失了生育能力。这段话也许是对更

年期的早期记载。但关于"更年期综合征"类似名词的提出，大约始于 20 世纪 60 年代。那时，随着新中国的成长，人口平均寿命由 36 岁逐渐攀升，更年期疾病患病率显著增多。全国中医院校统编的第 2 版教材《妇科学讲义》首先将它称之为"经断前后诸证"。该提法一直被沿用到现在。

更年期综合征的出现，中医学将它定位在肾。认为这种变化规律系与生俱来，与"肾为先天之本"有关。在女性身体的生物钟进入这一阶段之后，肾气由盛转衰，肾精所产生的"天癸"之水由减少渐至衰竭，不能溢蓄灌溉冲、任脉而形成月经，因此造成月经减少或失常，最后逐渐停止，丧失生育能力。与此同时，肾阴不足常导致阴阳失调、心肾不交及肾衰肝旺等病变，从而产生一系列更年期症状。

更年期综合征在临床上常分为以下类型：

1. 阴阳失调　证见时时潮热汗出、畏寒恶热、腰酸乏力、头晕耳鸣、口苦咽干、两足欠温、面赤舌红及脉象缓弱。治宜补肾扶阳、滋阴养血。方用二仙汤（仙茅、仙灵脾、知母、黄柏、当归、巴戟）加生龟板及女贞子。

2. 肝肾阴虚　证见头晕耳鸣、烦躁易怒、足热多汗、腰痛膝酸、舌红苔少、脉象细数。治宜滋肾养肝、潜纳浮阳。方用六味地黄丸（地黄、山茱萸、山药、丹皮、茯苓、泽泻）加龟板、白芍及生牡蛎。

3. 心肾不交　证见潮热多汗、少寐多梦、口舌生疮、腰膝酸软，舌淡红边有齿痕，苔薄黄，脉象细滑。治宜滋阴清热、固表止汗、宁心安神。方用当归六黄汤（黄芪、地黄、当归、黄连、黄芩、黄柏）合二至丸（女贞子、旱莲草），加酸枣仁、五味子及生龙骨。

4. 肝郁挟痰　证见失眠易惊、胸满心烦、胸部至颈面潮热发红，疲乏身重，颈肩至上臂肢节疼痛。舌淡紫、苔白薄，脉弦细或缓弱。治宜疏肝气、清痰热、宁心安神。方用柴胡加龙骨牡蛎汤（柴胡、黄芩、半夏、人参、生姜、大枣、桂枝、茯苓、龙骨、牡蛎、铅丹、大黄）去铅丹，增石决明。

关于保健中成药的使用，六味地黄丸对于更年期女性出现肾阴亏损者较为适宜。现代研究表明，本品有抗衰老、抗氧化、调节免疫及代谢功能，可降血糖、血脂、血压，保护心、肝、脾、肾、眼和耳等器官，改善性功能，增加骨中钙、磷

沉积和锌、铜、铁、锰的含量，预防和抑制肿瘤生长等效果 [3,5]。凡临床症见头晕耳鸣、腰膝酸软、骨蒸潮热、自汗盗汗及咽干消渴等的患者，可以在医生的指导下试用。每服 3g，一日 2 次。

日本的《女性健康》纲页近期推荐用干燥的紫河车（胎盘）粉末治疗更年期综合征。研究分析指出，紫河车的主要成分是卵泡激素、黄体激素、甲状腺刺激素、催乳素、多种类固醇激素及雌二醇等更年期女性缺乏的荷尔蒙，对于面部潮红、睡眠出汗、发热、缺乏忍耐力、紧张和脱发等都有显著的疗效。服法：每天 3～6g，每月连续服用 7～14 天，具有天然激素补充剂的作用。本品甘咸温无毒，可以大补人体气血阴阳，还能养血安神、扶衰填精及延缓衰老。服用此药，不会有不良反应，因此是一种较妥当的选择。

另一种可供选择的天然保健品是蜂乳（蜂王浆）。本品为工蜂咽腺分泌的乳白色胶状物和蜂蜜配制的液体，味甘酸性平无毒，功能益肝健脾、滋补强壮、延缓衰老。现代研究表明，其主要成分为促性腺激素样物质、类似乙酰胆碱样物质及多种维生素等。蜂乳能使 21 天小鼠卵泡早熟，使果蝇产卵量增加。它还能够提高机体的免疫力，抑制癌细胞的生长，对中年亚健康女性有益。临床适用于更年期综合征及更年期抑郁证。用法：口服每次 100mg，一日 2 次，或遵医嘱。

三、更年期女性保健食谱

更年期是女性步入老年的先兆。随着年龄的增长，基础代谢逐渐下降，热量需要减少，必须对膳食进行合理的调整。若以 20～39 岁轻体力女性的热量摄入量 2000kcal 为标准，则 40～49 岁应减少 5%，50～59 岁应减少 10%。另外，碳水化合物应占每天总热量的 55%～60%，以谷类为主，限制甜食；脂肪摄入应控制在 30% 以下，并以植物油为主；应有一定数量的瘦肉、鱼类和蛋类等动物蛋白，适当补充豆制品，多食新鲜蔬菜和瓜果。食盐应控制在每天 5g 以下。以此为基础，进一步采用保健食谱调理身体。

1. 牛奶炖雪蛤

[配方] 鲜牛奶 200ml，雪蛤 20g。

[制法] 雪蛤用水发胀，挑去筋，洗净备用。将鲜牛奶加热，待牛奶将沸时，加入雪蛤一同炖熟。离火候温，放入蜂蜜适量调味服，每日一次。

[适应证] 女性更年期精神萎靡、面部阵阵烘热、睡眠欠佳、多梦健忘者。

[说明] 雪蛤即是蛤士蟆油，为中国黑龙江等北方诸省所产雌性林蛙的干燥输卵管。味甘咸性平无毒，功能补肾益精、润肺养阴、安神止血。现代研究表明，本品含有多种激素、大量蛋白质及脂肪油。再配合擅长滋养五脏、润泽皮肤、营养丰富的牛奶，对于身体虚弱及精力不足出现虚热的更年期女性，能够起到补虚退热、滋养强壮的作用。

2．甘麦大枣汤

[配方] 甘草 10g、小麦 50g、大枣 10 枚。

[制法] 以水 500ml，煮取 300ml。早、中、晚分 3 次服用，每次 100ml。

[适应证] 女性更年期因情志不舒，致躁扰不宁、心烦不安、喜悲伤欲哭、呵欠频作、自汗、盗汗者。

[说明] 本方是治疗妇女更年期心情焦躁的常用方剂。方中小麦养心安神，甘草和大枣甘温补中而缓急，使心静则神藏，诸证因而得以缓解。现代研究证实，甘麦大枣汤有类似雌激素作用，对女性更年期综合征和因手术或放疗导致的卵巢功能减退，血中雌激素水平低落及自主神经功能紊乱所引起的面部烘热及失眠有缓和作用。此外，本方还有镇静及抗惊厥作用。

3．杞菊决明茶

[配方] 枸杞子 6g，甘菊花 6g，炒草决明末 5g。

[制法] 上三味混合，泡茶服，每日 2 次。

[适应证] 更年期妇女头晕眼花、视物模糊，或眼睛干涩、迎风流泪、大便秘结、血胆固醇升高等证。

[说明] 本方是治疗更年期妇女肾虚肝旺、肝阳上亢的制剂。方中枸杞补肾明目，菊花、决明平肝降火。现代研究证实，这三种药物合用具有清补强壮、扩张冠状动脉、降血糖、降血压、降胆固醇、抗脂肪肝、治疗便秘等作用。但全方药性偏凉，不宜于脾胃虚寒、大便稀溏的患者。

4．杜仲胡桃蒸猪腰

[配方] 猪腰子 1 枚，炒杜仲末 10g，胡桃仁 12g，椒盐适量，荷叶 1 张，麻油、酱油和葱白各适量。

[制法] 将猪腰子冲洗干净，除去筋膜，切成薄片，用椒盐水浸洗，入杜仲末、胡桃仁，用荷叶包裹，上笼蒸熟，去荷叶，加麻油、酱油葱白调

食，每周 2 次。

[适应证] 女性更年期肝肾亏虚、腰膝酸痛、下肢酸软、尿频、尿路结石、行动时气喘等证。

[说明] 本方为补肾壮腰、平喘通淋之剂。方中以猪腰补益肾气，杜仲壮腰强膝，胡桃仁补肾平喘、软化尿石，因此，常用来治疗女性更年期腰膝酸痛、喘息和尿路结石等病症。现代研究表明，杜仲含杜仲胶和杜仲苷等，具有镇痛、降压、利尿和增强肾上腺皮质功能和免疫功能的效果。胡桃仁富含亚油酸，能够影响胆固醇在机体内的合成、氧化和排泄，因此有益于上述病证的康复。

5．鲤鱼赤豆冬瓜汤

[配方] 新鲜鲤鱼 1 条（重约 500g），赤小豆 30g，鲜冬瓜肉 150g。

[制法] 将鲤鱼去鳞及内脏，再除去头、尾及骨，冲洗干净备用。赤小豆洗净，冬瓜肉切块如棋子大，放入锅中，加清水。旺火烧开后改用小火，煮至半熟时，加鲤鱼，煮至熟烂即成。不加调料淡食，每日 1 次。

[适应证] 女性更年期水肿、小便不利，以及经前期紧张性水肿患者。

[说明] 本方为唐代以后常用的食疗消水肿方剂。鲤鱼富含蛋白质，能够健脾利水。配合活血行水的赤小豆和冬瓜肉，具有较强的健脾消肿功效。

更年期综合征的穴位按摩

1．适应证 头晕眼花、面红出汗、心烦失眠、急躁易怒、乳房胀痛、四肢麻木。

2．选穴 可采用指量法，即以手中指中节的横度为取穴尺度 1 寸进行测量。

（1）头颈项部（图）

印堂：位于额部两眉头中间。

神庭：前发际正中直上 1 寸。

攒竹：在眉头陷中，眶上切迹处。

太阳：在颞部，在眉梢与目外眦之间，向后约一横指的凹陷处。

百会：在前发际正中直上 5 寸，或两耳尖连线的中点处。

安眠：在项部，于翳风穴与风池穴连线的中点。

率谷：在耳尖直上，入发际 1.5 寸处。

风池：在项部，当枕骨之下，胸锁乳突肌与斜方肌上端之间的凹陷处。

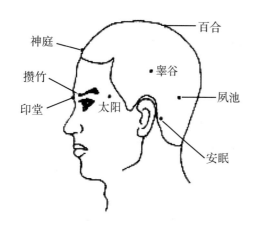

图 1　头颈部穴位按摩

（2）肩、腹、背部（图2）

肩井：在肩上，当大椎穴与肩峰端连线的中点。

章门：在侧腹部，当第11游离肋的下方。

肝俞：在背部，第9胸椎棘突下，旁开1.5寸。

肾俞：在腰部，当第2腰椎棘突下，旁开1.5寸。

（3）四肢部（图2）

神门：在腕部，腕掌侧横纹的尺侧端，尺侧腕屈肌腱的桡侧凹陷处。

内关：在前臂掌侧中线，腕横纹上2寸。

三阴交：在小腿内侧，当足内踝尖上3寸，胫骨内侧缘后方。

太冲：在足背侧，当第1跖骨间隙后方凹陷处。

3．按摩方法：需由他人帮助完成。

(1) 仰卧位

①用双手拇指桡侧缘交替推印堂至神庭30遍。

②用双手拇指螺纹面分推攒竹至两侧太阳穴30遍。

③用拇指螺纹面按揉百会、安眠各100次。

④用大鱼际按揉太阳30次。

⑤拿捏神门、内关、三阴交和太冲各30～50次。

（2）俯卧位

①拿捏风池30～50次。

②按揉安眠穴100次。

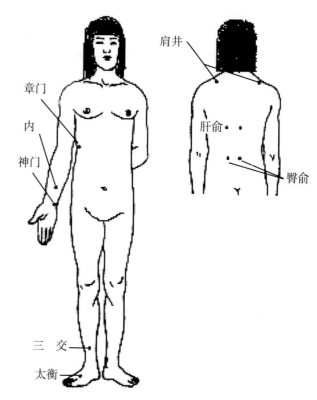

图 2　肩、腹、背部及四肢部的穴位按摩

③按揉肝俞、肾俞和章门各100次，再用掌根部从肝俞推抹至肾俞和章门穴，做10遍。

（3）坐位

①轻轻摇动颈椎，左右各10转。

②由前向后用五指拿头顶，至后头部改为三指拿，顺势从上向下拿捏项肌3～5遍。

③用拇指桡侧缘，以率谷穴为中心，扫散头部两侧胆经各30～50次。

④用双手大鱼际从前额正中线抹向两侧，在太阳穴处按揉3～5次，再推向耳后，并顺势向下，推至颈部及肩井，做3遍。

4．注意事项　每日按摩1次，不要间断，直至症状消失为止。按摩时应依据临床表现的差异，对穴位的侧重选择宜有所不同，才能取得较好的疗效。

（本文为香港东华三院东华东院中医中心写的讲课稿）

调理脾胃法在老年病中的应用

李春生　李跃华

一、概述

脾胃学说是祖国医学理论的重要组成部分。早在《黄帝内经》中就提出脾与胃相表里，居于腹中，以膜相连，主纳化饮食五味，输布水谷精微，升清降浊，为气血生化之源，后天之本。李东垣在《黄帝内经》的基础上强调脾胃为气机升降的枢纽，在治疗上重视升发脾阳，立"甘温除热"之法。其所著的《脾胃论》被后世称为补土派。

脾胃以水谷为本，它们是仓廪之官。胃主受纳，脾主运化，人体饮食的纳化及营养精微的输布是靠脾和胃共同来完成的。水谷精微是人体生命活动的物质基础。五脏六腑、四肢百骸皆赖以养，《素问·平人气象论》说："平人之常气禀于胃，胃者平人之常气也。人无胃气曰逆，逆者死。"故后天之本在于脾胃，而脾胃又是气血生化之源。此外，脾胃与五脏、四肢百骸有密切的联系。李东垣认为，"脾虚则脏腑、经络皆无以受气而俱病"，势必影响其他四脏。如脾胃气衰，则元气不足，心火独盛，营血亏虚而生心病，脾胃虚弱不能散精于肝，土壅木郁而生肝病；脾胃虚弱，土不生金而生肺病；脾胃虚弱，土不制水而生肾病。因此，李氏提出调理脾胃可以治疗五脏疾病，从而拓宽了调理脾胃法应用的范围。

脾胃与衰老关系的提出亦源于《黄帝内经》。根据《素问》中《上古天真论》《平人气象论》《太阴阳明论》和《灵枢》中《营卫生会》《天年》等篇的记载，人之寿夭各不同，以胃为主体的"六腑化谷，津液布扬"。各如其常，是人体能长寿的重要条件之一。否则，"其肉不石（实）"，就有可能会"中寿而尽"。女子到了"五七"三十五岁，阳明脉衰于上，面始焦，发始堕。男女寿臻七十岁，脾气虚，皮肤枯，气道涩，营气衰少而卫气内伐，昼不精，夜不瞑，衰老就更趋显著了。

唐代孙思邈和宋代陈直发展了《黄帝内经》脾胃与衰老关系学说。孙氏在《千金翼方》卷十二养性中首先提出"老人肠胃皮薄，多则不消"的看法。陈氏在《养老奉亲书》中强调："脾胃者，五

脏之宗也。四脏之气，皆禀于脾，故四时皆以胃气为本。"还提出，"衰老人肠胃虚薄，不能消纳，动成疾患"。这两位医家皆从生理和病理的角度突出了脾胃在传统老年医学里的地位。

元代邹铉《寿亲养老新书》认为，脾能母养余脏，"脾喜温，不可以冷犯之""脾胃令固，百疾不生"。明·李时珍说："脾者黄宫，所以交媾水火，会合金木者也。"他在《本草纲目》卷三十三中指出，土为元气之母，母气既和，津液相成，神乃自生，"久视耐老，此其权舆也"。清·曹庭栋《老老恒言》强调："脾胃弱而百病生，脾阴足而万病息。"认识更为全面。现代著名老中医岳美中教授生前曾谓，人之始生，先成于精，肾精旺而后有脾胃，即所谓"先天生后天"。人之衰老，肾精先枯，累及诸脏，此时全仗脾胃运化，吸收精微，使五脏滋荣，元气得继，才能祛病延年，即所谓"后天养先天"。以上四家对老年人脾胃特点、与诸脏关系及其在衰老过程中所显现出重要性的论述，均较前人有新的阐发。

二、流行病学特点

消化系统疾病是对老年患者的主要威胁之一。日本人山岛田裕之报道了923例60岁以上的尸检资料，在主要死因顺次中，消化道疾病199例，占20.65%，名列第二；肝、胆、胰疾病43例，占4.65%，名列第五[1]。北京医院刘沈秋等选择经过中医辨证、中西医结合治疗及病理解剖资料较完整的老年患者进行了分析，发现凡脏器重量减轻或萎缩者，除1例外，皆有虚象。胃肠道有病理变化者占88.5%，主要病变有食管炎、胃炎、溃疡病、结肠炎、黏膜糜烂、出血、肿瘤和憩室等，80岁以上的病例皆有胃肠道变化[2]。湖北医学院周舒等分析了497例住院老年人的致死疾病，其中消化系统疾病103例，占20.72%，亦位居第二。该系统的主要死因是癌症。其次是小肠、结肠炎，胃、十二指肠溃疡等。癌症中以胃癌最多，其次是大肠癌、胰腺癌、肝癌和食管癌等[1]。兰州军区总医院观察

了存在上消化道症状的老年人 480 例，胃癌和食管癌的检出率为 32.9%，伴有上消化道出血（尤其是长期慢性少量出血）的检出率为 83.6%，而且绝大多数属于中晚期肿瘤[3]。老年便秘的发生率也很高，杨氏调查了 411 例老年人的排便习惯，发现 35.8% 为便秘者，其中因肛周疾病引起的占 45%，结肠癌梗阻引起者占 7.7%[5]。

关于老年人患脾虚证的比例，各家报道不一。北京医院调查了 193 例老年患者，发现脾虚证 156 例，占 15.6%，亦即仅次于肾虚，名列第二。但上海第二医学院及中国中医研究院广安门医院的调查结果显示仅占老年人的 4.3% ～ 9.5%[4]。

三、辨证施治

老年脾胃病的临床表现，以受纳、运化、统血、制水和升降诸功能失调为突出，亦可在全身衰老表现的背景下，出现脾胃失调症状。兹介绍常见类型。

（一）脾胃虚证

1．脾虚不运　特点是纳食量少、不知饥饿、大便易溏、全身乏力、下肢水肿、面黄少华、舌淡脉弱。治宜健运脾气为法，方剂选四君子汤类。在临床上依据"脾闻香则动"的原理，适当配以醒脾助运药物如陈皮、砂仁及荷叶之属，则疗效更佳。

2．脾阳虚衰　特点是脘冷喜按、或泛清水、腹胀便溏、喜热饮食、四肢不温、肌肉消瘦、少气懒言、舌淡而胖、脉迟缓无力。治宜温运中阳，方剂选理中汤类。依据"太阴湿土，得阳则运"的原理，必要时可加入附子和肉桂之属以扶阳。

3．中气不足　特点是易于感冒、蒸蒸燥热、不任风寒、气短怯弱、恶食不知谷味、腹中不和、有时胃脘当心而痛、懒倦嗜卧，或见气坠腰腹、阴挺、脱肛、舌体胖、舌边有齿痕、右寸气口脉大于左手人迎一倍以上、重取无力。治宜升阳益气，方剂选补中益气汤类。若外感后，老人体温升高而不扬，根据"留而不去，其病为实"的原则，可加入苏叶和桂枝之属以疏邪。

4．脾胃阴虚　脾阴虚的特点是食少纳呆，或食后腹胀、手足烦热、口干不欲饮、形瘦乏力、舌淡红少津、脉濡而数。治宜甘淡养阴，方剂选慎柔养真汤（党参、白术、黄芪、石莲子、山药、麦冬、白芍、五味子、甘草）之类。胃阴虚的特点是饥不欲食、干呕呃逆、胃中热灼嘈杂、渴欲冷饮、大便干燥、舌红少苔、脉象细数。治宜甘凉养阴，方剂选叶氏养胃汤之类。一般来说，脾胃阴虚常见于老年人热性病和慢性消耗病后期，阴无骤补，多需轻调缓投取效。

5．脾不统血　特点是吐血、便血、皮肤瘀斑、色暗淡、食欲不振、腹部隐痛、头晕心悸、气短少寐、动则自汗、语音低微及舌淡脉弱。治宜益气健脾，方剂选归脾汤之类。若老人出血日久，脾中虚寒、怯寒神疲者，不妨加入炮姜炭及附子炭等，以扶其阳。

（二）脾胃实证

1．寒湿困脾　特点是饮食不香、中脘饱闷、口黏无味、头身困重。大便不实或泄泻，舌苔白腻，脉濡而缓。治宜化湿运脾，方剂选胃苓汤之类，若兼见腹痛呕胀、小便短少者，可于方中加入丁香、木香、沉香和车前子之属，以理气分清。

2．湿热内蕴　特点是皮肤黄疸、脘胁痞胀、不思饮食、小便色赤、身体困重、舌苔黄腻及脉象缓滑。治宜清利湿热，方剂选用甘露消毒丹之类。若兼见恶心欲吐、大便黏滞者，可合小陷胸汤。

3．食滞中脘　特点是脘腹胀满、大便不爽、食后心悸、胸闷烦躁、口臭嗳腐、不欲饮食、舌苔白厚及脉象沉滑，治宜消食导滞，方剂选保和丸之类。若兼见腹痛便秘，可投小量木香槟榔丸，但对于老年人，应中病即止。

4．肝气犯胃　特点是郁怒之后，胸膈痞闷、吞酸呕吐、饮食不消、嗳气频频，舌红、苔白腻，脉象沉弦。治宜行气和胃，方剂选越鞠丸之类。若吞酸嘈杂较甚，脉象见滑，为湿痰内郁，可加制南星之属以燥湿化痰。

5．气郁化火　特点是右胁下胀痛，或痛连脘腹，食油腻后疼痛加重、口苦咽干、大便干燥，舌质红、苔黄，脉弦数。治宜疏肝理气、清热导滞，方剂选四逆散之类。若老人气滞郁热偏重，可于方中加入郁金、沉香、金钱草及大黄之属以理气清热通便。

6．胃肠积热　特点是大便干结、口臭口疮、脘腹胀满或疼痛，厌食烦躁，舌质红、苔黄厚，脉沉滑。治宜清热润肠，方剂选麻子仁丸之类，若口干舌燥、脉缓而弱，可酌情加入适量生地、首乌之属，以润燥通秘。

（三）虚实夹杂证

1．脾虚浊阻　特点是形体肥胖、头晕气短、疲倦乏力、口干不欲饮、胸闷憋气、能食易饥、大便干燥、下肢水肿、舌胖苔腻、脉沉弦或滑及右关脉弱。治宜健脾益气，补虚泻实，方剂选防己黄芪汤之类，酌加枳实及大黄以泻实热之邪。

2. 脾虚食滞　特点是胃纳不香、食入不化、脘腹痞胀、大便溏薄、四肢无力、气短心悸、舌苔薄腻及脉象软弱。治宜补益脾胃、理气运滞，方剂选楂曲六君子汤之类。若兼见湿热、口苦苔黄者，投入黄连最宜。

四、临床应用

1. 老年慢性消化功能障碍　本病的临床主要表现为纳呆、腹胀和便溏，兼症为气短乏力、自汗和四肢疲困等，属于中医脾虚证的范畴。常见病种包括慢性胃炎、胃下垂、胃手术切除术后、十二指肠溃疡、十二指肠憩室、十二指肠炎、慢性肠炎、肠粘连及胃肠神经官能症等。

老年慢性消化功能障碍而以脾虚为主要证候者，尿D-木糖排泄率下降，胃泌素浓度下降，胰动肽测值也显著降低，反映老年人消化和吸收功能、胃酸和胃蛋白酶的分泌功能减退。

关于本病的防治措施，中国中医研究院西苑医院曾用清宫八仙糕进行治疗研究。清宫八仙糕由茯苓、莲子、薏苡仁和人参等药物组成，具有健脾养胃、益气和中之功效。用法：每次10g，一日2～3次，1个月为一疗程。该院1982—1983年对69例老年慢性消化功能障碍的患者进行了治疗观察，发现本品可降低老年人脾虚见证积分值，提高老人小肠的吸收功能，疗效优于以肠溶胰酶、酵母及维生素B_6制成的对照药物组，差异显著[6]。

2. 胃癌　胃癌居消化道恶性肿瘤之首，在老年人中发病率尤高。中后期胃癌在上腹部可扪及包块，属于"癥瘕"及"积聚"的范畴。明·李中梓《医宗必读》指出："积之成也，正气不足而邪气踞之。"正气不足之根由，则责之"脾胃之气既伤而元气不充"。因此，临床上治疗本病时，凡症见神疲乏力、体质消瘦、食欲不振、动则气短、腹胀呕恶、大便溏薄、舌淡苔白及脉象细弱者，可采用健脾胃及理气血之法治之，投六君子汤合旋复代赭汤加生薏苡仁、当归、瓦楞子、龙葵和白英之类。若配合手术、放射治疗或化疗，常能收到缓解症状的效果[7]。

现代研究表明，健脾理气法治疗胃癌的作用主要表现在：①提高疗效，延长生存期。②减轻放、化疗引起的骨髓抑制反应和消化道反应。③调节肿瘤患者的免疫功能在研究过程中观察到，某些健脾药不仅具有提高机体免疫状态的效能，而且对胃癌细胞尚有轻度杀伤作用。虽然健脾中药的作用强度不如化疗药物，但其毒性亦较低，故对不能耐受化疗的晚期患者适合较长时间应用。还观察到健脾药对5-氟脲嘧啶（5-Fu）杀伤癌细胞的作用有增强效果，对正常细胞有保护效能。提示健脾类中药与化疗药物合用可以增强疗效，减少不良反应[8]。

3. 老年食管裂孔疝　近年来，我国老年人食管裂孔疝的发病率也在增多，在因消化道症状而前来就诊患者中本病占5%～20%。随着年龄的增长，膈肌的结缔组织弹性减弱，张力降低，中心性肥胖患者的腹压升高，发生裂孔疝的机会也逐年增多。其临床表现主要有烧灼感、胸痛、胸骨后方紧缩感、咽下困难及胸部疼痛，进食后腹胀，有食物反流现象，甚至恶心、呕吐，重症者可并发出血，还可以出现贫血。如遇老人隐性缺铁性贫血，应想到食管裂孔疝的可能。上消化道钡透或食管镜检可以确定本病。如老年患者症状不甚严重，一般不予手术治疗，可用中药调理。若症见饮食稍不慎即易呕吐，时作时止，面色㿠白，倦怠乏力，口干而不欲饮，四肢不温，大便溏薄，舌质淡、苔薄白，脉濡弱者，可以温中健脾、和胃降逆。投以理中汤加砂仁、陈皮、半夏及吴茱萸治之。

4. 老年消化性溃疡及上消化道出血　国内在一般人口中调查显示10%～12%的人患过本病。60～70岁的老年人初次发病的也不少。老年溃疡多发于胃体部，且溃疡灶大。因老年人多并存多种疾病，需同时服用各种药物。有些药物能使胃分泌增多，降低胃和十二指肠黏膜的抵抗力。如服用消炎镇痛剂，可诱发消化道出血。老年消化性溃疡患者常缺乏自觉症状或自觉症状不典型，极易误诊。多数患者表现为心窝部不适，伴泛酸嗳气、呕恶重压及膨胀感，相当一部分患者无症状。如老年患者有柏油便，隐性进行性贫血，虽无疼痛，也应考虑有消化性溃疡的存在。对于无并发出血的溃疡，主要考虑到老年患者脾胃多虚的特点，从调补脾胃着手治疗。患者表现以胃痛隐隐、咽干口燥及大便干结为主症者，舌质红、少津，脉细数，属胃阴亏虚。治疗以养阴益胃为法。一贯煎合芍药甘草汤方加香橼和佛手。若见胃痛隐隐、喜温喜按、空腹痛甚、得食痛减、泛吐清水、纳差、神疲乏力、甚则手足不温、大便溏薄、舌淡苔白、脉虚弱或迟缓，则属脾胃虚寒。以温中健脾法治疗。中药以黄芪建中汤为主方，加陈皮、吴萸和木香。

胃疡灵冲剂是我院消化科研制的一种胃病成药，我们观察了许多老年脾胃虚寒型胃溃疡患者，服用此药后有较好的疗效。

老年消化性溃疡常缺乏自觉症状，并发上消化道出血的人数较青年多，且出血程度也较重。Peter 等统计了 701 例住院胃溃疡患者，70 岁以上的 110 例，出血发病率为 47%[9]。而青年人仅为 29%。对老年患者，如有便潜血强阳性或柏油样便，贫血者虽无疼痛，也应考虑有消化性溃疡的可能。X 线及纤维胃镜有助于确诊。治疗上应充分考虑老年人的特点，往往不太适宜手术，应以保守治疗为主。

中药治疗上消化道出血，以大黄粉 1.5 ～ 3g，每日 3 次口服。我院以此法治疗效果甚佳。其作用机制还有待于更进一步的研究。

对于脾虚血瘀者，可用三七粉、白芨粉及乌贼骨粉各等份，每次 2 ～ 3g 口服，每日 3 次。

对于血止以后面色萎黄、形体消瘦、头晕乏力、心悸、口渴、食少腹胀、大便潜血呈弱阳性、舌淡、苔白、舌体胖大、脉沉细无力者，给益气健脾为主。归脾汤加合欢皮及夜交藤。

中医理论认为肝藏血，脾统血。脾气亏虚，则统血无力，血不循环而外溢故出现血便。以益气健脾，即补后天之本，使气血得以新生，脾健又可以统摄血液，使其归于常道而不外溢。

5. 老年便秘　老年人的膈肌、腹肌、肛提肌与肠壁平滑肌的收缩能力普遍下降，因此排便动力缺乏。消化液的分泌随年龄的增加而减少。老年人多牙齿不全，常用低纤维性饮食，肠蠕动减弱。老年人多伴有一些慢性疾病的存在，且活动量小，缺乏运动性刺激以推动粪便的运行。以上诸多因素造成老年人便秘的发病率较高。中医认为便秘是老人的大患，若不能及时治疗，常因便秘导致其他疾病，甚至促人命期。老人便秘以气阴不足为多见，气虚则虽有大便，但排便不净，虚坐努责，便后乏力，甚者气短心悸、汗出淋漓、阴虚则肠道失濡、粪块坚硬、口干舌燥、头晕心烦、不欲饮食。临床上常伴有气滞症状，如腹部胀满、矢气频多。舌体胖质红少苔，脉象虚弱。治宜益气养阴，行气润下。朱氏以黄芪、当归、炙甘草、升麻和防风为基本方，血虚者加熟地和首乌，兼虚火上炎者加肉桂，日一剂水煎服。治疗虚秘 32 例，显

效 20 例，好转 11 例，无效 1 例[10]。宋氏以自拟便秘Ⅱ号（黄芪、肉苁蓉、牛膝、阿胶、白芍、薏苡仁、川朴、枳实和郁李仁蜜丸，每丸重 12g）每晚服 2 丸。治疗虚型便秘 240 例，显效 227 例，有效 8 例，无效 5 例[11]。魏氏认为，治疗老年便秘时，运化脾阳实为固本之图[12]。宜重用白术（120 ～ 150g），便干结者，生地 80g 或少佐升麻。若便难而不干或稀软，舌苔灰黑而质润滑，脉细弱，证属阳结脾约者，加肉桂、附子、厚朴和干姜等温化之味，常能取效。老人虚秘还可以采用穴位埋线疗法。

6. 老年腹泻　老年腹泻常见的原因有结肠癌、肠炎、结肠过敏及吸收不良。老年人由于体质衰弱，免疫功能低下，较易发生菌群失调或二重感染。尤其是老年住院患者长期用广谱抗生素，易发生菌群失调，出现腹泻，还有一些代谢性疾病，如糖尿病和甲亢均可引起腹泻。老年本身脾胃虚弱，胃肠功能低下，临床腹泻的发生并不少见。主要由于湿胜与脾胃功能失调，致使清浊不分、水谷相杂并走于肠而成。《景岳全书·泄泻》篇说："泄泻之本，无不由于脾胃。"泄泻病因，有外感饮食所伤、情志失调及脉脏虚弱等，但关键在于脾胃的功能障碍。老年人长期的饮食失调或劳倦内伤或久病缠绵，均可导致脾胃虚弱。脾主运化，胃受纳，脾胃虚弱不能受纳、运化水谷精微，以致水变为湿，谷反为滞，湿滞内停，清浊不分，混杂而下，发生泄泻。临床见大便时溏时泻、迁延反复、完谷不化、食后脘腹满闷不舒、面色萎黄、神疲乏力、不思饮食、舌质淡、苔白、脉沉细无力。属脾胃虚弱，治疗以补气健脾、和胃化湿，参苓白术散加神曲。

老年人脾肾两虚，运化无权，出现黎明即泻、肠鸣腹痛、泻后腹安、恶寒喜温、四肢逆冷、少食面黄、体倦神疲，舌淡、苔白，脉沉细。治以温肾健脾、固肠止泻。附子理中合四神丸加升麻，若久泻滑脱不止则加诃子、赤石脂和禹余粮。

7. 老年胆道疾病　胆道疾病包括胆石症、胆道感染和胆道运动功能障碍等，是老年人的常见病和多发病。流行病学调查资料表明，上海地区 60 岁以上老人胆石发生率为 10.5%，北京地区 61 岁以上胆石患者占 24.6%。国内尸检资料反映胆石发生率为 7%，而在 80 岁以上老人中则高达 23%[13]。本病中医称为"胁痛""胆胀"及"黄疸"，发病原因与胆胃气滞、湿热蕴结有关。胆胃气滞型表现为胁痛、腹胀、纳少便干、口苦乏呕、脉沉弦。治

宜疏郁行气、利胆清热，方用柴胡、黄芩、白芍、郁金、大黄、木香和枳实，随症加减服之。刘廷俊等报道以此方增减，治疗胆囊炎和胆石症1068例，有效率达97.1%，排石率达65.1%[14]。湿热蕴结型表现为脘胁疼痛如刀绞锥刺，便秘溺赤，身黄如橘子色，舌质红，苔黄腻，脉弦数或滑数。治宜清热利湿、散结通腑。马荣廉等以茵陈蒿汤合大柴胡汤、五味消毒饮、热毒炽盛加人工牛黄，热闭神昏加紫雪丹或安宫牛黄丸。配合常规生脉散或复方丹参注射液静注，必要时采用总攻排石，经肝穿刺胆道置管引流，以及手术治疗。中西医结合治疗急性梗阻性化脓性胆管炎211例，治愈188例（89.9%），好转11例（5.21%），死亡及恶化12例（5.69%），其中也包括一定数量的老年人，但单纯使用传统疗法治疗老年胆道疾病的报道尚未见到。在老年人常发现无症状性胆囊结石，此属隐患，宜常服胆乐胶囊和金钱草膏等缓缓清热散结，溶石排石。

老年胆道疾病的部分患者可有心脏症状，如心前区疼痛、呼吸困难、心悸和心律失常，称为胆心综合征。中医药治疗此类疾病的临床报道少见。作者于1987年4月诊治了浙江患者郭××。患者男性，60岁，以胸闷心慌、上腹部胀气4个月求治。伴有嗳气、胸闷气短、右胁下疼痛、全身疲乏、大便干及排便不爽。舌质红，舌体胖大，苔白薄，脉沉细。经超声检查，发现胆囊结石，心电图检查发现室性期前收缩10次/5分钟，诊断胆心综合征。证属胃中浊气不化，循经上扰于心所致。拟和胃化浊行气导滞之剂，投以加味保和丸（党参10g、茯苓10g、陈皮12g、半夏12g、神曲18g、莱菔子10g、连翘12g、山楂30g、瓜蒌皮15g、枳实10g），水煎服6剂，心悸明显减轻，饮食稍增加，但多食仍有不适之感，二便正常，舌体胖大，苔白薄，脉弦缓。心电图检查室性期前收缩消失。嘱再服8剂善后调理。以上治疗方法可供临床参考。

8. 老年胰腺炎　老年急性胰腺炎约占总发病数的11%，女性约占老年病例的81.7%，急性坏死型胰腺炎占老年病例的5%以上[15]。本病绝大多数与胆道疾病及饮食因素有关，相当于中医"胃脘痛"和"癥瘕"的范畴。临床表现为上腹部阵痛、胀痛，以及左胁痛、恶心呕吐，或胁下肿块、发热黄疸，舌紫色黄，脉弦滑或涩。辨证属里、实、热证，治则用通里攻下、清热解毒、活血化瘀、理气开郁。傅志君指出，轻型主要用大柴胡汤，重型主要选用三一承气汤。老年人气血两虚、脾胃虚弱，应采用先攻后补、先小攻或攻补兼施的方法，可达到良好的治疗效果[13]。

9. 老年糖尿病　老年糖尿病的发生一般认为与遗传因素、肥胖和动脉粥样硬化等因素有关。其发病特点为起病隐匿，常缺乏自觉症状，多在普查或因其他疾病就诊时被发现。由于老年人肾糖阈较高，以及口渴中枢敏感性减退，故只有轻微多饮、多食和多尿症状，或无这些症状，且并发症的发生率高。糖尿病属中医消渴病范畴，其产生多由于素体阴虚、饮食失节，复因情志失调或劳累过度所致，初起多以燥热为标，每以阴虚为本，治疗多从肺胃着手养阴润燥。病久则立足滋肾或气阴两补，阴阳双调。而从脾胃着手，以健脾益气法论治，确实为治疗该病的另一蹊径。本病的产生与肺、胃、肾三脏关系密切，而脾虚亦是本病的主要原因，因五脏之精气全赖脾胃运化功能的健旺，人体代谢之平衡取决于脾胃气机升降出入的运动。健脾益气生津而治者，即通过健脾促进代谢与输布。故健脾理气法治疗糖尿病的机制在于通过脾胃升降之枢机，达到维持体内代谢平衡之目的。临床2型糖尿病症见形体肥胖、神疲乏力、多食易饥、口渴饮引、大便燥结、便闭不通或便溏、精神不振，舌淡、苔白而干，脉细弱无力，属脾肺气虚，治宜健脾益气，方选异功散合参苓白术加味治疗。《证治汇补·消渴》中言："五脏之精气悉运于脾，脾旺则心胃相交，脾健则津液自化，故参苓白术散为极功之神药也。"

10. 中老年单纯性肥胖　单纯性肥胖是世界发达国家的常见病之一，其发病率达人口的10%，中老年妇女体重超过10%者占同龄妇女的50%以上。我国彭孝廉对420例中老年人的调查分析指出，本病在50岁以上人群中的发病率为40.3%，50岁以下者仅为16.0%，可见肥胖有随年龄增加的趋势。在中老年肥胖者，高脂血症的发生率显著升高，动脉粥样硬化的发生率较同龄的非肥胖者高3～5年龄阶梯[16]。在相同条件之下，原发性高血压、胆石症、糖尿病、高尿酸血症、脑卒中和肿瘤等的发病率也较非肥胖者明显增多，已成为危害人民健康的重要疾病之一。本病中医称为"肥人"或"肥贵人"。中老年人患此病，多与脾胃气虚气滞而馁及湿浊中阻有关。临床常见表现为头晕疲乏、胸闷口干、腹胀便秘、腰酸肢肿及舌胖苔腻等虚实夹杂症。治宜补益脾肾、理气降浊。中国中医研究院与北京医科大学第一医院（现北京大学第一医院）内分泌科合作，于1987—1990年应用消补减肥片（由黄芪、白术、蛇床子、香附、姜黄和大黄等组成）治疗了中老年肥胖病及合并高脂血症患者155例（其中防风通圣丸对照组28例，月见草油胶丸对照组30例），疗程1～3个月。结果表明，消补减肥片不仅有显著降低体重和体重指数、改善虚实夹杂证症状的效果，而且具有降低血中总胆固醇（TC）、低密度脂蛋白胆固醇（LDL-C）和载脂蛋白（apo）B的水平，以及调整TC/HDL-C（高密度脂蛋白胆固醇）和apo A1/apoB比值的作用，因而优于防风通圣丸和月见草油胶丸。应用消补减肥片后，无明显食欲抑制和致泻作用。体重下降者经追踪观察发现回升不显著。

五、展望

调理脾胃法是中医临床的重要治疗方法之一，在中医治疗中占有重要的学术地位。此法在老年病的应用领域很广泛。近来我们运用调理脾胃法，对老年人的常见病和多发病进行了治疗，经临床观察取得了一定的进展，并认识到脾胃功能与老年人的消化、吸收、免疫、胃肠道激素、前列腺素以及神经系统功能有着密切的关系，还有延缓衰老等功能。但对于调理脾胃这一方法在老年病中的运用，我们的经验还不足，仍处于探索和积累经验阶段。人体靠先天之精得以生存，靠后天之本来充养，两者有着密不可分的联系。因此，老年脾胃虚弱后，受纳运化功能失调，可导致肾精更虚，脏腑经络皆无以受气而俱病。过去人们对益肾填精及补肾之法研究得颇多，而对健脾调胃法的后天养先天之法应用尚不够广泛，相信今后加强这方面的研究工作

后，必将推动中医、中西医结合老年医学的前进，给老年人祛病延寿、提高生存和生活质量带来更多的福音。

参考文献

1. 张锦坤主编. 内科疾病的消化系统表现. 北京：人民卫生出版社，1987：314.
2. 陈可冀，李春生. 抗衰老中医理论研究进展. // 国家中医药管理局科技司等主编. 国内外中医药科技进展. 上海：上海科学技术出版社，1989：16-26.
3. 陈可冀主编. 老年医学在中国. 长沙：湖南科学技术出版社，1989：49-52.
4. 李春生等. 我国老年医学研究新进展（第二次全国老年医学学术会议纪要）. 中西结合杂志，1987，7（4）：353-355.
5. 杨蕊敏等. 老年人排便习惯与慢性便秘的调查. 中华老年医学杂志，1987，6（2）：72.
6. 陈可冀等. 清宫八仙糕治疗脾虚证的临床观察及实验研究. 中医杂志，1984，25（6）：437.
7. 理平. 健脾理气法治疗肿瘤的临床和实验研究. 上海中医药杂志，1985，（12）：38.
8. 邱佳信等. 健脾中药防治消化道恶性肿瘤的作用原理研究. 上海中医药杂志，1987，（6）：05.
10. 朱安丽. 升润法治疗虚证便秘32例. 湖北中医杂志，1989（1）：14.
11. 宋光瑞. 自拟便秘Ⅱ号治疗虚型便秘240例. 上海中医药杂志，1989，（7）：27-28.
12. 卢祥之主编. 名中医治疗绝招. 北京中国医药科技出版社. 1988，（4）：55.
13. 张广生等. 老年胆道疾病// 陈可冀. 老年医学在中国. 长沙：湖南科技出版社，1989：260.
14. 杨思澍等主编. 实用中西医临床手册. 北京：学苑出版社，1989：601.

[原载于：危北海主编. 中医脾胃学说应用研究. 北京：北京出版社，1993：529-537]

老年疗效食品集锦

陈可冀　李春生[*]

饮食疗法（以下简称"食疗"）是根据病情或患者的需要，利用特制饮食物以治疗疾病的方法。食疗易于久服，副作用小，颇受老年患者的欢迎。

我国食疗起源很早，传说商代宰相伊尹著《汤液论》，采用烹调方法疗疾，推测药疗大概也自食疗肇端。周代曾设"食医"官职，负责以食治病。东汉张仲景在《伤寒杂病论》中治少阴咽痛的猪肤汤和产后腹痛的当归生姜羊肉汤都是典型的食疗方剂。魏晋南北朝时期，曾出现《食经》。该书系统阐发饮食疗效，虽已失传，但对食疗的发展起了承先启后的作用。

食疗被推崇用于老人，当归功于唐初医学大家孙思邈。孙氏擅长治疗老年病。他认为，老年病的治法应首重于食疗。因为"食能排邪而安脏腑，悦神爽志以资血气"，而"药性刚烈，犹若御兵"，"药势有所偏胜，令人脏气不平，易受外患"。所以，"若能用食平疴，适性遣疾者，可谓良工，长年饵老之奇法，极养生之术也"。由于孙氏的大力倡导，唐宋时代的饮食疗法得以发展，至宋·王怀隐《太平圣惠方》问世，初步形成了专一学科。

宋代元丰中（不晚于公元 1085 年），泰州兴化县令陈直撰写了我国早期老年医学专著——《养老奉亲书》。这本书早于西方 J. Floyer 的《老年保健医药》（公元 1742 年）约 600 年。该书列方 231首，其中食疗方剂 162 首，占 70.1%。说明陈氏在治疗老年病时，将食疗放了重要地位。这本书至元代由邹铉续增三卷，更名为《寿亲养老新书》。本书在元代以后流传甚广，还传到朝鲜和日本，成为对当时影响较大的老年医药饮食保健普及读物。

明、清两代，有关饮食养生、饮食疗法、食物本草和食治方剂的著作层出不穷，理论和方法更臻完善，食疗的重点由老人扩大到妇、儿，受到普遍重视。

中华人民共和国成立后，我国出版了不少食疗著作，在京、津、穗、川及黔等地陆续生产了茯苓饼、银耳羹、莲子粥和百合汤等"疗效食品"，建立了"疗效食品"工厂。新产品如山楂奶糖、生脉康糖果和木糖醇奶糖等不断涌现，给老人健康长寿带来了日益增多的福音。

老人食疗方剂的配制，一般是将食物和药物混合，加入适量的调味品，按烹调方法操作，制成既保持食物风味，又不失药效的各种食品。常见的食品可分为软食、硬食、饮料、菜肴和点心五类。兹以古医书记载为主，举例加以简介。

一、软食

老年人牙齿损坏者多，且消化功能较差，体质虚弱，所以大都推崇软食。常见的软食有粥、饭、煮、羹、臛、馄饨和馎饦等。

1. 粥剂　是在稀饭里面加入药物或药汁，以供服食。此法简便易行，所以古今食疗方剂中用粥最多。岳美中对于老人伤风挟寒及发热无汗喜用神仙粥。其方歌曰："一把糯米煮成汤，七个葱根七片姜。熬熟兑入半杯醋，伤风感冒保平康。"此方的主药是米醋。米醋能敛能散，无醋发不出汗。它既治感冒，又能预防流感，安全有效，价廉易得，值得推广。

2. 饭　指煮熟的谷类食物。用具有某种药效的谷类食物煮熟内服，则称为饭剂。《太平圣惠方》中的玉屑饭方，以粱米饭一两，绿豆粉四两，将饭散于粉内，拌令均匀，入汤中煮熟，加豆豉汁（即酱油）调和食之。可治老人胸中伏热、心烦躁闷及口干气逆。

3. 煮剂　是将肉食、药物与调味品混合，放在水中加热使熟，然后吃肉喝汤。《千金翼方》法制猪肚方，用豮（音 fén，指阉割过的猪）猪肚一个，洗净。再将人参（现在一般用党参）五两、干姜一两半、花椒一两、葱白七两，共捣为末，加粳米半升调和均匀，入猪肚内缝合，不让泄气。加水一斗半，将猪肚煮烂熟，空腹食之。本方可补益老人虚羸，益气力，对脾胃虚寒、胃脘疼痛经常发作者尤佳。

4. 羹剂　是在五味调和的浓汤里加入药物制成。《太平圣惠方》中车前子叶羹，用车前子叶一斤（切碎），葱白一握，粳米二合，以豉汁调和，煮作羹，空腹食之，治疗老人血淋、小便疼痛有效。

5. 臛（huó）　即肉羹。臛剂，是在肉羹中添加药物，或直接用具备药效的动物肉制成。《太平圣惠方》肉苁蓉臛方，用肉苁蓉一两（酒浸一宿，去皱皮，为末），羊肉三两（为末），葱白三茎（去须，切），糯米一两。依通常制法作羹，用盐、醋、椒及酱调和，空腹食之。治疗老人脏腑虚损、四肢乏弱、不欲饮食。

6. 馄饨　是一种面食，用很薄的面包馅做成，形如耳朵。向其馅中加入药物，或取疗效食品，称为馄饨剂。《养老奉亲书》中黄雌鸡馄饨方，以黄雌鸡肉五两，白面七两，葱白二合（细切）。作馄饨，下椒酱五味调和，煮熟，空心食之，日服一次。治老人脾胃虚弱、呕吐不食、渐渐羸瘦。

7. 馎饦（bó tuǒ）　亦称汤饼，俗谓长寿面。《千金翼方》"不食肉人油面补大虚劳方"，用生胡麻油一升，洗粳米泔清一升。将二味混合，以微火煎尽潜清乃止。然后以此三合，盐汁七合，和白面一斤，作馎饦食之。对老年人患慢性病而致过度消瘦者有增肥作用，但大便稀溏的患者不宜采用。

二、硬食

硬食，古代主要指饼类，如索饼、煎饼和药烧饼等。因老人牙齿多松动或脱落，消化功能较弱，所以制作时除注意使饼松软易咀嚼外，亦有采用煮饼者。

索饼剂可参考介绍《养老奉亲书》篇章。

1. 煎饼剂　是将药末和面，混合制饼，用少量油把饼子烤熟，食之以疗疾。《太平圣惠方》载酸枣仁煎饼方，以糯米粉四两，白面四两，加入炒熟酸枣仁末三分，人参末一分，茯神末一分，用水调作煎饼。治疗老人心胸烦闷、失眠、气短，有良效。

2. 药烧饼　是一种圆形馅饼，馅由肉、菜及药末混合调制。饼的表面粘着芝麻，放在平底锅或塘火内烤熟食之。《太平圣惠方》药烧饼方，用羊肉一斤（去脂膜，切）、肉苁蓉四两（酒浸一宿，刮去皱皮）、炮附子一两、炮干姜半两、胡椒一分、荜茇一分、草蔻一分、诃黎勒半两（煨，用

皮）、芜荑半两、白面五升。诸药捣罗为末，将肉与苁蓉细切，入诸药末调和，分作四剂馅，如法制成馅饼。以食用纸包裹，放塘火里烧熟，空腹食之。可治五劳七伤、大肠泄痢，并有暖腰膝、缩小便之效。

三、饮料

饮料类是老年患者喜爱的剂型。古代常用的有汤、饮、酒、浆、乳和茶等。

1. 汤剂　是用药物、食物和溶媒（水、酒、蜜等）混合煮制的液汁。《千金翼方》耆婆汤，用酥一斤（炼）、生姜一合（切）、薤白三握（炙令黄）、酒二升、白蜜一斤（炼）、油一升、椒一合（汗）、胡麻仁一升、橙叶一握（炙令黄）、豉一升、糖一升。先以酒浸豆豉一夜，去渣，放蜜、糖、油和酥于铜器中，煮至匀沸，再加上薤、姜煮熟，次下椒、橙叶和胡麻（即芝麻）煮沸，下豉汁二升，又煮一沸，放瓷器中密封。空腹吞服一合，治疗老人大虚冷风、羸弱、无颜色。此方乃孙思邈"养老食疗"的第一方，方中酥、蜜是著名的抗衰老药物；油和胡麻含有不饱和脂肪酸和维生素 E 等，可以降低血脂，净化人体内的自由基，同样具有抗衰老作用；姜、椒、薤白和橙叶能温通理气止痛，缓解心绞痛的发作；豆豉透表除烦，通达内外之气机。再加糖以调味，的确是一副适宜老年人服用的益寿祛病方剂。

2. 饮剂　是将食、药或两者的混合物，略煎一二沸，制成饮料，随意饮服，以治疗疾病。《养老奉亲书》浆水饮方，用酸浆水三升，青粱米三合，煮作饮料。空心渐次食之，一日二三服。治疗老年人五淋病、身体烦热及小便涩痛。

3. 酒剂　是将药物或具备药效的食品，经浸渍过滤，制成药酒，以治疗疾病。《养老奉亲书》桂心酒，用清酒六合加温，下桂心末一两调之，频服，治疗老人冷气、心痛绞结、气闭，有良效。

4. 浆剂　已在谈《养老奉亲书》时述及。

5. 乳剂　是用动物乳汁制成的疗效饮料。《养老奉亲书》以药水饮牛取乳服食方（卷上《食治老人养老益气方第一》），以钟乳一斤上好者研细，人参三两去芦头，甘草五两炙微赤剉，干地黄三两，黄芪二两剉，杜仲三两去皱皮，肉苁蓉六两，白茯苓五两，麦门冬四两去心，薯蓣六两，石斛二两去根剉。诸药为末，以水三斗，先煮粟米七

升为粥，放盆内，用药末一两搅令匀，少和冷水，与渴牛饮之足，不足更饮之。一日饮时，患渴不饮清水，平旦取牛乳服之，生熟任意。牛需三岁以上，七岁以下，纯黄者为上，清洁养之。服牛乳期间慎蒜、猪、鱼、生、冷、陈及臭。本方对营养健身有效。

6．茶剂　是用药物代茶作饮料，以治疗疾病。《太平圣惠方》治疗肠风下血槐芽茶方：嫩槐芽，采集蒸过，火焙干，如制茶法，辗为末。老人代茶饮之，有一定疗效。

四、菜肴

菜肴，是荤、素肴馔的总称。古医书所载食疗菜肴，常见剂型有煎、炙、烩、蒸、腌和灌肠等。

1．煎剂　已在谈《养老奉亲书》时述及。

2．炙　即烤，为烹饪法的一种。炙剂，系将疗效食品用火熏烤而成，以供治病。《太平圣惠方》猪肚炙方，用猪肚一个，洗净，炙。再以炮附子半两，酒一升，加椒、葱和酱末拌合，猪肚切成角状，共煮熟。空腹食之，并饮酒一两杯。治老人下焦风冷、腰脚疼痛、转动不得。

3．烩　是会合众味的烹调法。烩剂多用具有药效的鱼肉制成，特称为鲙（脍）。也有采取食物和药物混合煮熟烹制者。《养老奉亲书》鱼熟鲙方，用鲫鱼肉九两作烩，然后以干姜末半两、橘皮末半两，加入豉汁七合及椒酱等调和煮沸，再下烩鱼至熟。空腹食之，每日一次。治老人脾胃气冷、痢下白脓如涕状、腰脊疼痛及瘦弱无力。

4．腌剂　是将具有药效的食物，用盐（或以酱油代盐）浸渍。若同时加入糖、醋和香料等，制成能够防腐久藏的食疗品，则称为"腌腊"。若加入葱酱食之，则称为"腌脍"。《太平圣惠方》驴肉腌脍方，以驴肉五斤，煮熟细切，用豉汁中著葱酱，做腌脍食之。本方能安心气，可治风邪癫痫及愁忧不乐。

5．蒸剂　是将药用盒品放在蒸笼内，以蒸汽使之变熟，然后加调味品食之治病。《太平圣惠方》蒸乌驴皮方，取乌驴皮一领，依法拔毛洗净，蒸之使烂熟，切碎，再放入五味汁中更煮，空腹随意食之。可治老人中风、手足不遂、心神烦躁及口面歪斜。

6．灌肠剂　是将肉末、淀粉和药粉加入盐及调味品混合，装入动物肠衣内，或用油煎熟风干，吃时切片。《太平圣惠方》灌肠方，用大羊肠一条，雀儿前胸肉三两（细切），附子末一钱，干姜末一钱，肉苁蓉半两（细切酒浸），菟丝子末二钱，汉椒末一钱，糯米二合，鸡子白三枚。将肉末及药末和拌均匀，灌入羊肠内，扎紧肠头煮熟。待稍冷，切，空心食之。可治虚损羸瘦、阳痿及不能食。

五、点心

点心，是糕饼之类的小食。老人多脾胃虚弱，纳少易饥，取此类小食既可作三餐之补充，又能获治病之效，亦属于较适宜的疗效食品。古书记载的点心，有馎饦、灌藕及燠梨等。

1．馎饦　是一种油炸面食。馎饦剂，系将药物与馅混合，外包以面；或将药物、糯粉与面混合，入盐少许，牵索钮，捻成环钏之形，然后都用麻油煎食。《太平圣惠方》猪肝馎饦方，以獖猪肝一具，加入干姜半两、芜荑半两、诃子三分、橘皮三分、缩砂三分，共制为末，拌和均匀，如法作馎饦。每次空心吃一两枚，用粥送下。治疗脾胃久冷气痢及消瘦体弱较显著者。

2．灌藕剂　是将药物与食品混合，灌入藕孔之内令满，放于甑中蒸熟食之。《太平圣惠方》灌藕方，用生藕五挺大者，生百合二两，生薯药（即山药）三两，白茯苓末二两，枣三十七枚（去核），生天门冬二两（去心细切），面四两，牛乳三合，蜜六合。将百合、薯药和天门冬研烂，依次加入蜜、枣瓤和茯苓更研细，再加面混合，干则更入黄牛乳调，至稀稠适度，灌入藕中，如法蒸熟。每于饮后或临睡觉时少少食之，可治疗胸膈烦躁和咳嗽，有益心肺止咳的功效。

3．燠（ào），有热、暖之意。燠梨剂，是将梨打孔，填入药物，用面裹，投炉灰中暖熟，作点心以疗疾。《养老奉亲书》燠梨方，用黄梨一大颗，刺作五十孔，每孔内放入胡椒一颗，如法暖熟，空心切食用，二三服尤佳。主治老人咳嗽、胸胁牵引疼痛及多涕唾。

六、老人食疗前景展望

早在900年前，陈直曾经指出：水陆生物可供饮食者"不啻千品"，其色、味、冷、热、补、泻等性质，"与药无殊"。因此，人若能知道饮食物的特性，合理应用它们以治疗疾病，则"倍胜于药"。他还指出，老年人"皆厌于药而喜于食"，患病后脾胃易伤，治疗时又慎于吐泻，所以，"尤宜用食以治之"。基于食物种类繁多和老人治病的需要，老年病的饮食疗法具有广阔的前景。

食疗的发展与医疗水平和烹调技术的提高密切相关。汉代以前，医疗水平不高，烹调技术不甚发达，食疗多局限于汤、酒之类。隋唐时代，医疗和烹调技术都有所进步，食疗开始出现浆、乳、羹、馎饦和煮剂等。宋代以后，医疗及烹调技术大有提高，食疗范围亦迅速扩展。清代以降，由于

近现代科学技术的促进，医学发展到前所未有的水平，烹调操作随着工业发展而企业化，疗效食品的队伍里增添了罐头、糖果和糕点等色、香、味俱佳，又易于贮藏和运输的新成员。它们既能滋补身体，也能防病疗疾，深受老弱患者的赞赏。

展望未来，随着工业的发展和科学技术现代化的实现，受老年人喜爱的香甜可口、别具风味的各种疗效食品必将继续大量涌现，"良药可口益于身"的时代即将到来。

[原载于：浙江中医杂志，1983，（4）：18-21]

漫谈长者冬令进补

李春生

香港将 65 岁及其以上年龄的老年人尊称为"长者"。这是向欧美发达国家老龄化水平看齐的一种思维。我从香港卫生署的网页上看到，香港人的平均寿命在过去 30 多年来一直持续增长，至 2003 年时男性为 78.5 岁，女性为 84.3 岁，成为中国平均寿命最长的城市之一。这是香港社会稳定、经济繁荣及人民生活富裕的体现，值得称赞。

中国南方涵盖了港、澳、台的广大地域，"冬令进补"早已成为民间习俗。台湾省某地曾举办过"冬令进补药膳"活动，"300 人份药膳不到 2 小时即告罄"。最近一段时间，我经常遇到前来就诊的老年人。他们在拿起中药处方离开前，总是要附带咨询："医生，我的病需要用什么药物煲汤补一补身体？"可见，冬令进补在长者的心目中占有崇高的地位。

一、冬令进补的历史渊源及理论依据

关于冬令进补的起源有不同的说法。一种观点来自民间。据台湾网载，该地区长辈说，在农业社会时代，农民们平常花了很多力气集中在农耕春种秋收上面，只有到了冬天才能闲下来。于是想到，是不是该为自己的身体做保养，以便在明年春

天来临时有较好的体力干活。因此，为了庆祝丰收，也为了储存体力，出现了所谓的"冬令进补"的概念。加之冬天人们常常手脚冰冷，为了抵抗寒冷，吃一点特别的东西，就更增加了冬令进补的合理性。另一种观点来自医生。唐代医学家孙思邈说过："冬服药酒二三剂，立春即止。此法终身常尔，则百病不生。"因此，推测"冬令进补"的说法起源于唐代。我翻阅了孙思邈所撰的《备急千金要方》卷二十七养生之第六篇，并没有看到孙思邈讲的"药酒"是否是补酒，所以后一种看法的依据不够充分，难以令人信服。但是，在宋代以后的医学著作中，的确有冬令进补的类似记载。例如，成书于北宋神宗年间的《养老奉亲书》（江苏省泰州兴化县令陈直述）就曾经在"冬时摄养第十二"篇中说："大寒之日，山药酒、肉酒时进一杯，以扶衰弱，以御寒气。"成书于元代的《摄生消息论》（长春真人丘处机撰），在"冬季摄生消息"中谈到，冬三月"早起，服醇酒一杯以御寒"。他还指出，阳虚宜用"金匮肾气丸"。这些记载也许是"冬令进补"的雏形，录此以备博雅正之。

关于冬令长者为什么要进补，其理论依据可以上溯到距今 2500 余年成书的《黄帝内经》。该书按照"天人相应"的观点，认为冬季三个

月"其在天为寒，在地为水，在体为骨，在藏为肾"。丘处机《摄生消息论》进一步指出："肾属北方……主分水气，灌注一身，如树之根。"他还说："凡丈夫六十，齿发变动；七十，形体皆困；九十，肾气焦枯。"提示人体进入老年以后，生理功能减损集中表现为肾气衰退。在冬季肾气司掌时令时，由于春、夏、秋三季劳累对人体的损耗，这种衰退现象表露得更加突出。老年人血气虚怯，真阳气少，冬季易出现肾气独力难支，以致"骨痿不能起于床者，肾先死也"，而走向极端。众所周知，肾乃人体先天之本，肾气的强弱，肾阴、肾阳的协调，是抵御外邪、保持健康的原动力。肾气补之则强，守之则存，用之则竭。所以在肾主司节令的冬季，及时采取补益的方法保护肾功能，可以减少老年人冬季疾病的发生和加剧，减少因"冬不藏精"而产生的春季外感疾病，有益于老年人祛疾延寿。

二、冬令进补的原则和方药

冬季怎样进补？冬季进补的重点是补肾，特别应当补益肾阴和肾阳。由于肾藏精，精生髓，髓生血，补肾也可以同时补血，使肾精和血液相互滋生；再依据五行理论中"虚则补其母"的原则，肾属水，肺属金，金能生水，而"生我者为我之母"，因此肺为肾之母。肺主气，对于肾虚证的治疗，补肺气也是很重要的。总而言之，冬令进补是通过采用补益肾阴肾阳、补益气血的手段，提高机体的抗病免疫能力，保障下丘脑-垂体-内分泌靶腺轴的功能健全，促进体内代谢能力的旺盛，从而达到"扶衰弱""御寒气"的目的。

关于进补的方法，我认为既要体现冬令强身御寒的原则，也应强调因人制宜、辨证施补的精神，尽量多采用具有补益效能、性味平和易食的药食两用无毒的动、植物资源，采用国人喜闻乐见的火锅、煲汤、煎炖、糕饼及粥饭等食疗形式，在医务工作者的指导下加以实施和跟进。

下面谈一些冬令进补的药物和方剂，供打算进补的老人参考。

（一）药物

1. 温补肾阳药物　适用于下元亏损、命门火衰，出现形寒怕冷、耳鸣、腰膝酸软、夜尿频多及阳痿等证。常用药物有冬虫夏草、肉苁蓉、菟丝子、胡桃仁、韭菜子、制附子、巴戟天、河虾、海龙、海马、狗鞭、海狗肾、鹿茸、淡菜及阿月浑子等。例如：

（1）冬虫夏草：味甘、性大温，功能补肾阳、滋肺阴、秘精益气、止血化痰。冬虫夏草能够降低机体血浆脂褐素和血脂水平，降低脑血管阻力，降低心肌耗氧量，增加心肌血流量，提高心肌收缩力，抗心律失常；对支气管有舒张作用，对肾功能有保护作用；还能延长老年大鼠寿命，调节细胞免疫和体液免疫，并具有抗肿瘤效果。每次用3～5根，入老鸭汤或鸡汤炖服。

（2）肉苁蓉：味辛甘、性微温，功能补肾阳、益精血、温暖腰膝、润燥滑肠。本品能够延长果蝇寿命，调节体液和细胞免疫，促进唾液分泌，抑制大肠中水分吸收，缩短排大便的时间。每次用6～10克，入羊肉炖服。

2. 滋补肾阴药物　适用于劳伤久病、真阴亏损、头昏少寐、健忘耳鸣及腰膝无力等证。常用药物有熟地、枸杞子、黄精、石斛、山药、小黑豆、黑芝麻、五味子、龟板及海参等。例如：

（1）熟地黄：味甘、性温，功能益精填髓、补血滋肾。本品能够增强血中谷胱甘肽过氧化酶活性，抑制脂质过氧化，延缓衰老；又能提高骨髓造血系统的功能，降低血糖，调节内分泌和免疫状态，提高心肌收缩力，增加冠状动脉血流量，降低血压，减慢心率，还具有抗肿瘤、抗辐射和镇静等作用。每次用量10～15克，入猪排骨汤炖服。

（2）枸杞子：味甘性平，功能补益肝肾、养血明目。本品能够维持细胞的正常发育，抗脂质过氧化，提高DNA的修复能力，促进衰老细胞向年轻化方向逆转，具有抗衰老作用；还能够调节免疫，修复造血干细胞，降低血糖和血脂，改善增龄性性腺功能减退，还具有保肝及抗肿瘤等作用。每次用量10～15克，入牛肉汤中炖服。

3. 补气药物　适用于劳伤过度、元气损耗、少气懒言、自汗头晕、心悸怔忡及倦怠乏力等证。常用药物有人参、西洋参、防党参、太子参、北沙参、黄芪、灵芝、大枣、栗子、甘草、葡萄及蜂蜜等。例如：

（1）人参：味甘微苦、性温，功能大补元气、安神益智、生津固脱、调补五脏、强精通脉、延缓衰老。人参能够改善老年人大脑皮质兴奋与抑制过程，提高免疫力和适应能力，降低血糖水平；还能促进皮肤再生，具有美容效果。每次3～6克，入燕窝羹炖服。

（2）黄芪：味甘性温，功能益气固表、利水消肿、托毒生肌。黄芪能够提高机体免疫力，抑制血小板聚集，增强心脏收缩功能，对抗病毒感染，减少蛋白尿。每次 10～15 克，煎汤滤去渣，做肉粥或皮蛋粥服。

4. 补血药物　适用于生血不足或失血过多、头晕目眩、心悸怔忡、手足发麻及面唇苍白等证。常用药物有当归、阿胶、鹿角胶、龙眼肉、黑木耳、桑葚和羊肉等。例如：

（1）当归：味甘辛、性温，功能补血养血、活血润肠。当归能够增加冠状动脉血流量，改善脑缺血，增加骨髓造血，降低全血黏度，抑制血小板聚集，保护肝细胞，恢复肝功能，松弛血管平滑肌。每次 5～10 克，炖羊肉内服。

（2）阿胶：味甘性平，功能滋阴养血、润肺止血。阿胶能够促进肌肉细胞再生，迅速增加血液中红细胞和血红蛋白含量，延长出血性休克动物的存活时间，提高机体免疫力，促进体内钙吸收，促进智力增长。每次 5～10 克，加水和冰糖炖服。

（二）中药复方

有六味地黄丸、金匮肾气丸、清宫寿桃丸、至宝三鞭丸、龟灵集、乌鸡白凤丸、定坤丹、四君子丸、四物汤、八珍汤、十全大补汤、人参养荣汤、生脉散及七宝美髯丹等。例如：

1. 四君子丸　由人参、白术、茯苓和炙甘草组成，功能益肺气、补脾胃。本方适用于治疗因肺脾气虚而致的气短乏力、食少便溏等证。现代研究表明，此方不仅具有调理胃肠道、促进肝修复作用，而且具备从多方面增强机体细胞免疫功能，促进淋巴因子的生成能力，抗肿瘤和抗突变作用。此药还能增加红细胞生成，降低血浆过氧化脂质和肝脂褐素的含量。对于肠道致病菌如伤寒杆菌、甲型副伤寒杆菌、福氏痢疾杆菌和大肠埃希菌等，此药有不同程度的抑制作用。用法：每服 6 克，每日 2 次，温开水送下。

2. 六味地黄丸　由熟地黄、山茱萸、淮山药、牡丹皮、云茯苓和建泽泻组成，功能滋肾阴、清虚热。本方适用于肾阴不足、头晕眼花、腰膝酸软、耳鸣口干等证。现代研究表明，此药能够延长家蝇寿命，提高肝、脑组织超氧化物歧化酶的活力，对抗脂质过氧化损伤，从而起到延缓衰老的作用。此药对人体下丘脑 - 垂体 - 性腺轴有调节作用，还能提高机体免疫力，促进核酸和蛋白质合成，抗应激，抗肿瘤，抗心律不常，抗动脉硬化，

降血糖，降血脂，降血压，保护肝、肾功能，补充锌、铜、锰及铁等人体必需元素，调节体内钙、磷平衡等。用法：每服 5～10 克，每日 2 次，温开水送下。

（三）食疗制剂

除了市场上可以吃到的羊肉炉、香肉（煲狗肉）、姜母鸭、麻油鸡、药炖排骨、四神汤、八珍汤、人参鸡汤、养生汤、十全大补汤、人参酒、黄芪酒、蜜饯黄精、糖渍龙眼、首乌鸡蛋、蜂蜜桑葚膏、补脑糖、栗子糕、山药汤丸、山药羊肉汤和山莲葡萄粥等外，今介绍以下食疗方，供老年人冬令进补选用。

1. 羊肾苁蓉羹

[适用范围] 老人五劳七伤，阳气衰弱、腰脚无力，大便干燥。

[组成及制服法] 羊肾一对，去筋膜脂，细切。肉苁蓉一两，酒浸二宿，刮去皱皮，细切。

上二味，和作羹，加入葱白、盐及五味末等，如常法制作，空腹食之，每日一次。

2. 鲤鱼脑髓粥

[适用范围] 老人耳聋久不愈。

[组成及制服法] 鲤鱼脑髓一两，粳米一两半。

上煮粥，以五味调和，空腹食之。

3. 当归生姜羊肉汤

[适用范围] 老人血虚、冷气内侵、腹中拘急、绵绵作痛、喜温喜按。

[组成及制服法] 当归一两半，生姜二两半，羊肉半斤。

上三味，放入锅中共炖，如常法制作，空心服。

4. 灵芝鸡汤

[适用范围] 老年气虚、食欲不振、心悸失眠、少气无力、咳嗽气喘。

[组成及制服法] 雌鸡半只，嫩灵芝五钱。

上二味合一处，用清水三碗炖，加姜、葱、盐及五味末等，如常法制作，空心服食。

5. 虫草全鸭

[适用范围] 老人病后虚弱或肺肾两虚、疲倦少食、精神萎靡、喘嗽自汗及性功能减退。

[组成及制服法] 老雄鸭一只，冬虫夏草三钱。将鸭头劈开，纳入冬虫夏草，配以调料，上笼蒸 1.5 小时，空心食用。

6. 枸杞炖牛肉

[适用范围] 老人肾虚消渴、头晕腰酸、视物

模糊、尿浊而频。

[组成及制用法] 牛肉一斤，枸杞子五钱。将牛肉切成方块，枸杞子洗净，合为一处，放入锅中，加水及椒盐、五味共炖，空心服食。

三、冬令进补的禁忌

关于老人冬令是否应该进补？目前众说纷纭。有人担心老人所患心脑血管疾病多，患高血压、糖尿病、高血脂、高尿酸血症以及肾功能低下者较为常见，吃得太"油"、太咸或太甜都会出问题。我觉得这种忧虑不无道理。但是，老年人同样存在着体力和适应能力低下，免疫功能较差，不能抵御外来风寒等问题；另外，营养水平的高低在不同地域之间也存在差异。因此，乘冬令来临之际改善一下饮食，补一补虚弱，提高一些抗寒能力，同样无可厚非。

四、冬令进补有哪些禁忌？

1. 禁忌没有针对性的猛补和天天补　补益的针对性非常重要，对于身体处于衰退状态的老人，针对身体的虚弱之处进补，才能有益于身体健康。补益只宜循序渐进，如雨露润物细无声，不能急于求成。现代研究表明，老年期的内脏功能减退有随年龄增长而加快的特点。以基础研究为例，许多补益药在小剂量给予老龄动物时，能够产生正性效应；但如加大剂量，常常欲速则不达，事与愿违，有时疗效下降，甚至出现相反的结果。人类对补益药的反应也有相似之处。补药有了针对性，该补什么就用什么药物或食物，才能收到预期效果。假若无的放矢，给予猛补或天天补，不仅无助于体弱老年人的恢复，还会导致食欲下降，出现面赤、烦躁、上火、失眠、便秘、血压升高和尿糖升高等不良反应。如搞得不好，会被送进医院，得不偿失。

2. 禁忌不分体质和症状蛮补　以高血压和糖尿病为例，从体质和症状观察，高血压常见于阴虚阳亢患者，平素有面赤、头昏及烦躁易怒等症状，体质偏胖者居多；糖尿病常见于阴虚内热的患者，平素有口渴、易饥、腰酸、尿频和小便混浊等症状，体质偏胖者也居多。这两种疾病既然都属阴虚并有阳亢或内热表现，进补时只能清补滋阴，不宜温补助邪。如患者体态丰肥，就不能再投以"膏粱厚味"如鸡鸭鱼肉，只能用补药加清淡饮食。也可以在医生的指导下，内服 1～2 个疗程的滋阴清热药物。这样做，不仅没有违背冬令扶弱之旨，对患者的身体将会带来更多的益处。临床上还可见到少数高血压和糖尿病患者体态瘦弱、喜温畏寒、阳事痿弱、四肢清冷，夜间睡觉时腿肚转筋，服用制附子、肉桂、干姜等后病情好转。对于这一类人，我认为吃几天羊肉炉和姜母鸭等无碍，有条件者吃一个炖鹿尾巴亦有益于强身。除了上述两种疾病外，很多疾病都有自己的饮食宜忌，因此，对于患病者及亚健康状态的人，冬令进补之前应当先向医生和营养师进行咨询而后行，才能"补"出健康来。

3. 在冬令急性发热性疾病初期禁忌进补　因为在这类疾病的初期，人体正处于邪正相搏、"邪气盛则实"的阶段。若此时进补，补药不仅不能匡扶正气，还常常助长病邪，使病情加重。所以，这类老人应当及时去医院治疗，不要在家中胡乱进补，惹出麻烦来。

笔者所谈上述禁忌，目的是为了防止冬令进补中出现偏差。我的愿望是：让冬令进补的长者都能吃好、补好，"补"出健康来！

致谢：在撰写本文的过程中，承蒙香港东华东院中医药临床研究服务中心初级中医师伦中恩给予大力支持和帮助，谨此表示衷心的感谢！

人参Ⅰ号抗衰老作用的双盲法临床观察

周文泉[1]　石体仁[1]　李春生[1*]　江幼李[1]　梁洪之[1]　王静淑[1]　赵立岩[1]　王乃寅[1]　雷淑萍[1]　王淑芳[2]
（1.中国中医科学院西苑医院老年医学及清宫医案研究室；2.中直机关西苑门诊部）

人参Ⅰ号（Panax GinsengⅠ，PG-Ⅰ）是人参果实提取物中的活性成分。据吉林省中药研究所介绍，本品有改善老人智力、提高老年男性睾酮水平等延缓衰老的作用。1983年5—7月，我院采用了吉林省中医中药研究所供应的PG-Ⅰ片剂进行了临床观察，现总结报告如下。

一、临床资料

临床观察对象共31例，其中男性18例，女性13例，职业以干部和教师为多，都具有初中以上文化程度。分为甲、乙两组（表1）。甲组15例，乙组16例。≥60岁者各7例和8例，45～59岁者各6例，41～44岁者各2例。两组中，患一种疾病者7例，患2种疾病者17例，患3种以上疾病者7例。所患病种多为心脑血管疾病，也有一些消化系统疾病及其他疾病（表2）。两组病例的临床情况大体相同，有可比性。

表1　临床观察对象一般情况

项目	组别	甲组（例数）	乙组（例数）
性别	男	9	9
	女	6	7
职业	干部（包括离休者）	11	11
	教师	2	5
	军人	1	–
	职员	1	
文化程度	初中	5	
	高中	4	5
	大专以上	1	6
共计		15	16

表2　临床观察对象疾病分析

项目	组别	甲组（n=15）	乙组（n=16）
心脑血管病	原发性高血压	6	5
	原发性低血压	–	1
	脑动脉硬化	4	5
	血管性头痛	1	–
	冠心病	5	6
	心律失常原因待查	2	–
	高脂血症	1	1
消化系统病	胃溃疡合并胃炎	–	1
	慢性萎缩性胃炎	1	–
	胃切除术后	–	1
	慢性肠炎	1	–
	慢性胆道感染	1	–
其他疾病		8	9

二、治疗药物与观察方法

（一）治疗药物

人参Ⅰ号片及对照药片在大小、形状和色泽上均相同，其中人参Ⅰ号片每片含PG-Ⅰ 25mg，对照药片成分不详。两种药片分别以蓝盖和白盖玻璃瓶装。给药前医生和患者均不知道哪一种药片为人参Ⅰ号，哪一种药片为对照药（总结之后，经揭晓方知蓝盖瓶药片为对照药，白盖瓶药片为PG-Ⅰ片）。

（二）观察方法

1. 将全部临床观察对象按双盲法单双号随机分组，甲组服蓝盖瓶装药片，乙组服白盖瓶装药片。服法均为每次2片，一日3次，温开水送下，连服8周为一疗程。

2. 观察治疗期间，除病情急需外，停用其他治疗药物。

---

* 执笔者

3．观察项目及疗效制订标准

（1）治疗前后逐一记录头晕、疲劳、胸闷、睡眠和食欲等症状，以及舌象和脉象。症状积分法：无症状记1分，问出的症状（中等）记2分，主动说出的症状（重）记3分。虽属于问出的症状，但程度不够中等者，记1.5分。

（2）治疗前后逐一检查和记录血压、心率和面部老年斑。面部老年斑分为三度：

Ⅰ度：直径＜0.5cm，数目＜5块。

Ⅱ度：直径＜1cm，数目＜10块。

Ⅲ度：直径＞1cm，数目＞10块。

（3）治疗前后逐一检查记录瞬时记忆能力、记忆广度和复杂动作反应时间，以判定智力改善的程度。

A．瞬时记忆能力测定法：取40张图形卡片，随机选出20张，一张张给受试者观看（每张1min），看毕与其余20张混合。将40张卡片再一张张取出给受试者观看（每张不超过10s），让其将已看过的图片挑出，最后按（对－错）÷总数＝记分。

B．记忆广度：将下列数字，以每秒2位数的速度连读，让受试者复诵，每组全对者记$\frac{1}{3}$分。

a	b	c	分值
145	279	386	1
2513	2781	2839	2
15435	75386	54532	3
678435	477685	525347	4
4786534	5376545	7533485	5
95873547	68455434	68422375	6
844762436	577344323	757311264	7
1773651325	2466233212	6645210153	8
30662540214	21355122101	75535109042	9
429551439103	110244011090	864424098931	10

记分法：顺次朗读a、b、c三组数字，速度为每秒2位数。按顺序打分，受试者复诵，不错为满分，错一组扣1/3分，错2组即停止。

C．复杂动作反应时间：取4个物体，4面不同颜色的小旗（红、黄、蓝、白），以及1块测试用的秒表。以一种颜色代表一个物体。先告诉受试者各色旗所代表的物体，并将物体放在面前，然后医生举旗，让受试者用手抚摸所代表的物体，记录从举旗到受试者触及物体所需要的时间。连做3次，

求其均值。摸错物体记0分。

（三）理化检查

1．心电图 服药前后各描记常规十二导联心电图一次，按正常、大致正常、过渡（可疑）及不正常四个等级表示其变化。

2．血浆睾酮（T）、雌二醇（E_2）总量及雌二醇／睾酮（E_2/T）比值的测定 服药前后各检查一次。均空腹并由静脉采血，用肝素抗凝，分离血浆，低温水冻保存检查。血浆睾酮和雌二醇总量的测定采用上海内分泌研究所的方法[1,4]，并由该所供应放射免疫测定盒。样品用本院PackardTRI-CARB460CD型液体闪烁计数器测量。

三、结果

（一）临床表现的变化

1．临床症状积分值的变化（表3） 如表3所示，服用蓝盖瓶药片之甲组，服药后食欲积分值增加，与服白盖瓶药片之乙组产生显著差异，说明前者有增进食欲之效。

表3 用药后临床症状积分值的增加数

症状 组别	甲组（$n=15$）	乙组（$n=16$）	P值
头晕	-0.3 ± 0.727	-0.469 ± 0.464	＞0.4
疲劳	-0.433 ± 0.458	-0.469 ± 0.427	＞0.9
胸闷	-0.4 ± 0.604	-0.626 ± 0.695	＞0.3
睡眠	-0.233 ± 0.678	-0.219 ± 0.407	＞0.9
食欲	-0.267 ± 0.458	0.031 ± 0.287	＜0.05

2．智力测验的变化（表4）：

表4 用药后智力测验值的增加数

项目 组别	甲组（$n=15$）	乙组（$n=16$）	P值
瞬时记忆	0.18 ± 0.325	0.066 ± 0.255	＞0.2
记忆广度	0.09 ± 0.852	0.196 ± 0.673	＞0.6
复杂动作反应时间	-0.132 ± 0.458	-0.115 ± 0.843	＞0.9

如表4所示，蓝、白盖瓶装之两种药片，在改善智力测验三项指标方面，均无显著差异。

3．血压、心率和老年斑的变化 血压和心率

用药后均无变化。

老年斑：用药后甲组中，2例由Ⅱ度降为Ⅰ度。乙组中，1例由Ⅰ度升为Ⅱ度。对其消斑效果，因例数太少，尚难作出评估。

4．舌象和脉象的变化 甲组15例中，1例淡紫舌用药后变为淡白舌；白苔和薄黄苔各1例，在用药后症状消失；结脉1例，用药后结脉消失。在乙组16例中，淡紫、红紫舌各1例，用药变后变为淡红舌；有齿痕之舌。在用药后由4例变为1例；白腻苔4例，用药后变为2例；黄苔3例、涩脉2例，在用药后黄苔和涩脉均消失。

（二）理化检查的变化

1．心电图的变化 甲、乙两组各有11例服药前后检查了心电图（表5）。

表5 服药后心电图的变化

组别 心电图结果	甲组（$n=11$）		乙组（$n=11$）	
	服药前	服药后	服药前	服药后
正常	6	5	3	5
大致正常	2	3	2	2
过渡	–	2	2	1
不正常	3	1	4	3

由表5可知，服用蓝、白两种药片后，对改善心电图略有效果，但均不够显著。

2．血浆性激素水平及其比值的变化 甲、乙两组男性观察对象服药前后 E_2、T 以及 E_2/T 比值变化见表6。

由表6可知，两组男性患者服药后，E_2 水平均显著下降，E_2/T 也均下降。但血浆 T 水平，则以服用白盖瓶药片之乙组升高较多（$P < 0.05$），与服药前有显著差异；服用蓝盖瓶药片的甲组血浆

T 水平虽较服药前也有所上升，但差异不显著。

四、讨论

吉林省中医中药研究所霍玉书等曾报道[2]，人参Ⅰ号对26例65岁以上老年人及32例40～55岁中年人，按150mg/d服3个月为一疗程。临床观察和实验分析认为，PG-I 有增强体力、增强记忆、改善食欲、提高血浆睾酮及调整 cAMP/cGMP 比值的作用。我院应用该所提供的 PG-I 及对照药片，按照该所采用的方法做临床观察，证实蓝盖瓶装药片有增进中老年人食欲的显著效果。

白求恩医科大学马世盐等对中老年人血浆 T 及 E_2 的基础水平采用放射免疫技术进行研究[3]，指出男性进入中老年以后，T 水平降低，E_2 水平升高，使 E_2/T 比值升高，同国外资料一致。我院初步观察到，服用 PG-I 片剂后，可使中老年男性之 T 水平升高，E_2 水平下降，E_2/T 比值降低。从而说明，PG-I 片剂对改变人体性腺衰老过程有一定的作用。特别值得提出的是，甲、乙两组服用不同药物后，血浆性激素及 E_2/T 比值均有改变，似不能除外心理等因素对人体内分泌功能的影响。

我院所观察的 PG-I 服药对象，临床症状（包括智力）、老年斑和心电图的改善多欠满意，可能与服药时间较短（8周）有关。另外，服药对象均系知识分子，由于脑力劳动的影响，尽管其中有患脑动脉硬化病者，但智力减退不一定显著，这也许是甲、乙两组服药前后测定瞬时记忆、记忆广度和复杂动作反应时间时未产生显著差异的重要原因。

本次观察采用双盲法给药，避免了人为的主观印象的影响，对人参果实提取物中活性成分的研究比较客观。但因病例尚少，仅供参考。

表6 药后两组男性 E_2/T 均值的变化

	E_2（ng/dl）		T（ng/dl）		E_2/T	
	甲组	乙组	甲组	乙组	甲组	乙组
服药前	4.8 ± 2.4 （$n=9$）	4.8 ± 1.4 （$n=7$）	811.25 ± 164 （$n=8$）	632.8 ± 200 （$n=7$）	0.0059 ± 0.0041 （$n=8$）	0.0065 ± 0.0028 （$n=7$）
服药后	1.01 ± 1.0 （$n=8$）	1.71 ± 0.5 （$n=7$）	1070 ± 285 （$n=6$）	940 ± 290 （$n=6$）	$0.000\,96 \pm 0.0011$ （$n=6$）	0.0019 ± 0.008 （$n=6$）
P 值	< 0.01	< 0.05	> 0.05	< 0.05	< 0.025	< 0.005

说明：本项目获得卫生部1983年度甲级科研成果奖。

参考文献

1. 上海第二医学院内分泌研究所. 血浆睾酮的放射免疫测定. 中华医学检验杂志, 1973, 1 (1)：19.

2. 霍玉书, 张树臣等. 人参I号抗衰老作用的临床与实验研究. 中华老年医学杂志, 1983, 2 (2)：107.

3. 马世盐, 张迎春等. 老年人血浆睾酮、雌二醇和黄体生成素的基础水平. 中华老年医学杂志, 1983, 2 (2)：98.

4. 丁霆. 血浆雌二醇的放射免疫测定. 中华医学检验杂志, 1981, 4 (3)：135.

抗衰神方对小鼠免疫功能的增强作用

巩 平[1*] 谢蜀生[1] 秦凤华[1] 张文仁[1] 龙振洲[1] 陈可冀[2] 李春生[2] 张国玺[2]

（1. 北京医科大学免疫学教研室；2. 中医中医科学院西苑医院）

抗衰神方由人参、黄芪、女贞子和旱莲草等药物组成。本实验系统研究了抗衰神方对小鼠细胞免疫功能和体液免疫功能的影响，并对其免疫调节作用的机制进行了初步探讨。

一、材料和方法

1. 动物 LACA小鼠，Balb/c、C57BL/6纯系小鼠，8～12周龄，体重20±2g，雌雄皆用，由北京医科大学动物部提供。

2. 药物及用药方式 抗衰神方药粉由厦门中药厂提供，用生理盐水配成不同浓度，连续7天腹腔给药。

3. 试剂及细胞株 刀豆蛋白A（ConA）、细菌脂多糖（lipopolysaccharide，LPS）和丝裂霉素C均为美国Sigma公司产品。^{3}H-TdR系中国科学院原子能研究所产品。MX-87杂交瘤细胞株由本室建立，经3次筛选，在体外能稳定分泌IgM类抗绵羊红细胞（sheep red blood cell，SRBC）的单克隆抗体[1]。

4. 溶血空斑试验 LACA小鼠，分6组，每组13只。对照组腹腔注射生理盐水，实验组注射不同剂量的药物。采用Cunningham的小室法[2]。

5. 对同种异型抗原的迟发型超敏反应（DTH） Balb/c小鼠30只，对照组及实验组各15只，对照组腹腔注射生理盐水，实验组连续腹腔注射药物7d，400mg/（kg·d），实验方法参见文献[3]。

6. 小鼠脾细胞对ConA和LPS的增殖反应 Balb/c小鼠分两组，实验组及对照组各16只，实验组连续腹腔注射药物40mg/（kg·d），共7天，对照组腹腔注射生理盐水。具体方法参见文献[4]。

7. 细胞毒性T淋巴细胞（CTL）功能测定 C57BL/6小鼠20只，每组10只，实验组腹腔注射抗衰神方，400mg/（kg·d），对照组腹腔注射生理盐水。用本室建立的空斑减少试验检查CTL的杀伤功能[1]。

8. 混合淋巴细胞反应（MLR） 方法见文献[5]，分组情况同6。

9. 白细胞介素-2（IL-2）活性测定 方法见文献[6]。动物分组情况同6。

二、结果

1. 抗衰神方对小鼠脾空斑形成细胞PFC的影响 对LACA小鼠连续腹腔注射不同剂量的抗衰神方10d，做PFC测定。结果表明，在80mg/（kg·d）、200mg/（kg·d）、2000mg/（kg·d）及4000mg/（kg·d）剂量下，小鼠脾细胞PFC数与对照组比较无明显变化，而在400mg/（kg·d）剂量下，小鼠脾IgM PFC数较对照组明显增加（$P < 0.01$）。说明该方在一定剂量时能明显增加小鼠脾中对SRBC特异的PFC数。故在下面的实验中，

我们均采用 400mg/（kg·d）剂量。

2. 抗衰神方增强小鼠脾细胞对 ConA、LPS 的增殖反应及 MLR　抗衰神方用药组 [400mg/（kg·d）] 小鼠脾细胞对 ConA 和 LPS 的增殖反应较生理盐水对照组明显增强（$P < 0.01$）。说明该方能明显增强小鼠脾 T 及 B 淋巴细胞对丝裂原的增殖反应。对 Balb/c 小鼠用药后，其对 C57BL/6 小鼠脾细胞诱导的 MLR 较对照组明显增强（$P < 0.01$）。说明该方能增强小鼠对同种异型抗原的特异性细胞免疫应答（表 1）。

表 1　抗衰神方增强小鼠脾细胞对丝裂原的增殖反应及 MLR（$\bar{x} \pm s$）

组别	例数	3H-TdR 掺入（cpm）			
		RPMI-1640	ConA	LPS	MLR
对照组	16	1985	13953	28514	6960
		±125	±6349	±3905	±285
实验组	16	2290	27075	62155	12240
		±193	±4412*	±6634*	±2514*

*：与对照组比较 $P < 0.01$，下同

3. 抗衰神方增强异型小鼠脾细胞诱导的 DTH　检测小鼠对同种异型小鼠脾细胞诱导的 DTH，结果显示用药组小鼠的 DTH 反应强度较对照组明显增强（$P < 0.01$）。提示该方能增强小鼠 DTH T 细胞的功能（表 2）。

表 2　抗衰神方增强异型小鼠脾细胞诱导的 DTH 及 CTL 杀伤活性（$\bar{x} \pm s$）

组别	鼠数	DTH 反应强度（×10⁻¹mm）	鼠数	CTL 杀伤率（%）
对照组	15	5.9±0.8	10	51±8
实验组	15	16.8±0.9*	10	89±7*

4. 抗衰神方对 CTL 杀伤活性的影响　C57BL/6 小鼠的 CTL（H-2b）被用丝裂霉素灭活的 Balb/c 小鼠脾细胞（H-2d）激活后，与 MX-87 靶细胞（H-2d）混合，温育 2h 后，计算空斑的杀伤率为 51%，用药组杀伤率为 89%，与对照组相比有显著性差异（$P < 0.01$）。说明该方能增强 CTL 的杀伤活性（表 2）。

5. 抗衰神方增强小鼠脾细胞产生 IL-2　将 LACA 小鼠按 400mg/（kg·d）剂量连续腹腔用药 10d 后，脾细胞在 ConA 的诱导下产生 IL-2 的能力

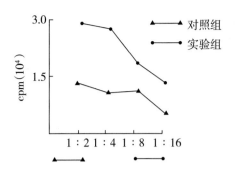

图 1　抗衰神方对 IL-2 产生的影响
注：横坐标为样品稀释度

较对照组明显增强（$P < 0.01$），说明该药能促进小鼠脾细胞产生 IL-2（图 1）。

三、讨论

对于人体免疫功能低下或抑制，中医认为是气血两虚、化源不继、阴阳双虚及髓海不充，均属于"虚损"范围，故治疗多以益气血、补阴阳为要务，抗衰神方即是针对性方剂。

本研究结果表明，抗衰神方对免疫功能有明显的增强作用。①抗衰神方能明显增强小鼠脾胞对 LPS 的增殖反应，增加小鼠对 SRBC 特异的 IgM PFC 数，表明该方对小鼠的体液免疫功能有明显的促进作用。②抗衰神方能明显增强小鼠对同种异型抗原诱导的 DTH 和 MLR，增强 T 细胞对 ConA 的增殖反应，表明该方对小鼠的细胞免疫功能也有明显的促进作用。③本研究还证明，该方能明显增强小鼠 CTL 杀伤靶细胞的活性。CTL 是机体免疫监视功能的重要细胞，在肿瘤免疫中起重要作用。抗衰神方能明显增强 CTL 活性，提示可能具有抗肿瘤作用。④抗衰神方能明显增强小鼠脾细胞产生 IL-2。IL-2 是调节免疫应答的重要分子，对 T 及 B 细胞的功能都有促进作用。促进小鼠脾细胞产生 IL-2 可能是该方增强免疫功能的重要机制之一。

由此可见，抗衰神方能全面增强小鼠免疫系统的功能，是一种高效的免疫增强剂。

参考文献

1. 马爱红. 抗 SRBC 杂交瘤细胞株的建立及其在 CTL 检测中的应用. 中国免疫学杂志，1989；5（1）：3.6.

2. Cunningham A. Further：improvement in plaque technique for detecting antibody forming cell. Immunology, 1968, 14：596.

3．秦凤华．白花蛇舌草对小鼠免疫功能的增强作用．上海免疫学杂志，1990，20（6）：321.

4．谢蜀生．T细胞特异的免疫毒素应用于小鼠异基因骨髓移植预防 GVHD．中华微生物学和免疫学杂志，1988，8（8）：1.

5．张和君．单克隆抗体及细胞免疫实验技术．昆明：云南科技出版社，1986：115-116.

6．Mishell Rl. Prevention of the in vitro myelosuppressive effects of glucocorticosteroids by interieukin-2. Immunol，1982，128：1614.

[原载于：中西医结合杂志，1991，11（4）：223-224]

抗衰神方对 $^{60}Co\gamma$ 线照射小鼠免疫功能的影响

巩 平[1] 谢蜀生[1] 秦凤华[1] 张文仁[1] 龙振洲[1] 陈可冀[2] 李春生[2] 张国玺[2]
（1. 北京医科大学免疫教研室；2. 中国中医科学院西苑医院）

电离辐射可引起机体免疫系统的严重损伤和功能的抑制，如何促进免疫功能早日恢复是有待解决的问题。抗衰神方由人参、黄芪、女贞子和旱莲草等药物组成。我们已证明该药能明显增强正常小鼠的细胞免疫和体液免疫功能。本文的主要目的是观察抗衰神方对 $^{60}Co\gamma$ 线照射损伤小鼠细胞免疫功能和体液免疫功能的恢复。

一、材料与方法

1．动物 LACA 小鼠，C57BL/6 纯系小鼠，8～12 周龄，雌雄皆有，由北京医科大学动物部供应。

2．药物及用药方式 抗衰神方药粉由厦门中药厂提供。用生理盐水将该药配成 20mg/ml，按 40mg/（kg·d）的剂量在照射后当天开始连续腹腔给药 20d 和 30d，对照小鼠给予生理盐水。

3．试剂 刀豆蛋白 A（ConA）、细菌脂多糖（LPS）及丝裂霉素 C 均为美国 Sigma 公司产品。^{3}H-TdR 系中国科学院原子能研究所产品。

4．溶血空斑试验（PFC） 采用 Cunningham 的小室法 [1]。

5．对同种异型抗原的迟发型变态反应（DTH）分别在照射后第 12d、第 22d 用异型小鼠脾细胞致敏，第 29d、第 30d 用相同的抗原攻击 [2]。

6．对 ConA、LPS 的增殖反应 见文献 [3]。

7．混合淋巴细胞反应（MLR） 见文献 [4]。

8．白细胞介素 -2（IL-2）活性测定 见文献 [5]。

二、结果

1．抗衰神方对放射损伤小鼠脾空斑形成细胞数（PFC）的影响 将 LACA 小鼠用 500rad 照射后当天用药，分别在第 16d、第 26d 时，用 5% 的绵羊红细胞 SRBC 腹腔注射免疫，4d 后检查小鼠脾抗 SRBC 的 PFC。结果显示，用药组小鼠脾细胞中 PFC 数较对照组明显增强（$P < 0.01$），尤以照射 30d 时用药鼠脾细胞中 PFC 数增加最为显著，其恢复率为 83.4%；生理盐水对照组只有 8%。说明抗衰神方能促进放射损伤小鼠脾对 SRBC 特异的PFC 数的功能恢复（表1）。

表 1 抗衰神方对放射性损伤小鼠脾 PFC 的影响

组别	用药天数	只数	1gM PFC 数 ($\bar{x} \pm s$)	恢复率（%）
正常	–	10	82 350 ± 1755	
对照组	20	10	4950 ± 2700	6.0
用药组	20	10	36 450 ± 1035*	44.3
对照组	30	10	7200 ± 2700	8.0
用药组	30	10	70 200 ± 2655*	83.4

* 与生理盐水对照组比较 $P < 0.01$

2．抗衰神方增强放射损伤小鼠脾细胞对 ConA 和 LPS 的增殖反应 将 LACA 小鼠用 500rad 照射后当天给药，分别连续 20d 和 30d 后，脾细胞对 ConA 和 LPS 的增殖反应较对照组明显增强（$P < 0.01$）。说明抗衰神方能促进放射损伤小鼠脾细胞对有丝分裂原增殖反应功能的恢复（表2）。

表2　抗衰神方增强放射损伤小鼠脾细胞对丝裂原的增殖反应（$\bar{x} \pm s$）

组别	用药天数	只数	RPMI-1640	ConA	恢复率（%）	LPS	恢复率（%）
正常	—	10	1521±137	11 005±1637		12133±966	
对照	20	10	1170±199	2187±58	19.8	2663±94	21.9
用药	20	10	1984±847	8016±902*	72.9	4687±612*	38.0
对照	30	10	1626±354	5886±903	53.5	3641±581	30.0
用药	30	10	2292±338	11 150±1881*	101.0	8684±1850*	71.8

* 与对照组比较，$P < 0.001$

3. 抗衰神方对异型小鼠脾细胞 MLR 的影响　将 LACA 小鼠用 500rad 照射后当天给药，分别连续用药 20d 和 30d，实验组小鼠脾细胞的 MLR 较对照组明显增加（$P < 0.01$）。用药 30d 组小鼠，其 MLR 能力已与正常小鼠相同，而对照组小鼠 MLR 的能力只恢复到正常小鼠的 41.5%（表3）。

表3　抗衰神方增强放射损伤小鼠脾细胞 MLR 的影响（$\bar{x} \pm s$）

组别	用药天数	只数	R△数	R△+S△数	恢复率（%）
正常	–	10	2971±932	7665±233	
对照组	20	10	257±123	417±93	5.4
用药组	20	10	798±295	1573±515*	20.5
对照组	30	10	1286±426	3185±442	41.5
用药组	30	10	2764±520	7721±649*	100.0

* 与对照组比较 $P < 0.001$；R△：反应细胞；S△：刺激细胞

4. 抗衰神方对放射损伤小鼠的迟发型超敏反应的影响　对 LACA 小鼠用 500rad 照射后当天给药，分别连续用药 20d 和 30d 后，检测照射小鼠对异型小鼠脾细胞诱导的 DTH，结果显示用药 20 天组 DTH 较对照组增强（$P < 0.05$），其恢复率为 104%；而对照组为 71%。用药 30d 小鼠 DTH 反应已恢复正常，但似乎对照组小鼠也已完全恢复。说明抗衰神方有促进 DTH 功能恢复的作用（表4）。

5. 抗衰神方对放射损伤小鼠脾细胞产生 IL-2 的影响　将 LACA 小鼠用 500rad 照射后当天用药，分别连续用药 20d 和 30d。用药 20d 的脾细胞产生 IL-2 的能力较对照组增强（$P < 0.05$）；用药 30d 的脾细胞在 ConA 诱导下产生 IL-2 的能力已超过正常小鼠，此时对照组产生 IL-2 的能力也已恢复。与正常小鼠相比，并无显著性差异（$P > 0.05$）。说

表4　抗衰神方对放射性损伤小鼠脾细胞 DTH 的影响（$\bar{x} \pm s$）

组别	用药天数	只数	足垫肿胀（mm）	恢复率（%）
正常	—	6	1.14±0.30	
对照组	20	8	0.81±0.37	71.0
用药组	20	8	1.19±0.08△	104.0
对照组	30	8	1.18±0.05	104.0
用药组	30	8	1.25±0.04*	109.0

△ 与用药 20d 对照组比较 $P < 0.05$；* 与用药 30d 对照组比较 $P < 0.001$

明抗衰神方能促进放射损伤小鼠脾细胞产生 1L-2 的功能恢复（表5）。

三、讨论

中医学认为脏腑气血的虚损是造成人体衰老的重要原因。当老年人出现虚证时常伴随细胞免疫功能低下及机体抵抗力降低。经中医药的扶正固本治疗后，免疫功能可有不同程度的提高。因此，本实验观察了抗衰神方对电离辐射所致的免疫功能低下小鼠的免疫功能恢复作用。

实验结果表明，受照射小鼠的免疫功能较正常对照鼠明显低下，自然恢复较慢，尤以体液免疫功能为甚。扶正固本的抗衰神方可以明显增强放射损伤小鼠对同种异型抗原诱导的 DTH 和混合淋巴细胞反应，明显增强放射损伤小鼠脾细胞对 ConA 和 LPS 的增殖反应，增加小鼠特异的抗体分泌细胞数，并能促进 ConA 刺激的小鼠脾细胞分泌 IL-2。介导 DTH 的 T_D 细胞是表现型为 $L_3T_4^+$、Lyt^{1+} 和 Lyt^{2-} 的 T_H 亚类，其分泌的 IL-2 等多种 T

表5 抗衰神方对放射损伤小鼠脾细胞产生 1L-2 的影响（$\bar{x} \pm s$）

组别	用药天数	只数	1：2	1：4	1：8	1：16	恢复率（%）
正常	–	10	10243±2745	9766±2197	9513±2150	7005±2318	
用药组	20	10	5710±1124	4231±1563	3080±470	2540±601	36.9
对照组	20	10	8918±1165	6157±149	1907±909	3387±909[△]	48.0
用药组	30	10	9358±1363	8829±2618	7990±679	7881±724	112.0
对照组	30	10	13 672±2031	12 023±1138	11 330±772	10 562±1224[*]	150.0

[△]与对照组比较 $P < 0.05$；[*]与对照组比较 $P < 0.01$

细胞因子在 T 和 B 细胞活化过程中起重要作用[6]。抗衰神方可增强 T_D 细胞的功能，间接增强 T 和 B 细胞的活化，可能是其对特异的细胞免疫和体液免疫增强的机制之一。

本文还证明，受照射小鼠 B 细胞比 T 细胞对辐射的作用更敏感，这与文献报告的结果一致[7]。本文的研究发现，小鼠在受 500rad 全身照射后，其 DTH 反应能力及 IL-2 的恢复都较快，在照射后 30d 都已基本恢复正常。而用药小鼠恢复得更为明显，IL-2 的产生超过正常。说明抗衰神方对小鼠的免疫功能确有明显的促进作用，尤以 T 细胞功能恢复最明显。B 细胞功能在延长用药时间至 30d 时，大部分也恢复至正常水平。

总之，抗衰神方能促进放射损伤小鼠特异性细胞免疫功能和体液免疫功能的恢复，提高机体抵抗力，是一种高效免疫增强剂，在对临床免疫缺损病的治疗中可能具有重要的实用价值。

参考文献

1. Cunningham A. Further improvement in the plaque technique for detecting antibody forming cells. Immunology, 1968, 14：599.

2. 谢蜀生. 成年小鼠移植耐受诱导的研究. 中国免疫学杂志, 1989, 5（增刊）：5.

3. 谢蜀生. T 细胞特异的免疫毒素应用于小鼠异基因骨髓移植预防 GVHD. 中华微生物与免疫学杂志, 1988, 8（8）：1.

4. 张和君. 单克隆抗体及细胞免疫实验技术. 昆明：云南科学技术出版社, 1986：115-116.

5. Mishell RI. Prevention of the in vitro myeosuppressive effects of glucocorticosteroids by interleukin- Ⅱ. J Immunol, 1982, 128：1614.

6. Mosmmann TR. Two types of mouse helper T clone implications for immune regulation. Immunol Tod, 1970, 8：223.

7. 刘伟主. 单次 X 射线全身照射后小鼠免疫学多数的剂量的剂量效应关系. 中华放射医学与防护杂志, 1990, 10（2）：85.

[原载于：中西医结合杂志, 1991, 11（11）：671-673]

关于山茱萸原药生长情况及采摘加工技术的考察报告

陈汝贤[1] 李春生[2] 许鸿章[1] 张 瑞[1]
（1. 中国医学科学院中国协和医科大学医药生物技术研究所；2. 中国中医科学院西苑医院）

山茱萸为山茱萸科植物山茱萸（*Cornus officinalis Sieb. et Zucc.*）的干燥成熟果肉，味酸、苦、涩，性温，有补益肝肾、涩精固脱的功效，是中医临床常用的名贵中药材之一。由于自然科学基金项目"地道药材山茱萸水溶性总多糖的化学及延缓衰老活性研究"工作的需要，我们对河南省西峡县的山茱萸生长、采摘及初加工技术等方面进行了考察。

一、地理分布及生态环境

山茱萸在世界上除朝鲜南部和日本有少量分布外，主要产于我国河南省伏牛山南麓至秦岭一带，其次为浙江天目山和安徽黄山，山东、四川、山西和甘肃等省亦有栽培。全国大约有 50 多个县有生产。河南省西峡、内乡、镇平、南召和淅川五县的山茱萸堪称地道。西峡县位于河南省西南部伏牛山南麓，其经纬度和海拔高度属于亚热带及温带的过渡气候，是山茱萸的最佳适生区，产量占全国之首。目前我国山茱萸产量最大的是河南，占全国的 70%，而西峡占河南省的 70%，丰年产量可达 100 万公斤。

山茱萸适宜生长的土壤为石砾土、褐沙土、酸或微酸性土壤，在西峡产区的气候条件为年平均气温 14.9 ～ 15℃，7 月份平均气温 27.6 ～ 27.9℃，1 月份平均气温 0.7 ～ 1.4℃，极端最高温度为 40.5℃，极端最低温度为 –14.7℃。11 月上旬初霜，3 月底终霜，无霜期 222 ～ 229 天，年降雨量 826.7 ～ 1107.6mm，相对湿度 67%，花期遇寒流、冰雪及晚霜都可影响药材产量和质量。山茱萸多分布在海拔 600 ～ 1400 米的地方，以在 900 米左右生长较好，在西峡山茱萸生长得较好的几个主要产区如米坪乡的行上、桑坪乡的塘岈、二郎坪乡的蒿坪、栗坪及白果坪等处均在海拔 900m 左右，一直是山茱萸较集中的产地，百年以上的大树较多。西峡地区属于北亚热带，为季风型大陆性气候，其特点是气候温和、降水适中、光照充足，垂直差异大，小气候明显，为山茱萸的生长发育提供了良好的自然条件。

二、种类

西峡县的山茱萸以果实外形分类，据说有八种：石磙枣、珍珠红、马牙枣、八月红、头尖枣、大米枣、黄皮枣和九月青。我们在考察过程中仅看到四种。其中石磙枣个较大，长圆形，像石磙子，高山区太平镇产量较多；珍珠红和八月红皮色红，珍珠红比其他种类更近圆形，像个小灯笼；马牙枣的长圈程度介于前两者之间，在较低山区如二郎坪、石界河及米坪较多。由于当地人对不同种类山茱萸果的优劣差异了解不多，再加上人为等因素，所以对山茱萸的采摘、加工及收购几乎都没有分类，只是听说出口到日本的品种是八月红。我们

观察到，山茱萸的亚种如石磙枣和马牙枣等都是以果实外形分类，其植株形态和叶子轮廓并无显著差异。有时在一株树上即可找出 2 ～ 3 种形状的果实。因此，这些果实形态的变异无药材学意义。加之当地药农在采摘之后，将各种形态的山茱萸果实都放在一起，加工后去核、晒干或烘干，致使很难分辨山茱萸果肉是哪个亚种，因此，对山茱萸果实进行详细分类，我们认为是没有必要的。

三、人工栽培及病虫害的防治

由于山茱萸的大力发展，依靠野生树苗移栽已不能满足发展的需要。自 1972 年以来，西峡县山茱萸主产区的药农和专业技术人员相结合，采用直播法和育苗法种植并进行除草、施肥和剪枝等，使山茱萸产量得到了提高。

山茱萸的病虫害防治也很重要，主要病害有褐斑病、缩叶病（龙叶病）、枯叶病（干尖病）和圆斑病等，虫害有蛀果蛾、叶蝉和蓑蛾等。利用农药，如杀虫脒及甲基对硫磷等稀释后喷洒树冠，病虫害可得到防治。

四、采收及加工

山茱萸果实成熟后应及时采收，以免虫蛀、脱落和鸟鼠窃食，果实成熟的时间因品种不同而有差异，采摘过早会影响药材的产量和质量，一般在霜降至冬至采收为好。采收时不要用手捋，以免损伤花芽。采收后应除去枝梗和果柄，再通过加工除去果核。加工方法有三种：

1. 水煮　将采收的山茱萸果实放在开水锅里烫 5 ～ 10min，见锅边有泡沫即可捞出，放在凉水中，然后捞出捏出果核，将果肉晒干或烘干。

2. 蒸　将果实放入蒸笼内蒸 5min，取出稍凉后，捏出果核，将果肉晒干或烘干。

3. 烘　将果实放在烘笼内，用文火烘（防止烘焦），烘至果皮膨胀变软时，取出放凉，捏出果核，将果肉晒干或烘干即可。

现在最常用的是第一种方法，但值得注意的是，如果水煮的方法掌握不好，水溶性成分会有所损失。另外，加工时最好不用铁锅。

对加工成的山萸肉，应注意贮藏保管，置于阴凉、干燥处，防止潮湿霉变。

五、1998 年西峡地区山茱萸的生长情况

1998 年山茱萸的生长情况很不好，比 1997 年至少要减产 60% ~ 70%。引起减产的原因，一方面是山茱萸的生产有大小年之分，另一方面是 1998 年的自然灾害影响了山茱萸的产量，花期春寒使花脱落，冰雹及夏旱都对果实的生长不利，生于小枝上的一簇簇山茱萸果大年一簇有 4 ~ 6 个，1998 年只有 1 ~ 3 个，有的树几乎呈现绝收状态。另外，由于收成不好，药农的田间管理也有所放松。

六、山茱萸的生产历史及产销情况

我国秦汉时期，《神农本草经》就记载有山茱萸并将其列为中品，又称"蜀枣"，说明在距今 2500 年以前，我国人民就已开始认识并使用山茱萸治疗疾病。南朝梁代陶弘景的《名医别录》载山茱萸生于汉中及琅琊、冤、句、东海及承县。医药典籍并没有提及山茱萸产于伏牛山，其原因有：①历史上往往把中药集散地说成产地。②可能伏牛山西部在梁代归属北朝。由于战乱频繁，对山茱萸的开发利用较少。就西峡县山茱萸的生产情况看，二郎坪、米坪和石界河等乡几百年树龄的老树较多，且绝大多数系野生树。汉中与伏牛山同属秦岭山脉，而且距离较近，气候和纬度等条件差别很小。据此推测，西峡县种植山茱萸的历史是很悠久的。

中华人民共和国成立前，山茱萸资源不受重视。中华人民共和国成立后，国家对山茱萸的生产和开发十分关注，采取了组织收购、投资扶持生产、开展人工栽培、垦扶及给予奖励等一系列发展措施。特别是十一届三中全会后的改革开放政策，使山茱萸的生产与收购得到了较大幅度的发展。1987 年以来，山茱萸的价格总体上呈上涨趋势。最低价每公斤 15 元，有的年份最高价每公斤达 250 元，2000 年 7—8 月超过 300 元[1]。近年来山茱萸扶植基金缺乏，亟待解决。

在山茱萸的产销上也存在一些问题。由于山茱萸在加工时要去核，并且现在一般采用的还是人工挤捏的方法，因而要浪费大量人力。另外，有的年份产量供过于求，收购价格不高，也影响了药农的积极性。不少文献证明，山茱萸的果核有同等的药用价值[2]，因而应对加工方法进行改进，从而大大提高综合利用山茱萸的水平。另外，也需要合理组织供销，促进药农的积极性，从根本上解决产供销的问题，使山茱萸更好地服务于人类。

致谢：本文参考了河南西峡县中药资源办公室编写的《关于山茱萸的调查报告》。本次考察得到了河南省西峡县医药管理局边本亮局长的热情帮助，得到了南阳市王照平副市长、南阳市政府办公室姚国政副主任和南阳市医药管理局鲁喜远副局长等领导的大力支持，在此一并表示感谢。

参考文献

1. 李世全. 山茱萸"二次大战"何时休. 中国医药报，2000，12.2-7 连载.
2. 徐万森. 山茱萸去核之我见. 浙江中医学院学报，1992，18（4）：8.

[原载于：中国学术期刊文摘［科技快报］，2001：7（3）：381-383]

山茱萸多糖 SZYP-1 的分离与组成研究

陈汝贤　徐桂云　张　瑞　许鸿章　刘叶民　鲁　敏

山茱萸出自《神农本草经》，为山茱萸科植物山茱萸的干燥果肉。山茱萸有益肾补肝、涩精固脱的功效，还可提高免疫功能、降血糖、抗休克、消炎和保肝等[1]。我们在国家自然科学基金项目"地道药材山茱萸水溶性总多糖的化学及延缓衰老活性研究"的研究中，证明山茱萸水溶性总提取物（其中主要成分是山茱萸多糖）具有补肾阳、对抗自由基、提高老化动物的免疫功能、提高生命活力以及增强性功能等功效，并从中分离出多糖组分 SZYP-1。本文报告多糖组分 SZYP-1 的分离与组成研究。

一、仪器、试剂和药材

仪器：XX80EL004 型（MILLIPORE）Miniten 小型超滤 / 过滤系统，实验室自装毛细管电泳仪，LKB（瑞典）2238-UV 检测器。

试剂：甘露糖、半乳糖、阿拉伯糖和鼠李糖，均购自荷兰 Packard 公司，分析纯。半乳糖醛酸为 Sigma 公司产品，分析纯。三氟乙酸为 Fluka 公司产品，分析纯。硼氰氢化钠购自 Aldrich 公司，分析纯。BUTYL-Toyopearl 650C 为日本 TOYO SODA 公司产品。对氨基苯甲酸乙酯以及其他化学试剂均为北京化工厂产品，分析纯。

药材：山茱萸原料来自于河南省西峡县二郎坪乡产的山茱萸干燥成熟果肉。

二、实验与结果

1. 多糖的分离　对山茱萸干燥果肉用热水提两次，水提液通过大孔吸附树脂 4006 柱层析去除杂质，将流出液减压浓缩后用乙醇沉淀 2 次，将沉淀物溶解于蒸馏水中，减压蒸馏除去残余的乙醇后冷冻干燥，得到多糖复合物。将多糖复合物再溶解于蒸馏水中，利用 Miniten 小型超滤 / 过滤系统、BUTYL-Toyopearl 650C 柱层析及 Sephadex G-200 柱层析进行分离，用酚 - 硫酸法检测，通过冷冻干燥得到多糖组分 SZYP-1。

2. 理化性质　多糖 SZYP-1 的冷冻干燥品为白色固体，易溶于水，不溶于甲醇、乙醇、丙酮、氯仿和乙醚等有机剂。分子量为 1.55×10^4。$UV_{mnx}^{H_2O} nm$：191.0。$IRv_{mnx}^{KBr} cm^{-1}$：3416，2936，1738，1616，1423，1238，1099，1022，920，890，830，636。比旋度 $[\alpha]_D^{16}$ +82.3（c=0.97，H_2O）。元素分析：C 33.7%，H 4.83%，O 61.47%，不含 N 和 S。Molisch 和硫酸 - 酚反应阳性，茚三酮反应阴性。超薄等电聚焦电泳显示无蛋白染色带。

3. 单糖组成分析　通过毛细管电泳分析[2] 将 2mg 的 SZYP-1 样品溶解在 2ml 的 2mol/L 三氟乙酸中，在 120℃下水解 1h。将 N_2 除去水解液，将水解的单糖残渣溶解在 0.1ml 衍生试剂中（衍生试剂是以甲醇作溶剂，含 33mg 对氨基苯甲酸乙酯、7mg 硼氰氢化钠和 1/10 的冰乙酸）。在 80℃反应 1h，冷至室温后，加入 1ml 蒸馏水溶解，然后用 1ml 氯仿洗 2 次，收集水相进行毛细管电泳分析。将 SZYP-1 水解后将各单糖的对氨基苯甲酸酯衍生物的保留时间与各标准单糖的对氨基苯甲酸酯衍生物的保留时间相比较（图 1），表明 SZYP-1 中含有鼠李糖、甘露糖、阿拉伯糖、半乳糖和半乳糖醛酸，采用标准单糖的标准曲线法定量，其单糖之间的摩尔比为 7.8：0.6：8.3：2.7：13.8。

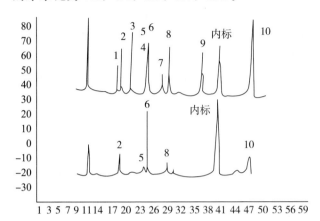

图 1　SZYP-1 水解后各单糖及标准单糖的对氨基苯甲酸酯衍生物的分离图

1. GalNAc，2. Rhm，3. Xyl，4. Glc，5. Man，6. Ara，7. Fuc，8. Gal，9. Glc，10. GalA，内标吲哚乙酸。电泳条件：50μm × 45cm 的石英毛细管；电介质含 75mmol/L 硼砂，pH=10.2；电泳电压 15kV；电流 30μA；检测波长 214nm

三、讨论

从山茱萸中分离得到多糖组分 SZYP-1，采用超薄等电聚焦电泳和紫外光谱检查表明不含蛋白质，红外光谱检查出现多糖的特征吸收峰，毛细管电泳分析证明它的单糖组成及摩尔比为：鼠李糖：甘露糖：阿拉伯糖：半乳糖：半乳糖醛酸 =7.8：0.6：8.3：2.7：13.8。经查阅文献可见，对山茱萸多糖进行化学研究的报道很少，河南中医学院的杨云等[3] 分离出一种多糖组分，但单糖组成及摩尔比与 SZYP-1 均不相同。SZYP-1 的生物活性与结构测定正在进行中。

参考文献

1. 张国玺，李春生 等 . 从山茱萸的研究概况看中药研究方向 // 周金贵，王建华主编 . 中药药理与临床研究进展 . 北京：军事医学科学出版社 . 第三册 . 1989：307.

2. 严峰，徐桂云，常理文 . 单糖的对氨基苯甲酸乙酯衍生物的毛细管电泳研究 . 现代仪器使用与维修，1998，6：12-14.

3. 杨云 . 山茱萸多糖的化学研究 . 中国中药杂志，1999，24（10）：614.

[原载于：中国学术期刊文摘，2001，7（3）：379-280]

山茱萸水溶性总提取物对肾阳虚动物模型生命质量和肾上腺组织的影响

李春生 [1] 张国玺 [1] 石体仁 [1] 董小霞 [1] 孙 丕 [2] 李电东 [2] 许鸿章 [2] 陈可冀 [1]

（1.中国中医科学院西苑医院；2.中国医学科学院医药生物技术研究所）

山茱萸的功能为补肾益肝、涩精止汗，是著名的传统延缓衰老药物。1995 年 1 月，我们为探讨该药的补肾阳作用，观察了该药水溶性总提取物对肾阳虚动物模型的影响，现报告如下。

一、材料与方法

1．实验动物　选用健康活泼 Wistar 雄性大鼠 90 只，体重 140 ~ 170g，3 月龄，1 级动物，由北京友谊医院动物室提供。

2．受试药物　山茱萸水溶性总提取物，由中国医学科学院医药生物技术研究所提供。每克水溶性总提取物相当于山茱萸生药 2g。其中主要成分是山茱萸总多糖。原生药从河南省西峡县药材公司二郎坪分公司购买。西洋参蜂王浆口服液作为阳性对照药，由中国医学科学院药用植物资源开发研究所实验药厂生产，批号 940226。5% 氢化可的松注射液做造模药用，北京第三制药厂生产，批号 930312。

3．仪器设备　医用显微图像分析仪，国产 sXY-1 型，做组织细胞灰度测定用。生物化学发光测定仪，上海上立检测仪器厂生产，SHG-C 型，做血清丙二醛（malonaldehyde，MDA）、超氧化物歧化酶（SOD）测定用。

4．肾阳虚动物模型的复制与用药　采用上海第二医科大学邝安堃教授以肾上腺皮质激素造模的模型[1]。将雄性大鼠随机分为 6 组，每组 15 只。正常空白对照组，每只灌胃按每日 10ml/kg 给予自来水，其余 5 组每只每天上午在臀部皮下注射氢化可的松 0.5ml/100g（相当于氢化可的松每日 25mg/kg）。与此同时，对模型空白对照组每只灌胃给予自来水每日 10ml/kg；对模型阳性药对照组每只按每日 4.0ml/kg 灌胃给予西洋参蜂王浆水溶液（每 1ml 水溶液含 0.4ml 西洋参蜂王浆口服液）。

对山茱萸小、中、大剂量组每日每只灌胃分别给予 0.45g/kg、0.9g/kg、1.8g/kg 山茱萸总提取物水溶液。连续注射氢化可的松 7 天后，停药 6 天。在造模的同时，连续灌胃给予自来水或药物 13 天，处死动物。

5．观察内容及监测指标　实验开始后，每 3 天称重 1 次，观察大鼠的体形、毛色、步态、觅食及活动情况，并记录动物每天死亡只数。于最后 1 天给药 1h 后，处死全部动物。取血送实验室，用化学发光法测定各组动物血清 MDA 和 SOD 的含量。取睾丸称重，并与肾上腺一起进行病理学和组织化学研究。对肾上腺和睾丸等通过 HE 染色观察病理学改变。肾上腺、睾丸经 Elias 甲基绿 - 焦宁技术显示核糖核酸（RNA），然后用医用图像分析仪测定其感光度。对于动物生命质量的评价，采用等级评定积分法。例如，依据动物的活动、步态、修饰及觅食多少，将精神状态分为好、中、差三级。大鼠的毛色分两级，凡被毛浓密、有光泽，呈乳白色者评为好，反之为差。对于实验过程中出现的重度腹胀或腹水记 3 分（+++），中度腹胀或腹水记 2 分（++），轻度腹胀或少量腹水记 1 分（+），无腹胀或腹水记 0 分（-）。对脏器的病理改变，亦采用积分法评定。凡细胞肿胀、变性、坏死呈大量者记 3 分（+++），中等量者记 2 分（++），少量者记 1 分（+），无肿胀、变性及坏死者，记 0 分（-）。血清与内脏之 MDA、SOD、糖原和 RNA，均直接进行定量监测。

6．统计学处理　计数资料采用等级序值法计算，计量资料采用方差分析。

二、结果

1．山茱萸水溶液总提取物对肾阳虚大鼠生命质量与存活率的影响

（1）药物对动物精神状态和体态的影响：实验中观察到，在采取"肾上腺皮质激素应用 - 停药法"的过程中，模型空白对照组，模型阳性药对照组，以及山茱萸大、中、小剂量组大鼠的体形均变为头胸小而腹大，呈"烧瓶状"，并出现少量腹水。正常空白对照组则无此现象。模型空白对照组动物竖毛拱背，反应迟钝，活动及觅食减少，畏寒怕冷，精神状态很差。正常空白对照组与之相反，精神状态好。两者经组间对比，统计学差异显著（$P < 0.05$）。而山茱萸水溶性总提取物及西洋参蜂王浆诸组，精神状态与正常空白对照组相仿（$P > 0.05$）。实验结束处死动物后，发现给药诸组动物的腹中有少量腹水，但与模型空白对照组、正常空白对照组相比，均无统计学差异（$P > 0.05$）。

（2）药物对肾阳虚大鼠存活率的影响：表 1 示，山茱萸大剂量组、正常空白对照组及山茱萸中剂量组大鼠存活率均高于模型空白对照组、山茱萸小剂量组和模型阳性药对照组，差异有显著意义（$P < 0.05$）。表明大剂量山茱萸水溶性总提取物能够补肾阳之虚，延长动物存活率。

表 1　各组大鼠存活率比较

组别	动物数	死亡数	存活数	存活率（％）
山茱萸大剂量组	15	4	11	73.33
山茱萸中剂量组	15	8	7	46.67
山茱萸小剂量组	15	11	4	26.67
模型阳性药对照组	15	11	4	26.67
模型空白对照组	15	11	4	26.67
正常空白对照组	15	0	15	100.00

（3）药物对肾阳虚大鼠腹胀的影响：表 2 示，各组与正常空白对照组相比，均有不同程度的腹胀。服西洋参蜂王浆可使动物腹胀加重，而服大剂量山茱萸水溶性总提取物，可使腹胀显著减轻。两组间比较，差异有显著性（$P < 0.05$）。

2．山茱萸水溶性总提取物对肾阳虚大鼠血清 MDA 和 SOD 的影响　表 3 示，肾阳虚动物服山茱萸水溶性总提取物后，各剂量组与各对照组相比，血清 MDA 和 SOD 水平差异无显著性（$P > 0.05$）。

3．山茱萸水溶性总提取物对肾阳虚大鼠肾上腺的影响　表 4 示，山茱萸水溶性总提取物小剂量组、模型阳性药对照组和模型空白对照组肾上腺病理改变，与山茱萸中、大剂量及正常空白对照组相比，统计学差异非常显著（$P < 0.01$）。肾阳虚大鼠服用山茱萸水溶性总提取物大、中、小剂量组，以及模型阳性药组、模型空白对照组、正常空白对照组各组间对比，肾上腺 RNA 含量感光灰度无显著统计学差异（$P > 0.05$）。

表 2　各组大鼠腹胀积分比较

组别	大鼠存活数	腹胀积分（$\bar{x} \pm s$）
山茱萸大剂量组	11	$0.55 \pm 0.52^*$
山茱萸中剂量组	7	0.71 ± 0.49
山茱萸小剂量组	4	0.75 ± 0.50
模型阳性药对照组	4	1.25 ± 0.50
模型空白对照组	4	1.00 ± 0.00
正常空白对照组	15	0

* 与模型阳性药对照组比较，$P < 0.05$

表 3　各组大鼠血清 MDA 及 SOD 水平比较（$\bar{x} \pm s$）

组别	MDA（nmol/ml）	SOD（U/ml）
山茱萸大剂量组	3.99 ± 0.73（11）	1322.9 ± 58.5（11）
山茱萸中剂量组	0.782 ± 0.84（7）	1340.6 ± 90.0（7）
山茱萸小剂量组	3.21 ± 0.44（4）	1297.1 ± 111.9（4）
模型阳性药对照组	3.54 ± 0.88（4）	1252.4 ± 50.0（4）
模型空白对照组	4.13 ± 0.73（4）	1338.0 ± 32.2（4）
正常空白对照组	3.70 ± 0.79（10）	1289.6 ± 83.4（9）

表中括号内为动物数，下同

表 4　各组大鼠肾上腺病理改变积分值及肾上腺 RNA 含量变化比较（$\bar{x} \pm s$）

组别	肾上腺病理改变积分值	肾上腺 RNA 含量（感光灰度值的半定量单位）
山茱萸大剂量组	0.18 ± 0.60（11）$^{*\triangle\blacktriangle}$	195.40 ± 8.00（10）
山茱萸中剂量组	0.71 ± 1.25（7）$^{*\triangle\blacktriangle}$	197.14 ± 10.40（7）
山茱萸小剂量组	2.75 ± 0.50（4）	208.25 ± 5.50（4）
模型阳性药对照组	2.75 ± 0.50（4）	204.00 ± 9.06（4）
模型空白对照组	2.50 ± 0.58（4）	205.75 ± 7.14（4）
正常空白对照组	0（10）$^{*\triangle\blacktriangle}$	201.20 ± 6.12（10）

与山茱萸小剂量组比较，$^*P < 0.01$；与模型阳性药对照组比较，$^\triangle P < 0.01$；与模型空白对照组比较，$^\blacktriangle P < 0.01$

三、讨论

　　肾阳虚动物模型由上海第二医科大学邝安堃教授于1963年建立，是最早创建的中医动物模型。该模型依据临床肾阳虚患者呈肾上腺皮质功能低下，肾阴虚患者呈肾上腺皮质功能亢进，长期大量需要糖皮质激素治疗的患者表现为肾阴虚，且糖皮质激素停用后表现为肾阳虚等研究结果而设计的。此模型建立之后，国内学者从病理生理、病理解剖、组织化学及药物治疗反证等方面做了大量研究工作。目前一般认为，使用大剂量外源性糖皮质激素于动物体，利用激素的生理效应，能够使机体呈现烦躁多动等阴虚征象，同时可致下丘脑-垂体-肾上腺皮质轴反馈抑制，潜伏着"阴损及阳"的病理机转。当糖皮质激素突然停用，下丘脑-垂体-肾上腺皮质轴的抑制状态即暴露出来，对外界环境变化的应激及适应能力显著下降，水、电解质代谢失调，导致动物竖毛拱背、畏寒怕冷，活动及觅食减少，出现少量腹水，生命质量下降，死亡率上升，呈突出的肾阳虚表现[1,2]。本实验采用规范的造模方法，复制的动物模型与文献记载相符，因而我们认为是较为成功的肾阳虚动物模型。

　　本实验应用肾阳虚大鼠模型，对地道药材山茱萸水溶性总提取物进行了补肾阳作用的整体、器官和细胞分子生物学水平研究。结果表明：①山茱萸水溶性总提取物能够提高肾阳虚大鼠的存活率，其中大剂量组的存活率为73.30%，明显高于中剂量组（46.67%）、小剂量组、模型阳性药组和模型空白对照组（均为26.67%），差异显著。提示较大剂量山茱萸水溶性总提取物有明显对抗氢化考的松的副作用，以及延长肾阳虚动物存活时间的功效。②服用山茱萸水溶性总提取物的肾阳虚动物，精神状态改善，毛色浓密、光泽，腹胀明显好转，提示

生命质量提高。③使用氢化可的松后，动物的肾上腺组织有显著的病理改变，如模型空白对照组显示细胞肿胀变性或坏死等，与正常空白对照组相比有非常显著的差异。试验结果证实，对于这一病理变化，人参蜂王浆和小剂量山茱萸水溶性总提取物都不能起到保护作用，而投给中大剂量的山茱萸水溶性总提取物可以保护肾上腺细胞，将其损伤程度降至最低限度，使其接近于正常大鼠的肾上腺水平。

　　本实验各组MDA和SOD水平在造模及给药前后无变化，推测与所采用的动物均为健康成年期大鼠，而不是老年期大鼠有关。肾上腺组织化学染色RNA感光灰度在各组之间的差异无显著性，提示山茱萸水溶性总提取物及人参蜂王浆对肾上腺RNA含量无影响。

　　山茱萸是我国40种用量较大的骨干药材之一，是俄罗斯以电子计算机筛选出的，在中、日、朝三国使用频率最高的25种植物药之一，也是近年来中医药临床研究证明能够治疗糖尿病、冠心病及原发性高血压的主要药材之一，因此越来越受到人们的重视。我们课题组首先研制成功了山茱萸水溶性总提取物，观察到它对肾阳虚动物模型生命质量及多个脏器具有保护作用（尚有一部分内容拟另文发表），相信这一研究结果将有助于促进山茱萸深层次的开发利用。

参考文献

1．陈小野主编．实用中医证候动物模型学．北京：北京医科大学、中国协和医科大学联合出版社，1993：100-117.
2．陈奇主编．中药药理研究方法学．北京：人民卫生出版社，1993：982-1001.

[原载于：中医杂志 2001；42（8）：491-493]

中国传统抗衰老药物筛选研究的现状和问题

李春生[1]　邓洪斌[2]　李电东[2]　李兆合[3]

（1. 中国中医科学院西苑医院；2. 中国医学科学院医药生物技术研究所；
3. 北京中西医结合骨伤专科医院）

中国传统抗衰老药物（亦称延缓衰老中药）是我国古今文献中有延缓衰老作用记载的一类补益、祛病药物的总称。随着我国和世界各国老龄化、高龄化步伐的加快，随着美、英、俄及澳等发达国家研制"长寿药物"的兴趣与日俱增，这类药物日益受到重视。自 1984—2012 年，据不完全统计，关于单味中药及其有效部位、有效成分抗衰老筛选的研究报道超过百种，已相当可观。还对个别药物及其部位、成分进行了多项抗衰老研究。研究分析涵盖了从整体、器官、组织、细胞、分子层次，直至芯片技术基因表达谱，水平越来越高。兹就其筛选研究的现状和存在的主要问题，报告如下。

一、筛选研究的现状

（一）细胞寿命实验

本实验是用细胞传代次数来观察中药的延年益寿作用。依其所用的实验材料可分为：

1. 人胚肺二倍体成纤维细胞（2BS）传代实验　通过此法筛选研究的有：人参皂苷、人参根皂苷、人参茎叶皂苷、人参果皂苷、黄芪、黄芪甲苷、黄芪碱、黄芪多糖、黄芪含药血清、何首乌、山茱萸多糖、红景天苷、红景天有效成分 HJT-1、枸杞子提取物、灵芝多糖、银杏叶提取物、朝鲜淫羊藿提取物总黄酮（epimedium flavonoids，EF）、松花粉、茶多酚，计 19 种。以朝鲜淫羊藿提取物 EF[1]、松花粉[2] 和黄芪碱[3] 为例，体现了 2BS 传代实验在我国研究的深化。朝鲜淫羊藿提取物 EF 的寿命实验证实，EF 使 2BS 细胞的传代次数由 53 代延长至 64 代，效果明显。与此同时，观察到 EF 抑制了 P16 基因表达，提高 P^{Rb} 蛋白的活性，而非激活端粒酶活性，由此保护了衰老时端粒长度的自然缩短，避免发生细胞永生化而癌变的可能。松花粉具有改善人胚肺二倍体成纤维细胞复制性衰老的

作用。其分子机制可能与下调 $P16^{ink4A}$ 及 $P21^{cyp-1}$ 基因表达，从而改善衰老细胞 G_1 期阻滞有关。黄芪碱抑制了 P16 基因表达，延长了细胞寿命。

2. 人羊膜细胞传代实验　通过此法筛选研究的有：人参根皂苷及人参茎叶皂苷，计 2 种。研究表明[4]，这两种药物对体外培养人羊膜细胞有不同的剂量 - 效应关系。药物对细胞贴壁率的半数效量（ED_{50}）在人参根皂苷和人参茎叶皂苷之间比较，差异显著（$P < 0.05$）；而同一组织来源不同代龄之间比较，无显著差异（$P > 0.05$）。不同皂苷对细胞生长的半数抑制量（CL50）比较，人参根皂苷和人参茎叶皂苷之间差异显著（$P < 0.05$）。

3. 人胎肾细胞及乳鼠肾细胞传代实验　通过此法筛选研究的有黄芪，计 1 种。研究表明[5]，黄芪能增加人胚肾和乳鼠肾细胞体外培养的传代次数，并使每代细胞的存活时间延长。

4. 人胎儿离体正常二倍体成纤维细胞、人表皮成纤维细胞、沃纳综合征患者皮肤细胞传代实验　通过此法筛选研究的有：绞股兰总苷，计 1 种。研究证实，绞股兰总苷能延长组成生物体的细胞繁殖传代[6]。在含绞股兰总苷 200μg/ml 的培养液中，人胎儿离体正常二倍体成纤维细胞（WI-1）繁延至 59 代，而对照组只传至 51 代就停止了生长。两组相比，前者较后者延长了 15.7%。绞股兰总苷还能增加人表皮成纤维细胞体外培养传代次数。将沃纳综合征患者的皮肤细胞离体培养，绞股兰总苷组延长至 27 代，而对照组仅延长至 22 代。两组相比，前者较后者延长 22.7%。

5. 人二倍体牙龈成纤维细胞传代实验　通过此法筛选研究的有枸杞子水煎剂及骨碎补，计 2 种。实验发现[7]，1.25mg/ml 的枸杞和骨碎补溶液能使人牙龈成纤维细胞附着力增加，铺展过程加快，群体倍增时间缩短，生长饱和密度增大，分裂代数分别增加 18.8% 和 20.0%，寿命分别延长 41.2% 和 38.1%。表明枸杞和骨碎补对体外培养的

牙龈成纤维细胞有较明显的延寿作用。

6. 大鼠皮肤二倍体成纤维细胞传代实验 通过此法筛选研究的有何首乌,计1种。实验观察到[8],何首乌能促进大鼠皮肤二倍体成纤维细胞的分裂和增殖,延长该细胞传代次数,使细胞进入衰老期明显延迟。

7. 仓鼠卵巢二倍体细胞传代实验 通过此法筛选研究的有西番莲原汁,计1种。研究表明[9],西番莲原汁对体外培养仓鼠卵巢二倍体细胞DNA合成有促进作用。体外培养仓鼠卵巢二倍体细胞群体倍增25代后,西番莲原汁实验组与空白对照组的细胞DNA合成量有明显差别,实验组35代时^{3}H-TdR摄入量均值(CPM)比对照组25代时还高,两者之间相差5～10个群体倍增周期。细胞DNA合成速率及细胞DNA降减率的变化,也表明西番莲具有保持细胞较旺盛的增殖能力和推迟细胞衰老的作用。

(二)整体寿命实验

亦称生存实验,是通过观察药物对生物整体生存过程的影响,特别是对动物平均寿命和最高寿命的影响,以确定其抗衰老效应的方法。依其所用实验材料分为:

1. 棘尾虫及隆线蚤寿命实验 通过此二法筛选研究的有灵芝浸液,计1种。实验结果表明[10],原生动物棘尾虫实验组分裂次数和平均存活天数分别是对照组的2.19倍和1.53倍,大核DNA的消减变慢,核仁老化程度较轻。隆线蚤实验组总生殖量和平均寿命分别是对照组的1.99倍和1.26倍,证实灵芝浸液有明显的延缓衰老作用。

2. 四膜虫寿命实验 通过此法筛选研究的有黄芪、枸杞子水煎剂及覆盆子,计3种。原生动物四膜虫的生长规律以0～110天为全期。实验观察到[11,12],黄芪、枸杞子及覆盆子有显著地促进四膜虫生长繁殖、增加虫口密度及延长生存期的作用,药物效应与其浓度呈正相关。

3. 秀丽线虫寿命实验 通过此法筛选研究的有茶多酚,计1种。利用秀丽线虫作模型动物进行的研究表明[13],茶多酚重要组成成分——没食子酸盐通过提高抗氧化酶——超氧化物化酶-3(SOD-3)活性和热应激蛋白HSP-16.2的表达,可以显著延长在热应激及氧化应激条件下秀丽线虫的寿命。

4. 多刺裸腹蚤寿命实验 通过此法筛选研究的有绞股蓝全草,计1种。多刺裸腹蚤又名水蚤,为节肢动物门甲壳纲双甲目枝角亚目裸腹蚤科裸腹蚤属动物。体长0.83～1.2mm,可居于小型水域中。该动物性成熟前死亡率低,易于培养,生活周期短,便于研究整个生命过程。在同一环境下易于得到遗传性基本相同的个体,具有与哺乳动物相似的生长、发育、繁殖和衰老阶段,故有人认为此蚤比常用的果蝇模型优越。实验结果表明[14],0.0125%、0.0250%、0.0500%及0.1000%的绞股蓝提取液对蚤的生长、发育、繁殖和寿命均有明显的影响。绞股蓝有延长多刺裸腹蚤平均寿命的作用,一般可延长10%,长者甚至可达30%以上。

5. 家蚕寿命实验 通过此法筛选研究的有人参果皂苷、黄芪、灵芝多糖、覆盆子、牛膝、玉竹、黄精粗多糖、补骨脂、菟丝子、珍珠、乌骨鸡、香附、党参、蜂花粉、蛇床子、火麻仁油,计16种。其中玉竹对家蚕的增寿率为3%,补骨脂对家蚕的增寿率为6%。菟丝子可延长家蚕幼虫期寿命,珍珠可延长家蚕成虫期寿命,乌骨鸡能延长家蚕的平均寿命和最高寿命,灵芝对家蚕的最高寿命无影响。在延寿的同时,黄芪、黄精、玉竹和乌骨鸡可使家蚕食桑量减少,体重和身长增长缓慢[15]。

6. 家蝇寿命实验 通过此法筛选研究的有蜂花粉、香菇多糖、麦饭石、麦门冬、肉桂和山楂精,计6种。用麦饭石浸出液喂养家蝇后观察到,饮麦饭石浸出液组家蝇每天的死亡数一直低于饮自来水和蒸馏水组,饮麦饭石浸出液组的存活曲线明显右移,尤其对中老年期的家蝇延寿作用最好[16]。麦饭石还能降低家蝇脑内自由基的化学发光强度,减少自由基对机体的损害,从而延长了家蝇寿命[17]。

7. 果蝇寿命实验 通过此法筛选研究的有黄芪多糖、太子参、何首乌、红景天有效成分HJT-1、枸杞子提取物、枸杞子水煎剂、枸杞子多糖、覆盆子、黄精、菟丝子、蛤蚧、蚂蚁、紫茵、山葡萄、刺玫果汁、紫苏油、紫菜多糖、桑葚、黑木耳、猴头菌多糖、三七、罗布麻、绞股蓝、珍珠层粉、油菜花粉、陈皮、沙棘、波叶大黄多糖、荷叶、茶叶、鲤鱼精巢DNA、牛初乳粉、翅果油、仙人掌粉、大蒜素、番茄红素、玉米幼芽提取物(两种)、虫草胞外多糖、南沙参多糖、蛤蟆油及富硒麦芽,计42种。蛤蟆油又称林蛙油或哈士蟆油,是东北林蛙卵巢的干燥品。实验观察到[18],100g果蝇培养基中加蛤蟆油68mg和34mg,均可延长果蝇的平均寿命。蛤蟆油喂饲40天

果蝇在 –5℃ 低温环境下的存活率较生理盐水组增加了 11.9% ~ 16.1%，脂褐素含量下降了 10.4% ~ 15.5%。

8. 小鼠寿命实验与抗衰老实验　在近 28 年时间内，做小鼠寿命实验者甚少。杂志报道主要为对老年小鼠的中药抗衰老实验观察。通过此法筛选研究的有人参皂苷 Rgl、人参、红景天有效成分 HJT-1、枸杞子水煎剂、枸杞多糖、菟丝子、麦饭石、五味子纳米提取液、鲤鱼精巢 DNA、龙芽楤木皂苷、独活、韭子、大枣、大豆多肽螯合锌、木贼提取物、白果清蛋白及南沙参多糖，计 17 种。以南沙参多糖可和枸杞子为例，研究证实[19]，1.0g/kg 南沙参多糖降低老龄小鼠肝和脑脂褐素含量，显著抑制老龄小鼠血清中丙二醛的升高，提高老龄小鼠红细胞中 SOD 及全血中谷胱甘肽过氧化物酶的活性，可使老龄小鼠肝、脑中 B 型单胺氧化酶的活性降低，血清中睾酮含量增加。另外，短期喂饲较大剂量（即成人口服量的 10 倍）的枸杞子，能够延长小鼠寿命。从 12 月龄开始喂饲枸杞子的实验组，比 18 个月龄开始喂饲枸杞子的实验组平均寿命延长 57%，最高寿命延长了 41 天[20]。

9. 大鼠寿命实验与抗衰老实验　我国在近 28 年间，未见做大鼠寿命实验的报道，仅见用老龄大鼠做中药抗衰老实验的论文。通过抗衰老实验筛选研究的有人参果粗多糖、北五味子、淫羊藿、淫羊藿总黄酮苷 EF、Ica、月见草油、狭叶红景天、牛磺酸及葡萄籽提取物，计 8 种。例如，为了观察人参果粗多糖的抗衰老作用[21]，将人参果粗多糖按 200mg/kg、400mg/kg 给 21 ~ 22 月龄 Wistar 大鼠连续灌胃 30 天。结果表明，人参果粗多糖两剂量组均能明显降低老年大鼠血清丙二醛含量及脑和肝组织脂褐质含量，明显提高血清 SOD、过氧化氢酶、谷胱甘肽过氧化物酶活性及皮肤羟脯氨酸含量，提示人参果粗多糖可通过改善自由基代谢而发挥抗衰老作用。

10. 鹌鹑寿命实验　鹌鹑为鸟纲，是鸡形目中最小的动物，其性成熟约为 42 天，寿命约为 1.5 年，易于饲养和管理。中国中医科学院西苑医院对兰花草进行了药理研究，初步观察兰花草有延长鹌鹑寿命的作用[22,23]。

（三）衰老动物模型

指根据古代和现代某一公认的衰老学说，造成最接近临床衰老症状的动物模型，以用于抗衰老药物的筛选研究。近 28 年来用于衰老基础研究的动物模型有 8 种，其中以 D- 半乳糖模型应用得最多。

1. D- 半乳糖衰老模型

（1）小鼠模型：通过此法筛选研究的有人参、人参皂苷、人参茎叶皂苷、人参果皂苷、党参、山茱萸多糖、枸杞子水煎剂、枸杞子提取物、枸杞子多糖、枸杞多肽、黄精多糖、泰山黄精、银杏叶提取物、银杏外种皮内脂、白果清蛋白、松花粉、补骨脂、蛇床子、肉苁蓉总苷、松果菊苷（管花肉苁蓉提取物）、紫苏油、绞股蓝、茶多酚、绿茶多酚、蒺藜总皂苷、淫羊藿、淫羊藿苷、天麻、鸡冠花、火麻仁油、番茄红素、马齿苋多糖、马齿苋水提液、蜂胶总黄酮、槲皮素（光枝勾儿茶等的提取物）、苦瓜皂苷、黄蘑多糖、滑菇多糖、香菇多糖、螺旋藻多糖、杜仲、细辛、海风藤提取物、山药粗提液、火棘果实、巴戟天、酸樱桃汁、鸡胚低分子提取物、野玫瑰根多糖、天门冬醇提液、地锦草总黄酮、龙眼参多糖、蒲公英总黄酮、红花总黄色素、菟丝子水煎剂、芦荟多糖、茜草多糖、杭白菊、白藜芦醇、红景天多糖、蛤蟆油、金花葵花总黄酮、冬虫夏草钙制剂、蛹虫草、苦丁茶水提取物、莲子多糖、麋鹿角醇提液、阔叶麦冬总皂苷、托盘根及凹舌兰（藏药）等，计 70 种。以枸杞多肽为例[24]。为了研究该药对半乳糖模型小鼠的影响及其可能作用机制，采用 ICR 小鼠 60 只，随机分为正常对照组、衰老模型组、枸杞多肽 200、400、800mg/（kg·d）剂量组和维生素 E 组。除正常组外，均予半乳糖 10mg/kg 颈背部皮下注射，每日一次，连续注射 5 周，同时维生素 E 组按 100mg/（kg·d）给药。结果显示与正常对照组相比，衰老模型组小鼠体重增加明显减少，小鼠跳台错误次数明显增多，小鼠血清、心脏、肝脏和脑组织的 SOD 和端粒酶活性降低，MDA 含量升加（$P < 0.01$）。与模型组相比，枸杞多肽组和维生素 E 组小鼠体重升高（$P < 0.01$），小鼠跳台错误次数减少（$P < 0.05$），小鼠血清、心脏、肝和脑组织的 SOD 活性升高，MDA 含量减少（$P < 0.05$）；枸杞多肽 200mg/（kg·d）剂量组及维生素 E 组小鼠端粒酶活性有升高的趋势，但差别不显著；400 和 800mg/（kg·d）剂量组小鼠血清和心脏端粒酶活性升高（$P < 0.01$），维生素 E 组小鼠血清端粒酶活性也明显升高；而各治疗小组小鼠肝和脑组织端粒酶活性无明显变化。提示枸杞多肽对半乳糖诱导衰老模型小鼠有抗衰老作用，其

机制可能与提高小鼠血清、心脏、肝和脑组织的SOD活性，减少MDA含量，以及提高血清和心脏端粒酶活性有关。

（2）大鼠模型：通过此法筛选的有黄芪多糖、何首乌、山茱萸多糖、山茱萸纳米微粒、松花粉、菟丝子醇提液、肉苁蓉、万寿菊提取物（叶黄素）、猕猴桃籽油、葛根黄酮、车前子多糖、锁阳、白术多糖、远志水煎液、刺五加苷、黄精及蜂王浆，计17种。以菟丝子醇提取液为例[25]，采用Wistar雄性大鼠，衰老模型组每日上午按48mg/kg项背部皮下注射D-半乳糖，治疗组给予口服菟丝子醇提取液及注射D-半乳糖，时间为45天。结果表明，D-半乳糖诱导非酶糖基化反应发生，菟丝子醇提液抑制D-半乳糖致衰老大鼠非酶糖基化反应，在给药30天即有最显著的作用效果。

2. 其他衰老模型

（1）快速老化小鼠模型：通过此法筛选研究的有人参皂苷Rg1，计1种。研究观察到[26]，人参皂苷Rg1可改善快速老化小鼠的线粒体结构和功能障碍。

（2）氯化铝致急性衰老模型：通过此法筛选研究的有大黄酚，计1种。采用皮下注射氧化铝70mg/(kg·d)，连续7天，造成急性衰老小鼠模型（昆明种），观察大黄酚对小鼠血中SOD的影响。结果证实[27]，氧化铝模型组可明显降低小鼠血中SOD的活性，大黄酚能明显提高血中SOD的活性（$P < 0.05$），清除过多的自由基，使脑神经元细胞免受过氧化脂质的损害，从而起到抗衰老作用。

（3）过氧化氢（H_2O_2）细胞衰老模型：通过此法研究的有小檗碱，计1种。用200μmol/L H_2O_2诱导人胚肺成纤维细胞衰老、MTT法分析表明[28]，3、6、12μmol/L的小檗碱处理，可分别使HPF-1细胞存活率提高2.7%、8.7%和21.3%。用X-gal染色检测衰老相关β-半乳糖苷酶阳性的细胞数，分别用6、12μmol/L的小檗碱预处理6h后，与H_2O_2组相比较，SA-β-gal阳性率分别降低了9.6%和17.4%。采用流式细胞术检测到，经12μmol/L的小檗碱处理后，细胞内氧自由基的平均荧光强度减少了30%，在H_2O_2诱导正常肝细胞凋亡实验中，用20μmol/L小檗碱进行预先处理18h，能明显减少400μmol/L H_2O_2诱导的肝细胞的PARP和Caspase-3蛋白剪切，以及Sirtl表达下降。逆转录PCR实验显示，用小檗碱预处理能阻止H_2O_2诱导

的肝细胞Sirtl mRNA表达量的减少，提示小檗碱具有一定的抗衰老作用。

（4）氟哌丁醇致衰老模型：通过此法筛选研究的有天麻及五鹤续断30%注射液，计2种。采用腹腔注射氟哌丁醇建立拟痴呆症Wistar大鼠模型，观察天麻注射液的药理作用。结果表明[29]，与对照组和模型组比较，天麻注射液和维生素C注射液均能使实验大鼠多种组织SOD和谷胱甘肽过氧化物酶显著升高，提示天麻和维生素C均能上调SOD和谷胱甘肽过氧化物酶水平，两者无显著差别。

（5）去胸腺致衰老模型：通过此法筛选研究的有人参皂苷和枸杞多糖，计2种。研究表明[30]，模型组小鼠去胸腺3.5个月后，灌胃分别给予人参皂苷10mg/kg及枸杞多糖5mg/kg，一周3次，连续给药8周。对成年对照组（假手术）及模型对照组给予等体积生理盐水。结果显示，人参皂苷和枸杞多糖均能增强衰老模型小鼠的细胞免疫功能，后者还可以改善衰老模型小鼠的性功能。

（6）去卵巢致衰老模型：通过此法筛选研究的有牡蛎肉水提液，计1种。研究[31]采用4月龄雄性SD大鼠，进行双侧卵巢摘除手术后，给予牡蛎肉水提液3个月，并测定大鼠脑形态计量学和生化指标。结果显示，牡蛎肉水提液组大鼠的纹状皮质分子层厚度增加，分子层厚度和皮质层总厚度的比值下降，海马CA_2区单位面积大锥体细胞数增多。SOD活性增强，MDA含量下降。证实牡蛎肉水提液能够延缓去卵巢大鼠脑衰老。

（7）记忆障碍衰老模型：通过此法筛选研究的有千层塔提取物石杉碱甲，计1种。研究观察到[32]，石杉碱甲不但能够促进或改善樟柳碱动物模型的记忆障碍，也能够治疗老年性记忆功能减退。

（8）β-淀粉样多肽（$A\beta_{25-35}$）测脑室注射致衰老模型：通过此法筛选研究的有刺蒺藜皂苷，计1种。研究采用一次性小鼠右侧脑室定位注射凝聚态$A\beta_{25-35}$ 3μl，造成老年痴呆模型，观察刺蒺藜皂苷对模型小鼠学习记忆的影响。结果表明，侧脑注射$A\beta_{25-35}$可引起小鼠学习记忆障碍，刺蒺藜皂苷通过抑制iNOS/NO参与在体条件下对$A\beta_{25-35}$神经毒性的介导，从而改善$A\beta_{25-35}$所致的小鼠学习记忆障碍[33]。

3. 中医衰老动物模型 中医衰老动物模型是在中医延缓衰老理论的指导下研究设计的衰老动物模型，包括肾虚衰老模型、脾虚衰老模型、阳虚衰老模型、阴虚衰老模型、血虚衰老模型及血瘀衰

老模型等。目前多用于抗衰老复方的研究，单味药的研究则很少，如探究知母对阴虚衰老模型大鼠脏器组织中 Na^+-K^+-ATP 酶活性的影响。结果表明，大鼠在喂以甲状腺素 T_4 后，肝、肾和小肠黏膜中 Na^+-K^+-ATP 酶活性显著上升；而服用知母皂苷元后，Na^+-K^+-ATP 酶活性则降至正常水平。可见知母皂苷元有抑制 Na^+-K^+-ATP 酶活性的作用，临床表现为滋阴清热 [30]。

二、抗衰老中药筛选研究存在的问题

（一）关于主要药效学实验中"寿命实验"的标准化问题

我国原卫生部药政管理局为了适应中药新药研究开发的需要，于 1995 年发布了《中药新药研究指南》（以下简称《指南》）。该《指南》对"寿命实验"强调了以下两点：

1. 整体寿命实验　包括果蝇、蚕和小鼠延寿试验。"以选用短寿命、低等动物的自然衰老模型为主，观察新药的作用"。

2. 细胞培养传代实验　长期、大量实践证明，以上两者相互补充，对于抗衰老中药筛选研究而言应当是较好的药效学指导方案。

《指南》关于"寿命实验"还指出："必要时亦可选用长寿命高等动物或人工衰老模型进行实验"。

选用高等动物做寿命实验，国外不乏报道。早在 20 世纪 30 年代，McCay 等应用大鼠的寿命实验，从营养学角度进行研究，指出限制热量及摄入量可以延长雄性大鼠的寿命。Harman 等证明维生素 E 可使大、小鼠寿命延长 15% ~ 20%。Aslan 证明普鲁卡因对小鼠和大鼠有延长寿命的效果。将 EDTA 螯合剂定期加入雌性大鼠饲料中，可使其平均寿命增长 18% ~ 25%，最高寿命也增长，等等 [22]。但我国近 28 年来，尚未见到对单味中药应用小鼠和大鼠从幼年开始做寿命实验的报道。自然衰老动物可以完全再现衰老的主要生理、生化、病理、神经递质和行为等特征性变化，自幼年至老年进行中药干预，说服力更强。小鼠的寿命为 2 ~ 3 年，大鼠的寿命为 2.5 ~ 3 年。是否因为寿命实验周期太长或经费不足，我国才出现这种现象，尚待做调查研究。

关于人工衰老模型的研究，徐龢本等依据郑集的代谢紊乱致衰老学说 [34]，借鉴 1979 年 Christopher 等人半乳糖白内障动物模型的基础，研

制，D-半乳糖小鼠衰老模型 [35,36,37]，从脑老化、胸腺老化和自由基代谢扩增等角度，论证了该模型的环境改变与 21 月龄鼠接近，表明该方法可造成一个较好的动物衰老模型。

自 D-半乳糖衰老动物模型于 1985 问世以来，以其实验周期短、简便易行、价格低廉、结果稳定，与人类衰老症状的相关性好，在解剖、生理、病理和生化等方面的检测指标较多，综合评价实验结果的意义较大，而被国内广泛用于药物抗衰老研究领域，相继也得到了国外的认可。它还被用于复制脑老化模型、阿尔茨海默病模型、衰老高黏血症模型、高脂血症模型、肝损伤模型、老年耳聋模型、甲状腺损伤模型及骨质疏松模型等，受到了多方面的关注。

对于 D-半乳糖致衰老的分子机制，人们近年来进行了较深入的研究 [38,39]。认为当机体细胞内大量半乳糖堆积，不能通过 Leloir 通路和醛糖还原酶通路及时代谢，就会在半乳糖氧化酶的作用下，生成醛类和过氧化氢。在反应过程中产生超氧阴离子自由基（O_2^-），导致神经细胞损伤、钙稳态失调及线粒体老化，海马神经元磷脂酶肌醇 -3 激酶（P13' K）传导途径中多种重要蛋白处于低表达水平，导致认知能力下降。D-半乳糖又通过非酶促糖基化反应和羰氨反应，使蛋白质变性，脂质过氧化，甚至基因突变，加速胸腺内细胞凋亡，免疫能力下降，从而加速了衰老。D-半乳糖的堆积还可使复制性衰老的触发器——端粒短缩，端粒酶活性显著下降；可使机体内 RNA 含量减少，转录能力下降，原癌基因 H-ras 和 C-fos 表达能力下降，晶状体细胞 C-myc 基因高表达。这些都促进了衰老。但目前对 D-半乳糖促进多种途径衰老之间的相互关联性，以及细胞内外各种信号传导通路之间的关系尚不清楚，其机制有待于进一步探讨。

鉴于采用 D-半乳糖模型不但可以进行衰老与抗衰老基础研究，抗衰老药物研究，而且能够对衰老引起的疾病进行多系统、多层次和多指标的综合研究。因此，将它和细胞、整体寿命实验并列，作为寿命实验标准化研究的第三个重点部分，有利于抗衰老领域基础研究的深化。

对于中药干预衰老和长寿基因的研究，在有条件的单位，建议大力鼓励开展。

（二）关于 D-半乳糖衰老模型造模中存在的问题

1. 受试动物品种、剂量和造模时间很不一致

龚国清和徐龢本于 1991 年在第 22 卷 2 期《中国药

科大学学报》发表了《小鼠衰老模型研究》一文。该文指出[36]，采用 D- 半乳糖 0.12mg/(g·d) [相当于 120mg/(kg·d)] 给 3 月龄 ICR 小鼠眼球后注射 1 个月，可以造成一个较好的动物衰老模型。

查阅近 10 年来 38 篇复制 D- 半乳糖衰老小鼠模型做中药基础研究的报道，与龚、徐二人衰老模型相比较，除了 D- 半乳糖的注射部位改为颈背部皮下或腹腔以外，重要的变化在于：

（1）小鼠的品系种类不一致：34 篇采用昆明种小鼠，2 篇采用 ICR 小鼠，1 篇采用 Km 小鼠，1 篇采用 BALB/C 小鼠。

（2）给药剂量有较大差别：有按公斤体重计算给药者，剂量在（50 ～ 1000）mg/(kg·d)，以 100 ～ 120mg/(kg·d) 最常用；有按克体重计算给药者，剂量为 0.3 ～ 1mg/(g·d) [相当于（300 ～ 1000）mg/(kg·d)]；有按毫升计算给药者，剂量为 5% 0.5ml/d（即 25mg/d）。用药剂量差别达到 20 余倍。

（3）造模成功时间相差甚远：其中 14 篇为 28 ～ 30 天，9 篇为 40 ～ 42 天，14 篇为 49 ～ 84 天，1 篇为 7 天，相差达 10 倍以上。

（4）均未阐明造模成功的代谢紊乱指标：例如，单胺氧化酶活力、Na^+-K^+-ATP 酶活力、脂褐质、血清过氧化脂质及超氧化物歧化酶活力等指标，在许多论文中常避而不谈，以"形成糖代谢紊乱所致亚急性衰老模型"等语一言以蔽之。

以上统计结果表明，D- 半乳糖致衰老小鼠动物模型的研究，尚需要做的工作有：①统一实验动物的品系种类。龚、徐二人原创时采用的 ICR 小鼠为我国引进的远交系封闭群小白鼠，其研究结果容易得到国际认同。当前国内大多数抗衰老实验所采用的是昆明种小白鼠，其祖先为 Swiss 种，1946 年由瑞士引进。虽属远交系封闭群，至今尚未得到国际承认，实验结果易受人质疑。因此，规定一个适宜的实验小鼠品系种类范围，有利于国内外相互认可。②统一用药的剂量范围、造模成功的时间范围和造模成功的必要指标。使专业人员达成共识，避免随意性和不确定性，以利于研究的深化。

近年来，关于统一小鼠的造模剂量和时间的研究已有不少报道。较为集中的观点是：小鼠造模剂量用 D- 半乳糖，每天 1 次，以 100 ～ 125mg/kg 皮下注射，连续 6 周，可复制出解剖和生化变化较为全面的衰老模型[40,41]。本文作者同意这一观点。国外 Wei 等探讨了诱导小鼠衰老模型时 D- 半乳糖使用的不同剂量[42]，他们分别使用 50、100、200mg/kg 体重的剂量每天给 C57BL/6J 小鼠皮下注射用药。MWM 和 ORT 监测发现，在 50 ～ 100mg/kg 体重范围时，其学习和记忆功能障碍程度与使用剂量成正比，而当剂量＞100mg/kg 体重时，上述相关性就不再存在。

2. 对 D- 半乳糖衰老小鼠模型与自然衰老小鼠的异同点的认识，尚有待深化 当前 D- 半乳糖致衰老小鼠模型在抗衰老基础研究中应用广泛，但它是否可替代自然衰老小鼠，国内为此开展了相应研究。

一项采用雌性昆明种小鼠的研究结果表明[43]，选用自然老龄鼠（12 个月）和 D- 半乳糖模型鼠，以红细胞 SOD 和肝匀浆 MDA 含量为指标，分别与年轻对照鼠比较。结果显示，D- 半乳糖模型鼠与年轻对照鼠之间仅 SOD 活力单位有显著差异（$P < 0.05$），自然老龄鼠的上述两项指标均与年轻对照组鼠有显著差异（P 均＜0.05）。

另一项采用雄性 NI 小鼠的研究结果证实[44]，D- 半乳糖催老小鼠模型确实能够导致心、脑、肺、肾、肝等重要脏器发生老化的病理组织学改变，但是某些脏器（肺、肾）的改变和自然状态下（15 月龄）的病理组织学改变不尽相同。半乳糖催老小鼠的肺以换气功能组织结构（表现为肺泡毛细血管增生显著及毛细血管壁增厚）的病理改变为主，而自然衰老组小鼠的肺换气和通气功能（表现为肺泡间隔增宽，及肺泡腔缩小或局部实变）的组织结构均发生病理改变。半乳糖催老小鼠的肾首先出现肾小球老化改变（表现为肾小球系膜细胞增生，系膜容积相对增大，肾小球入球血管硬化，毛细血管丛较少，基膜增厚，这些改变导致肾小球滤过面积减少），而自然衰老组小鼠的肾首先出现肾小管和间质的老化（表现为肾小管上皮细胞萎缩变性，肾间质内结缔组织增生）。

还有一项采用昆明种小鼠进行的研究观察到[45]，自然衰老组（15 月龄）半数溶血值与正常对照组（3 月龄）比较明显降低（$P < 0.05$），但 D- 半乳糖模型组与对照组比较无明显差异。自然衰老组与 D- 半乳糖模型组的 SOD 活性均低于对照组（$P < 0.01$），MDA 含量均高于对照组（$P < 0.05$ 或 $P < 0.01$），但两组间对比，差异无统计学意义（$P > 0.05$）。行为学实验显示，自然衰老组与正常对照组相比，不同测试阶段游泳时间延长；D- 半乳糖衰老模型组与正常对照组相比，差别无统计学意义（$P > 0.05$）。自然衰老组脑组织肾上腺素和多巴胺均降低（$P < 0.05$ 或 $P < 0.01$），D- 半乳糖组肾上腺素和多巴胺降低不明显，行为实验结果与神经递质的改变一致。自然衰老组和 D- 半乳糖模型组 SOD 基因表达均低于正常对照组（$P < 0.05$），其 SOD mRNA 含量降低，与 SOD 活性下降和 SOD 蛋白表达水平降低相一致。

上述研究结果提示，自然衰老小鼠的老化，是包括脑、重要内脏、神经 - 免疫 - 内分泌系统、行为学及生化学等全方位的老化，而 D- 半乳糖模型小鼠的老化，则是脑、心、肝和一部分免疫、生化学指标出现老化改变，两者在病理生理等方面有一定的差异。前述由于 D- 半乳糖小鼠在基础研究中具备许多优点而应用广泛，但对它存在的问题还应做更为细致的研究，以利于对其亚急性衰老的发生、发展过程作出恰当的解释。对于抗衰老的高层次研究，自然衰老小鼠仍旧是首选动物。

三、结语

本文对近 28 年间中国传统抗衰老药物筛选研究进行了初步总结。据不完全统计，筛选的单味中药及其有效成分已达 153 种，筛选方法达 32 种。其中的细胞寿命实验，以人胚肺二倍体成纤维细胞传代实验做得最多，研究水平最高。整体寿命实验，以低等动物家蚕和果蝇做得最多；高等动物除鹌鹑寿命实验之外，未见应用自然鼠类观察中药对自幼至老的全程衰老影响的报道。我国学者大多直接应用 12 月龄以上的衰老小、大鼠做中药抗衰老基础研究，似存在不足之处。应用 D- 半乳糖衰老动物模型研究中药的抗衰老作用是最近 28 年间抗衰老研究的热点。

本文通过分析认为，应用小鼠做实验，存在着动物品种不一以及剂量和造模时间长短不一等问题，影响到国内外对实验结果的认同。作者根据近年来的相关研究，提出了对统一上述问题的看法。同时指出，该模型与自然衰老模型在病理生理、组织解剖、生化学和行为学等方面存在一定的差异。高层次的抗衰老研究仍应首选自然衰老小鼠模型，进行有对照设计的自幼至老的全程观察。

参考文献

1. 沈自尹. EF 延缓衰老的研究 // 传统医药与人类健康编委会编. 传统医药与人类健康. 北京：中医古籍出版社，2004：19-22.

2. 钟馨，喻陆. 松花粉抗成纤维细胞复制性衰老的机制. 中国老年学杂志，2009，29（15）：1904-1907.

3. 童坦君，张宗玉. 现代衰老基础研究趋向分析. 第三届全国衰老与抗衰老学术大会暨老年护理与健康管理论坛论文集，昆明，2011：1-4.

4. 刘平，葛迎香，孙红，等. 人参不同部位皂苷对体外培养细胞的剂量 - 效应关系影响研究. 老年学杂志，1989，9（4）：242-245.

5. 王访，张有权. 抗衰老中药的药理研究近况. 时珍国医国药，2002，13（4）：236-237.

6. 印正荣，周寿然. 绞股兰药理研究十年. 江西中医药杂志，1988，21（6）：54-55.

7. 刘斌，司马镇强，吴军正，等. 枸杞和骨碎补对人牙龈成纤维细胞体外寿命的影响. 老年学杂志，1993，13（5）：296-297.

8. 杨朝晖. 何首乌抗衰老作用研究近况. 时珍国医国药，1999，10（5）：390-391.

9. 黄靖雄，屠运翰，吴开国，等. 西番莲对体外培养二倍体细胞的 DNA 合成作用. 中国老年学杂志，1994，14（5）：292-293.

10. 张国玺，陶国枢，陈可冀. 中华医学会老年医学学会第二届全国老年基础医学学术会议纪要. 中华老年医学杂志，1997，16（5）：5-6.

11. 中华医学会老年医学学会编. 全国衰老机理与对策研讨会论文集. 武汉，1991：143.

12. 董群，吴敏毓，曲卫敏，等. 黄芪为主三种方剂的抗衰老作用探讨. 中国老年学杂志，1996，16（6）：376-377.

13. 张龙泽，赵保路. 茶多酚 EGCG 可以显著延长在热应激及氧化应激条件下秀丽线虫的寿命. 第三届全国衰老与抗衰老学术大会暨老年护理与健康管理论坛论文集，昆明，2011：185.

14. 陈钦耀，冀元棠，孙玉林. 绞股兰对多刺裸腹蚤的生物学效应. 一种抗衰老药物筛选模型. 中草药，1995，26（10）：527-528.

15. 陈可冀，李春生. 中国传统延缓衰老药物的研究进展. // 国家中医药管理局科学技术司、上海市医学科学情报研究所. 国内外中医药科技进展，1990，17-26.

16. 李春生，侯荣先. 国内应用寿命试验和衰老动物模型研究抗衰老中药的近十年概况. 北京中西医结合学会老年医学专业委员会 1988 年年会论文汇编，1999，1-9.

17. 金道山，周健群，崔斗万. 中华麦饭石对家蝇寿命及脑内自由基水平的影响. 老年学杂志，1988，8（2）：

104-106.

18. 刘玉兰，牟孝硕，崔素玉，等. 蛤蟆油的抗衰老作用. 沈阳药科大学学报，1998，15（1）：56-58.

19. 李春红，李泱，李新芳，等. 南沙参多糖抗衰老作用的实验研究. 中国药理学通报，2002，18（4）：452-455.

20. 戴寿芝，刘润玲，李为，等. 枸杞、枸杞多糖与抗衰延寿. 老年学杂志，1994，14（1）：33-36.

21. 孙景礼，睢大员，于晓风，等. 人参果粗多糖的抗衰老作用研究. 中国老年学杂志，1999，19（6）：356-357.

22. 王巍，陈可冀. 寿命试验中西医结合研究的概况和展望. 中医研究院西苑医院编《传统老年医学研究论文集（第二辑）》，1984：51-54.

23. 陈可冀，李春生主编. 新编抗衰老中药学. 北京：人民卫生出版社，1998：328.

24. 蒋万忠，张洪泉. 枸杞多肽对D-半乳糖诱导小鼠的抗衰老作用及其可能机制. 国际药学研究杂志，2010，37（1）：49-50.

25. 魏晓东，刘玉萍，李晶. D-半乳糖致衰老大鼠非酶糖基化改变及菟丝子醇提液对其作用的研究、中国老年学杂志，2009，29（19）：2494-2495.

26. 王月华，贺晓丽，李晓秀，等. 人参皂苷Rg1对快速老化小鼠肝脏线粒体的保护作用. 中国老年学杂志，2009，29（15）：897-1899.

27. 李淑娟，张方，张丹参，等. 大黄酚抗衰老作用的实验研究. 中国老年学杂志，2005，25（11）：1362-1364.

28. 陈罡，朱小飞，李电东. 小檗碱抗过氧化氢引起的细胞衰老的机理. 首届全国抗衰老与养生医学大会论文集，青岛，2010：122.

29. 黄丽亚，崔显念. 天麻和维生素C对氟哌啶醇致衰老大鼠抗氧化酶表达作用的研究. 中国老年学杂志，2006，26（10）：1360-1361.

30. 陈勤主编. 抗衰老研究实验方法. 北京：中国医药科技出版社，1996：16-17.

31. 张婉红，谢华. 牡蛎肉水提液延缓去卵巢大鼠脑衰老的作用. 中国老年学杂志，2007，27（13）：1239-1241.

32. 马永兴，王赞舜，俞正英. 改善老年认知功能的进一步观察. 中华医学会第四次全国老年医学学术会议论文汇编，1989：111.

33. 张季，严春临，张丹参，等. 蒺藜皂苷对β-淀粉样肽（25-35）所致衰老小鼠学习记忆的改善作用及机制. 中国老年学杂志，2010，30（24）：3747-3749.

34. 郑集. 从代谢观点看衰老机制. 中国老年医学杂志，1983，2（1）：52-55.

35. 徐黻本. D-半乳糖的亚急性毒性. 第二届国际衰老研究会. 中国哈尔滨，1985.

36. 徐黻本，胡晓明，周宏辉. 绞股蓝及其复方的抗衰老实验研究. 中成药，1989，11（5）：29-30.

37. 龚国清，徐黻本. 小鼠衰老模型研究. 中国药科大学学报，1991，22（2）：101-103.

38. 石娟，魏敏杰. D-半乳糖与衰老研究的进展及临床意义. 中国老年学杂志，2009，29（15）：2001-2003.

39. 邢秋娟，施杞，王拥军. D-半乳糖诱导衰老动物模型的机制及其在中医药方面的应用. 上海中医药大学学报，2010，24（3）：93-98.

40. 余资江，应大君，董世武，等. 半乳糖急性致衰老动物模型剂量的探讨. 解剖学杂志，2005，28（4）：422-424.

41. 秦红兵，杨朝晖，范忆江，等. D-半乳糖诱导衰老小鼠模型的建立与评价. 中国组织工程研究与临床康复，2009，13（7）：1275-1278.

42. Wei H，LiL，Song Q，et al. Behavioural study of the D-galactose indused aging mo-del in C57BL/6J mice. Behav Brain Res，2005，157（2）：245-251.

43. 曾祥贵，谭忠庆，张浩，等. 自然老龄小鼠与D-半乳糖衰老模型小鼠的比较. 现代预防医学，2001，28（4）：416-417.

44. 尹彤，徐斌，朱庆磊. 自然衰老与半乳糖催老小鼠重要脏器的形态学差异. 中国临床康复，2004，8（36）：8248-8249及8266.

45. 周倩倩，李应东. 衰老模型的遴选. 中医研究，2012，26（2）：48-51.

[原载：中国结合医学杂志（英文版）2013；19（4）：243-252]

老年多瘀证专题笔谈

李春生[1]　王　阶[1]　黄柳华[2]　孟　杰[3]　赵淑颖[3]　王传社[4]　马治中[4]　李顺成[4]

（1. 中国中医科学院西苑医院；2. 中日友好医院；3. 北京友谊医院；4. 北京医科大学中西医结合研究所）

血瘀证是老年期常见病和多发病，一部分"健康"老年人也存在着血瘀和血滞现象，成为步入 21 世纪实现健康老龄化的潜在威胁。为了进一步深化对老年血瘀证的认识，提高对老年血瘀证的诊疗水平，拓展活血化瘀治则的研究范围，北京中西医结合学会老年医学专业委员会与活血化瘀专业委员会邀请有关专家举行了专题笔谈。

李春生主任医师

中国传统医学对老年血瘀证的认识很早。在战国时代成书的《黄帝内经》里，已有"血凝泣"和"留血"之说。东汉光武帝年间的《武威汉简·治百病方》中，载有"瘀方"[由当归、芎穷（窮）、牡丹、漏芦、蜀椒、虻（贝母）和醇酒组成]。《金匮要略》《医林改错》和《血证论》等均有关于瘀血特征及三焦瘀血证治的论述。后经过不断发展创新，使其内容日渐丰富，疗效甚为突出。中华人民共和国成立以后，通过中西医结合深入研究，使这一疗法更现异彩，成为攻克疑难重症和顽疾的重要手段之一。

老年人由于内脏功能减退，气血阴阳失调，身体犹如"积秽沟渠""必多拥（壅）塞"（语出自晚清·毛祥麟《对山医话》）。血瘀证在临床上比较常见，故有"老年多瘀"之说。近 20 年来，随着中西医结合老年医学研究的深化，在老年多瘀证的研究方面做了不少工作，积累了大量实践经验。如对于老年血液流变学、眼球结膜微循环、血管内皮细胞、剪刀应力诱导血小板聚集等的研究，对于老年脑血管病、心血管病、呼吸系统疾病、骨关节疾病以及糖尿病与血瘀关系的研究，对于衰老与血瘀关系的研究，都取得了可喜的成绩。下面请有关专家谈一谈各自的研究心得，以唤起同道们对这一领域的兴趣，从而为攻克老年期难治性疾病，促进健康的老龄化，尽微薄之力。

王阶副主任医师

老年多瘀是老年病临床中的常见证候表现，五脏功能衰退、气血多虚及血液运行不畅是老年多瘀的病理基础。从血瘀证的现代概念来看，凡涉及血液的流动性、凝固性、有形成分和变形性改变者，都是血瘀证。所以，老年血瘀证的辨病与辨证治疗为临床所常用。

老年血瘀的表现具有自身的一些特征。在症状和体征方面，老年血瘀证多表现为固定性疼痛，如心绞痛等；各种出血症状、烦躁、狂躁、心悸、口燥渴、但欲漱水不欲咽等。从临床观察中发现，古代医籍所描述的症状与现代临床不同病种中血瘀证的表现还是吻合的。在体征方面，老年人多见舌质紫暗、舌上瘀斑点、舌下静脉曲张，以及面色、目眶、口唇和指甲的暗黑等。通过多因素回归分析显示，体征对于血瘀的贡献率较症状大，证明体征在诊断中的可信度高。在客观指标方面，老年血瘀证最多见的是血液黏度升高、血小板聚集率升高、血栓易于形成、血液成分异常及红细胞变形能力降低等。上述指标作为血瘀证的客观标准直接选方用药，为中医的辨病治疗及推动中医的微观辨证起了积极的作用。

在老年血瘀的临床治疗中，需要注意血瘀证、老年血瘀证、同证不同病及辨证与辨病相结合的种种差异。同是血瘀证，青壮年与老年人由于年龄及体质上的不同，治疗上各有所偏重。老年血瘀的患者，同证而病不同也具有差异性。同是老年血瘀，原发性高血压、冠心病、充血性心力衰竭、心律失常、糖尿病、中风后遗症和脑梗死等，因疾病的不同有时治疗上差别颇大。传统的中医辨证论治，在大多数情况下只要同证即可同治，异病同证而异病同治一直是中医辨证论治的特征之一。随着专科专病研究的不断进展，在专科疾病的系统研究中发现，同证不同病，治疗上也有诸多差异，反映了临床治疗上的一些特殊性问题。为了继承和弘扬中医理论，提高临床治疗水平，重视同证不同病的研究，选用相应的处方和药物，可以在今后的治疗中起到积极的作用。老年血瘀证因为同证不同病，由于病情轻重缓急的不同，临床治疗上也会有所差异。如同是血瘀证，血液黏度的升高与血栓已经形成者在病情上即有差别，用药上也有差异；同是血瘀证，急性血瘀与慢性血瘀在程度上及病性上均有差别；急性血瘀证如脑梗死、脑出血和急性心肌梗死，临床表现的是热证和实证的症候为多；而多种疾病导致的慢性血瘀证，如心力衰竭的发绀及慢性肾病的瘀滞，表现的却是虚证及寒证的征象，在临床辨证用药上也是不同的。此外，老年血瘀证在涉及宏观辨证、微观辨证及辨症状治疗、辨指标治疗上也多有不同。临床遣方用药若有所区别，将会使临床治疗上更为明确与方证相应，易于取得临床疗效。

对老年血瘀证可辨病、辨证治疗。辨病方面，可针对不同的病种选用不同的活血化瘀药，如心血管病选用丹参、川芎和赤芍之类；脑血管病选用川芎和水蛭之类；妇科病选用桃红四物汤加味；呼吸系统疾病选用活血化瘀加清热解毒、化痰降浊之类。这样既体现了疾病的特殊性，也不失中医辨证论治的精髓。辨证方面，主要是针对不同的中医证型配伍治疗。如活血化瘀适用于老年血瘀证的一般情形，破血逐瘀适用于具有急性血栓形成者。此外，还有养血活血、益气活血、理气活血、温阳活血、凉血活血和滋阴活血等。不同的配伍体现了中医辨证施治的精神，临床上更能全面应对，非单病单药、一证一方可比。不同的配伍方法与不同活血化瘀药物的应用，是取得临床疗效的一个很重要的方面。

另外，针对老年人五脏功能低下、年老体衰、多虚多瘀的特点，临床上要注重在活血化瘀中配伍抗衰老药及提高免疫功能药，并配伍降脂、降糖和降压之品，可以为老年血瘀证的治疗提供更广阔的前景。

黄柳华主任医师

老年脑梗死属中医"中风""偏枯"等范畴。就其病变本质，更符合"血脉凝泣""留血"等血脉瘀滞、血行失度等血瘀证的病理改变。其成因既有随增龄所致的自身血脉凝涩，使血瘀氧耗、因瘀致虚，更有老年因本虚所致精气血不足，血流滞缓

而因虚致瘀。我们发现的规律是，急性期多呈风痰瘀阻、痰热瘀阻或痰瘀腑实内结、肝火上炎和阳化风动等以"邪实"为主的表现；至恢复期和后遗症期，因病情缠绵不愈，"久病入络为血瘀"，加重了血瘀程度，同时，"久病必虚"又加重了因虚致瘀和因瘀致虚的恶性循环。由此我们认为，老年脑梗死血瘀证是一种以瘀血为主，并包括风、火和痰等多种代谢异常的复杂病理过程。其产生与血液成分改变、血管病变、微循环障碍、代谢以及免疫功能失调有着不可分割的关系。本病的基本病理改变以动脉粥样硬化引起者为多见，当发生脑梗死后，其始动环节是缺血，而决定梗死区周围半暗带神经元损伤作用的不仅有局部血流减少，还包括缺血后再灌流时受损脑组织对氧的不完全还原，使自由基生成速率和浓度增加，体内脂质过氧化反应异常增强，而自由基清除酶活性的下降则加重了神经元损伤。血栓形成还使血小板活化因子激活，产生新的活化特异抗原，加重血小板聚集，同时使血栓烷和A_2与前列腺素活性动态平衡失调，加重了血管运动张力升高和血小板内环境的不稳定性，进一步促进了血栓形成。此外，细胞免疫机制也参与并加重了神经功能损害，所以老年脑梗死是由多种因素损伤造成的复杂网络性病理生理变化。

有鉴于此，对本病的治疗不能采取概念化的活血化瘀，我们的主张是：①"根据瘀血产生的原因进行审因论治。如由"精血衰耗，水不涵木，木少滋荣"，及精亏血少、血行迟缓成瘀者，宜滋水涵木、养血活血；如由气虚帅血无力而血脉凝涩者，又当益气化瘀、养血通脉。另外，本病既然是继发于老年本虚的基础上，遣方用药必须审时度势，随机应变。当正虚不耐克伐之品成胃虚，中运不健，则攻逐破坚及虫类搜剔之品要少用或慎用。从辨病角度，应对患者进行全面的理化检查，从中寻找病变规律，从阻断造成梗死区乃至全脑继发性损害的超氧自由基、钙拮抗、血小板聚集及氧糖代谢紊乱等方面，结合中药药理和生化来筛选药物。②根据本病三个不同病期的病机重心进行分期治疗。我们一般采用急性期治标为主。由于瘀血新结，易化易祛，应以活血祛瘀、疏通经脉为主，辅以平肝息风、涤痰开窍、通腑泄浊等法，以尽快清除血瘀证诱因，防止痰瘀互结、痰火上扰或阳亢风动使病情发展而缠绵不愈。为了促进缺损肢体的功能恢复，只要正虚不重，我们主张早用全蝎、蜈蚣和地龙等虫类药以搜剔络道及破瘀散结之穿山甲、

王不留行和莪术等以通脉散瘀。而对恢复期、后遗症期患者应以治本或标本兼顾，针对瘀血的产生原因，重点在于调理脏腑阴阳气血以增强体质，通过自我调节来推动瘀血流动，所以强调补虚为主，兼以活血。诸如益气化瘀、温阳化瘀、养血化瘀及补阴化瘀等法，切忌一味从瘀论治，使瘀不祛而正更伤，致虚虚之变。③对于活血化瘀药物的选择，宜根据中药四气五味、归经及结合中药现代药理，选用具有多功能及作用的药物，如川芎活血行气、载药上行，为消瘀血之良药，其提取药川芎嗪可降低血小板血栓素 A_2 的浓度，提高前列腺素 F_α 水平，同时还能抑制血管平滑肌收缩，增加脑动脉血流量而明显改善微循环。大黄既能通腑醒脑，又能活血通络以"推陈致新"。大黄中的各种生物活性物质和番泻叶苷、大黄酸苷的导泻作用对血管紧张素转化酶有明显特异性的抑制作用，使血压下降，而大黄素和大黄酸等还能降低胆固醇及三酰甘油。总之，通过对本病瘀血成因的分析及结合现代医学认识进行综合考虑，制订辨证治疗方案，可使中西医结合治疗效果进一步提高。

孟杰副主任医师及赵淑颖主任医师

糖尿病的病机错综复杂。历代中医认为本病以阴虚燥热为主要类型。近年来实验室检查的开展使中医学界在本病的诊治、辨证分型及临床疗效观察等方面取得了新的进展，发现糖尿病患者中不少兼夹血瘀。血瘀既是病理产物，又是加重病情的因素。

糖尿病也称消渴证，而消渴日久可损阴及阳，以致阴阳两虚。阳虚则寒凝，致使血行凝滞，甚至累及五脏；或可气虚血运无力，导致血流缓慢而瘀；或可阴亏无以载血，血液干涸成瘀；或可阴虚发热、热邪内耗，久则炼血为瘀。从西医检测结果上发现，血液理化改变，如血液黏稠度升高、高脂血症及血小板聚集率升高等，均不同程度第地本病有一定的内在联系。我观察了数十例糖尿病患者的全血黏度五项指标，均呈异常，并以全血黏度变化最为显著。有作者观察了本病合并血管病患者的血小板平均体积和血小板分布宽度，均示异常升高；有作者观察了本病患者甲皱微循环异常改变，以及舌下静脉增宽和曲张等瘀血性变化。实际上，血液之黏、浓、凝、聚概括了本病微循环和血流变学异常变化的主要特征。而这种改变又易导致血管内皮细胞损伤，并发血管病变，从而导致重要脏器的功能损害。这种瘀血内结、阻滞气机可不同程度地引起心痹、偏瘫、肢体麻木、皮肤溃疡和视力障碍等。相当于本病在西医范畴内的各种并发症。

糖尿病患者的舌象多有舌黯，或有瘀斑，或有舌脉粗裂、迂曲及色泽紫黑。尤其舌质暗为血瘀的重要标志。

从临床表现及诊断上，西医的诊断和分型治疗固然重要，但从中医角度上探讨血瘀证与糖尿病的关系也有着十分重要的意义。虽然目前在治疗上并不能以中药取代有着确切降糖作用的西药，但另一方面，中医药的活血化瘀疗法对于降低血糖、改善微循环、纠正血液流变学异常及治疗并发症等方面则有着不可忽视的功效。目前根据患者临床上各种不同情况的辨证论治，提出以活血化瘀法为核心内容的各种方剂。例如：①活血化瘀方，主药为丹参、生蒲黄、当归、虎杖和鸡血藤等，可使血糖控制不理想的患者病情趋于稳定。②化瘀养阴汤，以丹参、红花、山药、麦冬、花粉、知母和太子参等为主药随症加减，可改善血液流变学和血脂等异常指标。③活血益气养阴方，主药为川芎、当归、赤芍、丹参、泽兰、天花粉、生地和黄芪等，可有效地改善血瘀症状，亦有助于降低血糖和血脂。④益气养阴活血方，以生黄芪、生地、山药、党参、丹参、白芍和川芎等药为主进行加减，有利于防治或延缓本病并发症的发生。⑤益气养血活血方，给予黄芪、生地、玄参、丹参、葛根、当归和三七粉等药，除了可改善血糖、血脂和血流变等等指标外，还对糖尿病性眼底出血有一定的疗效。⑥桃红四物汤，以桃仁、红花、赤芍、川芎、熟地和当归为主药，对糖尿病及并发的肾病均有一定疗效。总之，对于糖尿病，虽然中医诊断及疗效评判上尚无统一标准，方剂也各不相同，但都是围绕着血瘀而展开的治疗法则，用药上也都涉及祛瘀疗法。在本病与血瘀的关系方面，目前多数处于临床观察和总结阶段。为了尽快阐明两者间的关系，除了大量临床经验的总结外，尚需进一步从基础实验上对这一理论机制加以丰富并提高。

王传社讲师、马治中副教授及李顺成教授

我们根据中西医衰老学说、临床流行病学调查及实验研究结果，认为正气虚衰（脾肾虚衰）是导致衰老的主要矛盾方面，但虚久必瘀，即衰老

必瘀，瘀又进一步促进了虚衰。为此，我们提出了"正虚挟瘀是衰老的主要机制，扶正化瘀是延缓衰老的理想途径"的观点。其中正虚的特点为脾胃虚衰，肾阴阳两虚偏于阳虚，肾虚是正虚的主要矛盾方面；瘀则包括痰浊和血瘀。正虚为因，因虚致瘀，痰浊血瘀又加重了虚衰，虚与瘀相互影响共同加速衰老进程。现将"老年多瘀（血瘀）"的实验研究论据总结如下：

1．与瘀有关的各项老化指标的改变

（1）随着年龄的增长，大鼠的血液流变性渐呈黏、浓、凝及聚改变，雄性出现较早。①中老年雄鼠及老年雌鼠之全血黏度（低、高切变率）皆明显高于青年鼠；与中年雌雄鼠相比，雄鼠的全血黏度显著升高。②中老年雄鼠血浆黏度及纤维蛋白原黏度及老年雌鼠血浆黏度均明显高于青年雄鼠，进一步研究显示老年雄鼠血纤维蛋白原含量显著升高。③老年雄鼠血浆胆固醇含量明显高于青年大鼠；老年雄鼠及中老年雌鼠的红细胞压积均高于青年大鼠。④中老年雌、雄的红细胞电泳时间均较青年大鼠明显延长，随增龄出现的大鼠红细胞电泳减慢，说明红细胞膜上负电荷减少而容易聚集。前述四个方面的结果说明随着年龄的增加，大鼠的血液流变性呈黏浓凝聚的改变，部分指标在中年大鼠已有明显变化，到老年时则均有显著性改变。

（2）老年大鼠易于形成血栓：①电刺激老年雄鼠颈动脉后，体内血栓形成时间明显短于青年组，说明老年大鼠血管内皮易受损而形成血栓。②老年雄鼠体外血栓长度、湿重和干重均明显增加，说明老年大鼠血管内皮以外因素（血小板、白细胞和凝血因子等）导致的血栓形成增强。

（3）微循环障碍：老年大鼠细胞变形能力明显降低；老年雄鼠红细胞的滤过指数（IF）明显升高，表示红细胞的变形能力降低，红细胞不易通过毛细血管，即出现微循环障碍。

（4）自由基对老年小鼠的损伤增加：老年小鼠肝、脑、肾等重要组织器官中的 MDA 含量均明显高于青年组，说明过氧化脂质的含量增加，即自由基对机体的损伤增加。

（5）老年小鼠肾出现显微及超微结构改变：光镜下可见老年小鼠肾小球系膜基质弥漫性增生、肾小球局灶性及节段性硬化、肾小球基底膜增厚及扭曲、蛋白管型、间质炎症等均明显多于青年小鼠。电镜下，老年小鼠肾小球毛细血管基底膜明显增厚，与青年对照组相比其厚度增加 1 倍，差异十分显著。

（6）老年小鼠皮肤的组织形态学改变：老年小鼠真皮中胶原纤维、多糖和蛋白质含量增加，弹性纤维含量减少，结果导致真皮组织弹性及韧性降低，最后出现萎缩。

综上所述，老化机体随着年龄的增加，循环系统逐渐出现黏浓凝聚的血液流变性的改变，易于形成血栓以及微循环障碍，代谢废物及其对机体的损伤增加，意即随着年龄的增加，机体内的瘀积逐渐增多，到一定程度就会影响机体的功能活动，而功能活动的降低就会加剧淤积，所以"老年多瘀"。

2．活血化瘀方药的延缓衰老作用

（1）丹参及丹坤汤有延缓免疫衰老作用。

（2）丹坤汤有改善老年小鼠的自由基代谢的作用。

（3）改善老年大鼠的血液流变学：丹参、川芎及当归均可不同程度地降低老年大鼠各切变率下的全血黏度、血浆黏度及纤维蛋白原黏度、血浆纤维蛋白的含量、红细胞压积、血浆胆固醇的含量、红细胞电泳时间及红细胞聚集指数，说明活血化瘀药物可延缓大鼠随增龄而出现的血液流变性的黏浓凝聚的改变。

（4）丹参和川芎可降低老年大鼠血小板聚集率，以及抑制老年大鼠血栓形成。

（5）丹参和川芎可改善老年大鼠的红细胞变形能力，从而改善老年大鼠的微循环障碍。

综上所述，可以发现活血化瘀方药对多种老化指标均有明显的改善作用，以方验证，说明血瘀与衰老密切相关。

3．其他实验研究

（1）上海张新民发现桃红四物汤可显著增强腹腔巨噬细胞的吞噬功能、使脾 T 和 B 淋巴细胞转化率明显升高。

（2）上海颜德馨以活血化瘀药物（当归、川芎和红花等）为主组成了具有益气活血作用的复方"衡法Ⅱ号"，显微解剖服药组老年家兔脏器，发现其血管组织结构基本恢复正常，未见瘀血现象，各脏器的主要结构与成年家兔对比基本相同，2 年以上生存率明显升高，而老年对照组则出现微循环障碍、血管壁增厚、管腔狭窄、代谢废物——脂褐素沉积和细胞间瘀血等病理现象。

（3）据报道，临床使用或实验研究有效的延缓衰老方剂多含有活血化瘀药物，如抗衰Ⅰ号含有川芎，神仙不老丸有当归和牛膝，长春宝丸含丹参和当归，延寿灵含三七，施今墨抗衰老方含丹参，百龄成仙汤含大黄和三七等，活血化瘀药赤芍、益母草、丹参、元胡、郁金、莪术和山楂等中药亦在许多延缓衰老方剂中出现。

4. 对现代医学各种衰老学说的分析　现代医学的各种衰老学说可概括为两类观点，一是认为机体功能谢低下或紊乱是造成衰老的主要机制，如神经内分泌功能减退、免疫功能低下、遗传学说的修饰基因功能低下以及 DNA 修复能力减弱等学说，体现了机体功能代谢衰退或正气虚衰的一面；二是是认为机体功能代谢低下或紊乱引起各种代谢产物的堆积是导致衰老的主要原因，如自身抗体的过多、免疫复合物的沉积、自由基及其代谢产物的增多、错误蛋白质的积累及交联分子的堆积等，则多属于血瘀的表现，说明"因虚致瘀"。上述代谢产物的堆积又使功能代谢和形态进一步衰退老化，即所谓"瘀"进一步加重了"虚"。

[原载：北京中医 1999，18（5）：52-55]

第 六 篇

中国宫廷医学

中国宫廷医学史略

李春生

中国宫廷医学史是研究中国帝王、后妃及与之相关的特定人群医疗保健的一门科学，是中国传统医学的重要组成部分。在1911年以前的4500多年间，帝王一直是中国政治体制的核心，为帝王服务的中国宫廷医学始终代表着中国传统医学的发展方向。本文将略述宫廷医学的发展史。

一、中国宫廷医学的萌芽和形成时期（公元前2070—公元580年）

夏禹治水改变了黄河流域的农耕环境，中国从原始社会进入了奴隶制社会。随着火的取用，居屋的出现，五畜（牛、羊、猪、鸡、犬）的驯化饲养，五谷（稻、菽、黍、稷、麻）与瓜果的栽培，小麦从西亚和地中海东部地区传入中国，人民的生活条件逐步得到了改善。铜器和铁器的制造及使用使生产力得到了较大的提高。随着封建制度的萌生和加强，为统治者服务的各种体系开始建立。在诸子百家争鸣的情境下，哲学和科学萌生。医药卫生知识得到了积累，中国传统医学理论体系雏形开始显现。这些变化为中国宫廷医学的诞生奠定了基础。

（一）中国帝王与宫廷的产生及御医的出现

在中国远古世族社会没有帝王，传说中的三皇五帝（三皇指伏羲、神农和黄帝，五帝指少昊、颛顼、高辛、唐尧、虞舜，但也有不同的说法）实际上相当于部落的酋长。酋长为了部落的生存和发展，常采取扶助农耕和相互掠夺等措施。因此，西汉·司马迁在《史记·五帝本纪》中，才有黄帝战炎帝于"阪泉之野"，征蚩尤于"琢鹿之野""时播百谷草木，淳化鸟兽虫蛾"等行动。

真正的帝王大约出现在公元前2070年的夏代。夏代的当权者夏禹为了治理"浩浩怀山襄陵"的滔天洪水，"乃劳身焦虑，居外十三年，过家门而不敢入"，受到人民的爱戴，统一了九州、九山和九川，使中国进入了父子世代相传治国的奴隶制社会。

帝王治国安邦，需要办公、居住和生活场所，这个场所就是宫廷（宫室）。《礼记·礼运》篇说："昔者先王未有宫室，冬则居营窟，夏则居橧巢"，它是对氏族社会的描述。宫廷的建设相传起于黄帝。《管子》称黄帝有合宫，《白虎通》谓黄帝作宫室避寒湿，又创楼阁明堂之制。诸侯也跟随着建"泮宫"。史载夏禹治水期间，曾"卑（削弱）宫室，致费于沟域"。说明曾担任帝舜"司空"官职的臣子夏禹也有宫室。关于帝王的宫室——明堂，《史记·封禅书》云："泰山东北趾，古时有明堂处，赴险不敞。"汉武帝时，济南人公玉带上黄帝明堂图。"明堂图中有一殿，四周无壁，以茅盖，通水，环宫垣为复道，上有楼从西南入，命曰昆仑。天子从之入，以拜祠上帝焉"。提示其建筑范围很小。

现在见到的最早宫廷遗址在河南省洛阳之东。据考证，夏禹的孙子太康被有穷国君王后羿攻破都城安邑（今晋东南的夏县），遂逃至黄河南岸，把国都设在洛阳东边的偃师（古称斟鄩）郊区。公元前1900—公元前1600年间，太康大兴土木，建造宫殿。近年来的考古发现，在偃师市二里头村有十余处宫殿遗址。其中1号宫殿位于遗址中部，面积约1万平方米，略呈正方形，坐北朝南，高出基面约1米，为"四阿重屋"式建筑，堂、庑、门、庭齐全，被称为"中国宫廷建筑的祖型"。

御医出现于宫廷诞生之后，为帝王防治疾病、保养身体和治国所需。传说中最早的御医如神农时代的僦贷季，黄帝时代的俞跗、岐伯、伯高、少俞、鬼臾区、桐君和少师，都是帝王的臣下。雷公是黄帝的学徒，大多数未载于史书。商代甲骨文卜辞中的"小疾医"，是迄今所见最早的医官。《左传》记载的医缓和医和，《吕氏春秋》记载的文挚，《史记》记载的秦越人和夏无且，是春秋战国时代给帝王和诸侯诊治疾病的御医。两汉、三国、晋至南北朝，御医中名医辈出。淳于意、郭玉、华佗、张仲景、王叔和、褚澄、李修、全元起、徐文伯和徐之才等对中医学术都有较大的贡献。

（二）宫廷医政制度的初步确立

据《周礼》记载，周代的国家机关分为天、

地、春、夏、秋、冬六大类，每一类都有职掌性质相近任务的数十个大小官员。为王室服务的医官系统编制在"天官冢宰"类中，其执掌的多与王室的医疗保健和衣食住行有关。公卫防疫人员多是天官冢宰和秋官司寇管辖；卜、祝及巫等神职人员属于秋宫统辖。这种安排表明医与巫已经分家。《周礼·天官·冢宰》对周代宫廷医师的分科、管理、病案记录及死亡报告制度做了如下规定：

1. 宫廷医生分食、疾、疡、兽四科　食医，"掌和王之六食、六饮、六膳、百羞、百酱、八珍之齐（剂）"，是管理宫廷饮食营养的医生。除食医外，宫廷还特设"膳夫"之官，直接管理皇家饮食。这两种官吏因与周王关系密切，都有较高的政治地位，也称为中士。疾医，"掌养万民之疾病"，相当于内科医生。到了春秋战国时期，这类医生改称"太医"或"侍医"，成为陪同和伺候帝王的专职医生，地位也是中士。疡医，"掌肿疡、溃疡、金疡、折疡之祝药、劀杀之齐（剂）"，相当于外科和骨科医生。疡医在宫廷中属于下士，地位较低。兽医，"掌疗兽病，疗兽疡"，专为帝王所乘的坐骑及宠物服务，在宫廷中与疡医地位相同。

2. 宫廷医生的设置和管理　《周礼·天官·冢宰下》说："医师掌医之政令，聚毒药以共（供）医事。凡邦之有疾病者、疕疡者造焉，则使医分而治之。"提示宫廷医生是由"医师"来进行管理的。医师具有多达54人的规模编制，主管医事政令、药物采购和医生工作安排等。据应邵《汉官仪》所说，这类医师在周代也称为"太医令"，在两汉时还称做"太医丞"。

3. 宫廷医生的考核制度　《周礼》指出，每年"岁终"，要依据各科医生的治疗成绩，对其"稽其医事"，确定下一年的薪俸，"以制其食"。考核的方法比较严格，"十全为上，十失一次之，十失二次之，十失三次之，十失四为下"。这种评价医生优劣的制度对于今人亦有借鉴意义。

（三）为宫廷服务的医疗机构框架初步形成

在周代宫廷中有"医师"官职或称呼，所设上士2人，下士4人，协同医师管理医政；府2人，管理后勤供应；使2人，管理宫廷文书和病案；徒20人，看护病人或接受差役。由此推测，当时已形成了医疗机构的雏形。秦代的国家机构中设有九卿，少府为九卿之一。少府下设六丞，太医令丞为六丞之一，主掌宫廷疾病诊治、帝王保健及国家相关医事。西汉沿袭秦制，但将太医令丞的隶属关系归于以下两个系统。一是奉常系统，汉景帝中元六年（公元前144年）将奉常更名为太常，主管皇家方药；二是少府系统，主管为宫廷提供太医和女医等医疗服务。当时太医令丞属下人员不固定，曾多至"数千人"。东汉时期撤销了太常系统，只在少府设立太医令丞1人，下属有"医员二百九十三人，吏员十九人"，说明机构已具备一定规模。三国两晋时期，魏承汉制设太医令丞，吴国亦置太医令。蜀汉自诩为"正统"，推测其医官设置可能与东汉近似。西晋时太医令史归属宗正管辖。东晋建立后，"哀帝省并太常太医，以给门下者。"至于它们宫廷医疗机构的情况，尚乏翔实的数据。总的看来，南北朝以前的太医令相当于散官，职司为帝王医疗保健服务，实际权力很小。

（四）宫廷医疗机构内部的医药分家

自从出现专门为帝王及诸候服务的太医、侍医和御医以来，药物和医方的管理在宫廷内没有受到应有的重视，一直沿用"太医令丞主医药"的规矩。秦朝太医夏无且，有提着革囊（药袋）侍于始皇帝身边的记载。西汉初虽由太常系统管理药物的采购，但宫廷用药权力仍在太医。到了西汉中叶以后，由于武帝"遣方士求神怪，采芝以千数"，从而促使产生了以管理方药本草而待诏的官员——本草待诏（《汉书·郊祀志》）。该官地位不高，很快被罢去。西汉昭帝元平元年（公元前74年），昭帝弗陵患重病卧床时，曾征天下名医为帝治病，并以谏议大夫、建平候杜延年"典领方药"。这是我国宫廷医药分家的最早记载。但实质上宫廷药物的管理仍然混乱，使居于最高统治地位的皇帝、皇后及其继承人的生命受到严重威胁，以致在西汉宣帝朝许皇后怀孕时，出现大将军霍光妻子霍显为了让其女儿做皇后，与女医淳于衍合谋用附子毒死许皇后的事件。西汉成帝朝，赵皇后（飞燕）的妹妹赵昭仪因为自己未生育，就与乳医共同害死许贵人所生的皇子。西汉平帝14岁时被安汉公王莽因腊日上椒酒，置毒酒中，饮之而有疾，暴崩于未央宫。这些事件在宫廷中引起了震惊。东汉王朝建立（公元25年）以后，设药丞及方丞各1人，"药丞主药，方丞主方"，（《后汉书·百官志》）皆归少府管理。此外，还设有尚药监一职，主要从事药物的修和调试，其职能也与管理药物有关。《后汉书·盖勋传》中即有"京北高望为尚药监"之说。由于药丞、方丞和尚药监的出现，使宫廷药物和医方的管理得以归口，药物的质量得到了保证，促进了太医禁方向宫廷方转化，为避免宫廷重大医疗事故及提高宫廷医药疗效奠定了基础。因此，宫廷医药分家是我国传统医学的一大进步。

（五）宫廷御医学术地位的确定

从春秋战国至南北朝，宫廷御医通过科学创新，在医学界享有较高的学术地位。例如，春秋战国时代的名医医和提出了六气（阴、阳、风、雨、晦、明）致病的病因学说，扁鹊（秦越人）创造了望、闻、问、切的四诊方法，提出了"信巫不信医者，疾病不治"。西汉仓公（淳于意）撰写了中医最早的医案，给后世医生示以规范。东汉华佗创制了麻沸散和腹部外科手术，张仲景创造了六经辨证和伤寒、杂病分治的理法方药体系，成为中医从理论到临床的桥梁和医方之祖。西晋王叔和撰《脉经》，确定了独取寸口的诊脉方法和20余种脉象，至今仍为中医界所遵循。南北朝时期的医学家徐之才（一说为黎之才）提出了"宣、通、补、泄、轻、重、滑、涩、燥、湿"的药物"十剂"，褚澄在《褚氏遗书》中提出了生殖健康问题，等等。上述医家都曾经先后在宫廷或王室供职，以他们的理论与临床贡献，以及精湛的医术，给后世医生树立了榜样。

此外，据《礼记·玉藻》所言，君王进食之前，臣下要"先辨饭尝羞（馐）"，即由代膳宰臣遍尝各种饮食菜肴。若臣下品尝之后没有中毒症状，君王才可以进膳。同样，在君王有病需用药时，也要臣下和御医等先尝药饵，然后君王才服。此制度形成于周朝，历代有所发展和完善，一直沿用到清朝末年，对保障帝王不受毒害和国家安定起到了重要作用。

二、中国宫廷医学的发展与繁荣时期（公元581—1368年）

自隋朝开始，经唐、五代、宋、金，至元末止，是中国宫廷医学的发展阶段。在这段漫长的时间内，曾经历数度割据动乱、饥荒疾疫、统一稳定和生产恢复，科学文化有了较大的发展。特别是唐、宋两个朝代，都有过较长的经济和文化繁荣时期，医疗事业和医药学术受到了最高统治者的重视，一部分文士加入医药队伍，大大提高了医药队伍的文化素质。五代和金元，由于战争、灾荒及传染病流行，最高统治者为了自身的生存及疆域的扩展，也都很重视医药。以上外部环境促进了中国宫廷医学的发展与繁荣。

中国宫廷医学发展与繁荣的标志在于，随着太医署（院）的建立、变迁及职权的扩大，官办医学教育的出现和繁荣，以及皇帝重视医药并主持撰写医书，从而促进了宫廷医疗水平的提高。

（一）太医署（院）的建立、变迁及职权的扩大

在先秦、两汉、三国、两晋及南北朝时期，虽曾有太医令、丞及医工长之设，但下属有时还是会呈"无员"状态，直接影响了为宫廷和国家服务的质量。公元581年春2月，隋文帝杨坚接受北周静帝的玺绶和"百官劝进"，即皇帝位于长安宫廷之临光殿，就决定改"周之六官"。其所制名，"多依前代之法"（唐魏征等撰《隋书》卷廿八·职官下）。其中在太常寺之下，设立太医署，编制有主药2人、医师200人、药园师2人、医博士2人、助教2人、按摩博士2人及祝禁博士2人等员。炀帝时"太医又置医监五人，正十人"。通过对太常寺的这一改革，太医署就成为名副其实的掌管国家医药和医学教育的机关，并承担为百官治病的责任。与此同时，门下省仍统辖尚食及尚药等六尚局。尚食局编制典御2人，直长4人，食医4人；尚药局编制典御2人，侍御医、直长各4人，医师40人。此二局是专为宫廷服务而设。尚药局总管御药配制和试尝，为皇帝和内宫人员治病。此外，在门下坊的药藏局另编制有侍医4人，以备所需。以上太常寺所辖太医署的建立，及其与门下省所统药局的明确分工，为中国宫廷医学的发展与繁荣奠定了基础。

唐代官制大抵沿袭隋朝，但扩大了太医署的建制，管理人员增太医丞1人，医监4人。医疗分科增加了针师和按摩师，与医师（疾、疡医）、咒禁师为四科。药物管理设采药师，并设医学博士以培养后继人才。又改尚药局为奉医局，编制侍御医4人，掌供奉帝后诊候；司医5人，医佐10人，掌分疗宫内众疾。还在后宫尚食局、太子东宫之左春坊设司药、典药和掌药诸官职，供其医疗保健之需。在五代的医事制度中分工粗略，无太医署及奉医局之建制。

宋代皇帝虽然轻视社稷，但最重视医药，其宫廷医疗机构较唐代有很大的改进。设太医局隶属太常寺，南宋崇宁朝还曾隶属国子监。其主要职责是培养医学人才及掌国家医疗。宋初另增设翰林医官院为中央医官之核心，专管医药行政和医疗事故；御药院为宫廷"掌案验方书，修合药剂，以待

进御及供奉禁中之用"，职责相当于御用药房；尚药局虽未改"奉医局"，但其功能与唐代奉医局类似，"掌和剂诊候之事"，编制有医师、医正、医佐、药工和掌库等，相当于宫廷医院；又在宫廷的保寿粹和馆内选择御医和良医诊治皇帝及其家族、近臣疾病，设药房提供药饵；还允许宫人到妙法广福寺让尼徒诊治，使宫廷内的底层人员得到了较好的医疗保障。宋代医官之阶定为 14 阶，阶高者称"大夫"，阶低者称"郎"。这种称呼一直沿用至今。医学分科发展到 9 科（含小方脉、产科、眼科、口齿、咽喉科和金镞兼伤折科等），并产生了国家最早的药局——熟药所、惠民局及和剂局。

辽代为了适合战争需要，设北院官和南院官。北院官治宫闱部族属国之政，南院官治汉人州县，应付打仗。在北院辖下，建制有太医局和承应小底局。太医局设翰林医官，为皇帝服务。承应小底局有汤药小底官若干，以供皇太后、太妃、皇后、皇太子和亲王驱使。

金代设太医院、御药院、尚食局和尚药局。太医院是宋代翰林医官院的改称，其后为元、明、清各代所沿用，归吏部领导。编制有提点、院使、副使、管勾、都监、同监。尚药局、尚食局设提点、局使。副使，级别和职能与宋朝相同。

元代医政机构有太医院、典医监和掌医监，药政机构有广惠司、回回药院、御药院、御药局、御香局和惠民药局。太医院归属宣徽院，惠民局负责医药研究；还设有医官提举司，主管与医药有关的差役词讼。该设置使医疗行政机构职权进一步扩大，以符合宫廷与官民的要求。

（二）官办医学教育的出现和繁荣

《唐六典》卷 14 注记载："晋代以上，手医子弟代习者，令助教部教之。（刘）宋元嘉二十年，太医令秦承祖制医学，以广教授，至三十年省。"说明早在晋代就有医学教育之设，南朝刘宋元嘉年间（公元 443 年），由太医令主持了官办医学教育。其后，北魏开始设"太医博士"和"太医助教"，为官办医学教育奠定了基础。

隋代虽然成立了太医署，隋初医学生曾达到 580 人，但在兴办医学教育方面无大建树。唐·李延寿《北史·卷十一》评论隋文帝说，杨坚"不悦诗书，杨素由之希旨，遂奏除学校。"即于仁寿元年（公元 601 年）夏五月乙丑，"废太学及州县学，唯留国子监一学，取正三品以上子七十二人充生"。其后又将国子监改为太学。

唐代进一步明确了太医署的教育职能，并于贞观三年（公元 629 年）置医学，改医药博士为医学博士，诸州置助教，写本草，百一集验方藏之。其后几年反复强调和推广，在永泰元年（公元 765 年），使医学博士和助教二职普及到上、中、下郡督府，上州和中州所培养的医学生达到可"掌州境巡疗"的水平。与此同时，唐代完善了严格的医学考核制度，通过考试，培养出注意疗效的医师后继人才。

宋代医学教育受当时大兴官学的影响，较唐有了明显的进步。尤其是北宋时期，随着庆历、熙宁和崇宁三次大规模兴学，医学教育亦形成了三次高潮。第一次高潮在宋仁宗庆历四年（公元 1044年），时任参知政事的范仲淹鉴于京师开封人口已达百万，而医生仅有千数，且多为庸劣之辈，因此上疏建议："选能讲说医书三、五人为医师。于武成庙（即国子监所在地）讲说《素问》《难经》等文字，召京城习医生徒听学，并教脉候及修合药饵。其针灸应别立科教授，经三年后方可考试，高等者入翰林院充学生祗应"。宋仁宗准奏，开始兴办医学教育。至嘉祐五年（公元 1060 年），讲习医学的学科设置达到 9 科，规定学生以 120 名为额。其中大方脉科 40 人，风科 30 人，小方脉科 30 人，产科 4 人，眼科 6 人，疡肿科及口齿兼咽喉科各 4 人，金镞兼书禁科及金镞兼伤折科各 1人，学制为 3 年。学生的入学资格很严，规定年龄在 15 岁以上，由召命官、使臣或翰林医官、医学 1 员做保证人，并令学生 3 人结为连保，旁听 1 年以后才有入学资格，并需等待本科有缺，才可选试收补。其考试问经义 10 道，包括《难经》《素问》《巢氏病源》《太平圣惠方》及《神农本草经》等内容，能答对 5 道者为合格，由太常寺给牒，才能成为正式学生。学习 3 年之后，再由太常寺奏请医官考试，择优分配，具名奏闻，送翰林院安排工作。第二次高潮在宋神宗熙宁九年（公元 1076年），改设太医署为太医局，置提举（校长）1 员，判局（副校长）2 员，对官立医学学校制度进行改革，实行"三舍法"五年学制。即初入学 1 年为外舍，经考试升内舍，2 年后再经考试入上舍，再学习 2 年考试合格授予官职。医学设 9 科，每学科有教授 1 人，学生额 300 人。其中外舍 200 人，内舍 60 人，上舍 40 人。学习专业分方脉、针灸和疡科三类，课程共 13 门，共同必修课为《黄帝内经·素问》《难经》《巢氏病源》及《补注本草》。

方脉专业除需通习大小方脉及风科之外，还加习《脉经》及《伤寒论》。针灸专业除需通习针、灸、口、齿、眼及耳六门之外，还加习《黄帝三部针灸经》及《龙木论》。疡科专业除通习疡肿、伤折、金疮及书禁4门之外，还加习《黄帝三部针灸经》及《千金翼方》。从文献记载来看，当时培养医学生时既重理论又重实践，淘汰率也很高。9科上舍共360人。《宋史·职官四》说，"学生常以春试，取300人为额"，即通过考试再淘汰60人，合格者才能进入实习阶段。到"太学、律学、武学生、诸营将士"那里，对患疾病者"轮往治之"，同时"各给印纸，书其状，岁终稽其功绪，为三等第补之。上等月给钱十五千，毋过二十人；中等十千，毋过三十人；下等五千，毋过二十人。失多者则罚黜之"。通过5年的学习和层层选拔，"中格高等为尚药局医师以下职"给宫廷服务。第三次高潮在宋徽宗崇宁二年（公元1103年），将宋哲宗元祐元年（公元1086元）废止的"三舍法"重新恢复，分科和课程设置仍遵熙宁之法，并于政和年间，一度将太医局从太常寺分离出来，隶属于国子监，成为专一从事和管理医学教育的机构，从而保证了医学教育的质量。御药院和尚药局则隶属殿中省，从而推动了中医学的发展和宫廷医学水平的提高。到了南宋，由于受战乱的影响，太医局时置时废，医学教育已比不上北宋三次兴学时期。考期题目水平较高，但考风腐败现象也影响了录用医学人才的质量。

辽代虽无医学教育制度，却很重视习医。金代职官衙门置中，于天会四年（公元1126年）首先将宋朝"太医局"的称谓改为"太医院"，其性质仍是医学教育机构，每3年举行一次太医考试。它的职能兼掌医事，编制中有一批为高层服务的"大夫"和"郎"等医官，设10个医学分科。元代太医院不再具有教学职能，其职能只是"掌医事，制奉御药物，领各属医职"。元代在医学教育方面着手较早，至元三年（公元1621年），忽必烈曾派遣太医院副使王安仁带金牌到全国各地建立医学校，对医学生及教学人员考查和考核。至元九年（公元1272年），又设立"医学提举司"来处理此事。医学专科发展至13个，每年各科均由医学提举司制订疑难题目，呈报太医院后转发给各路医学教授。令学生每月依式学医义一通，年终时造册上报，以考察学生成绩。医学学校设在各路、州、府和县，学习优良者可直接擢用，或由科举选

录，地方教育颇具规模。

（三）皇帝重视医药并主持撰写原书

1. 发展了中医基础理论　从隋代大业年间（公元605年）开始，至元末延祐年间（公元1312年）止，先后对中医理论做出贡献的宫廷御医有：隋朝太医令巢元方主持编著了《诸病源候论》，使其成为病理证候研究的鼻祖。太医侍御杨上善整理校订中医典籍《素问》《灵枢》，合而撰著《黄帝内经太素》，发展了中医脉学理论。唐朝著名医学家孙思邈撰著《备急千金要方》和《千金翼方》，大力提倡医德，成为中医医德规范的制订人。他还创立了脏病和腑病分类系统，提出了妇、儿分科，在老年医学、养生学、食疗学、药物学和针灸学等方面均有较大的贡献，对唐代医学的发展起了推动作用。北宋钱乙提出小儿"五脏六腑成而未全，全而未壮""脏腑柔弱，易虚易实，易寒易热"的生理病理特点，注重脏腑辨证，创制新方，疗效显著，被誉为"幼科祖"。宋朝徽宗撰著《圣济经》，强调饮食调养"全生之术，此其要者"。元朝饮膳太医忽思慧所撰《饮膳正要》，发展了饮食养生理论，并首先提出了"食物中毒"的概念，是我国现存最早的营养学专著。

2. 代表国家制订、修改并颁布了药典及针灸经穴标准　唐初为了推动中医药的发展，由唐太宗及唐高宗时身居要职的李绩和苏敬主持，由唐高宗批准，太医许孝崇等20余人对药物进行了整理，并征集天下州县所出药物，按实物编绘"药图"和"图经"，于显庆四年（公元659年）撰成《新修本草》20卷，目录2卷，《新修本草图经》7卷，《新修本草图》25卷，共计54卷。该书重视地道药材和外来药物，载药844种。该书颁布后成为我国第一部药典，比欧洲最早的《纽伦堡药典》（公元1542年出版）要早800多年。宋初尚药奉御刘翰、太医陈昭遇等对唐代《新修本草》加以修订，增新药133种，编著成为宋代药典《开宝本草》刊行。宋中叶以后，徽宗政和年间和高宗绍兴、建炎年间都曾安排御医整理、皇帝敕定《经史证类备急本草》刊行，增补新药476种，载述药物1558种。元朝初年，荣禄大夫、提点太医院事许国祯奉命与翰林承旨撒里蛮召集诸路医学教授增修本草，参加者有罗天益及韩公麟等20余人，历时4年，撰成《大元本草》，惜今已失传。

从唐宋至元代，针灸学有了很大的发展。北宋翰林医官、尚药奉御王惟一于公元1027年研制

了两具针灸铜人，闻名国内外。该铜人与成年男子体型相同，躯壳可拆卸，内藏脏器，外刻穴位，"混然全身"，可谓创举。其将铜人体表刻穴657个，可以按穴论病。考试医生时，将铜人体表用蜡封住，向体内灌水（一说灌汞），针刺时如中穴则水出，未中则否。它既是古代精密的医学模型，也是教育史上形象实物教学的重要发明。王惟一还著有《新铸铜人腧穴针灸图经》，成为针灸腧穴新的国家标准。该书不仅在当时刊刻印行，还刻石立于相国寺仁济殿内，成为中国针灸史上新的里程碑。

3. 整理医籍，刊行方书　唐代宫廷医籍的整理主要由当时弘文馆——宫廷藏书之处的官员王焘完成。王焘于唐玄宗天宝十一年（公元752年）撰成《外台秘要》40卷，分1104门，每门先论后方，共载方600余首。书中除整理了大量古代文献和民间单、验方之外，还收载了许多宫廷美容、疗疾方，如御医张文仲"常敷面脂方"等，使这些珍贵医方得以保存和流传。

宋代毕昇发明了胶泥焙烧成活字，实行排版印刷，这是印刷史上的一大进步，推动了宫廷医籍的整理和方书的刊行。公元982—992年，翰林医官使王怀隐和医官陈昭遇等奉宋太宗之诏编写了大型方书《太平圣惠方》，颁行全国，收集效方1万余首。公元1057年，北宋设立"校正医书局"，尚药奉御孙兆、翰林医官秦宗古和朱有章等参加该局工作，对重要医籍进行了整理、考证和校勘，历十余年，相继刊行了《素问》《伤寒论》《金匮要略》《金匮玉函经》《脉经》《针灸甲乙经》《诸病源候论》《备急千金要方》《千金翼方》及《外台秘要》等，为中医医籍的传播做出了重要贡献。北宋大观年间（公元1107—1110年）诏令太医令裴宗元，提辖措置药局陈师文和陈承，将官药局（熟药所）所收医方加以校订，编成《太平惠民和剂局方》5卷，分21门，载方297首。后经多次增补，公元1151年颁行全国，成为世界上最早的国家药局方之一，至今该书中的方剂如四君子汤、逍遥散、二陈汤和藿香正气丸等仍被广泛使用。北宋末年（公元1111—1117年），徽宗诏令太医局提举曹孝忠等八位医官，广泛收集历代方书及民间医方，历时7年，撰成方书巨著《圣济总录》。该书200万字，分60余门，载方20 000首，内容"旁撮经史至仙道书，下逮百家之说，兼收并录"。明代李时珍评价该书和《证类本草》时说："使诸家本草及各药单方，垂致千古不致沦没者，皆其功也。"

辽、金、元三代是由我国少数民族建立的王朝。由于战争频仍，和平稳定的时间较短暂，宫廷医生的主要任务放在"制奉御药物"方面。现今留下的方书仅有两部：①许国祯主持编写的《御药院方》。该书出版于至元四年（公元1267年），收集了宋、金、元三代宫廷医方共11卷，载医方千余首，内容涵盖内、外、妇、儿、五官、口齿、养生和美容等，能够较全面地反映这一时期的宫廷用药经验。②饮膳太医忽思慧所撰《饮膳正要》，完成于天历三年（公元1330年）。这是中国第一部完整的饮食卫生与饮食疗法专书。该书从健康人的饮食需要出发，以正常人的膳食标准立论，制订了一般饮食卫生法则。本书还阐发了饮食营养疗法，图文并茂，使唐宋食疗的传统更加发扬光大。

4. 临床医疗保健的突出成就　自隋初至元初，宫廷医学分科由内科、针灸科、按摩科和咒禁科等4科发展为13科。它们是：大方脉、小方脉、风科、产科、眼科、口齿科、咽喉科、正骨科、金疮肿科、针灸科、祝由科和禁科。元成宗大德九年（公元1305年），将口齿与咽喉科合并，祝由与禁科合并，分别称为口齿兼咽喉科、祝由禁科。但从九科的规模看，说明宫廷临床学科有了较大的发展。

从隋至元代留下的宫廷医案及医话中也可曾窥见临床医疗进步之端倪。

针灸在宫廷医疗中取得了显著效果。唐高宗患头重，目不能视。御医秦鸣鹤刺百会、脑户而愈。宋仁宗寝疾，用药无效，草泽医针刺风府而瘥。说明这一时期针灸已在宫廷内广泛使用。中风一病，在历代宫廷中是记载较多的内科病，唐朝顺、穆、文宗三帝均死于此疾。巢元方《诸病源候论》和孙思邈《备急千金要方》都将它放在首位加以阐述，提出了"风痱""风懿""偏枯"和"风痹"等全新的疾病分类。在宫廷太医的医案中，历仕陈、隋、唐三朝的名医许胤宗采用黄芪防风煎汤收十斛，置于床下熏蒸，使南朝陈国柳太后中风失语得以康复，也给后人治疗本病提供了外治经验。另外，从《宋朝事实类苑》所载"进火炊草（即豨莶草）表"中可以看到，皇亲贵族选用治疗中风病的药物强调疗效确切，虽"至贱"之物有殊效亦加以采用，提示宫廷医学对中风病的研究达到了新的水平。

儿科疾病在宫廷治疗中取得了很大的进展。北宋太医丞钱乙苦心钻研《颅囟经》，将儿科治疗提高到一个新的水平。宋神宗元丰年间（公元1078—1085年），钱乙受召治疗长公主之女和皇子仪国公之病，均应手取效，受到皇帝嘉奖。

眼科的形成和发展令人瞩目。唐代医学家孙思邈撰有在唐宫治疗妃嫔卫有才的医案和眼科著述，王焘在《外台秘要》中有金针拨内障眼疾的载述，提示眼科的专业特色已经形成。《宋史·皇甫坦传》载，宋高宗之母显仁太后苦目疾，"国医不能愈"，乃召蜀中"善医术"之皇甫坦到临安，引至慈宁殿治之，"立愈"。后世推测其所用的治疗方法即是金针拨内障手术。

宫廷美容和损容性皮肤病的治疗进入了一个辉煌时代。自隋唐至元代所保存下来的宫廷美容方剂，以及《圣济总录》载述的损容性皮肤病的治疗方法，至今仍是最为丰富的医疗保健资源。

三、中国宫廷医学的由盛到衰以至终结时期（公元1369—1911年）

明、清两代是中国宫廷医学由盛转衰至终结的时期。在这段时间的初期，明、清最高统治者平定六合，使国家由乱到治，人民"赡养生息"，曾经造就两度社会安定、生产发展、经济繁荣及人口增加的局面。在明代中后期，我国产生了资本主义的萌芽，某些行业出现了手工工场，造船业和技术工艺有了较大的进步，但皇帝昏庸，赋役繁重，瘟疫大流行达19次之多。沿海倭寇猖獗，造成民不聊生。清代中后期，中国封建制度进入衰落时期，政治腐败，经济滞后，国力衰弱，西洋医学传入。特别是1840年英国侵略者发动了鸦片战争，1900年八国联军侵略中国，瓜分势力范围，使中国逐步沦为半封建、半殖民地社会。上述历史情况成为中国宫廷医学由盛转衰以至终结的外部条件。这一阶段中国宫廷医学有如下特点。

（一）宫廷医药机构的职权逐渐缩小，医学教育每况愈下

1. 明代宫廷医药机构和教育概况 明代宫廷医药机构有太医院、御药房、东宫典药局、内廷安乐堂与月子房等，其中最主要的机构是太医院和御药房。

明代太医院有北京和南京两座，而以北京太医院为主。它隶属于礼部，又受吏部节制，是正五品衙门，供职人数在160人以上。其职能为：①对医政法令的执行和监督和协调。②主持进行重大医

事活动。③负责医官、医生的选任、差派和考核。④培养与管理本院医学生。⑤为宫廷帝王提供医疗保健服务。实质上，太医院只唯王命是从，基本上是专事宫内，不涉宫外，其他职能形同虚设。明代的医学教育虽由太医院分13科兼管此事，但远不如宋元之盛，而地方医学的广泛普及又成为该代的一大特点。明代以元代行户世袭制度为借鉴，实行医户世袭制度，强调对医户的确认无误和固定不变，世代相传。对医户子弟的入仕实行考试录用、推荐访取，或捐纳钱财、补任医官的方法。事实证明，后者严重阻碍了明代医学的发展。

御药房是宫廷内为帝王服务的专门机构，是要害部门。地址在皇宫圣济殿，掌权者为内官和内侍等，设尚药奉御，官阶正六品。设有御药库，编制近侍和御医，相当于宫廷医院。对于其职责范围的各项任务，如御用药材的管理，药品的收贮，帝王大小疾病的诊治，御用处方的选定开列，御用药饵的选料配制，煎煮服用等事项，皆有严格的规范、程序和在案记录，绝不允许出半点差错。

2. 清代宫廷医药机构和教育概况 清代宫廷医药机构由太医院、御药房、教习厅（后改为医学馆）、御药库和生药库组成，而以太医院和御药房为主。太医院隶属礼部，是正五品衙门，供职人员有70～115人，少于自隋至明各朝代。职司任务有：帝后和内廷医疗保健，特派、奏派、咨派为王公、台吉和大臣等看病，炮制、修合药物，与内臣一道监视皇帝医疗中的煎药和尝药，教授生员学业等。在宫廷内建立了御医"一体入直"值班、脉案记录等制度，使御医的责任心有所加强。

从清廷入关到乾隆朝末年（公元1644—1795年）是清代宫廷医学建立、健全并发展到全盛的时期。由于最高统治者的理解和支持，中医中药很快在清朝贵族中广泛使用。国家制订了一整套医官升迁制度与医学知识的传习和考核办法，促进了宫廷医学的发展。公元1723年，蒋廷杨等受命编纂了《古今图书集成·医部全录》。公元1739年，太医院奉旨修订医书，由陈止敬、吴谦和刘裕铎等负责，用3年时间编成《御纂医宗金鉴》，成为海内业医者学习和考试必读之书。医学教育分为13科，即大方脉、小方脉、伤寒、妇人、疮疡、针灸、眼、口齿、咽喉、正骨和痘疹。教师由吏目充任，医生来源由医官保送，定期选招的学生有医士40人，恩粮生20人，切造医生（修合药饵）20人，共80人。在教学厅学习3年，经考核毕业，作为

宫廷医生的后备力量。御药房是太医"入直"内廷时值班的地方，其设置与明代宫廷相似。

从道光元年至辛亥革命（公元1821—1911年），是清代宫廷医学江河日下直至终结的时期。清道光二年（1822年），宣宗爱新觉罗·旻宁下旨："针刺、火灸，究非奉君之所宜。太医院针灸一科，着永远停止。"此后，宫廷医生除了给帝后等开方治病之外，缺少理论建树，疗效也不够理想，对社会服务的功能亦渐渐收缩，致使最高统治者不时向海内选求名医入宫服务。与之同时，帝国主义的侵略日渐深重，清王朝割地赔款、太平天国起义也大量消耗了清王朝的国力，造成国库空虚，财力不支，使太医院的存在和发展遇到了极大的困难，不得不缩小规模，勉强支撑。清《太医院志》称："同治五年（公元1866年），御史胡庆源奏整顿医官以正医学。经礼部会同太医院议定，以太医院教习厅限于经费，自道光年以来废弛几三十年。今为整顿，不但款项难筹，人才亦不易得。勉就该院已圮教习厅略加修葺，暂立五科，即大方脉、小方脉、外科、眼科、口齿是也。盖伤寒科、妇人科并入大方脉，外科即旧之疮疡耳。"可见当时的分科规模只够维持门户而已。1900年八国联军入侵北京，北京皇城千步廊以东的清太医院被划入俄国使馆区，清廷选择将地安门吉祥寺旧址改建为太医院。到了辛亥革命当年，宫廷中的大多数医务人员随着清王朝的垮台作鸟兽散，只有少数医生如石国庆、佟成海、杨世芬、范一梅和赵文魁等仍以太医院医官的名义在紫禁城供职，直到1923年宣统皇帝溥仪离开紫禁城，方画上句号。

（二）医学创新的源头逐渐外移，学术水平踏步不前

明、清两代的太医院各级御医均以给最高统治者进行医疗服务为天职。他们一走进这座衙门，其荣辱生死就同帝后的信赖程度、疾病的转归联系在一起。但因所选的太医多属当代医界的出类拔萃者，因此，从明朝至清朝前期，他们对中医学理论、临床和中药学的研究都有较多建树。

对中国医理论发展有所贡献的太医有：①明代的戴思恭和王履均为元末著名医家朱丹溪的弟子。戴氏在其著作《证治要诀》及《推求师意》中，王氏在其著作《医经溯洄集》中，均发挥了滋阴主张。戴氏阐述了火证和郁证，王氏提出"温病不得混称伤寒"，对后世影响很大。②明代薛己的医学见解强调真阴、真阳不足，主张以温补取效，在明代独树一帜，时称"温补派"。③明代马莳编著

《黄帝内经素问注证发微》和《黄帝内经灵枢注证发微》各9卷，疏经络穴道详明，有不少新的见解。④清代徐大椿著有《医学源流论》，对元气存亡有独到的理解。他认为元气与生命的关系好似薪与火，诊病时要看元气之存亡，治病时要注意保护元气，发前人之所未发。

对中医临床发展有贡献的太医有：①明代的薛铠、薛己父子，他们的著述和成就涉及多个学科。如薛铠的《保婴撮要》，薛己的《内科摘要》《外科枢要》《女科撮要》和《口齿类要》等，临床均有重要的参考价值。②明代的龚信、龚廷贤父子。他们撰著了《古今医鉴》《寿世保元》及《万病回春》等，提出"麻疹"病名，对各科临床和医德颇多发挥。③清代康熙年间太医院院判祁坤撰《外科大成》，发明了类似纱布条引流的"棉纸蘸玄珠膏"引流脓液。④清代乾隆年间吴谦和刘裕铎等编著的《御纂医宗金鉴》是我国综合性医书中最完备、又最简要的一种。它切合临床实际，200多年来一直是中医初学者的必读之书。

对中医针灸学发展有贡献的太医有：明代杨继洲撰著《针灸大成》，对明代以前的针灸学术做了总结，并将针灸与按摩有机结合，反映了针灸学的成就。该书自第一次刊刻至今有50余种版本问世，并被译成德、法和日文，受到许多国家的重视和欢迎。

对中医方剂发展有所贡献的太医有：①明代董宿和方贤撰著《太医院经验奇效良方大全》（今称《奇效良方》），全书69卷，分为64门，载方7000余首。该书将太医院方汇集成册，使之得以保留和传播，造福后人，确实难能可贵。②明代龚廷贤撰著的《鲁府禁方》4卷，使鲁王府秘方得以流传。此外，明代吴文炳（是否是太医待考）撰有《太医院纂急救仙方》3卷，现藏于日本国立公文书馆内图文库。

对中药学发展有所贡献的太医有：明代成化年间任太医院院使的刘文泰曾受诏组织太医49人，撰著图文并茂的《本草品汇精要》和《食物本草》两部书。但因刘文泰是无赖小人，受到皇家处罚，故其书传世不广。明初宁献王朱橚撰有《救荒本草》，也代表宫廷医学的中药学在专业领域的发展。

对综合性医书编著有贡献的太医有：①明代徐春甫编著《古今医统正脉全书》100卷，对中医的理、法、方、药均有所发挥。他还于1568年左右

在北京组织建立了"一体堂宅仁医会",成为我国历史上第一个民间医学团体。②清代康熙、雍正年间,蒋廷锡和陈梦雷受命编纂《古今图书集成·医部全录》520卷,整理和保存了100余种医书,有重要的文献价值。此外,明初皇子朱橚组织编撰了《普济方》426卷,分为1960论、2175类、778法,收方61 739首,集15世纪以前方书之大成,是一部规模宏大的综合性医书,也代表着明代宫廷医学的成就。

值得注意的是,在以下三个医学前沿领域,明、清宫廷医学的建树不够,标志着医学创新的源头逐渐外移,宫廷学术水平踏步不前。

1. 中药学 明代医药学家李时珍(1518—1593)曾任太医院院判一年,以后托病辞归,故《太医院院志》不载其名。他经过27年的努力,于1578年撰成《本草纲目》52卷,载药1872种,成为16世纪世界博物学的巨著,被译成日、朝、拉丁、英、法、德等文字,在世界上广泛流传。步其后尘发展中药学的医药学家尚有:明末刘若金《本草述》(1666年),清代汪昂《本草备要》,吴仪洛《本草从新》(1757年),严西亭等《得配本草》(1761年),赵学敏《本草纲目拾遗》(1765年),吴其浚《植物名实图考》(1848年)等。这些有影响力的医药学家都不是太医院的医生。

2. 传染病——温病学 明、清两代是传染病在我国大流行的时期。由于中医药学及时研究出了有效措施,才使我国人口少受损失。其中最值得一提的是人痘接种术的发明和温病学的出现。人痘接种术的发明地在明代宁国府太平县,发明时间约为隆庆(1567—1572年)间。俞茂鲲所撰的《痘科金镜》已提出痘衣和痘苗两种方法。其后,此法被传到日本、俄罗斯、朝鲜、土耳其和英国等地,成为英人詹纳(Edward Jenner)1796年发明牛痘的先驱。与此同时,治疗麻疹在我国也形成了一套方法。故清初太医院专设"痘疹科",以防治天花和麻疹。

温病学形成于16世纪,明代吴有性撰有《温疫论》,提出疫病是由"戾气"引起的,制达原饮以治之。清代自初叶至末叶,先后有张凤逵撰《伤暑全书》、周扬俊撰《温热暑疫全书》、叶桂撰《温热论》、杨栗山撰《伤寒温疫条辨》、薛雪撰《湿热条辨》、吴瑭撰《温病条辨》及王孟英撰《温热经纬》等,使温病学说不断发展,创立了卫气营血和三焦辨证,理法方药自成体系,挽救了大量传染病患者。同时还自外而入,影响到太医院治疗帝后发热疾病的方药。

3. 肝病 从元代的朱丹溪开始,在提高肾地位的同时,也将肝列为五脏中的重要脏器,认为气血怫郁是致病根源。其后医家对肝的辨证愈加精细,认为"肝病繁多,为万病之贼"。清代李冠仙《知医必辨》提出辛散、酸收、甘缓、泻子、补母、清金、平胆火、养阴潜阳、实脾及泻肝等"制肝十法"。王旭高《西溪书屋夜话录》将肝病分为肝气、肝火和肝风,详加分类治之。清代叶桂《临证指南医案》和王世雄《王孟英医案》对肝病的病机、病证和治疗都有大量论述,发展和完善了肝病的理法方药体系。明、清时代,宫廷中由于权利之争甚多,帝王、后妃忌讳"肝郁"之语,因此阻碍了太医院肝病学的研讨和发展,造成该学说在野不在朝和医学水平踏步不前的局面。

(三)医学变革的新思潮开始抬头,中西医学教育碰撞出现

西方医学科学知识传入中国始于明朝16世纪末。天主教传教士意大利人利玛窦(Matteo Ricci)来华撰著《西国记法》,瑞士人邓玉函(Jean Terrenz)在华译述《泰西人身概说》和《人身图说》,传播西方数学、生物学和解剖学知识。清朝17世纪初,法国人巴多明(Dominique Parrenin)将人体解剖学翻译成满文,取名为《钦定格体全录》。康熙皇帝玄烨阅后批示:"此书乃特异之书……不可任一般不学无术之辈滥读。"于是译稿被收藏于宫内,未能出版。1693年,康熙皇帝患疟疾,服御医之药无效。据法国人樊国梁所著《燕京开教略》记载:"洪若翰(Joames Fonteney)、刘应(Mgr Claudus de Visdelou)进金鸡纳(Cinchona)……皇上以未达药性,派四大臣亲验。先令患疟者服之,皆愈。四大臣自服少许,亦觉无害。遂请皇上进用,不日疟瘳。"自此伊始,金鸡纳这种来源于南美洲秘鲁印第安人的土著药物被宫廷奉为"西洋圣药",不少西洋药物进入了太医院,与中草药相伴,视病情单用或混同使用。在感冒、胃肠病西药诊治疗效不佳时,西洋人郎士宁(Giuseppe Castiglione)和张诚(Jean Francois Cerbillon)也喝中草药煎剂,这是西洋医学传入中国宫廷的最初情况。当时西洋医生只是进入宫廷,而太医院内没有西洋医生,中西两类药物不仅相安无事,还起到了相辅相成的作用。

1840年鸦片战争爆发,英国的坚船利炮轰开

了中国紧紧封闭的国门。1894 年，中日甲午战争以中国失败而告终，日本明治维新的经验备受甲午战争后的中国政府重视。日本政府以 15 年为期，在其出台全面取缔汉方医、全面西化的政策，令中国医界震动。在清朝太医院衙门内，有的太医如奕劻推荐的商部郎中力均，将学到的西医解剖学知识运用到诊治光绪皇帝的脉案中去，以补充中医诊治痼疾知识之不足，得到了宫廷的认同。清太医院的末代院使张仲元，面对清政府的穷途末路和西洋医学发达之势，于光绪三十四年（1908 年）通过内务府大臣，奏请举办太医院医学堂培养医学通才，以供职内廷。其计划招收学生 120 人，分 2 班，每班 60 人。一班为中等班，以中医为主课，5 年毕业；另一班为高等预科班，以洋文西医课为主，5 年升入本科，再 3 年作为高等毕业，毕业后均照学部奏定给予出身。这个奏折的内容受到时任太医院左院判李崇光的激烈抨击。李崇光主张，医学馆及教习厅培养人才一事，率由"旧章"，反对兼学算学、英文、理化和西医大要等课程，认为"西医不可擅用，人才毋庸自储"。这两份奏折都被呈送到光绪皇帝载湉那里。光绪皇帝批准了张仲元的奏折。但因经费及仪器设备等未能落实，最终只办了中医班，西医班停留在纸上。随着清王朝的被推翻和太医院的终结，给人们留下了一段耐人寻味的史话。

四、结语

1. 中国宫廷医学是为中国历代最高统治者服务的开放性医学体系，涵盖了医疗、保健、预防、人才培养、方药收集与制造及国家医药行政管理等方面的职能。它伴随着奴隶制社会的诞生而产生，伴随着封建制社会的兴旺而发展，并伴随着封建王朝的覆灭而终结。

2. 中国宫廷医药机构的形成和医药分家经历了一个漫长的过程。西汉末年药丞、方丞及尚药监的出现，隋代太医署的建立，对宫廷医学的发展都具有划时代的意义。唐、宋两代是宫廷医学发展与繁荣的鼎盛时期。皇帝投入了很大的精力发展医药，促进了宫廷医学水平的提高。元代以降，太医院和御药院由举办医学教育、研究及医疗并重的机构转变为以供奉帝后医疗为主的机构，在一定程度

上限制了宫廷医学的前进步伐，使宫廷医学发展缺少创断和科学生长点，开始由盛转衰。

3. 中国宫廷医疗机构从夏、商、周起至清末止，4500 年间收纳了一批又一批出类拔萃的太医和药学专家。他们通过努力，在医学理论、临床各科、传染病防治、医方研究及中药研究等方面都做出了突出的贡献，成为我国古代和近代推动中医药学发展的一支重要力量。挖掘及整理中国宫廷医学宝库，学习和研究中国宫廷的创新精神、医方和医疗经验，有益于提高现代中医药从业人员的水平，促进我国的中医药走向世界。

［致谢］　本文承蒙香港东华三院初级中医师陈家祯给予协助，谨此致谢。

参考文献

1. 陈可冀，李春生主编. 中国宫廷医学. 北京：中国青年出版社，2003.
2. 李经纬，林昭庚. 中国医学通史·古代卷. 北京：人民卫生出版社，2000，1-46.
3. 西汉·司马迁撰. 史记. 郑州：中州古籍出版社，1996：6-427.
4. 唐·李延寿撰. 北史（第二册）·卷十一隋本纪上. 北京：中华书局，1997：430-431.
5. 唐·魏征等撰. 隋书（第三册）·卷二十八·百官下. 北京：中华书局，1973：773-797.
6. 元·脱脱等撰. 宋史（第一、二册）·卷一百六十一至一百六十九·职官一至职官九. 北京：中华书局，1995：3767-4072.
7. 清·张亮采著. 中国风俗史. 北京：团结出版社，2005：1-15.
8. 姚伟均. 玉盘珍馐值万钱——宫廷饮食. 武汉：华中理工大学出版社，1994，1-27.
9. 甄志亚主编. 中国医学史. 2 版. 上海：上海科技出版社，1997：79-85.
10. 李福泉著. 古代帝王历史随笔. 长沙：岳麓书社，1997：163-170.
11. 朱大渭主编. 中国通史图说（第一册）. 北京：九州图书出版社，1999：93-122.
12. 杨维益. 中医学——宏观调控的功能医学. 香港：秋海棠文化企业，2001：99-126.
13. 区结成. 当中医遇上西医——历史与省思. 香港：三联书店（香港）有限公司，2004，48-65.

［原载于：中华医史杂志 2010，40（5）：259-266］

中国宫廷美容发展简史

李春生[1]　李　洁[1]　刘东宇[2]

（1.中国中医科学院西苑医院；2.北京市中西医结合医院）

"化妆"，希腊文含义指装饰技巧。美容，旨在应用化妆品和化妆技术，改善人体的面容、五官、须发、体肤和气味等质量，除去身体的污垢，使头面青春长驻，皮肤细腻洁白，躯干肥瘦匀称，身着幽香隽永，自身的优美得到充分的发挥，缺陷得到适当的弥补，身体各种要素得以协调和统一，产生有益的叠加与相互促进的作用，起到增容驻颜、遮丑抗衰的效果。美容可强化人与人之间微妙的凝聚力，提高人们社交上的诸多优势，同时也使身体的健康水平有所改善。

美容化妆品的研究和使用，在生活条件相对优越的宫廷可谓源远流长。它的历史大体分为萌芽、形成、充实和发展三个阶段。今依据有关史料，进行简要介绍。

一、萌芽时期（公元前 2070 年—公元 316 年）

自夏代至西晋的 2300 年间（公元前 2070 年至公元 316 年）是我国宫廷美容的萌芽时期。相传殷纣王时代就已应用红花汁凝脂妆饰，战国时代西施善用"脂泽粉黛"博得吴王欢心。特别自西汉以来，奴隶制社会逐步转入封建社会，生产力得到了初步发展。西汉张骞出使西域，东汉马援南征交趾，促进了中外药材和香料的交流，美容化妆的要求开始在生活水平较高的宫廷贵族和诸侯内部萌生。

秦汉时期成文的马王堆三号墓出土的帛书《五十二病方》对"头脂"及"靡（磨）脂"等美容制剂已有明确的记述。还载录了"皵（瘢）"和"乾骚（瘙）"等与美容相关的疾病治法，列方 8 首，药物以水银、雄黄、乌彖（喙）、犁（藜）芦、芫华（花）、阑根、白付（附）及猪膏等为最常用。在马王堆一号墓西汉初长沙国丞相轪侯利苍的妻子辛追的随葬品中，引人瞩目的是出土了香囊、香料和中草药花椒、香茅、佩兰、桂皮及杜衡等，表明当时美容化妆品的研制曾达到了一定的水平。

据《史记》载，西汉惠帝时，郎、侍中皆傅粉。景帝朝（公元前 156 年）以后，对沐浴较为重视。如太子舍人汲郑"每五日洗沐"。褚先生言："浴不必江海，要之去垢"。当时美容香身药物如蕙（零陵香）、杜衡、杜若、白芷、江离、糜芜、菖蒲和泽兰等使用得已很普遍。到了东汉时代，苏合香由大秦国（波斯）进口，成为做香料不可缺少之品。在这个时期，面脂和面汤等美容化妆剂型已诞生和发展。

以后汉三国至西晋，由于战乱灾荒频仍，美容化妆之术在宫廷的研究处于停滞状态。

二、形成时期（公元 317—896 年）

自东晋至唐末 580 年间（317—896 年），是宫廷美容化妆学的形成时期。此期，由于东晋及其后的宋、齐、梁、陈五朝偏安于江南，未遭战乱洗劫，相对处于稳定状态，农业、手工业和商业得到了一定的发展，"江东诸帝多傅脂粉"，使美容化妆品的研制有了起色。随着隋、唐两朝国家的统一和版图的开拓，经济实力雄厚，国际交流频繁，以及医学长足的进步，国外的美容香身药，如新罗白附子、高丽人参和越南沉香等不断被输入我国，促进了宫廷美容化妆品的发展，成为盛唐时期宫廷贵族和臣民得以享用的物质文明。

东晋医学家葛洪（281—341 年）所撰《肘后备急方》卷六中列"治面疱发秃身臭心昏鄙丑方第五十二"，是国内文献中最早的美容篇章。该篇列美容方 19 首，涉及头发、面容及五官："肥白""细腰身""除狐臭""汗臭""阴下股里臭"以及手脂、澡豆等，可谓初具规模。特别需要提出的是，金代杨用道在对本书的补录中收入了"陈朝张贵妃常用膏方"[1]。如杨氏补注可靠的话，则可认为这是现存的第一张宫廷用面部美容处方，今予以选介。

陈朝张贵妃面膏方

【组成及用法】鸡子一枚，丹砂二两。

鸡子穿去其黄，丹砂末之。丹砂末内鸡子中，蜡封固口，安白鸡腹下伏之。候鸡雏出，即取之。不过五度，敷面，面白如玉，光润照人，大佳。

【使用范围】面多黯黵，或似雀卵色者。

【方解】张贵妃即是张丽华，系南朝陈后主（陈叔宝）的爱妃。史载张氏本为兵家女，家贫，父亲和哥哥依靠织席维持生活。陈叔宝为太子时，将其选入宫中，做龚贵嫔侍儿。陈叔宝见而喜爱，得幸有娠，生太子陈深。张贵妃发长七尺，光可鉴人，又善于修饰打扮，抹粉涂脂，每瞻视眄睐，妩媚多姿。且能观察陈后主颜色，引荐诸宫女，陈后主沉漏酒色，不理政事，谱曲《玉树后庭花》及《临春乐》等。君臣酣歌，自夜达旦，以此为常。致军备松弛，国弱民怨，终被隋文帝杨坚派遣晋王杨广南征所灭。张丽华作为亡国之妃，由隋相高颎仿殷纣王妃妲己案例处置，斩于建康（南京）之青溪中桥。

本方系张贵妃生前常用的敷面美容药方。方剂主治症所言"黯黵"，系指面部黑气。《圣济总录》形象地描述它"点如乌麻，斑如雀卵，稀则棋布，密则不可容针"，相当于现代医学之黄褐斑、雀斑和黑变病等。多由风邪外客、痰饮浸渍、饱食安坐、宿食不消、肾气虚弱及水邪上泛所致。方中鸡子清能使面皮绷紧而光滑，改善皮肤营养状态，消除黯黵和红白色疮粒，使面部松弛及不光滑状态得以恢复；丹砂可使皮肤变红，皮表的污垢及不洁之物得以消除，故本草书籍有"悦泽人面"之誉。两种药物配合，能够起到美容祛病的作用。因此制成面膏，可以保护面部，改善面部颜色，使面容白中透红，青春长驻。方中丹砂二两，从原文前后结构来看，疑为一两。该药为硫化汞的同分异构体，只能暂用，不宜久涂，以免重金属吸收，对人体造成损害。

刘宋时代，宫廷贵族偏爱香身辟秽之方，宋明帝尝撰《香方》一卷留给后世。《宋书·范晔》传"和香方"序说："麝本多忌，过分必害。沉实易和，盈斤无伤。零藿虚燥，詹唐黏湿。甘松、苏合、安息、郁金、奈多、和罗之属，并被珍于外国，无取于中土。又，枣膏昏钝，甲煎浅俗，非唯无助于馨烈，乃当弥增于尤疾也。"[2] 此序虽以香药过用之害比类明士，但也从一个侧面说明当时社会上流对香身之品的崇誉。

唐代著名的贞观、开元之治造就了一个较为持久的国泰物阜、衣食丰备的社会。从当时谱写的诗篇中可以看出，宫廷非常重视用粉敷面，以黛画眉。每逢腊日，帝后常以"口脂面药随恩泽"赐给臣子，臣下则每每"晓随天仗入，暮惹御香归"。由于美容化妆品的广泛使用，不仅宫中佳人"雪肤花貌参差是""罗衣欲换更添香"，即便农家妇女，也多"邀人施脂粉"，认为"铅华不可弃"。诗人王建在《宫词》中写道："月冷天寒近腊时，玉街金瓦雪漓漓。浴堂门外抄名入，公主人家谢面脂。"[3] 充分说明美容化妆品已成为当时上层人际交往的礼物。由于宫廷和社会上对美容化妆品需求的提高，医学书籍收录的配方也不断创新。初唐医学家孙思邈在《千金翼方·妇人面药》篇谈到："面药手膏，衣香藻（澡）豆，仕人贵胜，皆是所要。"[4] 孙氏收录美容方139首，推动了美容学的发展。其后，曾在唐朝弘文馆（国家图书馆）任职20多年的王焘撰写《外台秘要》40卷，录美容方达200余首。其内有"近效则天大圣皇后炼益母草留颜方"及"南平公主裹衣香方"等，都是起自宫廷、简便有效、备受欢迎的美容化妆制剂。

近效则天大圣皇后炼益母草留颜方 [5]

【组成及用法】五月五日收益母草，暴（曝）令干，烧作灰。取时勿令根上有土，有土即无效。烧之时，预以水洒一所地，或泥一炉。烧益母草良久烬，无取斗罗筛此灰，干，以熟搅和，溲之令极熟。团之如鸡子大，作丸，于日里暴令极干讫。取黄土泥作小炉子，于地四边各开一孔子，生则灰上下俱著炭，中央著药丸。多火，经一炊久，即微微著火烧之，勿令火气绝，绝即不好。经一时，药熟，切不得猛火。若药熔变为瓷巴黄，用之无验。火微，即药白色细腻，一复时，出之于白瓷器中。以玉槌研，绢筛，又研，三日不绝。收取药，以干器中盛，深藏。旋取洗手面，（或）每朝将以洗手面，如用澡豆法。

【使用范围】洗手面，令白如玉。女颈项上黑，但用此药揩洗，并如玉色。面上黯黵，及老人皮肤兼皱等，但展落浮皮。皮落著手上如白垢，再洗再有效。淳（纯）用此药以后，欲和澡豆洗亦得，以意斟酌用之。初将此药洗面，觉面皮手滑润，颜色光泽。经十日许，特异于女面。经月余，生血色，红鲜光泽异于寻常。如经年久用之，朝暮不绝，年四五十妇人，如十五女子。

【方解】本方由益母草灰一味组成。陈藏器《本草拾遗》说：益母草茎"入面药，令人光泽，治粉刺"。因它擅长于消水行血，消瘀行滞，对妇女面部由于气血不和、瘀浊留滞而成的色素沉着最为适宜。烧灰以后，草中的钾盐富集，洗面可起到类似肥皂的作用。所以则天皇后非常喜爱益母草洗面药。再加上善于涂泽面膏之类的化妆品，直到年逾耄耋，周围侍从仍"不悟其衰"。

南平公主裛衣香方

【组成及用法】藿香、零陵香、甘松香各一两，丁香二两。

上四味，细锉如米粒，微舂，以绢袋盛（置）衣箱中。

【使用范围】衣服薰香。

【方解】裛衣香，是指含有香味，放在衣箱中薰衣的药物制剂。本方为唐代宫廷方。方中重用丁香，配合藿、零和甘松，有辟恶去邪、香衣辟汗臭作用。

三、充实和发展时期（公元 907—1911 年）

自五代、宋、金、元、明至清末约 1000 年间（907—1911 年），是宫廷美容学充实和发展的时期。在这一段时间内，封建社会由鼎盛走向衰落，资本主义萌芽开始产生。国内连续经历了四个回合战乱与安定的交替反复，生产力虽有一定的发展，但生活水平不及盛唐。此期中外交流日益频繁，香料进口的种类数量更多。美容化妆品的研制和应用主要局限于宫廷贵族、王侯大臣与富裕阶层之间，美容理论有较多的发展，方剂大量增加。

宋代对美容化妆卓有贡献的医书，首推陈昭遇和王怀隐等编著的《太平圣惠方》。该书收集了宋太宗赵光义在藩邸时搜集的千余首验方，其中包括五代至宋初宫廷的美容化妆方剂。书中涉及美容的内容有三卷，列有与美容相关疾病 21 门，载方 336 首。突出者如永和公主澡豆方，为采自唐德宗年间的宫廷方，疗效确实，香气浓郁，润肤去垢兼用，是一种优良的洗涤剂。

元初礼部尚书、光禄大夫、提点太医院事许国祯编纂《御药院方》，搜集金元及其以前的宫廷用方，载美容化妆方剂较丰富。该书卷九治咽喉口齿门，列陈希夷刷牙药、二色漆牙药、白牙药珍珠散和牙药麝香散等，非常重视保持牙齿的清洁美观。卷十洗面药门，列宫廷方 25 首，如御前洗面药、皇后洗面药及淖手药等，代表着宋、元宫廷的美容化妆风格。

明代为美容化妆之术的发展做出贡献者，有太医院吏目及医林状元龚廷贤。龚氏所撰的《鲁府禁方》收集了鲁王府美容 13 方。这些方剂除杨太真玉红膏含有轻粉外，其余方剂均未含铅汞之类的有毒药物，可谓选择美容方的进步之举。其前或后，明·《永乐大典》、周定王朱橚之《普济方》以及太医院使董宿和方贤之所著的《奇效良方》中均载有大量美容方剂。

皇帝涂容金面方 [6]

【组成及用法】丹砂二钱，干胭脂二钱，官桂三钱，乌梅五枚去核，樟瑙五钱，川芎少许。

上为细末，每夜临睡前以唾津调，搽面上，次早温水洗去，半月至二十日可见颜面色如童子。

【使用范围】润面美容。

【方解】本方见于龚廷贤所撰《万病回春》，为明代宫廷方。方中以樟瑙为主药，其味辛性热，能散热外达，涂于皮肤有镇痛止痒作用，并具清凉舒适之感。乌梅肉收敛生津，可去皮肤黑点及青黑痣。更辅以丹砂、胭脂以增红润，故有润面美容之效。但方中含有汞剂丹砂，因此不宜久用。

据清宫档案记载，在乾隆朝，皇帝非常讲究美容香身。乾隆十二年（1747）二月二十二日，太医院为皇帝配制的桃花玉肌肥皂"用时占（粘）脸"，弘历问过大夫武维藩和花三格，传旨"减去"肥皂中的"白酒"。同年十一月十七日，太监胡世杰传旨说："香衣法，朕在藩邸时节，我配的好。元年交给你们配的平常。今这一次着你们必定用上等好香合配。随上交安春香二把，着大夫们议合香衣法，酌量加入安春香多少，议定奏明再合。钦此。"十一月十八日，太医刘裕铎、陈止敬和邵正文等谨奏："臣等遵谕旨议得于香衣法中，加入安春香一两应用。谨此奏闻。"这时乾隆帝仍不放心，再次传旨说："今年不必合。收香味的时候，配出来也不香，明年二月内合。钦此。"[7] 在中国历史上，像这样由皇帝出面亲自过问肥皂香料之事极为罕见，由此可窥清朝的最高统治者对美容化妆品的重视。在清廷中，这一风气一直延续到清末，无怪乎在慈禧太后和光绪皇帝脉案中，长发香发方、令发不落方、洗头沐浴方、肥皂和面药等俯拾皆是了。

清代慈禧太后用"令发易长方"。[8]

【组成】桑叶、麻叶。

【用法】煮水洗发七次，可长数尺。

【使用范围】头发生长缓慢，头屑增多。

【方解】本方原脉案载，清代末年，慈禧太后常用此方煮水洗发。方中桑叶及麻叶，功能疏风清热，有益于头发保护，如去头屑和止痒等。这两种药物是否具有抑制马拉糠皮孢子菌的效果，尚未见文献报道。至于"洗发七次，可长数尺"之说，恐为过誉之词，不可尽信为实事。

四、结语

本文论述了我国宫廷美容产生和发展的简况，列举了一部分与宫廷美容相关的医学著作及五首方笺，以展现这一领域文献的丰富广博。但中华人民共和国成立后，宫廷美容化妆品除紫禁城老年皂及太子皂外，研制成产品者尚少。这是中国传统医学亟待研究开发的又一优势领域。

美容学是当今国际上发展迅速、日新月异的一门学问。世界发达国家和发展中国家为了充实和美化人民的生活，都花很大的本钱致力于美容化妆品及美容技术的研究。21世纪，在用高科技工程因子解决皮肤美容难题的同时，将重中之重放在了开发天然植物化妆品领域，为我国美容化妆品的发展提供了良好的机遇。

同世界各国相比，中国有着制造和使用美容化妆品的悠久历史，并积累了丰富的实践经验。美容化妆品起源于民间，汇集于宫廷，经过使用和提高，再被传播至民间，循环往复，不断发展。中国医药学宝库文献里载录的美容方笺琳琅满目，为世所罕见。采用中药研制的化妆品如珍珠霜和蜜源花粉类护肤品等在国际市场上很受青睐。表明中国传统医学对研制天然药物化妆品具有自己的长处和特点。相信本文的发表，将会有益于我国美容化妆品研究的深化和水平的提高。

参考文献

1. 葛洪撰．杨用道补录．肘后备急方．卷六．北京：人民卫生出版社，1982：119.
2. 梁沈钧．宋书·范晔传 // 二十五史．册3．上海：上海古籍出版社，1986：209.
3. 方春阳．千金美容方·前言．北京：中医古籍出版社，1986：1-3.
4. 孙思邈．千金翼方·妇人面药．卷五．北京：人民卫生出版社，1983：64.
5. 王焘．外台秘要·面膏面脂兼疗面病方．北京：人民卫生出版社，1982：874-875.
6. 龚廷贤．万病回春·面病．北京：人民卫生出版社，1984：266-267.
7. 陈可冀，李春生主编．中医美容笺谱精选．北京：人民卫生出版社，1992：10-11.
8. 陈可冀主编．慈禧光绪医方选议·慈禧医方选议·长发香发方．北京：中华书局出版，1981：20-21.

[原载于：中华医史杂志，2001，31（3）：180-183]

清宫档案与北京同仁堂的历史

陈可冀　李春生*　周文泉

位于北京前门大栅栏内的同仁堂是一座古老的中药店。它以经营品质优良的成药和药材而赢得人们的褒奖。其名声渐传至宫廷，引起了皇家对它的重视，成为蜚声遐迩的御前"当差"药房。

从清代宫廷的医药档案中，我们发现了同仁堂与大内御药房交往的一些公文，由此可以窥知该药店在为清朝宫廷服务或"当差"时的大略情况。

一、给都察院的呈文

道光十七年五月，同仁堂药商张大铺及店主乐清安给都察院写了一篇呈文。文中称："窃商民等立业同仁堂，御用药味已有二百余年。"现存的这份文件，揭示了该店为皇家御药房服务的年代。

道光十七年为公元1837年。若上溯200年，

当是 1637 年，即明崇祯十年。假如再从"余"字推源，时间当可能更早。因此，同仁堂给宫廷服务即当时所谓"当差"的年份，不能仅局限在清代，而应前推至明代。估计该店在建立之后，不可能马上被皇家聘用，还需要有一段树立信誉以及被宫廷了解的时间，这段时间或许起码在 10 年以上。由此推测，同仁堂的建立，最迟似应在明熹宗天启年间，即公元 1627 年以前，距今约 360 年。

还有一种看法，认为清宫和同仁堂建立联系的时间是雍正元年，即 1723 年。雍正元年距道光十七年只有 115 年，与上文记载不符。

过去曾有人认为，同仁堂创设于清初，原系家庭制药小铺，至康熙四十年（1702 年）正式成立，世代相传，称为乐家老铺，用档案所述来衡量，不尽一致。若以康熙年间同仁堂已成为大药店算起，或可允合。

在全国的药店中，像同仁堂这样历史悠久的药店，确实是非常罕见的。

二、奉旨传如意长生酒

清朝内廷档案有如下记载：

"光绪十三年九月十四日，总管连英奉旨由同仁堂传来如意长生药酒。应用：陈存捐性加减史国公酒四十斤，陈存捐性加减五加皮酒六十斤，鲜木瓜丝泡酒十斤，外兑木瓜酒一百斤。以上共合一处，蒸淋入缸内，数年捐妥用之。"

这段文字说明了如意长生酒的来源、成分和配制方法。

从组成药物看，此酒由四种药酒按比例勾兑而成。方中突出了木瓜酒和木瓜丝的地位，意在侧重平肝和胃、祛湿舒筋、化食止渴及除胀消肿。加减史国公酒和加减五加皮酒偏重于除风胜湿、强筋壮骨、顺气化痰及添精益髓，用于治疗口眼歪斜、下部痿软、两脚疼痛及虚劳羸伤，"皆有奇效"。此酒陈放经年，捐除副作用，则饮用适口，服后血脉通和，云可诸病若失。

据《清宫太医院配方簿》载述，凡人虚损、劳伤及疼痛各症，总有气亏血滞。而运行气血，止痛舒筋，唯药酒合法，最为灵效。如意长生酒"大能充肌肤，坚发齿，长须眉，通筋骨，益血脉，壮精神，活筋络，补元气。""专治男妇老人筋骨疼痛，手足麻木""饮食不化，肚腹不调""三十六种风，七十二般气"。此酒久服，可令气血充足、筋骨强健、乌须黑发、健体轻身，"得心如意，益寿延年""较他药见效尤速"。

光绪十三年正是慈禧太后垂帘听政的时代。总管太监李莲英以梳头得宠，权倾朝右。是年慈禧五十三岁，患有饮食不化、胸膈不爽、大便不实、口眼歪斜、动作自觉眩晕、腿脚酸软等症，属肝阳未平、气血未充、湿气阻滞。且其生活优裕，进入老境，颇思延寿遐年。同仁堂所制的如意长生酒无论从名称和适应证，都与西太后的心理和病情合拍。故所谓"总管连英奉旨"，可能是奉慈禧太后之旨。于此可见，同仁堂配方在清代最高统治者的心目中是很有影响的。

三、皇家御药房的"当差"

同仁堂与清宫皇家的交往主要是通过给御药房承办药材和成品药物来实现的。在同仁堂向御药房的供货中，体现了进货守信和价格守信的特点。

1．进货守信　自雍正年间起，大内要求同仁堂每三个月进货一次，不得违误。所进的药材和成药，需产地地道，拣选纯洁，质色兼优。因清宫内廷是一个臃肿庞大的机构，帝后、妃、嫔、宫女、太监、行走和侍卫等多达万人以上，加之皇帝对外赏赐和急用药品，对药物的需求量很大。御药房每次开列的药物"信贴"和"粘单"，少则近百种，多则达数百种。所以此差事任务很重，颇难应付。

例如，乾隆四十八年（1783 年）秋，弘历皇帝赴热河打猎，需带"随捆药味咀片丸散"。由于御药房丸药不全，细料药味俱无，不敷应用，便"照例"立刻给同仁堂药商张世基下达紧急"粘单"，"限八月三十一日送至"。"粘单"内计开：

珍贵药材及药面有：牛黄五钱，冰片五钱，麝香五钱，朱砂五钱，雄黄五钱，犀角面四两，白芨面八两，共 7 种。

普通地道药材有：伏苓一斤八两，苏叶一斤，陈皮一斤，半夏一斤，桔梗一斤，甘草一斤，赤苓一斤，厚朴一斤，黄芩一斤，羌活一斤，当归一斤，独活一斤，白芍一斤，枳壳一斤，菊花一斤，枳实一斤，柴胡八两，花粉八两，川芎八两，前胡八两，川连八两，金银花八两，薄荷八两，白蒺藜八两，滑石八两，木瓜八两，牛膝八两，共 27 种。

中成药品有：仙药茶一斤，藿香正气丸一斤，宣化丸五十丸，参苏理肺丸一斤八两，五福化毒丹十丸，清肺抑火丸八两，理中丸二十丸，败毒丸八两,寸金丹八两,上清丸一斤,搜风顺气丸八两,养胃丸八两,虎骨木瓜丸四两,枳术丸四两,健步虎潜丸四两,天麻丸四两,知柏地黄丸四两,大补丸四两,六味地黄丸八两,宁嗽丸八两,麦味地黄丸四两,胜金丹四两,桂附地黄丸四两,归脾丸四两,补中益气丸一斤,化痰丸八两,加味保和丸八两,益母丸二十丸,大健脾丸三十丸,资生丸五十丸,黄玉膏一两,胃苓丸一斤,四红丹二十丸,太平丸二十九。共 34 种。

其他用品有:西纸二刀,笔二支,墨一锭。

在这份"粘单"上已标明此单"存案可也",表明所开诸物,同仁堂已如约圆满完成。

又如道光二十一年(1841 年),同仁堂药商张大铺,自七月起至九月止,给圆明园药房传取药有茯苓和当归等一百十七味,计重二百十六斤十二两八钱;十月起至十二月止,又为其进茯苓及茯神等一百五十味,计重二百五十二斤七两。除药物外,甚至连笔、墨、西纸和白本等办公用品,该店均能按期交货。

从以上记载可知,清宫大内给同仁堂下达的购药任务不仅很重,而且带有强制性。同仁堂药商处理这项差事时,表现出工作的高效率、一定的灵活性和坚持信誉至上。故药店生意得以代代相传,至晚清时成为御药房的得力助手。

2. 价格守信 同仁堂药商在雍正年间与皇家签订合同中,内有药价不变、先进货后领银之条款。在嗣后一百多年的漫长岁月里,药价不断上涨,甚至数倍于前。该店连年赔本,导致资金不足,垫交内传药味,殊形竭蹶。将药材送交上药房、寿康宫内药房和各处内药房之后,还需经过繁琐的手续,将银数由太医院查核具奏,得到批准,才能向广储司领取。每次购药用银六七百两,均需半年后方能支领。加之官差人役等常常从中作弊,勒索苛求,给同仁堂药商完成此项差事带来了极大困难。至道光年间,该店垫支购药银两过多,难以应付。尽管如此,同仁堂药商对宫廷仍维持雍正时代的药价,并具呈向皇帝反映药价暴涨的情况,在未得到"恩准"之前,不随便调价。

由于同仁堂坚持了信誉至上的原则,博得了皇家的同情和信任,终于取得"生意兴隆通四海,财源茂盛达三江"的经济效益。从同治朝开始,宫廷药房"传用咀片药味,以及纸张、大赤金等项,均系传取同仁堂拣选上好纯洁药味,以备供用内廷应用",几乎垄断了皇家的药材采办业务。

四、同仁堂配方簿

光绪十一年(1885 年)六月初四,清太医院将同仁堂配方簿抄存宫中。

此配方簿共一册,素纸抄录,黄绫册衣,标明《同仁堂丸散膏丹配方》。全书首列碧云散,末附益寿比天膏。其中有内科配方如朱砂安神丸等 74 首,外科配方如生肌散等 4 首,妇科配方如七制香附丸等 4 首,儿科配方如烂积丸等 6 首,伤科配方如黎洞丸等 2 首,喉科配方如清咽利膈丸等 3 首,眼科配方如黄连羊肝丸等 9 首,共计 102 首。各方中之药味、重量和制作方法,都分别一一注写,但不注适应证及服用量,外用药亦不注用法。

同仁堂配方簿所列丸散膏丹,有一些处方的成分与市售有别。例如,朱砂安神丸,市售为金·李杲《兰氏秘藏》方,由黄连、朱砂、生地、当归和炙甘草组成,功能镇心安神、清热养阴。而同仁堂配方无黄连和甘草,较前方增加了麦冬、天冬、五味子、元参、丹参、远志、茯苓、柏子仁、枣仁和人参,实际上是明·洪基《摄生秘剖》天王补心丹,效用亦较前方更偏重于滋阴补心。

同仁堂配制药品还有一大优点,就是药材地道、选料精良、炮制得法、疗效较高。这些长处,对于清宫帝后和御药房具有很大的吸引力。

基于上述分析,推测宫廷原有《御药房丸散膏丹配方》,还要抄录同仁堂配方簿,留在大宫廷备查,可能是表示对所进同仁堂药物的信任和重视,并方便御医的应用而已。

五、"恩准"两大特权

众所周知,同仁堂在清代为御药房服务,享有预领官银及调剂药价的特权。查阅清宫档案可得悉,这种权利的"恩准",是该店几经曲折才争取到的。

预领官银之事发生在乾隆和道光年间。当时,由于封建统治阶级政治上的因素,生活上奢侈腐化,种种原因,全国物价上涨,药材也随之抬价,直接影响到同仁堂为宫廷采购生药的买卖。为此,乾隆十三年七月,同仁堂药商向管理御药房事务的总管内务府大臣具呈,恳借银两,以助购药,曾获"恩准"。道光十六年,由于物价昂贵,同仁堂药商张大铺和店主乐清安再次恳请预借官银,量为调剂,"因碍难准行"。后来,总管内务府"详加访查"，发现"该药行近年资金不足垫交""若不量为调剂，恐滋贻误"。于是经各大臣共同筹酌，拟请皇帝批准，令同仁堂先由广储司银库暂领银一千两，以便随时采办药味备差，待每季结算领银时扣还五百两，两季扣完，"归款后方准再行暂领"。并规定，"预领官银，必须专办。交官药味，不准归入同仁堂私行动用，致误官差。"还行文都察院，查照乾隆十三年借银成案，粘贴告示，明白晓谕，以免药商"以官银抵还私债，贻误官差，致干坐办"。免得藐法棍徒，无籍之辈，"借索私债，以致骚扰"，从而起到了官方出面保护的作用。

调剂药价之事，发生在道光十七年五月。那时，因"都城内外，同行公议，又涨药价"。同仁堂乃具呈递交内务府大臣，恳请矜怜恩准，"将药味按仿时价加增。"经内务府大臣转报，皇帝"俯准所请"，将此项药价批归崇文门宣课司报照市价核算，再请崇文门税务处讫复批准，即可调剂药价，去广储司领取银两。自道光帝批准同仁堂调价

之后，晚清大内一直因袭沿用。光绪十四年（1888年）御药房一张呈文中说，同仁堂药商"自本年三月一日起至三十日，所配合丸散等项药味，均已敬谨配合告成，全行交进，理合具稿核销"。"按照崇文门来文价值，缮写清单，共需实银七十六两二钱八分七厘。职等详查无异，理合附稿呈明，伏候堂台批准，照例移咨广储司，以便由本药房出具印领，赴银库领取银两。"这份呈文，可以看作是宫廷执行皇帝调价旨意的最好证据。

同仁堂争得皇帝"恩准"的两大特权之后，扫清了在全国各省采办药味的经济和行政障碍，提高了该药店的社会地位。光绪三十三年（1907年），乐氏族人所设分店大有发展。"乐家老铺"增设达三十四处，远及上海、天津、汉口、长春、西安、长沙和福州等城市，真可谓在国内遍地开花了。该店在中药行业中影响之大，是其他药店无法比拟的。

[原载于：中华医史杂志，1986，16（4）：216-219]

清宫八仙糕治疗脾虚证的临床观察及实验研究

陈可翼　周文泉°　李春生　石体仁　王静淑　王乃寅　周建中　葛文津　陈　瑜　贺建华
何良志　赵兴兰　姚立玉　景斌荣　安效先　刘　霞　海　鸿　胡　瑾　秦玉宏　邓云龙

以往的临床研究初步证实，清宫八仙糕（清代宫廷成方，以下简称八仙糕）治疗老年脾虚证有较好的效果。为了进一步验证此方治疗脾虚证的临床疗效及其作用原理，我们于1982—1983年对310例脾虚证患者进行了临床疗效及实验研究观察。兹将观察结果报告如下：

一、临床观察

（一）辨证依据及证候分型

脾虚证的临床证候表现较为复杂，我们以下列8项见证作为判定脾虚证的主要依据：纳呆、便溏、腹胀、神倦、乏力、面色萎黄、自汗及气短。凡具有上述五项以上症状（前3项症状中必备一项

以上）者列为观察对象，并结合其他症状及舌象、脉象进行辨证。

（二）脾虚见证积分法

症状显著（或持续出现）为2分，症状时轻时重（或反复出现）为1分，症状较轻（或偶尔出现重症状）为0.5分，无症状为0分。结合舌象和脉象，如舌苔腻、舌质淡或舌体胖加1分，脉沉细或右关虚缓加1分。计算症状、舌象、脉象各项记分之总和为脾虚见证积分值，以比较给药前后脾虚程度的变化。

（三）一般情况

在本组脾虚证310例中，老年人（≥60岁）69例，成人152例，学龄儿童89例。老年人中有消化系统疾病（慢性胃炎、肠炎或溃疡病等）16

°执笔者

例，胃结石术后 1 例，心血管疾病 22 例，高脂血症 3 例，其余 27 例按中华医学会的老年学会规定标准均属于健康老年人。成人 152 例均为消化系统疾病患者。学龄儿童 89 例经检查均未发现有明显疾病。

（四）观察方法

1. 服药方法　所有观察对象均随机分为治疗组和对照组。治疗组每日给服八仙糕粉剂（北京市营养补剂厂试制，由茯苓、莲子、薏苡仁、山药和人参等八种药物组成），成人每日服 40g，分 2 次温开水调服；学龄儿童每日 10g，一次顿服。对照组给服下列药物：胰酶片（肠溶）4.5g，酵母粉 4.5g，维生素 B_6 30mg，另加炒面及白糖（4∶1）至总量 40g。成人每日服 40g，分 2 次温开水调服；学龄儿童每日服 10g，一次顿服。观察治疗时间均定为 4 周，在此期间除病情急需外停用其他药物。治疗前后记录有关症状、舌象、脉象和中医辨证，以及血压、脉搏、体重和腹围等变化。

2. 化验检查　对老年人及成人消化系统疾病患者，给药前后各测一次尿 D- 木糖排泄率及血清胡萝卜素浓度，并于给药前后各测一次血常规、尿糖、肝肾功能及血脂。对学龄儿童，给药前后各测血红蛋白、免疫球蛋白、蛋白电泳和补体 C_3 一次。

二、结果分析

（一）治疗前后脾虚见证积分平均值变化

治疗组 166 例，给药前脾虚见证积分平均值为 4.75，给药后为 2.06，下降 2.69±0.45（平均差值 ± 标准误）；对照组 144 例给药前为 4.40，给药后为 2.68，下降 1.72±0.15（平均差值 ± 标准误）。两组给药后脾虚见证积分平均值均下降十分明显（P 均 < 0.001），表明两组对于脾虚证的治疗均有较好效果。据临床观察，对成人消化系统疾病患者治疗后脾虚见证积分的改善较老年人和学龄儿童者为好。

（二）治疗前后脾虚各项见证改善情况

治疗组给药前后各项脾虚见证平均分值比较，除面色萎黄无明显改变外，其余诸项均有改善（P 均 < 0.05），其中以纳呆、腹胀、便溏和乏力四项改善最为明显；对照组除纳呆和腹胀有改善外，余无改变（P 均 > 0.05）。似提示八仙糕除有健脾作用外，尚有补益强壮的作用。两组治疗前后舌象和脉象均无明显变化，可能与疗程较短有关。

（三）治疗前后化验指标的变化

1. 木糖排泄率　对 163 例观察对象进行了 D- 木糖排泄率测定。治疗组 89 例，给药前尿中木糖排泄率为 27.5%，给药后为 30.3%，提高了 2.82±1.27（平均差值 ± 标准误），给药前后比较有显著性差异（P < 0.05）；对照组 74 例，给药前为 25.6%，给药后为 27.3%，提高了 1.76±1.35%，给药提高不明显（P > 0.05）。提示八仙糕对提高尿中木糖排泄率有一定作用。

2. 血清胡萝卜素浓度　对 105 例观察对象进行了血清胡萝卜素测定。治疗组 59 例，给药前为 103.03μg%，给药后 122.61μg%，增加 19.68±4.33μg%，给药后有明显增加（P < 0.001）；对照组 46 例，给药前为 120.28μg%，给药后为 128.2μg%，增加了 7.92±5.67μg%（平均差值 ± 标准误），给药后不显著（P > 0.05）。提示八仙糕对脾虚患者胡萝卜素浓度有明显的提高作用。

3. 血常规、尿糖、肝和肾功能及血脂测定　治疗前后两组所测各项指标均在正常范围（资料略）。

三、实验资料

（一）脾虚动物模型制备与实验方法

实验动物为 Wistar 雌性大白鼠，体重 200～250g。每日上午以 200% 生大黄煎剂 3.5ml 灌胃 10 天，造成脾虚动物模型，再将形成脾虚证的大鼠分为两组：八仙糕组每日下午给服八仙糕 1 克（用开水稀释至 2ml 灌服），共 10 天；对照组每日下午给水 2ml 10 天。两组动物每日上午仍继续用大黄煎剂灌胃，剂量同前。实验期间定时测量体温和体重，部分动物于实验期终此时做了肠道 D- 木糖吸收试验。

（二）实验结果

1. 脾虚动物的各项观察指标改变　用 200% 大黄煎剂灌喂 10 天后，大鼠出现便溏、厌食、倦怠和畏寒等类似临床所见的脾虚症状。从表 1 可见，与正常组相比较，脾虚组动物的体重减轻、体温下降和肠道对 D- 木糖吸收量的减少均甚显著，经统计学处理均有非常显著性差异（P < 0.001）。

表1　脾虚组动物的体重（g）、体温（℃）和小肠 D- 木糖吸收量（每只 mg/90min）的改变

项目	正常组均值 ± 标准差（鼠数）	脾虚组均值 ± 标准差（鼠数）
体重	236.79±20.12（53）	202.19±24.02（48）*
体温	36.92±0.48（53）	36.02±0.64（48）*
木糖吸收量	280.00±25.58（10）	213.90±36.20（10）*

* 与正常组比较 $P < 0.001$

2．八仙糕对脾虚动物的影响　将脾虚组 11 只大鼠灌服八仙糕 10 天后，体重增加 $16.67\pm4.03g$，给药前后自身比较，经统计学处理有显著性差异（$P < 0.001$）；而给水的对照组 13 只大鼠，给水 10 天后体重仅增加 $6.07\pm2.93g$，实验前后自身比较无显著差异（$P > 0.05$）。表明清宫八仙糕对脾虚大鼠的体重增加有明显影响。从表2可看出，对脾虚动物喂以八仙糕后，与对照组比较，其可使体温降低程度明显减缓（$P < 0.01$），肠道 D- 木糖吸收量显著升高（$P < 0.01$），并可恢复至正常水平。

表2　八仙糕对脾虚动物体温（℃）、肠道 D- 木糖吸收量（mg/90min）的影响

项目	对照组均值 ± 标准差（鼠数）	八仙糕组均值 ± 标准差（鼠数）
体重	35.33±0.32（18）	35.60±0.20（17）*
木糖吸收量	224.10±70.39（10）	314.00±43.38（10）*

* 与对照组比较 $P < 0.01$

四、讨论

清宫八仙糕为清代宫廷常用成方，素为宫中所喜用。本方由人参、茯苓、莲子、薏苡仁和山药等八种药制成。方中人参甘微苦温，大补元气，健脾养胃；薏苡仁、茯苓益脾阳而利肠，渗湿邪而消肿；山药、莲子养脾阴而止泻，固肾气以涩精。参、苓、莲子又具有宁心安神作用，薏苡仁、山药及其他药尚有甘淡培土效能。诸药配伍，药性中和，无偏寒偏热之弊，用于脾胃虚弱、心肾不足之证较为相宜。由于此方确有较好的效果，且制作方便，味道可口，故适于脾虚者长期服用。临床结果表明，服用八仙糕后，观察对象的脾虚见证积分值明显下降，说明此方治疗脾虚证确有较好效果。

尿中木糖排泄率和血清胡萝卜素浓度可以反映小肠的吸收功能。本组观察结果表明，清宫八仙糕能提高尿中 D- 木糖排泄率及其血清胡萝卜素浓度，推知小肠吸收功能的加强可能是八仙糕的健脾内在基础之一。实验结果表明，八仙糕对脾虚动物也有一定的健脾作用，表现在脾虚证候减轻；体重较给水组下降为少，且有回升之势；木糖吸收功能改善，且可恢复正常水平；体温下降也较对照组少；泄泻渐渐减轻。脾主运化，主肌肉，是气血生化之源，以上所见符合八仙糕的组方内容和药效特点。

参加临床观察的还有丁乃惠、杨采卓（邮电疗养院）、李开俊（青云仪器厂医院）、张灵芝（北京化工研究院门诊部）、王淑芳（中直西苑机关门诊部）等同志，特此致谢。

[原载于：中医杂志，1984，25（6）：37-39]

清宫寿桃丸延缓衰老的临床及实验研究

陈可冀△　周文泉△　李春生○　石体仁△　王　巍△　王静淑△　徐景华△　雷淑萍△　李醒华△　丁　力△
梁洪之△　陈文为△△　路雪雅△△　刘春梅△△　张家俊△△　罗世华*　季国坤*　徐颖璞*　高秀荣**
（△中国中医科学院西苑医院老年医学及清宫案研究室；△△北京中医药大学；
*中国科学院高能物理研究所；**中国中医科学院西苑医院呼吸科）

清宫寿桃丸原名蟠桃丸，是清代宫廷之成方。以往用于老年肾虚证，曾取得较好的疗效。为了进一步验证中医肾虚与衰老相关理论的正确性，我们

自 1982—1984 年应用该药（由天津达仁堂制药厂试制）对具有明显肾虚衰老症候的 303 例老年期和老年前期受试者进行了临床观察，同时开展了实验

○执笔者

研究。现将结果报告分析如下：

一、临床观察

（一）病例选择标准

由于肾虚衰老的临床表现比较复杂，兹将下列易于反映出近期治疗效果的症状作为主要选择指征：即凡年龄 ≥ 45 岁而 < 60 岁的老年前期患者和年龄 ≥ 60 岁的老年期患者，具有疲倦、畏冷、头晕、耳鸣（或耳聋）、流泪、不寐、腰痛、膝酸、肢凉、性欲减退、夜尿多及尿有余沥等症状中的六项以上，或上述症状中的五项兼有健忘、脱发（或头发变白）、齿摇、眼花及面枯等参考症状两项以上者，作为观察对象。

（二）症候分型

根据上述主症、兼症及舌脉，将肾虚分为以下五种类型：

1. 肾气虚　腰膝酸软（或痛），疲倦，尿后余沥。

2. 肾阳虚　畏寒肢冷，夜尿频多，中重度性欲减退。

3. 肾阴虚　头晕口干，耳鸣或聋，少寐。

4. 肾阴阳两虚　具备肾阴虚和肾阳虚两类证候。

5. 肾虚夹杂证　包括脾肾阳虚、心肾不交、肾虚兼见痰浊瘀血、肾虚兼见脾胃湿热等，均按中医辨证定性及定位，归入此类。

（三）衰老见证积分法及疗效评定法

临床症状显著（或经常出现）记 3 分，症状时轻时重（或间断出现）记 2 分，症状较轻（或偶尔出现）记 1 分，无症状记 0 分。计算各项衰老症状记分之总和，作为每例观察对象之衰老见证积分值。将患者治疗前后衰老见证积分值之差值 ≥ 10 分者列为显效，在 5 ~ 9 分者列为有效，在 0 ~ 4 分者列为无效，负分者列为恶化。

（四）观察方法

1. 分组和给药方法　将所有观察对象随机分为寿桃丸组和维生素 E 组。寿桃丸组服清宫寿桃丸，每次 8g，每日 2 次。维生素 E 组服维生素 E，每次 50mg，每日 3 次。均用温开水送服。

2. 观察时间　均为 8 周，在此期间除病情急需外，不使用其他药物。治疗期间，每隔 2 ~ 4 周记录有关症状、舌象、脉象、脉率、血压、腹围、体重和中医辨证的变化，治疗前后均做心电图，

1983 年以前的病例还需检查肝、肾功能。

3. 特殊检查　自 1984 年起，对部分观察对象于治疗开始及结束时各测定血浆过氧化脂质（荧光分光光度法）、雌二醇和睾酮（放射免疫法测定），头发微量元素测定（热中子活化法）及肺功能，并且检查和记录瞬时记忆能力、记忆广度和复杂动作反应时间（吉林省中医中药研究所方法），以判定对智能的影响。

（五）观察对象的一般情况

在 303 例服药对象中，年龄最小者为 45 岁，最大者为 80 岁，平均年龄 62.9 岁。男性人数多于女性。303 例中老年前期 56 例，其中健康人 21 例，患病者 35 例；老年期 247 例，其中健康老年人（符合中华医学会老年医学学会的规定）56 例，患病者 191 例。所患疾病有高血压、冠心病、脑动脉硬化、慢性气管炎、慢性胃炎和泌尿系统感染等。

在服药对象中，寿桃丸组 157 例，维生素 E组 146 例，职业均为干部或工人。平均年龄和生活环境都很近似，临床所选择的主要观察症状及治疗前积分平均值，除腰痛一症治疗组较对照组重外，其余各项均无明显差异，两组之间有可比性。

（六）治疗结果分析

1. 肾虚衰老见证积分值治疗后的变化　表 1 示，寿桃丸组的总有效率为 87.9%，维生素 E 组的总有效率为 61.7%，两组疗效经 χ^2 检验处理，寿桃丸组的疗效明显优于维生素 E 组（$\chi^2 = 38.87, P < 0.001$）。同时，服用寿桃丸组中的老年前期观察对象的疗效明显优于老年期观察对象，表明服寿桃丸可延缓衰老，从老年前期开始服药较好（资料略）。

疗程结束后两组 12 个主要观察症状积分值自身对照均较治疗前有明显下降，表明寿桃丸和维生素 E 都具有改善各项肾虚衰老症状的显著效果。但两组间比较，寿桃丸组对疲倦、头晕、耳鸣（或聋）、流泪、膝酸、夜尿多和尿有余沥 7 个临床症状的效果均较维生素 E 组为佳，经统计学处理有显著性差异（资料略）。

表 1　清宫寿桃丸对肾虚衰老见证积分值的影响

组别	例数	显效数（%）	有效数（%）	无效例（%）	恶化例（%）
寿桃丸组	157	75（47.8）	63（40.1）	18（11.5）	1（0.6）
维生素 E 组	146	29（19.9）	61（41.8）	49（33.5）	7（4.8）

2. 中医辨证与疗效的关系　治疗结束后对寿

桃丸组五种肾虚类型采用 Ridit 分析法进行统计学处理，发现肾阴虚、肾阴阳两虚和肾虚夹杂证三型的疗效比肾气虚型稍好，肾阳虚型的疗效较肾气虚型稍差，但各型疗效之间无显著性差异（资料略）。

（七）两组生化及其他检测指标的比较

1. 血浆过氧化脂质测定　寿桃丸组有 35 例测定治疗前后血浆过氧化脂质，治疗前为 1.47 毫微克分子／毫升，治疗结束时为 1.24 毫微克分子／毫升，治疗后下降了 0.23 ± 0.65 毫微克分子／毫升（均差值 ± 标准差，下同），有显著性差异（$P < 0.05$）；维生素 E 组 31 例，治疗前为 1.55 毫微克分子／毫升，治疗结束后为 1.33 毫微克分子／毫升，治疗后下降了 0.22 ± 0.75 毫微克分子／毫升，统计学差异不显著（$P > 0.05$）。

2. 血浆性激素含量的变化　对 16 例寿桃丸组男性老年期者进行了治疗前后雌二醇（E_2）和睾酮（T）测定，治疗后 E_2 与 T 水平较治疗前明显上升，但 E_2/T 比值无显著性变化。

3. 头发微量元素的变化　选择老年期者为观察对象，寿桃丸组 12 例，维生素 E 组 13 例。两组服药结束后发铜、钠和溴三元素的变化趋势一致，即发铜、钠下降，发溴略有下降，而发锌无多大变化；寿桃丸组服药结束后，锌／铜比值上升占 67%，维生素 E 组上升占 85%。提示两种药物对衰老机体内部分微量元素的失衡起调整作用。

4. 智能的变化　寿桃丸组治疗前后的瞬时记忆力和记忆广度有显著的改善。寿桃丸组与维生素 E 组比较，前者提高瞬时记忆力的效果与后者相似，而提高记忆广度的效果较后者为优。

5. 肺功能的变化　寿桃丸组治疗后最大呼气流速和第一秒时间肺活量占实测肺活量百分比提高，差异显著；维生素 E 组无显著提高。反映了寿桃丸能使老年人肺的弹性回缩力有所改善。

6. 心电图与肝、肾功能的变化　临床测定 202 例老年期和老年前期服药前后的心电图改变，结果表明，服寿桃丸后对心电图无不良影响。肝、肾功能检查亦未发现不良变化。

二、实验研究

（一）对大鼠肝匀浆（体外）生成脂质过氧化物的影响

将清宫寿桃粉剂水提取液加入新鲜的大鼠 5% 肝匀浆中，体外 37℃ 温浴后，测定每克肝组织过氧化脂质的含量。结果发现，该药对鼠肝匀浆（体外）过氧化脂质的生成具有很强的抑制作用。随着药物浓度的增大，呈明显的量效关系。同时，寿桃丸对于清除超氧自由基和羟自由基的作用也很强，并具有多种单味药的协同效果。

（二）对鹌鹑寿命的影响

0.6% 寿桃粉组、5% 寿桃粉组和维生素 E 组动物（半数死亡）的平均生存时间分别比对照组延长 70.1%、11.3% 和 71.8%。各给药组鹌鹑的生存曲线较对照组右移。实验 400 天，0.5% 寿桃粉组鹌鹑的存活率显著高于对照组（$P < 0.05$），而其他两给药组则与对照组相比无显著差异。表明 0.5% 寿桃粉的延寿作用较维生素 E 好，5% 寿桃粉的作用较弱。

（三）急性毒性实验

小鼠腹腔注射清宫寿桃粉水煎液的半数致死量（LD_{50}）为 11.48+2.06g/kg。小鼠一次灌胃给药的最大耐受量为 34g/kg，可以确定其 LD_{50} 大于 34g/kg。这两个剂量分别是人常用量的 72 倍和 212 倍，故毒性低，临床应用此药是安全的。

三、讨论

（一）清宫寿桃丸的组成及药理作用

清宫寿桃丸由益智仁、大生地、枸杞子、天门冬、人参和西当归等十余种药物组成。这些药物大多属于传统的"延年益寿"之品，符合《黄帝内经》和《华氏中藏经》关于"保扶阳气为根本""阴精所奉其人寿""五脏坚固……故能长久"等学说。方药组合颇为平和，擅长于补肾益元、滋阴壮阳、补益气血。现代医学研究证实，寿桃丸中的药物有降血压、降血糖、抗脂肪肝和调节胆固醇等作用，适于老人服用。

（二）应用清宫寿桃丸进行延缓衰老研究的思路与方法

中医认为，肾与生长、发育和衰老等密切相关。肾气强盛则衰老速度减慢，肾气亏损则易于衰老。中医还认为，肾者封藏之本，精之处也。其华在发，在色为黑，主脑髓，主生育，乃气之根。故肾虚衰老，必然引起头发中成分改变而斑白或脱落，皮肤黑褐色素增加，产生老年斑而致"形坏"；脑髓萎缩空虚，智能减退而导致近事遗忘或痴呆；与生育有关的内分泌功能失调而致"无子"；肾不纳气，肺功能减退而致气喘肩息。本项研究课题基于上述启发，结合近年来现代医学对中医"肾"研究的成果，选择了头发微量元素测定、血浆过氧化脂质测定、智力测验、血浆 E_2 和 T 测定、肺功能测定，并配合大鼠肝匀浆（体外）生成脂质过氧化物和鹌鹑寿命试验等较为先进的现代科学指标，以探讨清宫寿桃丸延缓肾虚衰老的机制。

（三）对清宫寿桃丸延缓衰老机制的探讨

本文总结了清宫寿桃丸治疗 303 例老年期和老年前期观察对象肾虚衰老的效果，总结了该药实验研究的结果，并采用维生素 E 作为对照药物。后者具有较强的抗氧化活性和延缓衰老作用，已为医学界所公认。本项研究工作表明，服用寿桃丸和维生素 E 后，肾虚衰老症状都得到改善，衰老程度都有所减轻。本项研究工作还表明，寿桃丸对降低肾虚衰老见证积分值，对疲倦和头晕等七个肾虚衰老症状的效果，对提高记忆广度，对降低血浆过氧化脂质的含量，对改善最大呼气流速和第一秒时间肺活量占实测肺活量的百分比，以及对 0.5% 粉剂延长老年鹌鹑平均生存时间的效果等方面，均较维生素 E 为优。它在人体和大鼠体外肝匀浆实验中，都证实有较强的抗氧化活性和净化自由基的作用。它还能使人体性激素水平升高，头发中一部分微量元素的失衡得到改善，使精神振奋，增加身体的活力。现代医学研究认为，中医的"肾"与神经、内分泌、智能和代谢等系统有着密切的联系，从而推测，清宫寿桃丸的延缓衰老作用可能是通过补益肾阴和肾阳，对机体老化的多器官、多功能系统进行综合性调节的结果。通过对清宫寿桃丸的研究，从侧面证明了中医的"肾"与衰老相关理论的正确性，也提示该药在延缓衰老方面较有前途。

参加本课题的临床协作者有：化学工业部老干部保健室傅兴国、彭锡平同志；兵器工业部老干部局医务室李玉芬、赵健同志；北京青云仪器厂卫生科李开俊同志；中央直属机关西苑门诊部王淑芳同志；北京照明器材厂卫生所孙素樱、冷国维、黄书晏同志；商业部老干部局医务室何志强、张惠影同志；城乡建设环境保护部老干部局医务室赵宏、邹照南同志；煤炭工业部建安公司北京留守处医务室冯耀城同志；机械工业部老干部活动站医务室唐申娟、王吉宝、沃亚光、于方茹同志。谨此致谢！

[原载于：中医杂志，1985，26（7）：25-27]

清宫寿桃丸对老年人头发中锌、铜、钠、溴的影响

罗世华[*] 季国坤[*] 徐颖璞[*] 江泳[*] 冯锡璋[*] 陈可冀[△] 周文泉[△] 李春生[△]

王静淑[△] 徐景华 惠萍[△]

（[*]中国科学高能物理研究所；[△]中国中医科学院西苑医院）

中医学认为人体的生长、发育、衰老与肾气盛衰有着密切的联系，并认为肾气的盛衰能反映在头发上，故对头发中元素进行分析能反映一个人某段时间肾气的盛衰。本文用中子活化分析法研究老年人服用成药清宫寿桃丸前后头发中锌（Zn）、铜（Cu）、钠（Na）和溴（Br）的变化，并与服用维生素 E 的对照组进行了比较，以探讨寿桃丸的延缓衰老作用。

一、临床资料

本研究有肾虚衰老症状的老年人 25 例，男 21 例，女 4 例，年龄 61～73 岁，均为在职或离休干部。其中健康老年人 5 例（按中华医学会老年学会规定标准），其余 20 例所患疾病有高血压、冠心病、肺气肿、糖尿病、高脂血症、前列腺肥大及脑血栓后遗症等。由于衰老的临床表现较为复杂，本文选用具有下列 12 项衰老指征中的 6 项以上者为本工作的研究对象。12 项衰老指征为：疲倦、畏寒、头晕、耳鸣（或聋）、流泪、不寐、腰痛、膝酸、肢凉、性欲减退、夜尿多及尿有余沥。同时记录给药前后的健忘、脱发、齿摇、眼花和面枯等症状的变化，作为参考和补充观察项目。凡有明显的肺、肝和肾疾病，以及重度糖尿病、Ⅲ期高血压、心力衰竭、甲状腺功能亢进和严重自主神经功能紊乱者，不列为研究对象。所有研究对象随机分为治疗和对照两组。治疗组 12 例（男 12 例），对照组 13 例（男 9 例，女 4 例）。

二、治疗方法

清宫寿桃丸系清代乾隆朝宫廷较为常用的补肾方药，该方由益智仁、大生地、枸杞子和胡桃肉等若干种药物组成，具有补肾益元的作用。治疗组：清宫寿桃丸（天津达仁堂药厂试制）绿豆大，每次服 10g，一日两次。对照组：维生素 E，每次 50mg，一日三次，均用温开水送服。连服 8 周，并于服药前及服药 8 周后各取发样一次，此期间不使用其他药物。

三、实验方法

1. 发样的收集和处理　男性老人的发样取自两鬓、耳后发际和枕部，个别头发稀少者取全发；女性取自枕部。样品取量不少于 1g。将发样用 1% 的洗洁精浸洗，再用蒸馏水和去离子水各洗 3 次，室温下自然干燥，最后放入硅胶干燥器中干燥。准确称取约 100mg 洗干净的发样，热封于薄聚乙烯口袋内备照射用。

2. 比较标准　对 Zn、Cu 两元素采用本实验室配制的高纯混合标准溶液。取适量滴于直径为 9mm 的国产新华定量滤纸上，在硅胶干燥器中干燥 1 周，热封于聚乙烯口袋内备用，对 Na 和 Br，

采用美国国家标准局的标准参考物——果叶（NBS-SRM-1571）作为发样测定的比较标准。准确称取合适量的经干燥的果叶粉末，热封于薄聚乙烯口袋内。

3. 反应堆照射　将标准参考物、混合标准和头发样品合理地排列在照射木罐内，在清华大学低能核技术研究所的游泳池反应堆的活性区照射 8min，照射位置的中子通量约为 $1.5 \times 10^{13} n/Cm^2 s$，冷却 3 ～ 4h，将照射后的试样不经任何化学处理，直接转移至统一规格的塑料测量盒内，进行放射性测定。

4. 数据获取　用美国堪培拉公司研制的 SCORPIO-3000 程控 γ 谱仪，对各个试样进行 γ 能谱测定。Ge（Li）探测器的性能指标为：能量分辨为 1.87KeV，相对探测效率为 28%，峰康比为 55.5∶1（均对 60Co 的 1332KeV 的 γ 射线而言）。将发样品的放射性计数与"比较标准"的放射性计数进行比较，经过必要的校正，便可求得发样品中各元素的含量。

四、结果

寿桃丸组和维生素 E 组治疗前后元素在头发中的含量见表 1。

表 1　两组治疗前后头发中元素变化（ppm，M ± SD）

		Zn	Cu	Na	Br	Zn/Cu
寿桃丸组（12例）	治疗前	168±31 (94 ～ 216)	43.6±30.4 (15.5 ～ 116)	52.3±58.1 (6.62 ～ 203)	4.20±2.55 (1.45 ～ 9.96)	5.59±3.31 (1.55 ～ 10.6)
	治疗后	165±24 (116 ～ 194)	26.5±11.9 (16.2 ～ 54.3)	16.7±14.1 (4.10 ～ 56.3)	3.34±1.90 (1.12 ～ 6.69)	6.99±2.20 (3.57 ～ 9.53)
	F 检验	< 0.05	> 0.05	> 0.05	< 0.05	< 0.05
	P 值	> 0.05	> 0.05	> 0.05	> 0.05	> 0.05
维生素 E 组（13例）	治疗前	168±22 (126 ～ 202)	39.6±29.9 (12.5 ～ 97.5)	29.0±28.9 (0.57 ～ 75.2)	2.88±1.31 (1.01 ～ 5.10)	6.43±3.52 (1.88 ～ 10.9)
	治疗后	165±15 (140 ～ 184)	16.6±5.57 (9.74 ～ 25.8)	15.2±16.7 (0.74 ～ 52.9)	2.47±1.48 (0.94±5.37)	11.1±4.09 (5.62 ～ 17.7)
	F 检验	< 0.05	< 0.05	< 0.05	< 0.05	< 0.05
	P 值	> 0.05	> 0.05	> 0.05	> 0.05	< 0.05

* 寿桃丸组为 11 例，维生素 E 组为 8 例。括号内为范围值

从表1中可以看出，服用寿桃丸和维生素E后与服药前相比，Zn含量无明显变化，Br也影响不大，但对元素Cu和Na，服寿桃丸和维生素E后平均值下降，锌/铜比值（Zn/Cu）上升，趋势一致。从统计学结果看，除维生素E组的Zn/Cu值有统计学意义外（$P < 0.05$），其余值无明显差异，这可能与临床观察例数少而研究对象元素含量的波动范围大有关。我们的实验结果还表明，对于发铜含量，服用寿桃丸的12例与治疗前相比，下降的有8例，占66.7%；上升和不变的各有2例，各占16.7%。在服维生素E的13例中，与治疗前相比，下降的有10例，占76.9%；上升的1例，占7.7%；不变的2例，占15.4%。对于发钠值，寿桃丸组与治疗前相比下降的有8例，占66.7%；上升和不变的各2例，各占16.7%；服维生素E组下降的有10例，占76.9%；上升1例，占7.7%，不变的2例，占15.4%。对于元素Zn，寿桃丸组的12例中，9例不变，2例上升，1例下降；在维生素E组的13例中，有11例不变，上升和下降各1例；元素Br，寿桃丸组的11例中有7例不变，4例下降，维生素E组的12例中有7例不变，2例下降，2例上升。所以寿桃丸和维生素E从疗效上看也很相似。

五、讨论

关于清宫寿桃丸和维生素E的临床及实验研究已经表明[1-3]，在服药后，肾虚衰老症状都得到了改善，衰老程度都有所减轻，在降低肾虚衰老见证积分值、提高记忆广度、降低血浆过氧化脂质含量、改善最大呼气流速和第一秒时间肺活量占实测肺活量的百分比上，寿桃丸均较维生素E为优，并推测清宫寿桃丸的延缓衰老作用可能是通过补益肾阴和肾阳，对机体老化的多器官、多功能系统进行综合性调节的结果。本工作的结果显示，由于寿桃丸对机体老化及体内元素平衡的综合性调节结果，会导致老年人发中元素铜和钠含量下降，Zn/Cu比值上升，这与朱玫[4]等对阴虚和阳虚患者血清中某些微量元素变化的研究结果相一致。他们认为，阴虚及阳虚患者血清中Zn含量与正常人组相比变化不大；Cu含量均明显升高，与正常人组相比均有显著差异；阴虚和阳虚患者Zn/Cu比值均明显降低，与正常人组相比有非常显著差异。众所周知，Zn和Cu两种微量元素在人体的代谢过程中起重要作用，在肾虚患者Cu的蓄积可以抑制很多酶系统，特别是那些在其活性中必需-SH基团的系统，铜离子能抑制脑内丙酮酸氧化酶及大脑膜下ATP酶，导致组织内ATP磷酸肌酸及钾的含量减少。人体Na含量的升高也破坏了人体内的Na和K的平衡，故肾虚患者在治疗前发中Cu含量的偏高，可以引起上述许多酶系统抑制，从而可能导致老年肾虚的诸多临床症状。

同时，维生素E本身是一种强大的天然生物抗氧化剂，它能阻断过氧化的连锁反应，从而干扰自由基与色素斑的形成，提高免疫力，延缓衰老过程，所以维生素E是一种抗衰老药物。从我们的疗效数据可以看出，给肾虚患者服用寿桃丸和维生素E后，可导致大部分老人发中Cu和Na含量下降，Zn/Cu比值上升。寿桃丸组发Cu和Na含量下降者均占66.7%，Zn/Cu比值上升者占67%；维生素E组发Cu和Na含量下降者均占69%，Zn/Cu比值上升者占85%。两类药物的临床观察在Zu、Cu、Na和Br四种元素的变化趋势完全一致，从而提示，在调节体内这四种元素平衡的功能方面，寿桃丸与维生素E相似，可能具有延缓衰老的作用。

参考文献

1. 陈可冀，李春生. 清宫寿桃丸延缓衰老的临床研究——临床效应及其对血浆过氧化脂质水平影响的观察，中西医结合杂志，1984，4（11）：658.
2. 陈文为，李春生. 清宫寿桃粉剂对鼠肝匀浆（体外）生成脂质过氧化物的影响. 中西医结合杂志，1984，4（11）：686.
3. 陈可冀，李春生. 清宫寿桃丸延缓衰老的临床及实验研究. 中医杂志，1985，26（7）：25.
4. 朱玫，李春生. 阴虚、阳虚患者血清中某些微量元素变化的初步观察. 中医杂志，1981，22（8）：26.

[原载于：中西医结合杂志，1989，9（4）：216-218]

清宫名方御制平安丹溯源

陈可冀　李春生[*]　张国玺

御制平安丹（以下简称平安丹）系清代大内名方，曾使用180余年不衰。1986—1990年，作者同国防科工委航天医学工程研究所和厦门中药厂等合作，对该方进行了系统研究。结果表明，该方安全无毒，既具有中枢性调节前庭 - 自主神经系统的功能，改善软脑膜微循环和轻度镇静作用，又具有外周性镇吐、解除肠道平滑肌痉挛、保护胃黏膜和抗菌等功效。临床验证了713例，证实它在防治晕动病、治疗急性单纯性胃炎方面有卓越疗效，从而提示清代大内医疗档案提供的平安丹疗效值得信赖。现将其原始文献记载加以整理分析，供研究名方者借鉴。

一、出处、组成和方义

御制平安丹亦名平安丸，其基础方首见于清代雍正六年（1728年）大内医疗档案。据《太医院秘藏膏丹丸散方剂》卷三记载，该方由白豆蔻、沉香、苍术、陈皮和山楂等组成。适应证为："心胃疼痛，中气中寒，水停心下，呕哕恶心，吐食吐水，胸膈痞满，嗳气糟杂，恶食吞酸，少腹膨胀，或饮食不香，噎塞倒饱，大便泄泻，肠胃不和，一切暑症，并皆治之。"

平安丹乃平胃散化裁而成。平胃散源出宋代《太平惠民和剂局方》，是以苍术和陈皮为主药的燥湿健脾、行气除满名方。平安丹以此方为君药，辅以山楂祛积消食，白蔻芳香和中，沉香降气止痛，并与其他药物共同组成一张针对性极强的方剂，产生理气机、和脾胃及升清降浊作用，从而在中气中寒、水停心下、肠胃不和诸症的治疗上发挥显著疗效。现代研究表明，组成平安丹的药物具有调整理肠胃、改善心血管功能和抗菌消炎等综合作用，故适用于旅游及防暑之需。

二、修合和质量

（一）御制平安丹的修合

清宫中御制平安丹在雍正和乾隆年间多做蜜丸。每丸三钱（10克）重。光绪年间多做水丸，瓶装备用。

早在雍正年间，宫中就大量配平安丸（丹）："雍正六年（1728年）十二月初一日，配制平安丸二百料，得丸九万丸，虽旧存一万七千三百丸，合计十万零七千三百丸。"到雍正七年十二月初九日，一年稍多一点的时间，就用去了九万三千九百丸，这一天又配制平安丸六十二料"得丸二万七千九百丸"。雍正九年二月二十六日又"配制一百八十七料，得丸八万四千一百五十丸"。在两年多的时间内共配制四百四十九料，"得二十万一千零五十丸"。

乾隆六年（1741年）五月二十三日起，至十四年（1749年）五月二十一日，"共合过平安丹一百五十料"。乾隆二十年（1755年）五月十一日、廿八年（1763年）四月初七日、三十三年（1768年）六月二十八日，又各修合平安丹"五十料"。

光绪三十三年（1907年）三月三十一日、三十四年（1908年）三月十八日和五月十一日，经过总管太监喜寿之手，每次传收御制平安丹均为十料。数量分别是：一百零八匣（每匣十二瓶，下同），一百零八匣零三瓶和一百零六匣零五瓶。

以上资料虽不完整，但已可证明，御制平安丹在清朝大内是一种配制数额很大、久用不衰的药物。

（二）御制平安丹的质量

宫廷中极其注意药材的产地和质量，修合平安丹也体现了这一特点。例如，平安丹中的沉香本来就是一种名贵药材，宫廷配方中强调使用伽南香，并且由皇帝亲自过问。雍正年间，有一次伽南香暂时告缺，皇帝埋怨奏迟了，下旨说："伽南香值甚么？他们奏迟了，若早奏一声要多少不得？着他们停停再合。钦此。"乾隆年间的一则奏折亦涉及平安丹的制造："六年（1741年）五月二十三日起，至十四年（1749年）五月二十一日，共合过平安丸一百五十料，用过伽南香八十二两，下存伽南香四十两九钱，只够合平安丸三十七料用。今不敷用，相宜仍向造办处领取。谨奏，请旨。"由此可见宫廷内对平安丹药材的考究。

三、发放范围

御制平安丹制成后，首先要保障帝后使用。据大内流水账和脉案记载，光绪皇帝载湉三十二年（1906年）五月二十二日，三十三年（1907年）九月初八日、十月初四日，三十四年（1908年）二月初七日、二月初十日、二月二十三日、四月初九日、十月二十日，两年用御制平安丹八次，共用去十八瓶。其中最后一次"上用"平安丹的时间，距其"十月二十一日子刻"的临终时刻不到一天。慈禧太后长期患有脾胃疾病，光绪十年（1884年）五月初九日，御医李德昌也曾为她拟平安丹方。

其次，是将御制平安丹赏赐皇亲贵族、太监和御医。如光绪三十三年十二月，皇帝曾赏给庆亲王奕劻及其二侧福晋御制平安丹头号瓶各二瓶。赏荣禄之妻头号瓶一瓶。光绪三十二年十二月至三十三年正月，太监鹿华云、王毓麟、玉恩和金秀山等都分别得到了御制平安丹的赏赐；光绪三十四年二月二十八日至三月初八日，总管太监李莲英也曾先后受赏四次，每次均为御制平安丹一瓶。御医姚宝生于光绪三十三年正月二十四日和六月十九日各受赏赐一次，每次御制平安丹头号瓶一瓶，其他不拟枚举。

再次，是赏赐各路驻防和军务大臣。如自乾隆十四年（1749年）六月初一日起，至二十五年（1760年），赏西北两路驻防及各项取讨，共用平安丹二万二千九百七十四丸；乾隆二十八年（1763年）六月初九日，赏给军营驻防及各项取讨共用平安丹二万零三十丸。光绪三十三年及三十四年，清廷曾将平安丹大量赐给军务重臣袁世凯等。

最后，是在御医临床上使用。如乾隆十七年（1752年）七月，太医院御医张宗献奉旨为正白旗副都统宗室德尔素诊病，"病者呕吐、胸痛、烦渴、畏寒、手足逆冷、六脉弦紧，病属内伤暑湿，过饮寒凉，寒暑凝结所致，即投以平安丹兼服正温中汤调治"而取效。

四、讨论

本文考证了御制平安丹记载的最早年代、修合、质量要求以及发放范围等。从文献载述来看，平安丹在清代宫廷大内记录最为丰富，皇帝对该方的重视程度是罕见的。从发放范围来看，该方曾在清朝历代军务系统中大量使用。由于肩负戍边、保卫江山任务的军队处于经常流动中，加之卫生条件不良，推测在军队内不乏晕动病和急性单纯性胃炎患者。作者正是立足于这些设想，进行大胆尝试，并在平安丹的临床和实验研究中取得了较为满意的成果。

参考文献

1. 陈可冀，李春生. 中国中西医结合杂志，1992，12（8）：469-472.
2. 陈可冀，李春生，中国中西医结合杂志，1993，13（1）：19-92.
3. 陈可冀，李春生. 中医杂志，1991：32（7）：24-27.
4. Pei Jing-shen, et al. Chinese Medical Journal，1992，105（4）：322-327.

[原载于：中成药，1996，18（2）：43-44]

御制平安丹预防晕动病的临床和实验研究

陈可冀[1]　李春生[1*]　张国玺[1]　林求诚[2]　陈文发[2]　陈维泽[2]　关　斌[4]　陈进益[4]

（1. 中国中医科学院西苑医院；2. 福建省中医药研究院；3. 福建省金鸡山疗养院；4. 厦门中药厂）

御制平安丹（以下简称平安丹）又名平安丸，是清代宫廷著名的调理脾胃医方。依据《太医院秘藏膏丹丸散方剂》卷三和清宫医疗档案关于大量发放边防重臣及军营将士的记述，推测现代医学之晕动病可能是其主要适应证。1989 年 5—11 月，我们对 274 例乘坐轮船、汽车和飞机等交通工具的旅客应用平安丹进行了预防晕动病的临床观察，并开展了实验研究，取得了较为满意的结果。兹介绍如下。

一、临床研究

（一）对象和方法

1. 病例选择标准　①受试者必须是乘坐轮船、小飞机或在崎岖道路上乘汽车行驶的旅客。②搭乘小飞机的旅客时间不少于 1h，搭乘轮船或汽车的旅途时间不少于 4h。

将具备上述两项条件者列为观察对象。将其中既往有晕动病史和初次搭乘运输工具的旅客作为观察重点。凡患有严重的心、肺、脑、肝、肾及内分泌疾病及原发性高血压（血压持续在 160/90mmHg 以上）者，不列入观察范围。

（二）观察对象的一般情况

受试者 274 例，其中平安丹组 143 例，人丹组 20 例，乘晕宁组 51 例，不服药组 60 例。搭乘客轮者 126 例，搭乘长途汽车者 117 例，搭乘小飞机者 31 例。男性 152 例，女性 122 例。年龄＜14 岁 3 例，15 ～ 29 岁 73 例，30 ～ 44 岁 116 例，45 ～ 60 岁 70 例，＞60 岁 2 例。初次乘坐交通工具者 54 例；既往有晕动病史者 216 例，前列腺肥大者 4 例，青光眼者 1 例。以上各组的性别、年龄、职业和病史的配布相仿，服药前的病情程度经统计学处理无显著差异，有可比性。

（三）观察处理方法

将所有观察对象随机分为服药和对照两大组，对照组再随机分为 3 小组。服药组给予御制平安丹（由苍术、陈皮、白蔻、山楂和沉香等组成，厦门中药厂生产，批号 870103），成人每次 2.25g，小儿服成人量的 1/2，于搭乘交通工具出发之前 30min 内温开水送下。若旅途时间超过 4h，再加服药 1 次。对照组选择以下三种之一，给药方法与平安丹相同。①龙虎人丹（上海中华制药厂生产，沪卫药准字 1981 第 6231 号，批号 19860914），每次 10 粒。②乘晕宁，每次 25mg。③不服药组，搭乘交通工具前后不服任何药物。

观察方法：受试者服药前后，要求认真填写表格，接受随行医务人员的检查和安排，停服一切影响本课题疗效的药物。

（四）病情和疗效判定

症状积分：无症状，记 0 分；症状很轻或偶尔出现，记 1 分；症状中等程度，时轻时重或间断出现，记 2 分；症状严重，剧烈或持续出现，记 3 分。

疗效判定：搭乘交通工具运行之后，主症（头晕、眼花、恶心和呕吐）之积分无变化（即升高 0 分）为未晕。主症之积分值升高 1 ～ 2 分，为轻晕。主症之积分值升高 3 分，或主症之积分值升高 2 分，同时次要症状（心慌和冷汗）积分之代数和升高 1 分以上为加重。主症之积分值升高 4 分以上，为恶化。

（五）结果分析

1. 总体预防效果　未晕加轻晕，平安丹组为 83.9%，人丹组为 80.0%，乘晕宁组为 60.8%，不服药组为 51.7%，百分率依次降低（表 1）。组间比较，平安丹、人丹和乘晕宁三组预防晕动病的效果均优于不服药组，平安丹组还优于乘晕宁组。

2. 症状预防效果　各组间两两比较的结果表明，平安丹预防头晕、恶心、呕吐和心慌四症状的疗效与人丹相似，优于不服药组（$P < 0.05$）；预防恶心的效果亦较乘晕宁组为佳（$P < 0.01$）。

3. 对有晕动病史患者的预防效果　我们选择

* 执笔者

表1 各组预防晕动病的总体效果〔例（%）〕

组别	例数	疗效等级			
		未晕	轻晕	加重	恶化
（1）平安丹	143	93（65.0）	27（18.9）	19（13.3）	4（2.8）
（2）人丹	20	15（75.0）	1（5.0）	1（5.0）	3（15.0）
（3）乘晕宁	51	25（49.0）	6（11.8）	17（33.3）	3（5.9）
（4）不服药	60	15（25.0）	16（26.7）	16（26.7）	13（21.6）

注：组间比较，（1）比（2）：$P > 0.05$；（1）比（3）：$P < 0.05$；（1）比（4）：$P < 0.01$；（2）比（3）：$P > 0.05$；（2）比（4）：$P < 0.01$；（3）比（4）$P < 0.05$

近期有严重晕动病史的长途汽车乘客48例，乘车前对过去晕动病的发作时症状及其程度进行回顾登记。投平安丹后与之一同登车，观察疾病发作的全过程。若头晕、眼花、恶心和呕吐四项主要症状消失，定为临床控制。病情较服药前降低两级（如重度主症变为轻度，中度变为轻度，次要症状好转）为显效。病情较服药前降低一级（如重度变中度，中度变轻度）为有效。结果表明，预防服用平安丹者，晕动病发作得以控制24例（50%），显效12例（25%），有效12例（25%），四个主要症状与服药前回顾情况相比，差异有非常显著性意义。提示平安丹的确有较好的预防晕动病的效果。

4. 副作用观察 乘交通工具运行后，服乘晕宁预防晕动病者，疲乏、口干和嗜睡三症状的积分值较服平安丹者显著升高，组间比较差异具有统计学意义。提示乘晕宁的副作用较大，平安丹相对极轻微。

表2 乘晕宁与平安丹的副作用比较（运行前后之积分差值，$\bar{x} \pm s$）

组别	例数	疲乏	口干	嗜睡
乘晕宁	51	0.33±0.7[**▲▲]	0.18±0.06[**▲]	0.39±0.08[**▲▲]
平安丹	143	0.02±0.03[**]	0.03±0.02	0.08±0.03[*]

注：自身前后比较 [*]$P < 0.01$，[**]$P < 0.001$；组间比较[▲]$P < 0.05$，[▲▲]$P < 0.001$

二、实验研究

（一）御制平安丹的镇吐作用

实验以家鸽为对象，以硫酸铜为外周性催吐剂，观察平安丹的镇吐作用。结果表明，平安丹组预先给予平安丹，再给催吐剂时，该药有明显的外周性镇吐作用（$P < 0.05$），并能改善因呕吐而引起的精神委靡状态（$P < 0.01$）；如同时给予平安丹与催吐剂，则效果较差；先给催吐剂再给平安丹，则无镇吐作用。说明平安丹以预先给药的效果较好。

（二）御制平安丹的镇静作用

实验以Wistar大白鼠为对象，应用改良开阔法和Irwin行为分级法观察动物的活动并记录睡眠时间，以验证平安丹的镇静和催眠作用。实验结果表明：对动物给予大、中剂量的平安丹可以明显减少动物的活动次数（$P < 0.05$），但对动物的睡眠时间没有明显影响（$P > 0.05$）。说明该药有镇静作用，而无催眠作用。

（三）御制平安丹对急性胃炎的保护作用

实验选用大白鼠，应用酸化牛磺胆酸造成急性胃炎动物模型，观察平安丹保护胃黏膜的作用。结果表明：平安丹可以明显减轻酸化因子对胃黏膜的刺激，使胃黏膜水肿明显减轻，分泌物减少（$P < 0.01$），胃黏膜出血亦明显减少（$P < 0.05$）。说明平安丹能够增强胃黏膜的屏障作用，有效地保护胃黏膜不受损伤。

（四）御制平安丹的解痉作用

实验选用家兔的离体肠管，应用乙酰胆碱和氯化钡诱发肠管痉挛，观察平安丹的解痉作用。结果表明：平安丹和阿托品都能够明显对抗乙酰胆碱所致的肠管痉挛，使其松弛（$P < 0.01$）。平安丹还可以对抗氯化钡所诱发的肠管痉挛（$P < 0.01$），而阿托品对此无作用（$P > 0.05$）。提示平安丹能通过对抗神经递质和直接作用于肠管平滑肌本身两种途径解除肠管痉挛，较阿托品效果更佳。

（五）御制平安丹的抑菌作用

实验选用常见的胃肠道致病菌如大肠埃希菌（包括15种不同菌株的大肠埃希菌）、痢疾杆菌、链球菌、金黄色葡萄球菌、铜绿假单胞杆菌和四联

263

球菌等，以观察平安丹水浸液和水煎液对病菌的抑制作用。实验结果表明：水浸液除了对四联球菌无抑制作用外，对其他病菌均有不同程度的抑制作用；而水煎液无抑菌作用。提示平安丹的抑菌成分易被高温破坏。

（六）御制平安丹的毒理学研究

实验采用小鼠和大鼠进行急性和慢性毒性实验研究。结果表明：1次投给成人剂量的670倍平安丹，动物全部存活。长期给药后动物的外观、体征、行为、体重、血常规、肝和肾功能、心电图及11个主要脏器的肉眼观察和显微镜下病理观察，均未见异常。表明该药安全、无毒。

三、讨论

（一）御制平安丹防治晕动病的机制

晕动病是在乘坐交通工具时发生的以眩晕、恶心和呕吐等前庭-自主神经功能紊乱为主要表现的综合征。随着现代交通工具和旅游事业的发展，晕动病的发病率呈上升趋势。流行病学研究表明，大约80%的人体验过晕动病。在载人航天飞行中，35%～67%的航天员出现过空间晕动病[1]。它不仅影响了航天员的工作效率和健康，还对应激和返回构成威胁。因此，国内外都在积极探索防治晕动病的药物。

御制平安丹属于新型纯中药制剂。本研究表明该药系通过中枢和外周两种途径发挥作用。其中枢途径是直接改善前庭通路等神经系统功能障碍和包括改善椎基底动脉供血区在内的脑组织微循环障碍，提高前庭器官的调节功能，抑制交通工具运行后大脑皮质因功能紊乱所致的亢进状态，从而抵消线加速度和角加速度刺激对眼运动和身体姿态平衡的干扰[2]。其外周途径是直接作用于胃肠组织，改善胃肠道在交通工具运行后因颠簸而导致的功能失调状态，舒张上消化道平滑肌，抑制逆蠕动，抑制消化液分泌，提高胃黏膜的屏障作用，防止消化道菌群紊乱和致病菌滋生，从而起到防治晕动病发作的效果。

国外既往筛选出的抗晕动病药物大都属于中枢性抗晕药，副作用较多。1989年晚近，有人提出外周性抗晕药可能更符合晕动病的发病机制，但在这个领域的研究进展不大。平安丹虽然中枢与外周作用兼备，但实际上是一种外周（胃肠道）作用颇强的药物。推测本课题研究的进一步深化将会对抗晕药的开发和机制探究带来启迪。

鉴于平安丹具有外周性止呕、消化道解痉和较好的抑菌作用，本文作者采用平安丹治疗晕动病的常见并发症——急性单纯性胃炎也取得了良效[4]。

（二）御制平安丹预防晕动病的特点

1. 起效快　国内外学者一致认为，对于晕动病易感者，在乘坐交通工具之前1～2h服用抗晕动病药物，可改善或防止晕动病发作。在交通工具运行前30min内服用平安丹，即能产生较为满意的预防效果，提示它是一种起效迅速的预防晕动病中成药。

2. 疗效高　本课题研究结果表明，服用平安丹预防晕动病的受试者，不产生晕动病症状者占65.05%，产生轻晕者占18.88%，总体疗效和对头晕、恶心、呕吐和心慌的症状疗效优于乘晕宁及不服药者，表明平安丹对晕动病有良好的预防作用。

3. 耐受性好　平安丹导致疲乏、口干和嗜睡的副作用轻微，受试者服用后舒适感强，适用于包括乘晕宁禁忌证在内的广大旅游者，将其作为预防晕动病之需。

（航天医学工程研究所黄维健、交通部大连轮船公司天源轮医务室任莉华、福建省汽车运输公司职工医院俞彪、中国民航湖南省局卫生科何维新等同志参加了本项工作，谨谢）

参考文献

1. 庄祥昌，裴静琛. 失重生理学. 北京：人民军医出版社，1990：98-136.
2. 陈可冀，李春生. 御制平安丹治疗晕动病的临床和实验研究. 中国中西医结合杂志，1992，12（8）：469.
3. Pei Jing-shen. Experimental research for anti motion sickness effects of Chinese medicine Pingan dan pills in cat. Chinese Medical Journal，1992，105（4）：322.
4. 陈可冀，李春生. 御制平安丹治疗急性单纯性胃炎的研究. 中医杂志，1991，32（7）：24.

[原载于：中国中西医结合杂志，1993，13（1）：19-22]

御制平安丹治疗急性单纯性胃炎的研究

陈可冀¹ 李春生¹* 张国玺¹ 林求诚² 陈文发² 陈维泽³ 任莉华⁴

（1.中国中医科学院西苑医院；2.福建省中医药研究院；3.福建省金鸡山疗养院；

4.交通部大连轮船公司天源轮医务室）

御制平安丹是清代宫廷应用时间最久、范围最广的医方之一[1]。据《太医院秘藏膏丹丸散方剂》卷三记载，本方适用于感受时邪秽恶、中气中寒及胃肠不和，致心胃疼痛、呕哕恶心、胸膈痞满或大便泄泻等症，酷似现代医学急性胃炎的临床表现。为了探求治疗常见病的传统优秀药物，我们于1989年5—11月应用御制平安丹对96例急性单纯性胃炎患者进行了观察研究。

一、对象与方法

（一）病例选择

将凡具备以下四项者列为观察对象：①临床以上腹满闷或疼痛、恶心和呕吐为主要表现。②发病前2天内有进食生冷、暴饮暴食或食不洁之物及受寒病史。③发病时间在1天以内。④未使用过抗生素及其他疗法。对于患有严重的心、肺、脑、肝和肾疾病，以及内分泌疾病、原发性高血压（血压持续在160/100mmHg以上）、青光眼、前列腺肥大及窦性心动过速者，均不列入观察范围。

（二）临床资料

96例中年龄分布为2～73岁，多数在30～60岁。发病原因为食用生冷不洁食物、受寒或暴饮暴食等。原则上全部病例按2：1分组，御制平安丹组（简称平安丹组）67例，阿托品组29例。病情按轻、中、重分度，平安丹组分别为11、44、12例，阿托品组分别为5、24、0例。平安丹组合并晕动病3例，合并腹泻者40例；阿托品组合并腹泻者11例。两组的各项情况及病情基本一致，具有可比性。

（三）观察药物

平安丹组服用御制平安丹（由苍术、陈皮、白豆蔻、山楂和沉香等组成），由厦门中药厂试制，成人每次1.5g，每日3次，温开水送服，连服1～3日为一疗程，儿童酌情减至原剂量的1/2～1/3。阿托品组服用阿托品片，成人每次0.3mg，儿童酌情减至原剂量的1/2～1/3，用药次数和服法与平安丹组相同。两组服药期间均不使用抗生素及影响本课题观察的药物。

（四）病情判定

服药前后记录体温、血压、症状和体征等，并制订相应的判定标准。

1. 症状判定　以恶心、呕吐、上腹部疼痛和上腹部满闷为主要症状，以腹泻、食欲不振或厌食为次要症状。上述主要症状和次要症状均采用记分方法，无症状记0分；症状很轻或偶尔出现（轻度）记1分；症状中等程度，时轻时重或间断出现（中度）记2分；症状剧烈、严重或持续出现（重度）记3分。

2. 体征判定　重点观察腹部体征、脉象和舌象。①腹部体征：以阳性和阴性例数来判定。阳性系指腹部胀满、叩诊鼓音、触之疼痛及肠鸣音亢进四项中有一项存在，或疗程结束时未全消失者；阴性系指上述四项症状全部缺如，或疗程结束时全部消失者。②舌质和舌苔：采用记分判定标准。淡红舌记0分，红舌记1分，鲜红舌记2分，绛（紫）红舌记3分，淡白舌记–1分；薄白苔记0分，白腻苔记1分，白厚腻苔记2分，黄薄（腻）苔记3分，黄腻苔记4分，黄厚腻苔记5分。③脉象：依据滑、细、数、缓、迟、浮、沉、有力及无力8种脉象服药前后出现的例数（阳性例数）和未出现的例数（阴性例数）来确定。

（五）疗效判定

疗程结束时与服药前相比，主要临床症状消失为临床控制；主要症状的总积分减少3分以上，或主要症状的总积分减少2分、次要症状的总积分减少1分以上为显效；主要症状的总积分减少1～2分为有效；主要症状的总积分无变化甚至反

* 执笔者

增加为无效。

二、疗效分析

（一）起效时间分析

在起效时间上，平安丹组为 45.45±4.28 分，阿托品组为 63.39±5.78 分。平安丹组的起效时间明显较阿托品组者为快（$P < 0.05$）。

（二）总疗效分析

平安丹和阿托品对急性单纯性胃炎均有较好的疗效。在服药后第一天和第二天，两组疗效基本一致；服药第三天，平安丹组的临床控制率优于阿托品组（$P < 0.05$ 表 1）。

表 1　两组治疗第三天的疗效结果比较

分组	例数	临床控制例（%）	显效例（%）	有效例（%）
平安丹组	67	40（59.7）	26（38.8）	1（1.5）
阿托品组	29	10（34.5）	17（58.6）	2（6.9）

（三）症状疗效分析

治疗前平安丹组的平均体温为 37.2℃，治疗后为 36.72℃，平均降低 0.48℃；阿托品组治疗前平均体温为 37.17℃，治疗后为 36.93℃，平均降低0.24℃。平安丹降低体温的作用较阿托品为优。表 2 和表 3 显示，平安丹和阿托品对本病四项主症和两项次症均有较好的疗效。平安丹对上腹疼痛、上腹满闷、食欲不振或厌食及腹泻的疗效均优于阿托品（P 均< 0.01）。

表 2　平安丹组 67 例服药前后症状积分变化（M±SE）

症状	服药前	服药后
恶心	1.46±0.01	0.19±0.01
呕吐	1.16±0.01	0.09±0
上腹疼痛	1.33±0.01	0.10±0
上腹满闷	1.43±0.01	0.18±0.01
腹泻	0.63±0.01	0.08±0
食欲不振或厌食	1.63±0.01	0.42±0.01

表 3　阿托品组 29 例服药前后症状积分变化（M±SE）

症状	服药前	服药后
恶心	1.41±0.02	0.14±0.01
呕吐	1.35±0.02	0.07±0.01
上腹疼痛	1.34±0.02	0.24±0.02
上腹满闷	1.24±0.02	0.62±0.02
腹泻	0.69±0.02	0.38±0.01
食欲不振或厌食	1.00±0.02	0.66±0.02

（四）腹部体征疗效和实验室检查结果分析

腹部体征包括腹部胀满、叩诊鼓音、触痛和肠鸣音亢进。治疗前平安丹组腹部体征阳性为88.1%，治疗后阳性为 15.3%；阿托品组治疗前阳性为 78.6%，治疗后阳性为 21.4%。两种药物对腹部体征的消失均有明显效果，但两组疗效比较尚无显著性差异。

治疗前平安丹组平均白细胞总数为 10.12×10^9/L，治疗后降至 7.72×10^9/L，平均降低 2.4×10^9/L；阿托品组治疗前为 9.91×10^9/L，治疗后降至 9.39×10^9/L，平均降低 0.25×10^9/L。提示平安丹降低白细胞的作用优于阿托品。

（五）舌象和脉象变化分析

表 4 显示，治疗前平安丹组红舌及腻苔积分较高，经治疗后积分均明显降低（P 均< 0.01），表明治疗前痰热食积较盛，治疗后痰热食积减轻。表 5 示，阿托品组治疗后红舌积分反而升高，表明阿托品无清痰热作用。

表 4　平安丹组服药前后舌象积分变化（M±SE）

舌象	例数	服药前	服药后
红舌	58	1.28±0.02	0.16±0.01
腻苔	59	2.83±0.03	1.07±0.03

表 5　阿托品组服药前后舌象积分变化（M±SE）

舌象	例数	服药前	服药后
红舌	29	0.31±0.02	0.45±0.02
腻苔	26	2.50±0.07	1.92±0.07

表 6 示，服用平安丹后滑脉和数脉者明显减少，缓脉明显增加，表明治疗前平安丹组痰热食积较重，治疗后痰热食积明显减轻。治疗后阿托品组

的数脉和滑脉虽有减少，缓脉虽有增加，但均无统计学意义，表明阿托品无改善脉象的作用。

表6 两组用药前后脉象变化情况

分组	例数	滑脉		数脉		缓脉	
		药前	药后	药前	药后	药前	药后
平安丹	57	25	14	10	2	6	19
阿托品	25	18	17	4	1	1	2

（六）副作用分析

服用平安丹期间临床未见不良反应，而服用阿托品最突出的副作用为口干。我们以症状记分标准，记录两组口干情况。治疗前平安丹组口干积分为 0.85 ± 0.02，治疗后降至 0.31 ± 0.01（$P < 0.01$）；阿托品组治疗前口干积分为 0.70 ± 0.03，治疗后反而升至 1.80 ± 0.03（$P < 0.01$）。两组治疗后口干积分比较有非常显著性差异（$P < 0.01$）。

三、讨论

（一）急性单纯性胃炎的现代医学认识

急性单纯性胃炎是由理化因素变化、微生物感染或细菌毒素引起的胃黏膜上皮及腺体的急性炎症。一年四季均可发病，尤以夏秋季过食生冷及不洁食物者为多见。潜伏期 $1 \sim 2$ 天，起病急剧，是旅游中常遇到的急性消化系统疾病之一。临床表现以恶心、呕吐、上腹部满闷和疼痛为最突出，相当数量的患者还伴有食欲不振或厌食、水样腹泻，部分患者还有轻度体温升高。感染因素引起者外周血白细胞计数多数升高。治疗原则主张祛除病因、卧床休息，禁食或给予流质饮食，对症处理。采用的解痉止痛药物一般首选（阿托品）。伴细菌感染有发热及腹泻者，常需给予小檗碱（黄连素）、磺胺及抗生素等。在中医药治疗本病方面，疗效确切、观察病例较多并设有对照组的报道尚属罕见。

关于本病的预后，目前众说纷纭。国内有学者认为本病是一种自限性疾病，病程短暂，$1 \sim 2$ 日即可好转自愈，也有人提出病程常需数天，但做深入研究工作者少。美国学者 Robert Berkow 等[2]通过观察，指出本病病程一般为 $2 \sim 5$ 天。张贤康[3]强调，如致病因素持续存在，可发展为慢性浅表性胃炎，最终可导致胃腺体萎缩。我们认为后两种看法较为切合临床实际。

（二）御制平安丹治疗急性单纯性胃炎的机制

在中医学里急性单纯性胃炎没有恰当的病名，大约相当于"胃脘痛""霍乱""绞肠痧""秽浊"之类。本病的病机系由饮食不洁、暴饮暴食或过食生冷、感受寒凉及秽浊之邪，致胃肠不和、湿食内停或湿热互结，清浊相干，乱于肠胃，出现胃肠小络引急、气机壅滞、升降失司和清浊不分等病变，呕恶痛胀、食减泄泻皆由是而作。临床可见，许多患者身热不扬、舌苔常腻、舌质多红及脉象滑数，均为湿食内停、郁而化热的明证；口干而不欲饮，则是湿邪中阻、水液不能循经脉上承所致。因此治疗大法，当化湿浊、理气机、调肠胃，使湿祛则热除。

御制平安丹由平胃散化裁而成。平胃散源出宋代《太平惠民和剂局方》，是以苍术和陈皮为主药的燥湿健脾、行气除满名方。平安丹以此方为君药，辅以山楂祛积消食、豆蔻芳香和中、沉香降逆止痛，并与其他药物共同组成一张针对性极强的方剂，发挥理气机、和脾胃及升清降浊的作用，切中急性单纯性胃炎之病机。中国中医研究院西苑医院既往的基础研究工作表明，御制平安丹有下列作用：①保护实验动物的胃黏膜，减轻酸化刺激物对胃黏膜的损害。②对抗乙酰胆碱，并直接作用于消化道平滑肌，从而起到解痉镇痛作用。③减轻有害化学物质刺激胃黏膜所引起的呕吐反应，并具有轻度镇静作用。④体外抑菌试验证明，水浸液可抑制大肠埃希菌、痢疾杆菌、铜绿假单胞菌、金黄色葡萄球菌和链球菌的生长。本文的工作进一步证实，御制平安丹对人体有较强的解痉止痛、退热消炎及调整消化道功能等效应，是阿托品片所不能比拟的。它的止呕效果与阿托品片相仿，但无抑制上消化道腺体而致口干的副作用。所以，急性单纯性胃炎患者服用本品后，较服阿托品病情缓解得快，疗效显著，舒适感强。

（三）对御制平安丹清热作用的看法

御制平安丹由具备苦辛温性味的药物组成，无一味清热泻火药物，但患者服药后数脉减少，缓脉增多，红舌变淡，腻苔转薄，体温和白细胞总数升高者降至正常范围，提示其清热作用较强。从中医角度考察，急性单纯性胃炎虽属湿、食之邪为患，但又易于积湿化热。清·薛生白《湿热病篇》所称"太阴内伤，湿饮停聚，客邪再至，内外相引，故病湿热"，大概与此相匹类。本方重用苦温之品燥湿，辛味之品胜湿，芳香之品化湿，又配伍大量行气消食之药，意在使脾气恢复健运，食滞得以消解，秽浊得以渐化，气机得以畅达，令湿邪"不与热相搏，（热）势必孤矣"。这可能系本方不用清热之品而能产生清热效果的道理。现代研究证实，出现黄腻苔的原因是胃黏膜上皮表层有弥漫性过度角化且不脱落，乳头角化层连成一片。在角化层内，可见灶性的炎症细胞浸润，部分角化层表面有细菌附着，其优势菌落为灰黄菌落[4]。滑数脉易见于感染患者，由于心动过速，自身免疫抗体大量产生或体力消耗使红细胞沉降率加快[5]，常表现为数脉和滑脉。急性单纯性胃炎多由细菌感染引起，故易出现上述舌脉征象。服用平安丹后，细菌感染得到控制，胃部炎症很快消退，舌脉恢复到健康状态，于是症状及体征上的热象随之消失。

参加本课题工作的还有：福建省金鸡山工人温泉疗养院吴招尧、傅希一及胡伯克，福建省立医院急诊科杨震光，福建省汽车运输公司闽运总医院郑芬、俞彪及门一柱，武钢金山店铁矿老干部处刘培根等同志，谨此一并致谢。

参考文献

1. 陈可冀主编. 清代宫廷医话. 北京：人民卫生出版社，1982：196-200.
2. Robert Berkow. Acute gastritis//Robert S. The Merck Manual. 15th ed. New York：Merck & Co. Inc, 1987：735.
3. 陈士葆主编. 胃炎. 上海科学技术出版社，1989.
4. 陈泽霖，陈梅芳. 舌诊研究. 2版. 上海：上海科学技术出版社，1982.
5. 黄世林，孙明异著. 中医脉象研究. 2版. 北京：人民卫生出版社，1985.

[原载于：中医杂志，1991，32（7）：24-27]

著名清代宫廷医方御制平安丹的研制

陈可冀[1]　李春生[1*]　张国玺[1]　陈进益[2]　关　斌[2]

（1. 中国中医科学院西苑医院；2. 厦门中药厂）

中国中医研究院西苑医院与厦门中药厂合作，于1987年1月至1990年10月对清代宫廷著名医方御制平安丹（以下简称平安丹）进行了制剂工艺研制及防治晕动病的临床和实验研究。本课题于1987年被分别列为福建省经委＜闽经科（87）426号＞和厦门市经委＜闽经技（87）269号＞重点开发项目，在福建省中医药研究所、福建省金鸡山温泉疗养院及国防科工委航天医学工程研究所等单位的协助下，按时完成了研究任务，并于1990年11月9日通过了由中国中医研究院、福建省医药局及厦门市经委主持的科技成果鉴定，取得了投产批文＜闽卫药健字（90）15-80号＞，已被批量投放国内和东南亚市场。

一、研究思路和设计

（一）瞄准当前世界旅游和航天亟待解决的难题——晕动病（运动病）的防治问题

随着现代交通和航天事业的发展，晕动病的发病率显著增加。流行病学研究表明，大约80%的人体验过晕动病。在载人航天飞行中，35% ~ 67%的航天员出现过晕动病。它不仅影响旅游者的健康，也给航天员的工作效率、应激和返回构成威胁。世界各国都在寻找防治晕动病的药物，但到目前为止，尚无较理想、副作用小的抗晕动病药物问世，更缺乏既能防治晕动病，又能同时消除晕动病常见合并症——急性单纯性胃炎的药物。因此，我们从这一科技情报动态着眼，探求解决防治晕动病的药物。

（二）将中医药防治疾病的临床效果与现代医学相联系，确定研究的主攻和兼攻方向

平安丹又名平安丸，在清代宫廷广泛使用达

---

* 执笔者

180余年。据清宫医疗档案记载，皇帝曾大量将平安丹赏赐给处于流动状态的边防重臣和戍边将士，推断其中不乏晕动病患者。又据清代《太医院秘藏膏丹丸散方剂》卷三所载，本方适用于中气中寒、胃肠不和、呕吐恶心、吐食吐水，其临床表现与现代医学之晕动病及其常见并发症——急性单纯性胃炎相匹类。平安丹含苍术、白蔻、山楂、木香、檀香和沉香等，擅长调理气机，升清降浊，止眩晕，和脾胃，亦恰合中医学湿痰中阻引起的眩晕（晕动病）、呕吐和胃脘痛（急性单纯性胃炎）之病机。我们通过上述分析，预测平安丹治疗晕动病及其并发症——急性单纯性胃炎有较好的效果，于是将这两种疾病作为本课题的主攻和兼攻方向。

（三）采用国内外公认的研究方法进行基础和临床研究

目前国内外抗晕动病的基础研究主要是观察药物的中枢和外周作用，如对敏感动物（猫、狗等）晕动病模型的影响，对脑动脉微循环的改善作用，对血压和心电图的影响，抗呕吐作用和镇静作用等；临床研究主要观察药物对晕动病的有效率。治疗急性单纯性胃炎的基础研究主要是观察药物对动物模型的镇吐和解痉作用，对胃黏膜的保护作用和抑菌作用，临床研究主要侧重于药物对急性单纯性胃炎的有效率和对胃肠道症状的改善率。我们针对上述两种疾病在基础和临床研究中的共性与特性上做了大量研究工作，从而说明了平安丹的独特疗效。

（四）遵循"对照"的原则，强调辨病与辨证相结合，积累了数量较大的病例样本，以证实药物的疗效

"对照"是科研设计中的重要原则，有对照才能有比较，从而求得研究指标数据的差异，消除非被试因素对结果的影响。本课题实验和临床研究始终贯彻这一原则，以鉴别被试药物的效果。例如，在抗晕动病的实验研究中，采用了国际公认的抗晕动病药物东莨菪碱作为阳性对照药，乳糖作为阴性对照药；在临床研究中，采用了西药乘晕宁、中药人丹作为阳性对照药同时进行，并加空白对照组。在急性单纯性胃炎的实验研究中，采用了国内外公认的阳性药物阿托品和庆大霉素作为对照组。在临床研究中，亦以阿托品做对照。通过平安丹与以上药物比较，从而证明了该药具有疗效较好、适用范围广和副作用少等优点。

中医临床研究还必须贯彻辨病和辨证论治相结合的原则。由于晕动病随交通工具行驶时线加速度和角加速度的出现而发病，具有发病急、消失快

的特点，症状表现突出，舌象变化不明显。因此，临床观察的重点是提高辨病的准确性，及早预防，及早治疗。与晕动病相比，急性单纯性胃炎的发病稍缓，伴有症状、舌、脉、腹部体征、体温和白细胞总数的改变。因此，我们在辨病的同时，重点观察了症状与舌脉、白细胞变化的关系等，突出了宏观与微观辨证，为中医研究提供了有价值的资料。

医学统计学认为，规律寓于大量观察之中，强调病例数多，才能说明问题。我们遵循这一原则，观察了713例患者，较药品管理法规定的400例增加近1倍，从而获得了较多的科学数据，使研究水平登上新台阶。

二、工艺研究

1．取苍术、陈皮和山楂等药，加水煎煮2次，第一次2h，滤过，第二次1h，滤过，合并滤液，浓缩至1：1，放置24h，让其自然沉淀，滤过，使滤液浓缩至稠膏，铺盘烘干，得干膏，备用。

2．取白豆蔻和沉香等水洗，低温干燥，粉碎，过120目筛，得细粉，备用。

3．将干膏与细粉混合，粉碎，过120目筛，得细粉，备用。

4．取上述药粉，按水泛丸制法泛制成小丸，用三氧化二铁包衣，滑石粉和川蜡打光，低温干燥。每10粒约0.3g，罐装成每瓶4.5g（±6%）即得。

三、主要药效学研究

（一）抗晕动病作用的实验研究

实验以猫为对象，采用双盲法，7-拉丁方法顺序，胃内灌注给药，观察平行秋千和旋转椅刺激诱发的晕动病（运动病）治疗效果。结果表明，大剂量平安丹组和1mg东莨菪碱一样，都有良好的抗晕动病效果，都能抑制眼震最大慢相速度。与安慰组相比，统计学差异有非常显著意义（$P < 0.01$）；与25mg乘晕宁相比，差异有显著性，比25mg乘晕宁的效果好。大、中、小不同剂量的平安丹（50×、30×、10×）在抗晕动病症状上有显著性差异。小剂量平安丹与25mg乘晕宁相同，抗晕秋千无效，平安丹、乘晕宁和东莨菪碱对旋转后眼震衰减率和心率都无明显影响。证实大、

中剂量平安丹能不同程度地影响前庭感受器，抑制旋转后眼震，起到调节前庭 - 自主神经功能及抗晕动病的作用。

（二）改善脑部微循环作用的实验研究

实验以大鼠为对象，采用静脉注射葡聚糖复制出软脑膜微循环障碍的动物模型，然后经腹腔注射给药，用显微镜观察动物被暴露的额顶部软脑膜毛细血管在用药前后的血流变化。实验中观察到，静脉给予葡聚糖后，大鼠的软脑膜毛细血管血流速度减慢，血细胞发生聚集。对空白对照组给予生理盐水后，微循环障碍未见明显改善，而东莨菪碱和御制平安丹浸出液对微循环均有明显的改善作用（$P < 0.05$）。其中以中剂量平安丹组对毛细血管流速和流态的改善作用最好（$P < 0.001$）。这种效应提示平安丹有助于晕动病的防治，对改善椎基底动脉供血不足和前庭通路等神经系统循环障碍引起的眩晕症状有益。

（三）御制平安丹镇静作用的实验研究

实验选用大鼠 80 只，雌雄各半，随机分为 4 组，分别按成人剂量的 50 倍、25 倍及 10 倍给予御制平安丹，对照组给予生理盐水。给药后应用改良开阔法和 Irwin 行为法观察动物的活动情况。小剂量平安丹可使动物活动有所增加，但无统计学意义（$P > 0.05$），大剂量平安丹可增强动物的被动状态（$P < 0.05$）。表明该药有一定的镇静作用。

（四）御制平安丹对急性胃炎保护作用的实验研究

实验选用大鼠 41 只，随机分为 3 组：对照组、胃炎组和给药组。结果表明，给予平安丹可以明显减轻酸化因子对胃黏膜的损伤（$P < 0.01$），胃黏膜水肿减轻，分泌物减少（$P < 0.01$），胃黏膜出血亦明显减少（$P < 0.05$）。御制平安丹对胃的长度、宽度和重量均无明显影响（$P > 0.05$），提示该药能够增强黏膜的屏障作用，有效地保护胃黏膜不受损伤。

（五）御制平安丹镇吐作用的实验研究

实验选用家鸽 40 只，随机分为 4 组：对照组、先给药组、后给药组和同时给药组。实验结果表明，预先给予御制平安丹有明显的镇吐作用（$P < 0.05$），同时给药组效果较差（$0.1 > P > 0.05$），后给药组无镇吐作用（$P > 0.5$）。对因呕吐而引起的精神委靡症状，先给药组的改善作用最明显（$P < 0.01$），同时给药组亦有改善作用（$P < 0.05$），而后给药组效果不明显（$P > 0.1$）。表明该药具有明显的镇吐作用，并能改善因呕吐而引起的精神委靡状态，但以预先给药效果最佳。

（六）御制平安丹解痉作用的实验研究

实验选用家兔的离体肠管，应用乙酰胆碱诱发肠管痉挛，结果表明阿托品和平安丹都能明显对抗乙酰胆碱所致的肠管痉挛，使之松弛（$P < 0.01$）。应用氯化钡诱发肠管痉挛，平安丹有明显的解痉作用（$P < 0.01$），而阿托品则无作用（$P > 0.05$）。表明该药可以通过对抗神经递质和直接作用于肠道平滑肌两种途径解除肠管痉挛，效果优于阿托品。

（七）御制平安丹抑菌作用的实验研究

应用平安丹水浸液和水煎液两种剂型观察该药对胃肠道致病菌，如大肠埃希菌（包括 15 种不同菌株的致病性大肠埃希菌）、痢疾杆菌、链球菌、金黄色葡萄球菌、铜绿假单胞菌和四联球菌等的抑制作用。水浸液除对四联球菌无抑制作用外，对其他病菌都有不同程度的抑制作用，而水煎液对病菌无抑制作用。表明该药有明显的抑菌作用，但其抑菌的有效成分易被高温破坏。

四、毒理学研究

（一）急性毒性实验研究

实验选用昆明种小鼠 30 只，雌雄各半，随机分为 3 组，分别按 20g/kg、14g/kg 及 10g/kg 给予动物灌服御制平安丹。给药后观察动物的外观、行为以及呼吸系统、心血管系统、神经系统和消化系统等变化，连续观察 10 天。大剂量组相当于成人量的 670 倍。动物表现健康活泼，未见异常。观察期间动物全部存活，肉眼观察动物脏器未见病理性改变。说明该药的不良反应极小。

（二）长期毒性实验研究

实验选用大鼠 80 只，雌雄各半，随机分为 4 组，分别按成人剂量的 100 倍、30 倍和 10 倍给予动物灌服御制平安丹，对照组给予生理盐水。以疗程 3 天的 5 倍为给药周期，观察给药后动物的一般情况有无改变，该药有无不良反应。给药 15 天后，动物全部存活，动物的体征、体重、外观、行为、血常规、肝功能、肾功能、心电图及 11 个主要脏器的肉眼观察和显微镜下病理观察均未见异常，表明该药是安全的。

五、稳定性试验

将御制平安丹常温放置一年半后，定量考核水分溶散时限和卫生学检查，定性考核质量标准（草案）鉴别项下的各项（表1）。

结论：纵观各项考核指标，放置一年半后，无明显差异。

六、临床研究

（一）Ⅰ期临床试验

受试者30人，均为正常成年人。服用御制平安丹每次1.5g，每日3次，连服3日为一疗程。服药前后进行对比的结果表明，御制平安丹对心、肺和胸腹内脏器官无不良影响，对肝、肾功能和血压无不良影响。服药期间未发现不良反应，也未发现大便质量和形态改变。提示服用御制平安丹后，受试者的耐受程度良好，无不良反应。

（二）Ⅱ期临床试验

1. 御制平安丹对晕动病治疗作用的临床研究　病例选择乘坐轮船、飞机和汽车等交通工具的旅行者343人（其中服用平安丹者221人），在运行途中出现晕动病临床表现并得以确诊后给药。随机分为平安丹、人丹和乘晕宁三组（后两组为阳性对照组），给药前后要求患者填写表格，接受医师检查。服药后进行对比的结果表明，搭乘运输工具的旅客发生晕动病后即时服用平安丹（1.5g），自觉药物起效时间平均为24min，有效率92.76%，显效以上80.54%，均优于人丹（10粒）和乘晕宁（25mg）（$P < 0.05$）。服用平安丹后，头晕、眼花、恶心和呕吐四大主症的积分值降低较明显。自身和组间比较具有统计学意义。它没有乘晕宁常见的疲乏、口干和嗜睡等不良反应，适用于包括驾驶员、高空和高速作业者在内的广大旅行者，是一种治疗晕动病疗效显著的中成药。

2. 御制平安丹对晕动病预防效果的临床研究　病例选择乘坐轮船、飞机和汽车等交通工具的旅行者274人（其中服用平安丹者143人），试验时随机分为平安丹、人丹、乘晕宁和不服药4组，服药者应在乘坐交通工具出发之前30min内

表 1　御制平安丹稳定性试验的考核内容及结果

（与1988年8月检验结果组对照）

批号		880801	880802	880803
性状		黑色水泛丸，外观均匀圆滑，有檀香香气，味辛温带苦		
鉴别	88年8月	正反应	正反应	正反应
	90年4月	同上	同上	同上
挥发油	88年8月	8.0%	8.0%	10.0%
	90年4月	7.0%	8.0%	9.0%
溶散时限	88年8月	45min	40min	39min
	90年4月	36min	38min	39min
水分	88年8月	7.35%	7.25%	7.20%
	90年4月	9.56%	9.32%	9.85%
细菌总数	88年8月	8300个/克	500个/克	800个/克
	90年4月	500个/克	460个/克	1100个/克
霉菌总数	88年8月	< 10	< 10	< 10
	90年4月	< 10	< 10	< 10
致病菌	88年8月	未检出	未检出	未检出
	90年4月	未检出	未检出	未检出
活螨	88年8月	未检出	未检出	未检出
	90年4月	未检出	未检出	未检出

将药物服下，如旅途时间超过4h，则加服药物一次，运行前后均填表体检。从总体效果来看，未晕加轻晕者，平安丹组（2.25克/次）、人丹（10粒）、乘晕宁（25mg）和不服药组依次为83.91%、80.00%、60.78%和48.33%；加重和恶化者，依次为16.09%、20.00%、39.22%和51.67%。组间比较，平安丹预防晕动病的效果优于乘晕宁和不服药组（$P < 0.05$），而与人丹组无显著性差异。平安丹还对头晕、恶心、呕吐和心慌等症状有较好的预防效果，没有乘晕宁常见的疲乏、口干、嗜睡等副作用，服药后起效时间较快。表明该药具有明显的预防晕动病作用。

另有48例过去乘车有晕动病史的旅行者，在乘长途汽车（乘车时间超过8h）之前，对过去乘车发生晕动病的临床表现进行登记，然后再同此次服平安丹的预防情况做比较。结果表明，服药后临床控制24例（50%），显效12例（25%），有效12例（25%），自身前后对比有非常显著性差异（$P < 0.01$）。从症状分析，对恶心和呕吐的效果较好，其次为眼花和头晕。受试者服药后，面色由苍白转变为正常者占52.17%。

以上结果提示，御制平安丹适宜作为预防晕动病的药物。

3. 御制平安丹对急性单纯性胃炎治疗作用的临床研究　动物实验研究表明，本方对动物实验性急性胃炎有较好的保护作用。为了进一步验证其对消化系统的效果，本研究选择了急性单纯性胃炎患者96例（其中服用平安丹者67例）进行观察，发病时间均在1天以内，未使用过抗生素及其他疗法。随机分为治疗和对照两组，分别给予平安丹（每次1.5g，每日3次）和阿托品（每次0.3mg）。结果表明，平安丹服药组1～2天的疗效与阿托品相似，服药第3天的疗效优于阿托品。平安丹对急性单纯性胃炎的显效率为98.51%，有消除恶心、呕吐、上腹部疼痛、食欲不振、厌食或腹泻等临床症状的功效。在降低白细胞总数和体温，使腻苔、红舌、滑数脉朝恢复正常方向转变的效果上均显著优于阿托品，具有统计学意义。平安丹没有阿托品致口干等不良反应。患者服药后起效时间较阿托品快，舒适感强，适合作为治疗急性单纯性胃炎的新药使用。此项研究进一步佐证了本方对晕动病的防治作用。

（裴静琛、童伯伦、林求诚、陈文发、陈维泽、任莉华、俞彪、何维新等同志参加了本项工作，谨此致谢。）

[原载于：中药新药与临床药理，1992，3（1）：7-12]

清宫大补酒对慢性虚弱证强壮效应的临床观察

陈可冀　周文泉　李春生*　石体仁　王巍　王静淑*　徐景华　赵德忠　雷淑萍

（中国中医科学院西苑医院老年医学及清宫医案研究室）

清宫大补酒是清代宫廷之成方，具有滋肾壮元、健脾和中之功效。分析其药物组成，适用于壮年以后患慢性虚弱证者。我们自1984年11月至12月中旬与吉林省辽源市一酒厂共同研制清宫大补酒，并对壮年以后患有慢性虚弱证候的受试者373例进行了临床观察，现将其结果报告分析如下。

一、观察方法

（一）病例选择

1. 凡年龄在30岁以上，具有疲乏无力、精神困倦、睡眠不佳、头晕眼花、耳鸣或聋、饮食不香、腹胀便溏、腰酸或痛及畏寒肢冷九项症状之四项者，作为观察对象。

---

*执笔者

2. 凡患有严重的心、脑、肺、肝、肾以及内分泌疾病，且血压在 150/100mmHg 以上者，不列为观察对象。

（二）观察药物及服药方法

治疗组：清宫大补酒 15ml，每日 2 次，早晚佐餐服，连服 30 天为一疗程。

对照组：清宫大补酒酒基（含酒精 38°），用量、用法和疗程同治疗组。

（三）观察记录方法

1. 确定全部观察对象之后，将其随机分为治疗和对照两组（壮年期、老年前期和老年期分别配对），进行临床观察。

2. 用药前登记观察表格，进行体检，对部分病例进行血常规、尿常规、肝功能和心电图检查。服药 15 天及疗程结束时复查并做记录。

3. 从治疗前一周开始至疗程结束，除病情急需外，停服其他药物。

4. 记录观察对象的慢性虚弱症状时，按自拟积分法记分：存在明显症状，或症状经常、反复出现者，记 2 分；症状很轻，或服药后症状改善者，记 1 分；无症状，或服药后症状消失者，记 0 分。计算各项虚弱症状记分的总和，作为每例观察对象的虚弱见证积分值。若其治疗前后虚弱见症积分值之差值 ≥ 8 分列为显效，在 3～7 分者为有效，在 0～2 分（包括 0 分）者为无效，在 0 分以下者为恶化。

二、临床资料

（一）性别、年龄及职业

在 373 例受试者中，男 291 例，女 82 例。30～44 岁（壮年期）90 例，45～59 岁（老年前期）214 例，≥ 60 岁（老年期）69 例。军人 287 例，干部 53 例，工人 23 例，售货员 10 例。年龄最小 30 岁，最大 82 岁，平均 51.7 岁。治疗组 232 例，平均年龄 52.2 岁。对照组 141 例，平均年龄 51.2 岁。两组的体质状况、工作和生活环境相仿，有可比性。

（二）患病状况

两组受试者都存在不同程度的疲乏无力、腹胀便溏、头晕眼花、腰酸或痛及畏寒肢冷等慢性脾肾阳虚症状（表 1）。

表 1　观察对象患病情况表

疾病种类	治疗组（例数）	对照组（例数）
健康	123	63
心脑血管病[1]	29	30
呼吸系统病[2]	9	7
消化系统病[3]	32	16
泌尿生殖系统病[4]	3	5
其他疾病[5]	37	23

注：[1] 包括冠心病、原发性高血压和脑动脉硬化等。
　　[2] 包括慢性支气管炎等。
　　[3] 包括慢性胃炎、溃疡和慢性结肠炎等。
　　[4] 包括前列腺炎和肾结石等。
　　[5] 包括神经衰弱、隐性糖尿病、高脂血症和肩关节周围炎等。

三、结果分析

（一）慢性虚弱证候积分值的变化

1. 清宫大补酒治疗组与酒基对照组对慢性虚弱证候积分值的影响（表 2）　由表 2 可知，清宫大补酒治疗组显效 + 有效占 78.03%，酒基对照组显效 + 有效占 66.66%。说明清宫大补酒及其酒基对慢性虚弱证候都有一定的疗效。采用 Ridit 分析法对治疗、对照两组按等级顺序进行统计学处理，显著性测验 $P < 0.05$，表明两组的差异有显著意义，即清宫大补酒在降低慢性虚弱证候积分值方面，总疗效明显优于酒基。

2. 清宫大补酒对壮年期、老年前期和老年期慢性虚弱证候积分值的影响（表 3）　由表 3 可知，壮年组显效 + 有效占 64.82%，老年前期组显效 + 有效占 83.46%，老年组显效 + 有效占 89.74%，说明清宫大补酒对各年龄组都有一定的疗效。采用 Ridit 分析法对上述三组按等级顺序进行统计学处理，以老年前期组为标准组，求得各组的 R 值依次为 0.429、0.5 和 0.5046。表明清宫大补酒对壮年组的疗效较老年前期组稍差，对老年组较老年前期组稍好。但 P 值均 > 0.05，故清宫大补酒的疗效在各组间无显著差别。

3. 慢性虚弱症状积分与疗效的关系（表 4、表 5）　由表 4 可知，清宫大补酒与酒基对各年龄组的九个症状都有较好的改善作用。

由表 5 可知，老年前期组服清宫大补酒后，对饮食不香、腹胀便溏、头晕眼花、腰酸或痛及胃寒肢冷等症状的疗效显著优于酒基对照组。

表 2　清宫大补酒对慢性虚弱证候积分值的影响

组别	例数	显效		有效		无效		恶化	
		例数	%	例数	%	例数	%	例数	%
治疗组 *	232	39	16.82	142	61.21	48	20.68	3	1.29
对照组	141	12	8.51	82	58.15	44	31.21	3	2.31
合计	373	51	13.67	224	60.05	92	24.66	6	1.62

注：两组间比较：$P < 0.05$

表 3　清宫大补酒对壮年、老年前期和老年期慢性虚弱证候积分值的影响

组别	例数	显效		有效		无效		恶化	
		例数	%	例数	%	例数	%	例数	%
壮年组	54	10	18.53	25	46.29	17	31.48	2	3.70
老年前期组	139	25	17.99	91	65.47	22	15.82	1	0.72
老年组	39	5	12.82	30	26.92	4	10.26	0	0
合计	232	40	17.24	146	62.93	43	18.54	3	1.29

表 4　清宫大补酒对各年龄组 9 个症状积分值的影响（治疗前后差值均值＋标准差）

症状	壮年期		老年前期		老年期	
	治疗组	对照组	治疗组	对照组	治疗组	对照组
耳鸣或聋	0.3148±0.6680	0.2779±0.5061	0.3885±0.5960	0.3200±0.5240	0.4892±0.6014	0.5333±0.6814
疲乏无力	0.6481±0.5878	0.6111±0.5909	0.8129±0.7078	0.5467±0.5764	0.7949±0.5703	0.8667±0.6814
精神困倦	0.4814±0.7458	0.5555±0.5499	0.7482±0.7029	0.4933±0.5033	0.6154±0.5436	0.5000±0.6297
睡眠不佳	0.6481±0.7309	0.5277±0.6448	0.5971±0.6780	0.6000±0.6576	0.6923±0.6551	0.7333±0.5833
饮食不香	0.3148±0.6089	0.1666±0.3126	0.2734±0.4786	0.1333±0.3800	0.2564±0.4983	0.3667±0.5561
腹胀便溏	0.4630±0.6358	0.2777±0.5061	0.4676±0.6517	0.2933±0.6319	0.3590±0.5843	0.2667±0.5833
头晕眼花	0.4074±0.6300	0.2777±0.4479	0.6619±0.6762	0.3200±0.5969	0.6667±0.5298	0.6000±0.5632
腰酸或痛	0.4630±0.6358	0.3888±0.6358	0.7194±0.7226	0.4000±0.5927	0.5385±0.6426	0.5667±0.5040
畏寒肢冷	0.4444±0.6344	0.4722±0.6002	0.5683±0.6921	0.4267±0.5736	0.6410±0.7066	0.7667±0.8172

注：各组治疗前后之自身对照 P 均 < 0.001

表 5　清宫大补酒对老年前期 9 个症状积分值的影响（$M \pm SD$）

症状	治疗组		对照组	
	治疗前	治疗后	治疗前	治疗后
耳鸣或聋	0.8273±0.7216	0.4388±0.6152	0.8667±0.6644	0.5467±0.6636
疲乏无力	1.2086±0.5956	0.3957±0.5332	1.0933±0.6611	0.5467±0.6429
精神困倦	1.1223±0.6859	0.3741+0.5420	1.0400±0.6460	0.5333±0.7229
睡眠不佳	0.9784±0.7845	0.3957±0.6440	1.0267±0.7347	0.4267±0.5967
饮食不香	0.3885±0.5960	0.1151**±0.3627	0.4800±0.6850	0.3467±0.6259
腹胀便溏	0.7410±0.7833	0.2734***±0.5220	0.9200±0.8014	0.6227±0.7671
头晕眼花	1.0432±0.7006	0.3813***±0.6067	1.0800±0.7308	0.7467±0.6993
腰酸或痛	1.2446±0.7106	0.5252*±0.6845	1.1733±0.6654	0.7733±0.7457
畏寒肢冷	0.9281±0.7768	0.3597***±0.6256	1.1200±0.7345	0.6933±0.7529

*$P < 0.05$，**$P < 0.01$，***$P < 0.001$

壮年及老年期受试者在治疗后，治疗和对照两组间的疗效无显著差异，可能与这两组病例较少有关。

（二）清宫大补酒对血压、心电图、血常规及肝、肾功能的影响

经统计分析，绝大多数服用清宫大补酒者治疗前后血压都在正常范围内，仅有 1 例患者服药前血压为 150/90mmHg，治疗期间仍用降压药物，治疗后血压降为 120/80mmHg。

清宫大补酒治疗组服药前查心电图 20 例，血常规 17 例，肝功能 14 例，尿常规 18 例，服药后复查均未见明显变化。

（三）清宫大补酒服后的反应

服用清宫大补酒的受试者后多数反映周身发热，疲乏困倦减轻，精神和体力好转，睡眠增加，畏寒减轻，大便成形。有的患者血红蛋白升高，肩周炎、气管炎和肠炎症状得到控制。但也有个别患者服药后出现头晕、牙痛、口腔溃疡和失眠，1例服用 2 周后，身痒起红疹。此类患者均需减少剂量或停止服药。

四、典型病例

[例 1]

陈惠华，女，37 岁，军事科学院工厂检验员。

自述头晕眼花、精神困倦、疲乏无力已 8 年，伴有耳鸣、便溏、饮食不香、睡眠欠佳及畏寒肢冷。由 1977 年开始，血红蛋白波动在 70 ~ 80g/L，曾间断口服健身宁、人参健脾丸、谷维素及肌内注射维生素 B$_{12}$，疗效不明显。自 11 月中旬服用清宫大补酒后，上述症状均有明显改善，特别是感到精神好，食欲好，耳鸣消失，大便成形，舌边齿痕消失。复查血红蛋白上升到达 116g/L。患者非常满意，要求继续服药。

[例 2]

王金焕，女，40 岁，中国人民解放军 316 医院医生。

患者患风湿性心脏病二尖瓣狭窄并闭锁不全，并患过无黄疸型传染性肝炎，平日疲乏、困倦、失眠、头晕、腹胀、腰痛、畏寒、肢冷，偶感心悸，且每晨起床头发脱落甚多，已数年。舌淡、苔薄白，有瘀点，脉细无力。于 11 月 5 日开始服清宫大补酒，5 天后睡眠转佳，头晕、疲乏无力和困倦

相继消失，腹胀、腰痛、畏寒和肢冷也有所减轻。半月后头发脱落现象减少，疗程结束，起床时基本无脱落之头发。

[例 3]

王耀昌，男，54 岁，中国人民解放军总参三部干部。

患者有腰椎间盘突出，已做手术，并患原发性高血压 12 年。自觉睡眠不佳，多梦，疲乏困倦，头晕脑涨。平日腰痛腰酸、畏寒肢冷，但足心发热出汗。舌质淡，苔薄白，脉象沉细。血压 130/80mmHg。辨证属脾肾阳虚。于 11 月 5 日开始服清宫大补酒，3 天后睡眠好转，做梦减少。十余日后睡眠正常，体力增加，疲乏困倦、肢冷、畏寒、腰痛腰酸均消失，头晕眼花也相继好转。

[例 4]

王德禄，男，55 岁，北京市西单商场工人。

患者大便溏已十余年，每天排便 2 ~ 3 次，矢气频多。欠气时有水液自出，肛门常湿，伴少腹冷、头晕耳鸣、疲乏无力及腰酸。曾诊断为"肠炎"，治疗多年无效。面色㿠白，舌淡、苔白滑，脉沉细而迟。诊为脾肾阳虚。11 月 14 日开始服清宫大补酒，15 天后，大便减少到每日一次，但仍为溏便。诸症渐觉减轻。服酒 1 个月后，大便成形，头晕、眼花、腰酸和耳鸣均消失，身不觉冷，精神好。患者在复查时满意地说："多年的大便稀、肛门湿，被清宫大补酒治好了。"

五、讨论

（一）清宫大补酒对慢性虚弱证候强壮作用的机制

虚弱证候属于中医虚劳的范畴，由禀赋不足、后天失调，或久病失养、积劳内伤、元气亏耗、精血暗损及久虚不复而成。本文所讨论的慢性虚弱证候以疲乏无力、头晕眼花、腹胀便溏、畏寒肢冷及舌淡脉弱等为主要临床表现，当属脾肾阳虚、气血不足之证。

清宫大补酒原名健脾滋肾壮元酒，由人参、鹿茸、杜仲、山药和砂仁等药组成，加甜酒和白酒煮制而成。方中鹿茸、杜仲和山药之属，长于补益肾气，助壮元阳；人参、山药、砂仁之类善能健运脾气，和胃止泻。鹿茸和人参又具峻补气血之妙用，鹿茸和杜仲更有强筋壮腰之效力。这些药物大

多是传统补益类"延年益寿"之品，加酒内服，擅于保持阳气，流畅血脉，补益机体先天及后天之根本，故对于上述脾肾阳虚、气血不足之证，可取得补益强壮的效果。

现代医学研究证实，此酒的主药鹿茸和人参等都是良好的全身强壮剂。鹿茸能增强动物脑、肝、肾和骨髓的代谢，促进血细胞增殖和疮口组织再生，促进骨折愈合；它又能提高人体的工作效率，改善睡眠和食欲，降低心肌和全身的疲劳。人参可以增强机体对各种有害刺激的防御能力，调节病理过程，使之趋于正常；它还可以增强机体的免疫功能，提高神经活动过程的灵活性，提高脑力和体力，对循环、内分泌系统和物质代谢也有良好的作用。中国科学院高能物理研究所活化分析组罗世华等的工作表明，清宫大补酒与酒基相比较，前者含有丰富的宏量元素和微量元素，对体内元素缺乏及内环境失调者，可起到"虚者补之"的作用。故服用清宫大补酒后，可达到滋养健身、匡扶羸弱的目的。

（二）对清宫大补酒临床疗效的初步评价

通过采用清宫大补酒对 373 例的临床观察表现，清宫大补酒对壮年期、老年前期和老年期属脾

肾阳虚的慢性虚弱证候确有临床疗效。对老年前期以饮食不香、腹胀便溏、头晕眼花、腰酸或痛及畏寒肢冷为主要表现者疗效尤佳，能起到温补脾肾、滋养气血和强壮止泻的效果。由于酒基本身有和血通脉散寒的作用，所以对照组也有一定的效果，加药物后疗效明显提高。此酒由味道适口、无毒性的动植物药组成，没有蓄积伤体的后患，也无升高血压等副作用，适合阳虚患者长期饮用，老壮皆宜，堪称健身强壮的温补饮料。

在临床验证中，由于本品内酒精的含量稍偏高，服药时间较短，使疗效受到一定的影响。若能适当再降低酒基浓度，调整药液比例，也许更适合慢性虚弱病者服用。

[说明] 本项目获得 1984 年度吉林省科技成果 4 等奖。
致谢：参加本课题的临床协作单位和个人有：中国人民解放军军事学院卫生部保健科程福聚、周恩胜；中国人民解放军军事科学院门诊部黄瑞东、姚蕴玉；中国人民解放军 316 医院韩胜宝；中直西苑机关门诊部翟瑾懿、车丽华；北京市西单商场医务室杨旺、唐瑞芬，谨此一并致谢。

清宫玉容葆春酒对慢性虚弱证强壮效应的分析

陈可冀[1]　周文泉[1]　李春生[1*]　张灵芝[2]
（1. 中国中医科学院西苑医院；2. 北京市化工研究院医务室）

清宫玉容葆春酒是清代宫廷医方，具有补益气血、滋养肝肾、解郁通经及安神爽志之效。分析其药物组成，适用于具有慢性虚弱证候者。我们自1983 年 6 月至 10 月末，采用与河南省商丘县林河酒厂共同研制的清宫玉容葆春酒，对 127 例存在慢性虚弱证候的受试者进行了临床观察，现将其疗效报告分析如下。

一、临床资料

（一）性别、年龄及职业

在 127 例中，男 68 例，女 59 例。20 ～ 44 岁的青壮年受试者 44 例，45 ～ 49 岁的老年前期受试者 83 例。年龄最小 22 岁，最大 59 岁，平均44.72 岁。治疗组平均年龄 44.15 岁，对照组平均年龄 45.36 岁。参与者皆为北京市化工研究院干部、工人或家属。两组在体质状况和生活、工作环境上相仿，有可比性。

* 执笔者

（二）患病情况

两组受试者的主诉都存在不同程度的体力不佳、精神困倦、食欲不振及失眠多梦等慢性虚弱症状。部分受试者体重下降，舌淡、脉沉细，诊断为神经衰弱、神经官能症、更年期综合征、慢性胃肠病、慢性肝炎及肩关节周围炎等。

二、观察方法

（一）治疗分组与投药方法

127 例均按 Richard Dools 随机分组卡编为治疗和对照两组。治疗组 67 例，对照组 60 例，分别给予清宫玉容葆春酒和林河大曲酒（不含药物成分）内服。服法均为每日 3 次，每次玉容葆春酒 10ml，林河大曲酒 5ml。

（二）临床观察和记录方法

1. 观察治疗时间为 30 天，在此期间除病情急需外，停用其他药物。

2. 对观察对象进行登记，逐个填写观察表格，详细记录治疗前后舌象、脉象、血压和体重的变化，以及服药后的其他感觉。

3. 记录观察对象的慢性虚弱证候　如体力不佳、精神困倦、食欲减退及失眠多梦。按自拟积分法记分：对有明显的上述慢性虚弱症状者，记 2 分；上述症状很轻，或服酒剂后症状改善者，记 1 分；无症状，或服酒剂后症状消失者，记 0 分。疗程结束后计算上述见证积分值，以观察症状变化与服药的关系。

4. 疗程结束后，按下列标准统计疗效：①四项见症中，有一项好转（记分减少 1 分）者，为"有效"，②四项见症中，有两项以上好转（记分各减少 1 分以上），或一项显著好转（记分减少 2 分）者，为"显效"。③四项见症治疗前后无变化（记分减少 0 分）者，为"无效"。

三、结果分析

（一）慢性虚弱见证积分值的变化

治疗组和对照组在疗程结束之后，四项见症积分值较治疗前均有所下降，两组的比较见表 1。

由表 1 可知，治疗组在降低四项见症积分值方面显著优于对照组。说明清宫玉容葆春酒改善慢性虚弱证候较林河大曲为佳。

表 1　用药后四项见症积分差值均值的变化

项目	组别	例数	积分差值均值 ± 标准误	P 值
体力不佳	治疗组	67	0.493 ± 0.074	< 0.001
	对照组	60	0.133 ± 0.044	
精神困倦	治疗组	67	0.627 ± 0.073	< 0.001
	对照组	60	0.117 ± 0.041	
食欲减退	治疗组	67	0.507 ± 0.068	< 0.005
	对照组	60	0.217 ± 0.058	
失眠多梦	治疗组	67	0.985 ± 0.065	< 0.005
	对照组	60	0.685 ± 0.099	

治疗组和对照组中的老年前期（45～59 岁）受试者，四项见症积分值下降的差值均值见表 2。

由表 2 可知，对于老年前期受试者，在改善精神、食欲和睡眠三项见症积分方面，治疗组优于对照组。说明清宫玉容葆春酒以存在上述三症的老年前期者作为饮用对象，甚为适宜。

治疗组和对照组中的青壮年（22～44 岁）受试者，四项见症积分值下降的差值均值见表 3。

表 2　老年前期受试者四项见症积分差值均值的变化

项目	组别	例数	积分差值均值 ± 标准误	P 值
体力不佳	治疗组	39	0.513 ± 0.095	> 0.5
	对照组	44	0.114 ± 0.048	
精神困倦	治疗组	39	0.615 ± 0.100	< 0.001
	对照组	44	0.091 ± 0.043	
食欲减退	治疗组	39	0.590 ± 0.094	< 0.05
	对照组	44	0.205 ± 0.069	
失眠多梦	治疗组	39	1.077 ± 0.084	< 0.001
	对照组	44	0.341 ± 0.078	

表 3　青壮年受试者四项见症积分值差值均值的变化

项目	组别	例数	积分差值均值标准误	P 值
体力不佳	治疗组	28	0.464 ± 0.118	< 0.001
	对照组	16	0.118 ± 0.098	
精神困倦	治疗组	28	0.643 ± 0.104	< 0.05
	对照组	16	0.118 ± 0.098	
食欲减退	治疗组	28	0.393 ± 0.092	> 0.2
	对照组	16	0.250 ± 0.108	
失眠多梦	治疗组	28	0.857 ± 0.097	> 0.4
	对照组	16	0.688 ± 0.192	

由表 3 得知，对于青壮年受试者，在改善体力和精神两项见症积分方面，治疗组优于对照组。说明将清宫玉容葆春酒用于存在上述两症的青壮年作为饮用对象，亦甚为适宜。

（二）体重的变化

治疗组中有一些身体消瘦的受试者，疗程结束后，体重有所增加。但从整体青壮年，老年前期三者与对照组比较，经统计学处理均无明显差异（$P > 0.05$），说明清宫玉容葆春酒没有特殊的增肥作用。

（三）舌苔、脉象和血压的变化

治疗组和对照组在疗程结束后，与治疗前相比较，舌苔、脉象和血压皆无显著改变。

四、疗效判定

治疗组的有效率（包括显效）为 92.5%，疗效优于对照组（38.3%）。经统计学处理差异非常显著，证明清宫玉蓉葆春酒是具备较好的临床强壮效应的酒类品种。

五、典型案例

[例 1] 程 ××，男 48 岁，北京市化工研究院干部。

患者原有胃切除手术史。体质虚弱，终年处于疲劳状态，精神不佳，食欲很差，睡眠多梦易醒。体重 48kg，血压 120/80mmHg，舌淡、苔白腻，脉沉细。1983 年 6 月 20 日开始服用清宫玉容葆春酒。服酒 10 天，突出的感觉是：全身轻松，食欲增加，睡眠踏实，不做梦，疗效非常显著。其间曾自动停服 10 天，上述症状又重新出现。遂继续饮用此酒，诸症又复改善，连服 20 天，诸症基本消失，血压正常，舌脉同前，体重增加 1kg。

[例 2] 朱 ×，女，50 岁，北京市化工研究院干部。

患者自述长期患神经衰弱，睡眠多梦，夜间盗汗，精神不好，体力很差。上班时经常头晕、迷糊，走路足跟不实，每晚需内服地西泮（安定）2 片以维持睡眠。舌淡、苔薄白，脉滑，血压 85/40mmHg，体重 55kg。服清宫玉容葆春酒第 3 天，精神和睡眠明显好转，体力显著改善，走路有劲，饮食增加，自动撤掉了安眠药。服酒 1 个月后，舌脉和血压无大变化，体重增加 1.5kg。

[例 3] 李 ××，47 岁，军事科学院离休干部，北京市化工研究院家属。

患者主诉以前曾患神经官能症和肩关节周围炎等，因体质虚弱提前离职休养。近 2 年体力不佳，疲劳感显著，精神倦怠，懒于动作。平日周身酸痛，痛无定处，肩部疼痛，难于抬举，食欲不好。睡眠很差，每晚均需服用安眠药入睡。步行 5 里路，经过休息返回后，感乏力、出虚汗。舌质红、苔薄白，脉细数，血压 110/70mmHg，体重 48kg。1983 年 2 日服清宫玉容葆春酒，第二天开始撤去安眠药。坚持服酒 20 天后，睡眠明显好转，夜间能睡 7h。精神改善，饮食增加，肩周疼痛缓解，能够跑慢步，步行往返十里路仍觉有力气。疗程结束时，血压和体重均无较大变化。舌淡、苔白薄，脉细数。自述服酒后，"突出的感觉是体力明显增强"。服第四瓶后，正巧去游泳，"去年同期游五十米还费力，今年一气连续游两百米"。其认为药酒效果满意。他还说，此酒气较香，味纯正，易于接受，希望继续供药，花钱也愿意。

六、讨　论

（一）清宫玉容葆春酒对慢性虚弱证候强壮作用的机制

虚弱证候大都由禀赋不足、后天失调，或久病失养、积劳内伤、元气亏耗、精血暗损、久虚不复而成。本文所讨论的慢性虚弱证候以体力不佳、精神困倦、食欲不振和失眠多梦为主要表现，当属气血不足、心肾不交、胃气失和之候。

清宫玉容葆春酒由西洋参、枸杞、黄精、当归、合欢皮和佛手柑等九味药，加低浓度白酒浸泡而成。方中参黄归杞之类，长于补益气血，滋养肝肾，有能使"阴精所奉其人寿"的作用；合欢佛手之属，擅于宁心安神、解郁和胃，具备益心定志、理痰行气之功效。辅以醇酒等味和血通络，散寒止痛，诸药配伍，可使五脏受益、六腑调和、气血流畅、阴阳平秘、身体强壮而症状得以缓解。

现代医学研究证实，黄精的浸出物能降低血糖和血压；枸杞所含的甜菜碱有抗脂肪肝的作用；当归提取物可抑制动脉硬化粥样斑块的形成，镇静大脑，纠正维生素 E 缺乏症状；佛手提取物对离体大鼠肠管有明显的抑制作用，并能迅速缓解氨甲酰胆碱所致的胃和胆囊张力增加。低浓度白酒能增加胃的吸收功能，扩张皮肤血管，使皮肤发红而有过暖感。这些药物对伴随增龄而产生的新陈代谢紊乱和内环境失调等都有一定的调节作用。因此，对于慢性虚弱证有补益强壮的效果。

（二）清宫玉容葆春酒临床疗效的初步评价

通过采用清宫玉容葆春酒对 127 例慢性虚弱证效应的临床观察表明，本品不仅气香、味道纯正、受试者易于接受，甚至不会饮酒者亦可服用，能够长久坚持，而且能起到滋补强壮、增进饮食、解郁安眠及保健延寿的功效。此酒由味甘、无毒性的植物药配合而成，不含金石类药物，没有蓄积伤体的后患，也无使脉搏加快、血压升高等副作用，适合长期饮用，老壮皆宜，堪称健身强壮饮料。尤适宜于出现体力不佳、精神困倦、食欲减退和失眠多梦等症状者。本品对于改善青壮年的体力和精神、改善老年前期的精神、食欲和睡眠，作用更佳。

在临床验证时，由于对照组采用了含酒精浓度较高的林河大曲酒，体质较弱和不会饮烈性酒的受试者服用时有一定的困难，尽管减量投药，个别人仍没有坚持全疗程，使总结统计受到了一定影响。假若采用与清宫玉容葆春酒含酒精浓度相同的白酒作空白对照，可能更说明问题。

清代宫廷降脂减肥茶剂——仙药茶

李春生

中国古代有一个美好的传说：在渤海之滨屹立着三座仙山，山上的宫阙是用黄金和白银制造的，里面住着神通广大的仙人，他们制造和贮藏着许多灵丹妙药，谁能吃上一粒，就会怯病延年、返老还童、长生不死……也许"仙药茶"的命名与此茶的效验昭著、异常灵妙有关吧！

清宫仙药茶原出于《太医院秘藏丸散丹膏方剂》珍本，在清代宫廷乾隆、嘉庆、道光、咸丰同治和光绪各朝曾被广泛采用。在嘉庆皇帝之莹嫔脉案中，此方出现了八次。道光帝、后，慈禧太后，以及宫廷内外之福晋、格格亦均长期服用此方。因它对于喜食肥甘、思虑过度之封建统治者具有减肥清心、开郁通脉的效果，且味道爽口，故在禁中享有盛誉。

仙药茶是由茶叶和药物混合，经过特殊加工制成的。读者想要了解它的名贵之处，我们不妨从茶和药物谈起。

茶是中国对于世界的一大贡献。英文的"tea"和俄文的"чай"都是"茶"的音译。中国采茶约始于汉代，群众普遍饮茶则在唐代，至是茶品益众，国家也开始收取茶税来增加收入。当时以雅州（雅安）的蒙顶、石花、露芽和谷芽为第一，建宁的北苑龙凤团为上供。嗣后，蜀茶之神泉、兽目，皖茶之黄芽、六安，滇、黔之普洱、都濡，豫、鄂之毛尖、仙掌，浙、闽之龙井、乌龙，湖南之白露、铁色等，相继驰名中外。有关茶的著述也日渐增多，如陆羽的《茶经》、丁谓的《北苑茶录》、毛文锡的《茶谱》、蔡宗颜的《茶对》、袁子才的《茶酒单》皆谈茶甚详。宋代著名文学家和诗人苏东坡以饮茶作为养生和疗疾之品；明代景惺《饮馔服食谱》首先论茶品，以饮茶作为"怯病延年之助"。清代宫廷的满族统治者受汉人的生活习惯影响很重，故多有饮茶嗜好，这是仙药茶被他们偏爱的原因之一。

茶的治疗作用首载于《神农食经》，认为其能利小便，去痰热，止渴，令人少睡有力，悦志。历代用来清火止痛，坚齿消蠹，治伤暑，止泄痢，每获良效。唐·陈藏器在《本草拾遗》中特别指出，茶叶的性味寒苦，"久食令人瘦，去人脂"。因此，最适合于喜吃肥肉、体态丰腴的人。明·汪颖《食物本草》曾载述一人喜食烧鹅等煎炒肥腻之物，日常不缺。人人都说他长此下去，将来要患消渴病（糖尿病），身上还会生痛疽。可是年复一年，此人仍强健如初。于是人们暗暗察访，发现他每夜必啜凉茶一盏，"乃知茶能解炙煿之毒也"。至于吃茶可轻身换骨、延年益寿的说法，《陶隐居杂录》早有记载，所以不能不引起清廷皇帝后妃对饮茶的兴趣。仙药茶选取名茶作为原料，味甘不涩，气芬如兰，除烦去腻之功尤胜。每饮数盅，易获轻发汗而肌骨清、油腻去而烦热除的效果，令人心旷神怡、精力倍增，故此尝为诸帝后妃嫔所乐道。

仙药茶的疗效之所以高于名茶，还在于它的制剂中包含有药物。茶叶与药物混合，相传始于南北朝至唐代。当时南方人输官茶，往往夹杂着很多树叶，继而发现掺杂楠芽、枸杞芽和枇杷芽的茶叶，治疗被称为"风疾"的脑血管病及其后遗症效果很好，自此开始创用药茶。明代药物学家李时珍在《本草纲目》中引用陶弘景注："酉阳、武昌、庐江、晋陵皆有好茗……凡所饮物，有茗（茗为茶之别名）及木叶，天门冬苗，菝葜叶，皆益人。"说明茶叶与药物配伍，可起协同作用，疗效优于单味茶剂。所以后世用姜茶止泻痢，葱茶通便秘，百药煎配茶疗大便下血，白僵蚕入茶治痰嗽喘息。大凡心肺脾胃火盛，兼见他脏之病，都宜用茶配伍药物以降之。清宫仙药茶中的药物有紫苏叶、菖蒲、泽泻丝和山楂丝等八种。紫苏叶和石菖蒲等都含有挥发油，其气芳香，能散风发汗，祛暑除湿，活血开窍，理气豁痰；泽泻和山楂等含有降血脂成分，味淡或酸，能渗湿利尿，通脉消食，减轻体重，降低血脂。中医认为，肥胖及血脂高的患者常多湿多痰，血脉流行不畅。这些药物与茶叶配合，既能使湿祛痰除，又能促进血行，产生抗纤溶的作用，所以用于降脂减肥可收到良好的效果。再者，茶叶中的咖啡因可兴奋高级神经中枢，使精神兴奋，思想活跃，消除疲劳；菖蒲中的挥发油具有镇静效果，还能显著延长巴比妥钠的麻醉时间。两种成分相配伍，类似溴化钠 - 咖啡因合剂，能对中枢神经系统起到调理作用，使兴奋和抑制处于平衡状态，精神清爽而无不适。第三，诸药尚能杀灭和抑制肠道腐败菌和致病菌，促进消化液的分泌，阻滞脂肪类物质的吸收，制止胃肠异常发酵，从而减少了胃肠道

中毒素的产生，减轻了有毒物质对人体的侵害，从而起到类似酸乳的保健延寿作用。

中医研究院西苑医院老年医学及清宫医案研究室于 1982 年 3 至 7 月开始对清宫仙药茶的降脂减肥作用进行了为期 4 个月的临床观察。我们观察的主要是老年前期和老年期体质肥胖、腹围宽膨及血脂升高的患者。治疗方法是：随机分组，服药组采用仙药茶粗末，每日 20g 开水泡茶，酌量频饮，与日常饮茶相同。对照组采用氯贝丁酯（安妥明）500mg，一日两次口服。63 例患者治疗前后服药组腹围减少有显著差异（$t = 5.19$，$P < 0.01$），而对照组腹围差异不显著（$t = 045$，$P > 0.5$）。同时，服药组体重也有明显下降，其中三脂均降低，以 β- 脂蛋白降低最为显著（$t = 3.41$，$P < 0.05$）。实验室研究显示仙药茶有抗纤溶的作用，对于大量外源性脂质进入血循环者其降脂作用最为迅速。

我们曾观察了 1 例 64 岁的男性患者，其患高 β- 脂蛋白及高三酰甘油血症、冠心病和心绞痛，入院时自觉全身疲乏，有轻度胸痛、憋气及心慌，体重 73kg，腹围 90.5cm，β- 脂蛋白 725 毫克 %，三酸甘油酯 285.3 毫克 %。住院后采用清宫仙药茶常规内服，饮食不加干预，疗程 2 个月。治疗结束后复查，患者自觉全身疲乏感显著减轻，心慌和憋气仅偶尔出现，胸痛消失，体重下降至 68kg，腹围减少至 84cm，β- 脂蛋白降至 453 毫克 %，三酸甘油酯 222.58 毫克 %。病情基本控制而出院。又有 1 例患者，入院前 β- 脂蛋白高达 1120 毫克 %，服仙药茶 65 天，下降至 800 毫克 %。证明此药确有显著的减肥降脂效果。

最后，仙药茶不仅能降脂减肥，还可治疗流行性感冒、发冷发烧、头痛身痛，以及伤暑、消化不良、胸膈饱满及恶心呕吐等。说明它的确是一种四季家庭必备的良药。

清世宗爱新觉罗·胤禛（雍正皇帝）死亡之谜

李春生

清代康乾盛世的承前启后者雍正皇帝去世已将近300年，政治家、小说家、史学家、医学家和科学家对他的死亡之谜议论丛生。由于其死亡在不少地方涉及养生保健问题，故笔者收集资料，并就此谈一些看法。

据《雍正朝起居注册》记载，爱新觉罗·胤禛于雍正十三年（1735年）八月居住在圆明园，十八日与办理少数民族事务的大臣议事，二十日召见宁古塔的几位地方官员，二十一日仍照常办公。二十二日突然得病，当天晚上朝中重臣被匆忙召入寝宫，宣布传位给皇四子弘历。二十三日便"龙驭上宾"，享年58岁。

雍正皇帝生前政治严猛，大兴文字狱，故对其暴亡传说甚多。最流行的说法是，他被文字狱处死的吕留良的后代、练得一身好武艺的吕四娘潜入圆明园，挥剑砍去了头颅，后来皇家只好铸造一个金脑袋安葬。也有史学家认为他是患中风死去的，但未拿出有力证据。

经过对清宫档案的研究，目前认为胤禛吃丹药中毒而死的可能性最大。其证据如下：

一、自幼喜好炼丹，称帝后更加入迷

胤禛在做皇子时，就对道家企求不死的炼丹之术产生了浓厚的兴趣。他曾写过一首《炼丹》的诗道："铅砂和药物，松柏绕云坛。炉运阴阳火，功兼内外丹。"在登上皇位的宝座之后，即封道教金丹南派祖师张伯端为"大慈圆通禅仙紫阳真人"，特别推崇张伯端发明的"金丹之要"。至迟从雍正四年（1726年）开始，胤禛就经常吃一种名叫"既济丹"的丹药，感觉服后有效，还赏赐给自己的宠臣，如云贵广西总督鄂尔泰、河东总督田文镜等。他在田文镜的一件奏折上用朱笔写道："此丹修合精工，奏效殊异，放胆服之，莫稍怀疑，乃有益无损良药也，朕知之最确。"

雍正四年（1726年）起，胤禛因疲劳过度，导致身体羸弱。雍正八年（1730年）春天，胤禛患了一场寒热大病，一度生命垂危。为了治病，他命令内外百官大规模访求名医和精于修炼的术士。他给总督鄂尔泰、田文镜、李卫、查郎阿以及巡抚石麟和赵国麟等发出了15份以上内容完全相同的朱笔手谕："可留心访问有内外科好医生与深达修养性命之人或道士，或讲道之儒士俗家。倘遇缘访得时，必委曲开导，令其乐从方好，不可迫之以势，厚赠以安其家，一面奏闻，一面着人优待送至京城，朕有用处。竭力代朕访求之，不必预存疑难之怀。便荐送非人，朕亦不怪也，朕自有试用之道。如有闻他省之人，可速将姓名或来历密奏以闻，朕再传谕该督抚访查。不可视为具文从事，可留神博问广访，以符朕意。慎密为之！"为了表示忠心，四川巡抚宪德推荐了一位叫龚伦的"仙人"，浙江总督李卫和怡亲王允祥推荐了道士贾士芳。龚伦在未进京之前就升天死去，贾士芳进宫后因犯"大不敬"罪被处斩。但胤禛并未因此失去对道士的信任，参与道教活动十分频繁。在皇宫，除了专门进行道教活动的钦安殿外，胤禛又让道士们在太和殿和乾清宫等宫殿安放道神符板，在他的寝宫养心殿安设斗坛，在御花园建房供道士娄近垣等祈祷修炼。他还向苏州定做了丝绸法衣六十件，用作胤禛修炼时穿着，至今故宫内尚保存有胤禛的道装画像。

二、在圆明园秀清村升火炼丹服食，历时五年，直至驾崩

雍正八年末，胤禛命令内务府总管海望、太医院院使刘声芳及四执事执侍李进忠主持操办升火炼丹之事。在圆明园东南角的秀清村，先后运入木炭四千余斤，铁火盆罩一座，利用矿银等物，开始为皇帝炼丹。据雍正朝内务府《活计档》《六所档》及《南熏殿并圆明园头所、四所、六所、接秀山房总文件》记载，自雍正八年至十三年八月的五年间，皇帝下旨向圆明园运送炼丹所需物品一百五十七次，平均每月有两三次。累计黑煤

一百九十二吨，木炭四十二吨，此外还有大量铜、铁和铅制器皿，以及矿银、红铜、黑铅和硫磺等矿产品，并有大量的衫木架黄纸牌位，糊黄绢木盘、黄布（绢）桌围和黄布（绢）空单等。所有这些物品都是炼丹活动必不可少的。在圆明园秀清村炼丹的道士有张太虚和王定乾等人。他们日夜守炉添火，为胤禛炼出了一炉又一炉的金丹大药。皇帝除了自己服食外，还于雍正十二年（1734年）三四月间，两次赏赐丹药给军队将领。得到赏赐的有署理大将查郎阿、副将张广泗、参赞穆登、提督樊廷和散秩大臣达奈等人。雍正十三年八月九日，总管太监陈久卿及首领太监王守贵一同传话："圆明园二所用牛舌头黑铅二百斤。"当天，这二百斤黑铅便被运入园子。十二天后，胤禛在圆明园暴亡。研究这个问题的史学专家认为，这不是偶然的巧合，而是有着因果关系的丹药中毒事件。

三、雍正皇帝的继承人——乾隆皇帝在处理炼丹道士问题上的诸多破绽

雍正皇帝胤禛驾崩的第二天，刚刚即位的乾隆皇帝弘历便下令驱逐炼丹道士。弘历在谕令中竭力掩饰胤禛服丹药之事："圣（指胤禛）心深知其非，聊欲试观其术，以为游戏消闲之具。因将张太虚、王定干等数人，置于两苑空闲之地。圣心视之，如俳优人等耳。未曾听其一言，未曾用其一药。且深知其为市井无赖之徒，最好造言生事。皇考向朕面谕者屡矣。今朕将伊等驱出，各回本籍，令荐鹄立传旨宣谕。伊等平时不安本分，狂妄乖张，惑世欺民，有干法纪，久为皇考之所洞见。兹从宽驱逐，乃再造之恩。若伊等因内廷行走数年，捏称在大行皇帝御前一言一字，以及在外招摇煽惑，断无不败露之理。一经访闻，定严行拿究，立即正法，决不宽贷。"弘历在同一天还告诫宫内太监和宫女不准乱传"闲话"，免得上皇太后"心烦"，上述"驱出"、否认服药和封口之举，恰恰等同于"此地无银三百两"，从另一个角度表明雍正皇帝胤禛死于服丹药中毒。

雍正皇帝猝死之后，清廷明显转向重佛抑道。弘历把正一真人的官衔由二品降到五品，禁止其差法员到各处传度，进而限制了天师职权。道光年间，宫廷停止了传统的天师朝觐礼仪，使道教的社会地位下降。

总之，雍正皇帝死于丹药中毒的结论大致是可信的，他是死于丹药中毒的最后一位中国皇帝。对此进一步证实尚有待于打开清泰陵，对遗骨进行化验检定。

清代光绪皇帝驾崩的前前后后

李春生

清代有职无权、饱受凌辱的光绪皇帝——德宗爱新觉罗·载湉驾崩已逾百年，政治家、小说家、史学家、医学家和科学家对他的死亡之谜议论丛生。由于光绪皇帝之死在不少地方涉及养生保健问题，笔者特收集资料，就此谈一些看法。

光绪皇帝之死，是20世纪初发生在中国的重大历史事件，它直接导致了中国封建帝制的崩塌。对于其死因，当今不外有两种观点，一是身体虚衰病死，二是被人谋害致死。

一、身体虚衰病死说

持身体虚衰病死之说者，主要是依据光绪皇帝临终前半年左右的诊病记录。该记录保存颇为完整，似乎具有一定的说服力。

从光绪帝三十四年（公元1908年）自书之病原（即病情记录）及脉案来看，载湉之"病重"已为国人皆知。恽毓鼎在《崇陵传信录》说："戊申秋，突传圣躬不豫，征京外名医杂治之。请脉时，上（指载湉）以双手仰置御案，默不出一言，别纸书病状陈案间。或有所问，辄大怒；或指为虚损则尤怒。"由于他同医生不能合作，其自述之"病原"

称："日日服药，至今少效。"十月十七日之"病原"又增"气逆、发喘、身颤"等症，"气血日损一日"，病情逐渐恶化，诸医束手无策，"以致不治"，应当是必然的趋势。

再从光绪帝当年十月十七日至二十一日脉案来看，有人也认为是病情缠绵日久的突然暴亡。兹摘录脉案如下：

十月十七日，周景涛、吕用宾请得皇上脉左寸关弦数，右细数，两尺略缓。所有腰痛腿酸等症，绵绵日久不愈，以致行步艰难，肢体倦软。现在咳嗽气逆发喘，日甚一日，夜寐为咳嗽所扰，竟不成寐。饮食不易消化。种种病情，皆虚损见象。先宜止嗽定喘和胃，兼顾脾肾。谨按法拟方上呈：霜桑叶一钱，干芦根二钱，枇杷叶一钱五分、去毛炙，川贝母一钱五分、去心，金石斛二钱，甜杏仁二钱、去皮炙，生谷芽三钱，淮牛膝一钱。引用胡桃三枚、去皮衣，荸荠汁半酒杯，兑服。

十月十八日，杜钟骏请得皇上脉象左部寸尺濡数，右三部沉数带滑，按之无力。咳嗽无痰，动则气逆作喘。胸膈堵截，知饥不能食。大便燥结难解，小溲浑短。卧则咳作，口有热气，舌有水滑苔。腿软而酸，寒熟麻痹，耳鸣头昏。种种见症，金水两亏，肺金失降，肝木过升。内经云：肝生于左，肺生于右，左右者阴阳之道路也。今肺失清肃下降之权，肝有横逆上干之势，以致痰浊横亘胸中，上盛下虚，此咳喘之由来也。为今之计，有虚不能补、实不能攻之难。何者？病经日久，实实虚虚，在在棘手。谨暂拟微苦以降肺逆，咸寒以化虚痰，俾肺遂通调，膀胱得以气化，大肠得以传送，以冀痰浊降而咳喘渐平，然后缓商调摄。海浮石三钱，苦杏仁三钱，冬瓜子五钱，海蛤粉三钱、绢包，淡黄芩三钱，炒苡仁五钱，飞滑石三钱，薄荷叶三分，真云苓带皮五钱。引用淡海蜇一两、水漂极淡，大荸荠四枚、打碎。另用大荸荠六枚、打碎，淡海蜇一两，煎汤带水。

十月十九日，太医院院使张仲元及吕用宾、施焕、杜钟骏、周景涛等一同入诊，各具脉案及医方上呈。其中吕用宾的脉案为：皇上脉今日两手寸关弦大而数，两尺细数无力。咳嗽不止，胸满气促不得卧。麻冷发热，饮食难进，夜不成寐，起坐维难，病势日渐加剧。合按病情，总由中气虚损，不能承领上下，以致上而逆满喘咳，下而大便不行。清气不升，浊气不降，而通体为之困乏矣。于棘手之际，求调摄之方，仍宜降肺胃上逆之气，滋肝肾

浮越之火。谨拟地骨皮饮合清燥润肺汤上呈：地骨皮二钱、甘草水泡，肥知母一钱五分，淮牛膝一钱五分，苦杏仁二钱、去皮尖，霜桑叶一钱五分，炒枳壳六分，川贝母三钱、去心，枇杷叶一钱五分、去皮炙（按：此三字疑有误），云茯苓二钱，桑白皮一钱五分。引用荸荠汁、萝卜汁各半酒杯，兑服。

十月二十日，院使张仲元，御医忠勋，以及施焕、杜钟骏、吕用宾及周景涛等均来诊视，其记述病情及辨证基本一致。其中施焕写道："皇上脉象左尺退，右尺不退；关左无力，右濡涩；寸右小，左不小。大便硬而迭见，气逆应平反觉气粗促堵。阳虚内灼，水不济火，胃汁胃气均受其亏。津液无滋，所以肺胃不降，气促不平。目睑微而白珠露，喘有涎而唇角动，肝脾肾阴阳两虚。总当纳肝肾气以顾脾，滋心肺液以顾胃为治。谨拟药味上呈：鳖甲四钱、醋炙，酸枣仁二钱、生一半炒一半，玉竹三钱，海蛤壳三钱，牛膝一钱，桑螵蛸三钱，淮山药三钱、炒，山茱萸一钱五分。引用麦门冬三钱，天门冬三钱。"吕用宾所书脉案称："皇上脉两寸濡弱，两关弦数，两尺细数无力。呼吸之气不匀，喘息见粗，咳嗽未平，寒热未退。胸满，饮食减少。肺胃逆于上，肝肾陷于下，升降由是不利，输转因之失权。选用清燥润肺滋肾养肝之品，而口干舌燥、便结、咳嗽气喘等症均未减。"与施焕两人辨证均相同。

十月二十一日，光绪帝已进入弥留状态。众御医诊视，脉案记载："子刻，张仲元、全顺、忠勋请得皇上脉息如丝欲绝。肢冷，气陷，二目上翻，神识已迷，牙关紧闭，势已将脱。谨拟生脉饮，以尽血忱。人参一钱，麦冬三钱，五味子一钱。水煎灌服。"

"十月二十一日午刻，臣周景涛请得皇上脉左寸散，左关尺弦数，右三部浮如毛，若有若无。目直视，唇反鼻煽，阳散阴涸之象。勉拟补天丸法，以抒血忱。紫河车二钱，黄柏三钱，龟板四钱、童便炙，肥知母三钱，杜仲二钱，五味子一钱，广陈皮五分，人参二钱。"

十二月二十一日酉刻，光绪帝载湉终因病势沉重，医治无效而死亡。"回事庆恒奉旨：皇上六脉已绝，于本月（按：为"日"字之误）酉正二刻三分，龙驭上宾。著派乾清宫总管李长喜，敬事房首领王庆寿，太监四名、散众首领四名、太监十二名，在檐前穿孝。所有应行一切事宜，著各该衙门照例敬谨预备。钦此。差首领张永和传。"

光绪三十四年十月二十一日军机处现月档中，存有光绪帝"遗诏"。遗诏说："自去年秋间不豫，医治至今而胸满胃逆，腰痛腿软，气壅咳喘，诸证环生迭起，阴阳俱亏，以致弥留不起。岂非天乎？！"

据上所述，有学者强调，光绪帝自病重至临终之时，其症状演变属虚劳（肺结核、肝、心脏及风湿等长期慢性消耗性疾病）进行性加剧，而无特殊或异常病状出现。其临床上的症状表现乃是心、肺功能慢性衰竭合并急性感染，病情恶化的结果，因此，认为"光绪帝是死于疾病"。至于为什么光绪帝偏偏比慈禧太后早死一天，则认为"姑且说这是偶然的巧合"。

二、被人谋害致死说

光绪帝生前长期被慈禧太后（西太后）软禁于北京中南海瀛台涵元殿，驾崩时年仅38岁。临终时刻并非清宫脉案所述之积极抢救，而是无一名亲属及大臣在身旁，及至被人发现，早已死去多时。可谓生前死后备受冷落，孤苦凄凉至极。因此，在当时的北京城中，市井传闻鹊起，"人人言殊"。以下摘录较有根据的几种说法。

对光绪帝死亡之因首先提出质疑者，是曾任十九年御史及起居注官、较为接近光绪皇帝的恽毓鼎。他在所撰《崇陵传信录》中写道，当西太后病重时，"有潜上（说光绪帝的坏话）者，谓帝闻太后病，有喜色。太后怒曰：'我不能先尔死！'"于是"戊申（光绪三十四年，即公元1908年）秋……十九日，禁门增兵卫，讯出入，伺察非常。诸奄（通"阉"，谓宦官）出东华门净发，昌言驾崩矣。次日，寂无闻。二十一日皇后始省上于寝宫，不知何时气绝矣"。所谓"净发"，中国中医科学院西苑医院著名中医学家岳美中教授于少年时曾经历此事，称光绪帝、慈禧太后死后，宣统元年下诏要求举国人民戴孝及"三个月不许剃头"。诸多宦官（太监）在光绪帝殡天之前即已预知，传出流言，同时宫门加强了戒备，说明皇宫内有重大举动。加之西太后恶言在先，两者暗示了对光绪帝死因的怀疑。

清末曾自称给光绪帝诊病的医生屈桂庭（清宫档案记载有外科医生屈永秋，而无屈桂庭之名），在其所撰《诊治光绪皇帝秘记》（载《逸经》第二十九期）一文中说："余诊视一月有余，药力

有效……迨至十月十八日，余复进三海，在瀛台看光绪病。是日，帝忽患肚痛，在床上乱滚。向我大叫肚子痛得了不得。时中医俱去，左右只余内待一、二人。盖太后亦患重病，宫廷无主，乱如散沙，帝所居地更为孤寂，无人管事。余见帝此时病状，夜不能睡、便结、心急跳、神衰、面黑、舌黄黑，而最可异者则频呼肚痛——此系与前病绝少关系者……此为余进宫视帝病最后一次……未几即闻皇帝驾崩矣。"屈桂庭所目击光绪帝剧烈腹痛、烦躁不安、面黑、舌黄黑等胃肠痉挛和缺氧症状，提示的不正是砒霜（三氧化二砷）急性中毒的表现吗？

清末曾在宫中担任过两年女官、一直在慈禧太后身边工作的美国人德龄女士，在其所著《瀛台泣血记》中，十分肯定地说："万恶的李莲英眼看太后命已经不久，自己的靠山快要发生问题了，便暗着急起来。他想，与其待光绪掌了权来和自己算账，还不如让自己先下手为好。经过几度的筹思，他的毒计便决定了。"末代皇帝爱新觉罗·溥仪在《我的前半生》中谈道："我还见一个叫李长安的老太监说起光绪之死的疑案。照他说，光绪在死的前一天还是好好的，只是因为用了一剂药就坏了，后来才知道这剂药是袁世凯叫人送来的……据内务府大臣的一位后人告诉我，光绪死前不过是一般感冒，他看过的那些药方，脉象极为平常，加之有人前一天还看到他像好人一样……病重消息传出不过两个时辰，就听说已经晏驾了……还有一种传说，是西太后自知病将不起，她不甘心死在光绪前面，所以下了毒手，这也是可能的。"

英国人濮兰德·白好克司所撰《慈禧外传》、徐珂所撰《清稗类抄》等著作，也都怀疑光绪帝之死是由于慈禧太后和李莲英毒害所致。

秦华生和丁汝芹所著《宫廷北京》一书谈到，光绪三十四年六月二十五日，就在光绪帝38岁万寿的头一天，慈禧有意安排颐和园三层大戏台演刘备为关羽、张飞哭灵，满台"白甲白盔白旗号"的《连营寨》。百年前的中国，禁忌迷信很多，在皇帝寿辰前夜演出了这种哭灵之戏，不啻为最犯忌讳的事，很多人将其作为清亡的征兆之一。慈禧死期将近，仍对光绪帝恨之入骨，有意策划了这场演出，此事在民间流传很广。这一年十月初十日，是慈禧74岁寿辰。从初七到十五日，颐和园的三层大戏台整整唱了九天喜庆大戏。结束慈禧万寿庆典演戏活动后的第六天，载湉寂寞痛苦地死于瀛台。

其后不到一天时间，慈禧病逝。她终于看到了年轻的皇帝先她而去。

本书作者在查阅清宫大内流水账时，发现在光绪三十四年十月二十一日子刻，光绪皇帝曾经使用过平安丸。由于平安丸擅长治疗中气中寒、胃肠不和致心胃疼痛，呕哕恶心、大便泄泻等急性胃肠炎症状，据此推测载湉临终前曾有这些症状出现，属于急性中毒性胃肠炎。它从另一个侧面支持光绪帝被人谋害致死之说。

三、中华人民共和国成立后所做的"揭谜"工作

1980 年清西陵文物管理处在清理崇陵地宫时，发现光绪皇帝遗体完整，体长 1.64 米，无刀器伤痕。通过化验颈椎和头发，也无中毒现象。当时做出的结论是"光绪属正常死亡"。而本文作者认为，对于颈椎骨和头发而言，只有在砷慢性蓄积中毒时这两个部位才能从血液循环中吸收和贮存砷化物。这两个器官没有砷的存留，恰恰否定了光绪皇帝死于慢性砷化物（砒霜）中毒的推断。

2008 年 11 月 3 日，香港《星岛日报》以《光绪砒霜毒死，凶手成疑》为题做了如下报道：

从 2003 年开始，央视、清西陵文物管理处、中国原子能科学研究院、北京市公安局法医检验鉴定中心等单位高层和专家组成了"清光绪死因"专题研究课题组，着手研究光绪帝之死。这一研究同时也被纳入"国家清史纂修工程重大学术问题研究专项课题"。

在昨日"清光绪皇帝死因"研究报告会上，清西陵文物管理处负责人介绍，由于不能开棺直验且时隔久远，检材条件很差，专家们历时五年，利用中子活化、X 线荧光分析和原子荧光光度等一系列现代专业技术，对清西陵文物管理处提供光绪遗体的头发、遗骨、衣服以及墓内外环境样本进行了反复检测、研究和分析。

结果表明，光绪皇帝"体内砒霜总量明显异常多。经科学测算，光绪腐败尸体仅沾染在部分衣物和头发上的三氧化二砷（砒霜）总量就已高达约 201 毫克。正常人口服砒霜 60～200 毫克就会中毒死亡。由此可见，光绪帝摄入体内的砒霜总量明显大于致死量。其胃腹部衣物上的砷是其含毒尸体腐败后直接侵蚀遗留所致，而其衣领部位及头发上的大量砷，则由其腐败尸体溢流侵蚀所致"。

一系列现代科技研究确证：光绪帝突然"驾崩"是急性胃肠性砒霜中毒所致。谜团破解情况犹如科技版的"隔世追凶"，不过毒死光绪的凶手是谁，尚待进一步追查。

中央电视台主任编辑钟里满则以光绪帝临终前参与诊治的医生亲笔回忆录及军机大臣的日记等，进一步确定了光绪帝死于砒霜中毒。中国原子能科学研究院专家王珂认为，本次研究结果将对中国史学界产生重大的影响。

四、对光绪皇帝之死的思考

清德宗爱新觉罗·载湉于光绪二十四年（公元 1898 年）七月戊戌变法失败，被软禁于北京中南海瀛台涵元殿，"欲飞无羽翼，欲波无舟楫"，失去了自由和皇帝的一切待遇。慈禧太后只是为了政治需要，才让他多活了十年。在光绪帝"病重"期间，慈禧太后诏令征召天下名医为帝治疾，应召医生月俸超过百两纹银。他们写了许多脉案和著述，但呈上的处方是否被采纳给光绪帝服用，其中大有文章。慈禧太后及其仆从的这一做法不过是瞒天过海、欲盖弥彰。在这种氛围中，慈禧及其仆从进一步采用"明修栈道，暗度陈仓"的手段，于光绪三十四年十月十七日或十八日，给载湉投下了砒霜。清宫太医院为光绪帝请脉的御医和应召医生迫于其淫威，在脉案中不敢点破此迷局，只写了一些官样文章以隐瞒这一事实，成为清代宫廷医学终结前的最大败笔。

参考文献

1. 朱金甫，周文泉. 从清宫医案论光绪帝载湉之死 // 陈可冀. 清宫医案研究. 北京：中医古籍出版社，1990：2373-2390.
2. 陈可冀主编. 清代宫廷医话. 北京：人民卫生出版社，1987：82-90.
3. 李国荣主编. 清宫档案揭秘. 北京：中国青年出版社，2004：63-76，163-178.
4. 秦华生，丁汝芹著. 宫廷北京. 北京：旅游教育出版社，2005：214-241.

第 七 篇

养生康复医学

明清至中华人民共和国成立前养生学发展史概

李春生

养生，又称摄生、道生或养性，是一门研究保养身体、促进健康、探索防病延寿规律和方法的学问。

养生学的内容非常广博。根据梁·陶弘景《养性延命录》和唐·孙思邈《千金方》关于常人合理生活方式的学说，可分为静态养生（即狭义养生学）和动态养生两大部分。前者包括生活起居、适应气候、心身卫生、食饵保健，后者包括气功、导引、按摩、胎息和服气等。这种动静合而为一的养生学，被称作广义养生学或综合养生学。

宋、金、元时代，由于南北对峙、战火叠起、种族压迫和瘟疫流行，导致长期经济凋残、民不聊生。明、清统治者平定六合，即布告天下，使人民"安养生息"，曾在我国两度造就社会稳定、生产发展、经济繁荣和人口增加的局面，促进了医药学和养生保健学的发展。

在笔者查阅到的 186 种 1949 年前的综合养生类著作中，在明代以前 2200 年间所作的有 80 种，平均每百年 3.6 种；明代至 1949 年的 582 年间的有 106 种，平均每百年 17.3 种，增长速度为明代以前的 4.8 倍，于此可管中窥豹。从医学史的角度分析，明代以近，静态养生重治心，动态养生重导引，综合调理重方法，颐养对象重老人，为其四大特色。至于明以前的各种养生之道，均不涓细流、兼收并蓄。

一、静态养生重治心

治心之说最早见于《管子·内业篇》，释、道两教的兴起，使之有所发展。明太祖第十七子宁献王朱权信奉道家学说，著《臞仙神隐》一书，提出"疗人之心"的主张，后世深契其言。正德、嘉靖年间，由于皇帝昏庸，太监、贪官和污吏当道，使养生观念受到压抑，治心学说得到进一步发展。其意一方面包涵着消极反抗，另一方面也确实能收到延年益寿之效。较著名的著作如 1566 年洪方泉所编《洪楩辑刊》、1592 年胡文焕所编《寿养丛书》和《格致丛书》都体现了这种精神。洪氏校录

的《霞外杂俎》，借东谷居士敖英漫游山溪遇铁脚道人授书为题，指出摄生之要在于"每日只服一剂快活无忧散"（按：配方为"除烦恼，断妄想"），或遇事不如意，加服一剂"和气汤"（按：配方为"忍、忘"）。他解释和气汤说："此方先之以忍，可免一朝之忿也。继之以忘，可无终身之憾也。"并指出铁脚道人得享高龄，与服膺此类以心理疗法为主的养生之术攸关。胡氏所收周臣《厚生训纂》，强调老人当所知者，在于"虚其心，实其腹"，认为此法能"融智慧，点聪明，而宅天和，却百邪者也"。1591 年，高濂撰《遵生八笺》。他在"清修妙论笺"中，谈心神对机体的影响时说："人心思火则体热，思水则体寒。怒则发竖，惊则汗滴，惧则肉颤，愧则面赤，悲则泪出，慌则心跳，气则麻痹。言酸则垂涎，言臭则吐唾。言喜则笑，言哀则哭。言笑则貌妍，哭则貌媸。"又言"日有所见，夜必梦扰；日有所思，夜必谵语。梦交则泄精，气怒则发狂。此皆因心而生者也"。因此，高氏将心神称为"灵君"，强调只有使其守位，人体"百属"方有所统帅。他要求人们保生须知爱养心神，才能却病延年。

到了清代，由于皇家突出"养心"，经常出入议事于"养心殿"，加以在政治上采取高压政策，大兴文字狱，也促进了治心学说的发展。较著名的著作如 1697 年石成金的《长生秘诀》将"心思部"列在第一，作歌云："世间要识卫生道，喜笑常多烦恼少。对景不乐无事忧，此种地狱自寻讨。"还说："思虑之害甚酒色，穷思极虑精神失。肾水渐枯心火炎，百病侵身寿难得。"建议人们常存良善、和悦、安乐、康健诸"想"，免致中年早白头。清代中后叶，治心之学的研讨重点逐渐转向养病方面。无名氏于 1841 年所撰《养生至论》，以释家"一切唯心造"和臞仙（朱权）之说为依据，提出"病由心生"，认为人之七情内起，正性颠倒，以致大病缠身，非医药所能治。"盖药能治五行生克之色身，不能治无形之七情。能治七情所伤之气血，不能治七情忽起忽灭动静无端之变也。"故凡思虑伤心，悲忧伤肺，忿怒伤肝，饮食伤脾，淫欲

伤肾，药之所治，只有一半。其余一半则全不在药力，"唯要在心药也"。何谓心药? 该书引林鉴堂诗曰："自家有病自家知，起念还当把念医。只是心生心作病，心安那有病来时。"一针见血地指出：只要心境安平，不仅可防病于未然，还能使已患之病速愈。田绵淮于1853年撰《援生四书》4卷，认为"心君泰然，则四肢百骸虽有病而不难治疗。独此一动，百患悉招"。沈子复于1877年撰《养病庸言》，以治心为纲，立养病六务（知、忌、拒、耐、看、调燮）及六戒（昧、忧、迎、忽、愤、糟蹋）劝告患者"生病之时不可更存壮健时习气，复原后不可便忘生病时情景"。袁昌龄的《养生三要》指出：疾病常"生于忧患"，需"存退步心"才能却病，等等。

综上所述，表明治心理论在明清两代受到养生学家和医学家的广泛重视，发展到前所未有的水平。

从辛亥革命至中华人民共和国成立（1911—1949），因战乱灾荒频仍，治心学说的研究无大的进展。

二、动态养生重导引

导引是以导气令和、引体令柔为特点的主动呼吸运动与躯体运动相结合的医疗体育保健法。它起源于战国时代，与气功和按摩共同成为动态养生学的主要支柱。

气功、按摩和导引，从明清至中华人民共和国成立前均曾发展到新的高度，其中尤以导引之术发展得最快，推测与以下两个原因有关：

1. 武术的发展　据《清史稿·王来咸传》载，宋代武当道士张三丰，创内拳家法，流传于秦晋间。明中叶至嘉靖朝，以王宗岳和张松溪为最著。辗转传于清康熙初年之王来咸，并著书立说，至清末传习者颇众。《曹竹斋传》载，清代乾隆和嘉庆年间，有福建人曹竹斋，卖卜江淮和扬州等地，号称"曹一拳"，健者莫能当。尝云："拳棒，古先舞蹈之遗也。君子习之，所以调血脉，养寿命。"其享年80余岁。似此未收入正史者尚多，外寇入侵加速了武术的流传，对导引之学的发展起到了促进作用。

2.《道藏》的成书　据守一子《道藏精华录》考证，我国道家及神仙之书见于《汉书·艺文志》者，仅30余部。隋、唐、宋至明代正统、万历年间，经新续目次，相继纂修，增至512函，5485卷，成为现今所见到的《正统道藏》本。复经清代和民国初年校订和修补，所录虽驳杂不纯，且常言不雅驯，然已自成一家了。从内容上看，元代以前道家书籍中的养生之学侧重于静态养生和气功疗法。明代以后道家书籍中的养生之学总结了前人养生的各种长处，转向动态和动静结合，示人以导引和按摩之法，对社会影响颇大。如无名氏《古仙导引按摩法》以及明·冷谦《修龄要旨》等均是这一时期的著作。尤其冷谦为武林中人，在他的著作里，对"十六段锦"及"导引却病歌诀"皆详加阐发，促进了动养保健功法的传播。

明代导引著作，以正德末年（1565）罗洪先所撰《仙传四十九方》（一名《卫生真诀》）和《万寿仙书》为早。后者于1644年复经曹若水增辑，使之更臻完善。《仙传四十九方》所录"五禽图"是现存书籍中对华佗导引法记述最详明者。该书云："凡人身体不安，作此禽兽之戏，汗出，疾即愈矣。"点出了此法的医疗用途。《万寿仙书》侧重于讲解八段锦坐立功图诀及四季导引之术，所论导引治病较为详尽。书中附木版面页甚多，且雕刻精美、形象逼真，意在便利初学者按图索骥，模仿锻炼，以收立竿见影之效。尔后，胡文焕校刊之《新刻修真秘要》《锦身机要》《华佗内照图》《类修要诀》及《保生心鉴》等问世，谈导引吐纳方法更加丰富多彩。如《新刻修真秘要》的"仙人抚琴""绞丹田"和"周天火候"，后世多种书籍曾予援引;《锦身机要》的十二龙术（包括踏地龙和摆尾龙等）、《华佗内照图》的出洞虎术，不仅讨论了该术的方法步骤，还将其对气血筋骨的作用详细介绍，确有"言简而旨深，功廉而效大，诚修身延命之术"的特色。此外，周履靖的《夷门广牍》虽非导引专著，因受道教思想渲染，收录了《逍遥子导引诀》《赤凤髓》及《益龄丹》，对后世导引方法的传播也起到了很好的作用。

清代导引类著作，初叶如1676年朱本忠《修养须知》等，多宗道教之旨，无突出建树。1840年以后，鉴于帝国主义入侵华夏，国难当头，卫国保家和练功护身的思想兴起，武术盛行，专论或兼论导引的著作随之增多。叶志诜《颐身集》、天休子《修昆仑证验》、托名西竺达摩祖师《洗髓易筋经》、托名岳武忠王定《卫生要求》、娄寿芝《八段锦坐立功图诀》、潘霨《内功图说》、汪启贤《添油接命金丹大道》、因觉生《元和篇》、郑观应

《中外卫生要旨》、敬慎山房主人《导引图》，以及不著姓氏的《服气祛病图说》《论功法》《养生两种》及《祛病坐运法则》等，都属于这一时期的著作。突出者如敬慎山房主人彩绘《导引图》24幅，将导引、气功和按摩熔于一炉，用于养心、炼精、补虚、扶正延年和治疗13种疾病，方法简明易懂，便于人们学习，有很高的学术价值和实用价值。

民国年间，研究气功导引较著名者，当推谢观和蒋维乔先生。谢氏曾撰《气功养生要诀》和《服气养生辑要》，蒋氏曾撰《气功疗法》《世间禅》《因是子静坐法》及《因是子静坐卫生实验谈》等，对气功、导引的原理和在医学上的应用进行了初步探索。

三、综合调理重方法

明、清两朝的养生著作，无论静养、动养、食养和药养，都将具体调理方法的阐述放在首位。其理由诚如明·袁昌龄所云："治身养性，务谨其细。不可以小益为不足而不修，不可以小损为无伤而不防。凡聚小所以就大，损一所以至亿也。若能爱之于微，成之于著者，则知道也。"

1. 重视静养方法的著作　明代嘉靖年间，衢州知府周臣撰《厚生训纂》，凡性情之动，饮食起居之节，推而处己、睦亲和治家，皆取其简易，加以著录。嗣后，万全（密斋）撰《养生四要》（1549），提出了寡欲、慎动、法时、却疾诸养生原则，对违反这些原则产生的疾病皆列有药物救治办法。汪汝懋撰《山居四要》（1591），分摄生、养生、卫生和治生四卷，对季节调养、服药食忌、疾病药饵之宜，治农、治圃、治疱之法，俱有所资。清代研究静养方法者，以曹廷栋《老老恒言》（亦名《养生随笔》）最著名，其次尚有程钟龄所撰《医学心悟》。程氏尊崇佛学，于养生颇多心得。他总结出节饮食、慎风寒、惜精神及戒嗔怒四种保生方法，强调用此"弥患于未萌"，犹如内服成仙之"人参果"一样有效。余若《同寿录》及《养真集》等，讨论静养方法亦富。

2. 强调动静结合方法的著作　明代如龚居中所撰《五福万寿丹书》和《红炉点雪》（1624），认为老人的安养和延龄，应从居处、调摄、保形、节欲、按摩和功药（气功）六方面入手，还对"火起得长安"及"梦失封金匮"等18种导引方法作了详尽的解释，给研究动态养生提供了有价值的资料。清代如汪昂所撰《勿药元诠》（1862），于静养推崇苏子瞻养生颂，主张寡欲养真、学医防疾及预防风寒湿食诸伤，于动养主张调息、小周天及道经六字诀（呵、呼、呬、嘘、吹、嘻）。1890年澳门郑观应撰《中外卫生要旨》，不仅对陈希夷大睡法等动养治病作了图解，同时吸收了泰西名医海德兰的学说，指出外界微生物可以致病，要求人们从生活、起居和运动诸方面入手，增强体质，以求祛病延寿。

3. 注重动、静、食、药综合调理方法的著作，明代以高濂《遵生八笺》最佳　该书原题为屠隆纬真人著，表明是道教人士的作品。书中"清修妙论笺""四时调摄笺"和"起居安乐笺"等主要谈静养，"延年却病笺"主要谈动养，"饮馔服食笺"主要谈食养，"灵丹秘药笺"主要谈药养。此书自万历十九年（1591）起，至中华人民共和国成立前止，曾刊行5次，在社会上有较大的影响。清代谈调理方法较全面者，还有徐文弼于1774年编撰的《寿世传真》。徐氏说，养形而至于却疾延年，是人力可以胜造化之事，"只是人不为耳"。他主张修养需行内外功，宜宝精气神，宜知要知忌知伤，宜四时调理，宜饮食调理，宜护持药物，对养生方法的阐述也比较透彻。民国年间，王静斋撰《养生医药浅说》四卷，静养列戒色欲、戒怒气、起居有常、五病宜避、五病之戒及病室卫生五要，动养列道家六字却病诀和按摩导引法。本书还论述了饮食宜节和老幼治法，是一本较为实用的养生读物。

4. 普及调养方法的著作在明清两代养生书籍中占有相当的地位　除前述外，明·胡文焕《类修要诀》载孙真人卫生歌、陶真人卫生歌、戒怒歌及抱一子逍遥歌等，以歌诀形式普及养生方法，近世曾广泛流传。如孙真人卫生歌曰："天地之间人为贵……箕裘五福寿为最。卫生切要知三戒，大怒大欲并大醉。"语言明白晓畅，脍炙人口，故民间易于接受。清代石成金以此歌为基础加以扩展，对普及养生康复起了很大作用。1925年，步云鹏撰《养寿诗歌》6卷，分养生要旨、养身、养精、养气、养神和养德，介绍防病延寿之术，可惜当时处于北伐战争期间，未能引起人们注意。

四、颐养对象重老人

养生之学，自唐代孙思邈在《千金翼方·养性》中提出"养老大例"之后，研究的重点逐渐转向老人。但真正得到普遍承认，还是在明清以降。尤其明嘉靖皇帝晚年追求长生之举，清代康熙、雍正和乾隆皇帝多次举行千叟宴和敬老活动，对社会上重视老人颐养保健客观上都产生过促进作用。颐养对象重视老人主要表现在：

1. 养生学专著大都联系到老人养生和长寿问题　如前述之明代著作《洪梗辑刊》《寿养丛书》，清代著作《长生秘诀》《养真集》，中华人民共和国成立前著作《养生医药浅说》等都有这种特点。再如明·王象晋所著《清寤斋心赏编》曾特别指出自养之旨在于"老年躯体素温存，安乐窝中别有春。尽道山翁拙于用，也能康济自家身"。表明该书也侧重老人养生。清·马大年的《怡情小录》为了解决老人的失眠问题，介绍了西山蔡季通睡诀云："睡侧而屈，睡觉而伸，早晚以时。先睡心，后睡眼。"很切合实用。类似著作很多，不拟一一枚举。

2. 非养生学著作的养生篇章亦重视老人养生和长寿问题　如明·陈继儒在《陶朱公致富奇书》中谈到饮食养生时，向人介绍宋·陈直《养老奉亲书》的食养方法。清·裴一中撰有《裴子言医》，明确提出言医需"重调摄而轻方药"，认为调摄优于祛病，利于长寿。他转引张本斯《五湖漫闻》云："余尝于都太仆坐上，见一张翁年一百三十岁，普福寺见王瀛洲年一百三十岁，毛闲翁一百三岁，杨南峰八十九岁，沈石田八十四岁，毛砺庵八十二岁，俱精敏不衰，升降如仪。问其颐养，皆不饮酒。"从而反证饮酒过量不利于长寿。黄凯钧的《友渔斋医话》载述养生遐龄之经验尤多，特别对"老人饕餮饮食为永年之相"提出了异议，他以其祖父患病即禁食，年九十二卒；大学士张公玉食物无几，年近期颐为例，说明"饱食胃气不展，多生疾患"，只有"负腹腹自安"，才能寿臻耄耋。此外，嘉庆年间石光墀和石光陛合撰《仁寿编》、光绪年间袁润卿所撰《身世辑要》、陆以湉所撰《冷庐医话》等涉及老年颐养亦多。

3. 老年医学专著皆将颐养放在首位　明嘉靖年间，新安徐春甫撰《老老余编》两卷。该书于卷首指出，做医生应当"洞烛摄养之方以副人子之孝心"。其上卷重点选录《千金方》及《寿亲养老新书》养生诸说，《格致余论》养老、茹淡诸说，《医

学入门》保养诸说，希图对老人颐养有所裨益。清乾隆年间，著名养生学家曹廷栋（慈山）撰《老老恒言》5卷。该书系作者75岁"老态毕现"之时，于床第呻吟之余，随事随物，留心体察，间彼往籍，凡有涉养生者，摘取以参得失，亦只就起居寝室琐屑求之，希冀使老者"咸获康宁之福"。书中内容，卷一为安寝、晨兴、盥洗、饮食、食物、散步、昼眠及夜坐；卷二为燕居、省心、见客、出门、防疾、慎药、消遣及导引；卷三为书室、书几、坐榻、杖、衣、帽、带、袜、鞋及杂器；卷四为卧房、床、帐、枕、席、被、褥及便器；卷五为粥谱说，认为养生家书粥谱之方甚多，爰撰为谱，先择米，次择水，次火候，次食候，不论功力深浅之不同，"第取气味轻清、香美适口者为上品，少逊者为中品，重浊者为下品"，共100种，借为调养治疾之需。曹氏强调，"养生之道，惟贵自然，不可纤毫着意"，主张从节饮食、调精神、慎起居及辅运动等方面进行摄养。他本人身体力行，食精而少，不用晚餐，享年90余岁。因此，直到目前，这些论点和方法对老年保健仍不乏积极意义。

五、结语

本文从广义养生学的角度探讨了明清至中华人民共和国前养生学发展的概况，认为这一时期养生学的成就在于治心学说受到重视，导引之术得到发展，调摄方法丰富多彩，颐养对象老人为先，从而形成我国养生学发展的又一高峰，对现代研究养生保健和疾病康复都可资借鉴。

明清时代综合养生学的飞速发展和广泛传播也使我国当时的人口寿命得以显著延长。清代满洲镶黄旗有一位富察氏马齐，为康熙至乾隆初年人，他在所著的《陆地仙经·序》中说，其祖父任庆阳县县令，因感山岚气而病。忽路遇道人张百，拈药一丸，泻恶物斗许，疾顿除。又授之以养生导引诸术，令依法行之。"先祖至余四世矣，男女寿百岁以上者十五人，九十者四人，八十者六人，七十者九人，自成年后夭折者稀，亦未有多疾而奇疾者也。"表明综合养生之学能保持人体精气充实，脏腑坚固，促进老年人健康长寿，值得人们重视和发扬。

［原载于：中华医史杂志，1989，19（2）：71-75］

中国古稀帝后的养生之道

李春生

一、引言

自秦代嬴政统一中国并称"始皇帝"（公元前221年）以降，至清代溥仪逊位（公元1911年）为止，上下2100年间，中国封建社会产生了包括正统、偏安、生前奠基而死后追谥及退位等类型的帝王359名，其中有年龄记载者270名，平均年龄为42.26±18.86岁，提示寿命大都不超过中年。皇后和皇太后中有年龄记载者，享受高龄者亦很少。故而历代帝后尤其是皇帝的寿命之短，天下文人每有讥评。清代康熙皇帝爱新觉罗·玄烨对此颇有感触。他在谈皇帝考终之事时讲道："古帝王享年不永……不知天下事烦，不胜其劳也。人臣可仕则仕，可止则止，年老致仕而归，犹得抱子弄孙，优游自适。帝王仔肩无可旁委，舜殁苍梧，禹殂会稽，不遑宁处，终鲜止息。《洪范》五福，终于考终命，以寿考之难得也。易遁六爻，不及君主，人君无退藏之地也。岂当与臣民较安逸哉！"他说自己"当二十年时，不敢逆计至三十。三十年时，不敢逆计至四十"。表明帝王位于风口浪尖之上，随时有被吹拍沉没的可能性，当然皇后也会跟着灰飞烟灭。这或许是多数帝后易于折寿的原因吧！

但世界上的事物常有例外，史载中国有51位帝王和25位皇后、皇太后，活到了60岁以上。其中6位帝王及5位皇后、皇太后寿命超过了80岁（表1）。

表1　中国历代老帝后年龄统计表 *

年龄	N	60～69岁	70～79岁	80岁以上
帝王（人）	51	30	15	6
皇后、皇太后（人）	25	13	7	5

*：唐代武则天先当皇后后当皇帝，本表在统计80岁以上的人数时，重复1人次出现。

表1示，≥70岁的帝王有21人，皇后和皇太后有12人。他们的生活条件优裕，工作压力很大，与现代城市富裕阶层相似。本文以正史、稗史

和档案为依据，收集了70岁以上男性帝王16人、女性帝后2人的养生数据并加以分析（表2），相信会对现代人的身体保健有所裨益。

下面兹从禀赋和性格、生活起居、运动健身、饮食药饵、及时就医和后辈孝养等方面，对寿命在70岁以上帝后的养生方法加以探讨。

二、禀赋和性格

（一）禀赋

禀赋指先天具有的体质和气质。《二十四史·本纪》对70岁以上帝王禀赋强弱的记述不多，除了梁武帝萧衍"形容本壮"、明太祖朱元璋一生曾患过两次疾病之外，对其他寿命在70岁以上的帝王均无疾病记载，说明禀赋都很健壮。武则天晚年曾患"寝疾"，慈禧太后40岁以后有"心脾不足"之证，"胃口不旺""饮食运化不利，大便微溏而黏"。后来她们的疾病都得到了及时治疗而愈。

清高宗爱新觉罗·弘历的身体自幼至老都非常健康。他终生未用眼镜，临终前不久还能读书写字，死前两年尚能外出游猎，死前三四年还主持举办了两次规模盛大的"千叟宴"。据公元1773年为弘历画像的画家潘廷璋（Joseph Panzi）、做过翻译的神父蒋友仁（Father Bamoist）所论，他们对年逾70的弘历引人注目的坐态及生气勃勃的生命力有深刻的印象。公元1793年，随同一使团来华的斯丹东（George L. Staunan）也谈到年逾八旬的弘历"走起路来坚定挺拔"。清代金梁所著的《清帝外记》一书中，转载了弘历83岁（即公元1793年）寿诞时英国大使马嘎尔尼（Earl George Macartnoy）晋见后的日记："观其风神，年虽八十三岁，望之如六十许人，精神矍铄，可以凌驾少年。饮食之际，秩序规则，极其严肃，殊甚惊异。"可谓对其高龄健康的生动写照。

《清史稿》载，弘历的母亲是孝圣宪皇后钮佑禄氏。钮佑禄氏的寿命很长，乾隆四十四年（公元1777年）正月庚寅驾崩于皇宫中的长春仙馆，享年86岁。于此推测，弘历的长寿很可能有遗传因

表2　历代部分古稀帝后的养生记载

帝后称谓	年龄（岁）	先后天长寿因素			养生方法		
		遗传因素	禀赋体质	后辈孝养	静养（性格、起居等）	运动（习武、巡游等）	药食
西汉武帝刘彻	71		✓		✓	✓	✓
三国吴大帝孙权	71		✓		✓		
晋宣帝司马懿	73		✓		✓	✓	
南朝梁武帝萧衍	86		✓		✓	✓	✓
唐高祖李渊	70		✓	✓	✓	✓	
唐高宗皇后武则天	82		✓		✓	✓	✓
唐玄宗李隆基	78	✓	✓		✓	✓	
南诏世宗逻盛炎	79		✓		✓	✓	
吴越武肃王钱镠	81		✓		✓	✓	
楚武穆王马殷	79		✓			✓	
前蜀高祖王建	72		✓		✓	✓	
南平武兴王高季兴	71		✓			✓	
南宋高宗赵构	81		✓	✓	✓		
辽道宗耶律洪基	70		✓		✓	✓	
元世祖忽必烈	80		✓		✓	✓	✓
明太祖朱元璋	71		✓		✓	✓	
清高宗爱新觉罗·弘历（乾隆皇帝）	89	✓	✓	✓	✓	✓	✓
清文宗皇后叶赫那拉氏（慈禧皇太后）	74				✓	✓	✓

素存在。

（二）性格

历代寿臻70岁以上的帝后，都具有意志坚强、胸怀宽广等性格特点。

西汉武帝刘彻是一位雄才大略的统治者。他17岁即位之后，就有着远大的施政目标。他认为："汉家庶事革创，加四夷侵凌中国。朕不变更制度，后世无法；不出师征伐，天下不安。为此者，不得不劳民。"他在汉朝统一天下67年造就的国富民安的基础上进行了一系列的改革。如罢黜百家、独尊儒学，改正朔、定历数，协音律、兴诗乐，举贤良方正之士，受忠直之言，好贤不倦。为了抵御匈奴入侵，他不仅亲自北巡，派卫青和霍去病带将士多次主动出击，还让张骞出使西域，寻找合作伙伴，以"共击"匈奴，有不达目的决不罢休的心态。

吴大帝孙权开朗诙谐，好侠养士。其兄孙策死后，孙权看到寄寓吴地的贤士去留未定，于是广求俊秀，招聘贤士。除张昭、周瑜外，还聘用了鲁肃、诸葛瑾和赵咨等一大批豪侠之士，共成大业。孙权与这些人在一起，常常互相调笑取乐，亲密无间。诸葛恪的父亲诸葛瑾脸长得很长，有点像驴子脸。一天，孙权大会宾客时，叫人牵着一头驴子进来，并在驴子脸上写着"诸葛子瑜"（乃诸葛瑾的字）。其子诸葛恪请求拿笔来让他添两个字。恪接过笔，从容不迫地在"诸葛子瑜"后面添上"之驴"二字，在座的人高兴得哄堂大笑。

南朝梁武帝萧衍举止端庄，行为规范，可为人楷模。《梁书》说他"性方正，虽居小殿暗室，恒理衣冠，小坐押腰，盛下暑月，未尝褰袒。不正容止，不与人相见。虽觌内竖小臣，亦如过大宾也。"同时他胸襟广阔，能够容他人所不容。天监

293

元年（公元 502 年）夏四月，齐南康侯子恪及弟祁阳侯子范尝因事求见，萧衍从容地说："天下公器，非力可取，苟无期运，虽项籍之力，终亦败亡。宋孝武（刘裕）性猜忌，兄弟粗有令名者皆鸩之，朝臣以疑似枉死者相继。……我初平建康（即南京），人皆劝我除去卿辈以一物心。我于时依而行之，谁谓不可？正以江左以来，代谢之际，必相屠灭，感伤和气，所以国祚不长。又齐、梁虽云革命，世异之初，亦同甘苦，情同一家，岂可遂如行路之人？卿兄弟果有天命，非我所杀；若无天命，何忽行此？适是示无度量耳。且建武涂炭卿门，我起义兵，非为自雪门耻，亦为卿兄弟报仇。卿若能在建武、永元之世拨乱反正，我岂得不释戈推奉邪！我自取天下于明帝家，非取之于卿家也。昔刘子舆自称成帝子，光武（刘秀）言：假使成帝更生，天下亦不复可得，况子舆乎？曹志，魏武（曹操）之孙，为晋忠臣。况卿今日犹是宗室，我方坦然相期，卿无复怀自外之意。小待，自当知我寸心。"子恪兄弟 16 人皆仕梁，历官清显，各以寿终。

唐代武则天"性明敏，涉猎文史"，称帝之后胸怀亦颇为宽广。例如，在人才的选拔上，她可谓不拘一格任用人才。徐敬业在扬州起兵反对武则天的时候，请当时著名的文学家骆宾王替他写了一篇讨伐武则天的檄文《讨武曌檄》。武则天叫人把这篇文章拿来念给她听。文章说了武则天很多坏话，骂她"豺狼成性""残害忠良""弑君鸩母"。武则天听了，只是笑一笑，并没有生气。当她听到"一抔之土未乾，六尺之孤何在"二句时，反而连连称赞写得好。后来听到"请看今日之域中，竟是谁家之天下"二句，更加赞不绝口。问道："这篇檄文，不知出自何人之手？"并说："有这样的人才，让他流落民间，得不到重用，这是宰相的过错呀！"由于武则天善于选拔人才，在她当政时，人才济济，治国安邦有术的文武大臣并不比贞观时期少，像李昭德、苏良嗣、狄仁杰和姚崇这些武则天选拔出来的宰相，都是历史上有名的"贤相"。

明太祖朱元璋治尚严峻，武定祸乱，文致太平，次第经略，绰有成算。他虽然从布衣崛起，但也同样具有眼光远大、雄才大略的器质。他尝与诸臣谈论取天下的策略说："朕遭时丧乱，初起乡土，本图自全，及渡江（指长江）以来，观群雄所为，徒为生民之患，而张士诚、陈友谅尤为巨蠹。士诚持富，友谅持强，朕独无所恃。惟不嗜杀人，布信义，行节俭，与卿等同心共济。初与二寇相持，士诚尤逼近，或谓宜先击之，朕以友谅志骄，士诚器小。志骄则好生事，器小则无远图，故先攻友谅。鄱阳之役，士诚卒不能出姑苏一步以为之援。向使先攻士诚，浙西负固坚守，友谅必空国而来，吾腹背受敌矣。二寇既除，北定中原，所以先山东、次河洛，止潼关之兵不遽取之秦、陇者，盖扩廓帖木儿、李思齐、张思道皆百战之余，未肯遽下，急之则并力一隅，猝未易定，故出其不意，反斾而北。燕都既举，然后西征。张、李望绝势穷，不战而克，然扩廓犹力战不屈。向令未下燕都，骤与角力，胜负未可知也。"于此可窥见朱元璋的胸襟与眼光。

除上述之外，70 岁以上帝后胸襟开阔、眼光远大、处事豁达者甚多，其事迹不再一一枚举。开阔之胸襟，远大之目光，可使其不因小失小得而喜怒，不被眼前利害所困扰，保持头脑睿智、心境安定，从而利于维系人体内环境平衡，达到祛疾延寿目标。

三、生活起居

70 岁以帝后大多数一生勤绩，日理万机，兢兢业业，处于积极的人生状态。但因各自所处的时代环境不同，生活起居方面也有着不同的表现。归纳起来，包括以下几点：

（一）生活简朴

南朝梁武帝萧衍生活节俭，只求粗茶淡饭，不求肥甘厚味，一生不饮酒，不听格调不高的音乐。他"日止一食，膳无鲜腴，惟豆羹粝食而已""身衣布衣，木棉皂帐，一冠三载，一被二年，常克俭于身，凡皆此类"。他的后宫贵妃以下，"皆衣不曳地，傍无锦绮"，也同他一样，过着类似平民的生活。由于崇信佛教，他"五十（岁）外便断房事"，但能勤于政务，孜孜无怠。据《梁书》记载，他"每至冬月，四更竟，即敕把烛看事，执笔触寒，手为皲裂"。

据《南诏史话》记载，南诏国王逻盛炎在担任国王以后，仍与其父一起"躬耕于巍山"，他的母亲和妻子"往田间送饭食"，说明生活很俭朴。

辽道宗耶律洪基即位之初，颇注意节俭。如：他下诏要求平辈及副使、民奴，不得穿用驼呢和水獭裘衣服，不许在刀柄用兔鹘，不许在马鞍勒珮子，不许用犀玉骨突。下诏南京（即当时之幽州，今之北京）不得私造御用彩缎，不得非时饮酒。

明太祖朱元璋起自寒微，父母和三个哥哥都在饥荒和疫疠流行中相继病饿而死，"贫不克葬"。他一生生活俭朴，患病临去世前，下遗诏说："丧祭仪物，毋用金玉。孝陵山川因其故，毋改作。天下臣民，哭临三日，皆释服，毋妨嫁娶。诸王临国中，毋至京师。诸不在令中者，推此令从事。"于此可以窥见其节俭作风。

俭朴的生活，粗淡的饮食，能均减少或消耗体内过剩的能量，延缓动脉粥样硬化形成的时间，利于却疾延寿。

（二）起居有常

梁武帝萧衍的生活十分有规律，"庶事繁拥，日倦移中，便漱口以过"，按时作息。

清高宗弘历的生活规律性更强。每天早晨和晚间都安排散步及活动，如早晨从圆明园的同乐园码头步行到前码头；从九州清宴步行到金鱼池等。晚饭之后，常由太监引导，乘船游行于水上。冬季时则乘冰床，在如镜的冰面上让人拖拉疾驰，以畅达心志。他对每年的工作安排也非常讲究节律，持之以恒。如自乾隆元年（1736 年）开始，每年春正月祈谷于上帝，亲诣行礼，率文武大臣诣寿康宫庆贺皇太后增寿，礼成，御太和殿受贺。二月举行经筵，亲耕籍田。五至八月，巡狩行围。秋八月，祭大稷大社，亲诣行礼。同月，皇太后圣寿节，御慈宁宫，率诸王大臣行庆贺礼。十一月冬至日，祀天于环丘，亲诣行礼。以上年复一年，直至皇太后去世及归政于嘉庆皇帝（清仁宗颙琰）为止。

清·慈禧皇太后叶赫那拉氏清晨起床很早，寻常天不亮就起床，每天很晚才吃饭，即所谓"宵衣旰食"。清代宫词云："复莺城头报五更，回来堂上候鸡鸣。宫奴双举黄罗伞，碧瓦如波晓晕生。"大概是形容帝后晨起活动的情况。慈禧太后于晚膳后还常在寝宫前后巡行散步，有时也让权阉李莲英等伴行，直到二便时方入寝。

有规律的生活起居安排能够人为地利用外界条件促进内环境节律性的调整变化，增强人体对外环境的适应性，颇益于健康长寿。

（三）爱好广博

西汉武帝刘彻是一位音乐大师，在他的多次行幸巡游中，曾作"白麟之歌"等七首歌曲，舒发情志。

唐玄宗李隆基毕生喜爱音乐，"精晓音律"。他结交道情艺人，努力钻研法曲，深得音律之妙。

有一次，他的祖母武则天举行盛大宴会，他当众表演了"长命女"，受到群臣的喝彩。在他任平王期间，创建过一个散乐戏班。称帝后，他设置了左、右教坊以教俗乐，又选乐工数百人，亲自教法曲于梨园，称为"皇帝梨园弟子"，并教宫女练习。他还选出伎女，设置宜春院，专门从事音乐伎艺活动。所以历来戏曲艺人都尊奉唐玄宗为梨园祖神或戏曲圣人。唐玄宗每于听朝后，与其兄弟一起吹拉弹奏，其兄宋王成器擅长吹笛，其弟岐王范善弹琵琶，"与上共奏之"。

清高宗弘历不仅喜爱音乐、戏剧，更酷爱书法、绘画，爱好古玩奇珍，喜欢观鱼、赏花和养狗。他将崇敬殿旧居改名崇华宫，因其父曾赐名"乐善堂"，于是在殿东壁高悬御笔亲制"乐善堂记"，西壁悬挂其御题张宗苍诗画。他将看书写字的地方起名"三希堂"，御书《三希堂记》。还特制几方"三希堂"印玺，盖在欣赏选藏的 300 余种书画珍品之上，表示御览。弘历特别喜欢赏花、观鱼和喂鱼。在他立意安排之下，圆明园内奇花异草不仅随处可见，各景点还有自己的主题，如碧桐书院的梧桐、杏花春馆的文杏、九洲清宴的藤萝、镂月开云的牡丹、福海的荷花，等等，均形成不同的色彩和意境，有利于消除疲劳，怡情解郁。圆明园内怡情书院曾是乾隆皇帝的书斋，在它的北面有一个长方形的金鱼池。园内九州清宴南面与之隔水相望的慈云普护也筑有金鱼池。穿过杏花春馆之南的碧澜桥，还有一个大型金鱼池，池中央的建筑为带有水榭的知鱼亭。这三个水池内金鱼戏水，忽而上游，忽而下沉，追逐咬斗，灵活异常。弘历常到这里，置身于大自然的美景之中，呼吸清新空气，观鱼、喂鱼，享受着忙中偷闲的舒适情趣。

（四）寓情诗书

南朝梁武帝萧衍天姿睿敏，下笔成章，千赋百诗，"直疏便就"。他平生非常喜爱读书，在日理万机的情况下，"犹卷不缀手，燃烛侧光，常至戌夜"。他先后撰写了《制旨孝经义》《周易讲疏》《六十四卦》《二系》《文言》《序卦》等义，《乐社义》《毛诗答问》《春秋答问》《尚书大义》《中庸讲疏》《孔子正言》《老子讲疏》，凡二百卷，制佛家《涅槃》《大品》《净名》及《三慧》诸经义记，又数百卷。造《通史》，躬制赞序，凡六百卷。名种文集，一百二十卷。他又撰写《金策》三十卷。他还经常讲学答疑，听众常达万余人，于是四方郡国，"趋向学风，云集于京师"。可谓著作等身、桃李满天下、社会影响广远的"帝王学者"。

吴越王钱镠出身于一个世代渔民之家，本来没有读过什么书，但喜欢做诗，也留心搜罗有名的文人。据《旧五代史》记载，"镠学书，好吟咏。江东有罗隐者，有诗名闻于海内，依镠为参佐，镠常与隐者唱和。隐好讥讽，尝戏为诗，言镠微时骑牛操梃之事，镠亦怡然不怒，其通恕也。"

明太祖朱元璋从小没有受到文化启蒙教育，入皇觉寺为僧时开始认字，先是研修简单的佛教经文，而后与他的文人幕僚共同研究《史记》及《礼记》等，从中学习和提高。他喜爱历代文人的名诗绝句，经常咏诵，同时也喜欢自己写一些诗词歌赋和散文等，来表达自己的心境。在胡大苹点校的《明太祖集》一书中，仅卷第十九至二十就录入了朱元璋所创作的诗、词等114首。在《钟山》一诗中，有云："樵还渔罢钓，畅饮乐吾年。"在《春日钟山行》一诗中，他写道："我爱山松好，云里常不老。""山清水清我亦清，有秋足我斯民宝。"充分表达了朱元璋热爱自然、寄情山水、豁达开朗、积极人生的胸怀。

清高宗弘历一生最大的爱好是写诗。除政务外，弘历常用诗"讬兴寄情，朝吟夕讽"。他曾写道："虽不欲以此矜长，然于问政敕几，一切民瘼国事之大者，往往见于诗。"他在位60年，作诗41 800余首，加上即位前所写，共存诗43 200余首。先刊印御制诗集五册，后又增余集。其写诗数量超过了唐代白居易和宋代陆游，成为我国封建时代写诗最多的一家。弘历在江浙和北京留下诗碑甚多，如首次南巡时作诗："才入江南半日程，温暾暖气面前迎。丝鞭不袅东风软，檐帽轻掀晓日明。千里征人忘栗烈，一时景物报芳荣。省方本欲知民事，疾苦更须咨老更。"此诗不仅歌颂了江南初春宜人的景色，还表现出他为民解忧的责任感。弘历从乾隆八年（1743年）起规定每年正月初二日至初十日在重华宫举行茶宴联句活动，并自此垂范，定为家法。乾隆九年（1744年）九月，他去翰林院赐宴，分韵赋诗。又制柏梁体诗首句，让君臣依次赓续。这种做法既联络了君臣情谊，使自己尽欢尽兴，也将清代上层吟诗言志之风推向高潮。

广泛爱好，能文善诗，可以增强人体的应变能力，开阔人的胸襟，提高人体内环境对外界的适应能力，有益于平秘阴阳、却疾延寿。

四、运动健身

（一）习武与军旅生涯

在16位寿命为70岁以上的帝王中，除了西汉武帝刘彻、吴大帝孙权、南诏世宗逻盛炎、宋高宗赵构、辽道宗耶律洪基及清高宗弘历六人之外，都经历过长期征战的军旅生涯。习武之人包括耶律洪基和弘历在内，竟达12人之多。

南朝梁武帝萧衍好筹略，有文武干才，"草隶尺牍，骑射弓马，莫不奇妙"。

唐高祖李渊前半生跟随隋文帝和隋炀帝，曾为隋炀帝征辽东督运粮草。《新唐书·高祖本纪》载，隋大业十一年（公元655年），李渊担任山西河东慰抚大使，"击龙门贼母端儿，射七十发皆中，而敛其尸以筑京观，尽得其箭于其尸。又击绛州贼柴保昌，降其众数万人。突厥犯塞，高祖与马邑太守王仁恭击之，隋兵少，不敌。高祖选精骑二千为游军，居处饮食随水草如突厥，而射猎驰骋示以闲暇，别选善射者伏为骑兵。虏（指突厥）见高祖，疑不敢战，高祖乘而击之，突厥败走。"于此可知李渊是智勇双全的猛将。

习武、征战以及长期的军旅生涯使帝王练就了强健的体魄，有益于却疾延寿。

（二）巡游射猎

喜爱巡游射猎的老年帝王有：西汉武帝刘彻、唐高祖李渊、唐玄宗李隆基、辽道宗耶律洪基、清高宗爱新觉罗·弘历。两位老年皇后武则天及慈禧太后也非常喜爱巡游。

汉武帝在位期间，行幸视察23次。所到之地有甘泉、雍祠五畤、陇山、空同山、祖厉河、猴氏镇、东策、泰山、瓠子河、萧关、独鹿鸣泽、河东、回中、安定、蓬莱、渤海、东海、泰畤、鳌屋、建章宫及五柞宫。他巡游三次，第一次为元封元年（公元前110年）北巡，"自云阳北，历上郡、西河、五原，出长城北，登单于台，至朔方，临北河，勒兵十八万骑，旌旗经千余里，威震匈奴。"第二次在元封五年（公元前106年），南巡至于盛唐（枝江）、荆、扬，还至泰山。第三次在泰初三年（公元前102年），东巡海上，还修封泰山，礼石闾。通过巡幸，汉武帝增强了身体，弄清了方士的欺骗性。

武则天自14岁入宫。唐高宗在位时，她经常陪高宗外出游玩，访道士，祈长生。高宗去世后，她独揽大权，常"幸嵩山""谒升仙太子庙""祀太庙""幸三阳宫避暑"，适时游览于山水之间。

辽道宗耶律洪基倡行游猎。他在位期间每年都要外出旅游和打猎，有时还带着母亲和儿子一同出猎。耶律洪基旅游的地方多达 31 处。其中居首位的是藕丝淀，一生来此 27 次。其次是混同江，曾来此 12 次。混同江系黑龙江汇合松花江后东行到乌苏里江口的一段，以松花江水含沙较多，江水北黑南黄，经久才混合，故名混同江。这里林壑优美，深得道宗喜爱。因此，他 70 岁临终前还来到这里，直至驾崩。耶律洪基爱游的其他地方尚有鱼儿泺、拖古烈、纳葛泺、春山、秋山、山渝淀、散水原、鸳鸯泺、鸭子河、独卢金、木叶山、赤勒岭、大渔泺、春州北淀、赎山、双山、撒里、黑龙江、永安山、太子山、安流殿、千鹅泺、塔里捨、旺国崖、阴山、双泺、岭西、好草淀、达里舍定、特里岭、瑟必思及淞柳湖等。道宗平生还酷爱打猎，因打猎而到过的地方达 18 处之多。去的最多的地方是拖古烈，其次是里岭，再其次是沙岭和赤山。此外尚有外室、医巫闾山、炭山、鲁特聂特、羰羊山、大熊山、平地松林、扫狍野、夹山、白石山、马尾山、北山、西山和辽水之滨。射获的猎物有鹿、熊和虎等。一次其同长子梁王濬一同打猎。濬刚满 7 岁，箭连发三中。道宗环顾左右说："朕祖宗以来，骑射绝人，威震天下。是儿虽幼，不坠其风。"可见他对狩猎之重视。

70 岁以上帝后通过巡游或射猎，不仅锻炼了身体，培养了吃苦耐劳的精神，还有着消夏避暑、怡情养性作用，因此，皆有益于健康长寿。

（三）汤泉沐浴

唐代武后则天、玄宗李隆基以及清代高宗弘历、慈禧太后叶赫那拉氏都非常喜欢汤泉沐浴。

洗温泉是唐玄宗必不可少的活动。据《新唐书》记载，从开元元年（公元 713 年）起，每年冬十月至次年 2 月，玄宗常去"温汤"泉洗澡。所去温汤泉包括"凤泉汤"、汝州"广成汤"、新丰"温泉宫"和骊山"华清宫"。至天宝十四年（公元 757 年）十一月安禄山作乱为止，唐玄宗共去汤泉沐浴 69 次。特别是在开元二十八年（公元 741年）接纳杨贵妃之后，唐玄宗每年去汤泉洗浴的次数显著增加，达 3 ~ 4 次，每次都要在汤泉宫居住一段时间。

清高宗弘历在位期间，每年行围狩猎之后，常簇拥其母后钮祜禄氏到热河离宫——承德避暑山庄休养，进行汤泉沐浴。有人统计，他一生到热河

52 次，有时住在那里长达 5 个月。至 86 岁退居做太上皇之后，还在每年夏天到热河离宫避暑沐浴。

清慈禧太后虽然晚年很少去避暑山庄，但也经常到北京北郊的小汤山温泉洗浴。即便在北京皇宫和颐和园居住期间，她也非常喜欢洗澡。她洗澡十分讲究，每次洗澡时需用两只很大的包着银皮的木盆。盆内盛着大半盆热水。洗上身用一盆，洗下身则用另一盆。抬盆需两个太监，太监还捧来许多洁白的毛巾。太后安坐在一张矮几上，矮几的靠背可随时取下或装上，以便四个宫女从前胸、后背、左侧和右侧不同方向给她擦拭。洗完揩干之后，涂上耐冬花（金银花）露，穿上浅灰色洁净的睡袍，整个洗澡过程才算完成。

汤泉沐浴可以清洁皮肤，使肌肤毛细血管扩张，血液循环改善，关节和肌肉松弛，大脑得到放松和休息，心境得以恢复，有益于调整全身状态，保持肌肤健美，减轻关节肌肉酸痛，改善睡眠，促进身体复健。所以孙思邈《千金翼方·养性》指出："身数沐浴，务令洁净，则神安道胜也。"

五、食药调养

食疗和药疗是 70 岁以上老年帝后养生保健的重要方面。西汉武帝从年轻时开始就不遗余力地寻找长生不老药物，从而促进了传统延缓衰老方药的发展。其后寿臻古稀的帝后也都重视药食保健，故在历代与宫廷相关的医药著作中，载食疗、补益和延寿方药甚富，但帝王《本纪》的记述却不多。本文从历代《本纪》、史料和清宫档案中，选取汉武帝、南朝梁武帝、唐朝武则天、元世祖忽必烈、清朝乾隆帝和慈禧太后生活调养常用的药食、茶酒和方剂加以介绍。

（一）药食类

1. 灵芝　灵芝是西汉武帝毕生推崇的"仙药"，为此他曾经"遣方士求神怪，采芝以千数"（《前汉书·郊祀志》）。此药为多孔菌科真菌灵芝和紫芝的子实体，味甘性平无毒，具有养心安神、益气养血、滋补强壮、益智健脑及止咳化痰等功效。临床适用于元气不足、体弱神疲、虚劳气喘、心悸怔忡及失眠健忘等症，常在冠心病和慢性肝炎的治疗中使用。现代研究表明，本品含 100 余种四环三萜类化合物。灵芝多糖具有免疫调节和免疫增强作用，它能够促进高代龄人胚肺二位体细胞的 DNA 合成，有推迟衰老的作用。本品还能够清除

阴离子超氧自由基，增强心肌收缩力，扩张冠状动脉，改善肾上腺皮质功能，以及保肝、镇咳及抗肿瘤等。老年人每天服用 1～2 克对身体有益。

2. 大枣　大枣也是汉武帝喜用之物。陕西长安（西安）乃盛产大枣之地，但他还追求"大如瓜"的巨枣，却终生未能得到。本品为鼠李科植物枣的果实，味甘性温无毒，功能补脾健胃、益气生津及调和营卫，主治老人脾弱便溏、胃虚食少、气血津液不足、营卫不和及心悸怔忡等症。现代研究表明，本品含多种氨基酸、水溶性糖类、维生素、36 种微量元素、皂苷、生物碱和黄酮等。药理和临床研究证实，大枣能够调节免疫功能，抑制变态反应抗体的产生，提高白细胞内环磷酸腺苷（cAMP）水平，镇静、催眠、降压、保肝，增强肌力，抑制癌细胞增殖，还可治疗非血小板减少性紫癜等。经常食用大枣对老人有益。

3. 蜂蜜　蜂蜜是南朝梁武帝萧衍喜食之物。据宋·袁枢撰《通鉴记事本末》载，萧衍临死前尚要求喝蜂蜜水以解"口苦"。清高宗弘历的膳食"底当"中也经常出现蜂蜜。本品为蜂蜜科昆虫中华蜜蜂或意大利蜂所酿的蜜，味甘、性平、无毒，功能补虚益气、润燥止咳、解毒止痛，适用于虚羸少气、津液不足、肺燥咳嗽及肠枯便秘等症。现代研究表明，蜂蜜含有大量葡萄糖和果糖、多种维生素、有机酸、多种酶类、乙酰胆碱及 42 种微量元素等，能够滋补神经，促进受伤组织复原，中和体内酸性代谢产物，调节新陈代谢，杀灭多种致病细菌和真菌，保护心、肺、肝、肾和胃肠道的功能，润滑肠道，改善血液循环，降低血压，提高老年人血红蛋白含量。外用能美容护肤，治疗疮疡肿毒。老人常服有延缓衰老的作用。每天服用一汤匙，对老人有益，但大便溏泻者忌用。

4. 人参　清高宗爱新觉罗·弘历一生使用人参颇多。据清宫档案《上用人参底簿》记载，弘历自乾隆二十五年（公元 1760 年，时年 50 岁）起，一直坚持使用人参，每天嚼化一钱（约合 3 克）。"自乾隆六十二年（公元 1797 年，即嘉庆三年，弘历为太上皇）十二月初一始，至乾隆六十四年（公元 1799 年，时年 89 岁）正月初三止，皇上共进人参三百五十九次，用四等人参（清代市场将人参等级分为 51 等，四等为上等人参）三十七两九钱。"由此不难看出弘历晚年使用人参之频繁。本品为五加科植物，在满语中称"奥尔厚达"，意即百草之王。味甘苦、性平偏温，功能大补元气、安神益智、生津固脱、调补五脏、强精通脉，主治元气不足、劳伤虚损、自汗喘促、发脱形坏、惊悸怔忡、健忘少寐、精神恍惚、夜尿频多、阳痿早泄等症。现代研究表明，本品含 30 余种人参皂苷、倍半萜类挥发油、氨基酸及其他含氮化合物、人参多糖、甾醇及其苷、维生素、酶类、黄酮、生物碱及 20 余种微量元素等。药理和临床研究证实，本品能够提高细胞寿命和整体寿命，改善衰老动物模型的机体状态，延缓正常细胞的凋亡，对抗自由基，具有抗衰老作用。它还能提高老人的适应能力，调节免疫功能，具有抗肿瘤作用。它还能改善老年人大脑皮质的兴奋与抑制过程，调节内分泌和物质代谢过程，降低血糖，改善性功能，提高抗应激能力，刺激骨髓造血能力，保护心血管系统，促进肝细胞 ATP 和 RNA 的合成，提高肝解毒能力，促进皮肤再生，更具有强心和显著的抗疲劳作用。每天用量 1～2 克，很少出现副作用。

5. 枸杞子　枸杞子是清代乾隆帝和慈禧太后喜用的食品。本品为茄科植物宁夏和青海枸杞的成熟果实，味甘、性平、偏温，功能补益肝肾、养血明目。主治老年肝肾亏损、虚火上炎所致的头晕目眩、视物不明、血虚萎黄、口舌干燥、潮热盗汗、消渴、早衰及腰膝酸软萎弱等症。现代研究表明，枸杞子含甜菜碱、多糖、胡萝卜素、玉蜀黍素，维生素 B_1、B_2、C，以及钙、磷、铁、β- 谷甾醇、亚油酸和 14 种氨基酸等。药理和临床研究证实，本品能够延缓果蝇寿命，降低脂褐素，增加小鼠皮肤羟脯氨酸含量，提高细胞 DNA 的修复能力，具有延缓衰老、增强造血功能的功效，又可延缓增龄引起的性腺轴功能减退，降低血脂，降低血糖，保护肝，对抗遗传毒物损伤，抗肿瘤，抑制突变，还具有抗疲劳及增强耐缺氧能力的作用。每日 6～9 克，可入药或食用。

6. 胡桃仁　胡桃仁为清代慈禧皇太后膳单中的常备疗效食品。本品为胡桃科植物胡桃的干燥成熟种子，味甘、性温、无毒，功能补肾固精、乌发润肤、温肺定喘、润肠通便。主治须发早白，皮肤及爪甲枯燥，以及肾虚喘嗽、腰痛脚弱、阳痿遗精、大便燥结及小便频数等症。现代研究表明，本品含脂肪油、蛋白质、碳水化合物、胡萝卜素、核黄素以及钙、磷、铁等，脂肪的主要成分是亚油酸甘油酯。药理和临床研究证实，本品能拮抗实验动物氯化高汞的致衰老和诱变作用，延缓血清胆固醇的升高，并具有溶化尿路结石的效果。每天食用

9 ～ 15 克对老人有益。

7. 胡麻仁（芝麻） 本品乃清代慈禧皇太后膳单中的常备疗效食品。本品为胡麻科植物芝麻的成熟种子，味甘、性平、无毒，功能补肝肾、益精血、润五脏，主治须发早白、病后虚羸、皮肤燥枯、大便秘结及语塞步迟等症。现代研究表明，本品含有大量不饱和脂肪酸和纤维素、芝麻素、芝麻林素、烟酸、叶酸、卵磷脂、维生素E、蛋白质及钙等。临床及药理研究证实，胡麻仁对加速衰老动物模型SAM-P/1能够推迟衰老现象的发生，还能够抑制肾上腺皮质功能，降低血糖，抑制不饱和脂酸酶，兴奋子宫等。胡麻脂肪油能够润燥滑肠。每天服用10 ～ 15 克对便秘有益。

8. 黄豆制品 如豆腐和豆芽是清高宗弘历毕生喜爱的食品。本品味甘、性平、无毒，功能健脾宽中、润燥消水、主治腹胀羸瘦、泻痢水肿及疮疡肿毒等症。现代研究表明，黄豆含有丰富的蛋白质、脂肪、碳水化合物和B族维生素，还含有功能成分大豆异黄酮（其存在形式为染料木素、大豆黄素和黄豆黄素）、黄豆苷、大豆皂苷和大豆磷脂等。药理和临床研究证实大豆磷脂具有清除自由基及抑制脂质过氧化等抗衰老作用，具有降低血浆胆固醇、抑制肝内脂肪积聚和消散动脉粥样硬化斑块的作用，还能增强免疫功能，改善老年人的记忆能力。大豆异黄酮的成分之一染料木素（又称金雀异黄素）具有雌激素样作用，可以改善妇女更年期雌激素缺乏症状，组织破骨细胞酸的分泌，减少骨质消溶，治疗骨质疏松症。它还具有防癌和抗癌作用，能够抑制胃癌、乳腺癌、肺癌、前列腺癌、直肠癌及结肠癌的发生及发展。因此，每天食用30克黄豆制品对老年人能够起到营养保健的功效。

9. 蘑菇 蘑菇是清高宗弘历和慈禧皇太后喜爱的食品。蘑菇又称香菇或香菌，为伞菌科植物香菇的子实体。味甘、性平、微寒、无毒，功能补脾胃、益肺气、润燥化痰，主治中气不足、食少纳差、体倦乏力、咳嗽气逆等症。现代研究表明，本品含18 种以上的氨基酸及维生素D、E、K。矿物质中钾的含量高，其次为锌、铁、磷、镁、铜、锰及硒等。其功能成分为香菇多糖。药理和实验研究证实，香菇多糖能够延长家蝇的平均寿命，抑制家蝇脑内脂褐素的形成；降低老龄大鼠体内脂质过氧化水平，提高谷胱甘肽过氧化酶和超氧化物歧化酶的活性，提示有抗衰老作用。它还能提高机体免疫力，诱生干扰素，抗肿瘤，抗病毒，降血糖，对

防治流行性感冒、病毒性肝炎、糖尿病、乳腺癌、肺癌和皮肤癌等都有一定的效果。每天服用散剂3 ～ 6 克，或以蘑菇100 克做菜食用，味道鲜美，老少皆宜。

10. 萝卜 萝卜是清高宗弘历喜爱的食物。本品味辛、甘、性凉，功能消积滞、化痰热、下气宽中、止血解毒。主治食积胀滞、痰嗽失音、吐血衄血、偏头痛、痢疾、小便不利等症。现代研究表明，本品含维生素C较高，其次为葡萄糖、果糖、多缩戊糖、多种氨基酸及咖啡酸、阿魏酸及苯丙酮酸等多种有机酸，以及甲硫醇、莱菔苷、多种酶、矿物质钙、硼及锰等。药理和临床研究证实，本品的醇提取物有抗致病细菌和真菌作用，特别是对革兰氏阳性菌较敏感，其汁可防止胆石形成。鲜汁内服，可治疗硅沉着病；滴鼻，可治疗偏头痛。做栓制外用，可治疗滴虫性阴道炎。萝卜汁加姜汁同服，可治疗失音不语。常吃带皮萝卜能够增加体内钙质，对老人有益。

11. 燕窝 燕窝是清高宗弘历喜爱的食物。本品为雨燕科动物金丝燕及多种同属燕类用唾液或唾液与羽绒等混合所筑的窝。味甘性平无毒，功能益气养阴、润肺化痰、开胃和中；适用于阴虚肺燥、咳嗽痰喘、肺痨咯血、自汗盗汗、久痢久疟、噎膈反胃等症。现代研究表明，燕窝的主要成分为蛋白质和氨基酸，其次尚有氨基己糖、钙、磷、钾、硫等。药理及临床研究尚乏报道。本品为疗效食品中至平至美之味，老年肺、肾气阴虚者可每大服用5 ～ 10 克，常服为宜。

12. 海参 海参是慈禧皇太后喜食之物。本品是刺参科动物花刺参、刺参、梅花参，海参科动物黑孔参、糙海参等除去内脏的干燥全体。味咸、性温，功能补肾益精、养血润燥，适用于精血亏损、虚弱劳怯、阳痿、梦遗、小便频数、肠燥便艰等症。现代研究表明，本品的营养成分以蛋白质为主，其次尚有脂肪、碳水化合物、碘和灰分。功能成分有海参皂苷、刺参酸性黏多糖、海参毒素和海参素等。药理和临床研究证实，海参口服液制剂能够显著延长果蝇的寿命，说明它具有抗衰老作用。海参还能抗病毒、抗真菌、抗应激、抗放射、抗凝血、镇痛，缓解平滑肌痉挛，提高学习和记忆力，改善免疫功能，降低血总胆固醇，抑制肿瘤细胞生长，也是治疗再生障碍性贫血、糖尿病、癫痫和阳痿的常用食品。每天用量15 克，煎汤、烹调或入丸散。

13．银耳　银耳是慈禧皇太后的喜用之物。本品为银耳科真菌银耳的子实体，味甘淡、性平，功能滋阴清热、润肺益肾、养胃生津、益气健脑，主治虚劳咳嗽、痰中带血及虚热口渴等症。现代研究表明，银耳含蛋白质、碳水化合物、粗纤维、无机盐及少量 B 族维生素。其功能成分是多糖，包括酸性多糖、中性杂多糖、酸性低聚糖、胞壁多糖和胞外多糖等。药理和临床研究证实，银耳能够延长果蝇寿命，抑制小鼠心脏脂褐素的增长，提高小鼠脑和肝超氧化物歧化酶的活性，抑制人脑中单胺氧化酶 B 的活性，具有抗衰老作用。它又具有类似大蒜的提高机体免疫力、抗肿瘤及改善心脏的冠状动脉循环等效应，还有助于提高肝细胞蛋白质和核酸代谢，促进肺内支气管黏膜修复，保护因放射造成的造血功能损伤。此外，它还能降低血脂和血糖，以及抑制应激性溃疡。武汉市曾调查了 300 多位高龄和长寿老人，许多人经常食用银耳。银耳的健身剂量为每天 3～10 克，可以常服。

14．猴头　猴头是慈禧太后喜用的食物。本品为齿菌科植物猴头菌子实体，味甘、性平、无毒，功能益气健脾、和胃安神。主治脾气不足、纳少腹胀、气短少寐、咳嗽痰多等症。现代研究表明，猴头菌含蛋白质的量很高，含有 17 种氨基酸，其中 7 种为人体必需氨基酸。保健功能成分为多糖、多肽、酰胺和挥发油等。药理和临床研究证实，猴头菌丝多糖具有显著的免疫调节作用，能够增强巨噬细胞的吞噬能力，促进溶血素的生成，增强体液免疫和细胞免疫功能，拮抗免疫抑制剂，改善肝功能，抑制肿瘤细胞 DNA 和 RNA 的合成，具有显著的抗肿瘤作用。临床用猴头菇菌片治疗消化系统癌症的有效率达 69.3%，若配合其他中药治疗，则有效率达 82.8%，显效率达 15%。治疗胃和十二指肠溃疡、慢性胃炎的有效率达 86.6%，显效率达 26.8%。服用猴菇菌片后，患者自觉症状好转，食欲增加，疼痛缓解，未见白细胞和血小板下降、肝和肾功能损伤等不良反应。老年保健用量为每天 10 克，可以长期服用。

15．蕨菜　蕨菜是清高宗弘历喜用之物。本品为蕨菜科植物蕨菜幼嫩的芽叶，味甘、微苦、性寒，功能清热解毒、利湿滑肠，主治湿热泄泻、痢疾、小便不利、老人便秘、妇女带下等症。现代研究表明，本品含麦角甾醇、胆碱、苷类、鞣质和淀粉等，药理和临床研究尚乏报道。用蕨菜炒肉或炖汤，其味鲜美，对老年便秘患者建议食用，以饱口福。

16．鲨鱼翅　此是慈禧太后喜用之物。本品为皱唇鲨科动物条纹斑竹鲨或灰星鲨等的鳍的干制品，主要成分是软骨细丝。味甘性平，功能益气润肺、开胃进食，主治阴虚肺燥、咳嗽咽干，或脾胃阴虚、消化不良等。现代研究缺如。鲨鱼翅炖食，其味甚美，但不宜于脾胃阳虚慢性泄泻的患者。

17．珍珠　珍珠是慈禧太后美容喜用之物。本品为珍珠贝科动物马氏珍珠贝或蚌科动物三角帆蚌及褶纹冠蚌等双壳类动物珍珠囊中受刺激形成的无核珍珠。本品味甘咸、性寒、无毒，功能化痰软坚、镇心定惊、清肝除翳、润肤解毒、收敛生肌，主治惊悸怔忡、心烦不寐、癫痫惊风、目生云翳、疮疡不敛、咽喉肿痛、颈部瘰疬、小便淋浊及绝经前后诸病症等。现代研究表明，珍珠含有大量碳酸钙、多种氨基酸、卟啉类化合物，以及无机元素铝、铜、铁、镁、锰、钠、锌、硒、钛、锶等。药理和临床研究证实，本品水解物质能够延长家蚕寿命，提高中老龄大鼠红细胞、脑匀浆超氧化物歧化酶的活性，减少血浆过氧化脂质的生成，降低脑内单胺类神经递质水平，降低脑脂褐素的含量，使其接近中青年动物水平。它能增加绵羊红细胞致敏小鼠血清溶血素的含量，提高抗应激能力，提示有延缓衰老的作用。本品还能提高心肌收缩力，抗心律失常；抑制大脑皮质电活动，镇静、镇痛、退热、抗惊厥，以及有抑制肠平滑肌活动及抗肿瘤等功效。珍珠提取液外用能抑制实验性白内障的形成，抑制水负荷眼压的升高。将其制成面霜可改善皮肤的衰老状态，每日用量 0.3 克，无副作用。

除上述药食之外，梁武帝平日粗茶淡饭。唐玄宗晚年曾经"辟谷"，即断绝五谷，吃茯苓和松柏子之类的食物。清高宗生平喜爱吃鸭子、肉皮、文蹄，晚年喜欢食粥。慈禧太后喜爱清炖肥鸭、烤鸭、清炖鸭舌、鸭掌、鸭肝、鸭脏、烧乳猪、熏鸡、煨羊腿、烧猪肉皮、樱桃肉、豌豆、嫩竹笋、山东胶菜、发菜和西瓜盅等，每餐 50～100 碗菜，享尽了美味佳肴。这些不同的饮食习惯对古稀老人的寿命长短相信会起到一定的干预作用。

（二）茶酒类

1．茶　茶是我国封建时代从皇家到农家都喜欢的饮料。饮茶之风兴于唐，盛于宋。到了元、明、清诸朝，帝后饮茶已成为司空见惯之事。优质茶叶作为贡品，也源源不断地被送到皇宫中来。

据明代沈德符《野获编》记载，用沸水泡茶饮用的方法起源于庙宇僧侣。明太祖朱元璋 17 岁做和尚时，学会了这种茗饮之法。他当上皇帝后对此法加以推广，一直沿用至今。相传朱元璋喜饮福建武夷岩茶中的大红袍，后世传为佳话。

清代乾隆皇帝喜饮浙江杭州西湖龙井茶，将龙井列为贡品，还写了一首《观采茶作歌》诗说："头前嫩，头后老，惟有骑品头最好。西湖龙井旧擅名，适来试一观其道。村男接踵下层椒，倾筐雀舌还鹰爪。地炉文火续续添，干釜柔风旋旋炒。慢炒细焙有次第，辛苦工夫殊不少。王肃酪奴惜不如，陆羽茶经太精讨。我虽贡茗未求佳，防微犹恐开奇巧。"他还精细地称量各地泉水的重量，并首先采用北京西郊玉泉山之水作为皇家泡茶和饮用水源。

清末慈禧太后喜饮湖南君山银针茶，每次饮茶时需两个太监敬茶。第一个太监的茶托是金的，茶杯是纯白玉的，里面泡着银针茶叶。第二个太监捧的是一只银盘，里面有两只白玉杯子，一只盛金银花，另一只盛玫瑰花。杯旁备有一双金筷。两个太监将茶盘举过头顶，跪在慈禧太后面前。慈禧太后慢慢揭开杯盖，挟几朵金银花或玫瑰花放在茶中，然后一边品茶，一边欣赏鲜艳的花朵。慈禧太后对茉莉花茶也非常喜爱，北京市场茉莉花茶的销路一直长盛不衰，抑或与此相关。

茶为山茶科植物茶的芽叶，味苦甘、性微寒、无毒，功能清头目、除烦热、化痰平喘、消食止痢、减肥除腻、利水解毒，主治头痛目昏、多睡善寐、咳嗽喘哮、食积痰滞、心烦口渴、泄痢水肿以及肥胖等症。现代研究表明，本品含有 500 种以上的化学物质。其中具有保健作用的功效成分为嘌呤类生物碱，如咖啡碱、可可豆碱、茶碱和黄嘌呤，以及多元酚及其衍生物，如茶色素，还有挥发油、三萜皂苷及苷元，维生素 E、C、P，氨基酸，微量元锌、锰、硒等。药理和临床研究证实，茶叶中的乌龙茶能够显著延长果蝇的平均寿命。茶叶中所含的茶多酚能够抑制机体脂质过氧化，保护细胞不受损害，因而具有抗衰老作用。茶叶能够抑制特异性血栓形成和纤维蛋白血栓形成时间，降低血脂、血糖、血液黏度，改善毛细血管脆性，抑制动脉粥样硬化斑块形成。茶叶能增强细胞免疫和体液免疫功能，抑制变应原所致的过敏反应，对抗放射性物质所致的白细胞损伤。茶叶还能阻断 N- 亚硝基化反应，抑制环磷酸腺苷二酯酶的活性，从而抑制食管癌、癌

性腹水和肉瘤的产生，在抗癌作用上绿茶优于红茶。茶叶还能兴奋高级神经中枢，加快血液循环，促进代谢，清醒头脑，消除疲劳，增强横纹肌的收缩力，提高劳动强度和效率。它更能增强心肌肌力，兴奋支气管平滑肌，扩张肾血管，增加肾血流，抑制肾小管对水的再吸收，从而产生强心、平喘及利尿作用。茶叶能抑制多种致病菌，如葡萄球菌、变形杆菌、甲型副伤寒杆菌、宋氏痢疾杆菌及甲型链球菌等。花茶的抑菌作用最强，绿茶次之，红茶最差。总之，茶叶是一种健康饮料，经常饮茶对身体有益，但不适用于脾胃虚寒、失眠及便秘患者。

2．酒　酒是许多帝王生活中不可或缺之物。它属于嗜好性饮料，可以助乐消愁，亦可以惹祸亡国。科学地引用酒类有益于身心健康。

历代呈送至帝后宫廷之贡酒甚多。如三国时魏国的杜康酒、唐代的汾酒和剑南春、南宋的绍兴酒、明代的古井贡酒、清代的菊花白酒和桂花陈酒等颇负盛名。

据《元史》记载，世祖忽必烈统一中国时，国内出现过多次饥荒，于是下令不许用五谷造酒，称为"酒禁"。其后于至元二十年（公元 1283 年）夏四月，再次申严酒禁，"有私造者，财产、子女没官，犯人配役"。所饮用之酒均用葡萄酿造。种植葡萄之民户，从中统四年（公元 1263 年）十二月开始，要"依民例输赋"交税。只在至元十五年（公元 1278 年），以"川蜀地多岚瘴"，局部地方"弛酒禁"。忽必烈饮用和祭祀用的酒都是葡萄酒。中国传统医学认为，葡萄味甘酸、性平、无毒。《神农本草经》将其列为上品，指出它能够"主筋骨湿痹，益气倍力，强志，令人肥健，耐饥，忍风寒。久食轻身不老延年"。提示是一种传统延缓衰老药物。用葡萄酿制的酒富含维生素 P 和花青素等，每天服用量在 60ml 以内有助于促进血液循环，驻颜美容，提高血液中高密度脂蛋白水平，对健康有益。

清高宗弘历喜爱饮用的酒类有：松龄太平春酒、椿龄益寿酒和龟龄酒等，其中松龄太平春酒又称松苓酒或太平春酒，是康熙朝文敏公张照所献之方，乃最受重视的酒剂。该酒系将熟地、当归、红花、枸杞、佛手、桂元肉、松仁、茯苓和陈皮等十余种药物放入布袋内，以酒做溶剂，经特殊加工而成。据清宫档案记载，雍正十一年（公元 1733 年）十月，宫廷已经大量制用松龄太平春酒。清高宗对此酒非常关心，乾隆十五年（公元 1750 年）四月初七日，刘沧州传旨询问御医刘裕铎"太平春酒方

药性"。刘裕铎报告说："看得太平春酒药性纯良，系滋补心肾之方"。刘沧州随口奏过，奉旨："知道了"。嗣后弘历又降旨对方中某些药物的剂量进行调整，"在双鹤斋煮过"。乾隆十八年（公元1753年）弘历旨："太平春酒苦些，其中佛手味苦，应减去。钦此。"至乾隆四十五年（公元1780年），他对该方组成又进行了调整，继续制酒服用。由于松龄太平春酒强身效果显著，因此清代昭裢《啸亭杂录》卷一谓："上（指弘历）俱饮之。故寿跻九旬，康庄日健有以哉。"

（三）复方类

历代古稀帝后留下的养生保健复方很少，只有唐代武则天留下了美容驻颜医方，清代高宗弘历留下了健脾、补肾医方，清末慈禧皇太后留下了健脾、美容医方。本文重点介绍健脾、补肾医方。

1．健脾医方

（1）八珍糕：由人参、茯苓、白术、薏米、芡实、扁豆和白糖等组成，具有益气健脾、固肠止泻之功。将其共为细末，同白米粉蒸糕，类似休闲食品，甘美可口。主治"男妇小儿诸虚百损，无不神效"。据清高宗《上用人参底簿》记载："乾隆四十一年（公元1766年）二月十九日起，至八月十四日止，合上用八珍糕四次，用过二等人参八钱。"又说："五十二年（公元1787年）十二月初九日起，至五十三年（公元1788年）十二月初三日起，合上用八珍糕九次，用过四等人参四两五钱。"这段时间弘历的年龄在66～78岁，由于老年"阳气日损，损与日至"，出现了如孙思邈《千金翼方》所说的"大便不利，或常苦下痢"之类的证候，所以通过较长时间地服用八珍糕，才使病情得以控制。

（2）八仙糕：由莲子、芡实、薏米和藕粉等组成，共研极细面，加适量白糖，兑之为糕。蒸熟，入锅再焙干，随意食之。据清宫档案记载，由于慈禧太后终日与肥甘厚味为伍，饮食不注意节制，故年方四十，便有"心脾不足"之证。至光绪六年（公元1880年），屡见"饮食运化不利，大便微溏而黏""胃口不旺"。德宗尝命诸督抚荐医疗疾，至光绪八年（1882年）治愈。光绪六年九月十三日，御医李德立请得"慈禧皇太后脉息右关滑而微大，左关稍弦，余部平平。木郁土弱，不易运化理气，以致食少难消，胸胁不畅，顽颡如昨，呕逆便溏，拟八仙糕进服"。慈禧太后服后效验显著，至晚年仍未间断。可见慈禧太后寿臻古稀，也得益于补气健脾、调理肠胃之方剂。

20世纪80年代，我们曾将清宫八仙糕制成粉剂，成人每服20克，1日2次，温开水送下；学龄儿童每服10克，1日1次。用于治疗脾虚少食、腹胀便溏的患者。经临床观察300例，发现清宫八仙糕可明显改善脾虚患者之纳呆、腹胀、便溏及乏力等症状，提高尿中D-木糖排泄率，提高血清胡萝卜素的浓度，提示小肠吸收功能有所改善。动物实验表明，清宫八仙糕粉剂可使老年鹌鹑平均生存时间较对照组延长88.2%，生存曲线右移，证实有延缓衰老的作用。

2．补肾医方　龟龄集是清高宗弘历喜用的医方。该方由熟地、枸杞、青盐、鹿茸、石燕子、红蜻蜓、小雀脑和紫梢花等31种药物组成。每服五厘（0.16克），黄酒送下。从清宫脉案记录得知，清高宗弘历对这种补肾壮阳药物特别重视，常传旨询问总管："药房的龟龄集还有多少？"他对每次制备龟灵集的处方和相关事宜都要亲自过问，极为认真，推测此药为较好的强壮益寿品。他还将龟灵集赏赐王公大臣，以示恩惠。如乾隆元年（公元1736年）二月二十八日，"赏内务府总管常明，龟灵集二两"；同年四月七日起，至十年（公元1745年）六月初四日，"赏伯依勤慎，共用过龟灵集六两。赏乾清宫总管王太平，龟灵集五钱"。宫中《龟灵集方药原委》解释说，此药服下，"浑身燥热，百窍通和，丹田微暖，萎阳立兴"。因此，用于下元阳虚老年人尤为相宜。临床上若出现腰膝冷痛、头晕耳鸣、记忆力减退、气喘咳嗽、五更泄泻者，服之可收补阳固肾、运脾滋肝、添精补脑、壮腰止泻之效。

现代研究表明，龟灵集的药理学研究结果为：①可使未成年雄性小鼠的前列腺-贮精囊-提肛肌-海绵球肌和睾丸的重量增加，还可显著减少氢化可的松耗竭肾上腺皮质后的小鼠死亡数，皮质球状带和束状带无萎缩，排列整齐，细胞核浅染，颗粒清晰，肾上腺内抗坏血酸显著减少，说明它具有雄性激素样作用和保护、增强肾上腺皮质功能的作用。它还能增加小鼠视上核和室旁核内兴奋性神经分泌细胞的数量，提示对下丘脑-垂体-肾上腺轴的分泌功能有调节作用。②可提高小鼠的识别与记忆能力，显著缩短其在迷宫试验中的觅食时间（$P < 0.01$）。它还有明显的中枢镇静作用，可增强戊巴比妥钠的催眠作用。说明它对中枢神经系统有双向调节作用。③可显著提高特异和非特异性免疫功能，明显增强小鼠腹腔巨噬细胞的吞噬功能

（酒剂更显著），对网状内皮系统的吞噬功能亦有显著的增强作用（$P < 0.025$）。本品可显著促进小鼠溶血素抗体的产生（$P < 0.025$），并有促进肝、脾、肺单核细胞吞噬的能力。④用普萘洛尔和阿托品阻断蟾蜍心脏的 β 和 M 受体后，本品加普萘洛尔仍能增强心肌收缩力，说明它有强心作用，并且以直接兴奋心肌为主。本品还能对家兔出血性休克起保护作用，说明能够改善微循环。⑤本品可增加正常和四氯化碳中毒后小鼠肝内蛋白质和核糖核酸（RNA）的含量，并能抑制中毒后小鼠血清谷丙转氨酶（ALT）的升高，说明有保护肝的作用。⑥本品可显著延长小鼠负重游泳时间和在常压缺氧下的生存时间，尤其冬季最明显，高于生脉散组，统计学差异非常显著（$P < 0.01$）。龟灵集的急性毒试验显示，以成人用量的 100、200、500 和 1500 倍剂量给动物灌胃，除 1500 倍组有躁动不安和呼吸喘促外，其他组均未见明显的毒性反应。

六、及时治疗与后辈孝养

（一）及时治疗

中国古代帝后身边都有御医待从，药物由全国各地挑选优质药材贡奉，医疗条件称得上是最好的。这样的医疗保健水平有利于帝后的长寿。

西汉高祖刘邦因为讳疾忌医，较早地断送了性命。《史记·高祖本记》载，公元前 196 年，刘邦在征讨黥布（即英布）时，被流矢射伤。此病本非大病，但由于拖延而未得到很好的治疗，伤口感染使疾病越来越重。吕后（吕雉）为此给他请来了当时最优秀的医生。高祖询问医生说："这种病能够治好吗？"医生回答："病可治。"此时刘邦忽然一反常态，谩骂起来，说道："我是平民百姓出身，提着三尺剑，东闯西杀，终于取得天下，这不是天命所归吗？我的寿命长短，只有老天爷说话才能算数。虽然这里有像扁鹊那样的医生，对我也没有益处！"话说完后就拒绝了治疗，并赏医生五十两黄金，要那位医生马上离开。由于失去了治疗时机，病势日增，刘邦于次年四月驾崩于西安长乐宫，年仅 53 岁。

历代寿臻古稀的帝后大都能够以史为鉴，有病早治。元世祖忽必烈未即位之前，就非常重视医药保健。他将当时的名医许国祯召募到自己身边，为其掌管医药，以便得到及时治疗。至元 10—15 年（公元 1273—1278 年），忽必烈在征服南宋的过程中，每取得一个地方，就要求下属"采访医、儒、僧、道"，争取为其所用。他还曾在至元五年（公元 1268 年）五月，"以太医院、拱卫司、教坊司及尚食、尚果、尚醢三局隶宣徽院"，以保障宫廷帝后有病能得到及时的医疗和调养。有一次，忽必烈因饮马乳过多而患病，许国祯诊病之后，他却因药味苦拒绝服药。许国祯劝道："良药苦口利于病，忠言逆耳利于行。"后来，忽必烈至病重而不得不服药。许氏乘机进言道："良药苦口既已知之，忠言逆耳也当留意。"元世祖听后非但没有生气，反而哈哈大笑，非常高兴，赐许国祯七宝马鞍。由于元世祖终生都有一批医术精湛的医生为他治疗和保健，成为他能够寿臻耄耋的原因之一。

清代慈禧皇太后饮食无节，中年即患病，也是由于及时治疗，使其寿命得以延长。

（二）后辈孝养

历史上古稀帝王常从后辈孝养中获益，唐高祖李渊和南宋高宗赵构就是典型的实例。

李渊一生虽处在政治斗争的风口浪尖之上，但重要的事情都由二儿子李世民办理，他实际上用心无多，生活一直较为优裕安定。晚年他曾经被迫让位，当了太上皇，但唐太宗李世民一直对他非常孝顺。据《资治通鉴》载，贞观元年（公元 627 年），唐太宗从庆善宫还京师，"待上皇宴于大安宫，帝与皇后更献饮膳及服御之物"。《新唐书·太宗本纪》载，贞观四年（公元 630 年）七月甲戌，"太上皇不豫"，为了医治太上皇的疾病，李世民"废朝"，专程去问候和照料。贞观八年（公元 634 年）秋，"上（指李世民）屡谓上皇避暑九成宫，上皇以隋文帝（指杨坚）终于彼，恶之。冬，十月，营大明宫，以为上皇清暑之所"。虽然大明宫建成之前，李渊已于贞观九年五月驾崩于垂拱前殿，但以上事实说明，他由于儿子的孝养，才使其心灵得到慰藉，从而安享天年。

南宋高宗赵构于公元 1162 年退位，自称太上皇，孝宗赵睿对他非常关心。《武林旧事》载，淳熙十一年六月初一日，赵睿的车驾行至太上皇居住的宫殿。赵构命提举传旨："盛暑请官家免拜"。还又宣谕说："今岁比常年热甚"。赵睿站起来回答："伏中正要如此（指到太上皇处向候）"。太上皇说："今日且留在此纳凉，到晚去。或三省有紧切文字，不妨就幄次进呈"。赵睿领旨，遂同太上皇一起至飞来峰看水帘瀑布。当时正值荷花盛开，太上皇指着池心说："此种五花同干。近伯圭自湖州来。前此未见也。"他两人一起观看堂前假山、修竹和古松，受不到太阳的照射，没有盛暑到来的气息。此时，后苑呈进沆瀣浆、雪浸白酒。赵睿起奏说："此物恐不宜多吃。"太上皇道："不妨，反觉爽快。"孝宗说："毕竟伤脾。"太上皇首肯。两人谈论北宋朝宣和年间，太监公公每遇三伏天，多在汴梁（开封）皇宫内的碧玉壶、风泉馆和万荷庄等处乘凉的情景。回忆起那些地方都非常清凉，每次侍宴，虽在盛暑之中，还要披上"纳袄儿"才舒服。通过以上赵构与赵睿的举止言谈，不难看出孝宗对太上皇的关怀和父子间和睦融洽的情况，从而也可领略到赵构寿臻80岁的真谛。

七、结语

本文以历史事实为依据，探讨了中国历代古稀帝后这一特殊人群的养生方法。归纳起来而言，上述男性16人、女性2人，他（她）们之所以寿臻古稀，是由多因素决定的。他（她）们大都具有坚强的意志、宽广的胸怀和豁达的心境，能够保持俭朴的生活，做到起居有常、爱好广博、寓情诗文，坚持锻炼身体，注意食药调养，有病及时求医，或再加上子孙后辈的照顾，从而使他们得享天年。其中梁武帝萧衍和清高宗弘历对养生做到了近乎完美的程度，因此寿命也名列前茅。

武汉大学刘岱岳生先曾在《人生百岁不是梦》一书中对百岁老人的养生经验做出了总结，指出延缓衰老的条件不外乎：①良好的心态。②坚强的意志。③规律的生活方式。④适度的劳动。⑤合理的营养。⑥优美的环境。⑦及时的医疗保健。将这七条与古稀帝后的养生之道相比较，我认为这个特殊

的领导阶层人群之所以寿命较长，最重要的是积极的人生、科学的头脑以及对生活和身体需求的合理安排。

西方学者将老年人的需求集中为3M，即物质需求（Money，钱）、医疗需求（Medicare，医疗保障）和精神需求（Metal，精神需要），突出了思维的明快性和经济关系的清晰性。以此比较古稀帝后这个特殊的领导阶层人群，由于"普天之下，莫非王土，率土之滨，莫非王臣"，他（她）们的物质需求和医疗需求可得到了极大的满足，是否能安度晚年，最重要的就是精神慰藉。因此，从唐高祖李渊和宋高宗赵构的长寿经验可以看出，后辈的孝养可使其"老境从容"。

参考文献

1. 陈可冀，李春生主编. 中国宫廷医学. 北京：中国青年出版社，2003.
2. 陈可冀，李春生主编. 新编抗衰老中药学. 北京：人民卫生出版社，1998.
3. 清·张廷玉等撰. 明史（第一册）. 北京：中华书局，1974：1-57.
4. 宋·欧阳修，宋祁撰. 新唐书（一），简体字. 北京：中华书局，1999：1-98.
5. 唐·姚思廉撰. 梁书（第一册）. 北京：中华书局，1973.
6. 明·宋濂等撰. 元史（第一、二册）. 北京：中华书局，1976：57-379.
7. 姚伟钧著. 玉盘珍馐值万钱——宫廷饮食. 武汉：华中理工大学出版社，1994：169-240.
8. 苗明三主编. 食疗中药药物学. 北京：科学出版社，2001：360-366，619-620，624-625.

[本文一部分内容载于：世界中医药，2014，9（增刊）：37-42]

仲景医学与食疗食养

李春生

食疗又称药膳，系采用具有疗效的食品，或将食品与药物混合，适当加入调味剂，制成鲜美可口的饮食，用以疗疾健身的学问。食养系指饮食养生，内容除涉及进餐前后的调理之外，还包括饮食

禁忌和食物中毒的防治等，属于预防医学的范畴。

后汉张仲景所撰的《伤寒论》和《金匮要略》两书不仅是中国传统医学辨证论治和药物疗疾的奠基著作，而且总结了汉代以前食疗和食养的经验，

对食疗学的发展做过突出贡献，影响也很深远。兹概括分析如下。

一、食疗

（一）广泛使用疗效食品治病

前述仲景两书载药162种，方剂244首。若以清代王孟英《随息居饮食谱》作为筛选疗效食品的主要标准，并参考唐·孟洗《食疗本草》，可确定疗效食品32种，占药物的19.75%。这些疗效食品分属方剂77首，占两书载方的31.55%。即约1/3的仲景方皆含有疗效食品，可见其使用疗效食品的范围相当广泛。

仲景医学中采用的疗效食品大体归六类：

1．水饮类　"白酒"、黄酒。

2．谷物类　饴糖（胶饴）、大麦、薏米、赤小豆、薯蓣、麴、粳米、小麦。

3．调和类　香豉、醋（苦酒）、蜂蜜、蜀椒、桂、紫苏、吴茱萸。

4．蔬食类　葱白、薤白、生姜、干姜、蒲蒻。

5．果实类　杏仁、百合、瓜子、大枣。

6．毛羽类　猪肤、猪膏、羊肉、阿胶、鸡子白、鸡子黄。

这些疗效食品从归经和功用上看，主要归脾胃、肝胆、肺大肠和膀胱诸经，起到调理肺胃、养血通脉、宣肺宽肠及疏利膀胱等作用（表1）。特别值得提出的是，与脾胃相关的疗效食品占其中的50%，表明仲景治病极重视顾护后天之本；与肺相关的疗效食品占其中的28.13%，体现了仲景对"风发"诸病主张先以"饮食消息止之。"

（二）擅长选取疗效食品组方

张仲景擅长用疗效食品组方，在尽可能适合患者口味的情况下取得疗效。常用的剂型有：

1．汤剂　是将食物（主要指疗效食品）、药物和溶媒（水、酒、蜜等）混合煮成的液汁。汤剂是张仲景制剂的最主要类型，常用的食疗汤剂有桂枝汤、甘麦大枣汤、十枣汤和乌头煎等，大多适用于急病、变化较快的疾病或重症。

2．臛剂　又称肉羹，是在用肉煮的浓汤中加入药物或调味品制成。如《金匮要略》中的当归生姜羊肉汤，用于寒症腹中痛、胁痛里急及产后腹痛，具有养血荣肝、行滞散寒功效。

3．酒剂　是将药物或疗效食品加酒浸渍过滤制成。如《金匮要略》中的红兰花酒，治妇人诸风、腹中血气刺痛，具有通经行血的作用。

4．散剂　是将疗效食品中加入药物，杵为细粉，以减毒增效。如《金匮要略》薏苡附子散，治胸痹时缓时急，具有下气散寒逐痹功效。

以上疗效食品的组方制剂种类虽然相对简单，但已初具软食、饮料和冲服粉食的规模，对后世食疗剂型的发展起着启迪作用。

仲景二书的食疗方若与西汉马王堆帛书《五十二病方》相比，前者谨和五味，药食调度，方法井然；而后者虽然鸡、鱼、彘（猪）、马、鹿、酒等脯醢并荐，但药食杂陈，似尚未脱草泽医粗犷原始之习气。从这种意义上讲，《伤寒论》和《金匮要略》在食疗学的发展中亦可谓承前之桥梁。

（三）仲景方的食疗发展举例

在仲景所制的方剂中，有的原非专为食疗而设，但经过后人的化裁，在食疗方中占有显要地位。现举法制猪肚方以说明之。

方剂组成：用豶（音fen，指阉割过的猪）猪肚一个，洗净。再将人参五两、干姜一两半、花椒一两、葱白七两、共捣末，加糯米半升调和均匀，

表1　仲景著作中疗效食品的归经和功效

疗效食品的名称	百分比（%）	主要归经	功用
小麦、大麦、粳米、薏米、红枣、饴糖、白蜜、生姜、干姜、吴茱萸、蜀椒、薯蓣、鸡子黄、神曲、香豉、羊肉	50.00	脾胃	补脾养胃 散寒止痛 和中消滞 推陈致新
杏仁、韭白、白酒、紫苏、鸡子白、猪肤、瓜子、葱白、百合	28.13	肺、大肠	宣肺舒郁 固金祛邪
阿胶、桂枝、黄酒、苦酒	12.50	肝、胆	养血调营
蒲蒻、赤小豆、猪膏	9.37	膀胱	利水清热

入猪肚内缝合，不令泄气，加水一斗半，将猪肚煮烂熟，空腹食之。功能补虚益气、温中散寒，食治老人虚羸乏气力，及脾胃虚寒之胃脘疼痛。

本方首见于唐代孙思邈《千金翼方·养老食疗》，名曰"猪肚补虚羸乏气力方"。宋·陈直《养老奉亲书》将它更名为"法制猪肚方"，列于上籍之首，从而成为全书的第一张食疗方剂。此方系由《金匮要略》大建中汤去饴糖，加葱白、糯米和猪肚组成。大建中汤以干姜和川椒为主药，主治"心胸中大寒痛，呕不能饮食，出见有头足，上下痛不可触近"，其症颇为急重，故取药物汤剂以荡涤之。此方以人参、糯米和猪肚为主药，主治虚羸乏气力，其症较缓较轻，故改药汤为煮剂以食养之。

法制猪肚方的制法特点是将诸药捣为末，放入猪肚内缝合，勿令泄气，然后加水锅中，不加盐和佐料，煮烂熟，空心温服，食药、米及猪肚。所服之药皆取甘淡以养脾，故对老年脾胃虚寒者有益。

从大建中汤向法制猪肚方的沿革，可以窥见仲景医学对我国老年医学食疗学发展的深远影响。

二、食养

（一）仲景医学重视饮食养生

养生，又称"养性"，系指养成良好的生活习惯，以求内外病悉皆不生，从而延长寿命。养生的内容不外动养（气功、导引）、静养（生活起居）、药养和食养四个部分，仲景医学对食养尤为着意。

张氏认为，"凡饮食滋味，以养于生，食之有妨，反能为害"（《金匮要略·禽兽鱼虫禁忌并治第二十四》）。像"水能载舟，亦能覆舟"一样，"若得宜则益体，害则成疾"。因此，注重消息饮食，"服食节其冷热苦酸辛甘"，不使人体发生衰弱现象，病邪就较难侵袭人体而造成疾病。

张氏指出，不少疾病的发生与饮食有关。例如饮食不相宜而停滞，就会患"宿食"病，食物不清洁或臭败，食之就会中毒伤人。故"切见时人，不闲调摄，疾疢竞起。若不因食而生，苟全其生，须知切忌者矣"（同上）。

一些疾病的产生常以进食改变为先兆。如《金匮要略·脏腑经络先后篇》所云："病者素不喜食，而暴思之，必发热也。"同样，五脏患病各有其适宜和不适宜的饮食。吃了适宜的饮食，疾病就会减轻；吃了不适宜的饮食，疾病就会加重。熟谙这些学问，对于病中养生尤有重要价值。

在患病服药和病后康复阶段，更应重视饮食调理。例如患"太阳中风"病时宜服桂枝汤。桂枝汤以桂枝生姜之辛味，配合芍药之酸味、甘草大枣之甜味，微火煮沸，即成一剂味美可口的酸辣汤，服之当发挥发汗作用。此时又啜稀粥一升余，养胃气而资汗源，温覆令一时许，自然会收到"遍身漐漐似有汗出"的效果。若再注意禁生冷、黏滑、肉面、五辛、酒酪和臭恶等，防止发汗后胃汁不足，进诸物引起食复，则疾病即可很快治愈。在疾病康复阶段的养生，特别应注意不能勉"强与谷"，以致出现"脉已解而日暮微烦"症状，由于此属于"脾胃气尚弱，不能消谷，故令微烦。"处理方法，张仲景主张令患者"损谷"，减少食量，微烦自然会消失。这也是饮食养生应当强调的事。

（二）饮食养生的重点在食忌

饮食入于脾胃，中焦受气取汁，成为人体后天化源。假如饮食不节、食物不洁或搭配不当，"病从口入"，常会招致疾病。因此，在饮食养生中，注意食物禁忌等，每每是保健防病的关键。

仲景医学在饮食养生方面将食忌列于首位。他总结了前人饮食养生的经验，撰《禽兽鱼虫禁忌并治》和《果实菜谷禁忌并治》两篇，共89条（见《金匮要略》，一谓此即六朝梁史所载之《黄帝杂食忌》二卷），对食忌做了较为全面的论述。

张氏认为，进食首先应与季节和疾病不相悖，得之才能益体。例如，"春不食肝，夏不食心，秋不食肺，冬不食肾，四季不食脾"，又，"肝病禁辛，心病禁咸，脾病禁酸，肺病禁苦，肾病禁甘"。他解释说，春不食肝者，"为肝气王（旺），脾气败"，若食肝，"则又补肝，脾气败尤甚"。若非王（旺）时，即虚，"以肝补之佳"。余脏准此。

张氏指出，生腐臭败及有毒食物皆不可食。例如，秽饭、馁肉和臭鱼，"食之皆伤人"，食生肉，饱饮乳，"变成白虫"。脯藏米瓮中，有毒，及经夏，"食之发肾病"。六畜自死，"皆疫死"，则有毒，不可食之。诸肉及鱼，若狗不食，鸟不啄者，"不可食"。果子落地经宿，虫、蚁食之者，"人大忌食之"。生米停留多日，有损处，"食之伤人"。

张氏强调，好物不可多用，与体质不相合之物亦不可用，以免招灾生病。例如，梅多食，"坏人齿"。李不可多食，"令人胪胀"。林檎（苹果）

不可多食，"令人百脉弱"。橘柚多食，"令人口爽不知五味。"梨不可多食，金疮产妇亦不宜食，"令人寒中"。樱桃、杏，"多食伤筋骨"。安石榴不可多食，"损人肺"。胡桃不可多食，"令人动痰饮"。生枣多食，"令人热渴气胀"。羊肉，其有宿热者，"不可食之"。痫疾人，不可食熊肉，"令终身不愈"。

张氏还观察到，不少人由于食物搭配不当，从而产生疾病，贻害后人。因此又列举了许多食物配位和身体特殊情况的禁忌。例如，鸡不可共葫蒜食之，"滞气"。食蜜糖后，四日内食生葱蒜，"令人心痛"。饮白酒，食生韭，"令人病增"。这些经验可作为养生者之借鉴。

对于因饮食不慎而致病、中毒者，张氏提出了不少解救方法。现举数例于后：

1. 鲙食之，心胸闷不化，吐复不出，速下除之，久成癥病，治之方：

橘皮一两，大黄二两，朴硝二两。

上三味，以水一大升，煮至小升，顿服即消。

2. 贪食，食多不消，心腹坚满痛，治之方：

盐一升，水三升。

上二味，煮令盐消，分三服，当吐虫食，便差。

3. 通除诸毒药。

凡诸毒，多是假毒以投。元（无）知时，宜煮甘草、荠苣汁饮之。

4. 食蟹中毒，治之方。

紫苏煮汁，饮之三升。紫苏子捣汁饮之，亦良。

由上述四方可以看出，仲景医学对食物中毒的解救方法，泻下、涌吐、通治和专治之方基本齐全，可谓自成体系，实用有效。反映当时在这些方面，祖国医学已达到相当高的水平。

[原载：中医研究，1991，4（2）：16-19]

饮 食 养 生

李春生

养生，通俗地说，就是保养身体。饮食养生是养生学的重要组成部分，它包括合理膳食和饮食治疗。

一、合理膳食

养生学在强调合理膳食时，指出以肥肉、高脂肪饮食和过量酒类为主的"膏粱厚味"对老人有害，常食清淡之味及水果、蔬菜，对老人有益。纵观上下五千年历史，大多数中国人虽非不食荤腥，但膳食结构基本属于低脂、低盐、以素食为主的饮食。现代研究表明，素食营养丰富，可以使血液呈微碱性，可以提高大脑活力，还能防癌，防治多种疾病，属于健康膳食，值得提倡。近年来西方国家对合理膳食加强了研究。例如，意大利有一个"国际自然养生疗法协会"，以中国古代阴阳五行理论为指导，要求协会成员采用纯天然、低脂、低盐、以素食为主的膳食，进食品种以全谷物、豆类、蔬菜、海藻、酱油、橄榄油和绿茶等为主，偶尔吃一点鱼类和兔肉等白肉，禁止食用红肉、蛋类和牛奶。作者考察了这个协会的会员141人，发现除2人体胖外，其余均为瘦长体形，精神饱满。不少人都有用这类饮食治愈疾病的自述，证实了该类饮食的合理性。2003年，美国哈佛大学大众健康教授威利特博士领导的研究组对应用了11年的"USDA膳食金字塔"提出了批判，建立了"威利特健康膳食金字塔"，提倡每顿都吃全谷类食品（黑面包、糙米、麦片和玉米等）和植物油，多吃蔬菜和水果，适量吃鱼、禽和蛋类，适量少吃奶制品，少吃或不吃红肉、土豆、白米和白面。遵循威利特金字塔膳食习惯的人群，其心血管疾病发病率比对照人群降低了29%，提示强调合理膳食能够减少疾病，增强体质。

养生学还强调节制饮食，中国自古就有"辟谷"之论。所谓辟谷，就是以茯苓和松柏子等替代五谷（麦、粳米、大豆、小豆、黄黍）内服，逐渐减少谷类食物，以求达到延年益寿的目的。明清以后，随着经验的积累，节制饮食被放在重要地位。如黄凯钧《友渔斋医话》记载，其祖父患病即禁食，年92而卒；文苑之秀曹廷栋食精而少，不用晚餐，享年90余岁；大学士张公玉食物无几，年近期颐（100岁）。认为老人饱食则胃气不展，多生疾病，只有"负腹腹自安"，才会得享高寿。现代研究指出，限食的好处在于：①降低了血中葡萄糖水平，抑制了大分子在体内的非酶促糖基化。②减少了脂肪沉积和蛋白质的分解，降低了代谢率，延缓了动脉粥样硬化的发生时间。③使下丘脑和垂体分泌衰老激素减少。④延缓了具有免疫效能的 T 淋巴细胞随年龄增长而减少的过程，推迟了自身抗体的出现。⑤刺激了细胞凋亡，从而消灭了随增龄而积累的衰老或功能受损细胞，以及前肿瘤细胞。上述机制的综合效果是，限食延缓了生命的衰老。

二、饮食疗法

饮食疗法简称"食疗"，近年来也叫"药膳"，是依照老人病情的需要，配制特殊饮食物来治疗疾病的方法。由于老人厌于药而喜于食，食疗能够安定脏腑，驱除体内外各种致病因素，补益人体气血，使人心神愉快、意志轻松，所以被认为是老人祛病延寿的最佳选择。最常见的具有抗衰老健身作用的食物有：生姜、大蒜、银耳、蜂蜜、蜂王浆、牛奶、马奶和香菇等，举例介绍于下。

1. 生姜 味辛辣、性温，是居家必用的调味品。古人有"不撤姜食"之说，表明经常食用生姜对人益处甚多。宋代文学家苏东坡曾亲见杭州净寺的一位和尚，服生姜 40 年，寿臻 80 多岁，毫无老态，脸色红润，双目有神。因此，他非常推崇生姜的延寿作用，尝作歌云："一斤生姜半斤枣，二两白盐三两草（甘草），丁香沉香各半两，四两茴香一处捣。煎也好，点也好，红白容颜直到老。"此歌后被明代高濂《遵生八笺》所载，辗转抄录，在民间流传不衰。现代研究证实，生姜主要含挥发油、姜辣素及多种人体必需氨基酸等，具有促进胃液分泌、止呕驱风、抗菌消炎和抗晕定眩作用。山东省采用莱芜生姜为主剂制成"莱芜姜酒"，经果蝇和小鼠实验证明，该酒能延长动物寿命，增强抗低温能力，减缓心肌脂褐素的积累，提高红细胞中的谷胱甘肽过氧化酶活性，降低脑中 B 型单胺氧

化酶活性，具有显著的抗衰老保健作用。可见经常吃生姜或喝含生姜的饮料对身体很有好处。

2. 大蒜 又称胡蒜，是汉朝张骞出使西域带回内地的一种蔬菜。从它的苗、苔到蒜瓣，由于味道鲜美，荤素皆宜，历来受人欢迎。它味辛、性温，善能暖脾胃，行滞气，化肉食，通诸窍，解百毒，治疗老年人饮食积滞、脘腹冷痛、痢疾腹泻都有显著效果。我国从宋代开始，就认识到大蒜有补肾气、抗衰老作用。《太平惠民和剂局方》所制青娥丸，将大蒜和杜仲、故纸、胡桃配伍，用于治疗老年人腰痛如折、头晕耳鸣、尿有余沥病症，并指出久服有益于延年。现代研究证实，大蒜含有蒜氨酸、大蒜肽、大蒜素和蒜制菌素等多种挥发油成分，还含有钙、磷、锗、硒及维生素 B_1、B_2、C 等，具有明显的杀菌及抑制病毒、立克次体和肠道寄生虫作用，被誉为"天然的广谱抗生素"，成为暑季居家常备的疗效食品。近年来发现，大蒜能够增强机体的免疫功能，提高淋巴细胞转化率，对肿瘤细胞也有直接的杀灭作用。特别对老年人常见的肝癌、鼻咽癌、子宫颈癌和乳腺癌有较强的抑制效果。另据国内外报道，大蒜还能降低血糖，溶解冠状动脉血栓，提高高密度脂蛋白含量，降低血总胆固醇，调节心率，扩张血管，并使血压下降，血液黏度降低。由此可见，大蒜的确是一种疗效卓著的祛病抗老食品，老年人经常吃大蒜，对保健延寿会有一定裨益。

3. 银耳 又名白木耳，多生于山坡的栗树上，其色白如银，状似人耳故名。近年来银耳由于人工栽培成功，已能大量生产，供应市场。它味甘、性平、无毒，功能滋阴清热、润肺益肾、养胃生津、益气健脑，具有补而不燥、润而不腻的特点，最适于气阴两虚之体的老人服用。现代研究表明，银耳含有蛋白质、氨基酸、多糖类、多种维生素和微量元素。武汉市曾先后调查了自然人群中的老年人 300 例和 237 例，发现其中长寿老人与服用滋补药成正相关，滋补药中又以单服或配伍服用白木耳者为最多，说明白木耳对延缓衰老有助益。天津医学院曾用以白木耳为主的高维银耳酱喂食果蝇，发现果蝇寿命显著延长。与基础料组相比，雄蝇寿命延长 12.66%，雌蝇寿命延长 17.02%，雌蝇最高寿命延长 17 天，也证实银耳有一定的延缓衰老作用。银耳还具有类似大蒜的提高机体免疫力、抗肿瘤、改善心脏的冠状动脉循环等效应，还能提高机体肝细胞蛋白和核酸代谢，促进肺内支气管黏

膜上皮修复，保护因放射所造成的造血功能损伤。因此，老年人经常炖服银耳，既能治病，又能健身，将会给晚年带来更多的生活乐趣。

4．蜂蜜　又名石蜜，味甘、性平、无毒。自古以来蜂蜜就是世界各地人民喜爱的疗效食品。早在 3500 年以前，古埃及人就已知道用蜂蜜治病。在古印度的阿耶 - 吠陀学派里，蜂蜜被列为"延年益寿"饮料。国外有许多学者和名人，赖蜂蜜延长了寿命。例如，希腊伟大的医学家和思想家波格拉底经常食用蜂蜜，活到 107 岁。古希腊舒情诗人阿那克里昂平日爱食蜂蜜和蜜酒，寿臻 115 岁。创立原子论的德谟克里特恒以蜂蜜伴食，活到 100 多岁。罗马元老议员波里厄斯·罗米里厄斯，在其百岁寿辰的晚宴上，有人问他靠什么获得身心健康，他的回答是："内服蜂蜜，外用油膏。"在苏联和波兰，靠蜂蜜寿度百岁者更不乏人。我国早在周代，就有人将蜂蜜作为贵重礼物献给武王。东汉《神农本草经》里明确记载蜂蜜"益气补中，止痛解毒，除众病，和百药，久服强志轻身，不饥不老"。唐代医学家孙思邈在他 102 岁完成巨著《千金翼方》时，将蜂蜜列入养老食疗方中。近年来有人还调查了 3100 多位百岁老人，发现 80% 以上的老人经常食用蜂蜜。以上表明，蜂蜜是被人们长期实战证明有效的延缓衰老药物。蜂蜜除了含有大量葡萄糖和果糖外，还含有多种酶类、有机酸、蛋白质、维生素、生物活素、生物刺激素、钙、镁和锌等 47 种微量元素和多种碱性无机盐。蜂蜜含糖量从高到低依次为：枣花蜜、槐花蜜、杏花蜜和荆条蜜。蜂蜜能够滋补神经，促进受伤组织复原，中和体内酸性代谢产物，调理新陈代谢，杀灭多种致病细菌和真菌，保护心、肺、肝、肾和胃肠道的器官功能，治疗便秘，改善血液循环，降低血压，提高老年人血红蛋白的含量，外用能美容护肤。但大便溏泻者不宜服用。

食疗的品种丰富多彩，常见的有：①软食，如粥、饭、羹、霍、馄饨、长寿面等。②硬食，如素饼、煎饼和药烧饼等。③饮料，如汤、饮、酒、乳、茶和浆等。④菜肴，如煎、炙、烩、蒸、腌和灌肠剂等。⑤点心，如茯苓饼、灌藕和烤梨等。临床上常用的食疗方法很多，举老人风寒感冒为例，可用"神仙粥"。方歌是：一把糯米煮成汤，七个葱胡七片姜，熬成兑入半盅醋，汗出热退保平康。此方还能够预防感冒，但没有米醋发不了汗，应用时需注意。

[中央人民广播电台一、二台《卫生与健康》栏目 1989 年元月 17 日播放稿，近年略有修改]

正确看待南瓜

李春生

一、南瓜"降糖"的由来及责难

糖尿病是仅次于心血管疾病和癌症的世界第三大疾病。糖尿病的治疗，可归纳为"三套马车"，即饮食、运动和药物。其中饮食营养是糖尿病治疗的重要方法，如能配合坚持定期运动、按时就医和自我照料，便可有效地控制病情。

1982 年 9 月，《大众医学》杂志转载了日本医学博士名和能治在日本发表的《南瓜粉对轻度糖尿病患者有惊人效果》的文章。报道空腹血糖值在 8.3mmol/L 的轻度糖尿病患者，一天服用 6 克南瓜粉即有效。名和能治认为，南瓜可能有促进胰岛素分泌的功能，对 2 型轻度糖尿病患者的血糖控制和治疗会产生良好的作用。国内糖尿病患者吃南瓜的热潮自此开始逐渐形成，南瓜降糖食品的研制和开发似雨后春笋一样出现。

但好事多磨，2004 年 4 月国内某家报纸的两位记者在未掌握大量事实依据的情况下，发表了《南瓜降糖蒙人十几年》的文章，对社会各界尤其在糖尿病研究领域产生了巨大反响。一些未能科学地服用南瓜的不知情的糖尿病患者对此拍手叫好；而那些为南瓜研发做出贡献的农民和企业，却遭受到难以估量的损失。

为了正确认识和评价南瓜，作者收集了1994—2004年国内外有关南瓜功效研究的论文102篇，进行综合分析，加以说明。

二、南瓜中含有降血糖成分

南瓜是葫芦科南瓜属的植物，按栽培品种分为美洲南瓜、墨西哥南瓜、印度南瓜和中国南瓜等，按含糖量多少分为高糖型南瓜和低糖型南瓜，它们在我国各地均有栽培。

南瓜的可食用部分主要是肉和籽，近年来大量研究证明，它们都含有降低血糖的成分。其中南瓜肉的降血糖成分是杂多糖和糖蛋白，南瓜子的降血糖成分是一种蛋白组分。关于南瓜治疗"消渴"病的记载，古书上是没有的。南瓜降糖成分的提取和实证，是今人对南瓜认识的深化。

南瓜肉成分的降血糖作用主要有以下几种：

1. 南瓜粉　刘尧芬对30例2型糖尿病患者在维持原来糖尿病饮食的基础上，每日服用南瓜粉30克，服用时间为1个月。疗程结束时复查，23例"三多一少"症状明显改善，血糖显著降低，尿糖由 $3^+ \sim 4^+$ 降至 $\pm-1^+$，7例无效，总有效率为76.7%。表明给予南瓜干粉，对2型糖尿病患者的病情改善起到了积极作用。

2. 南瓜多糖　熊学敏等以南瓜多糖有效部位粉末喂饲四氧嘧啶糖尿病大鼠，连续21天后，测定大鼠空腹血糖的变化情况，并以中药消渴丸作为阳性对照组。结果证实，南瓜多糖有效部位有明显的降低血糖作用，且效果优于消渴丸组。

3. 南瓜饮料和南瓜酥饼　蔡同一等应用含CTY因子的南瓜饮料和南瓜酥饼，对70例2型糖尿病患者进行了治疗研究。结果表明，服用此饮料和酥饼的患者，餐后2h血糖下降86%，空腹血糖亦下降，总有效率为72%，优于常规给药对照组。

有人还对高糖型南瓜和低糖型南瓜的干物质进行了实验，发现高糖型南瓜的降糖效果不明显，低糖型南瓜降糖效果显著。

4. 南瓜子成分的降血糖作用　李全宏等用南瓜子提取物观察了其对糖尿病大鼠的降血糖作用。结果表明，南瓜子中分子量为3~60的蛋白质组分降血糖效果最佳。它不但可以显著降低糖尿病大鼠的空腹血糖值，而且还可以提高糖耐量。

5. 南瓜肉和南瓜子的用量　南瓜肉成人每次

500克，儿童每次250克；南瓜子成人每次30~60克，煎汤或研末内服。两种均采取每日一次较为适宜。

三、南瓜全身都是宝

（一）南瓜肉

南瓜肉所含营养素的特点是，以碳水化合物为主，膳食纤维含量高，脂肪含量低，富含叶黄素，矿物质呈高钙、高钾、低钠，并含有一定量的钴、锌和铬。因此，适合于老年便秘、骨质疏松、高脂血症和高血压等疾病患者食用。

中医学认为，南瓜肉味甘、性温、无毒，功能补中益气，消肿止痛，解毒杀虫，通经利尿。煮熟内服，可治疗久疟、久痢、肺痈；生食，可治疗鸦片中毒、蛔虫病；外用捣敷，可治疗胸胁痛、枪炮伤和烫火伤。

基础和临床研究表明，南瓜肉有以下作用：①降低血脂，促进脂类快速分解，抑制脂类吸收，以南瓜果胶为佳。②抗脂质过氧化，提高机体抗氧化能力。③抑制肿瘤生长，增强红细胞的免疫功能。④补充维生素A，促进上皮组织和骨骼的生长发育，维持正常视觉。⑤降低血压，降低心脏病造成的危害。⑥抑制乳酸菌的生长。此外，南瓜色素性质稳定，可作为植物色素使用，开发前景广阔。

（二）南瓜子

南瓜子含有大量脂肪及类脂，蛋白质和维生素含量丰富。其中以维生素 E_3 和叶绿醌的含量最高。

中医学认为：南瓜子味甘、性平、无毒，功能杀虫催乳、益肾化浊、止咳消肿，主治多种寄生虫病及肾虚白浊、产后缺乳、脾虚胀满、萎黄、百日咳、痔疮等疾病，但多食壅气滞膈。

基础和临床研究表明，南瓜子有以下作用：①驱除绦虫和血吸虫等寄生虫。其杀虫的有效成分是南瓜子氨酸。②对泌尿系统疾病和前列腺增生有良好的治疗作用，其有效成分是南瓜种子油。此外，南瓜子还能够降低血中低密度脂蛋白胆固醇，缓解高血压，抗炎，防治过敏性疾病，治疗青少年痤疮和皮脂溢。

（三）南瓜蒂、须、根、藤和花

南瓜蒂可治疗黄疸和脐湿，南瓜须可镇痛消炎，南瓜根可补虚通乳，南瓜藤汁可治疗烧伤、烫伤，南瓜花可治疗黄疸和痢疾。

四、要科学、公允地评价南瓜

南瓜是我国重要的蔬菜和食品资源。我国年产量约 180 万吨，占世界总产量的 30%。南瓜分布广，种植易，产量高，既是广大农民的普通蔬食，又具有保健、疗疾功效。

自 20 世纪 80 年代初开始，日本对于南瓜能够治疗轻度糖尿病的报告引发了科研人员研究南瓜降糖功效及开发南瓜保健食品的兴趣。经过 20 余年的辛勤努力，南瓜降糖成分有的已经被提取出来，有的已变成产品上市，使一部分糖耐量降低的亚健康人群及轻型糖尿病患者的生活质量得到了改善。但由于科普宣传未能及时到位，出现一些糖尿病患者大量吃南瓜之后，血糖不降反升的现象。

科学研究表明，南瓜分为高糖型和低糖型两类，而低糖型南瓜中也存在大量碳水化合物。假若不将其中的降糖成分提取出来，南瓜降糖的疗效怎能显现？现代科学已经证实南瓜含有降血糖成分，并在动物实验和临床研究中取得了降糖效果，怎么能够说它"降糖蒙人十几年"呢？

笔者认为，对南瓜应当科学、公允地评价。首先，南瓜是蔬菜，蔬菜安全无毒，但它和面包一样，吃多了也会伤人；其次，南瓜提取物是保健品。保健品对身体的某些功能有改善效果，但并不是药品，不能以药品的水平要求它；再次，南瓜全身都是宝，对其进行深加工、科学合理地使用，是解决"三农"问题的出路之一。因此，我们在南瓜科学研究和产品开发上，还是多提建设性意见为好。

本文经刘宣生、陈燕教授审阅修改，谨此致谢！

[原载于：健康指南，2005，(6) 38-39]

中医康复学概述

陈可冀　李春生*

康复医学是一门不同于预防医学和治疗医学的新兴综合性学科，也有人称为"第三医学"。康复医学的目的在于通过多种手段，使病残者得到最大限度的恢复，回归社会，同健康人一样分享社会和经济发展的成果。

康复的概念是于 1914 年由维也纳 Spitry 提出的。第一次世界大战中，为适应治疗战伤残废的需要，Ones 创立了康复原则。第二次世界大战期间，康复医学得到了重视。1970 年，成立了国际康复医学会。随着人类向老龄化迈进步伐的加快，残疾人和脱离危险期的慢性病患者的增多，对疾病康复的需求与日俱增，这门学科正在世界范围内兴起，受到了国内外医务界和广大人民的普遍重视。

在中医学文献中，对"康复"这一名词，《尔雅》的解释是：康，安也；复，返也，包含着恢复平安或健康之义。明代龚廷贤撰《万病回春》金陵版后序中载："……又旬日而能履地，又旬日而康复如初。"表明最早应出现在明代万历 15 年，较 Spitry 早 327 年。康复医学的主要目标在于针对先天或后天（如疾病、损伤和衰老等）各种因素造成的功能障碍，采取种种措施，使其身体复原或改善。从这一角度出发考察中医学这个宝库，康复医学的文献非常丰富。

我国的康复医学约起源于公元前 21 世纪的夏代，推测"仪狄造酒"，既是为治疗而设，也适于疾病后期的康复。春秋战国时期，《庄子·刻意》篇所说："吹呴呼吸，吐故纳新，熊经鸟申，为寿而矣。"是当时人们通过气功和导引以达康复遐龄的写照。在《黄帝内经》中，有关康复医学的记载颇多。如《素问·五常政大论》指出"久病"而"不康"，"病去而瘠"，应当"复其不足，与众齐同，养之和之，静以待时……待其来复。"对于慢性病的康复，提出了不少科学的调治原则。后汉张仲景的《伤寒论·阴阳易差后劳复病脉证并治》是现存最早的总结药物康复经验的专篇。其中所列枳实栀子豉汤方，至今还为医家治疗疾病后期劳复患者所喜用。魏晋六朝以降，在非药物康复医疗功能恢复方面，我国独特的养生、气功、导引、推拿、

*执笔者

食疗、汤泉浴、薰熨、膏贴和心理方法等得到了较大的发展，在疾病恢复期应用十分广泛。药物康复疗法也进展迅速。各种疗法已被综合应用于临床。如宋·王惟中《针灸资生经》指出，用针灸配合药物，可加速中风半身不遂患者的痊愈。明·虞搏《医学正传》认为水肿患者恢复期应戒"盐酱"，不然将"去生渐远"。陈实功《外科正宗》强调大疮溃后，气血两虚，脾胃并弱，宜制八仙糕、参术膏以培助根本，使疾病易愈。这些实用的康复方法至今仍被医务工作者看做处理恢复期疾病的方法。清代是中医康复学发展成熟的时期，乾隆年间石天基撰写的《长生秘诀》，以他青中年时期患慢性疾病复康的体会为依据，从心思、色欲、饮食、养生、导引和护理方面全面系统地阐发了使病向愈的要领，成为专门讨论疾病康复的著作。其后，徐灵胎《慎疾刍言》、田绵淮《援生四书》及沈嘉澍《养病庸言》等对疾病康复的认识和措施的探讨均有所深化。如沈氏提出，"生病之时不可更存壮健时习气，复原之后不可便忘生病时情景"，这对促进疾病早日恢复无疑会产生积极的效果。

下面，我们就中医康复学的理论体系、主要内容和临床范围等作一概括论述。

中医康复学的理论体系是在阴阳五行、脏腑经络、气一元论、天人相应及整体恒动观等固有理论的指导下，结合疾病后期机体处于正虚状态的特点，提出了燮理阴阳、谨慎起居、形神共养、动静适宜、养气葆精、精气流通、协调脏腑、通调经络、养正祛邪和综合调理诸原则。中医康复学既强调辨证论治在疾病康复中的地位，同时汲取了现代科学（尤其是现代医学）矫形学和假肢学等原理中的合理内核，充实和发展自己的理论，指导临床实践，逐步创造具有中医特色的康复医学理论体系。

中医康复学的内容以各科康复方法及其临床应用为重点。例如，药物疗法将补益方药放在首要地位，但也不忽视活血破瘀、行气导滞、宁心安神、止咳平喘、祛风除湿和通痹止痛方药在疾病康复中应用的必要性。在非药物疗法中，注重针灸和推拿手法；注重各种气功方法，如放松功、内养功、强壮功、站桩功、意气功、保健功、行步功、太极拳、八段锦、五禽戏、六字诀养气功、洗髓易筋经和练功十八法等的技术训练。同时对饮食疗法、顺应自然疗法、心理康复疗法、十五种浴疗方法、拔火罐、割治、挑治疗法、少数民族医药中的带药、佩药、五味甘露汤药浴疗法、洗鼻及雾化

法、角吸疗法和皮疗法等，均不涓细流，兼收并蓄，突出其适应证和禁忌证，突出自我调养和护理相结合，突出疾病康复的个体化方案，以期不断提高疗效。

中医康复学的临床应用范围很广，它打破了内、外、妇、儿、五官和骨伤诸科的界限，针对特异性治疗结束的各种疾病的恢复期和稳定期，针对难治难愈的慢性病，身体伤残及功能、精神障碍，以及病后抗邪能力低下的儿童和老年人，注意充分发挥祖国医疗康复方法的综合性优势，通过上述药物、食物、物理、心理和体育等治疗，配合假肢安装、作业训练、生活训练、技能训练、语言训练和轮椅使用等现代康复手段，使病残者的心身得到最大限度的恢复，身体残留部分的功能得到最充分的发挥，以达到最大可能的生活自理，并尽可能恢复其劳动和工作能力，减轻社会负担。临床实践证明，患中风半身不遂的患者，用中药和针灸治疗者，较未用者恢复为快；而进入康复部后，除了用上述方法外，尚可采用食疗，如《养老奉亲书》之蒜煎和葛粉索饼方，推拿疗法中之抚摩法、揉捏法和舒展筋络法；硫黄矿泉之温汤疗法；以中药注射剂如当归、夏天无等做穴位注射疗法；用伤科上、下肢薰洗方薰洗患肢的活血舒筋疗法。再加上养生康复治疗，用器械辅助患肢功能锻炼，人工模拟气功仪器治疗等，其疗效又显著优于内科疗法，疗程也相应缩短。表明中医康复疗法对于促进早日恢复健康，减少疾病给患者造成的直接和间接经济损失，的确有很高的实用价值。

根据目前掌握的资料，中医康复学在肿瘤、心血管病和瘫痪疾病等方面应用较多。在肿瘤患者手术、放疗和化疗之后的恢复期，临床上多见气血两虚、脾胃不振及邪毒留恋的症候，监测指标可见免疫力低下和骨髓抑制现象，采用扶正祛邪的中药如参芪注射液和补中益气汤；非药物疗法如气功、推拿、针灸和矿泉浴等，均可提高机体的免疫力，调整神经体液的反射作用及内分泌系统，提高白细胞数量和吞噬能力，提高血清溶菌的浓度，从而起到扶正祛邪、燮理阴阳、调和脾胃、抵抗癌肿诸作用，达到延长患者寿命的目的。如上海第二医科大学附属医院以扶正抗癌方为主结合化疗治疗了56例手术后晚期胃癌患者，分为中药加化疗和单纯中药两组，经过长期观察，取得一定疗效，两组平均3年生存率为40.07%，5年生存率为30.36%，其疗效远较单纯姑息切除或化疗显著提高。冠心病和

原发性高血压患者进入稳定期后，采用综合康复措施有利于加速心肌修复并改善心肌缺氧状态，有利于调整机体神经和血管的平衡，可以提高治愈率，缩短疾病的疗程。如大连市老虎滩工人疗养院报道应用医疗体操（气功、导引）促进原发性高血压康复的观察，治疗组 350 例，其中降压操组 96 例，气功组 120 例，太极拳组 134 例，另设对照组 90 例。每周治疗 6 次，12 周后复查结果：临床控制及显著好转者，降压操组、气功组和太极拳组均显著高于对照组，表明医疗体操对于原发性高血压的康复确有较好的效果。瘫痪患者，包括中风偏瘫、癔病性瘫痪和下肢截瘫、断肢再植后的肢体功能不佳等，目前主要依靠中医康复方法综合治疗，其疗效优良是肯定的。

中医康复学体系的建立对疾病恢复期、稳定期、伤残者以及难治难愈性疾病所采用的医学的、心理的、社会的综合性治疗措施，较其他学科有着较大的优势。因此，这个学科虽然刚刚建立，却有着广阔的发展前景。据调查资料表明：全世界残疾者 1984 年有 4.5 亿左右，约占世界人口的 10%，20 世纪末，残疾人数将增加到 6 亿。我国民政部门统计：1984 年全国残疾人数约有 760 万，随着时间的推移，也有明显增多的趋势。全世界老年人 1982 年约为 3.5 亿，20 世纪末将猛增至 6 亿。我国老年人 1982 年约为 7 664 万，20 世纪末将增加到 1.3 亿，占人数总比重的 11% 左右，2040 年老年人口 3.4 亿，占总人口比重的 25%，我国人口老

化速度和老人赡养比率会大大超过其他国家，老年康复的任务将越来越大。中医康复学的各种康复方法，具备简、便、廉、验的特色，不仅为我国人民所喜爱，还远传日本、东南亚及世界各地。因此，在它形成了一个独立学科之后，其优越性将发挥得更加突出。

目前，中医康复学在我国发展的形势很好，各地具有传统医学特色的康复医疗机构纷纷建立。但是中医康复医疗的系统实践还很不够，其研究工作还有很多薄弱的环节。例如，对于安装假肢以后的并发症，中医康复学应如何处理？在肝、肾、胰腺移植后的恢复期，中医康复学应如何处理？对肾衰竭患者做透析疗法以及断肢再植后产生的一些症状，中医康复学应该如何加以解决？这些问题在目前尚待研究，或研究尚待深化。至于中医康复学的基础理论问题和实验研究问题，需要做工作的地方更多。从事中医康复学的工作者现在为数甚少，各类人员也难以配套。对于这些状况，相信随着中医康复学的发展，逐步会得到解决。

参考文献

1. （美）HA 腊斯克著. 陈过主译. 康复医学. 杭州：浙江科技出版社，1984.
2. 中国康复医学研究会主编. 康复医学. 北京：人民卫生出版社，1984.

[原载于：中国医药学报 1987；2（1）：43]

中国传统康复社会学及伦理学探讨

李春生

一、概说

社会学是社会科学中的一门学科。它以人类的社会生活及其发展为研究对象，从而揭示存在于人类各历史阶段的各种社会形态的结构及其发展过程的规律。

伦理学是社会学的一个分支学科。汉·许慎

《说文解字》认为，"伦"本义释为"辈"，而其字从人以仑，盖人与人接，伦理始生。"理"，《说文解字》本释为"治玉"，引申之则为区分之义。凡事物之可区分者，是谓"物理"。而人之思维所以能区分事物者，是谓心理。故学科之以理字标目者，皆含有条理、秩序之义。所谓伦理，综上所述，含有人人当守其为人之规则而各遵其秩序的意思。它的现代概念，则成为"道德"的同义词。

康复医学是一门跨学科的应用科学。其范畴

不仅涉及医学、物理学和卫生学等自然科学，与社会学及伦理学的关系也很密切。尤其是中国传统康复医学的诞生和发展，牵连到很多社会现象和意识形态，以及处理人与人关系的问题，因此，无一不与社会学及伦理学的发展相关。

中国传统康复医学的研究对象是慢性患者、老年患者、身体有残疾及精神障碍者。其康复手段有药物、针灸、气功、按摩、饮食、导引、养生、蒸熨、汤泉浴和家庭护理等。这些疗法在我国以自给自足的小农经济为主体的封建社会里，假若没有一种特殊的社会意识形态和必要的医疗机构作保障，是难以解决的。我国之所以成为人口繁衍昌盛的国家，从疾病康复的角度观察，历史上的尊老爱幼习俗和养病坊等医疗机构的存在，确实起着一定的作用。

二、我国的尊老爱幼等习俗及其对疾病康复的影响

我国的康复医学大约产生于公元前2100年以远，相传"伏羲制九针"以治病，可能是有关这方面的早期记载。在氏族公社的后期，母系氏族让位于父系氏族，人与人相接而伦理生，逐渐出现了孟子所说的"五伦"，即父子之伦、君臣之伦、夫妇之伦、长幼之伦、朋友之伦，以及"熊经鸟申，为寿而已矣"等康复疗法，康复医学的社会学和伦理学便逐渐发展起来。

春秋时期，儒家的创始人孔子不仅在《论语·工冶长》里呼吁社会让"老者安之""朋友信之""少者怀之"，而且以与孝行最著的弟子曾参问答为题材，述作《孝经》，崇人伦之行。该书开宗明义云："夫孝，德之本也。"指出孝敬父母是子女立德的根本，还列举子女尽孝行的方法说："孝子之事亲也，居则致其敬，养则致其乐，病则致其忧，丧则致其哀，祭则致其严。"孔子指出："教民亲爱，莫善于孝。"并认为孝敬老人"所敬者寡，所悦者众，此之谓要道也"。由于孔子的倡导，养老奉亲及尊朋爱幼成为我国人民世代相传的社会美德。

《道德经·太上感应篇攒义》将"忠孝友悌""矜孤恤寡"及"敬老怀幼"放在重要地位，并于"敬老"之下注疏说："古者天子巡守（狩），先见百年者。"书中列举晋悼公称霸后，"年七十者，公亲见之，称曰王父。"由于天子和诸侯都这样做了，所以平民都很尊敬老人。"是故十年以长，则兄事之。年长以倍，则父事之。几以明教也。"到了西汉，文帝在位时，据《汉书·爰盎晁错传》载："太后尝病三年，陛下不交睫解衣，汤药非陛下口所尝弗进。"《王莽传》云："父大将军凤病，（王）莽侍疾，亲尝药，乱首垢面，不解衣带连月。"东汉明帝等为了表示对老人的尊敬，不仅援照古制，就辟雍养老，还特地创设"三老""五更"两官职，并恭行养老礼。"三老"知天、地、人三事，"五更"知五行更代，皇帝有疑难之事，随时向他们问计。在汉《乐府》诗里，特别描述了"仙人骑白鹿，发短耳何长"的老寿星形象，为老人祈求延寿。清代康熙、乾隆两朝，曾先后由皇帝亲自举行三次规模盛大的"千叟宴"，与会老人达万人以上。表明老人在我国历代社会里享有着较高的地位。

基于上述原因，历代关于养老侍疾的记载颇富。典型人物如黄香、王延、陈元方、柳仲郢、崔山南、姜诗、徐积、包孝肃和范纯仁等，在对父母、伯叔、舅姑的疾病康复赡养方面，不惜劳累，竭尽孝道，为后世树立了榜样。仅举数例，以示大略：

东汉黄香，事父竭力致养。暑则扇床枕，寒则以身温席。晋·王延事亲包养，夏则扇枕席，冬则以身温被。隆冬盛寒，体无全衣，而亲极滋味。二人孝行甚相类也。

东汉姜诗，事母至孝，妻奉顺尤笃。母好饮江水，水去舍六七里，妻常沂流而汲。姑嗜鱼鲙，又不能独食，夫妇常力作供鲙，呼邻母共之。……子妇同心竭力以致其养，不易得也。

任元受事母尽孝。母老多病，未尝离左右。元受言：老母有疾，其得疾之也，或以饮食，或以燥湿，或以语话稍多，或以忧喜稍过尽。言皆朝暮候之，无毫发不尽，五脏六腑中事，皆洞见曲折，不待切脉而后知。故用药必效，虽名医不逮也。

关于老人疾病康复的方法，唐代孙思邈《养老大例》和《养老食疗》、宋代陈直《养老奉亲书》、元代邹铉《寿亲养老新书》、明代刘宇《安老怀幼书》、清代曹庭栋《老老恒言》均述之甚详。一些非医药性著作如《文公家礼》提出："凡子事父母，妇事舅姑，天欲明咸起，盥漱栉总，具冠带。昧爽适父母舅姑之所，省问父母舅姑起。子供汤药，妇具晨羞。供具毕乃退，各从其事。"《仁寿编》转引明代吕叔简之话说："夫病，生死之歧

也。善调摄之，可使还平。即不幸，可使免悔。故人子事疾，自亲之外，即有重大迫切之事，皆不暇及。"由于社会上重视了对老人慢性病的疗养和护理，对祛病延年也起了很好的作用。

至于父母照顾子女疾病康复，历代论述更不乏其例。如汉·安众令程文矩妻李穆姜，慈惠温仁。程的前妻儿子兴患病困笃，穆姜亲自为兴调药送膳，照顾得极为周道，使程兴久病渐愈，后世传为美谈。

兄弟姊妹相互照料调疾的事例也很多。晋武帝咸宁三年（277年），瘟疫流行。颍川有一位名叫庾衮的人，大哥、三哥都因患瘟疫亡身，二哥庾毗病情也很危重。他的父母及诸弟都到外面去躲避传染，而庾衮独留在家中不走。诸弟强拉他，他说：衮的性格，不惧怕疾病，愿在此照顾二兄。于是亲自扶持患者，昼夜辛劳，难以睡卧合觉。如此100余天，疫情渐见转机，家人才由外面回来，看到庾毗的病已痊愈，庾衮康健无恙。村中父老惊讶地互相交谈：这个孩子能够守人所不能守，行人所不能行，真像天气寒冷才知道松柏的叶子最后凋零啊！又，唐初英国公李勣，官封仆射。在封建社会，其高贵可知。每当他的姐姐患病，李勣必亲为燃火煮粥，有时为此将发髻和胡须都烧焦了。其姐问李勣：仆射有那么多的婢妾，为啥还要如是操劳？李勣回答说，这不是因为没有人照料。试想，姐姐今天年老多病，我也已老迈，虽打算长久为您煮粥，恐怕还不能如愿呢！他的姐姐听了，感动得流下泪来。

封建社会里，教师受到尊敬，师长患病之后，学生守候其康复者也不少。宋代有一位费文生患重疾，他的门人程康乐从家乡步行百里来问候其师，并购药煮粥，调理扶持，不离左右。月余文生病故，康乐哀痛如丧父母。后来康乐当了官，还经常赠送钱财，以周济给老师的孩子。

朋友之间患难相恤，古代常被诵为美德。宋代有一位苟巨伯从远道来看友疾，适值"贼"来攻郡城，他的朋友家人都跑光了，只剩病者在家呻吟，欲行而不能。巨伯不忍离去，就守候在病者身旁。"贼"至，谓巨伯：我们大军来此，一郡的人都跑光了，你是什么人，敢独自留止在这里？巨伯回答道：朋友患病，我不忍抛弃他，所以在此看护。我情愿以身代友人的性命，请你们不要杀他。巨伯这番话，深深地感动了"贼"众，于是，一郡之人都得以保全。

上述事例说明，我国的敬老幼、尊师长及恤亲朋等良好的风俗习惯，自春秋时期形成以来，便成为团结人民的纽带。对于老弱病残者，它不仅较圆满地解决了生活赡养的道义问题，而且较恰当地处理了疾病康复的伦理问题。因此，才使中华民族得以繁衍昌盛。

三、我国历代的康复医疗机构

康复医学在我国虽有悠久的历史，但作为以"康复"命名的医疗机构出现，只是中华人民共和国成立后的事。若上溯前朝古代，则有其实而无其名的机构颇多，现仅择要加以阐述。

在春秋时期，在《周礼·天官》中，将医生分为疾医、食医、疡医和兽医四类。其中食医就是采用饮食方法来治病的医生，属于保健和康复医学的范畴。

隋代辛公义任岷州刺史时，当地土俗畏病，若一人有疾，即全家避之，父子夫妻不相看养，由是病者多死。辛公义分遣人在巡检部内，设置疗病场所，凡有疾病，皆以床舆来安置厅事。他还将自己的薪俸全部用来为民购药治病，并劝患者进饮食，于是疾病悉愈。公义复召病者家属，宣传孝道，诸病家子孙惭谢而去。此事见于《隋书·辛公义传》，其中载述包括了治疗和康复两项内容，是地方官办康复医疗机构的最早记载。

唐代太医署中，设医博士、医生、针灸和按摩之官。医生除了采用药物疗法外，提倡用体疗和角法（拔火罐）治病。针灸官职有：针博士一人，从八品下；针助教一人，从九品下；针师十人，针工二十人，针生二十人。针博士掌教针生，以经脉孔穴，使识浮沉滑涩之候，又以九针为补泻之法，作应病之用。按摩官职有：按摩博士一人，从九品下；按摩师四人，按摩工十六人，按摩生十五人。按摩博士掌教按摩生消息导引之法。在唐代的政令方面，唐武宗于会昌五年（845年），缘僧尼还俗，无人主持，恐残疾无人取给，于十一月甲辰日，设养病房，两京给寺田四十亩，诸州七顷，并各于本管选耆寿老者一人管理，以充粥料。以上载于《旧唐书·职官》和《新唐书·百官志》，养病房之机构，颇似现今的康复医疗机构。此外，《旧唐书·许胤宗传》述：柳太后病风不能言，名医治皆不愈，脉更沉，并出现口噤。许胤宗说："口不可下药，宜以汤薰之，令药入腠理，周理即差。"乃造黄芪防风汤数十斛，置于床下，气入烟雾，其夜便得语。许氏为唐初名医，所治柳太后采取薰蒸治病，属于传统的康复方法。

宋代慢性病疗养机构的设置较唐代增多。北宋初，置东西福田院，以廪老疾孤穷丐者。徽宗崇宁元年（1102年）八月辛未，置安济坊，养民之贫病者。政和四年（1114年）七月丁丑，置保寿粹和宫，以养宫人之有疾者。南宋光宗朝，大臣赵汝愚捐私钱百余万，创养济院，收治四方宾旅之有疾病者，给药与食。嗣后赵崇宪立规约数十条，对院内医生以愈疾之多寡为赏罚。理宗淳佑九年（1249年）正月，创慈幼局，收养道路遗弃初生婴儿，并置药局疗贫民疾病。以上所设机构中，养济院一直延续到清代犹存。

明代太医院建制专业，仍设与康复相关的针灸和按摩两科，养生和导引之术在明代以后得到较大的发展。自宋元至明代，对医生考核的十三种科目，养生被列为一科。由此可知，通过身心疗法以促使患病者早日恢复健康，已引起全国人民的重视。

清代至中华人民共和国成立前，传统康复医学处于停滞不前的状态。

中华人民共和国成立初期，我们继承了解放区的优良传统，设立了一些荣誉军人疗养院。后来又举办了一批康复医院，这种机构从1952年开始逐年增加。到1954年，全国有105所，病床38 000张。以后，康复医院有的撤销，有的转为疗养院、结核病院或精神病院。1981年底，我国有疗养院（所）538所，疗养病床81 000张。同时，在我国各级综合医院和专科医院中，大都设有理疗床，特别是继承和发展传统医学，设置了针灸、推拿、按摩和气功等科室。一些条件较好的医院和疗养院还结合临床实践，运用现代科学（包括现代医学），进行了中医药的康复疗法研究。

四、我国的康复医学伦理观

以贯穿于医务人员职业活动中的特殊道德现象作为研究对象的医学伦理学，与传统康复医学中的治疗、护理和调养的关系尤为密切。它可以激发医务人员的责任感，使之从义务、良心、同情、荣誉和节操等医德范畴去主动地要求自己，通过对疾病治疗和恢复过程中持久不懈的努力，使患者在其身体条件许可的范围内最大限度地克服功能上的缺陷，恢复生活和劳动能力，充分地参与社会生活，平等地分享社会和经济发展的成果。

民国年间，刘师培先生指出，我国自春秋战国开始，伦理学分为两大学派。一派称为自修学派，另一派称为交利学派。自修学派主张修身、亲亲、仁民、爱物，以明心见性为宗，以改过慎独为旨，倡正宜明道之说，而不欲谋利计功。其代表人物有春秋战国时代的孔子、墨翟、汉·董仲舒、唐·韩愈、元·许衡明和吴与弼等。交利学派主张以仁恕为心，以大同为想，以民胞物与为志，无复人我之见存，包含着类似"毫不利己，专门利人"的精神，代表人物如宋之张载、明之王守仁及清之颜习斋、戴震、焦循等。自修学派所言，是对于己身之伦理；交利学派所言，是施于他人之伦理。两者相比较，作为从事传统康复医疗的医务人员，既需施于己身之伦理，又需施于他人之伦理，故两者结合起来，才能将工作做好。

（一）康复医学中医务人员施于己身之伦理

1. 重视"慎独"，显隐如一 "慎独"是中国伦理思想史上特有的范畴。古代的儒家学派对"慎独"在道德修养中的地位和作用，曾做过深入的探讨。《礼记·中庸》说："道也者，不可须臾离也，可离非道也。是故君子戒慎乎其所不睹，恐惧乎其所不闻。莫见乎隐，菲显乎微，故君子慎其独也。"在这里，"道"代表一定的人生观或思想体系，作为有道德的人，无论在有人监督或无人监督的情况下，都应该坚持自己的信念，言行一致，忠诚老实地做人。作为以慢性病、老年病和伤残者为主要医疗对象的康复医务工作者，经常有机会单独与患者接触，无人在旁，只有具备"慎独"的修养，才能在任何情况下坚持自己为患者身心健康服务的道德信念，自觉地按一定的道德准则去行动，而不做任何违反医德的坏事。南宋·张果《医说》记述了一个"医不贪色"的故事。宣和年间（1119—1125年），有位读书人患病近一年，多方治疗无效，钱财耗尽，无力求医。为了治好他的病，他的妻子将名医何澄请到家里，引入密室，向何澄说："我丈夫长期患病，家中物品都当卖已空，没钱再请医买药，我不得已愿将自己的肉体作为报酬。"何澄听后，严肃地说："你怎能说出这样的话！放心吧！我一定尽力为你的丈夫治病，再不要以此来降低我的人格。"经过何澄精心的治疗，那个读书人的病果然痊愈了。试想，若何澄没有"慎独"的医德修行，他就很可能会对他人犯下不可饶恕的罪过。

2. 勤求古训，博采众方　后汉医学家张仲景非常重视医者的自身修养。他对当时某些医生不钻研技术，提高理论水平，只是"各承家技，终始顺旧，省疾问病，务在口给，相对须臾，便处汤药"，凭借管窥之见来治疗疾病的庸俗作风深恶痛绝，指出若如"欲视死别生，实为难矣！"他认为，做医生者，应"勤求古训，博采众方"，收集宝贵的医疗经验，再在实践中加以融会贯通，提高医疗质量，"虽未能尽愈诸病，庶可以见病知源"，这样对疾病的治疗和康复才有裨益。唐代医学家孙思邈在《备急千金要方·大医习业》一文中说，若打算做一个高明的医生，必须做到：①研读"素问、甲乙黄帝、针经、明堂流注、十二经脉、三部九候、五脏六腑、表里孔穴、本草药对，张仲景、王叔和、阮河南、范东阳、张莘、靳邵等诸部经方"，深究医理，"妙解阴阳"，达到精熟的程度。②涉猎群书，凡五经、三史、诸子和庄老等，并须探赜。他指出："若能具而学之，则于医道无所滞疑，尽善尽美矣。"否则，如"无目夜游"，动致颠殒。以上这些古训，不仅适用于从事预防医学和治疗医学的医护人员，作为从事康复医学的医务人员的准备也是适宜的。

（二）康复医学中医务人员施于他人之伦理

1. 不分高下，普同一等　唐·孙思邈在《备急千金要方·序》中指出："人命至重，有贵千金"。他要求医务人员治病时，需"先发大慈恻隐之心，誓愿普救含灵之苦。若有疾危来求救者，不得问其贵贱贫富，长幼妍媸，怨亲善友，华夷愚智，普同一等，皆如至亲之想。"明·江瓘《名医类案·医戒》中也认为，人身疾苦，应视如与我无异，"凡来请召，急去勿迟；或止求药，宜即发付，勿问贵贱，勿择贫富，专以救人为心"。切忌"乘人之急，切意求财，用心不仁"。尤其是那些老病弱残，需要经过较长时间诊疗才能康复，经济条件又差的患者，更应与富有者同等看待，坚持耐心诊治，必要时送医送药上门，才能使康复医学收到广泛的社会效益。

2. 知难而进，勇担道义　传统康复伦理学强调医务工作者要全心全意为患者，不计较个人得失。孙思邈指出："不得瞻前顾后，自虑吉凶，护惜身命，见彼苦恼，若己有之，深心凄怆，勿避崄巇，昼夜寒暑，饥渴疲劳，一心赴救，无作功夫形迹之心。"他还说："壹人向隅，满堂不乐。而况病人苦楚，不离斯须。而医者安危懵娱，傲然自得，兹乃人神所共耻，至人所不为。"元代名医朱震亨，只要有人请他看病，他从不因中途艰难或逢雨雪而推辞。当随从者疲惫不堪，不愿前往时，他说：病者度刻如岁，我怎么能贪图自己的安逸而不去救治呢？这种知难而进、勇担道义的精神，为后世所称颂和效法。

3. 团结同道，尊重病人　孙思邈指出，作为一个有道德的医务人员，不得"道说是非，议论人物，炫耀声名，訾毁诸医，自矜己德。"明·陈实功在《外科正宗·医家五戒十要》中要求医务工作者对同道"不可生轻侮傲慢之心，切要谦和谨慎。年迈者恭敬之，有学者师事之，骄傲者逊让之，不及者荐拔之。"对待病人，宋代《医工论》有"动须礼节，举乃和柔"之训。孙思邈强调，"其有患疮痍下痢，臭秽不可瞻视，人所恶见者，但发惭愧凄怜忧恤之意，不得起一念蒂芥之心。"诊断疾病时要至意深心，详察形候，"纤毫无失"。处判针药，"无得参差"。只有团结同道，尊重病人，认真热情地为病人医疗和康复服务，疗效方会有所提高。

以上简述了传统的医学伦理学原则，这些原则是作为康复医务工作者所必须遵循和实行的起码道德。古人在这方面为我们树立了诲人至深的榜样，我们应当发扬这些传统，把康复医学中为人民服务的事情办好。

参考文献

1. 唐·孙思邈撰. 备急千金要方. 北京：人民卫生出版社影印，1982.

2. 元·邹铉. 寿亲养老新书. 清光绪二十八年戊申瓶花书屋校利本，中国中医研究院图书馆藏书.

3. 清·石光墀等撰. 仁寿编. 来鹤书巢藏版，嘉庆乙亥年镌，中国中医研究院图书馆藏书.

4. 刘师培撰. 伦理教科书. 中国中医研究院图书馆藏书.

5. 中南五省（区）十所医学院校编写组：医学伦理学. 黄岗：湖北科学技术出版社，1985.

[见于：陈可冀主编. 中国传统康复医学. 北京：人民卫生出版社，1989]

对外伤性截瘫康复期并发尿路感染应用中药治疗规律的初步探讨

李春生[1]　陈　洋[2]　刘爱民[2]　韩玉凤[2]

（1. 中国中医科学院西苑医院；2. 中国科学院皇后康复医院）

尿路感染是外伤性截瘫患者康复期最早出现和最常见的并发症之一。目前西药治疗的疗效不够理想，中药治疗尚乏报道。我们在从事外伤性截瘫康复治疗的 4 年临床实践中，对西药难以控制病情或要求服中药的 73 例尿路感染患者采用了中医和中西医结合治疗。除 5 例疗效较差外，均取得了逆转病情以及延长复发间期的效果，显效以上占 91.3%。以下按照本病发热症状的有无分为两型，探讨中药治疗的初步规律。

一、无发热型尿路感染

（一）临床特点

无发垫型尿路感染以膀胱和尿道等下尿路感染为最多见。

普通人（指非截瘫者，下同）患无发热型尿路感染时，由于下尿路局部充血水肿及炎症渗出，常以突发尿频、尿急、排尿疼痛及耻骨上区痛等为主要临床表现。尿液变混浊或呈洗肉水色，全身症状不明显。镜检不经离心的新鲜尿液，白细胞计数大于 10 个／立方毫米。经 7～14 天抗菌治疗，每能获愈。

外伤性截瘫康复期并发下尿路感染时，由于其中枢和周围神经受损，膀胱功能紊乱，下尿路感觉丧失，一般没有尿频、尿急及排尿疼痛等尿路刺激症状。临床特点为尿液混浊，臊味显著，排尿不畅，在盛尿器的底部能看到乳白色泔浆样沉淀物。伴发症状为腰酸，全身疲乏，动则自汗，压迫膀胱区或有不适之感。患者面色浮白或萎黄者居多，舌淡胖及脉虚弱者比例很高。病情反复发作，虽联合使用抗生素，但收效常不满意。

（二）治疗方法

从中医角度分析，普通人下尿路感染系热结膀胱或迫血下溢所致，属于中医"热淋"，以实证为主。外伤性截瘫患者在康复期出现的下尿路感染多由患病卧床，久卧伤及肺、脾元气，加之病乃伤骨而生，肾气大损，以致肺、脾、肾俱虚，清阳不能布化，湿热下注而尿液混浊，属于中医"尿浊"，以虚证或虚实夹杂证为主。若当做实证处理，疗效多欠佳良。

外伤性截瘫康复期无发热型尿路感染的治疗大法，应首选补益或扶正，佐以祛邪，或扶正与祛邪并行。在培补时当侧重益气健脾补肾。若气短自汗，易患感冒，怠惰嗜卧，四肢沉困不收，可选补中益气汤；若气短心悸，动则作喘，手足清冷，舌胖脉迟，可选保元汤；若气短心烦，尿色黄赤，小便淋漓，口舌糜烂，可选莲子清心饮；若腰膝酸软，头晕耳鸣，手足心热，可选知柏地黄汤；若腰痛足冷，少腹拘急，小便不利，可选金匮肾气汤；若尿液色白混浊，凝如膏糊，少腹胀满，可选萆薢分清饮；若小便滴沥不尽，排尿频数，少腹沉重或尿检可见到精子，可选五子衍宗丸。在祛邪时，当侧重清热利湿或温化水湿。若小便不利，下肢麻木，两足发热，可选三妙丸；若尿道涩痛，少腹胀满，时有疼痛，可选滋肾通关丸；若脐下动悸，口渴身重，两足水肿，可选五苓散。以上方药若能运用合度，确有起沉疴痼疾之望。

（三）验案举例

王××，女，42 岁。1988 年 5 月 4 日入院，病历号 0613。患者于 1987 年 5 月 7 日因乘三轮车摔伤，致第 5～11 胸椎粉碎性骨折，下肢截瘫。患者大、小便失禁，需叩击膀胱方能排尿。1988 年 8 月 28 日，突然发现尿液色红，如洗肉水，排尿时下腹部隐痛，无发热、水肿及血压升高。新鲜尿液中红细胞 40～50 个／高倍视野，白细胞 3～5 个／高倍视野，上皮细胞（++++）。诊断为急性膀胱炎。采用中药治疗。诊见长期卧床，面色略显苍白，胸以上多汗。自述疲乏，懒于行动，舌质略淡，舌体萎软，苔白而薄，脉弦缓无力，两寸关尤弱。证属脾肺气虚，清阳不升，湿热下注，伤及膀胱之络。治宜益气升阳、清利湿热、凉血止血。选用补中益气汤加味：党参12g、黄芪15g、白术10g、当归10g、升麻6g、柴胡10g、陈皮10g、黄柏12g、川木通10g、炒茜草12g、生地榆12g、炙甘草8g。8剂，每日一剂，水煎。

9月5日复诊，见尿色转黄，有时呈清白色，下腹部隐痛及发胀感显著减轻，口舌同前，脉缓弱。新鲜尿检，高倍视野下红细胞（–），白细胞0～1，上皮细胞（–）。表明病情基本控制，遂于原方加乌药10克以理下焦之气，续服7剂。

嗣后随访3个月，复查尿常规4次，均属正常。

二、发热型尿路感染

（一）临床特点

发热型尿路感染以上尿路感染（特别是急、慢性肾盂肾炎）为最多见，也可见于全尿路感染。

普通人患上尿路感染时，由于细菌不仅引起局部炎症渗出，还同时侵入血循环系统，产生毒血症，常突发寒颤，体温骤升，并伴有恶心、厌食和腹胀等消化道症状。稍晚即出现尿频、尿急和排尿疼痛等膀胱刺激征，小便黄赤或混浊，肾区有叩击痛。新鲜尿液镜检可见大量白细胞，也可出现白细胞管型。经治疗症状消失后，容易反复发作。

外伤性截瘫康复期合并上尿路或全尿路感染时，由于脊髓功能障碍，多表现为发热、全身症状和消化道症状显著。在第12胸椎以上受损者，肾区叩击痛不明显。虽然尿液质浓如稀牛奶状，臊味突出，但膀胱刺激征有时缺如。又因膀胱中尿液常有残留，控制病情颇为棘手。

（二）治疗方法

从中医角度分析，发热型尿路感染当列入中医"湿温"或"伏暑"类疾病。普通人患此病，属湿热弥漫三焦，以实证和热证为主。外伤性截瘫康复期患此病，既可表现为湿热弥漫三焦，也可表现为湿热内蕴兼外感表邪，以本虚标实为主，或有虚实夹杂症候。

外伤性截瘫康复期发热型尿路感染的治疗大法，宜芳化、清利湿热，或外散表邪、内清湿热。若恶寒身重，午后热甚，胸闷不饥，可选三仁汤；若着身热不扬，胸满腹胀，口黏尿少，可选藿朴夏苓汤；若发热头痛，烦渴引饮，小便不利，可选桂苓甘露饮；若寒热往来，口苦咽干，纳呆泛呕，可选小柴胡汤；若寒热类疟，胸闷胁痛，小便混浊，

可选蒿芩清胆汤；若发热咽痛，呕恶溺赤，肝功能不正常，可选甘露消毒丹；若表里俱热，身形拘急，谵妄鼻衄，可选三黄石膏汤；若胁痛耳聋，尿浊溲血，睾丸肿痛，可选龙胆泻肝肠。鉴于患者长期卧床，体质屡弱，应时刻注意保护正气。特别在热退之后，需及时扶正，宜仿无热型尿路感染治之。

（三）验案举例

贾××，男，38岁。1987年3月28日入院。病历号0436。患者于1987年1月31日从树上跌下，致第7～12胸椎、第1腰椎压缩性骨折，双下肢瘫痪，大、小便失禁，长期保留导尿管排尿。入院时发热达39℃，下腹部有压痛，尿液混浊，伴两足水肿。血白细胞28450/mm^3，新鲜尿检示白细胞（++++），尿蛋白（++），发现颗粒管型和多量上皮细胞。诊断为急性肾盂肾炎。经用多种抗生素静脉滴注及呋喃坦啶等膀胱冲洗，治疗半个月无效，遂改服中药治疗。

诊见发热以午后为重，体温波动在37.5～38.5℃，伴有恶寒，汗黏而量少。胸闷腹胀，不知饥饿，下腹疼痛，小便黄浊。面色淡黄而垢，舌质红、苔白腻，脉濡缓。证属湿热弥漫三焦，而以下焦湿热为盛。治当清热利湿，疏通三焦气机。投加味三仁汤：杏仁10g、薏苡仁30g、白蔻6g、滑石12g、通草6g、竹叶12g、法半夏15g、川朴10g、土茯苓30g、蒲公英30g、瞿麦15g、川牛膝18g。每日一剂，分两次服。叮嘱患者大量饮水，每天在人搀扶下站立两次，时间均不少于半小时，使膀胱引流通畅。

连续服药14剂，体温逐渐降低至37℃以下，小便颜色变清，下腹部疼痛和足肿消失，舌上腻苔渐化，脉转沉细。治疗期间两次尿检示白细胞10个/高倍视野，尿蛋白（–），未见颗粒管型和上皮细胞。疗程结束时复查白细胞总数为7500/mm^3，分类正常。随访2个月，肾盂肾炎未复发。

三、讨论

（一）对外伤性截瘫并发尿路感染应用中药康复价值的认识

康复医学是一门不同于预防医学和治疗医学的新兴的综合性学科。康复医学的宗旨在于通过多种手段，使病残者得到最大限度的恢复，回归社会，同健康人一样分享社会和经济发展的成果。外伤性截瘫以内脏障碍和肢体功能障碍同时存在为特

点。在康复期并发的尿路感染若得不到合理治疗，常会形成"缩短患者生命的恶性循环的危险"[1]，导致尿毒症而死亡。它还可以推迟其他疗法的施行，延长疾病康复的日程。因此，本病历来是国际康复医学界研究的重要课题。

外伤性截瘫康复期并发尿路感染的发病率很高。阎亚峰统计了 188 例外伤性截瘫患者，并发尿路感染者 123 例，发病率为 65.4%。而在追溯病史的统计中，几乎全部患者并发过尿路感染[2]。黄英华统计了 60 例截瘫患者，并发泌尿系感染 21 例[3]，发病率为 35%。我们统计了北京皇后康复医院 4 年间收治的外伤性截瘫患者 280 例，其中 149 例在住院期间并发尿路感染，发病率为 53.2%。现代研究表明，这类患者由于长期卧床，活动减少，代谢功能低下，体内呈负氮平衡，加之外伤性"脊髓休克"状态的持续存在，膀胱逼尿肌反射消失，平滑肌张力下降，胀满感缺如，以致尿液残留，细菌繁殖滋生，因此极易继发尿路感染。治疗本病时，既往虽有联合使用抗感染药物及长程疗法等记述，但临床上总有大约半数患者疗效不佳，或病情反复发作，难以控制。因此，我们试图另辟蹊径，用中医药控制这类尿路感染。中医药在康复医学中的临床价值是显而易见的。

（二）外伤性截瘫康复期合并尿路感染使用中药的原则

我们以临床上有无发热症状和病理转归为着眼点，将外伤性截瘫康复期合并尿路感染划分为两种类型。对于无发热型，重在扶正培本，补益肺、脾、肾三脏；对于有发热型，重在祛邪治标、清化湿热。在治疗过程中，发热型向无发热型转化时，注意应标本兼顾、清补兼施，则收效较为满意。鉴

于此法的形成来自关于本病体质渐损及易受邪侵的认识，故整体全程用药原则与"热淋"和"湿温"有本质的区别。黄英华采用温针治疗尿路感染时，曾取任脉、膀胱经、肾经和脾经之穴，起到补肾壮阳、健脾化气、疏通经络及调整脏腑功能的作用，疗效良好[3]。我们的用药原则若与之相比较，有很多相似之处。

对于外伤性截瘫康复期合并尿路感染的中药治疗，除了发热者外，临床上以补中益气汤、保元汤、知柏地黄汤及五子衍宗丸最为常用。现代研究表明，上述方剂的主药如黄芪、人参、白术、茯苓、山药、生地、山茱萸、黄柏、枸杞子及菟丝子等具有增强免疫力的效能，当归和黄芪还具有调节免疫力的效能。黄芪、人参、白术、山药、茯苓、车前子及牛膝等又可直接作用于泌尿系统。据此推测，本病的产生可能系外伤卧床之后，全身免疫力下降，加之膀胱麻痹，尿液潴留，使之过度扩张，内壁上皮细胞受损，黏膜屏障功能减退，免疫功能低下，因而导致难以治愈的尿路感染。内服补益肺、脾、肾三脏的中药后，患者全身和膀胱局部的免疫力提高，功能状态改善，有利于尿路感染的控制。

本文承蒙陈可冀研究员审阅及指导，谨此致谢。

参考文献

1. H·A腊斯克著. 陈过主译. 康复医学. 杭州：浙江科学技术出版社，1984：239.
2. 阎亚峰. 外伤性截瘫并发尿路感染的防治体会. 中国康复医学杂志，1986，1（5）：26.
3. 黄英华. 截瘫 60 例康复的临床观察. 中国康复医学杂志，1987，2（3）：108.

[原载于：中医杂志，1989，30（9）：23-26]

略论老年康复的医疗特点

李春生

康复医学是一门不同于预防医学和治疗医学的综合性学科，也有人称为"第三医学"。康复是指综合、协调地应用医学、社会、教育、职业的和其他措施，对残疾者进行训练和再训练，减以轻致

残因素造成的后果，从而尽量提高其活动功能，改善其生活自理能力，重新参加社会活动（WHO）。康复医学的目的在于通过各种手段，使病残者得到最大限度的恢复，回归社会，同健康人一样分享社

会和经济发展的成果。

康复医学的研究对象包括身体有残疾和精神障碍者，体衰多病的老人，某些慢性病，以及由于手术和某些疾病处于恢复期的患者。近年来对于一些疾病如冠心病的急性期患者也采用康复医学的某些方法处理，从而提高了疗效。

康复医学是一门跨学科的应用科学。它以运动学和神经生理学为理论依据，在物理治疗、医疗体育和整形外科的基础上，配合应用作业治疗、心理治疗、疗养康复、假肢和矫形以及支具的装配等，进行多学科性的综合处理，从而力求达到使伤病员的身体、精神和职业全面康复的目标。

祖国医学关于康复的类似记载可上溯到公元前21世纪。《黄帝内经·素问·五常政大论》指出，如"久病"而"不康"，"病去"而"瘠"，应当"复其不足，与众齐同，养之和之，静以待时……待其来复"。还对于包括老年病在内的慢性疾病康复提出了不少科学的调治原则。自战国时代老庄学派提出"养生"学说之后，以保养身体为主导思想的养生之术得到了蓬勃发展。其中有关病后养生和老年养生等不少内容，实质上属于康复医学的范围。养性、导引、气功、按摩、针灸、食疗和抗衰老药物等独特的方法，在慢性疾病和老年病的康复中都曾发挥过重要作用。

老年人由于天癸数穷，在生理方面，气血渐衰，真阳气少，五脏衰弱，牙齿脱落，肠胃虚薄，心力倦怠，精神耗短，骨质疏薄，肌肉瘦怯，腠理开疏，以致行动减少或不便，易于动伤，易感外疾。在心理方面，老年人形气虽衰，心亦自壮，但不能随时人事遂其所欲，故多咨煎背执，等闲喜怒，性气不定，止如小儿。在生活方面，老人多厌于药而喜于食，以食治疾，胜于用药。以上这些情况，在老年康复医疗中，都是不能不加以考虑的问题。

下面从非药物康复、药物和饮食康复、护理康复三个方面谈一谈老年康复医疗的特点。

一、非药物康复

非药物康复是老年康复医疗的重点。传统非药物康复的方法，包括气功、按摩、导引、针灸、拔火罐和养性等，始终贯穿着整体观念，动静结合，以及主动活动与被动锻炼相结合的原则，从而促使气血流通，让衰者复壮。

（一）气功、按摩和导引

气功是通过调身、调息及意守，进行主动自我身心锻炼的方法。按摩是通过推按头面、四肢及腹背的特定部位，进行被动运动，以祛病延年的方法。导引则是以导气令和及引体令柔为特点，是主动呼吸与躯体运动相结合的保健法。凡老年人康复期出现的疾病，如视听不至聪明，手足举动不随，躯体易于倦乏，头目昏眩，风气不顺，宿疾时发，或秘或泄，或冷或热等，皆可使用。

气功导引是中医康复的重要手段。清·沈子复《养病庸言》说："导引之功，倍于医药，不可不知，不可不上紧学习。"气功导引的方法有很多，放松功、内养功、强壮功、保健功、五行掌、八段锦、太极拳及五禽戏等，都是较为适合老年人生理特点的康复医疗体育项目，当根据不同病情加以选择。例如，对于老年肝阳上亢，出现头晕、头痛、烦躁、失眠，体温和血压升高，脉弦大者，应采用放松功，以抑阳抑阴、降浊升清；对于老年脾胃虚弱，出现少食腹胀、胃痛泛酸、大便秘结、脉缓无力者，应采用内养功，以养胃、行气宽肠；对于老年心气不足、心悸气短，劳累时发作心痛、头晕健忘、虚烦少寐、脉虚而结者，应采用强壮功，以养气壮力、活血复脉；对于老年脾肾两虚、九窍不利、目暗耳鸣、鼻多清涕、口眼歪斜、口干舌燥、肩背时痛、腰膝酸软、小便淋漓者，应采用保健功，以培补元气、疏通经络；对于老人五脏虚弱、虚损证候叠现者，应采用五行掌（推、拓、捏、撑、摄）配合六字气诀（嘘、呵、呼、呬、吹、嘻），或八段锦和太极拳，以补虚泻实、调理诸脏；对于老人患中风或痹证之后，肌肉软弱、皮肤麻木、肢体萎废、半身瘫痪、关节疼痛者，可选用五禽戏、洗髓易筋经以及《诸病源候论》所述的肢体病导引法，以强肌壮筋、疏通气血。我国的气功导引之术很强调内外功相结合，提出"气是延生药，心为使气神，能从调息法，便是永年人。"验之临床，颇合实际。吞津也与调息一样重要。明代曹若水手辑《万寿仙书》很强调叩齿吞津。该书所倡的"八段锦坐功"，在完成八段的过程中，需吞津十二口，认为能使"百骸自调匀"。现代研究表明，腮腺和颌下腺分泌的腮腺素与间叶组织如纤维结缔组织、网状内皮组织、肌腱韧带、软骨和骨组织的生长发育有关。唾液分泌障碍可引起皮肤萎缩、弹性减弱、色素沉着、脱发、皮脂腺分泌减少，以及变形性脊椎病变等老年病。近年来国外有人从鼠的唾液中还发现了一种生长因子。这种生因子可以促使神经细胞再生。可见在做气功导引的过程中，"漱津令满口乃吞之"的方法，有助于改善发、皮、骨、筋以及神经系统的状况，增进功力的作用，并从而达到祛病健身的目的。

按摩为老年康复期的常用方法，其手法大体分为摆动、摩擦、挤压、叩击、振动和运动六类。对于中风后遗症、颤证（帕金森病）和痹证，被动动按摩有助于疏通经络气血、宁心安神及强壮筋骨。以擦涌泉穴为例，元·邹铉《寿亲养老新书》谓，其穴在足心之上，湿气皆从此入。日久之间，常用两足赤肉相互摩擦，或更次用一手握指（趾），一手摩擦。数目多时，觉足心热，即将脚趾略略动转，倦则少歇。或令人擦之亦得，终不若自擦为佳。"乡人郑彦和，自太府出为江东仓，足弱不能陞辞，枢笺黄继道教以此法，踰月即能拜跪。"

（二）针灸及拔火罐

针灸是利用毫针或艾炷等刺灼人体的特定俞穴，以疏通经络、调和阴阳、扶正祛疾。拔火罐是以杯罐做工具，借热力排出其中空气，产生负压，吸于皮肤的特定部位，造成郁血，以防治疾病、促使康复的一种方法。

针刺疗法疏通经络之力较强，主要用于老年中风后遗症，骨关节疾病的康复治疗，对老年头痛、咳喘、胸痹、胃脘痛、习惯性便秘及阳痿等疾病恢复期也有较好的疗效。艾灸疗法温经散寒之力较强，常用于老人虚寒性呕吐、泄泻、腹痛，以及命门火衰引起的阳痿等证。拔罐疗法行气止痛之力较强，常用于老人风湿痹证及胃肠疾病等。

针灸和拔火罐都是临床常用的非药物康复方法，据统计对100多种疾病效果明显。具体操作及注意事项详参专著，在这里不拟赘举。

（三）养性

养性一词，首见于梁·陶弘景《养性延命录》，唐·孙思邈又加以发挥，指出它的含义是"欲所习以成性"，即要养成良好的生活习惯，以求"内外病悉皆不生"，从而延长寿命。

对于老人患病后期的康复阶段，养性的主要方法有四种：

1. 要做适度运动 世界上许多国家和学者都把运动看做怯疾复健的良方。现代康复学也强调老人运动，认为运动对于延缓老化，维持随年龄增加而逐渐衰退的肌力和关节活动范围，预防缺血性心功能不全和周围血液循环障碍，防止精神颓废，增

进食欲，都具有重要的意义。我国战国时代的著作《吕氏春秋》即用"流水不腐"比喻运动对人体有益；唐·孙思邈强调，离开了运动，气机便会壅滞。他主张老人在饭后及晨起"出庭散步"，行二三百步或二三里为佳。晨起活动还包括做体操和肢体活动，平日自种花草、养鸡、养蜂或缝纫等轻体力劳动也属于活动的范围。古代把跪拜也作为活动的项目之一。《老学庵笔记》尝述一张廷老名棋，夙兴必拜数十。老人血气多滞，拜则肢体屈伸，气血流畅，因此"终身无手足之疾"。梁·陶弘景谓："养性之道，常欲小劳，但莫大疲及强所不能堪尔。"老人在活动时，宜注意"坐不欲倦，行不至劳""频行不已，但亦稍缓"，方谓得"小劳"之要领。

2. 要谨慎起居 《黄帝内经》说"起居有常"。平时老年人要养成按时作息、讲究卫生的良好习惯，对疾病的恢复有益。失眠和便秘为康复期老人之大患。注意睡眠、起床和排便都应恒之以时。睡时应屈膝右卧，不覆盖头部，停止思考，"先睡心，后睡眼"。每餐之后自右向左摩腹数十遍，节制过度的性生活等，对老年疾病康复有益。另外，顺应气候变化增减衣服，预防感冒及诱发宿疾，也属于谨慎起居的范围，在病后恢复期尤宜注意。

3. 要畅达情志 古人认为精神心理变化与衰老病死有着密切的关系。强调情志为心所属，只有清心寡欲，让心君安平，百属才有所统帅，精、气、神方不致损耗，使邪气难以干预，祛病抗老自能实现。清代养生学家袁昌龄《养生三要》认为，人当卧病，"务须常存退步想"。心能退步，则方寸之间，可使天宽地旷，世情俗味，必不致过恋于心，"纵有病焉，可计日而起矣"。不则，今日当归芍药，明日甘草人参，是以江河填漏卮，"虽多无益也"。在疾病康复阶段，老人"不可更有壮健时习气"，特别要注意喜怒对人的影响，应保持性格开朗，爱憎不栖于情，忧喜不留于意，遇事善自排解，令淡泊无感，才能使体气渐趋和平。

4. 要节制饮食 节食对老年期疾病的康复有重要价值。老年人牙齿脱落，肠胃虚薄，不能消纳，加之患病后活动减少，饮食稍有不慎，常会产生新病，延缓原有疾病的康复。清·黄凯钧《友渔斋医话》认为，老人"饱食则胃气不展，多生疾患"，强调只有"负腹"，才能使"腹自安"，并以其祖父"患病即禁食，年九十二而卒"为例，说明

老人节食在康复期的必要性。又，注意康复期饮食要新鲜，亦对老年病人好处亦多。

除了上述四项之外，有条件的老人可在康复期进行汤泉浴或海水浴等，也是古人倡导的非药物康复措施。

二、药物和饮食康复

（一）药物康复

在疾病康复期，由于余邪未尽和正气受伤，适当地给予药物是必要的。但结合到老年躯体易损难复的特殊性，药物康复需做到如下三点：

1．少用汤药，多用丸散　患病日久的老年人常有讨厌用汤药的现象。因此，不分青红皂白地采用汤药，在康复期有时不易达到治疗目的。丸散以及现代研制的冲剂、片剂和口服液都具有易携带和服用方便等优点，用药量轻，对胃肠道的刺激较小，服后缓缓取效，患者舒适感强，常为老人所喜用。在我国宋代陈直撰述《养老奉亲书》时，他已经注意到老人不喜汤药的情况。该书列方231首，汤剂仅6首，占2.59%，即是明证。他还指出，老人药饵，"止是扶持之法"，不宜采用"不知方味"及"虎狼之药"。岳美中教授生前治疗疾病康复期的老年人时，喜用散剂。他认为散剂有消散作用，尤宜于呕吐腹胀及泄泻诸疾。他还将汤剂改为粗末，让患者每日煎服10克，长期服食，使机体功能阔然日而彰，正复邪自退，从而收到较为满意的效果。这些经验值得我们借鉴。

2．重视脾胃，多用补药　宋·陈直《养老奉亲书》说，脾胃为"五脏之宗"。岳美中教授曾指出，"人之衰老，肾精先枯，此时全仗脾胃运化，吸收精微，使五脏滋荣，元气得继，才能祛病延年"，故用药物"调整饮食，促进消化功能之康复，实为治疗老年病之关键"。笔者从临床上看到，老年人患病后，凡消化功能旺盛者，抗病能力强，病后恢复较快。反之，若胃气不复，则抗病能力差，疾病难以康复。因此，强调康复期顾护脾胃，就意味着保护机体的抗病能力和生存能力。顾护脾胃的方法很多，如服用滋腻药物地黄丸类时，应酌情隔日加服6克香砂养胃丸，使脾胃气机流通；服用益气升阳药物补中益气丸类时，应取萝葡切片煮汤送下，使脾胃升降合度；服用温燥散寒药附子理中丸类时，应取麦冬煎汤送下，使脾胃阴津得继；服用苦寒清热药物龙胆泻肝丸类时，应隔日

服山楂丸1粒（10克），使脾胃纳运得复。此外，凡属对脾胃有损害的药物，应让老人在饭后服用，用量和疗程均从严掌握，也是顾护脾胃的一法。

推崇在老年人中使用补药，对此古人早有明训。如唐·孙思邈《备急千金要方》就强调人年五十岁以上，宜"四时勿缺补药"。岳美中教授生前认为，补药能"兴奋脏腑功能，改善机体羸状，利于延寿祛病"，也很赞同在康复期使用补药。老年康复期使用补药的方法，应结合临床表现确定。凡虚实夹杂证侯，有一分正虚，即用一分补药；体虚如邪，久服祛邪之品不愈者，可大胆使用补药。对于老年人患急性病的康复期，不失时机地使用少量人参和黄芪等补气药，能够使元气充足，体内元气动则生阳而肾火旺，静则生阴而肾水潮，从而促进老人精神健旺、津液滋生、醒睡安稳、烦渴皆免、周身爽利。但若用之不当，则有闭门留寇之弊。

3．注意适时加用抗衰老药物　老年人患病后，衰老证候随之加重，出现所谓"老态毕现"的现象。如皮肤皱纹增多、寿斑及红痣增加、发白或脱落、耳聋眼花、面容苍黑、牙齿零落、弯腰驼背、腰膝酸软、个子变矮、臂腿肌肉萎缩、两手颤抖、动作迟缓、体温降低、夜尿增多、二便不利、失眠健忘、性情变异及易于感冒等。中医认为，衰老"不是病，又是病"。衰老总是与疾病联系在一起，很难见到单纯衰老而无疾病的健康人。在临床上我们观察到，衰老和疾病的纠缠，每每影响到疾病的康复。因此，从某种意义上说，抗衰老是老年康复期治疗的重要环节。

老年康复期的衰老表现以肾虚、脾虚和气虚为最常见，心力减退亦易遇到。

肾虚衰老以腰膝酸软（或痛）及耳鸣健忘为主症。肾气虚者，兼见尿后余沥，疲倦乏力；肾阳虚者，兼见肢冷阳痿，足肿晨泻；肾阴虚者，兼见口干咽燥、烦热便秘。肾虚夹杂症以阴虚阳亢与肾阳虚常易混淆。清·陆九芝《世补斋医书》指出，阴虚阳亢的临床表现为：昔肥今瘦、不耐烦劳、手足畏凉、腰脚酸软、筋络拘急、健忘不寐、口流涎抹、泾溲频数、阳痿不举、其脉沉小。此属阳竭而血不充，热甚而水易沸，阳蓄于内，不达于外，临床上尤不易辨。治疗方法上，对肾气虚采用六味地黄丸及清宫寿桃丸类；对肾阳虚采用金匮肾气丸及龟龄集类；对肾阳虚或阴虚阳亢采用二至丸及首乌延寿丹类。每日一次，早晨5～6时服用较好。

脾虚衰老以少食腹胀、四肢乏力为主症。脾

气虚者，兼见气短自汗，舌淡胖、有齿痕；脾阴虚者，兼见口干便燥，舌红、脉细数；脾阳虚者，兼见脘冷喜温，大便溏薄。治疗方法上，对脾气虚可采用四君子丸和参苓白术丸，对脾阴虚可采用琼玉膏，对脾阳虚可采用理中丸类。每日一次，早饭前服用较好。

心力减退衰老以忘前失后、意志消沉为主症。甚者饮食无味、寝处不安、性情变异、喜怒无常、多疑自私、不修边幅，返同小儿。治疗可采用《千金方》彭祖延年柏子仁丸类。

气虚衰老主要表现为少言懒言、语声低微、自汗心悸、疲倦乏力、动作气喘、张口抬肩、舌体胖大，右脉虚大并倍于左脉，老年妇女可有子宫脱出。治疗方法宜用补中益气丸，清宫噙化人参之类。

衰老虚象与老年虚证相似之处甚多，其鉴别之点在于：老年虚证只以某个或几个脏器以及局部之虚象为突出，而衰老则是在全身衰退表现的背景下，出现较为典型的某脏器或局部的虚损症状。在治疗上，对老年虚证可以采用平、调、清、温、峻及食等多种补法，用药贵专；而衰老虚象之补多宜从缓，小量长期坚持服药，方能收到效果。

（二）饮食康复

老年人的运化及吸收功能往往低下，尤其是大病之后，肠胃功能更加衰弱，常需调整饮食，或在饮食中加入味道适口的药物进行调治，以促进消化功能和全身功能的康复，并借以宣行药力，起到药物治疗所不能完全起到的作用。

与药疗相比较，食疗有很多显著的优点。唐·孙思邈《千金方·食治》指出，"食能排邪而安脏腑，悦神爽志以资血气"，而"药性刚烈，犹若御兵，兵之猛暴，岂容妄发。发用乖宜，损伤处众。药之投疾，殃滥亦然""药势有所偏助，令人脏气不平，易受外患"。所以，"若能平疴，适性遣疾者，可谓良工，常年饵老之奇法，极养生之术也。"

宋·陈直《养老奉亲书》非常强调老年病康复期的食疗。他在该书《医药扶持第三》的论述中强调："若身有宿疾，或时发动，则随其疾状，用中和汤药，顺三朝五日，自然无事。然后调停饮食，依食医之法，随食性变馔治之，此最为良也。"表明饮食康复是我国距今800年前早已形成的老年病康复期治疗方法之一。

历代关于食疗药物的著作颇富。在《备急千金要方·卷第二十六食疗》中，列有可供食疗的实物有154条，计236种。其中果实类29条31种，蔬菜类58条81种，谷粟类27条30种，鸟兽类29条79种，虫鱼类11条15种。所选药物如葡萄、枸杞、瓜子、薏苡仁、胡麻、石蜜和乳酪等为后世养生康复食疗所常用。其后宋·孟诜《食疗本草》、陈达叟《蔬食谱》、明·胡文焕《食物本草》、宁源《食鉴本草》、李时珍《本草纲目》，以及清·沈李龙《食物本草会纂》、章穆《调疾饮食辩》、王孟英《随息居饮食谱》等，均有不少发挥。

历代关于食疗方剂的著述丰富多采。其中有关养老食疗以《千金翼方》为早。该书立着婆汤等食疗方剂17首，方中补益之品多用动物内脏如猪肚、羊肾、羊心及羊肺，开脏器疗法之先河。至宋·王怀隐《太平圣惠方》卷96～97、陈直《养老奉亲书》问世，不仅治疗各种疾病的食疗方剂大量涌现，食疗剂型如软食、硬食、饮料、菜肴及点心等亦已基本完备。其后宋·林洪《山家清供》、元·忽思慧《饮膳正要》、明·钟惺《饮撰服食谱》和高濂《遵生八笺》、清·袁子才《随园食单》等在前人的基础上又有所发展。

下面介绍两张老年中风康复期方剂，供临床试用：

1. 蒜煎（《养老奉亲书》） 食治老人中风邪毒、脏腑壅塞、手足缓弱。大蒜一斤，去皮细切，大豆黄炒二斤。上以水一升，和二味，微火煎之，似稠即止。空心，每服食一二匙。

按：老人正气衰败，风邪乘虚袭于内，壅塞脏腑。气血不能由脏腑入经络外达四肢，致出现手足缓弱。治用大蒜辛温，善除风邪，行滞气，宣通壅塞；配合大豆活血祛风，令风邪得散，脏腑壅塞得解，手足缓弱即可恢复。现代研究表明，大蒜能溶解血栓，提高高密度脂蛋白的含量，降低血总胆固醇，扩张血管，并使血压和血黏度下降，所以对闭塞性脑血管病可能起效。

2. 葛粉索饼方（《养老奉亲书》） 食治老人中风、言语謇涩、精神昏愦、手足不仁及缓弱不遂方。葛粉五两，荆芥一握。煎二味取汁煮之，下葱椒五味饐头。空心食之，一二服将息为效。

按：老人中风，风邪袭入心脾之络，心脾之络连舌本，散舌下，心脏又主神明，风邪袭之，脉络受阻，故言语謇涩，精神昏愦，或见烦闷不安。《金匮要略》云："邪在于络，肌肤不仁；邪在于经，即重不胜。"故手足不仁、缓弱不遂是风邪入肢体之经络所致。因其身无疼痛，四肢不收，智乱不甚，言微可知。病情较重，所以病名可诊为"风痱"。治疗用葛粉为君，气味甘而大寒。功能升阳散风、解肌止痉、清热生津。佐荆芥增其理血解痉、发表祛风之力，香豉除散胸中之烦热。诸药协同，可使风邪得驱，郁热得清，而风痱渐愈。现代研究证实，葛根含有异黄酮成分葛根素及大豆黄酮等。葛根黄酮能增加脑及冠状动脉的血流量，改善高血压动脉硬化患者的脑循环，并有显著的解痉作用。投之于缺血性脑血管病，已取得一定的效果。

三、护理康复

老年康复期间的护理问题是关系到病后老人生活的大问题。无论饮食、排泄、睡眠、洗澡、运动、穿衣还是吃药，无一不涉及护理质量，特别是家庭将护更为重要。故宋·陈直《养老奉亲书》很早就指出，凡人衰晚之年，全靠子孙孝养，皆力将护，才能免于发生意外。

对于老年人的康复护理，应当周密考虑，从多方面入手。

1. 起居护理　对于老人的住行坐卧，必须巧立制度，务求其细。

(1) 衣服不须宽长：长则多有就绊，宽则衣不着身。老人骨肉疏松，体温较低，容易感冒风寒。若用柔软的窄衣贴身，使暖气著体，自然血气流利，四肢和畅。老人多头痛项强，寒冷季节常需戴围巾，以护项背和肩胛。老人气血衰弱，未寒先怕冷，未暑先怕热，子女都必须要留心。衣服里面的棉花尽可能每年换新的，薄棉袄要准备两件。秋冬渐渐加添衣物，春夏渐渐减去。霜冷之月，虽无毛呢皮衣，布被布服也要温暖。夏季衣服需要凉爽；有汗的衣服，需频频洗换，方可适体。虽到三伏盛夏，也不要让老人坦胸露腹，或洗冷水澡，以免感寒发病。

(2) 住处宜高燥向阳：要让老人住在清静雅洁的地方，不要住在背阳潮湿之处。夏季需开窗以使空气流通，冬季需密闭使室温适中。老人用床，不需要高而宽大，应较普通床低 1/3。低则易于升降，狭则不容进风。被盖褥毯务求软平。三面设屏，以防风冷。其枕宜用柔软布料来做，枕中充填物采用甘菊花或蚕砂等较好，也可采用女廉神枕方。枕应低而长，使老人睡觉时颈部不易进风，翻身时不致落枕。所坐之椅宜低而稍宽，并带有栏杆

和靠背，椅前设几，使老人坐而易起，倦坐成眠时，亦可避免闪挫受伤。

(3) 行动时需人陪伴照顾：老人饭后需在家人的陪同下进行散步，以让食物容易消化。动作行步，不可过劳。大风大寒时，不可令冒。酷暑高热，不可令中。升高降下，需人扶掖。夜行外出，需人照明。江湖风浪，危桥险岸，雨雪霜雾，绝早黑夜，俱不可让老人轻往。只要让老人安稳无失，就是子女尽到了孝心。

2. 食药调配　对于老人的饮食和药物，必须合理安排，务求益体。

老年人大都脾胃虚薄，饮食难化，需要熟要热、要精细、要软烂、要香美。子女应经常问老人喜欢吃什么，做饭时应适温凉冷热之宜，候生熟清浊之节，尝咸淡辛酸等味，去草毛虫蚁等物。盛汤粥时，不要将指头伸在里面；盛羹汁时，不要盛得太满。进食时不要对着老人擦鼻涕、咳嗽或搔痒等，以免造成老人厌食。吃水果时应在不饥不饱的时间，桃、李、梅、杏、柿、梨、苹果、石榴、红枣、香蕉等，都应将色鲜味美、无虫无损的水果献给老人。若老人遇到忧惊悲怒，宜进适合口味的稠粥、肉汤和少量低浓度酒类；不要给食馒头、大饼及不适口的饮食。凡生冷、黏腻、坚实及难化之物，不可让老人食用。新米、新面、秽恶臭败及毒物，也不可让老人吃。食前勿报怒，食后勿报忧。午餐宜多，晚餐宜少，柔软食物宜多，坚硬食物宜少；清淡之味宜多，肥甘厚味宜少。老年人每餐吃八成饱较好。如觉饥饿，可增加进食顿数，以使脾胃容易消化，自能保障健康。

老人患病时，药物重心在于扶持去疾。子女应根据其受病原因，先采用食治。如老人大便燥结，可服牛乳、肉汤、蜂蜜或麻油菠菜粥；如大便溏泻，可用炒面和稠粥；感冒风寒，可用姜葱煎汤；伤食倒饱，可用面拌少量山楂。如食治不愈，可请比较高明的医生处方开药。开了处方，需审查药性是否与疾病合拍。煎制汤药或进奉饮食时，都要子女亲自去做。只有子女尽心尽力调护，才能使老人的疾病早日向愈。老人疾病愈后，应继续用饮食调理一个阶段，以帮助疾病恢复。然后每天早晨进延缓衰老的药物一服，以补益脾肾、调理阴阳，利于祛病延年。

3. 疾病的家庭护理　对于患病的老人，必须体贴入微，耐心持久。

老人一病，等于踏上生与死的三叉路口。若

子女善于奉亲调养，可以使老人康复。万一出现不幸，也能免于后悔。所以在侍候老人时，除非遇到重大迫切事情，其余都不应顾及。

有条件的家庭，病室应保持清洁。使外面的人能入，里面的人能出，院落和室外要经常打扫，将牲畜圈于别处。门户要严密，使不受风吹，不受潮湿，不照进太阳，不放进蚊蝇。床帐要绵密，使太阳出来之后老人不恶明，天阴之后老人不恶暗。室内还需经常消毒，放置干净的便器、痰盂及卫生纸等，以供老人随时涕唾便溺之用。

病室的护理人员出入站坐要轻手轻脚，尽可能做到不发出响声，打喷嚏或咳嗽时都应该到室外去；穿衣服、走路或放东西时都要做到无声。门户的开关也要小心，更不能在病室内高谈阔论，以免影响老人的休息。

患病老人常不思饮食，子女应购买新鲜味美的食品，放在老人能看到的地方，以促进食欲。若老人不欲食，不要强让他吃。他偶然想吃时，也不要让他吃得过多；如老人口渴想喝冷水，就将开水放冷让他饮，以免伤及脾胃。

患病老人若需要增减衣服，一般不要让本人知觉。老人所穿衣服大小应当适宜。对久卧的老人，应当将病床铺得厚而柔软，天天翻身，保持床单清洁，以免产生褥疮。老人爱坐爱躺，都应该以本人舒适为准。老人的睡眠较差，入睡轻浅，睡着时不要呼喊使醒。老人的坐卧姿势不正，若很安稳则不要勉强纠正。有时尽管老人的要求是错误的，也不要立刻反驳，或违意去行。患者多火，常怒不近情，需暂时默默顺从，无须辨别是非，必待疾病转愈，问题则自然可以得到解决。

4. 精神护理　对于老人性格与体质的关系，必须充分认识，切实注意。

老年人性格多孤僻，易生郁闷。加之身体衰弱，经受不了过度劳累，抵抗不了剧烈的精神刺激。因此，在精神护理方面，应当注意如下四点。

（1）体贴老人的心理：处处尊敬老人，言语不能顶撞，是对老人的最好安慰。

（2）平时应尽量满足老人的嗜好：因为对于六七十岁以后的人而言，生活如持短烛而行长路。奔走投店，尚恐不及，何敢逍遥于中途？所以奉养老人应在生前。凡人生平各有自己的嗜好，见到时就非常高兴。例如，有的喜欢书画，有的喜欢琴棋，有的喜欢兽鸟，有的喜欢古玩，等等。子女要

理解老人的心情，选求老人喜欢的东西，布置在老人左右，使老人日日看承戏玩，用心于物上，自以为乐事，那些不愉快的事情自然就抛在脑后了。

（3）避免强烈的精神刺激：例如，丧葬凶祸，不可让老人去吊唁；疾病困危，不可让老人惊慌；黑暗的房间，不可让老人感到孤单；悲哀忧愁，不可预先告知老人，以免一遭大惊，便昏倒在地，即侥幸救醒，也会留下不少后遗症。

（4）避免家务劳动过度操劳，以致损害老人健康。

类似上述的事情尚多，不克备举，子女若能深思熟虑，事事为老人考虑，做好老人晚年的奉养和护理工作，则对于老人病后复健、寿度期颐将会起很大的作用。

［附］明·高濂《遵生八笺》女廉神枕方

功用：凡人枕过百日，面有光泽。一年，体中风疾"一切皆愈"。四年，"发白变黑，齿落更生，耳目聪明"。

药品：飞廉、薏苡仁、忍冬花、肉苁蓉、川芎、当归、白芷、辛夷、白术、蒿本、木兰、蜀椒、官桂、杜衡、柏实、秦椒、干姜、防风、人参、桔梗、白薇、荆实、蘼芜、白衡各五钱。外加毒者八味：乌头、附子、藜芦、皂角、茵草、半夏、细辛各一钱。

制法及用法：取山林柏木（春末合夏季伐者佳），锯板作枕。长一尺三寸，高四寸。柏心以赤者围之。盖厚四五分，工制精密，忽令走气，又可启闭，盖上钻入粟大小孔三行，行四十孔，凡一百二十孔，将右药三十二味咬咀，和，入枕匣装实，外用布囊缝好。以供使用。

参考文献

1. 唐·孙思邈. 千金翼方. 北京：人民卫生出版社，1956.
2. 宋·陈直. 养老奉亲书（一卷二本籍）. 依宋本重雕，唐成之家宝藏本，旧抄本，中医研究院图书馆藏书.
3. 明·高濂. 遵生八笺·起居安乐笺. 中医研究院图书馆藏书.
4. 清·石光墀等编. 仁寿编. 中医研究院图书馆藏书.

（全国首届《中医养生康复学概论》师资培训班讲义下集。南京中医学院，1990 年 11 月）

第 八 篇

临床各科疾病

21 世纪肥胖防治研究的展望

翁维良　李春生*

（中国中医科学院西苑医院）

肥胖系指身体脂肪蓄积过度的病理状态。它与艾滋病、毒药和麻醉药瘾和酒癖并列为世界四大医学社会问题，是人类健康长寿的大敌。

一、20 世纪后半叶至 20 世纪末肥胖病防治研究情况

肥胖古已有之。由于多属于富贵人营养过剩之病，体态臃肿而妨碍活动和呼吸，故有"肥满"和"肥贵人"之称。在各种肥胖中，单纯性肥胖占95%，是肥胖的主要类型。

1．肥胖的流行病学　第二次世界大战以后至20 世纪末，由于科学的飞速发展、物质生活条件的改善和饮食结构的不尽合理，肥胖在发达国家及经济迅速发展的发展中国家像瘟疫一样蔓延开来，发病率逐年攀升。据估算，世界上肥胖患者目前至少有 12 亿。在美国和欧洲，肥胖患者的数量大量增加。在美国肥胖患者占总人口的 1/2，造成每年30 万人死亡。英、法、德、芬兰、俄罗斯、日本、巴西、澳大利亚和科威特等国家也有类似情况。在中国，随着改革开放和人民物质生活条件的改善，肥胖患者的数量正逐年增长，尤以大中城市的发病率为高。全国估算，肥胖患者已超过 7000 万人。1993 年北京地区抽样调查显示，成人男性超重者占 32.7%，女性超重者占 67.3%，中小学生肥胖儿已超过 20% 的警戒线。同年，福建肥胖的发生率为 7.97%，唐山为 14.42%。1996 年在上海开展的调查显示，肥胖发生率成年男性为 15%，女性为10.68%，而成人体重超重者达 29.1%，青少年儿童肥胖发生率为 11.35%。

上海的一项调查显示，7～12 岁年龄段的肥胖者达 13.9%，60～70 岁年龄段肥胖者达 22.9%。成年男性肥胖上升趋势出现在 40～50 岁，女性出现在 50～60 岁，并且增长幅度较大，并发症较多，尤需引起注意。WHO 肥胖问题特别小组负责

人菲利·詹姆斯（Philly James）博士指出，肥胖人数正在以每 5 年增加一倍的速度增加。由此推断，到 21 世纪，肥胖将成为世界医学的重要疾病。

2．肥胖对人体的危害　20 世纪大量研究表明，肥胖对人体危害甚大。体内脂肪过剩能引起代谢紊乱，尤其是腹部脂肪过多的向心性肥胖，可引起高胰岛素血症和胰岛素抵抗，从而继发高血压、冠心病及动脉粥样硬化等。在向心性肥胖患者，这类疾病的发生率也较高。在美国，由于肥胖患者的数量高达人群的 55%，因此，美国也是世界上心血管疾病患病率最高的国家之一。体内脂肪过剩还能引起内分泌紊乱、免疫功能下降及血液流变学异常，促发脑梗死、脑出血及心肌梗死等。体重超重的男性，患直肠癌、结肠癌和前列腺癌的死亡率比正常人高。体重超重的绝经期妇女患膀胱癌、乳腺癌和宫颈癌的死亡率也比正常人高。在相同条件下体重超过 30% 者，其死亡率比正常体重者增加 50% 以上。在百岁以上的长寿老人中，体质肥胖者低于 1%。因此，治愈肥胖和控制肥胖病的发展，对于保护社会生产力、减少多种疾病的发生以及提高生活质量具有极其重要的意义。

3．肥胖的防治　预防肥胖的主要方法是控制饮食量，强调各种饮食成分的平衡，防止过多的脂肪和糖类摄入，改变不良的饮食习惯，以及加强体育锻炼等。若上述方法难以取得令人满意的效果，则需要考虑综合治疗。

减肥的综合性治疗，首先要强调运动疗法、食物疗法和行为矫正疗法。对于药物，则认为"只代表总体处理的一小部分"，服用时都有一定的不良反应。药物品种包括食欲抑制剂（如酚氟拉明及马吲哚）、代谢促进剂（如甲状腺素）、消化吸收阻碍剂（如蔗糖聚酯）和植物药等。尚在开发的药物有5 羟色胺重摄入抑制剂及 β 肾上腺素能受体激动剂。1997 年 9 月，曾经风靡世界的减肥药物酚氟拉明由于造成 48 例妇女猝死，因而在美国被停止使用。欧洲亦报道服用该药超过 3 个月，可使肺动脉高压

---

*执笔者

的危险增加 4 倍，从而令其销路受到严重影响。

在我国减肥主要采用中医药，西药和手术疗法居于次要地位。1984—1999 年，有关减肥的中医及中西医结合文献已超过 300 篇，主要的减肥方法有：①饮食替代疗法，如减肥酥、减肥饼干和南瓜粉等。②减肥茶剂，如减肥茶和降脂袋泡剂等。③减肥药物，多采用专方专药与辨证论治相结合的方法。④耳穴压贴、体穴针灸、芒针及激光疗法。⑤按摩疗法。⑥药物外治疗法，如减肥乳霜及沐浴减肥皂等。⑦减肥仪器。

以上药物和非药物疗法对控制中国肥胖病的发展起到了重要作用。

4．肥胖的研究和减肥市场　由于 20 世纪后半叶肥胖的迅猛发展，西方国家，如美国，约有90% 的人对肥胖有所认识，其中 35% 以上的人希望能减去至少 7 公斤的体重，年轻女性中有八成曾尝试过各种减肥法。东方国家，如日本，有减肥意识者于 1985 年以后已接近 100%，尤以女性为显著。在这样的状况下，近年来发达国家正在进行肥胖机制的研究，如 1994 年《自然》（Nature）报道了 Zhang 等发现肥胖基因及其表达产物 ob 蛋白，即瘦素（leptin）。该蛋白可使动物进食减少，能量消耗增加，较多的脂肪被燃烧，体重下降。至今有关研究论文已达 1200 篇以上。1998 年又发现了增食欲素（orexin），其作用与瘦素截然相反。该发现使肥胖机制研究，特别是与肥胖有关的激素和神经肽研究产生了新的认识，从而促进新的减肥药物的诞生。在肥胖及其并发症的治疗方面，西方国家投入的经费占卫生总经费的 5% ～ 10%。以美国为例，其综合减肥及健康食品市场值，1985 年为 50亿美元，1990 年为 800 亿美元，1995 年为 980 亿美元，1998 年达 1000 亿美元以上。由此可窥其对减肥的重视程度和市场之巨大。

中国的减肥热潮始于改革开放以后的 80 年代中期，北京的部分消化、营养和心血管病专家开始重视肥胖引发的心血管病、糖尿病和高血压等对人体健康带来的危害。1986 年由北京中西医结合学会牵头，成立了全国第一个肥胖病研究协作组，建立了专业人员队伍，进行了北京地区肥胖病调查，组织召开了四次全国性学术会议，制订了单纯性肥胖的诊断和疗效评定试行标准，创立了肥胖研究治疗机构。1995 年 5 月，在此基础上，经中国保健科学技术学会批准，成立了中国保健科学技术学会肥胖症研究会。该研究会负责主持与发展全国性的肥胖研究开发工作。在研究会的推动下，开展了肥胖病的科普宣传和保健咨询，组织了减肥药物的基础和临床研究。

20 世纪末的中国减肥市场是一个以减肥食品为主体、减肥茶和中西减肥药物为辅助的巨大市场。据统计，全国的减肥产品已超过 200 个，有的产品年销售额已超过亿元。尤其是减肥食品，尽管它存在着诸多缺点，但在整个保健食品市场中起着举足轻重的作用，支撑着保健食品市场的半壁江山，年销售额占保健食品的份额比例逐年增大。但我国减肥产品的科技含量尚有待提高。

二、21 世纪肥胖防治的对策和展望

回顾 20 世纪的肥胖防治，国内外成绩巨大，困难问题和机遇并存。当前存在的主要问题有：

1．从医学角度来看，肥胖作为一种文明病，虽然有遗传因素，但重要的是营养条件改善。随着科学技术在 21 世纪的进步，这种疾病是否能够被控制？ 21 世纪是否会成为胖子的世界？

2．从患者的角度来看，不少人没有将肥胖看做疾病，有的只是以瘦为美才进行减肥，减肥后的反弹常使其失去信心，对肥胖防治的长期和终生性认识不足。

3．从政府的角度来看，其并没有将减肥看做医疗行为，未将肥胖列为重大疾病进行防治，因而采取的措施尚不力。例如，对肥胖的危害与减肥重要性宣传不够，肥胖疗不能进入保险，对肥胖机制研究的财力投入不足，从事防肥及减肥的医疗机构很少，医务人员参与不够，针对肥胖各种人群采取的干预措施也不够得力等。

4．从市场的角度来看，减肥产品是以赢利为目的的，存在宣传不当和误导等许多问题，许多减肥食品有不同程度的不良反应，然而，国内大部分减肥食品广告对此均无说明。

针对上述 20 世纪肥胖防治存在的问题，21 世纪应采取如下对策：

（1）进一步建议各级政府部门，对肥胖应引起足够的重视，加大对肥胖防治和科研的人力、物力及财力投入，加强各种媒体的正确宣传教育和引导，强调减肥是医疗行为，是综合性措施和终身措施。

（2）将肥胖纳入重大疾病防治的范围，允许将肥胖治疗药物纳入保险，以促进人民体质和健康

水平的提高。

（3）将肥胖防治作为初级卫生保健，纳入社区医疗管理中去。特别应加强城市社区医疗保健网络对肥胖防治的培训和指导，进行全民教育，针对肥胖儿童、青年、中老年、男性、女性、产后及更年期等不同人群采取不同的措施，以降低肥胖的发生率。

（4）建立示范性的肥胖研究治疗中心，建立全国性的肥胖研究网络，加强肥胖的基础和临床研究，加强肥胖研究的国际交流与合作，充分发挥我国中医药和中西医结合的优势，从而促进肥胖研究和治疗水平的提高。

（5）整顿、规范和完善减肥食品和减肥药物市场，开发更具优势的新的减肥食品、茶剂和药物，将减肥产品推向世界，逐步占领国际减肥市场，从而造福于中国和世界肥胖患者。

我们相信，通过国内外防治肥胖专业人员和非专业人员的不懈努力，在 21 世纪，肥胖的研究和防治必将再上一个新台阶。

［原载于：医学研究通讯，2000，29（10）：2-4］

消补减肥片治疗单纯性肥胖的研究

李春生[1]　王文春[4]　陈楷[1]　冯晋光[2]　蔡玉珍[4]　张人玲[4]　魏开元[3]　刘素梅[3]　指导：陈可冀[1]
（1. 中国中医科学院西苑医院；2. 北京大学第一医院；3. 北京师范大学生物系；4. 进修协作人员）

1987—1992 年，我们用自拟消补减肥片治疗单纯性肥胖，取得了较好的减肥成果，现报告如下。

一、临床资料

1. 病例选择标准　凡具备下列四项者，列为观察对象：①体重超过标准体重的 20%，或超重 > 10%，并有高脂血症者。计算公式：标准体重 = [身高（cm）- 100] × 0.9。②有头晕、口干、气短、胸闷、疲倦乏力及腰膝酸软六项虚实夹杂症状的表现。③无严重的心、肝、脑及肾疾病。④排除间脑、垂体、胰腺、甲状腺、肾上腺皮质疾病和自主神经功能紊乱所致的继发性肥胖，以及水、钠潴留性肥胖。

2. 病例资料　在本组 124 例患者中，男 41 例，女 83 例。年龄 9 ～ 70 岁，其中 9 ～ 44 岁 10 例，45 ～ 59 岁 88 例，60 ～ 70 岁 26 例，老年前期和老年期占 91.9%。病程最短 1 年，最长 38 年。肥胖的首发部位依次为腹部、全身、臀部及上半身。发胖原因与活动减少，体力劳动减轻，食欲旺盛，喜肉食、甜食、油炸食、妊娠分娩，以及手术后过度营养有关。偶见遗传素质及原因不明者。按照中国中西医结合肥胖病研究学组 1992 年 4 月

在北京拟定的标准分类，超重 25 例，轻度肥胖 32 例，中度肥胖 59 例，重度肥胖 8 例。合并症：高脂血症 46 例，高血压 38 例，胆结石 12 例，肾结石 5 例，痛风 1 例，前列腺钙化 1 例。无合并症者 27 例。

为了验证本药的疗效，同时设立两个药物对照组，亦设立两个治疗组，以资比较。将上述病例随机分为 4 组：治疗 A 组 16 例，B 组 50 例；对照 A 组 8 例，B 组 50 例。配对组患者一般情况相似，有可比性。

二、治疗方法

治疗组：A 组和 B 组服自拟消补减肥片。消补减肥片（由黄芪、白术、蛇床子、香附、姜黄和大黄等组成，为中国中医研究院西苑医院与江苏省高邮制药厂共同研制。）饭前半小时温开水送服，每次 3 ～ 4g，3 次 / 日，连服 1 个月为一疗程。依据病情需要，可连用 2 ～ 3 个疗程。

对照组：A 组为防风通圣散片（金·刘完素《宣明论方》原方，中国中医研究院西苑医院药厂试制）每次 3 ～ 4g；B 组为月见草油胶丸（天津中央制药二厂生产）每次 1.5g。上述两药的服法、疗程与治疗组相同。

服药期间要求患者的饮食和运动基本保持在服药前状态，不做特殊矫正，但不准使用影响减肥效果的其他药物。

三、治疗效果

1. 疗效标准　服药前后记录症状、舌象、脉象、身高、腹围、体重、血压和血脂，右上臂三角肌下缘外侧正中点、右肩胛下角及右脐旁3cm处皮下脂肪厚度，并制订相应的疗效判断如下。

（1）减肥效果评定：以体重和体重指数为指标。体重评价：每疗程体重减少 ≥ 1.4kg 为显效，每疗程体重减少 1 ~ 1.4kg 为有效，每疗程体重减少 < 1kg 为无效。体重指数 = 体重（kg）/ 身高（m）^{2}。评价方法：求出各组服药前及疗程及结束后体重指数的均值，对所得结果进行统计学处理。

（2）临床虚实夹杂症状疗效评定：采用积分法。将每单一症状严重、剧烈或持续出现为重度，记3分；症状中等程度，时轻时重或间断出现为中度，记2分；症状很轻或偶尔出现为轻度，记1分；症状不出现或服药后消失，记0分。计算各组治疗前后症状积分值，并进行统计学处理。

2. 结果分析

（1）减肥总体效果：表1示，治疗A组消补减肥片的总有效率为93.8%，对照A组防风通圣散片为37.5%，经统计学处理，两组有非常显著的差异（P < 0.01）。治疗B组消补减肥片的总有效率为94.0%，对照B组月见草油胶丸为36.0%，经统计学处理，两组亦有非常显著差异（P < 0.01）。表明消补减肥片减肥的总体疗效优于防风通圣散片和月见草油胶丸。

表1　各组减肥疗效比较

疗效	治疗组		对照组	
	A组（16例）	B组（50例）	A组（8例）	B组（50例）
显效	12	32	1	6
有效	3	15	2	12
无效	1	3	5	32

（2）实际减重效果：表2示，两治疗组服消补减肥片后实际减重均值分别为 2.43kg 和 2.19kg，自身前后比较差异非常显著（P < 0.001）。对照组防风通圣散片服药后实际减重均差值为 1.58kg，月见草油胶丸服药后实际减重均差值为 1.53kg，自身前后对比，统计学差异皆不显著（P > 0.05）。

（3）对体重指数和皮下脂肪厚度的影响：表3示，消补减肥片降低体重指数效果显著，优于防风通圣散片和月见草油胶丸。另外，消补减肥片A组右上臂皮下脂肪厚度，服药前为 36.15 ± 2.74mm（均值 ± 标准差，下同），服药后为 32.46 ± 2.18mm。服药前后比较有非常显著性差异（P < 0.01）。防风通圣散片则统计学差异不显著。

表2　各组实际减重比较

分组	例数	服药前	服药后
治疗组			
A组	16	72.84 ± 2.56	70.41 ± 2.49*
B组	50	73.48 ± 1.42	71.29 ± 1.39*
对照组			
A组	8	73.08 ± 3.71	71.50 ± 3.12
B组	50	73.04 ± 1.44	71.51 ± 1.22

注：表中数据为均值 ± 标准误，下同；服药前后自身比较 P < 0.001

表3　各组服药前后体重指数的变化

分组	例数	服药前	服药后
治疗组			
A组	16	28.30 ± 0.70	27.36 ± 0.71*△
B组	50	38.40 ± 0.39	27.78 ± 0.40*△
对照组			
A组	8	28.13 ± 1.17	28.14 ± 1.11
B组	50	28.12 ± 0.47	28.13 ± 0.44

注：* 服药前后自身比较 P < 0.001
△与对照组比较 P < 0.001

（4）对三酰甘油的影响：治疗B组三酰甘油用药前为 4.00 ± 0.30mmol/L，用药后下降至 3.23 ± 0.25mmol/L。自身前后对照，差异显著（P < 0.05）。

（5）对肥胖相关症状积分值的影响：对治疗组与对照组中A组做了药物对肥胖相关症状积分值影响的统计。表4示，服用消补减肥片后，头晕、口干、气短、胸闷、疲倦乏力和腰膝酸软六项虚实夹杂症状得到了明显改善；服用防风通圣散片后，对虚实夹杂症状无效。

表4　两A组服药前后症状积分值的变化

症状	消补减肥片		防风通圣散片	
	服药前	服药后	服药前	服药后
头晕	0.63±0.62	0.19±0.18*	1.00±0.50	0.88±0.44
口干	1.38±0.34	0.50±0.27*	1.25±0.49	1.00±0.50
气短	1.13±0.31	0.38±0.20*	1.50±0.33	1.13±0.35
胸闷	1.00±0.32	0.32±0.22*	1.00±0.33	0.63±0.32
疲倦乏力	1.88±0.31	0.88±0.26**	1.13±0.44	1.25±0.41
腰膝酸软	1.31±0.31	0.63±0.24*	1.75±0.53	1.00±0.46

注：服药前后自身对照，*$P < 0.05$，**$P < 0.001$

（6）不良反应观察：表5示，服消补减肥片后，对代表食欲状况的进食量以及代表体力状态的左右手平均握力均无明显影响，仅大便次数有所增加。

表5　消补减肥片对进食量、平均握力和排便次数的影响

项目	例数	服药前	服药后
进食量（g/d）	16	350.0±26.2	325.0±20.0
平均握力（kg）	14	27.9±1.7	29.9±2.1
排便次数（次/日）	9	1.0±0.2	1.6±0.2*

注：* 服药前后自身对照 $P < 0.05$

四、讨论

单纯性肥胖属于慢性病、多发病和疑难病。到目前为止，本病的现代药物疗法进展不大，不良反应明显，仅被当作"总体处理的一小部分"来看待[1]。故筛选疗效显著持久、服用方便、不疲乏、不腹泻及不成瘾的减肥药物已成为当前研究的趋向。

笔者从长期临床实践中发现，肥胖在中年以上起病者颇为常见，女性较多。其病因第一为中年以后生活条件逐渐改善，饮食结构不合理，致脾虚不运，湿积内蕴。第二为"年四十，阴气自半"，肾精渐衰，水不上升，致心肾隔绝，营卫不和，气机不畅，上则多惊，中则塞瘀，下则虚冷，当责之气滞而馁。治疗之法，宜采用脾肾并补、湿积同消、畅达气机。

消补减肥片系根据先师岳美中教授的经验，结合我们的临床体会化裁成方。方中黄芪、白术和蛇床子擅于调补脾肾，姜黄和香附长于调理血气，大黄泻胃热而降湿浊，配合其他药物，共同起到补虚祛实、燮和枢机的作用。由于恰合中老年单纯性肥胖患者虚实夹杂之病机，故能降低体重和血脂水平，从而改善肥胖相关的症状和体征。

消补减肥片的临床观察结果证实，本品减肥的综合效果和降低体重、体重指数的作用都很显著，优于防风通圣散片和月见草油胶丸。本品降低血总胆固醇（TC）、低密度脂蛋白胆固醇（LDL-C）、载脂蛋白B（APOB）的水平，改善总胆固醇（TC）/高密度脂蛋白胆固醇（HDL-C）及载脂蛋白A_1（$APOA_1$）/载脂蛋白B（APOB）比值的作用也优于防风通圣散片[2]。同时，服用消补减肥片的患者，除每天排大便次数有所增加外，无体力下降、成瘾和致腹泻的不良反应。药力缓和持久，食欲抑制作用比较轻微。

基础研究的结果表明，消补减肥片无毒，其药效学特点为[3]：①具有显著的减重作用，但不影响体力。②具有轻度食欲抑制作用。③具有降低血总胆固醇作用。④降低体重效果与混悬旋芬氟拉明相似，不良反应明显低于混旋芬氟拉明。

由于肝合成胆固醇的速度最快，数量最多，为了阐明本品减肥降脂的机制，应用显微放射自显影方法进行了药物对体外培养肝细胞胆固醇合成作用影响的实验研究。结果表明[8]，体外培养的乳鼠肝细胞仅在G1和G2期进行胆固醇合成。消补减肥液在这两个细胞周期内可抑制胆固醇合成，与何首乌注射液组及空白对照组相比，均有非常显著差异（$P < 0.001$）。提示本产品减肥的机制与抑制脂质合成代谢有关。此外，消补减肥片还能有效促进体外培养肝细胞的有丝分裂，推测在延缓衰老和提高代谢率方面有一定的实用价值。

参考文献

1．李春生．中老年单纯性肥胖病研究进展，北京医学，1990，12（4）：229．

2．丘万嵩．消补减肥片对高脂血症影响的临床研究．中西医结合杂志，1990，10（9）：532．

3．魏开元．消补减肥片对大鼠减体重作用的试验研究，待发表．

4．刘维佳．中医消补减肥方对体外培养肝细胞胆固醇合成作用的研究．中医新药与临床药理，1992，3（2）：52．

[原载于：中医杂志，1994；35（6）：362-364]

消补减肥煎剂对大鼠体重的影响

魏开元　毛全福　王铮敏

（北京师范大学生物系消化 - 代谢研究室）

本文初步报道消补减肥煎剂在减大鼠体重中的作用。

一、消补减肥煎剂对大鼠的降体重作用

每日胃饲消补减肥煎剂 1.5g/（ml·100g）Bu 连续 8 日。在用药的第 6 日后可见实验组比对照组显著减重（$P < 0.05$）（图 1）。与此相应，大鼠的摄食量亦有相应下降的趋势（图 2）。

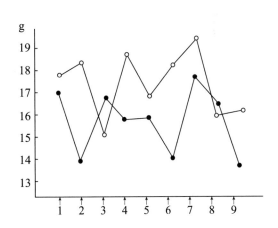

图 2　消补减肥煎剂对大鼠摄食量的影响

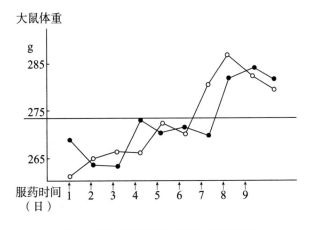

图 1　消补减肥煎剂对大鼠体重的影响

━●━消补减肥煎剂组（$n=7$，每日 1.5g/（ml·100g）Bu）

━○━对照组（$n=6$）

↑喂含消补减肥煎剂

二、消补减肥煎剂降体重的机制

图 2 显示体重下降与大鼠每日摄食量的下降密切相关。那么这又是什么缘故呢？

按 Borella 的方法[1]给大鼠伴随药物喂含 20 粒琥珀色小球。2h 后，剖开胃，见到消补减肥煎剂组比对照组能显著地滞留更多的小球在胃内（$P < 0.05$）（图 3）。这说明消补减肥煎剂有抑制动物在短时内胃排空运动，从而产生饱胀感觉[2]，因而减少了摄食量，即引起了胃滞纳呆的作用。这种作用有类似于胆囊收缩素的作用，并有显效作用，如 Xa 比 Xb 抑制胃排空的作用要强。另外，图 3 显示了单味大黄煎剂比 Xa 和 Xb 的作用更为强烈。可想而知，消补减肥煎剂的厌食作用与其所含的大黄成分有关系。

333

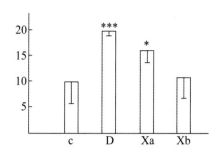

图3　2h 各组大鼠胃内所滞留的琥珀小球平均数

C 对照组　　　　　生理盐水 1ml/100g 体重
D 生大黄组　　　　1.0g/（1ml·100g）体重
Xa 消补减肥煎剂　 1.5g/（1ml·100g）体重
Xb 消补减肥煎剂　 1.0g/（1ml·100g）体重
*** $P < 0.001$　　　 ** $P < 0.01$　　　 * $P < 0.05$

最后，本工作提示：

（1）今后要试验地加大消补减肥煎剂的服用剂量，看看能否达到更快、更好的减体重的效果。

（2）应采用肥胖模型动物和更多的方法和检标检验减体重和减体脂的关系。

（3）检验减体重和动物体力不减的可能性。

参考文献

1. Borella LQ. A simple non-radicaetioe method for the simultaneous guantitatioe determinatim of stomach emptymg end mteatincal propaliun in the intact conacious rat. Digestion，1980，20：36-46.

2. Deutach JA. The stomach signals sate　y. Science，1978，201：165.

消补减肥片抑制大鼠胃排空及其减体重的效果

魏开元等

（北京师范大学生物系消化 - 代谢研究室）

近 20 余年来，欧美各发达国在争相寻求治疗肥胖的良药方面，对具有厌食作用的化学药物筛选做出了很多努力。目前虽然市场上已有几种化学合成的药物，但限于各药物本身的表现，还远不能算为治肥胖病的良药。本文研究了消补减肥片这一中药复方在厌食和减体重等方面的一些特性。

实验 1　消补减肥片煎剂的"胃滞纳呆"作用

采用一群 Wistar 大鼠，体重平均 156g，实验前已养成每日 9：00—17：00 进食的习惯，饮水不限。随机分为 4 组：C 组为对照组，给生理盐水 1ml/100g 体重，胃饲。D 组为生大黄对照组，1.0g/（1ml·100g）体重，Xa 为消补减肥片煎剂中剂量组，1.5g/（1ml·100g）体重，胃饲，Xb 为消补减肥片煎剂小剂量组，1.0g/（1ml·100g）体重，胃饲，各组间的体重无统计学差异。按 Borella 方法[1]于实验日 9：00 前将 20 粒特制的琥珀树脂小球伴随相应的药液胃饲大鼠。2h 后，按常规剖检胃内滞留的小球。结果见图 1。

实验 2　消补减肥片煎剂的减体重作用

大鼠的实验准备同实验 1。随机分为两组：

X 组为消补减肥片煎剂中剂量组（7 只），每日给 1.5g/（1ml·100g）体重，胃饲；D 组为对照组（6 只），每日给生理盐水 1ml/100g，胃饲。共胃饲 7 日。结果起始时动物的体重 X 组（268.2±0.59g）vs. D 组（263±0.3g）$P < 0.05$，X 组较重些。但 7d 末 X 组（269.5±1.5g）vs. D 组（278.8±3.08）$P < 0.05$，即消补减肥服用组的体重已显著减轻了。这一结果与上述相应动物每日的摄食量亦有变化：实验起始时 X 组（16.8±2.0g）vs. D 组（17.4±1.18）$P > 0.05$，7 日　末 X 组（17.4±2.0g）vs. D 组（19.1±1.8），虽 $P > 0.05$，但还是有差别的。

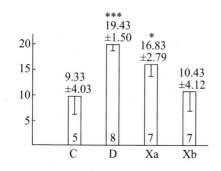

图1　2h 末各组大鼠胃内所滞留的琥珀树脂小球数（$\bar{x} \pm s$）

C 对照组　生理盐水　1ml/100g 体重

D 生大黄组　1.0g/（1ml·100g）体重

Xa 消补减肥煎剂中剂量组　1.5g/（1ml·100g）体重

Xb 消补减肥煎剂小剂量组　1.0g/（1ml·100g）体重

柱头的数字为小球数（$\bar{x} \pm s$）

柱内的数字为该组动物数

*** 与对照组相比 $P < 0.001$，*$P < 0.05$

讨论：由图1可见，Xa 组比 C 组在胃中滞留更多的小球，说明中剂量的消补减肥片煎剂在 2h 内有一定程度的抑制胃排空作用，因而使胃引起饱满感，随之减少动物的摄食量[2]。换言之，消补减肥片能引起"胃滞纳呆"。这种作用有类似胆囊收缩素的作用[3]。Xa 与 Xb 相比可见有量 - 效关系。另外，单味大黄比消补减肥片的胃滞纳呆作用更强一些。这提示大黄在消补减肥中对胃排空的抑制起主导作用。另外，向大鼠胃饲消补减肥片煎剂 7 日的结果，显示的确有减轻体重的作用。此结果也为我们胃饲此药长达 3 个多月的结论证实[4]。

结论：①消补减肥片煎剂能抑制大鼠胃排空，引起胃滞纳呆。②以消补减肥片煎剂胃饲大鼠 7 日就可显著地减轻大鼠的体重。

参考文献

1. Borella CB. A simple non-radioactire method for the simultaneous quantitative determination of stomach emptying and intestinal propulsion in the intact conscious rat. Digestion，1980，20：36-46.

2. Deutsch JA. The stomach signals safety. Science，1978，201：165.

3. Moran TH，Mc Hagh PR. Cholecystokin suppress food intake by inhibiting gastric emptying. Am J Physislogy 1982，242：R491.

4. 魏开元. 消补减肥片对大鼠减体重作用的剂量 - 效应关系. 待发表.

中药消补减肥片对体外培养肝细胞胆固醇合成作用的研究

刘维佳　徐萃华

（中国中医科学院西苑医院基础室）

消补减肥片由黄芪和大黄等数味中药组成，能益气健脾化湿，临床上用于降脂减肥，疗效显著。肥胖是由于脂肪堆积及胆固醇代谢障碍引起的，中医多属痰湿症。本文对消补减肥片的减肥的机制及作用环节进行了初步探讨。

肝合成胆固醇的速度最快，合成的量最多。60% ～ 80% 的血浆胆固醇来自肝[1]。醋酸是合成胆固醇的低分子前身[2]。

本文是以肝细胞培养和同位素掺入肝细胞为基本手段，用显微放射自显影方法进行肝细胞胆固醇代谢的研究。本实验中以具有降脂、能抑制胆固醇合成的中药何首乌注射液为阳性对照药[3]。进行此项研究工作的目的是寻找消补减肥片降脂减肥的机制及作用环节。

一、材料与方法

肝细胞的培养方法是 1980 年由本院肝细胞室建立的肝细胞二级培养法。实验动物为大白鼠乳鼠，鼠龄 1 ～ 5 天，雌雄不分，活杀后取肝。实验用中药及何首乌注射液由本院制剂室提供。[3H-醋酸钠] 由中国科学院上海原子能所供给，核 -4 乳胶由中国科学院原子能所供给。

显微放射自显影法：

1. 肝细胞加药组、阳性对照组及对照组制备方案　待肝细胞已长成典型的上皮样细胞后选作试验用。向培养基内加入不同浓度的中药溶液后，37℃孵育24h。对照组不加中药溶液，同样37℃孵育24h。向加药组、对照组和阳性对照组分别加入3μ[³H-醋酸钠][比度7.36TBq/mol（0.199居里/毫克分子），总强度0.925TBq/lL（25毫居里/毫升）]，在37℃培养30min后，从培养瓶中取出长有肝细胞的盖玻片，在Hank液中漂洗数分钟，换三次液，洗去细胞表面上未掺入的³H-醋酸钠后，立即放入2.5%戊二醛中固定30min，取出盖玻片后用蒸馏水漂洗，再将盖玻片的无细胞面贴在载玻片上，放在清洁匣内，待玻片自干。

2. 自显影乳胶膜的制备　在暗室安全灯下，将块状核-4乳放入小量瓶里，加入等体积的双蒸水，在37～40℃水浴内不断搅拌5～10min后，乳胶完全溶成液态，将早已经放在37～40℃玻璃板上预热的肝细胞肝片渗入乳胶中，缓慢提出，放置在切片盒中，外包黑纸，切忌漏光，放置在4℃冰箱7天，进行曝光。在暗室安全红灯下，将已曝光的自显影片放入18～20℃显影液内显影5～8min，在蒸馏水中漂洗30min，再将自显影片转入定影液中定影20min后，在自来水中洗60min，用蒸馏水冲洗1min，待自显影片干后，滴1～2滴吉姆萨染料，染色10min，用蒸馏水洗净，放在清洁匣内自干。

3. 结果计算方法　镜检×600倍，顺序记数500个细胞，算出细胞核内有15个以上银粒的细胞数。

二、结果

向肝细胞培养瓶内加入三种不同浓度的消补减肥液，以何首乌注射液为阳性对照药，掺入³H-醋酸钠，用显微放射自显术进行实验研究，显示其中药消补减肥液对肝细胞胆固醇合成的影响，结果见表1—3。

表1　向肝细胞培养液内加入何首乌注射液后对³H-醋酸钠掺入的影响

组别	剂量（g/L）	有银粒细胞数（$\bar{X} \pm SD$）	显著性（P）
对照组		88.2±4.55	
何首乌注射液	0.33	24.6±2.79	< 0.001

从表1可看出何首乌注射液能抑制胆固醇的合成，$P < 0.001$，为此选为阳性对照物。

表2　向肝细胞培养液内加入不同浓度的消补减肥液后对³H-醋酸钠掺入的影响

组别	剂量（g/L）	有银粒细胞数（$\bar{X} \pm SD$）	显著性（P）
对照组		88.2±4.55	< 0.001
消补减肥液	0.57	10.8±2.17	< 0.001
（给药组）	0.11	8±3	< 0.001
	0.023	13.8±3.11	< 0.001

表2说明清补减肥液有明显的抑制胆固醇合成的作用，$P < 0.001$。

表3　向肝细胞培养液内加入消补减肥液及何首乌注射液后对³H-醋酸钠掺入的影响

组别	剂量（g/L）	有银粒细胞数（$\bar{X} \pm SD$）	显著性（P）
何首乌注射液	0.33	24.6±2.79	
消补减肥液	0.57	10.8±2.17	< 0.001
	0.11	8.0±2.17	< 0.001
	0.023	13.8±3.11	< 0.001

表3示中药复方消补减肥液在抑制胆固醇合成方面明显优于何首乌注射液，$P < 0.001$。

三、讨论

将³H-醋酸钠掺入肝细胞内，用显微放射自显影法显示胆固醇合成情况。在整个细胞周期内，仅G_1和G_2期进行胆固醇合成，消补减肥液能明显抑制胆固醇的合成，从而达到降脂减肥的目的，这为临床降脂减肥作用提供了一定的依据。同时，与降脂作用较强的单味药何首乌注射液显示了中医复方合理配伍的优越性，为我们进一步从分子生物学角度来探讨中医复方降脂减肥作用提供了乐观的前景。

参考文献

1. （美）哈珀著. 王明远译. 生理化学评论. 北京：科学出版社，1985：413.

2. 刘应泉，谭洪根等. 油脂与健康. 北京. 人民卫生出版社，1989：10.

3. 中华人民共和国卫生部药典编委会. 中华人民共和国药典. 第一部. 北京：人民卫生出版社，1990：148.

[原载于：中药新药与临床药理，1992，3（2）：52-53]

中药配方"新黄连圆"对肥胖 2 型糖尿病患者在体重、血糖、胰岛素敏感度、新陈代谢和抗炎方面的效果：双盲随机化对照先导试验

萧成忠[1] 李春生[2] 廬成皆[3] 黄嘉慧[1] 王锦文[2] 谭志辉[4]

（1.香港东华三院东华东院；2.中国中医科学院西苑医院；3.澳洲迪肯大学；4.香港玛丽医院）

一、摘要

（一）目的

一直以来，在中国黄连圆（为生地黄及黄连的草药混合剂）被肥胖型糖尿病患者用于减轻体重。我们本次先导试验的目的在于探讨"新黄连圆"配方对于肥胖型糖尿患者的有效性及安全性。

（二）方法

将使用口服降糖药或胰岛素、年龄为 18 ～ 65 岁、身体质量指数（BMI）在 27 ～ 35kg/m^2 的 2 型糖尿病患者随机分配服用共 12 周的新黄连圆 24 克（提取自中药原材料混合物的衍生剂）或安慰剂。受试对象的体重、腰围、血压、血糖状况、血脂水平、胰岛素抵抗和抗炎数据的变化会在第 4、8、12 和 26 周时评估。

（三）结果

共招募了 87 位平均年龄 51.5 岁（标准差 7.3）及平均患病 8.1 年（标准差 5.5）的肥胖 2 型糖尿病患者。在 26 周的研究期间，新黄连圆组及安慰剂组受试者无临床上显著的体重变化 [第 12 周的体重变化 –0.54kg（标准差 1.46）比 –0.43kg（标准差 1.13）；第 26 周的体重变化 –0.44kg（标准差 1.35）比 –0.37kg（标准差 1.47）]。在同一一时间，"新黄连圆"或安慰剂对患者的血压、血糖状况、血脂水平、胰岛素抵抗及炎性标志物的影响亦很小。两组受试者均可见轻度和自限的胃肠道不良反应。

（四）结论

"新黄连圆"中药配方显示为安全的，但研究用的剂量似乎不能在肥胖型糖尿病患者的体重上显示出效用，需要就较高剂量及重视质量控制进一步研究，以说明"新黄连圆"的效用。

（五）关键词

地黄、黄连、肥胖型糖尿病、传统中医药、质量控制。

（六）缩写

Hs-CRP：高敏 C 反应蛋白；IL-6：白细胞介素 -6；TNF-α：肿瘤坏死因子 -α；MHLY：新黄连圆；OAD：口服降糖药；TCM：传统中医药。

二、简介

2 型糖尿病和肥胖均给医疗造成了很大的负担[1,2]。2 型糖尿患者往往在诊断时已有肥胖，而且他们长期在减肥上有许多困难[3,4]。更为明显的是，在目前的治疗过程中，大多数 2 型糖尿病患者的体重持续增加[5]。肥胖，尤其是向心性肥胖糖尿病患者能起胰岛素抵抗、葡萄糖不耐受及血糖控制不良[6,7]。此外，肥胖是一个与糖尿病和心血管病极度相关的独立危险因素[8,9]。采用药物治疗肥胖会出现让患者无法忍受的不良影响[10-13]。在中国，使用传统中医药是一种常见的做法[14]。其中，中药方剂黄连圆（以生地黄及黄连组成）已在多个世纪以来用于减轻肥胖糖尿病患者的体重以及缓解多饮症状[15]。数据显示，透过多种可能的机制，该方剂的独立成分可安全、有效地减轻体重并改善葡萄糖代谢，如控制饱感、减轻体重、抑制 α- 葡萄糖苷酶的活动、抑制胰高血糖素分泌、增加胰岛素敏感度、提高葡萄糖刺激的胰岛素分泌刺激朗汉细胞增生[15-22]。此外，有数据显示黄连圆的成分可能对控制高血压、血脂、肾病和神经病变等常见的糖尿病并发症有好处[21-23]。有些研究也表明使用黄连圆的成分有附加的抗炎作用[22,24]。经调整的黄连圆配方（新黄连圆），加入熟地黄后，可提高其疗效并改善肥胖糖尿病患者的容忍度。虽然新黄连圆在我国很常用，但有关改配方的临床研究却很少。糖尿病患者通常患有其他疾病，而且往往同时服用很

多药物，因此，安全使中药配方和新黄连圆在这类患者中值得关注。我们这个试验研究的目的，是研究新黄连圆配方对口服降糖药或胰岛素肥胖糖尿病患者的安全性及疗效。

三、方法

（一）研究设计

这是一个根据国际医疗法规协会的药品优良临床试验规范（ICH-GCP guideines）、并与香港东华东院执行的随机双盲安慰剂对照试验性研究。

（二）研究对象

被纳入的对象是介于 18～65 岁的 2 型糖尿病患者，其 BMI 为 27～35kg/m²，糖化血红蛋白（HBALc）水平为 6.5%～10%，已服用口服降糖药或胰岛素稳定剂量至少 6 个月。若患者过去 3 个月体重减轻 3kg 或以上，或于过去 6 个月内曾服用控制体重药物则将其排除。1 型糖尿病患者、仅以饮食治疗的 2 型糖尿病患者、怀孕或在计划怀孕的 2 型糖尿病妇女均不纳入。对于有潜在生育能力的妇女，需要在整个研究期间同意使用医疗核准的避孕方法，其他排除标准包括过去有急性心肌梗死、急性冠脉综合征、最近 6 个月内中风、未受控制血压 180/100mmHg、活动型肝病、血清丙氨酸氨基转移酶（ALT）是正常上限的 2 倍，血清肌酐 ＞ 150μmol/L，出现呼吸衰竭并需要使用居家氧气，活动型胃肠道疾病，肾或胆结石，糖尿病增殖性视网膜病变，视网膜出血，患有重要的心理疾病，有药物或泻药滥用史，G-6-PD 缺乏和正使用华法林的患者。每个研究对象都会接受中医师的评估。中医辨证为脾胃虚寒型的患者忌服黄连圆配方，故被排除在研究外。本研究取得了每个研究对象的书面知情同意。该项研究方案通过了香港东医院联网论理委员会及医院管理局（中国香港）的批准。

（三）程序

受试者会被计算机随机数发生器随机分配接受新黄连圆或安慰剂，发药形式为每包含 7.5 克粒剂，溶解在 100ml 清水中，并于早餐和晚餐半小时前服用，共 12 个星期。新黄连圆药粉的配制，是由中药公司根据中华人民共和国中国中草药制剂的准则，从正品原药材中提取[25]。每包新黄连圆含有 12 克生药，其中生地黄、熟地黄及黄连的比例为 4：4：2。所有受试者会于第 26 周时重新

评估，以观察新黄连圆配方是否有长期的影响。

全套的医疗病例及体格检查会在到诊时录取。在 26 周的研究期间中，口服降糖药和降压药保持不变，除非出现低血糖，空腹血糖 ≥ 15mmol/L，收缩压 ≥ 180/105mmHg，舒张压 ≤ 95/65mmHg，或主治医师认为有临床必要。受试者应继续他们的日常饮食和运动水平，不服用任何其他药物或草药。他们会被建议于每天早晨和晚餐进行自我血糖监测。糖尿病教育人员会强调低血糖的处理。

受试者 2 次的体重、腰围和血压平均值会在筛选、随机到访，以及随后每 4 周一次且持续 12 周见医生和第 26 周结束研究时的到访中被记录。空腹血糖、糖化血红蛋白、血脂、载脂蛋白 B-100、空腹胰岛素和炎性标志物（即高敏 C 反应蛋白、白细胞介素 -6、肿瘤坏死因子 -α）均在基线、第 12 周及 26 周到访时被测定。研究员抽取受试对象早上的空腹静脉血，将之等份存放于摄氏 -80℃，并在完成每个时间点时分批测量其炎性标志物、胰岛素及载脂蛋白 B-100。计算胰岛素抵抗时采用稳态模型评估（HOMA2-IR）[26]。代谢症候群采用国际糖尿病联合会（International Diabetes Federation，ZDF）的定义。患者对试验药物的顺从性透过要求患者把未使用药物退还给研究人员以作出评估。评估包括在基线以及第 4、12 和 26 周进行胸部 X 线透视。进行心电图、常规血生化、尿液分析、24h 尿蛋白及微量白蛋白检查。将所有不良事件和伴随药物变动于每天到诊时记录。

对胰岛素的测量采用雅培全自动标记免疫分析系统（美国伊利诺伊州，雅培实验室）的微粒子酶免疫分析法（MEIA），其批次内变异系数及批次间变异系数分别为 2.8% 和 5.7%。对于高敏 C 反应蛋白的测量，是使用（德国曼海姆，罗氏诊断股份有限公司）抗 C 反应蛋白鼠单科隆抗体结合到乳胶微粒增强免疫比浊法。该试剂是用侦测极根 0.1mg/L 的认可参考物质（CRM）-470 人血清蛋白参考制剂（RPPHS）校准的。其批次内变异系数及批次间变异系数分别为 0.46% 和 2.51%。白细胞介素 -6 的测量是在 1000- 型自动发光免疫分析仪上（美国伊利诺依州，西门子医疗诊断设备有限公司），应用了固相酶标记化学发光顺序免疫量检测法。该测试的标准校定是采用英国国家生物学标准与控制研究院第一国际标准（1ˢᵗIS）89/548，侦测极限为 2pg/ml。其批次内的变异系数及批次间变异系数分别为 3.3% 和 5.4%。肿瘤坏死因子 -α 的

测量是在 1000- 型自动发光免疫分析以上（美国伊利诺伊州，西门子医疗诊所设备有限公司），使用固相化学发光免疫量度检测法，并以侦测极限为 1.7pg/ml 的 NIBSC87/650 校准。其批次内变异系数及批次间变异系数分别为 2.9% 和 4.5%。载脂蛋白 B-100 的测量则采用 IMMAGE 自动免疫化学系统迅速率散射比浊法（美国加州，贝克曼康尔特有限公司），并以世界卫生组织 - 国际临床化学和实验室医学联盟（WHO-International Federation of Clinical Chemistry and Laboratory Medlicine，WHO-IFCC）参考物质 sp3-07 校准。其批次内变异系数及批次间变异系数分别为 2.5% 和 4.8%。

本研究的主要终点是由基线起的体重变化，次要重点是由基线器的腰围、血压、血糖状态、血脂水平、胰岛素抵抗和炎性标志物变化。

四、统计学分析

（一）样本量计算

这项试验研究是计划检查治疗组之间平均体重减轻的差异不少于 1.7 克。根据估计标准差为 2.2kg，检定力为 0.9，显著性为 5%，双侧两样本行 t 检验，样本量是 72 例。假设跟进个案流失率为 10%。这项研究需要招募共 80 例病例，即每组 40 例。

（二）数据分析

数据会依从意向性治疗原则（intention-to-treat，ITT）分析，并以末次观察推进法（LOCF）处理缺失数据。两组之间在不同到访的结果变数会用重复数量变异数分析作比较，治疗组为个体间因素，而时间为个体内因素。如果两组在基线时有明显差异，那么基线的测量将调整座位共变数。组合时间之间的相互作用也将进行测试。如果有明显不同，将进行多个测试，以比较两组在每一个时间点上的差异。虽然总显著水平设定为 0.05，Sharpened Bonferroni 校正法会在多个测试中用以调整个别水平。

五、结果

共招募了 87 名中国籍肥胖 2 型糖尿病患者，他们的平均年龄为 51.5 岁（标准差 7.3），平均患病年期为 8.1 年（标准差 5.5）。受试者的基本特征见表 1。新黄连圆组有 3 例和对照组有 2 例病患因

不良反应而退出研究（包括胸痛、头晕、口腔溃疡、腹痛及腹泻），另一例对照组患者自行要求退出研究（图 1）。新黄连圆组及对照组患者均对药物有良好的顺从性。两组患者的体重和腰围在 12 周的积极治疗和随后 14 周的观察期中本质上没有明显的变化（表 2）。在同一时间，新黄连圆配方或安慰剂均对血压、血糖控制、血脂状态、胰岛素抵抗和炎症前标志物影响轻微。两组患者要求向上或向下调整口服降糖药、抗高血压药或降脂药的比例。

服用新黄连圆者比服用安慰剂者较多地出现腹泻（38.6% 比 25.0%，$P=0.18$），而便秘则较为常见于对照组（2.3% 比 9.1%，$P=0.36$），但其差异无统计学意义，腹痛症状则在两组患者中同样常见，胃肠道不良反应轻微而且有限。2 例服用安慰剂的患者因胃肠道不良反应退出本研究，新黄连圆组无此类病例。新黄连圆组发生低血钾症的频率较高（9.1% 比 4.55，$P=0.43$），但其差异同样没有统计学意义。低血糖很罕见，两组的发生率均不到 5%。其他不良反应也不常发生而且轻微（表 3）。两个研究小组的胸部 X 线、心电图、血液生化、24h 尿蛋白及尿微量白蛋白检查均有没有明显的临床变化。

六、讨论

虽然使用新黄连圆草药配方有常见的不良反应，但在这个试验研究中的不良反应大致为轻微且自限的，只有 5 名（5.7%）患者因不良反应而退出研究。总体而言，该配方看来对肥胖 2 型糖尿病患者是安全的，并有良好的耐受性。尽管如此，不能忽略因腹泻继发低血钾症的风险。

与其他研究相反 [15、19、21、22]，我们并没有发现新黄连圆配方对体重和腰围起作用。此外，在治疗 12 周及治疗后 14 周的观察期内，该配方似乎没有对其他危险因素如血压、血糖状态、血脂水平、胰岛素抵抗和炎症前标志物造成变化。

这项研究有几个限制，比如招募的患者人数较少，而且治疗时间短，然而，其他研究的控制体重药物通常能够在同样短的时间内证明为临床上有效 [11,27]。与其他研究相比 [12,13,22]，我们招募的研究对象在基线的空腹胰岛素、胰岛素抵抗指数和高敏 C 反应蛋白水平上较低。如果新黄连圆的疗效主要取决于它的抗炎和胰岛素敏感作用，当研究对

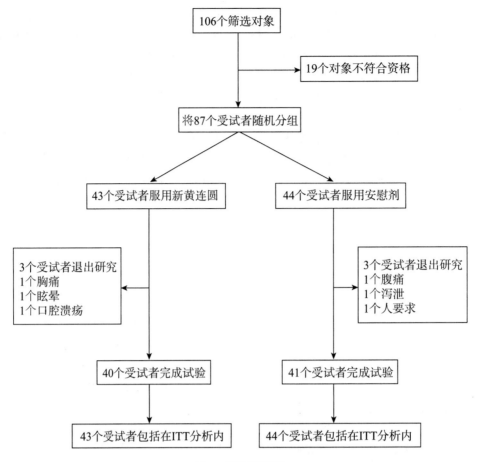

图1 试验流程图

象的炎症活动和胰岛素抵抗水平较低时，便可能无法展示其疗效。本研究中所使用的新黄连圆是从真品草药原材料混合物加工制成的，而中草药的可靠性是需要注意的地方。再者，在对新黄连圆的质量评估中，我们发现该草药混合物的活性成分和代替指标——黄连素的含量（0.6%）低于现行的建议用量[28]。这更反映了控制好全部中草药剂的衍生物质量的重要性。虽然新黄连圆配方中个别中草药剂量相当于惯常的临床建议量[21,25]，但由于安全性是该配方的主要关注点，所以，有可能是由于新

黄连圆的选择剂量过低而导致疗效不明显。数据显示，较高剂量的黄连素能减轻2型糖尿病患者的体重[21]。亦有报道指出，根据临床反应滴定至较高剂量，能有效地降低肥胖2型糖尿病患者的体重[29]。总而言之，将本研究剂量的中药配方新黄连圆用于口服降糖药或胰岛素肥胖的2型糖尿病患者是安全的。但这种剂量的中药配方似乎对这些患者的体重没有效果，需要进一步研究较高的剂量或滴定剂量，以阐明新黄连圆配方对肥胖糖尿病患者的疗效，而且需要重视草药配方的质量控制。

表 1 受试者的基本特征

特征	注释	分组		P 值
		新黄连圆 N = 43 n（%）	安慰剂 N = 44 n（%）	
性别	男	23（53.5）	25（56.8）	0.83
年龄（岁）	平均值 ± 标准差	50.9±8.1	52.1±6.5	0.44
患糖尿病时间（年）	平均值 ± 标准差	7.1±5.0	8.6±5.3	0.18
体重（kg）	平均值 ± 标准差	76.2±8.7	76.4±8.7	0.92
BMI（kg/m²）	平均值 ± 标准差	28.9±2.0	29.2±2.5	0.05
腰围（cm）	平均值 ± 标准差	98.3±7.7	98.4±7.0	0.95
降糖治疗	二甲双胍	40（93.0）	43（97.7）	0.36
	磺脲类	25（58.1）	30（68.2）	0.38
	胰岛素	6（14.0）	4（9.1）	0.52
他汀类药物使用	是	21（48.8）	16（36.4）	0.28
吸烟状况	现时吸烟者	4（9.3）	3（6.8）	0.60
	已戒烟者	4（9.3）	2（4.5）	—
高血压	是	29（67.4）	34（77.3）	0.35
代谢综合征	是	38（88.4）	41（93.2）	0.48
糖化血红蛋白（%）	平均值 ± 标准差	7.8±0.8	8.1±0.9	0.13
空腹血糖（mmol/L）	平均值 ± 标准差	8.5±1.8	8.8±1.9	0.41
总胆固醇（mmol/L）	平均值 ± 标准差	5.00±0.72	4.86±0.69	0.37
低密度脂蛋白胆固醇（mmol/L）	平均值 ± 标准差	3.05±0.61	2.92±0.64	0.37
高密度脂蛋白胆固醇（mmol/L）	平均值 ± 标准差	1.15±0.22	1.10±0.18	0.42
三酰甘油（mmol/L）	平均值 ± 标准差	1.82±0.62	1.79±0.68	0.87
24h 尿蛋白（g）	平均值 ± 标准差	0.14±0.09	0.14±0.09	0.75
24h 尿微量白蛋白（mg）	中位数 ± 四分位差	9.85±19.1	7.35±13.6	0.49
空腹胰岛素（mIU/L）	平均值 ± 标准差	12.5±7.0	13.0±6.5	0.74
胰岛素抵抗指数	平均值 ± 标准差	1.77±0.93	1.86±0.90	0.66
收缩压（mmHg）	平均值 ± 标准差	131±13	135±13	0.23
舒张压（mmHg）	平均值 ± 标准差	77±8	77+6	0.80
高敏 C 反应蛋白（mg/L）	平均值 ± 标准差	1.79±1.14	2.10±1.44	0.27
肿瘤坏死因子 -α（pg/ml）	平均值 ± 标准差	10.4±3.2	9.8±3.5	0.37
白细胞介素 -6（pg/ml）	中位数 ± 四分位差	2.41±1.27	2.29±0.92	0.50
载脂蛋白 B（g/L）	平均值 ± 标准差	0.89±0.16	0.87±0.15	0.69

表 2 由基线起的体重及危险因素变化

	第 4 周		第 8 周		第 12 周		第 26 周		P 值
	新黄连圆	安慰剂	新黄连圆	安慰剂	新黄连圆	安慰剂	新黄连圆	安慰剂	
体重 (kg)	-0.34 (1.08)	-0.01 (0.96)	-0.52 (2.13)	-0.39 (1.17)	-0.54 (1.46)	-0.43 (1.13)	-0.44 (1.35)	-0.37 (1.47)	0.50
腰围 (cm)	0.11 (3.75)	-0.85 (2.79)	-0.16 (4.25)	0.06 (2.63)	0.09 (5.32)	-0.22 (3.21)	-0.43 (4.00)	-0.89 (2.84)	0.58
体质量指数 (BMI, kg/m^2)	-0.13 (0.42)	-0.01 (0.38)	-0.19 (0.77)	-0.15 (0.45)	-0.21 (0.56)	-0.17 (0.44)	-0.17 (0.54)	-0.16 (0.59)	0.57
收缩压 (mmHg)	-1.76 (12.43)	-0.24 (8.93)	-2.10 (10.34)	-0.38 (2.61)	-2.01 (11.40)	-4.74 (9.43)	-1.78 (11.09)	0.14 (12.53)	0.74
舒张压 (mmHg)	-0.25 (7.28)	-1.27 (6.56)	-0.94 (6.08)	-0.95 (7.42)	-0.92 (6.64)	-1.89 (5.54)	-1.25 (7.48)	0.82 (7.23)	0.99
空腹血糖 (mmol/L)					-0.28 (1.68)	-0.39 (1.79)	0.06 (1.69)	-0.27 (1.63)	0.51
糖化血红蛋白 (%)					-0.09 (0.67)	0.01 (0.84)	-0.03 (0.61)	0.06 (0.71)	0.47
总胆固醇 (mmol/L)					0.10 (0.52)	-0.21 (0.55)	0.16 (0.65)	-0.05 (0.66)	0.20
低密度脂蛋白胆固醇 (mmol/L)					0.06 (0.58)	-0.13 (0.44)	0.05 (0.57)	-0.06 (0.55)	0.16
高密度脂蛋白胆固醇 (mmol/L)					-0.01 (0.13)	-0.01 (0.14)	0.00 (0.13)	-0.03 (0.13)	0.58
载脂蛋白 B (g/L)					-0.01 (0.13)	-0.03 (0.11)	0.03 (0.12)	-0.02 (0.14)	0.15
三酰甘油 (mmol/L)					-0.08 (0.53)	-0.25 (0.71)	0.00 (0.90)	0.02 (0.73)	0.56
24h 尿蛋白 (g)					0.00 (0.06)	0.01 (0.08)	0.00 (0.09)	-0.01 (0.09)	0.94
24h 尿微量白蛋白 (mg)					-2.78 (7.59)	3.63 (6.33)	-1.55 (22.43)	4.57 (6.42)	0.10
空腹胰岛素 (mIU/L)					-1.56 (3.09)	-1.46 (4.49)	-1.34 (4.32)	-0.42 (5.38)	0.55
胰岛素抵抗指数					-0.23 (0.44)	-0.23 (0.62)	-0.19 (0.6)	-0.10 (0.63)	0.67
高敏 C 反应蛋白 (mg/L)					0.31 (1.75)	0.14 (1.44)	0.04 (1.17)	0.00 (0.95)	0.67
肿瘤坏死因子 α (pg/ml)					-0.19 (2.22)	0.20 (1.98)	-0.10 (2.84)	-0.36 (2.59)	0.89
白细胞介素 6 (pg/ml)					0.11 (0.95)	-0.16 (1.00)	0.06 (0.92)	0.11 (0.99)	0.54

数据为平均值 (标准差)

表3　比较两组的不良反应

特征	注释	分组		P 值
		新黄连圆 $N=43$ n（%）	安慰剂 $N=44$ n（%）	
胃肠道疾病	泄泻	17（39.6）	11（25.0）	0.18
	腹痛	6（14.0）	6（13.6）	1.00
	便秘	1（2.3）	4（9.1）	0.36
	饥饿	2（4.7）	2（4.5）	1.00
	食欲下降	1（2.3）	3（6.8）	0.62
	口腔溃疡	1（2.3）	1（2.3）	1.00
	口渴	1（2.3）	1（2.3）	1.00
	恶心	0（0）	2（4.5）	0.49
血液生化疾病	低血钾症	4（9.3）	2（4.5）	0.43
	丙氨酸转氨酶升高	1（2.3）	0（0）	0.49
	肌酸激酶升高	0（0）	1（2.3）	1.00
血糖过低		1（2～3）	3（6.9）	0.57
神经系统疾病	眩晕	2（4.7）	2（4.5）	1.00
	头痛	1（2.3）	0（0）	0.49
胸痛		1（23）	2（4.5）	1.00
心悸		2（4.7）	0（0）	0.24
血红蛋白下降		1（2.3）	1（2.3）	1.00
呼吸困难		0（0）	2（4.5）	0.49
咳嗽		1（2.3）	0（0）	0.49
月经量增加		2（4.7）	0（0）	0.24
眼睑水肿		1（2.3）	0（0）	0.49
出汗		1（2.3）	0（0）	0.49
小便失禁		1（2.3）	0（0）	0.49
皮肤疹		0（0）	1（2.3）	1.00
心电图 T 波改变		0（0）	1（2.3）	1.00

参考文献

1. Wild S，Roglic G，Green A，et al. Global prevalence of diabetes：estimates for 2000 and projections for 2030. Diabetes Care，2004，27：1047-1053.

2. Rigby NJ，Kumanyika S，James WP. Confronting the epidemic：the need of global solutions. J Public Health Policy，2004，25：418-434.

3. Khunti K，Skinner TC，Heller S，et al. Biomedical, lifestyle and psychosocial characteristics of people newly diagnosed with Type 2 diabetes：baseline data from the DESMOND randomized controlled trial. Diabet Med，2008，25：1454-1461.

4. Guare JC，Wing RR，Grant A. Comparison of obese NIDDM and nondiabetic women：short- and long-term weight loss. Obes Res，1995，3：329-335.

5. UK Prospective Diabetes Study（UKPDS）Group. Intensive blood-glucose control with sulphonylureas or insulin compared with conventional treatment and risk of complications in patients with type 2 diabetes（UKPDS

33）. Lancet, 1998, 352 (9131): 837-853.

6. Despres JP. Abdominal obesity as important component of insulin-resistance syndrome. Nutrition, 1993, 9: 452-459.

7. Miyazaki Y, Glass L, Triplitt C, et al. Abdominal fat distribution and peripheral and hepatic insulin resistance in type 2 diabetes mellitus. Am J Physiol Endocrinol Metab, 2002, 283 (6): E1135-E1143.

8. Yusuf S, Hawken S, Ounpuu S, et al. Effect of potentially modifiable risk factors associated with myocardial infarction in 52 countries (The INTERHEART study): case-control study. Lancet, 2004, 364 (9438): 937-952.

9. Sullivan PW, Morrato EH, Ghushchyan V, et al. Obesity, inactivity, and the prevalence of diabetes and diabetes-related cardiovascular comorbidities in the U.S., 2000-2002. Diabetes Care, 2005, 28 (7): 1599-1603.

10. Gardin JM, Schumacher D, Constantine G, et al. Valvular abnormalities and cardiovascular status following exposure to dexfenfluramine or phentermine/fenfluramine. JAMA, 2000, 283: 1703-1709.

11. Hollander PA, Elbein SC, Hirsch IB, et al. Role of orlistat in the treatment of obese patients with type 2 diabetes. A 1-year randomized double-blind study. Diabetes Care, 1998, 21: 1288-1294.

12. James W, Astrup A, Finer N, et al. Effect of sibutramine on weight maintenance after weight loss: a randomised trial. Lancet, 2000, 356 (9248): 2119-2125.

13. Scheen AJ, Finer N, Hollander P, et al. Efficacy and tolerability of rimonabant in overweight or obese patients with type 2 diabetes: a randomised controlled study. Lancet, 2006, 368 (9548): 1660-1672.

14. Lau JT, Leung EM, Tsui HY. Predicting Traditional Chinese Medicine's use and the marginalization of medical care in Hong Kong. Am J Chin Med, 2001, 29 (3-4): 547-558.

15. Sun SM. Treatment of diabetes with Huang Lian Wan. Four medical series: essential prescriptions worth a thousand gold for emergencies. China: Shanghai Chinese Classics Publishing House, 1991.

16. Zhang RX, Jia ZP, Kong LY, et al. Stachyose extract from Rehmannia glutinosa Libosch. to lower plasma glucose in normal and diabetic rats by oral administration. Pharmazie, 2004, 59 (7): 552-556.

17. Park SM, Hong SM, Sung SR, et al. Extracts of Rehmanniae radix, Ginseng radix and Scutellariae radix improve glucose-stimulated insulin secretion and β-cell proliferation through IRS2 induction. Genes Nutr, 2008, 2 (4): 347-351.

18. Chen QM, Xie MZ. Studies on the hypoglycemic effect of Coptis chinensis and berberine. Herb Studies Journal, 1986, 21 (6): 401-406.

19. Ni YX. Therapeutic effect of berberine on 60 patients with Type II diabetes mellitus and experimental research. Zhong Xi Yi Jie He Za Zhi, 1988, 8 (12): 711-713.

20. Pan GY, Huang ZJ, Wang GJ, et al. The antihyperglycaemic activity of berberine arises from a decrease of glucose absorption. Planta Medica, 2003, 69 (7): 632-636.

21. Chen KJ, Li CS. New edition of Anti-aging in TCM Theories. China: People's Medical Publishing House, 1998.

22. Zhang YF, Li XY, Zou DJ, et al. Treatment of Type 2 diabetes and dyslipidemia with the natural plant alkaloid berberine. J Clin Endocrinol Metab, 2008, 93: 2559-2565.

23. Yokozawa T, Kim HY, Yamabe N. Amelioration of diabetic nephropathy by dried Rehmanniae radix (Di Huang) extract. Am J Chin Med, 2004, 32 (6): 829-839.

24. Iizuka N, Miyamoto K, Hazama S, et al. Anticachectic effects of Coptidis rhizoma, an anti-inflammatory herb, on esophageal cancer cells that produce interleukin 6. Cancer Lett, 2000, 158 (1): 35-41.

25. Pharmacopoeia Commission. Pharmacopoeia of the People's Republic of China 2005. 8th ed. China: People's Medical Publishing House, 2005.

26. Levy JC, Matthews DR, Hermans MP. Correct homeostasis model assessment (HOMA) evaluation uses the computer program. Diabetes Care, 1998, 21: 2191-2192.

27. Willey KA, Molynueaux LM, Overland JE, et al. The effects of dexfenfluramine on blood glucose control in patients with Type 2 diabetes. Diabet Med, 1992, 9: 341-343.

28. Chinese Medicine Division. HKSAR Department of Health. Hong Kong Chinese Materia Medica Standards. HKSAR: Department of Health, 2008.

29. Li CS. Xian Dai Fei Pang Bing Xue. 1st ed. China: Science and Technology Literature Publishing House, 2004.

治疗脑血管病新药长春胺的临床观察

李春生　王静淑　赵立岩　周文泉　陈可冀　周绍华　赫希格　张宝利　李传湘[*]

（1.中国中医科学院西苑医院老年科；2.中国中医科学院西苑医院神经科；3.进修医师）

长春胺（Vincamine）是我国从南斯拉夫引进的小蔓长春花（Vinca minor）茎叶中分离出的一种生物碱。据国外资料报道[1]，本品能促进脑循环障碍患者脑组织对血氧的摄取和利用，改善病变区（缺血区）脑组织的微循环，以及改善智力行为等。我们自 1983 年 2 月至 5 月采用中国医学科学院药物研究所供应的长春胺针剂和片剂进行了临床观察，现报告如下。

一、临床资料

临床观察对象 12 例，全部为男性，共观察 13 例次。年龄最小为 41 岁，最大为 71 岁。其中 41 ~ 44 岁 1 例，45 ~ 59 岁 6 例，60 岁及以上 6 例。所患病种：脑血栓形成及其后遗症 7 例，脑动脉硬化和脑供血不全 4 例，椎基底动脉供血不足 1 例，老年性痴呆 1 例，脑萎缩 1 例，合并其他疾病 2 例。

二、治疗药物与观察方法

（一）治疗药物

长春胺针剂：剂量每次 10mg，肌内注射，一日 2 次，15 日为一疗程。或以 20mg 加入等渗葡萄糖液 250ml 中静脉点滴，每日一次，15 日为一疗程。

（二）观察方法及疗效判断标准

1. 治疗前后逐一记录意识、智能（注意力、思维及记忆）、自主神经症状（厌食、失眠、疲劳及乏力）、精神（兴奋、焦虑及抑郁）、运动障碍、失语、感觉（头痛、头晕）及括约肌障碍等症状。自拟症状积分法：无症状记 1 分，症状轻或偶尔出现记 2 分，症状中等程度或间断出现记 3 分，症状重或持续出现记 4 分。

2. 治疗前后检查血红蛋白、白细胞、血小板计数、血液尿素氮含量、麝香草酚浊度试验、麝香草酚絮状试验、谷丙转氨酶、血总胆固醇、三酸甘油脂及血糖定量。

3. 观察治疗期间除病情急需外，停用其他治疗药物。

4. 注意药物的不良反应，并加以记录。

5. 疗程结束后，按照"无变化""症状改善"及"明显好转"三级对疗效加以判定。

自拟疗效判定标准：

（1）无变化：治疗后各症状和体征的积分值均与治疗前相等。

（2）症状改善：治疗后主要症状和体征的积分值均比治疗前减少 1 分，次要症状和体征无变化。

（3）明显好转：治疗后主要症状和体征的积分值均较治疗前减少 2 分，次要症状和体征较治疗前减少 1 分。

三、结果

（一）临床症状和体征的变化

用药后临床症状和体征的变化采用积分法进行自身比较。

长春胺在改善记忆力减退症状方面，治疗前后有显著差异（$P < 0.05$）。而对其他诸症的临床效果则均不明显。

（二）检验结果的变化

1. 治疗前后周围血象之白细胞、尿素氮、麝香草酚浊度试验、麝香草酚絮状试验及血糖无明显变化。谷丙转氨酶检查示，1 例由 297U 降低至 176U，余无变化。

2. 治疗前后血红蛋白、血小板计数、血胆固醇、β- 脂蛋白和三酸甘油酯均无明显变化。

（三）疗效判定

采用长春胺治疗后，在 13 例次中，明显好转 2 例次，占 15.38%；症状改善 3 例次，占 23.08%；合计有效 5 例次，有效率 38.46%。无效 9 例次，占 64.54%。

（四）不良反应

1 例采用针剂治疗后，自述肝区有隐痛，但体检未见肝大，肝功能复查正常。

2 例采用片剂治疗第 10 天，出现心慌、口干、眼痛及大便干，因不能耐受而停药。

四、讨论

中国医学科学院药物研究所在综述国外有关长春胺的资料时[1]，曾指出本品的阳性效果主要分布在脑血管疾病、退行性脑病、进行性脑硬化及颅脑损伤等。其中意识方面的症状能得到 82% 的改善，智力行为能得到 80% 的改善，自主神经行为能得到 76% 的改善，精神行为能得到 77% 的改善，运动障碍能得到 73% 的改善，感觉障碍能得到 84% 的改善，括约肌障碍能得到 75% 的改善。我院选择的观察病种，以脑血管疾病和退行性脑病为主，但临床症状的改善仅以智力改善较好。典型病例，如李某，男，71 岁，老年性痴呆，治疗前存在面容呆板、语涩言蹇、运算困难及思维缓慢。

服第一疗程 15 天结束，面容变得较富于表情，语言较为流利，计算能力增强，思维较为敏捷。但继续第二疗程，结束时智力测验反而退步。说明此药物改善智力的作用是否持久亦有待于进一步考察。

我院用长春胺治疗患者，用药后血象与实验生化检验结果均无变化，与国外资料报道相一致。尤其是谷丙转氨酶，用药后不仅未见升高，反而有 1 例下降，同外院观察结果不同。

我院用长春胺治疗的患者，出现不良反应者占 3/13，特点以口干和大便干等消化道症状为主。有 2 例发现眼干和心悸，耐受性亦较差，与过去报道并不一致。

由于我们观察的例数较少，病情偏轻者多，用药剂量偏小（国外资料显示，片剂每天服 6 片效果好，针剂可用至 30mg），故本报告在评价长春胺的疗效方面，仅供参考。

参考文献

1. 中国医学科学院药物研究所：治疗脑血管病新药长春胺（Vincamine），综述，1981 年.

活血化瘀法在疾病治疗中的应用举隅

李春生

活血化瘀法是消散瘀血、畅通血行的治疗疾病方法，包含活血止痛、活血疗伤、活血消痈、活血调经及破血消癥等法则，适用于瘀血、蓄血、癥瘕、积聚、痛处不移、痛肿初起、跌打损伤、闭经、痛经及产后恶露不行等证。若配合补益、清热、散寒及通下等法，则应用范围广，疗效卓著。本文兹举笔者的临床实践，介绍一些应用活血化瘀法的病例，以求正于同道。

一、心、脑血管疾病

（一）冠心 II 号等方配合素食加运动，治疗老年冠心病心绞痛伴气喘

患者陈某，男，61 岁，香港人。2009 年 2 月 20 日初诊。

主诉：胸痛 3 个月，伴气喘。患者 3 个月前因胸痛到西医院就诊，检查后发现冠状动脉一支阻塞，于 2008 年 11 月 5 日做心脏冠状动脉支架手术后手术失败。现胸痛、气喘，活动后加重并伴有堵塞感；自汗，头重痛，睡眠差，难入睡；口干口苦，纳少，大便干硬，日 1 行，尿频，夜尿 2～3 次。2006 年患失眠，偶需服安眠药。高血压 15 年。患有糖尿病，现服薄血药、降血糖、降血压及降胆固醇药。

检查：血压：122/63mmHg（服降血压药后）。近几个月收缩压 130～150mmHg，舒张压 65～80mmHg。2008 年 11 月 22 日空腹血糖 6.5mmol/L。近 3 个月空腹血糖 6.5～7.2mmol/L。

体态肥胖，脉象弦滑，咽部充血（+），舌暗红，舌体胖大，活动自如，无偏斜，苔黄厚腻。

诊断：中医为胸痹心痛、消渴及不寐。

西医为冠心病心绞痛、糖尿病、高血压、高胆固醇血症及代谢综合征。

辨证治则：证属气血瘀阻、痰浊阻络及上焦热盛。治宜清上焦热，活血化瘀。

处方：冠心Ⅱ号方加减。

丹参15g、赤芍9g、川芎9g、红花9g、黄连9g、栀子9g、三七粉3g、琥珀粉3g。每日1剂，水煎服，每天服2次。

建议素食及增加运动。

2009年2月27日，三诊。

第一、二诊，共服上方6剂。患者现吃素食，运动量增加，每天上下班步行从中环走到天后，每次约2公里。用药后气喘改善，其他症状如上。睡眠4h。血压117/63mmHg。脉弦缓，舌暗红胖大，苔黄腻。

处方：酸枣仁汤加味。

熟枣仁30g、茯苓9g、知母9g、川芎9g、甘草5g、黄连9g、栀子9g、丹参15g、珍珠母20g（先煎）、葛根15克、党参9克，

服2剂，水煎服，每天服2次。

2009年4月24日，六诊。

第四至第五诊，共服上方7剂。患者现素食及增加运动，用药后气喘和睡眠改善，其他症状如上。

体检：血压143/65mmHg。2009年4月17日空腹血糖为6.4mmol/L。脉弦细缓，舌紫红，质干，苔黄腻。

处方：改用农本方颗粒剂。

血府逐瘀汤8g、黄连解毒汤6g、酸枣仁4g（相当于草药量20g）、山楂3g、瓜蒌3g、青皮3g、葛根3g。每剂制2袋，每天早晚2次，温开水冲服。

第六诊及第七诊，共服上方12剂。第八诊及第九诊因感冒，改用柴葛解肌汤加减共服药12剂。

2009年5月29日，第十诊：

患者坚持素食及增加运动，现胸痹心痛未发作，气短睡眠改善，大便溏，排便有不尽感，日1行，其他症状如前。空腹血糖6.4mmol/L，脉弦滑缓，舌紫红，质干，苔黄腻。

处方：血府逐瘀汤8g、黄连解毒汤6g、大黄1g（相当于草药量5g）、酸枣仁4g。7剂，温开水冲服，日2次。

2009年5月29日至9月21日，共求诊12次。均用以上方药随症加减治疗，服药112剂，

患者坚持素食及增加运动。用药后胸痹心痛未出现，气短改善，睡眠改善，每天能睡5h。汗出减，夜尿减，尿频减，便溏改善。体检示过去4月收缩压平均为120～135mmHg，舒张压平均为60～70mmHg，早上空腹血糖平均为5.9～6.5mmol/L。近日血液检查示各项指标均未发现异常。高血脂、高血压及高血糖均得到了较好的控制。目前继续服用上方治疗。

疗效评定为临床控制。

按语：冠心病心绞痛伴有肥胖的患者常见血瘀痰浊阻络。此病多由嗜食肥甘煎炸厚味引起，因此，强调改变饮食结构，再配合活血化瘀、化痰宽胸之剂，能够改善患者的内环境状态，提高疗效。

（二）五子衍宗丸配合活血化瘀法治疗老年动脉硬化症

患者，牛某某，女，77岁，住址：北京市西城区天坛西里1号。2013年1月10日初诊。

主诉：精神恍惚，走路出现下肢跛行1年余，远行不足100米即觉腿肚抽筋。头晕，入睡困难，睡后易醒，睡眠时间不足5h。夜间尿频，每夜排尿4～6次，但无尿热、尿痛。听力下降，渐见耳聋。胃纳尚好，大便干燥，1～2日1次。既往曾诊断为脑动脉硬化及糖尿病，血压常波动。

检查：体态肥胖，表情呆滞，血压170/90mmHg，舌质红、紫苔白腻，脉沉弦略数，两尺脉弱。

双足背动脉及胫后动脉搏动无力。

诊断：①动脉硬化症。②肥胖2型糖尿病。③原发性高血压。

辨证治则：此属肾精亏损、瘀血阻络，治宜补肾化瘀通络。

处方：用五子衍宗丸加味。

覆盆子15g、枸杞子12g、菟丝子10g、五味子6g、车前子10g、荔枝核15g、丹参12g、葛根12g、肉苁蓉10g、枣仁15g、当归12g、益智仁6g，水煎服，早晚各服200ml。

2012年1月29日二诊。

主诉：服上方18剂，下肢沉重及间歇跛行改善，行走100米腿肚不痛。夜尿减少至3次，尿频改善。但仍存在入睡困难，睡眠易醒，耳聋。舌质红、苔白，脉弦数。血压150/80mmHg，空腹血糖9mmol/L。

处方：照上方加枣仁3g、肉苁蓉5g、白芍15g、地龙12g、天麻12g、菖蒲10g。煎服法同前。

效果：患者服用二诊处方 100 余剂，精神、睡眠、头晕及尿频改善，外出行走较前为远。于 2013 年 6 月突然血压升高，脑溢血，经抢救无效死亡。

疗效评定为显效。

按语：患者精神恍惚、头晕耳聋、二便失调，乃是肝肾阴虚，肾精不能充养脑髓之象。舌质红紫、步履跛行，系血脉瘀阻，不能荣养肢体所致。故方用五子衍宗丸加苁蓉、益智及荔核以补肝肾、填精血、调二便，丹参、葛根、当归、白芍及地龙养血活血、祛瘀通脉；枣仁、菖蒲及天麻安神益智、熄风开窍。诸药协同，共奏补肾化瘀安神定眩之效。服之令患者症候有所改善，寿命适当延长。

（三）小续命汤配合活血化瘀法治疗老年中风后遗症伴流涎

患者王某某，男，69 岁，河南济源人。2014 年 9 月 3 日初诊。

主诉：偏瘫已 5 年，左侧上下肢软弱，手足不遂，走路时左肩高于右肩。口角流涎，滴湿衣裳。近半年气短心慌、心悸、怕冷、喉痒、微咳，小便排出困难，大便正常。既往史：慢性支气管炎合并肺气肿，前列腺增生。

检查：面部无明显歪斜，舌暗红，苔白滑，有瘀点，脉浮滑。心率 60 次 / 分，心律不齐，肺、肝、脾（−）。左上肢肌力 3 ~ 4 级，霍夫曼征阳性，左下肢跛行。

诊断：中风后遗症。

辨证治则：此属外感风邪，夹痰夹瘀阻滞经络，伤及舌下腺，故流涎不止；痰瘀扰乱心神，则心慌心悸。治宜散风通络、祛瘀化痰。

处方：小续命汤加味。

生麻黄 3g 先煎、桂枝 10g、黑顺片 5g、川芎 10g、党参 10g、防风 10g、苦杏仁 10g、赤芍 10g、黄芩 10g、汉防己 10g、生甘草 6g、炒僵蚕 10g、全蝎 8g、地龙 10g、茯苓 10g。每日 1 剂，水煎，早晚各服 200ml。

2014 年 9 月 10 日，二诊。

服药 7 剂，病况已好转。行动转好，左手、左腿较前得力，流涎停止，心慌及心悸改善，但小便排出仍较困难，舌暗红，苔白滑，脉弦紧迟。治守前法。

处方：原方加冬瓜子 12g，煎、服法如前。

2014 年 9 月 17 日，三诊。

继服药 7 剂，小便较前通畅，行走时左肩已与右肩持平。偶有心悸，舌脉同前。血压 130/80mmHg。

处方：照 2014 年 9 月 10 日方加远志 10g，煎、服法如前，7 剂。

疗效评定为显效。

按语：中风辨证论治主要分为三型：①气虚血瘀（右脉虚大），用补阳还五汤。②阴虚阳亢（上盛下虚、心火亢盛）类中风（西医诊断常有腔隙性脑梗死），用地黄饮子（常加养阴化瘀豁痰开窍之药）。③真中风（常有外感症状，怕冷怕风，凝血因子升高，脉浮或紧），用小续命汤或大秦艽汤。

此患者怕冷，脉浮滑，故以真中风论之，方用小续命汤加减。舌暗红、苔白滑、有瘀点，代表有络瘀和寒痰，需酌加化瘀通络祛痰之品。全蝎和僵蚕均能祛风止痉，其中全蝎善于通络，僵蚕有化痰之功，含牵正散之方义；加地龙能长于行散走窜，有通络化瘀、息风平喘利尿之功，且具有抗心律失常的作用；全蝎和茯苓可治口角流涎。二诊加冬瓜子滑利祛浊，可治前列腺增大造成的小便困难，投方与病证相符合，因此能收到较好的疗效。

二、消化系统疾病

（一）五苓散配合活血化瘀法治愈顽固性腹胀

患者申某某，男 58 岁，北京西苑挂面厂工人。1986 年 11 月 18 日初诊。

主诉：上腹满、腹胀 3 个月。时轻时重，服用香砂养胃丸及保和丸等无显效。自觉腹满，外无形迹，口干，小便少，大便溏，2 次 / 日。原有冠心病史。

检查：面黑，舌质略红，苔白腻，脉缓弱，腹软喜温。

诊断：腹胀满病。

辨证治则：此属瘀阻膀胱，水邪停滞，而成胀满，故腹不满，"其人言我满"。治宜利水化瘀，佐以扶正。

处方：五苓散加味。

白术 10g、猪苓 12g、茯苓 12g、泽泻 30g、桃仁 12g、肉桂 5g、琥珀 3g（冲服）、党参 10g。

4 剂，水煎服。

另取养阴清肺膏 4 瓶。每服 1 匙，1 日 3 次。

1986 年 11 月 24 日，二诊。

腹胀满稍轻，腰痛，排小便较前进步，尿量增加，口已不干。查体：舌质淡，苔白厚腻，脉缓弱。

处方：上方加川续断 12g、桑寄生 12g、白茅根 12g。4 剂。

停用养阴清肺膏。

1986 年 12 月 4 日，三诊。

服药后小便畅，每天 6 次，腹胀减轻，大便正常，每日一次，晚上微喘。舌淡紫，苔白腻，脉缓弱。

处方：照 11 月 18 方加仙茅 10g、仙灵脾 12g。8 剂。

金匮肾气丸 2 合。1 丸，2 次 / 日。

海珠喘息定 2 合。4 片，3 次 / 日。

1986 年 12 月 22 日，四诊。

腹胀显著减轻，胃脘部疼痛，疼则喜按，大便时溏。舌质淡，苔白腻，脉缓弱。

处方：上方加陈皮 10g、郁金 10g、内金 10g。

1987 年 1 月 6 日，五诊。

腹胀除晚间仍发作外，白天已不明显，上腹部隐痛，小便仍少，排尿无力。舌质紫，有浮黄苔，脉弦大无力。

处方：照 1986 年 11 月 18 方，去琥珀，加白芍 12g。8 剂。

金匮肾气丸 3 合。1 丸，2 次 / 日。

1987 年 5 月 9 日，六诊。

服上药腹胀已愈，改治其他疾病。

疗效评定为临床痊愈。

按语：本例患者腹胀的特点是"自觉腹满，外无形迹"，显然属于血瘀；小便少，大便溏，乃水邪停留、外渗大肠所致。因此采用琥珀及桃仁化瘀，五苓散利水，收到很好的效果。因考虑到脉弱乃正气不足，故加用党参。初诊时患者口干，是水热互结、津液不能上承所致，应用养阴清肺膏以生津是不恰当的做法。二诊时察觉，乃立即停用。第二至八诊加用金匮肾气丸、仙茅及仙灵脾补肾水以生脾土，脾土得运，则水除而胀消。

（二）三甲散配合活血化瘀法治愈布加综合征

患者于某某，男，55 岁，河北省承德市人。2012 年 3 月 14 日初诊。

主诉：发现肝硬化 20 年，经解放军 302 医院 CT 加 B 超检查，显示为门静脉血栓形成，附脐静脉开放，食管静脉及胃底静脉曲张，肝内回声不均，可见异常血管通路开放，诊断为布加综合征。患者不愿做手术，求治于中医药。今自觉腹胀，小便黄，大便正常，每日 1 次，粪色黄。患者原有饮酒嗜好，且有胆囊炎和肝囊肿。

检查：形体略瘦，舌质略红、苔白，脉沉涩。颈静脉怒张，心、肺无异常，肝大，肋下 3cm，质硬。脾大，4cm，腹壁坚硬，上腹壁静脉怒张，叩诊无移动性浊音，腹左侧可见大片皮肤色素脱失之白癜风，双下肢皮肤呈紫黑色，无凹陷性水肿。

诊断：臌胀。

辨证治则：证属血瘀气滞水停，治宜化瘀软坚，行气利水。

处方：吴又可《瘟疫论》三甲散化裁。

当归 12g、白芍 12g、土鳖虫 10g、醋鳖甲 18g（先煎），醋龟甲 20g（先煎）。炒僵蚕 10g、蝉蜕 10g、水蛭 6g、厚朴 12g、木香 8g、车前子 10g×1 袋，党参 10g。

水煎，早、晚餐后各温服 200ml。

2012 年 5 月 23 日，二诊。

服上方 20 剂，腹部较前变软，胃纳尚可，胃冷如有水状，大便不干，每日 1～2 次。舌质红、苔白滑，脉弦细。肝大，肋下 2cm，腹软，肠鸣音亢进，双下肢不水肿。

处方：照上方加丁香 4g，肉桂 4g。煎、服法同前。

2012 年 10 月 31 日，三诊。

患者将上方 50 剂打成粉末，每服 10g，一日 2 次，用蜂蜜调服。服用至今，腹胀显著减轻，但仍觉腹冷，腹部较前进一步变软，大便正常，小便少，白癜风亦减轻。面色暗红，舌质暗红、苔白，脉弦滑，心、肺（-），颈静脉怒张消失，肝、脾肋下均为 3cm，无压痛，腹壁怒张之静脉消失，腹水征可疑，下肢不水肿。10 月 30 日 B 超检查示肝内不均质稍低回声灶，右肝静脉闭塞伴交通支形成，肝前有少量腹水。

处方：照上方加大腹皮 10g、牵牛子 10g、水蛭 2g。

60 剂，共为细面，蜜丸重 10g。每日早晚各服 1 丸，温开水送下

2013 年 12 月 18 日，四诊。

患者精神和体力显著改善，能够自由下地劳动，但劳动后有疲乏感，饮食增加，腹部不胀，大、小便正常，仍觉胃冷。舌淡紫、苔白，脉弦滑。腹部略胀，未见静脉曲张，肝右叶大，肋下 2cm，中等硬度，脾可扪及边缘。腹部无移动性浊音，下肢皮肤已变为黄褐色，无水肿。腹部散见白癜风皮损。B 超检查示：门静脉主干不宽，门静脉内血栓消失。血液生化示：肝功能有所改善，但肾

功能欠佳。证实布加综合征已愈，肝硬化仍存在，尚需继续治疗。

处方：照上方加干姜 10g、川椒 8g。

14 剂，共为细面，蜜丸重 10g。每服 1 丸，一日 2 次，早晚温开水送下。

疗效评定为临床痊愈。

按语：布加综合征是由门静脉血栓形成所致的疾病，临床表现为门静脉高压、肝硬化、脾功能亢进及胃底静脉曲张等，与普通肝硬化表现相同。西医治疗主张手术取出门静脉血栓，中医治法尚未见报道。本例患者原有肝硬化病史，以后发现门静脉血栓形成，推测属于继发性布加综合征。鉴于临床血瘀证候明确，又系久病，故采用吴又可三甲散，加入虫类搜剔及理气温通之品治疗，从而使病情逐渐改善，血栓慢慢消失。特别需要指出的是，患者自行将煎剂改为丸散剂，缓缓投药，轻剂磨积，才取得显著疗效。从而提示，不能忽视或取消中药制剂中的丸、散。

三、泌尿系统疾病

（一）代抵当汤加减治疗高龄中风后遗症腹痛及尿血

患者苏某某，男，83 岁，香港人。2009 年 6 月 2 日初诊。

主诉：腹痛、腹胀 2 天，伴纳少、腹胀，脐周疼痛，每于躺下及侧身时加重。尿血，无尿痛，疲乏，睡眠及大便尚可。2002 年中风后，左侧半身不遂。1983 年行胆囊切除。2002 年因腹膜炎行手术及大肠肿瘤切除。

检查：左侧鼻唇沟变浅，面部向右侧歪斜。脐周腹部微压痛，反跳痛（-），上腹部发凉。腹部中央有 1 条长 8cm 的纵行手术瘢痕，膀胱区压痛，下肢 1 度水肿。脉象紧滑。舌红，有裂纹，活动自如，无偏斜，苔黄薄。

诊断：中医为腹痛及尿血，西医为胆囊切除术后、腹膜炎术后及大肠肿瘤切除术后肠粘连。

辨证：中下焦积滞瘀血，气机不通。

治则：温经化瘀、消积止血。

处方：代抵当丸汤加味。

西洋参 6g、生地黄 8g、当归 6g、桃仁 6g、肉桂 3g（焗）、白芍 12g、甘草 6g、牛膝 8g、三七粉 3g（冲）、大黄 5g（后下）、牡丹皮 6g、血余炭 6g。

3 剂，水煎服，每天服 2 次。

2009 年 6 月 4 日，二诊。

用药后腹胀止，腹痛减，纳食量改善，尿血止，仍疲乏，睡眠及二便可。脐周无压痛，上、下腹部触诊有凉感，其他体检同前。脉弦滑，舌红、有裂纹，苔黄薄。

处方：上方去地黄及血系炭，加山楂 9g，当归增至 9g，肉桂增至 5g。

2 剂，水煎服，每天 2 次。

临床评定腹痛为显效，尿血为临床控制。

按语：本例的临床特点为绕脐疼痛，腹胀尿血，是肠间瘀滞不通的表现。故采用化瘀通腑的代抵当汤（生地、归尾、桃仁、炮山甲、肉桂、大黄及芒硝）加减，收到显著效果。鉴于患者年事已高，因此用量减半，并加入扶正之西洋参。

（二）苓桂术甘汤配合活血化瘀法治疗老年慢性肾功能不全（尿毒症期）

患者卢某，女，75 岁，香港人。2006 年 2 月 18 日初诊。

主诉：呼吸不畅，下肢水肿伴呕吐 3 个月余。2005 年 12 月初因突然呼吸不畅并呕吐白沫，被家人送往某医院急诊室。入院后诊断为：肾衰竭？冠心病？（家人转述不详）患者拒绝透析治疗及心脏冠状动脉旁路移植术，遂于出院后来东华东院中医门诊部进行治疗。现症见四肢冰冷，站立不稳，呼吸不畅，活动或平卧时喘咳加重，夜间不能平卧，早晚呕吐白沫，胸胁胀满，下肢水肿，皮肤无瘙痒，入睡困难，胃纳少，尿少，大便如常。患者既往有骨盆骨折及高血压病史，现服降血压药、阿司匹林及钙补充剂。

检查：患者被轮椅推入诊室，由家人代诉病情。面色萎黄，精神萎靡。颈静脉怒胀，肝颈反流征（+），心脏向左侧扩大，心律失常，76 次 / 分，$A_2 > P_2$。两肺底偶可闻及湿啰音。肝左叶大 5cm，右叶大 2cm，双下肢 II 度水肿。心电图示：左侧室壁梗死，心房纤颤（患者未能提供肾功能及血象检查结果）。脉象沉涩，舌淡暗、夹瘀点，舌苔白薄。

诊断：中医为痰饮病、水肿病及关格病。

西医为慢性肾功能不全、尿毒症期、继发性贫血、冠心病合并陈旧性心肌梗死及慢性心功能不全（心功能 III 级）。

辨证：脾肾阳虚，水气上凌心肺，痰浊瘀阻。

治则：健脾利水、温阳化饮、活血化瘀。

处方：苓桂术甘汤加味。

茯苓 15g、白术 10g、炙甘草 4g、桂枝 9g、丹参 15g、红花 9g、益母草 30g、土鳖虫 9g、沉香 5g、西洋参 6g。水煎服，每天服 2 次。

2006 年 2 月 13 日，二诊。

服上方 2 剂后，患者呼吸不畅有明显好转，入睡改善。早晚呕吐白沫。舌脉同前。

处方：守上方，加琥珀粉 2g 冲服。

2006 年 2 月 18 日，三诊。

病者服 5 剂，小便量明显增多，下肢水肿减轻，晚间已可平卧。仍呕吐少量白沫，筋惕肉瞤。

处方：守上方，去琥珀粉加干姜 6g、白芍 9g。

2006 年 2 月 25 日，四诊。

患者服 7 剂后，胃纳明显好转，呕吐白沫明显减轻。仍偶有抽筋。

处方：守上方，加木瓜 9g。

2006 年 3 月 4 日，五诊。

服 7 剂后复诊，患者精神显著好转，胃纳佳，已无呕吐白沫及抽筋，偶有活动后气促。

处方：守上方继续治疗，共服药 21 剂。

临床评定为临床控制。

按语：患者病久失治，出现呼吸不畅、夜间不能平卧、胸胁支满、呕吐白沫等症状，参考《素问·逆调论篇第三十四》："夫不得卧，卧则喘者，是水气之客也。"及《金匮要略》痰饮及水气篇的描述，考虑为痰饮及水气病，以脾肾阳虚为本。患者膈下有痞块，脉涩，舌有瘀点，为血瘀之象；下肢水肿及尿少为水饮停留所致，故水饮和血瘀为本病之标。治疗以健脾扶阳、化瘀利水为法。《金匮要略》说："病痰饮者，当以温药和之。"故以苓桂术甘汤以温阳化饮、健脾利湿，使饮从小便去。在此基础上加上活血化瘀之丹参和益母草等。因脾肺气虚，故助以益气之西洋参。由于处方与病机相合，所以能取得较好的疗效。

从以上病例，可见中医对心肾同病之危重患者具有较好的治疗效果。结合西医相关检查，可提示病情变化及预后，有助于中医的临床诊疗。

四、血液及神经精神疾病

（一）解毒活血汤加减治愈原发性血小板增多症

患者李某某，男，汉族，51 岁，河北省河间县人，2013 年 6 月 10 日到北京平心堂门诊部初诊。

患者自述曾在蒙古人民共和国首都乌兰巴托市经商 7 年，其间吃奶类及羊肉甚多，因蔬菜为进口品种，很难吃到，故食蔬菜较少。于 1 年前发现血小板升高，去年 8 月 23 日在北京 301 医院经骨髓穿刺检查，确诊为原发性血小板增多症。当时血小板计数为 $890 \times 10^9/L$，伴左、右两小足趾疼痛，皮色不变，影响步履。服用羟基脲，血小板计数时高时低。2013 年 1 月 15 日血小板计数为 $605 \times 10^9/L$。目前自觉疲乏，双足趾无疼痛。两膝酸软，饮食及二便正常。血脂及血尿酸升高，轻度脂肪肝。既往身体健康，未患过其他疾病。

检查：营养发育良好，身高 172cm，体重 75kg，舌质红，边有瘀斑，舌体胖，苔薄黄，脉弦缓湿。心、肺（-），肝大 1cm，无压痛，胸骨压痛（±），腹部平软，无压痛，足趾未见异常，胸背、四肢皮肤有细小出血点及瘀斑，表浅淋巴结不大。

诊断：原发性血小板增多症。

辨证治则：证属肺肾两虚、胃肠积滞、血分瘀热。治宜益气补肾、消积活血。

处方：《医林改错》解毒活血汤化裁。

党参 10g、生地 10g、制首乌 10g、川断 10g、当归 10g、川芎 10g、白芍 10g、桃仁 10g、红花 10g、连翘 12g、柴胡 10g、葛根 12g、枳壳 10g、焦三仙 30g、牛膝 10g、大黄 8g（另包后下）、甘草 5g。

水煎，每日 1 剂，早晚分两次服。若有效，继续照原方服用。

2013 年 7 月 30 日，二诊。

服药 45 剂后血小板下降至 $211 \times 10^9/L$，胸背及四肢皮肤出血点消失，大便正常，1 次 / 日。服药前不出汗，服药后全身出汗发黏，仍畏寒。所用羟基脲已由去年的 1 片，4 次 / 日，服药后减至 1/2 片，1 次 / 日，现已停药 12 天。舌淡紫暗、苔白腻，脉沉缓。

处方：照上方加阿胶 10g（烊化）、丹皮 10g、水蛭 5g、桂枝 10g、焦三仙 10g、大黄 2g。14 剂。每日 1 剂，早晚分两次服。

疗效评定为临床控制。

按语：患者长期在乌兰巴托经商，大量进食羊肉及奶类，致肠胃积热、热入心营、波及血分，血遇热则变浓，发于心经所布之皮表部位而成斑疹；凝于舌则成瘀斑，阻塞经络则脉涩。胸骨压痛、两膝酸软均为肾受损之象；常觉疲乏，乃热伤肺气，肺气不足之症。本病为因实致虚，故以消积活血以治其本，兼补肺肾之虚，可获较好的疗效。

（二）血府逐瘀汤加味治疗惊恐及忧虑症头痛

患者何某某，男，52 岁，香港人。2007 年 6 月 27 日初诊。

主诉：反复头痛且晕 2 年，加重 3 个月。2005 年 7 月患者因头痛到西医院诊治，被诊断为神经紧张症，开始服用精神科药物。同年 9 月自行停药。初时头痛及不寐等情况稍有改善。2007 年 4 月，西医诊断为警恐及忧虑症，给予帕罗西汀，其后上述症状加重，近 18 个月体重减轻约 4 公斤。现症见头痛且晕，以两侧胀痛为主。胸闷心悸，呼吸不畅，口干口苦，眠差早醒，胃纳可，二便调。既往患隐性地中海贫血，二尖瓣轻度脱垂伴左心房血液反流。

检查：舌暗红，苔黄薄，脉象涩缓。心尖部可闻及第四心音，心律齐，心率 72 次 / 分，肺（-）。实验室检查：2004 年 1 月肾造影及肠镜检查无异常。2005 年 6 月运动心电图检查无异常。2007 年 4 月糖化血红蛋白 6.3mmol/L，谷丙转氨酶 69IU/L（正常值：3 ～ 58IU/L）。2007 年 5 月 30 日血红蛋白 117g/L。

诊断：中医为头痛病、郁病、不寐病。西医为惊恐及忧虑症。

辨证治则：证属气滞血瘀、肝经郁热。治宜理气活血、清热止痛。

处方：血府逐瘀汤加味。

桃仁 9g、红花 9g、当归 9g、生地 15g、川芎 15g、赤芍 9g、牛膝 9g、桔梗 5g、柴胡 9g、枳壳 6g、甘草 5g、龙胆草 6g、栀子 9g、黄连 5g、菊花 9g、蔓荆子 9g、天麻 12g、全蝎 6g。水煎，每日 1 剂，分 2 次服。

2007 年 6 月 30 日，二诊。

服上方 3 剂后，患者头痛明显减轻，睡眠改善。舌、脉同前。

处方：守上方加丹参 15g。

2007 年 7 月 7 日，三诊。

服药 8 剂后复诊，头痛、头晕及胸闷均减轻 60%，呼吸较通畅，帕罗西汀由每日 25mg 减至 20mg，但有牙龈肿痛。舌、脉同前。

处方：上方加蜂房 5g、黄柏 9g。7 剂。

2007 年 7 月 14 日，四诊。

服药后，患者自述头痛、头晕减轻 85%，胸闷及呼吸不畅均减轻 85%，牙龈痛减 95%，现可睡 5h。7 月 7 日，血液检查示：谷丙转氨酶由原来的 69IU/L 降至 51IU/L。

处方：守前方加琥珀粉 3 冲服。7 剂。

2007 年 7 月 21 日，五诊。

服药后，头痛、头晕、胸闷及呼吸不畅均减轻 90%，心悸减轻 80%，已无牙龈痛，睡眠增至 6h，帕罗西汀用量由每日 20mg 减至 15mg。

处方：前方去蜂房继续服，共服药 25 剂。

疗效评定为显效。

按语：患者受情志所伤，肝失条达，气失疏泄，而致肝气郁结。气滞可导致血瘀不行，气郁日久可以化火。气滞血瘀，心阳被遏，则胸闷不舒。脉涩缓、舌暗红为血瘀之象。肝经有热，循经上扰清窍，《素问·至真要大论》谓"诸风掉眩，皆属于肝"，故两侧头痛而眩。肝火扰动心神，神不安宁以致不寐；口干口苦、苔薄黄皆为肝经有热之象。治疗以利气和血、清热止痛为法，方用血府逐瘀汤加味。《医林改错》称血府逐瘀汤所治之病，有"头痛、胸痛、急躁、夜睡梦多、心跳心忙、夜不安，俗言肝气病"，可见此方能治患者诸症。另因肝经郁热，加上平肝熄风清热之菊花、天麻、蔓荆子和全蝎等，恰与病机相合，故能取得很好的疗效。

另外，患者所服用的抗抑郁药帕罗西丁是一种选择性血清素再吸收抑制剂，通过抑制血清素的再吸收，可舒解患者的情绪困扰。常见的不良反应有肠胃不适、食欲不振、敏感反应、虚弱无力、口干、紧张、焦虑、头痛及失眠等。从本病例可见，中医药不但对郁病具有治疗效果，并且可减轻西药的不良反应，可于治疗过程中减少西药剂量，以达到相辅相成之效。

五、外、骨科疾病

（一）加味旋复花汤治愈非化脓性肋软骨炎

患者刘某某，女，30 岁，内蒙古呼伦贝尔市海拉尔区居民。2013 年 9 月 2 日初诊。

患者自述胸口闷痛半年，其痛连及后背，有压迫感、嗳气、疲乏无力，上楼时气短。左侧头痛，劳累后发作，大便时干时溏。患者既往曾患干燥综合征，今年做人工流产 2 次。目前服用西药氯喹啉及强的松龙，但未能止痛。

检查：口唇干燥并有溃疡，舌质红、苔黄，舌边有齿痕，脉弦细略迟。左侧第 3、4 胸肋关节肿大如小枣样，有显著压痛，皮色如常。内脏检查未见异常。

诊断：非化脓性肋软骨炎（泰齐病）。

辨证治则：证属瘀血留着胸胁，肝阴不足，郁滞不舒，拟活血化瘀、养阴平肝为治。

处方：《金匮要略》旋复花汤加味。

旋复花 10g、茜草 10g、当归尾 10g、桃仁 10g、郁金 10g、泽兰 10g、生地 10g、天冬 10g、血竭 5g、三七粉 3g（冲）、柴胡 10g。

水煎，每日 1 剂，早晚分两次服。

2013 年 10 月 2 日，二诊。

服汤药 30 剂，胸部已无疼痛，肿大之 3、4 胸肋关节变平。但患者仍觉疲劳、口唇干焦，有时心悸、腰痛，夜间尿频。舌象同前，脉滑弱。

处方：改用还少丹加党参、黄柏和天门冬，调理心、脾、肾之虚。

疗效评定为临床痊愈。

按语：非化脓性肋软骨炎属于胸胁软骨关节的非特异性炎症，病因不明，西医治疗首选糖皮质激素。本病例在使用糖皮质激素疗效欠佳的情况下，按中医"痛处不移为血瘀"的辨证要点，采用《金匮要略》旋复花汤加味，化瘀通络、养阴平肝，竟收良效。

（二）身痛逐瘀加味治愈扭伤腰痛

患者黄某某，男，50 岁，中国科学院空间物理研究所干部。1987 年 8 月 29 日初诊。

主诉：右腰部间断性掣痛 10 年，初由腰部扭伤引起，时或发生掣痛，曾做针灸治疗好转，2 年未犯病。昨天因劳累，弯腰时突感剧然疼痛，现在掣痛难忍，直腰及步履维艰。既往有咳嗽及吐痰病史。

检查：患者挂杖而来，神情痛苦，舌质紫，舌体胖大，苔白薄，脉沉涩。第 4 腰椎棘突向右开 3 寸处有明显压痛。

诊断：腰痛病。

辨证治则：证属肾精亏损，加以腰部扭伤，瘀血留着，气血不通而作痛。宜活血行气止痛，佐以补肾填精。

处方：身痛逐瘀汤加味。

当归 20g、川芎 10g、牛膝 15g、制乳没各 10g、五灵脂 10g、桃仁 10g、红花 10g、地龙 10g、香附 12g、秦艽 12g、羌活 12g、甘草 8g、杜仲 15g、川断 15g。

4 剂。水煎，每日 1 剂，早晚分两次服。

医嘱：辅助腰部按摩，腰椎拍片。

1987 年 9 月 2 日，其爱人述，患者腰部 X 线片示：第 3—5 椎体缘轻度唇样增生，椎间隙不窄，

亦未见莫氏结节。印象：腰第 3、4、5 椎轻度骨质增生。做腰部按摩 1 次之后，疼痛稍减，连续服上药 4 剂，疼痛消失。患者已上班工作。

疗效评定为临床控制。

按语：王清任《医林改错》"痹症有瘀血说"认为，明知受风寒、湿热和阴亏，而用古方治之不效，常有已凝之血，可用身痛逐瘀汤治之。本病采用此方，使十年之腰痛竟愈，证实王氏之说确有奇验。

六、重度肥胖和糖尿病并发症

（一）调营饮加味治疗重度肥胖合并高血压、肝硬化腹水

患者姚某某，女，46 岁，私营企业老板，内蒙古呼伦贝尔市大雁镇人。2012 年 9 月 8 日初诊。

患者自述肥胖 20 年，平素应酬较多，喜食肉类，嗜酒。常有疲乏感，头晕耳鸣，腹胀尿少，点滴难出，大便干燥，每 5～7 日一次。既往因子宫腺肌症做过子宫切除手术已 3 年。

检查：身高 170cm，体重 110kg，血压 240/150mmHg。面容疲惫，舌质紫、苔黄腻，舌边有齿痕，脉象沉涩。心、肺听诊未见异常，肝、脾扪诊不满意，腹部高度膨隆，腹壁有紫红色条纹，叩诊可闻及鼓音及移动性浊音，无压痛及包块，双肾无叩击痛，两下肢 2 度凹陷性水肿。

诊断：①重度肥胖病。②高血压 3 级，很高危。③胆汁淤积性肝病，肝硬化合并腹水。

辨证：此属饮食起居长期失调，肝脾大伤，痰浊瘀血积聚，三焦气化失常，为虚实夹杂之证。

治则：益气养血、化瘀理气及通窍逐水。

处方：用调营饮加味。

党参 10g、黄芪 15g、肉桂 5g、莪术 8g、元胡 10g、当归 10g、赤芍 10g、川芎 10g、茯苓皮 12g、细辛 3g、桑白皮 15g、大腹皮 12g、白芷 10g、葶苈子 10g、瞿麦 12g、大黄 10g（另包后下）、牵牛子 10g、沉香 3g（冲）、知母 10g、炮山甲 10g。

水煎服，每日 1 剂，早、晚饭前半小时服。

医嘱：服药期间，进低盐素食，禁酒。

2012 年 10 月 14 日，二诊。

患者自述服上药 2 剂时，耳鸣消失，精神和体力改善。大便每日 2 次，质软成形。小便量增加，每日 4～5 次。连服中药 30 剂，体重较前下降 5kg，血压降至 160/100mmHg，腹胀减轻，下肢

水肿已消，大便增至每日 6 ~ 7 次。因昨日患感冒，体温 37℃，鼻塞声重，身有恶寒发热，舌质紫、苔黄腻，脉浮紧滑。腹部移动性浊音仍然存在。

处方：①先用陶节庵柴葛解肌汤合《金匮要略》大黄黄连泻心汤加板蓝根 15g、党参 10g。7 剂水煎服，每日早晚各服一次，以治疗感冒。②继照 9 月 8 日方，去掉炮山甲，加泽泻 12 克、车前子 10g（包煎）。共服 20 剂（服药 5 日，停 2 日），以治疗肥胖。

2012 年 11 月 18 日，三诊。

经上述治疗后，体重曾经下降 10 余公斤，近日因饮食不节而出现反弹。腹水消失，食欲下降。口舌生疮、腰痛、腹胀，右季肋部隐隐作痛，大便每天 5 ~ 6 次，质溏。舌质红、苔黄腻，脉弦滑缓，两尺脉弱。体重 107kg，血压 140/80mmHg，腹水征阴性。治疗重点转向滋阴补肾、清热利湿。

处方：知柏地黄汤增损。

熟地 24g、山萸 12g、山药 12g、丹皮 10g、茯苓 10g、泽泻 10g、知母 12g、黄柏 12g、党参 10g、黄芪 12g、当归 10g、白芍 10g、杜仲 12g、川断 12g、怀牛膝 10g、肉桂 4g。

水煎：早晚各服一次。每周服 5 天。

另用：八宝丹 0.6 克，每日 3 次口服。

2012 年 12 月 24 日，四诊。

腰痛和口疮均已痊愈，疲乏感改善，体重下降 6.5kg。但因饮食不慎，再次反弹。目前体重 107kg，血压变为 140/100mmHg，不知饥，厌食油腻，腹不胀。舌脉同前，腹水征可疑。

处方：照 2012 年 10 月 14 日方加三棱 8g、炮山甲 10g、冬瓜皮 30g，去党参。

水煎，每日服 2 次。

八宝丹同前继续服用。

2013 年 3 月 16 日，五诊。

服药后体重和血压与前次相比无变化。自觉胸闷、憋气、心慌，大便每日 3 ~ 4 次，为溏便，尿液色清、无热感。舌质红、苔白，脉弦滑缓。八宝丹已服 15 盒。体检：心、肺未见异常，腹部无移动性浊音，双下肢水肿 1 度。肝功能正常，血总胆固醇、低密度脂蛋白胆固醇和转肽酶升高。B 超检查示，脂肪肝，无腹水，左肾局限性积水。

处方：保元汤合冠心 2 号加味。

党参 10g、黄芪 15g、当归 10g、肉桂 5g、麦冬 10g、五味子 6g、丹参 15g、红花 10g、赤芍 10g、川芎 10g、降香 10g、益母草 15g、瓜蒌 30g、

薤白 10g、半夏 10g、牵牛子 10g、泽泻 10g、大黄 10g（另包后下）、沉香 3g 冲、炮山甲 10g、水煎服，连用 30 剂。

停服八宝丹。

疗效评定为显效。

按语：本病属中医肥胖、膨胀、胸痹及热淋四种疾病的范畴，病情复杂危重。乃由过食膏粱厚味，积热伤脾，气滞血凝，热蕴中下两焦，因实致虚引起。水热互结，三焦气化不行，故腹胀兼见二便闭。宜急则治其标，泄实补虚，宣通窍道，化瘀利水。所用调营饮出自明代王肯堂《证治准绳》，方中当归、赤芍、川芎、元胡、莪术、细辛、肉桂可养血活血、化瘀温通；赤苓、葶苈子、桑皮、大腹皮、瞿麦可泻肺行水、清热通淋；槟榔、枳实、陈皮和大黄可行气宽中，消积攻下。17 味药协同，共奏活血化瘀、利水通便之效。再加沉香和山甲降气开闭，知母和牵牛滋阴清泄，党参和黄芪益气补中，共同起到扶正去邪作用。八宝丹由牛黄、蛇胆、珍珠、三七、羚羊角和麝香等组成，具有清利湿热、活血解毒及去黄止痛的作用，用于治疗肝胆系统和泌尿系统炎症有较好的疗效。本案以调营饮加味，配合八宝丹，能够切中病机，因此，在控制肥胖、降低血压、清除肝硬化腹水、使病情转危为安等方面，都起到较好的效果。但因患者经受不住美味佳肴和酒类的诱惑，所以用药很难使其达到完全复健状态。

（二）养阴活血、益气清热治疗糖尿病肾病

患者赵某某，男，36 岁，已婚，北京人。2000 年 3 月 24 日初诊。

主诉：面目水肿，已逾 10 年。多方医治，予益气健脾、利湿消肿，但疗效不显著。现仍水肿，面目尤甚，状如卧蚕，晨起明显。小便浑浊，昼频夜安，会阴疼痛，口渴多饮，消谷善饥，大便溏薄，项强头晕，乏力短气，动则喘憋，心烦，夜寐尚可。

检查：体胖面赤，舌质紫暗、舌苔薄白，脉沉涩。尿蛋白（+），尿糖（+++），尿潜血（++++），空腹血糖 13.8mmol/L。

诊断：肥胖 2 型糖尿病合并糖尿病肾病。

辩证：气阴两伤，瘀血阻络，水湿内停，兼有内热。

治则：急则治标，宜养阴活血，通络消肿。

处方：冠心 2 号加减。

元参 30g、苍术 15g、僵蚕 12g、蝉衣 12g、

丹参30g、赤芍15g、红花10g、益母草20g、杜仲15g、川断15g。

7剂。水煎服，每天服2次。

2000年6月26日至7月3日，二诊至四诊。

服药后，血糖逐渐下降至9.0mmol/L及6.0mmol/L，尿蛋白（+），尿糖（−），尿潜血（+），水肿已退，诸证均减，精力充沛。时有腰痛、背部不适，有蚁行感，小便灼热，乏力早泄。舌暗、苔白微腻，脉涩。

处方：上方加沙苑蒺藜12g、土元10g、当归10g、黄柏10g。

7剂。水煎服，每天服2次。

2000年7月13日，五诊。

患者服药后，诸证减轻。因不慎外感，经服中药，已好转。现余咳嗽，痰黄难出。复有腰痛，偶有水肿，小便灼热，乏力胸闷。舌质暗红，舌苔薄黄，脉弦弱。空腹血糖8.6mmol/L，尿蛋白（+）。

处方：竹叶石膏汤加减。

党参15g、麦冬12g、竹叶10g、生石膏30g（先煎）、半夏10g、赤芍12g、黄芩10g、黄连10g、僵蚕12g、浙贝12g、地骨皮12g、甘草8g。

7剂，煎服法同前。

2000年8月18日，六诊。

服药后，自觉体力充沛，水肿已减，咳嗽消失，小便无热感。唯有乏力胸闷，汗出多。舌质紫暗，舌苔薄白，脉缓弱。空腹血糖6.6mmol/L，尿蛋白（+）。

外方：生脉散加味。

党参15g、麦冬12g、五味子8g、丹参18g、赤芍12g、僵蚕12g、川断15g、益母草15g、炒山栀12g、茅根30g。7剂，煎、服法同前。

嘱其调饮食，适寒暑，防止感冒。

临床评定为显效。

按语：本例确诊为糖尿病肾病。患者平素体胖，肥人气虚，气虚不运，水湿内停，泛溢肌表；病变日久，气不化津，气阴两伤，渐成消渴。水湿留恋，脉络郁阻，脉道涩迟，阻滞不通，水道不利，因而水肿渐重，小便涩痛。气阴不足，津伤化热，水谷不化，清阳不升，胸阳不振，水饮上泛，乃见消渴多食、胸闷头昏、大便溏薄、气短难续。舌、脉均为气阴两伤，瘀血阻络，水湿内停，兼有内热之征象。此时若益气健脾、利水消肿，多难速效。瘀血不祛，则水肿不除。乃投养阴活血消肿之法，用冠心2号方加减。瘀血祛，脉道通，水饮得

化，气津渐复，实验室检查血糖及尿蛋白均下降。此类患者最忌外感，若气阴两伤，复感风热，如予补益，又恐留邪。故用攻补兼施，益气清热，以竹叶石膏汤加减，使余热渐清，气阴得复。终以生脉散合丹参、赤芍、栀子等品，益气养阴、活血通络、清热利水而收功。

（三）四妙勇安汤、顾步汤配合活血化瘀法治愈糖尿病足趾溃疡

患者许某某，男，54岁，香港人。2008年7月21日初诊。

主诉：右足第4趾外伤后溃疡6周。1个多月前，患者右足第4趾外伤后溃疡不愈，曾就诊于律敦治医院，诊断为糖尿病足，建议将其截趾，现服抗生素治疗。溃疡周围暗红、肿胀，步行时无疼痛，无下肢转筋。自觉气短，神疲倦怠，眠纳可，二便调。有糖尿病史15年，伴高血压，胆固醇高，均需服药（具体不详）。平素空腹血糖控制在6～10mmol/L。2006年左足第2趾外伤后已截趾。

检查：当日空腹血糖8.8mmol/L，右足第4趾背上有一豆大溃疡，上有脓液覆盖；足底第4趾根部约1cm远处有一直径约0.5cm的梭形溃疡，深约2mm，上有脓性分泌物。右足背动脉搏动弱，胫后动脉搏动模糊。右足第2趾截除，下肢不肿。脉象缓弱，舌红、苔黄腻。

诊断：中医为脱疽、消渴病。西医为糖尿病右足溃疡、左足第2趾截除术后、高血压、高胆固醇血症。

辨证治则：此属下焦热毒壅盛、气虚血脉不畅，治宜滋阴清热解毒。益气活血通络。

处方：四妙勇安汤合顾步汤加减。

金银花45g、玄参45g、当归15g、甘草9g、黄芪20g、党参9g、石斛12g、蒲公英30g、菊花12g、紫花地丁30g、川牛膝9g、水蛭5g、血竭5g、皂角刺9g、乳香9g。

4剂。水煎，每天1剂，分2次服。

医嘱：自购云南白药粉，外涂足趾溃疡面。

2008年，7月25日，二诊。

服上方4剂后，右第4趾上下两处溃疡开始脱皮并有新皮长出，局部疼痛。偶有腹痛，大便溏，日1行。空腹血糖7.8mmol/L。治宜加强祛瘀托毒之力。

处方：上方加没药9g、黄芪加量至30g、党参加量至12g。

7剂。煎服法同前。

2008 年 8 月 1 日，三诊。

右第四趾两处溃疡脱皮，新皮续长，右趾疼痛消失。腹痛，大便溏，日 2 行。空腹血糖 5.6mmol/L。脉弱数。今日复诊西医，做足趾放脓血。中药加重清下焦热毒之品。

处方：上方加黄柏 12g。7 剂，煎、服法同前。

2008 年 8 月 25 日，四诊。

用药后无不适，右第 4 趾两溃疡脱皮，新皮续长，局部无疼痛，大便日 1～3 行，量多。脉弱滑。自测空腹血糖 4.5～6.5mmol/L。患者就诊于西医并开始减降血糖西药药量。中药效不更方。

处方：守上方，14 剂。

2009 年 1 月 12 日，五诊。

妻子代诉：患者服毕上药后，右第 4 趾溃疡局部无疼痛，愈合良好，遂自购上方服用未间断至今。4 个月来血糖控制稳定，无其他不适。并诉西医感到惊奇，称其康复情况良好，进度较快，不需要截趾。

疗效评定为临床痊愈。

按语：患者有糖尿病史 15 年，右趾第 4 趾外伤后溃疡不愈，周围暗红肿胀，上有脓性分泌物，此为糖尿病性肢端坏疽，相当于中医学之脱疽。患者自觉气短、神疲倦怠、脉缓弱，而局部溃疡化脓、暗红肿胀，乃本虚而标实，素体虚而湿热毒蕴于下焦。体查发现右足背动脉搏动弱，胫后动脉搏动模糊，亦反映其局部气血运行不畅，趾节失荣枯竭而成坏疽。

治疗方面，对此病例以滋阴清热解毒、益气活血通络为治则，方用四妙勇安汤合顾步汤加减。四妙勇安汤出自清·鲍相璈《验方新编》一书，方中重用金银花，清热解毒；玄参泻火解毒，当归活血散瘀，甘草配金银花加强清热解毒作用，共收清热解毒、活血通脉之功。其用药特点是药味少，用量大，功效专，药物用量为常用剂量的 3～6 倍，其方后注更要求"一连十剂，药味不可少，减则不效"。顾步汤用人参及当归补益气血，黄芪益卫固表、托毒生肌，石斛滋阴清热，金银花、菊花、蒲公英及紫花地丁清热解毒，川牛膝逐瘀通经、引药下行，共收益气养阴、解毒扶正之效。再酌加水蛭、血竭、皂角刺、乳香及没药等，以加强活血祛瘀、通络止痛之力。另外，嘱患者以"云南白药"外涂溃疡面，祛瘀解毒止痛，内外兼治。

患者共服中药 100 余剂而愈，康复进度令人满意。当中除了以中药内外标本兼治外，亦有赖西医积极控制血糖及预防再感染，两者可谓相辅相成，充分体现了中西医结合在临床上的优势。

七、妇科疾病及不孕症

（一）清热固经汤、桃红四物汤加减治疗经期延长

患者丁某某，女，41 岁，香港人。2008 年 9 月 11 日初诊。

主诉：月经提前，量少，较平素经期延长 2 周，病已半年。末次月经于 2008 年 9 月 8 日来潮，今日未净，色淡，量少；上次月经于 2008 年 8 月 27 日来潮，经期延长 2 周，色淡，量少，淋漓不净，无血块，无痛经。无咳嗽，痰少，口干喜饮，畏寒，皮肤红疹瘙痒，睡眠易醒，纳可，二便调。2004 年 8 月服激素药至今（具体不详）。

检查：咽充血（+/-），右侧面颊、颈部、左上臂及腹部有散在性小红疹。肺（-）。脉象缓弱。舌红干，苔黄薄。

诊断：经期延长，月经先期，湿疮。

辩证治则：阴虚内热，迫血妄行。治宜清热养血固经。

处方：清热固经汤加减。

生地 15g、白芍 20g、龟板 20g（先煎）、牡蛎 15g（先煎）、地榆炭 15g、棕榈炭 15g、藕节 15g、黄芩 9g、栀子 9g、乌梅 9g、阿胶 9g（烊化）、熟枣仁 15g、绵马贯众炭 9g。

5 剂，水煎服。每天服 1 剂，1 剂分 2 次服。

医嘱：忌辛辣煎炸之品。

2008 年 10 月 9 日，二诊。

服上药后睡眠改善，经期延长无明显改善。这次月经于 2008 年 10 月 4 日来潮，今日未净，色淡，量少。口干，晨起咳痰。脉细滑。舌红，伴齿痕，苔黄腻。咽充血：（+/-）。肺：（-）。

处方：上方去熟枣仁，加党参 9g、大青叶 15g。7 剂。

2008 年 10 月 26 日，三诊。

服药后月经未净，色淡，量少。口干，晨起上肢麻痹，下肢转筋。脉细滑。舌红、伴齿痕，苔黄腻。

处方：上方去棕榈炭、藕节、绵马贯众炭及乌梅，加荆芥炭 9g、甘草 9g，4 剂。

2008 年 10 月 31 日至 11 月 26 日，四至七诊。

患者曾因左眼白睛红赤、面颊粉刺改用他药治疗。2008 年 11 月 21 日，月经刚止复来，未净，

量少、咖啡色，无痛经。用药后唇周粉刺减少，仍口干、疲倦，无腹胀痛，脉细缓。舌红胖大，苔黄腻。

以其月经反复淋漓不尽，既往清热凉血止血之法效果不明显，考虑此为气滞血瘀，经行不畅。治宜活血化瘀、益气养血。

处方：改用桃红四物汤加味（农本方颗粒冲剂，每克相当于饮片3g）。

桃红四物汤11g、党参3g、黄芪15g、怀牛膝3g、泽兰2g。

5剂，每日1剂，分2次温开水冲服。

2008年12月2日，八诊。

服药后月经昨天净，经行11天自止，量少，咖啡色，无痛经。倦怠和口干等症均改善，疲倦改善。面颊粉刺增多，大便正常，日一行。舌红胖大，苔黄腻。脉细缓弱。上方疗效显著，守活血化瘀调经之法，兼益气清热。

处方：农本方颗粒冲剂（下同）。

桃红四物汤11g、党参3g、枇杷叶3g、黄芩2g、天花粉3g。

7剂。每日1剂，分2次温开水冲服。

2008年12月12日，九诊。

服药后无不适，2008年12月5日月经来潮，未净，量少，咖啡色。疲倦，无腹胀痛。大便常，日1行。脉细缓弱。舌红，苔黄腻。

处方：仍守活血化瘀、益气清热调经之法。

桃红四物汤13g、党参3g、黄芪3g、怀牛膝3g、泽兰2g、枇杷叶3g、黄芩2g、僵蚕2g。9剂。

2009年3月19日，十一诊。

近3个月月经经行10～11天净，经期较准，面颊粉刺减少。这次月经于2009年3月7日来经，10日净。继续服用前方巩固疗效。疗效评定：显效。

按语：患者素有经期延长2周之病史，初诊时月经提前2天。2008年9月8日来经，伴口干喜饮，全身皮肤红疹瘙痒，舌红而干，苔薄黄。考虑为阴虚内热，热扰冲任，冲任不固，则经血失约而致延长；血为热灼，迫血妄行，故月经先期而量少；阴虚内热，热灼津而致咽干口燥。治宜清热养血固经。方用清热固经汤加减。二诊患者诉用药后经期延长无明显改善，仍经行2周。此诊患者正来月经（2008年10月4日），并见口干痰多、舌红苔黄等热象，遂再以清热固经汤加减治之。三诊时患者月经未净，仍旧守前方。四至六诊转而治疗新病。

2008年11月21日七诊时，月经刚止复来，量少、咖啡色，虽仍有热象，但既往2个月清热凉血止血效果不明显，考虑其淋漓不尽、刚止复来之特点，乃气滞血瘀、经行不畅之表现；血瘀不去，则新血难生，生而难排，故淋漓不畅，经期延长。乃治以活血化瘀、益气养血，改用桃红四物汤如参、芪、泽兰及怀牛膝。八诊患者诉月经已净，经行11天自止。倦怠及口干等症均改善。仍守活血化瘀调经之法，兼以益气清热，巩固治疗。

《陈素庵妇科解·经水淋漓不止方论》云："妇人行经，多则六七日，少则四五日，血海自净。若迟至半月或一月，尚淋漓不止，非冲任内虚，气不能摄血，即风冷外感，使血滞经络，故点滴不已，久则成漏，为虚劳、血淋等症。"返观此例，其病机亦同是说。初治以清热养血不效，凉血止血亦不效。实为患者素体气虚血弱，冲任内虚，既往反复外感风寒，又挟湿热，使血滞经络，瘀阻冲任而致经血妄行，淋漓不止。治宜活血化瘀，兼以益气清热。瘀去则经行通畅，经水自止。愈后则应加强益气养血，固其冲任。

此例患者初以口干喜饮、舌红而干及苔黄等热象为主，月经经血色淡，并未见血块，无痛经等明显血瘀表现。先治以清热固经而不效，后治以活血化瘀而收效。说明中医治病应重在辨证，而辨证之时必须求因、求机，然后审因、审机，才能抓住其中之核心加以论治，而争取全效。

（二）活络效灵丹合薏苡附子败酱散加味治疗盆腔炎左腹股沟疼痛

患者曾某某 女，36岁，北京人。2014年12月31日初诊。

主诉：左下腹（腹股沟位置）冷痛及隐痛3年余，痛连左臀及左股前部，热敷及揉按可部分缓解。腹不胀，二便正常，急躁易怒，月经量少。既往患桥本甲状腺炎已愈，妇科炎症尚存。经多法治疗，腹痛及腿痛未除。

检查：贫血貌，舌淡紫、苔白，边有齿痕，脉细缓。左腹股沟中点有明显压痛，但未扪到包块。

诊断：盆腔炎左腹股沟疼痛。

辨证治则：此属气血凝滞、寒湿瘀互结之腹痛。治宜活血祛瘀、利湿散寒、通络止痛。

处方：活络效灵丹合薏苡附子败酱散加味。

当归15g、丹参15g、乳香10g、没药10g、麸炒薏苡仁30g、黑顺片10g、北败酱草20g、炙黄芪15g、柴胡10g、白芍15g。

每日1剂，水煎，早晚各服200ml，7剂。

2015 年 01 月 07 日，二诊。

服药后左腹股沟疼痛显著减轻，缓解时间显著延长，仅偶尔有疼痛，左臀及左股前部未再出现疼痛。咽喉部生疮（上颚左后方），有滤泡。舌质略红、苔白，边有齿痕，脉细滑缓。治守前法。

处方：原方加紫荆皮 10g、制首乌 10g。煎服法如前，7 剂。

疗效评定左腹股沟疼痛为显效。

按语：活络效灵丹原方出自张锡纯《医学衷中参西录》，薏苡附子败酱散原方出自张仲景《金匮要略，疮痈浸淫病脉证并治第十八》）。

此病患者左腹股沟冷痛，隐痛，热敷及揉按舒服，代表有寒象；舌淡紫，有瘀象；苔白，边有齿痕，脉细缓，有脾虚湿阻象。此属气血凝滞、寒湿瘀互结之腹股沟痛，方用活络效灵丹合薏苡附子败酱散加味。因患者有月经量少和贫血，加炙黄芪以补气健脾、升阳举陷，与当归同用成当归补血汤之意；加柴胡和白芍取其升降开阖之功，一入气一入血有逍遥散和四逆散之意，疏肝利胆，调理气血，以解决急躁易怒等肝气郁滞，且芍药可以合当归有当归芍药散之意，治疗妇人腹中痛甚效。故攻补兼施、化瘀调肝，治疗此病收到显效。二诊咽喉部生疮（上颚左后方），有滤泡，原方加紫荆皮活血行气、消肿解毒，加制首乌治疗咽喉不利。投方与病证相符合，因此能收到较好疗效。

（三）少腹逐瘀汤、五子衍宗丸加减治愈不孕症

患者杨某某，女，40 岁，香港人。2005 年 1 月 27 日初诊。

主诉：结婚 3 年，无避孕而未孕。经期 5 天，现月经净后 2 天，平素经、带正常。1 周前患者咽痛咳嗽，鼻塞流涕，服苍耳散后症状明显改善。

检查：咽充血（+），脉象缓弱，舌红，活动自如，无偏斜，苔白薄。

诊断：中医为不孕。西医为原发性不孕。

辨证治则：证属子宫虚寒、气滞血瘀。治宜温经散寒、活血化瘀。

处方：少腹逐瘀汤化裁。

干姜 5g、延胡索 5g、没药 10g、当归 12g、川芎 6g、肉桂 6g、赤芍 10g、蒲黄 9g、五灵脂 9g。

5 剂，水煎服，每天服 2 次。

2005 年 2 月 14 日，二诊。

服药后无不适，现今距离下次月经来潮尚有 2 周余。舌红、苔白薄，脉细数，体检结果同前。治宜补肾养血化瘀。

处方：五子衍宗丸加减，枸杞子 12g、菟丝子 12g、五味子 8g、女贞子 15g、丹参 10g、当归 12g。3 剂，水煎服，每日服 2 次。

2005 年 2 月 17 日，三诊。

咽痛痒，干咳，声嘶 2 天，纳眠及二便调。脉细数，舌紫斑，苔白薄。治宜解表散风清热。

处方：增液汤合桔梗汤加味。

玄参 15g、麦冬 10g、生地黄 12g、桔梗 12g、甘草 10g、荆芥 9g、前胡 9g、蝉蜕 9g、胖大海 6g。

3 剂，水煎服，每 8h 服 1 次。

2006 年 11 月 15 日，四诊。

患者以咽痛再次就诊。自诉于 2005 年 2 月怀孕，并于 2005 年 11 月 20 日，自然分娩一女婴，身体状况良好。

疗效评定为临床痊愈。

按语：男女结婚以后，有定期性生活，并连续 12 ~ 24 个月没有避孕措施下，仍未能成功怀孕。经检查问题在女方，称为不孕；问题在男方，称为不育。关于不孕的病因病机，中医认为与肾虚、肝郁、痰湿和血瘀相关。其实年龄也是关键因素。香港生殖医学前会长何永超医生曾指出，年龄在 40 ~ 42 岁的女性，辅助生育的成功率低于两成。本例患者年已 40 岁，通过在月经净后祛瘀补肾，先服少腹逐瘀汤，后服加减五子衍宗丸，竟能成功受孕生育，实属万幸。

八、结语

本文列举了 17 个病例，范围涉及心脑血管疾病、消化系统疾病、泌尿系统疾病、血液系统疾病、神经精神疾病，外、骨科疾病，重度肥胖和糖尿病并发症，妇科疾病及不孕症等。这些疾病虽然不同，在患病的某一阶段都会出现血瘀症候。治疗时若能抓住时机，投以活血化瘀之剂，常会逆转病情，收获到意想不到的疗效。

中医药治疗呼吸系统疾病研究的回顾和展望

李春生

呼吸系统疾病包括急、慢性感染性肺疾病，急、慢性阻塞性肺疾病，肺间质疾病和职业性肺疾病、肿瘤、肺栓塞、睡眠呼吸障碍等。20世纪，尤其是后半叶，中医药学治疗呼吸系统疾病取得了一定的进展。

一、20世纪中医药治疗呼吸系统疾病的回顾

我国在20世纪50年代以前，呼吸系统疾病的病种比较单纯，急、慢性感染性肺疾病除上了呼吸道感染外，以肺结核和细菌性肺炎占突出地位，急、慢性阻塞性肺疾病很常见，其他疾病则较少。随着抗生素的大量使用，吸烟和大气污染的日趋严重，呼吸系统疾病谱发生了很大的变化。肺部感染性疾病得到了一定的控制，阻塞性肺疾病、肺癌、职业性肺疾病和弥漫性肺间质纤维化等疾病的发病率日见升高。过去少见或未见到的肺疾病已见诸报道。在这个世纪，中医药治疗呼吸疾病的主要成就在于：

（一）临床研究

1. 急性上呼吸道感染 针对病毒和细菌感染，人们研制了多批中药针剂和中成药，如清开灵、双黄连、穿琥宁及复方银黄口服液等，使中医药治疗急性上呼吸道感染的痊愈率和显效率有较大幅度的提高，住院患者的平均住院天数缩短。

2. 老年慢性支气管炎 通过20世纪70年代全国医药卫生工作人员"万马奔腾"式地用中草药进行防治观察，发现了一批治疗老年慢性支气管炎的新中草药，如满山红和矮地茶等，使本病的临床疗效有所提高。

3. 支气管哮喘 对支气管哮喘发作期的治疗，发现一些疗效显著的标本兼施方法，打破了"已发治肺，未发治肾"的旧框架。在缓解期采用内服补肾扶正方药及外用化痰逐邪方药，取得了较好的疗效，为预防哮喘的复发以及阻断和干扰小气道变应性炎症提供了新的手段。

4. 肺动脉高压症 本病为肺心病具有可逆性

变化的早期阶段，采用药物丹参、当归、赤芍、白花前胡、川芎以及栝蒌薤白汤等，临床上取得了一定的疗效。

此外，相关学者在中医药对老年肺炎、嗜肺军团菌病、肺源性心脏病心力衰竭、肺间质纤维化及肺癌放化疗后药物的减毒增效作用等方面都做了有益的探索。

（二）基础研究

1. 中医肺本质的研究 20世纪70年代以前，中医药工作者为探索肺的本质先后建立了"肺与大肠相表里动物模型""肺通调水道模型""肺虚证动物模型"及"肺疾病血瘀证动物模型"等，促进了肺基础理论研究的深化。特别是用肠系膜上动脉结扎法和直肠结扎法建立的肺与大肠相表里模型，从病理上能够看到肺的严重损害及肺泡巨噬细胞死亡率增加等变化，属于较为成功的动物模型。它为目前感染、创伤及术后等疾病所导致的肺损伤及急性呼吸窘迫综合征的治疗研究开启了新的思路。

2. 呼吸疾病的研究 采用现代医学手段复制慢性支气管炎、肺气肿、肺动脉高压及支气管哮喘模型，以及进行肺巨噬细胞体外培养等，研究了中医药治疗这些疾病的机制。用动物肺部感染和体外细菌、病毒培养等方法，研究了中医药对呼吸道感染性疾病的作用原理。

3. 从肺与肾的关系探讨肾本质的研究 沈自尹等从哮喘缓解期扶正培元防止复发入手，研究了补肾法（以温阳片为代表）对哮喘发病的变态反应和非变态反应多个主要环节的影响，发现补肾法的本质在于改善免疫系统和神经内分泌系统的功能，从而起到稳定哮喘气道反应性的作用，使人们对中医"肾"的认识较以前有所深化。

二、21世纪中医药治疗呼吸系统疾病面临的问题和展望

（一）临床研究面临的问题和展望

首先，在1999年底，我国60岁以上的老年

人口达到 1.26 亿，占全国总人口的 10% 以上，标志着在 21 世纪到来之际，中国已全面进入老龄化社会。不少呼吸系统疾病是老龄化社会的多发病，如咳嗽、气喘、肺热病和肺积，即现代医学所谓的慢性支气管炎、肺气肿、肺动脉高压、肺源性心脏病、支气管哮喘、肺炎和肺癌等。这些疾病对于体质趋衰、危若风烛、百疾易攻的老年人来说，常常发病急、病情重，或恢复慢，死亡率高，成为影响老年人健康长寿的重要敌人。我国老年急症流行病学调查结果表明，老年人的病死原因以心血管疾病、脑血管疾病、肿瘤、呼吸系统疾病占前四位，年龄较高的对象及农村地区呼吸系统疾病的排次较前，肿瘤的排次较后。再以肺炎为例，国外称肺炎为"老年人的朋友"。在美国，本病占老年疾病的第 5—6 位。北京医院的统计资料表明，在 80 岁以上的老年人中肺炎为第一死因；在 90 岁以上的死者中，有一半死于肺炎。老年人患本病后，全身和局部反应性低，临床症状不典型，体温不高，以消化系统症状如恶心、呕吐和腹痛为主诉者不少，肺部湿啰音增多。由于潜在疾病和并发症多，故来势凶险，容易出现感染性休克而死亡。目前的处理仍以抗生素早期、足量、联合及全程疗法重锤猛击为主。中医药采用益气养阴、清肺解毒及化痰平喘之法虽有一定的疗效，但对本病的治疗仍处于辅助地位。对肺癌的治疗也有类似情况，急、慢性阻塞性肺疾病的难关尚未攻克。

其次，由于我国经济的迅速发展和工业化的加快，造成环境污染的加重，支气管哮喘、过敏性肺炎、间质性肺疾病、职业性肺病和肺癌的发病率将有所攀升。由于生活水平的提高与饮食结构的不尽合理，肥胖已成为世界四大医学社会问题之一。与此同时，与肥胖密切相关的睡眠性呼吸障碍综合征的患者容易打瞌睡，从而引发重大交通事故。在有关交通事故中，24% 与开车有关；在因交通事故而死亡的案例中，有 83% 与睡眠呼吸障碍有关。但是，中医药目前对间质性肺疾病、职业性肺疾病和睡眠性呼吸障碍综合征等尚未拿出一整套有自己特色和突出疗效的治疗办法，因此，在 20 世纪，加强对这些疾病中医药研究的投入是非常必要的。

再次，随着新世纪的来临，感染性呼吸系统疾病也有一些新动向。例如，由于抗生素的广泛使用，耐药金黄色葡萄球菌、肺炎链球菌引起的肺部感染株显著增加；随着全球艾滋病的流行，我国亦受到波及，与艾滋病相关的肺部病损的临床表现为青中年患者咳嗽、气短伴有肺部炎性浸润者已偶能见到；在打工潮和老龄化等新形势下，给结核病的传播和复燃造成了机会，结核病有卷土重来之势；既往不常见的感染性呼吸病，如泛细支气管炎，在我国已被发现。对于以上这些感染性呼吸系统疾病，中医药工作者应考虑如何发挥自己的优势。

最后，随着科学技术的进步，在对呼吸系统疾病的治疗中，呼吸机、纤维支气管镜和体外膜氧合器等仪器设备在我国正逐步普及。这些仪器的使用，一方面提高了疾病的治愈率，但另一方面，也造成不少并发症的出现。例如，机械通气过度可以产生呼吸性碱中毒、氧中毒、气压损伤、继发感染、心输出量下降、低血压、休克、上消化道出血及肝、肾功能障碍等。出现这些情况时，除了应对机械通气所有的呼吸机参数加以调整外，也需要加强对中医药的研究，拿出一套处理办法。

（二）基础研究面临的问题和展望

1．中医肺本质的研究　在过去的一个世纪，肺本质的研究是中医、中西医结合基础理论研究的薄弱环节。中医学认为，肺属脏，位于胸中，藏精气而不泄。其经脉循肺系（喉咙）而出，又下络大肠，与大肠为表里。在体合皮毛，开窍于鼻。肺的功能是：主气，司呼吸，为体内外气体交换的通道，主治节，朝百脉，以充全身；主皮毛而煦泽肌肤，其气通鼻而知香臭。肺藏魄之为用，能动能作，痛痒由之而觉。魄全则感觉灵敏，动作正确。以上所谈肺的本质就包含在这些功能之中。目前的研究现状，除了对肺与大肠相表里、肺与肾关系的含义有初步的了解外，对其他功能的现代诠释则知之甚少。而对肺本质的全面研究，有可能成为提高呼吸系统疾病疗效的一种新途径。因此，相信在新的世纪，这块处女地将会有更多的中医及中西医结合工作者投入精力去耕耘，以期得到丰硕的收获。

2．呼吸疾病的研究　在过去的一个世纪，由于中医学将现代医学实验动物学中的人类疾病动物模型应用到基础研究中来，取得了不少令人瞩目的治疗进展。如在呼吸系统疾病的治疗中，一些中草药止咳、化痰、平喘、消炎及降低肺动脉压等的机制，大多是从实验动物身上获得的。到目前为止，以现代科学，特别是现代医学方法进行实验生理学、实验病理学和实验治疗学研究，通过模型动物来研究疾病的发生和发展规律，为探索疾病的预防和治疗提供理论依据和手段，仍是推动医学发展的重要途径。因此，在新的世纪，根据临床研究的需求，研制出更多的符合中医呼吸系统疾病要求的动物模型，恰当地使用现代医学呼吸系统疾病动物模型，探索新的呼吸系统疾病治疗研究方法，将成为中医、中西医结合呼吸疾病基础研究工作者艰巨而光荣的任务。

除了临床和基础外，中医药治疗呼吸系统疾病的相关内容还涉及流行病学研究及循证医学等。相信随着 21 世纪的到来，必将有长足的进步。

参考文献

1. 罗慰慈. 近年来我国呼吸系统疾病的防治研究进展. 中华内科杂志，1999，38（9）：596-598.
2. 中华结核和呼吸杂志编委会. 21 世纪呼吸病学展望（会议纪要）. 中华结核和呼吸杂志，2000，23（1）：9-10.
3. 李春生，丁世刚，苗青，等. 支气管哮喘中医疗法的临床研究进展. 国内外中医药科技进展，1995，5（7）：49-57.
4. 唐玲华，李春生. 特发性弥漫性肺间质纤维化疗 13 例报告. 中医杂志，1997，38（1）：34-36.
5. 李春生，王小沙，陈淑敏，等. 清开灵注射液治疗急性上呼吸道感染的临床研究. 中国中西医结合杂志，1999，19（4）：212-214.
6. 李春生，袁彩芹，闫学锋. 105 老年肺炎的临床特点及治疗. 暨南大学学报（医学版），1999，20（6）：38-41.

[原载于：中医杂志，2000，41（10）：626]

急性上呼吸道感染

李春生　侯荣先

（中国中医科学院西苑医院）

急性上呼吸道感染是细菌或病毒感染局限于鼻腔和或咽喉时的统称。临床以急性发热为突出表现，初起常有鼻塞及恶寒，继则以头痛、咽喉干或痛、口渴为主要症状，呼吸道症状轻微或不明显。本病约占急性呼吸道疾病的半数以上，属于常见病和多发病。

急性上呼吸道感染的病因，绝大部分由病毒感染引起，占 70%～80%。细菌感染多继发于病毒感染之后。目前被证明可引起急性上呼吸道感染的病毒有腺病毒、呼吸道合胞病毒、柯萨奇病毒及埃柯病毒等，常见的细菌有溶血性链球菌、肺炎链球菌、葡萄球菌及流感嗜血杆菌等。其中病毒感染者常被诊断为"感冒""流行性感冒"或"疱疹性咽炎"，细菌感染者常被诊断为"急性咽炎"或"扁桃体炎"。近年来从临床观察到，病毒及细菌混合感染似有增加的趋势。在治疗方面，现代医学对呼吸道病毒感染尚无特异的病原疗法，只做一般疗法和对症处理；在继发细菌感染时，依据临床情况，给予抗生素或合成抗菌药物。预防急性上呼吸道感染虽有不少方法，但均无确切的效果。

急性上呼吸道感染，中医学将其称为"感冒""时行""伤寒"及"伤风"等。明·张景岳说："感冒虚风不正之气，随感随发，凡禀弱而不慎，起居多劳倦者，多犯之。"清·徐大椿在《医学源流论》中也指出："凡人偶感风寒，头痛发热，咳嗽涕出，俗谓之伤风……乃时行之杂感也。"临床上观察到，本病初起，常发热重而恶寒轻，午后热甚，头痛和口渴者居多，或有咳嗽，舌脉以黄苔和动数脉为最常见。以上特点符合《黄帝内经·素问·刺热篇第三十二》之肺热病、清·吴鞠通《温病条辨》卷一第三条"温病"的双重诊断标准，故其病证当属肺热病和温病的范畴。本病的病变部位在皮毛及腠理，内合于肺，治疗大法当宣肺解表。证属风寒者，治宜辛温发汗；风热者，当辛凉清解；挟湿、化燥、体虚者，又当随证加减。若邪热壅盛，卫分未罢而已入气营，舌黄、神烦高热者，则应当卫气营同治。

一、临床研究

（一）口服药物

刘征利等采用香石清解袋泡剂（由香薷、金银花、连翘、薄荷、荆芥、生石膏、知母、射干、板蓝根、藿香、滑石、熟大黄、甘草）治疗病毒性上呼吸道感染高热 239 例，对照组 80 例以青霉素肌内注射、感冒清热冲剂或板蓝根冲剂内服。结果显示，两组分别显效 179 例、0 例，有效 60 例、6 例，无效 0 例、74 例，有效率 100%、7.5%，平均退热时间 18.68±19.68h。治疗组疗明显优于对照组（$P < 0.001$）。

林叔能用中西医结合治疗上呼吸道感染高热 67 例。主方用金银花、连翘、青蒿、地骨皮、白薇、牛蒡子、桔梗、薄荷、荆芥和威灵仙等。中西医结合组 39 例，体温 39℃ 以上者加扑热息痛，因合并感染加抗生素者 7 例；对照组 28 例，用扑热息痛、病毒灵和复方金刚烷胺，因合并感染加用抗生素 9 例。结果显示，中西医结合组平均退热时间为 38.2±11.56h，对照组为 91.14±28.70h，两组间统计学差异非常显著（$P < 0.01$），表明中西医结合治疗上呼吸道感染高热的疗效优于单纯西药。

冯怀新等采用咽炎合剂（连翘 40g、紫草 30g，玄参、山豆根、桔梗各 15g，甘草 5g，牛蒡子、薄荷、土贝母各 10g，配制成 1∶1.5 浓度合剂），成人每次 20～30ml，一日 3 次。治疗急性上呼吸道感染 114 例，对照组 32 例，用健民咽喉片 4～6 片，一日 3 次，或加服板蓝根冲剂 15g，一日 3 次。结果：两组分别显效 69 例、3 例，有效 36 例、17 例，无效 9 例、12 例，总有效率 92.1%、62.5%。提示该合剂具有较好的清热解毒及利咽止痛作用。

周礼卿等用上感灵（鸭脚木皮、岗梅根各 15g，五指柑根、野菊花及金盏银盘各 12g）水煎浓缩，取液 200ml，每服 100ml，每日 2 次，第 1 次加 1 倍，治疗上呼吸道感染 54 例。对照组 53 例，用盐酸环丙沙星片 2 片 / 次，每日 2 次口服，高热者配用复方阿司匹林。结果：两组分别显效 38、28 例，有效 13、18 例，无效 3、11 例，总有效率 94.5%、82%。认为本方疗效满意，无不良反应。

李相中等用清解合剂（柴胡、生石膏、金银花、连翘、芦根、元参等，每次 80ml，每日 3 次口服）治疗急性上呼吸道感染风热证 248 例，并与双黄连口服液治疗 120 例（对照 A 组）、正柴胡饮冲剂加清热解毒口服液治疗 116 例（对照 B 组）分别进行临床疗效比较。结果显示治疗组治愈显效率（85.1%）明显高于对照 A 组（74.1%，$P < 0.05$）和对照 B 组（68.1%，$P < 0.01$）；服药第 1 日治疗组体温降至正常者（71.2%）明显高于对照 A 组（48.9%，$P < 0.01$）和对照 B 组（51.5%，$P < 0.01$）。提示本方是治疗急性上呼吸道感染风热证疗效高、退热快、无不良反应的复方中药制剂。

（二）静脉给药

李春生等为了探讨地坛牌清开灵注射液（由牛黄、水牛角、珍珠母、黄芩、栀子、金银花和板蓝根等组成）对急性发热的疗效及其时效、量效关系，采用每日 120ml、160ml、200ml 三个剂量，并以洁霉素 1.8g/d 作为对照，观察急性上呼吸道感染患者 400 例。结果表明，清开灵注射液显效率为 84.14%，洁霉素显效率为 75.83%，前者疗效优于后者。清开灵注射液降低体温一次性的常规量，平均起效时间 12.6h，较洁霉素 17.6h 为短；清开灵注射液对病程 1 天以内的患者，疗效优于病程 3 天者。但三个剂量组之间疗效无显著性差异（$P < 0.05$）。清开灵注射液各剂量组及总体降低白细胞总数的效果均与洁霉素相仿。清开灵注射液对咽拭子培养有致病菌生长者，体内抗菌作用较好。清开灵注射液治疗心肺热盛型的显效率为 84.14%，洁霉素显效率为 75.83%，前者疗效优于后者（$P < 0.01$）。清开灵注射液改善发热、咽喉干或痛，能使舌黄苔向白苔转化，使数脉向缓脉转化，其效果均优于洁霉素。但在使绛红舌向淡红舌转化方面，效果较洁霉素为差。清开灵注射液的不良反应有寒战高热、荨麻疹、血管神经性水肿及血管疼痛，似与给药剂量有关，提示地坛牌清开灵注射液是治疗急性上呼吸道感染的高效、速效药品，对心肺热盛型及舌黄、脉数者较好，每日投药的最佳剂量为 120ml。

北京大学人民医院等单位采用了双黄连粉针剂 [由双花、黄芩和连翘组成，按 60mg/（kg·d），加 5% 葡萄糖 150～500ml 稀释，静脉滴注]，治疗急性上呼吸道感染、急性支气管炎、急性扁桃腺炎及轻型肺炎具有风温邪在肺卫或风热闭肺见证者 536 例，并以抗生素组（青霉素等）500 例作为对照。其中各选 150 例做病毒监测。治疗组给药后 41 例流感甲感染者 33 例消失，36 例流感乙感染者 27 例消失，26 例合胞病毒感染者 24 例消失，抗病毒有效率为 81.6%。对照组检出的流感甲感染者 40 例治疗后 10 例消失，43 例流感乙感染者治疗后 24 例消失，27 例合胞病毒感染者治疗后 15 例消失，有效率为 42.6%。两组比较，双黄连组对病毒的作用大大优于抗生素（$P < 0.01$）。

周黎仁等为了观察双黄连粉针剂配伍青霉素与病毒唑配伍青霉素治疗急性上呼吸道感染的临床疗效，治疗组 123 例，用双黄连粉针剂 [60mg/（kg·d）]；对照组 127 例，用病毒唑 [10mg/（kg·d）～ 15mg/（kg·d）]。两组均用青霉素，加入 5% 葡萄糖 250 ～ 500ml 静脉滴注，每日 1 次，5 日为一疗程。结果两组分别显效 49 例、66 例，有效 23 例、49 例，无效 1 例、12 例，总有效率 99.62%、90.6%。结论：双黄连粉针剂配伍青霉素治疗急性上呼吸道感染效快而确切，值得临床推广使用。

陈绍宏等为了观察鱼腥草注射液对急性感染性疾病的临床疗效，将 500 例患者分为鱼腥草注射液高（100ml）、中（80ml）、低（40ml）三个剂量组，加入 100ml 糖水中静脉滴注，每分钟 40 滴，每日 2 次。结果治疗急性上呼吸道感染的总有效率各剂量组依次为 87.5%、84.2% 和 82.5%，对肺炎和泌尿系统感染疗的效亦较好。

李艳青等以莪术注射液治疗病毒性疾病 400 例，其中上呼吸道感染 202 例，疗效满意。

（三）雾化吸入

冯德勋等以双黄连粉针剂超声雾化吸入治疗急性呼吸道感染（包括上呼吸道感染、急性扁桃体炎、急性支气管炎及慢性支气管炎合并感染），治愈率为 47%，总有效率为 98%，明显优于青霉素对照组（$P < 0.05$）。双黄连粉针剂组无论是在退热时间还是局部症状改善方面，与对照组比，差异均非常显著（$P < 0.01$），说明该药具有抗病毒与抗菌双重作用。徐占兴等 [13] 采用双黄连雾化吸入治疗上呼吸道感染 210 例，亦取得较好的效果。

（四）针刺拔罐

刘安微等用针刺手少阳三焦经液门穴（位于手背侧第 4、5 指掌关节前方，当指缝间赤白肉际处，微握拳取之），留针 30min，其间每 10min 捻转提插运针 1 次。治疗急性上呼吸道感染 83 例，结果显效 74 例（占 89.2%），有效 9 例（占

10.8%），总有效率为 100%，提示针刺液门穴能控制呼吸道感染症状，防止并发症。

熊大武等取中脘和肾俞穴拔火罐，治疗确诊的反复上呼吸道感染 100 例。结果表明，拔罐疗法对反复上呼吸道感染具有疗效好、简便易行及复发率低等优点，认为拔罐治疗反复上呼吸道感染与刺激腧穴能提高机体免疫力。

（五）穴位注射

张生理以注射用水注入穴位治疗急性上呼吸道感染 592 例。其中普通感冒取大椎穴和合谷穴，发热加曲池穴，对穴位局部常规消毒后，用 4.5 号至 5 号皮试针头刺入大椎穴 1cm，注入 1 ～ 2ml，向合谷穴注入 0.5 ～ 1ml。急性咽喉炎或细菌性扁桃体炎咽喉部症状重者加扁桃穴（位于颈部舌骨的两侧末端稍外处），针深 0.5 ～ 0.8cm，注入 0.3 ～ 0.5ml，每日 1 ～ 2 次。注射后让患者平卧，指切入中穴 1 ～ 2min，治疗 2 ～ 8 日。结果治愈 508 例，好转 57 例，无效 27 例，有效率 95.44%。

尹红群以白风池穴注射药物治疗上呼吸道感染。方法：将 100 例上呼吸道感染患者分为风池穴组和一般用药组各 50 例。风池穴组以鱼腥草和板蓝根注射液 1 ～ 2ml 双穴位注射，一般用药组以青霉素、链霉素注射液或鱼腥草、板蓝根肌内注射。结果表明，两者疗效无较大差别，但在头痛疗效上风池穴组优于一般用药组。

（六）气功防治

胡松昌等对气功防治老年人上呼吸道感染进行了配对研究。气功组 30 名，主要练老子功、空劲功和养气功等已 3 ～ 20 年（平均 7.6 年）；对照组为 30 名健康老人。练功前两组上呼吸道感染的发病情况大致相似，无显著性差异（$P > 0.05$）。练功后气功组常患上呼吸道感染者（每年患 > 3 次）与最近 3 年内未患上呼吸道感染者明显少于对照组，两组常患上呼吸道感染者由练功前的 26.66% 下降到零，最近 3 年内未患上呼吸道感染者由练功前的 46.66% 上升到 90%，练功前后比较有非常显著性差异（$P < 0.01$）；对照组老人 3 年前与近 3 年来上呼吸道感染发病情况则无显著性差异。

二、实验研究

（一）清开灵注射液

北京中医药大学实验药厂所做的实验研究证实，清开灵注射液对家兔由三联疫苗引起的发热有

解热作用；对细菌内毒素引起的家兔发热也有解热作用。其机制可能是直接作用于体温调节中枢，通过某种途径抑制视前区 - 前丘脑下部（POAH）神经元环磷酸腺苷（cAMP）的生成或释放，使体温调节中枢的调定点升高或受到抑制，从而达到解热效果。朱陵群等的研究还证实，清开灵注射液能明显抑制肝细胞脂过氧化物的生成，并呈药物剂量的依赖关系。提示清开灵注射液具有抗脂质过氧化损伤的作用，从而维持细胞膜的稳定性，抵抗内毒素对肝细胞的损伤，有效地保护肝细胞。

（二）双黄连粉针剂

哈尔滨中药二厂的实验研究表明，本品 10mg/ml 浓度可完全抑制流行性感冒病毒京 / 甲 A 株及流行性腮腺炎病毒在细胞内的复制，细胞不产生病变；50mg/ml 浓度可完全抑制呼吸道合胞病毒、腺病毒 3 型及埃可病毒 8 型的复制。对流感病毒（A_3）有较强的抑制作用，而且其作用随药物浓度增加及病毒稀释倍数增大而增强。注射用双黄连粉针剂具有较广谱的抗菌作用，对革兰氏阳性球菌、革兰氏阳性杆菌和革兰氏阴性杆菌均有不同程度的抑制作用。刺激试验结果表明，注射用双黄连对家兔的注射部位有一定的刺激作用，但局部刺激试验符合规定（2 只家兔 4 块股四头肌反应级之和小于 10）；静脉注射双黄连，解剖动物的血管做病理切片，未观察到血管组织变性或坏死等显著的刺激性反应。过敏性试验结果表明注射用双黄连无致敏作用。对家兔和狗的长期毒性试验结果表明，注射用双黄连给家兔每日静脉注射 200mg/kg、400mg/kg、600mg/kg，给狗每日静脉注射 240mg/kg 及 480mg/kg，连续给药 6 周后，动物体征、行为活动和饮食均正常，体重、血常规、尿素氮和转氨酶等指标检查与对照组相比均无明显差异。肉眼观察心、肝、脾、肺、肾、性腺（睾丸或卵巢和子宫）、肾上腺、脑、胃肠、胰腺、甲状腺、胸腺和淋巴结等重要组织器官，未见异常。对病理切片进行镜下组织学检查，亦未见病理性变化，说明静脉注射上述剂量的注射用双黄连无不良反应。

（三）上感清口服液

刘敏等的实验结果表明，该药（由北柴胡、葛根和桔梗等 6 味中药组成）在鸡胚内和胚外（试管内）均有显著的抗甲型流感病毒 A/ 京科 I/68（HBN_2）的作用。急性毒性和长期毒性试验均未见明显的不良反应。

（四）风寒感冒冲剂

丛玉斌等报道，该药（由桂枝和白芷等数种药物组成，配成蔗糖溶液使用）是一种防治感冒和上呼吸道感染的中药复方制剂。实验表明，LD_{50} 为 99.8g/kg，相当于人用量的 249 倍，对大鼠和家兔的血常规及肝、肾功能均无明显不良影响，故毒性很低。该药不仅对上呼吸道大多数致病菌都有一定的抑菌作用，有较好的镇痛、镇咳作用，还能提高机体的免疫功能。

（五）玉屏风散

何敏综述报道，对该药的药理研究表明，本药有抗菌感染、抗流感病毒及调节体温和免疫功能等作用。

三、展望

急性上呼吸道感染是一种以病毒或细菌感染为主的疾病，发病率高，涉及地域广，如对患者治疗不当，常继发多种疾病，不少老人因感冒的继发疾病而导致死亡。中华人民共和国成立之后，我国在防治本病方面投入了大量的人力和物力，尤其发挥了中医、中西医结合治疗病毒性疾病简、便、廉、验的优势，取得了很好的疗效。特别是 20 世纪 90 年代国家中医药管理局医政司狠抓了高热症的治疗药物，研制出了一批治疗急性上呼吸道感染疗效显著的中药注射剂，受到了国内中西医治疗单位的欢迎和支持，初步改变了本病在医院内靠西药对症处理的局面。但本病在药物研制和基础研究方面的投资力度远不够，研究水平较为一般，注射剂新药品种单一。对于以上现状，相信跨入 21 世纪后将会有所改观。

（原载于：张文康主编．中西医结合医学，北京：中国中医药出版社，2000，597-601）

支气管哮喘中医药治疗研究进展 *

李春生[1]　王文春[2]　沈恂男[1]　苗　青[1]
（1. 中国中医科学院西苑医院呼吸科；2. 河南省焦作市中医院）

支气管哮喘（简称哮喘）在中国传统医学中有哮、肺胀和喘吼等多种病名，对其治疗的研究可溯源至距今 2000 年以前。近年来随着科学技术的进步，现代医学对本病的重视程度日增，中医药治疗本病的探讨也与现代医学发展逐渐趋于同步化。现总结如下。

一、哮喘发作期

（一）哮喘轻中度发作

1. 哮喘轻中度发作往往表现为实喘，中医重在治肺。有报道小青龙汤中含有某种能抑制浆细胞或大淋巴细胞产生免疫球蛋白 IgE 的物质，又能直接或间接地刺激机体产生某种抑制因子，使血清 IgE 下降，同时还能松弛豚鼠支气管平滑肌，并有抗组织胺、乙酰胆碱和氯化钡的作用。麻杏石甘汤在某种程度上能够抑制支气管和肠道平滑肌肥大细胞释放组织胺，动物实验效果与色甘酸二钠近似。定喘汤中的黄芩除有解热作用外，还能抗变态反应。实验证明黄芩对豚鼠离体气管过敏性收缩及整体动物过敏性哮喘均有缓解作用，其机制主要是由于破坏了肥大细胞酶激活系统，从而减少了组织胺的释放[1,2]。

2. 麻黄复方的研究　钟南山等观察了口服降气定喘散（由麻黄、葶苈子、桑白皮、白芥子、陈皮和苏子组成）对 8 例中度哮喘患者的肺通气功能、心率及血压的影响，发现降气定喘散较单味麻黄素有更强、更持久的解除支气管平滑肌痉挛的效果，但不增加对循环系统的不良反应[3]。李美珠等对含有麻黄的中药标本兼治复方益肺平喘丸（由人参、鹿茸、蛤蚧、珍珠、地龙、僵蚕、细辛和麻黄等组成）进行了药理研究。结果表明，益肺平喘丸对豚鼠实验性哮喘和小鼠实验性咳嗽均有明显的保护作用，并能增加小鼠呼吸道酚红的排出量，增强家鸽气管纤毛活动，显著增加由环磷酰胺所致的免疫功能低下小鼠的免疫器官重量及血清碳粒廓清率，使正常大鼠血清皮质醇浓度明显升高，肾上腺内维生素 C 含量明显降低，提示益肺平喘丸不但具有良好的平喘止咳祛痰作用，而且能提高机体免疫功能，并对垂体和肾上腺皮质系统有一定的兴奋作用[4]。

3. 不含麻黄的中药复方研究　晚近这方面的研究报道有渐增趋势，主要集中在以下两个方面：①临床治疗侧重于治痰。如孙碧雄等以张伯臾治哮喘方（由皂荚、紫苏、车前子、甘草、地龙和五味子组成）制成糖浆，治疗哮喘发作期患者 20 例，疗程 14 天；另设服酮替酚（含氨茶碱）组 15 例作为同期对照。结果两组的有效率相仿（$P > 0.05$），治疗前后心率和血压均无显著变化；但中药组无酮替酚组的困倦、乏力的不良反应[5]。王玉等采用喘嗽宁（由地龙、白果、苦参、杏仁、茯苓、陈皮、黄芩、桑白皮、白前和甘草组成）治疗痰热型哮喘 308 例，并设止咳喘热参片组 28 例作为同期对照，疗程 4 周。治疗结果：治疗组显效率为 63.3%，对照组为 43.3%，前者优于后者[6]。②实验研究方面：钱伯初等的研究发现哮喘宁（由黄芩、丹皮、桂枝、甘草的乙醇及水提取物组成，又名抗敏合剂）不仅具有平喘、抑制 I 型速发型变态反应，抑制和拮抗过敏反应介质慢反应物质的释放等作用，而且对 III 型变态反应模型家兔主动 Arthus 反应和大鼠被动 Arthus 反应有明显的抑制作用，亦能降低卵白蛋白和弗氏完全佐剂多次免疫家兔的血清免疫复合物含量。哮喘宁对 IV 型变态反应模型小鼠 2，4- 二硝基氯苯接触性皮炎和小鼠绵羊红细胞足垫反应亦有显著的抑制作用，对小鼠脾溶血空斑数和血清溶血素抗体未见影响[7]。

（二）哮喘重度发作

对于哮喘重度发作的治疗，一般支气管平滑肌舒张药无效，并且患者常会出现哮喘持续状态，国外曾统计该病的病死率达 9% ～ 38%[8]。采用中

---

* 本文系应钟南山院士向国际呼吸病学组织汇报而整理。

医药治疗该病时，当分虚实寒热而治。凡寒热夹杂或由寒转热属实证者，治疗的代表方为大青龙汤。此方中桂枝可抑制 IgE 所引起的肥大细胞脱颗粒释放介质现象[1]。凡证见神情疲惫、垂头抬肩、畏寒肢冷、面色晦滞、唇色发绀及头汗涔涔等症即属肾阳虚。应在西药抢救的同时用补肾益肺之参蛤散（移山参 6～9g，蛤蚧 1 对去头，水煎服，每日 1 剂，连服 1～2 天）或人参胡桃汤（移山参 9～10g，胡桃肉 10g）加入治疗寒热喘方中，以增强平喘之效力。张镜人等以此法抢救哮喘持续状态 16 例次，1 天起效 2 例次，2 天起效 7 例次，3 天起效 5 例次，4 天起效 1 例次，总有效率达 94%[8]。

（三）过敏性及咳性哮喘的研究

陈良良等在应用清肺补肾汤（由雷公藤、炙麻黄、射干、苦参、黄芩、全瓜蒌、葶苈子、补骨脂、黄芪、鱼腥草、沉香和大枣组成）取得满意疗效的基础上，进行了抗过敏性哮喘的基础实验。结果表明，清肺补肾汤能够有效地抑制大鼠卵白蛋白被动皮肤过敏反应，抑制豚鼠卵白蛋白过敏性哮喘，拮抗组织胺和乙酰胆碱对支气管的痉挛作用，并有促进大鼠胸腺增殖的效果[9]。

（四）中西药配伍治疗哮喘研究

林恩尧等应用口服卡虎素（每片含死卡介苗 50mg，虎耳草素 50mg）治疗哮喘 301 例，并以口服死卡介苗片（每片含死卡介苗 100mg）30 例患者为对照组。服法均为每次 1 片，每日 3 次，3 个月为 1 个疗程。结果表明，两组的近期和远期（2 年）疗效无统计学差异；治疗后患者的淋巴细胞绝对值、IgG 和 IgA 升高，植物血凝素与 OT 试验增强，补体 C_3 明显下降，提示卡虎素可提高机体的细胞免疫与体液免疫功能，对感染性哮喘有效，可解决单用卡介苗对伴有肺部感染哮喘难以控制的问题[10]。李广龙等用珠贝定喘丸（含珍珠、川贝、牛黄、麝香、麻黄、细辛、人参、肉桂等及少量氨茶碱和异丙嗪）治疗哮喘 375 例，并以服用定喘丸片（每片含有 6 粒珠贝定喘丸所含氨茶碱、异丙嗪总量）的 32 例患者作为对照。结果表明，治疗组的有效率为 86.5%，显效率为 36%，统计学检验优于对照组，且无明显的不良反应[11]。

关于治喘中药的发现和研究，在中医药杂志上报道的已近百种[12,13]。有人强调，虫类药在治疗哮喘中有独特的作用，如僵蚕、蝉衣、蜈蚣、五灵脂、炮山甲、地鳖虫和水蛭等。此类药物擅长祛风解痉、活血化瘀，能够疏通气道壅塞及血脉瘀痹，对缓解支气管痉挛及改善缺氧现象有显著疗效[1,14]。单味中药提取物川芎嗪能明显地抑制哮喘豚鼠血小板的聚集和释放功能，改善豚鼠哮喘的发作程度[15]，临床应用川芎嗪治疗哮喘也有较好的效果[16]。杏仁、桃仁和地龙煎剂能延缓伴有微循环障碍豚鼠的哮喘出现时间，提示有应用前景[9]。

二、哮喘缓解期

哮喘进入缓解期以后，杜绝本源、防止再发为关键。其方法如下。

（一）扶正培元

一般以益肺、健脾或补肾法为多，亦可三脏同补，其中尤以补肾最为重要。沈自尹、胡国让及许得盛等在 1957—1965 年用补肾法防治哮喘取得了远期显著疗效的基础上，1979—1983 年采用温阳片（附子、生地、补骨脂、菟丝子和仙灵脾等）预防治疗哮喘季节性发作 5 批共 284 例，显效率为 63.4%～75.0%；对照组（小青龙汤或空白片）3 批 81 例，显效率仅为 18.5%～22.2%，$P < 0.01$。1984—1986 年采用温阳片预防治疗哮喘 186 例，显效率为 59.1%；对照组（空白片）71 例，显效率仅为 6.8%（$P < 0.05$），这一疗效完全可重复以往的结果。他们所做的原理研究表明，补肾的温阳片能全面影响哮喘发病的变态反应（总 IgE 和特异性 IgE 反应，组织胺等介质释放）和非变态反应（以 Ts 细胞为主的免疫调节，β 受体功能及内分泌功能）的多个主要环节，使哮喘患者的免疫系统和神经 - 内分泌系统功能得以改善，逐步摆脱哮喘发作的恶性循环，最终减轻或中止哮喘的季节性发作。他们采用具有高度特异性的组织胺吸入实验，观察到服空白片对照组的哮喘患者在发病季节的 20% 组胺浓度（PC_{20} 值）进一步明显下降，而服温阳片补肾治疗组的 PC_{20} 值保持在缓解期水平。这提示补肾法可通过对自主神经系统的调节产生影响，通过改善 β 受体等功能，从而起到稳定哮喘气道反应性的作用[17~24]。邵长荣等依据支气管哮喘患者具有气道高反应性的特点，给予 25 例哮喘缓解期患者服用补肾方剂（由补骨脂、杜仲、桑寄生、枸杞子、款冬花和藿香组成）。1.5 个月后，气急、咳嗽、胸闷及痰多等症状改善，气道反应性指标 PC_{20} 和第 1 秒用力呼气量下降百分比与组织胺激发浓度的比值（R 值）明显降低。这说明

补肾法对根治本病有良好的作用[25]。

（二）铲除宿根

为了铲除宿根，常取外治法。中国中医研究院广安门医院董征等研制了冬病夏治消喘膏（由炙白芥子、元胡、细辛、甘遂和生姜汁组成），用于缓解期喘息型支气管炎和支气管哮喘，在三伏天于背部双侧肺俞、心俞和膈俞穴位敷贴4～6h，每10天敷贴1次，每年3次。防治哮喘患者223例（其中支气管哮喘35例，喘息型支气管炎188例），历时10年，痊愈72例，总有效率为86.5%[26]。高忠国等采用这一方法防治哮喘128例。经4年的观察，痊愈21例，总有效率达93%。该作者认为，消喘膏在发作期贴敷有治疗作用，在缓解期贴敷有预防效果。其巩固疗效的原因可能是：①在药物的刺激下，在大脑皮质形成了一个新的兴奋灶，遗留了痕迹反射，长期的后抑制作用改变了下丘脑-垂体-肾上腺皮质轴的功能状态。②药物被吸收后使免疫系统发生了变化，同时使肺内有关内感受器也发生了相应改变，进一步使表面活性物质得到了调整[27]。有关敷贴疗法平喘的动物实验和免疫指标研究亦在深入开展[28,29]。到目前为止，尚未见到哮喘缓解期以祛邪法内服药铲除宿根者。

三、展　望

回顾我国20世纪80年代以来中医药防治支气管哮喘的研究概况，可见中医药防治哮喘的成就在于：①较为系统地研究了缓解期内服温阳片等补肾扶正药物、外敷消喘膏等化饮逐邪药物的临床疗效和作用机制，对预防哮喘复发、阻断和干扰气道变应性炎症的发病环节提供了新的手段。②在哮喘发作期、哮喘持续状态以及特殊类型哮喘治疗方面发现了一些标本兼施的手段，打破了"已发治肺、未发治肾"的旧框架。③对哮喘的药物疗法和非药物疗法，以及哮喘的发病和治疗特点，进行了广泛的探索。④通过设立对照组采用统计学处理的临床与实验研究，观察平喘药物疗法效果的工作逐渐增多，水平正在不断提高。

目前中医药防治哮喘存在的问题是：①多数临床报道处于经验介绍的基础上，重复劳动比较常见。②一部分治疗研究性论文诊断和疗效判定标准不统一，缺乏客观监测指标及对照组，影响到了论文的实用价值。③平喘药物和非药物疗法的实验研究开展得不够广泛，并有待于深化。相信通过不懈的努力，哮喘的防治水平必将登上新台阶，为中国和世界医学的发展做出应有的贡献。

参考文献

1. 施赛珠，沈自尹．某些平喘方药的临床应用和研究进展．中医杂志，1985，26（4）：74.

2. 刘亚生，邵长荣．慢性阻塞性肺部疾病的中医治疗近况．中医杂志，1987，28（12）：56.

3. 钟南山，刘伟胜．降气定喘散对支气管哮喘患者心肺功能的作用．中西医结合杂志，1987，7（1）：24.

4. 李美珠，钟伟新，朱莉芬，等．益气平喘丸的药理研究．中成药，1992：14（11）：28.

5. 孙碧雄，张洪熹，江素蟾，等．张伯臾治哮喘方疗效观察．中西医结合杂志，1990，10（1）：42.

6. 王玉，王淑贤，李秀兰，等．喘嗽宁治疗哮喘308例的疗效观察．中国医药学报，1988，3（3）：41.

7. 钱伯初，陈珏，臧星星．哮喘宁免疫药理研究-抗Ⅲ、Ⅳ型变态反应．中西医结合杂志，1987，7（1）：38.

8. 张镜人，巫协宁，杨虎天，等．补肾益肺法在哮喘持续状态抢救中的运用．中西医结合杂志，1983，3（1）：8.

9. 陈良良，张鸣鹤，李建兰．清肺补肾汤抗过敏性哮喘研究．中西医结合杂志，1990，10（1）：37.

10. 林恩尧，刘冰洁，刘成华，等．卡虎素治疗支气管哮喘301例临床观察．中西医结合杂志，1991，11（4）：209.

11. 李广龙．珠贝定喘丸治疗哮喘、慢性支气管炎359例疗效观察．新中医，1986，18（2）：21.

12. 傅继勋．邵长荣治疗支气管哮喘的经验．中医杂志，1988，29（3）：12.

13. 王灵台．中医中药防治支气管哮喘的研究进展．上海中医药杂志，1985，（11）：44.

14. 曹鸣高，姜春华，邵长荣，等．支气管哮喘证治．中医杂志，1984，25（10）：4.

15. 于化鹏，府军，李平升．过敏性哮喘中血小板功能变化及川芎嗪对哮喘防治作用的研究．中西医结合杂志，1991，11（5）：291.

16. 邵长荣，肖沪生，陈风鸣，等．川芎嗪静脉点滴治疗发作期支气管哮喘．上海中医药杂志，1990，（8）：18.

17. 沈自尹，施赛珠，查良伦．支气管哮喘采用补肾法防治及其内分泌和免疫方面的观察．中医杂志，1981，22（5）：21.

18. 胡国让，沈自尹，施赛珠．补肾法对支气管哮喘患者血清IgE和T细胞亚群水平的影响．中医杂志，1983，24（5）：33.

19. 胡国让，沈自尹，施赛珠．血清IgE检测在评价补肾法防治支气管哮喘疗效中的应用．中医杂志，1982，

23（5）：23.

20．沈自尹，胡国让，施赛珠，等．温阳片预防支气管哮喘季节性发作及其原理研究．中西医结合杂志，1986，6（1）：17.

21．胡国让，沈自尹，许得成．哮喘患者淋巴细胞β受体功能测定和对温阳片疗效的评价．中西医结合杂志，1987，7（2）：71.

22．许德盛，沈自尹，胡国让，等．温阳片对哮喘患者组胺释放IgE作用的同步观察．中西医结合杂志，1988，8（6）：330.

23．许德盛，沈自尹，胡国让，等，补肾法稳定哮喘气道反应性作用的观察．上海中医药杂志，1988，（11）：14.

24．沈自尹，胡国让，许德盛，等．补肾法预防哮喘的变态和非变态反应的机理研究．中西医结合杂志，1989，9（2）：82.

25．邵长荣，傅继勋，唐忆星．支气管哮喘缓解期补虚后气道反应性测验．上海中医药杂志，1988，（10）：21.

26．董征，华瑞成，杨润平．消喘膏对223例哮喘患者的10年疗效观察．中西医结合杂志，1988，8（6）：336.

27．高忠国，郑建．冬病夏治防哮喘．上海中医药杂志，1991，（8）：6.

28．王忆琴．中药敷贴治疗哮喘的动物实验研究．上海中医药杂志，1992，（6）：42.

29．马淑慧．中药敷贴穴位防治哮喘疗效与免疫指标观察．湖北中医杂志，1985，（5）：32.

[原载于：中国中西医结合杂志，1995，15（3）：189-191]

特发性弥漫性肺间质纤维化 13 例治疗报告

唐玲华　李春生

（中国中医科学院西苑医院）

弥漫性肺纤维化是呼吸系统疾病中的难治病、少见病之一，其发病率随着工业化的发展呈逐年上升趋势[1]。在治疗上，国外仍沿用肾上腺皮质类固醇和免疫抑制剂、γ-干扰素、谷胱甘肽和桂枝茯苓丸等，效果不理想。国内有极少数用活血化瘀药物和雷公藤多苷治疗肺纤维化有效的报道。对本病的中医治法尚缺乏较系统的研究，当前仍没有一种理想的治疗方法。我们自1988年1月至1996年4月收治了特发性弥漫性肺间质纤维化（idiopathic pulmonary fibrosis，IPF）患者13例，经中西医结合治疗效果较满意，现报告如下。

一、一般资料

本组共13例，均为住院患者。其中男性8例，女性5例。年龄最小43岁，最大66岁，平均年龄43.46±22.31岁。病程最短半年，最长8年。IPF分为急性和慢性、或亚急性和慢性两种。急性和慢性的分界线迄今尚不明确。为了便于划分，我们将自起病至死亡不到1年者列为急性，起病渐进，病程超过1年者列为慢性。本组13例均为慢性IPF。

全部病例均符合IPF的临床诊断标准试行方案[2]。其中9例经支气管镜活检病理证实，其余4例的临床表现和X线胸片均极为典型，且经过多种检查，排除了类似IPF表现的疾病。13例患者经用动脉血气分析，PaO_2均低于正常，其中符合I型呼吸衰竭者9例，伴右心衰竭者5例，伴发热者5例。

患者全部以气喘、动则尤甚、干咳或咳嗽少痰、病情呈进行性加重为主症，舌质以暗淡稍红或暗红为主，苔多为薄黄稍腻伴少津，舌下静脉均有不同程度的瘀滞，脉象多为沉细滑数，尺脉重按无力。

二、治疗方法

对全部病例先单纯用西医方法治疗2个月，主要观察治疗前后主症积分变化、血气分析、肺功能变化和治疗期间感冒次数。采用西医治疗时，如果患者为晚期重度IPF，则不采用激素治疗，只给予对症治疗和吸氧；对中度病例采用激素治疗，方案详见参考文献[2]。

如有继发感染，则给予抗生素治疗；如有心力衰竭，则给予强心利尿治疗。然后在上述基础上加用中药治疗 2 个月，观察加用中药前后上述各项的变化。中药以补肾益肺、化瘀清宣及标本兼治为原则。基本方：熟地 24g、山萸肉 12g、北沙参 20g、麦冬 12g、白果 12g、苏子 12g、三棱 12g；咳嗽甚、有脓性痰者加鱼腥草 30g、竹沥水 30ml 兑服；纳呆者加焦三仙 30g、鸡内金 12g；发热者加金银花 30g、荆芥穗 10g；下肢水肿、尿少者加益母草 30g、车前子 30g；大便干者加生地 20g、玄参 20g。

上述中药每日 1 剂，每剂 400ml，早晚分 2 次服用。1 个月为 1 疗程，依据病情轻重程度，可连服 2 ～ 3 个疗程。13 例中病情属中度者 8 例，重度者 5 例。

三、治疗结果

（一）疗效评定标准

采用半定量计分法。对本病的胸闷气促、咳嗽、咳痰和发绀等主症，根据轻、中、重、严重 4 级程度分别记 1 ～ 4 分，症状消失记 0 分。疗效判定标准：显效，经治疗后主症积分值减少 70% 以上，胸闷、气短明显好转，轻度活动无明显发绀；有效：经治疗后主症积分值减少 30% ～ 69%，胸闷气短好转，轻度活动有气短，咳嗽时作，唇舌稍发绀；无效：主症积分不足 30%，胸闷气促甚，静息状态有气短，咳嗽常发作，影响睡眠，发绀明显。

（二）治疗结果

单纯西医组 13 例，显效 2 例，有效 5 例，无效 6 例。中西医结合组 13 例，显效 6 例，有效 6 例，无效 1 例。从临床疗效上观察，中西医结合组明显优于西医组，两者经统计学分析有显著差异（$P < 0.05$）。

在观察期间，单纯西医组 13 例，因上呼吸道感染而导致病情波动 32 次，平均每人每月 1.23 次；而中西医结合组 13 例，上呼吸道感染 10 次，平均每人每月 0.38 次（$P < 0.05$）。

两组治疗前后分别停吸氧 30min，采桡动脉血，做动脉血气分析，用于观察两组治疗前后动脉血氧分压改善情况。结果显示：在西医治疗同等的条件下，中西医结合治疗后动脉血氧分压（PaO_2）明显高于治疗前，统计分析有显著差异（$P < 0.05$），而单纯西医治疗前后 PaO_2 无显著差异（$P > 0.05$）。详见表 1。

表 1　两组治疗前后对动脉血氧分压（kPa）的影响

组别	例数	治疗前 PaO_2	治疗后 PaO_2
单纯西医组	13	6.59 ± 11.48	7.39 ± 1.50
中西医结合组	13	7.39 ± 1.50	8.43 ± 1.39*

注：表中数据为均值 ± 标准差，下同。
* 治疗前后自身比较 $P < 0.05$

两组治疗前后还分别采用日本 Chestmicro-298 型肺功能机测定肺通气功能，主要观察用力肺活量（FVC）、第 1 秒用力呼气容积（$FEV_{1.0}$）及 1 秒用力呼气容积占用力肺活量比值（$FEV_{1\%}$）。结果显示，中西医结合治疗后 FVC 和 $FEV_{1.0}$ 较治疗前明显改善（$P < 0.05$），明显优于单纯西医治疗后，详见表 2。

表 2　两组治疗前后对肺功能的影响

组别	FVC（L）	FEV1.0（L）	PEV1%（%）
单纯西医			
治疗前	1.53 ± 0.45	1.2 ± 0.37	79.91 ± 3.68
治疗后	1.66 ± 0.47	1.39 ± 0.51	81.09 ± 5.81
中西医结合			
治疗前	1.66 ± 0.47	1.39 ± 0.51	81.09 ± 5.81
治疗后	1.93 ± 0.42*	1.58 ± 0.29*	80.47 ± 6.00

* 治疗前后自身比较 $P < 0.05$

四、病案举例

周某某，女，59 岁，住院号 49314。因进行性气促伴干咳 4 年，加重 6 个月，伴双下肢水肿，于 1994 年 8 月 16 日入院。经支气管镜肺活检、X 线胸片和肺 CT 等检查已排除了类似 IPF 表现的疾病，确诊为特发性肺间质纤维化。入院后先单纯用西医治疗 2 个月（包括有效抗生素、强心利尿和强的松 30mg/d）。治后患者胸憋气喘好转，但不能活动，动则喘甚，仍干咳无痰，双下肢仍有轻度水肿，纳少，口唇仍轻度发绀，尿稍少而黄，大便调，口干不欲饮，夜寐不安，舌暗红，舌下静脉瘀滞，苔薄腻、微黄，脉沉细滑数，两尺脉重按无力。

中医辨证为肺肾气阴两虚夹有痰瘀蕴肺。治以补肾益肺、宣肺定喘、活血化瘀为主，采用自拟治疗肺间质纤维化基本方。胃纳差加焦三仙 30g、鸡内金 12g；尿少肢肿加车前子 30g、益母草 30g。7 剂后患者气短减轻、纳食增加，双下肢水肿减轻，口干减轻，每日 1 剂。守方 20 剂后患者能轻度活动，而无明显气短，咳嗽很少，纳食正常，双下肢水肿消失。血气分析由单纯西医治疗后的 PaO$_2$ 6.6kPa 上升至中西医结合治疗后的 8.39kPa；肺功能用力肺活量由单纯西医治疗后的 1.84L 上升至中西医结合治疗后的 2.15L；X 线胸片检查较单纯西医治疗后有吸收好转，患者因病情明显好转而出院。

五、体会

本病属于祖国医学"咳逆""短气"及"喘证"范畴。此病患者多为素体虚弱，加之长期使用激素或免疫抑制剂治疗，导致机体抵抗力低下，易招致外邪侵犯，久病入络，痰瘀互结，而成虚实夹杂，迁延难愈，但临床表现仍以虚为主。明代张介宾在《景岳全书》中指出虚喘者其责在肾，实喘者其责在肺。"肾为气之根，肺为气之主。"故本病重点在于肾虚，治以补肾纳气为主。此类患者多见口唇及四肢末端发绀，并且随病情加重而增重，舌下静脉多见瘀滞，舌象多见紫暗，此乃内有瘀血阻滞之体征。故治疗当补肾益肺、化瘀清宣。此病患者早期肺气虚，卫外不固，易招致外感，外邪束肺，肺气失宣，津液不布，聚而成痰，中晚期多为肺、脾、肾俱虚，津液输布失常，酿成痰饮内伏，痰蕴久可化热，故 IPF 晚期临床证型多见肺肾气阴两虚夹有痰浊瘀热蕴肺，症见咳嗽少痰或咳黄黏痰，气喘胸憋加重。因此方药选用补肾之熟地、山萸肉和益气养阴之沙参和麦冬，配合苏子和白果敛肺定喘和三棱活血化瘀、软坚散结，而共奏补肾益肺、宣肺定喘、活血化瘀之效。

从本组病例看，经中西医结合治疗后，其短期疗效高于纯西医治疗。经前者治疗后上呼吸道感染次数明显少于后者，而且前者因上呼吸道感染而引起本病的症状要较后者轻得多。采用中西医结合治疗后在动脉血氧分压和肺通气功能改善方面明显优于单纯西医治疗。

总之，中西医结合治疗较单纯西医治疗相比有以下优点：①自觉症状好转明显而持久。②复发率明显降低。③能明显延长患者的带病生存时间以及提高患者的生活质量。其具体作用机制有待于进一步研究。

参考文献

1. 侯杰，戴令娟，褚宏伟等．特发性肺间质纤维化病人肺组织的免疫组化研究．中华结核和呼吸杂志，1993，16（3）：144.
2. 中华医学会呼吸系病学会．特发性肺纤维化诊断及治疗（试行方案）．中华结核和呼吸杂志，1994，17（1）：8.

[原载于：中医杂志，1997，38（1）：34-36]

中医中药在呼吸系统疾病中的应用

李春生

呼吸系统是一个半开放的系统，承担着通气、换气及其他重要的生理功能。呼吸系统疾病产生的症状除全身者外，局部以咳嗽、喘息（呼吸困难）、咯血和吐痰等为特点。中医药针对这些症状的治疗有一套独特的办法，常可起到与现代医学疗法相辅相成的作用。

中医学非常重视"气"，认为气是微小难见的物质，是生命活动的原动力。气的归属在于肺，气的根源在于被称为"先天之本"的肾。至于呼吸过程，如《黄帝内经·灵枢·五味篇》所说："其大气之搏而不行者，积于胸中，命曰气海。出于肺，循喉咙，故呼则出，吸则入。"

肺和肾均属于"脏"，虽藏于内而其体象表现于外。肺位于胸中，经脉起于中焦（脾胃），下络大肠，上膈属肺，循喉咙，出于腋下之臂前内侧。肺与大肠相表里，在体合皮毛，开窍于鼻。它的功能是主气、主呼吸，为体内外气体交换之通道，朝百脉，以充全身，主皮毛而煦泽肌肤，其气通鼻以知香臭。肾左右各一（包括命门），位于腹部，其经脉络膀胱，并从肾上贯肝膈入肺中，循喉咙。肾与膀胱相表里，在体合骨，开窍通耳。它的功能是：①藏精，为发育生殖和记忆之源。②主骨髓造血。肺和肾两脏的关系除有经络连属之外，均统一在水液与气的调节方面。肺为水液之上源，主通调水道；肾统司全身之五液，维持水液代谢的平衡。肺为气之主，肾为气之根，故有"肺主呼气，肾主纳气"之说。至于心主血脉，与肺气相辅运行；脾主运化，为水饮之本源。这些内脏关联，是肺疾病不可忽视的因素。

对于呼吸系统病证，中医将它分为虚、实两大类。实证病位在肺，多由寒邪外束或邪热乘肺，痰浊水湿内聚引起；虚证病位在肺、肾，在肺者多由津液消耗、肺失濡养或久病亏耗，被他脏之病所累引起；在肾者多由劳伤肾气或久病气虚、下元亏损、肾失摄纳之权引起。此外，以肺虚或肾虚为基础，夹杂他邪者亦复不少。如兼有脾虚则易生痰饮，兼有心痹则易生瘀血，导致疾病缠绵难愈。

关于呼吸系统疾病的症状，除前述者外，以胸痛、咽红、鼻塞或发热为常见。肺为娇脏，司职清肃，肺因病而气机上逆则咳嗽；咳嗽损伤肺络则见咯血，肺气郁而不宣则胸痛。肺肾气机出纳升降失序，呼吸不利则喘息。脾运化水液失常，水液遇寒成饮，遇热成痰，循经络上泛于肺，致成咳痰。肺合皮毛而主卫外，外邪束表，皮毛先受邪气，与营卫交争，故见发热。鼻塞及咽红，此皆邪犯肺系、郁热结聚所致。

对于呼吸系统疾病的治疗，当明辨疾病之病位，分清虚实寒热而施。风寒束肺则发散之，邪热壅肺则清泄之，痰浊阻肺则降涤之，瘀血乘肺则通化之。虚则补之，燥则滋之，气逆则纳之，水泛则温之。综合调理，以平为期。若能在必要时配合现代医学疗法，收效常更迅捷。

一、止咳药物

（一）宣肺止咳

此类药物适用于感受风邪、肺失肃降所致的咳嗽。临床上以咳嗽喉痒、苔白薄脉浮为特点，轻者常用杏仁、桔梗、前胡、紫苏、荆芥，重者常用紫菀、款冬花、百部、白前及满山红等。

1．杏仁 苦温，有小毒，归肺及大肠二经，功能止咳定喘、祛痰润燥，主治外感风寒之咳逆上气，以及大便秘结等症。现代研究表明，本品含苦杏仁苷和杏仁油等。口服小剂量苦杏仁，经消化道

时，苦杏仁苷被胃酸或苦杏仁酶分解，生成微量氢氰酸。被吸收后，氢氰酸抑制细胞色素氧化酶。低浓度时能减少组织耗氧量，抑制颈动脉窦和主动脉体的氧化代谢，导致反射性呼吸加深，使痰液易于排出。微量氢氰酸还具有镇静呼吸中枢的作用，因此能使呼吸运动趋于安静而奏镇咳平喘之效。用量：入汤剂每日量 5～10g。

2．桔梗 苦辛平，归肺、胃二经，功能宣肺利咽、祛痰排脓，主治外感咳嗽、咽喉肿痛及肺痈吐脓等症。现代研究表明，本品含桔梗皂苷、桔梗聚糖、菊糖及α-菠菜甾醇等。其中桔梗皂苷具有祛痰作用。小剂量时，它能刺激胃黏膜，引起轻度恶心，反射地增加支气管黏液的分泌而排痰。但也有人认为桔梗排痰作用之持久，难以以皂苷的作用来解释。桔梗排痰的强度可与氯化铵相媲美，强于远志而次于美远志。桔梗根还具有消炎作用，在试管内可抑制絮状表皮癣菌的生长。用量：每日 3～10g，煎汤或入丸散。

3．前胡 苦辛微寒，归肺、脾、肝及膀胱四经，功能宣散风热、降气消痰，主治痰热咳喘、风热头痛、胸膈满闷及呕逆等症。现代研究表明，紫花前胡根含呋喃香豆精类之前胡苷，以及甘露醇、海绵甾醇和挥发油等。白花前胡根含吡喃香豆精类之白花前胡甲素、乙素、丙素和丁素。用麻醉猫收集气管黏液分泌的方法证明，口服紫花前胡煎剂 1g/kg 能显著增加呼吸道黏液的分泌，提示有祛痰作用。实验观察到，紫花和白花前胡的祛痰作用均较为持久，其强度与桔梗相仿，但止咳作用不明显。前胡能降低肺动脉压。前胡苷元有抗细菌和真菌的作用。用量：煎汤内服，5～10g，或入丸散。

4．紫苏 辛温，归肺、脾二经。功能散寒解表、理气和营、止咳平喘，主治感冒风寒、胸腹胀满及咳嗽气喘等症，现代研究表明，本品含挥发由 0.1%～0.2%，油的主要成分为左旋紫苏醛、左旋柠檬烯、α-蒎酮和异白苏烯酮等，能扩张皮肤血管，刺激汗腺神经而微弱发汗，并可减少支气管分泌，缓解支气管痉挛。紫苏水浸液体外对葡萄球菌、大肠埃希菌和痢疾杆菌有抑制作用。用量：内服煎汤 3～10g。

5．荆芥 辛微温，归肺、肝二经。功能散风热、通肺气、利咽喉，主治感冒发热、咳嗽头痛及咽喉肿痛等症，现代研究表明，本品含挥发油 1%～2%，油中的主要成分为右旋薄荷酮、消旋薄荷酮和少量右旋柠檬烯。荆芥煎剂口服能使汗腺

分泌旺盛，皮肤血液循环增强，有微弱的解热作用；荆芥浸液在试管内能抑制结核分枝杆菌的生长。对于止咳作用，目前尚乏研究报道。用量：内服煎汤 3 ～ 10g。

6. **紫菀** 辛苦温，归肺经。功能温肺下气、消痰止嗽，主治风寒咳嗽气喘、肺痈咳吐脓血及喉痹等症，现代研究表明，本品含紫菀酮、紫菀皂苷、表木栓醇、木栓酮、槲皮素和挥发油等。其药理作用为：①镇咳祛痰：以紫菀水煎剂按 1g/kg 体重给家兔灌胃，有明显的祛痰作用。粗提物给大鼠灌胃，气管分泌物明显增加。对用氨水喷雾引起的小鼠咳嗽也有显著效果。采用二氧化硫刺激法引起咳嗽，再以紫菀乙醇提取物按 15g/kg 体重给小鼠灌胃，镇咳率为 53%。②抑菌：在试管内，紫菀煎剂对大肠埃希菌、痢疾杆菌、伤寒、副伤寒杆菌和变形杆菌等 7 种肠内致病菌均有抑制作用。此外，紫菀的提取物表无羁萜醇对小鼠艾氏腹水癌还有抑瘤作用。用量：入煎剂 3 ～ 10g。

7. **款冬花** 苦辛微温，归心、肺二经。功能润肺下气、止咳消痰，主治咳嗽气喘、肺痈肺痿咳吐脓血及喉痹等症，现代研究表明，本品含甾醇类（如款冬花二醇）、苷类（如款冬花苷、芸香苷）、鞣质、蒲公英黄质、蜡及挥发油等。灰分中含锌量（以 $ZnCO_3$ 计）达 3.26%。药理作用：①对呼吸系统表现为止咳、祛痰并略有平喘功效。口服款冬花煎剂有显著的镇咳作用，但不持久。麻醉猫口服煎剂后，可使呼吸道分泌增加，但作用强度不及桔梗。离体家兔、豚鼠及猫的气管 - 肺灌流试验证明，小量款冬花醚提出液可使支气管略有舒张，大剂量反而收缩；对于组织胺引起的支气管痉挛，其解痉效力不如氨茶碱确实。②对平滑肌的作用：款冬花醚提取物对胃肠平滑肌显示为一般的抑制作用；在豚鼠离体肠管，可对抗氯化钡引起的收缩。③对心血管系统：静脉注射款冬花醚提取物可使动物血压急剧上升，并见心跳加快、呼吸兴奋、瞬膜收缩、瞳孔散大、泪腺及气管分泌增加、四肢肌肉紧张及颈肌震颤等现象。通过血管灌流及肾容积测定，证明其具有收缩血管作用。④对中枢神经系统的作用：大剂量应用款冬花醚提取物时，可作用于动物间脑以下脑干部分，引起中枢神经系统过度兴奋，导致惊厥而死亡。用量：内服 1.5 ～ 10g。

8. **百部** 甘苦微温，有小毒，归肺、脾、胃三经，功能温肺润肺，止咳杀虫，主治风寒咳嗽、暴嗽及劳嗽等症。现代研究表明，本品含多种生物碱如百部碱、百部定碱和异百部碱等。药理作用：①镇咳、祛痰、平喘。百部生物碱能降低动物呼吸中枢的兴奋性，抑制咳嗽反射；对组织胺所致的离体豚鼠支气管平滑肌痉挛有松弛作用。其作用强度与氨茶碱近似，但较缓慢、持久。②抗病原微生物作用：体外试验百部煎剂对多种致病菌如肺炎链球菌、乙型溶血型链球菌、脑膜炎奈瑟菌、金黄色葡萄球菌、白色葡萄球菌、伤寒杆菌、副伤寒杆菌、大肠埃希菌、变形杆菌、白喉杆菌、肺炎杆菌、鼠疫杆菌、炭疽杆菌、枯草杆菌、霍乱弧菌、痢疾杆菌、人型结核分枝杆菌、铜绿假单胞菌等都有不同程度的抑菌作用。其对多种皮肤真菌也有一定的抑制作用。它还能降低亚洲甲型流感病毒对小白鼠的致病力，对已感染的小鼠也有治疗作用。用鸡胚培养的新城疫病毒实验证实，百部能延长鸡胚寿命 36h。③杀虫作用：百部的水煎液和醇浸液对鼠蝇幼虫、头虱、衣虱以及臭虫皆有杀灭作用。高浓度百部在体外还能杀死鼠蛲虫。用量：内服煎汤 3 ～ 10g。

9. **白前** 辛苦甘平，归肺、肝二经，功能泻肺降气、下痰止嗽、利水消肿，主治肺实喘满、咳嗽多痰、水肿尿少。现代研究表明，本品含三萜皂苷等，药理学研究尚乏报道。用量：内服煎汤 5 ～ 10g。

10. **满山红** 苦寒，归肺经。功能止咳祛痰，主治慢性支气管炎和支气管喘息。现代研究表明，本品挥发油中含杜鹃酮，水溶性部分含杜鹃素、去甲杜鹃素、槲皮素、莨菪亭及榕木毒素等。药理作用：①有较强的中枢止咳作用：杜鹃酮为镇咳的有效成分，其作用部位很可能在中枢的脑干部分，镇咳剂量对动物的呼吸中枢有一定的抑制作用。②祛痰作用：杜鹃素和去甲杜鹃素为祛痰的主要成分。它可使动物气管纤毛运送黏液量增加，酚红排出速度增加。③平喘作用：莨菪亭为平喘的主要成分，有对抗乙酰胆碱所致的支气管痉挛的作用，能防治组织胺对豚鼠所致的支气管痉挛。④强心、降压作用：适当剂量的满山红可使动物心脏收缩力增强，心率减慢，血压下降。此外，本品还有对抗炎症作用。用量：鲜者煎汤内服 15 ～ 30g，或用其提取物杜鹃素，口服 50 ～ 100mg，一日 3 次。

（二）温肺止咳

此类药物适用于感受寒邪或肺为寒饮所伤引起的咳嗽，临床上以咳嗽遇寒则甚，咳痰清稀为特点。常用者有干姜、细辛、白芥子及鹅管石等。

1．干姜 辛温，归肺、心、脾、肾、胃、大肠六经，功能温肺化饮、消痰下气，主治寒饮胸满、咳逆上气等症。现代研究表明，干姜含挥发油，主要成分为生姜醇、生姜烯和水芹烯等；辛味成分姜辣素分解后则变为油状姜烯酮和姜萜酮等；氨基酸成分为天门冬氨酸和谷氨酸等。此外，尚含有乙-果胶酸、盐酸盐、树胶状物质和淀粉。药理作用为能兴奋呼吸、血管运动中枢和心脏，明显抑制豚鼠过敏性支气管痉挛，促进外周循环，促进胃液分泌，还具有止呕驱风及抗菌消炎等作用。本品的止咳化痰作用目前尚乏研究报道。用量：内服煎汤，1.5～10g。

2．细辛 辛温、有小毒，归心、肺、肾三经，功能温肺化饮、祛风散寒、止咳定喘，主治外感风寒或肺寒所致的咳逆上气、痰多清稀，以及多种寒性痛证。现代研究表明，本品因产地不同，大体分为辽细辛和华细辛两种。辽细辛挥发油的主要成分为甲基丁香油酚，另含N-异丁基十二碳四烯酸胺及消旋去甲乌药碱等。华细辛挥发油的主要成分为黄樟醚以及细辛醚等。药理作用：①对呼吸系统的作用：华细辛醇浸剂有松弛支气管平滑肌的作用。静脉注射于兔后，能对抗吗啡的呼吸抑制。甲基丁香油酚对豚鼠离体气管有显著的松弛作用。辽细辛醇浸剂对离体肺灌流量先呈短暂的降低，而后持续增加，可维持15～30min，其后续作用与异丙肾上腺素相似。②抗组织胺和抗变态反应：辽细辛甲醇浸出液的水不溶性分离部分中含有甲基丁香油酚、Kakmol、N-异丁基十二碳四烯酸胺和去甲乌药碱等四种成分，均可明显抑制组织胺所致豚鼠离体回肠的收缩。细辛的水或乙醇提取物均能使速发型变态反应的总过敏介质释放量减少40%以上，提示细辛有抗变态反应作用。③抗炎、抑菌作用：以细辛油腹腔注射或灌胃，可抑制大鼠足掌实验性炎症（角叉菜胶、组织胺及前列腺素所致的炎症），并能抑制白细胞游走反应及棉球肉芽肿，降低正常大鼠肾上腺维生素C的含量。细辛醇制剂和挥发油对革兰氏阳性球菌、痢疾杆菌、枯草杆菌和伤寒杆菌有抑制作用，煎剂对结核分枝杆菌和伤寒杆菌有抑制作用。细辛挥发油中的黄樟醚为广谱抗真菌药物，其杀真菌效果较40%甲醛强4倍，较石碳酸强1倍。④扩张血管，增加心肌收缩力：能提高心泵功能，升高平均动脉压，改善微循环，提高新陈代谢等作用。用量：入煎剂内服1～3g。

3．白芥子 辛温，归肺、胃二经，功能止咳豁痰、利气温中、通络止痛，主治咳嗽痰喘、胸胁胀满疼痛及反胃呕吐等症。现代研究表明，本品含白芥子苷、芥子碱、芥子酶、脂肪、蛋白质和黏液质。药理实验发现白芥子具有平喘作用，其水浸液在试管内对真菌有不同程度的抑制作用。用量：内服煎汤3～10g。

4．鹅管石 甘温，归肺、胃、肾三经，功能温肺气、定喘咳、壮元阳、通乳汁，主治虚劳咳喘、胸闷、腰膝无力、阳痿及乳汁不通等症。本品的主要成分是碳酸钙及多种微量元素，现代药理研究尚乏报道。用量：内服煎汤9～15g，或研末0.3～1.5g。

（三）清肺止咳

此类药物适用于感受温邪，或肺热津伤所致的咳嗽。临床上以咳嗽咽红、痰黄脉数为特点。常用者有贝母、枇杷叶、马兜铃、瓜蒌、梨、矮地茶和鱼腥草等。

1．贝母 辛苦平，归肺、心、肝三经。功能止咳化痰、开郁散结、润心肺、除烦热。主治咳嗽痰黄、肺痈、肺萎、胸胁逆气和瘰疬痈疡。现代研究表明，川贝母和浙贝母均含有多种生物碱及皂苷，如川贝母碱、浙贝母碱、西贝母碱、去氢贝母碱和浙贝母碱葡萄糖苷等。浙贝母尚含甾体化合物贝母醇。药理作用：①镇咳祛痰作用：灌服贝母-皂苷Ⅱ号能使小鼠咳嗽的潜伏期延长；给小鼠腹腔注射浙贝母生物碱，有较明显的镇咳作用。贝母生物碱及皂苷还有不同程度的祛痰作用。②对平滑肌的作用：猫和家兔离体肺灌流试验证实，低浓度浙贝母碱使支气管平滑肌舒张，高浓度时则使之收缩。西贝母碱对豚鼠离体回肠、兔十二指肠及狗小肠均有明显的松弛作用，此作用不被新斯的明和氯化钡所对抗，其解痉作用类似罂粟碱。③抑菌作用：川贝母水浸液（1:25浓度）在试管内对星形奴卡菌有抑制作用。④对循环系统的作用：静脉注射川贝母碱和浙贝母碱可使动物血压下降。浙贝母碱葡萄糖苷不影响血压，使开胸犬的心率及冠脉血流量增加。用量：内服煎汤5～10g。

2．枇杷叶 苦平偏凉，归肺、心、胃三经。功能止咳化痰、清肺降火、和胃下气。主治肺热痰嗽、胃热呕哕、咳血衄血及面部粉刺。现代研究表明，本品含皂苷、苦杏仁苷、齐墩果酸和丁香素等物质。药理作用：①止咳平喘、祛痰：从苦杏仁苷中能分离出氢氰酸，有一定的镇咳作用。枇杷叶油有轻度的祛痰作用。枇杷叶水煎液及其乙酸乙酯提取部分有平喘、祛痰和抑菌作用。②抑菌试验：枇杷叶及其乙酸乙酯提取部分对白色葡萄球菌、肺炎链双球菌及痢疾杆菌均有较明显的抑制作用。用量：内服煎汤 5～10g。

3．马兜铃　苦微辛寒，归肺经，功能清肺降气，止咳平喘化痰，主治肺热咳喘、失音咯血及百日咳等。现代研究表明，本品果实含水溶性季胺类生物碱和马兜铃酸等。种子含马兜铃碱、马兜铃酸、马兜铃次酸和木兰碱。药理作用：①平喘作用：用马兜铃酸给豚鼠作灌流，有明显的扩张支气管作用，并能消除硝酸毛果芸香碱、氯化乙酰胆碱及磷酸组织胺所致的支气管痉挛。②祛痰作用：用测定麻醉兔呼吸道黏液分泌的方法证明，口服马兜铃煎剂（1g/kg）有微弱的祛痰作用，但效果不如紫菀及天南星。③抑菌作用：马兜铃煎剂对金黄色葡萄球菌、肺炎链球菌、史氏痢疾杆菌及常见的皮肤致病真菌有不同程度的抑菌作用。果实的作用比叶强，除去鞣质后依然有效。④免疫增强作用：马兜铃酸能显著地增强吞噬细胞的吞噬功能，提高机体的抗菌能力，提高细胞的免疫功能，同时还有升高白细胞的作用，能对抗由环磷酰胺或 ^{60}Co 引起的白细胞降低。⑤温和而持久的降血压作用：此作用已为临床研究所证实，适用于较早期的高血压病。现今研究发现，马兜铃酸有肾毒性，故不宜久服。用法：内服煎汤 3～10g。

4．瓜蒌　甘寒，归肺、胃、大肠三经，功能润肺化痰止咳嗽，下气清热利大肠，主治痰热咳嗽、肺痿咳血、胸痹结胸及黄疸便秘等症。现代研究表明，本品果实含三萜皂苷、有机酸、树脂、醣类和色素。种子含脂肪油。药理作用：①有较强的抗菌作用：瓜蒌在体外对大肠埃希菌、宋内氏痢疾杆菌、变形杆菌及某些皮肤真菌有抑制效果。②对实验肿瘤有抑制作用：在体外实验中，全瓜蒌 20% 煎剂对腹水癌细胞有致死作用，以瓜蒌皮的效果最佳。③临床观察到本品治疗冠心病心绞痛，改善心电图缺血性 ST 段下降，有较好效果。用量：内服煎汤 10～12g，或入丸散。

5．梨　甘微酸凉，归肺、心、肝、胃四经，功能润肺止咳、清热化痰、降火解毒，主治热咳、热病津伤烦渴及便秘等症。现代研究表明，本品含苹果酸、柠檬酸、果糖、葡萄糖和蔗糖等。药理研究尚乏报道。用量：生食、捣汁或熬膏服，不拘量。

6．矮地茶　苦平，归肺经，功能止咳化痰、活血解毒、利尿，主治肺痿久嗽、吐血、血痢、咳嗽气痛及风湿顽痹等。现代研究表明，本品含矮茶素（岩白菜素）、三萜类、杨梅树皮苷、2- 羟基 -5- 甲氧基 -3- 十五烯基苯醌、槲皮苷、冬青萜醇、挥发油及鞣质等。药理作用：①止咳作用：为咳嗽中枢的选择性抑制剂。矮茶素Ⅰ号按 20mg/kg 体重灌胃或腹腔注射有明显而持久的止咳作用，一般持续 4h，其作用强度相当于可待因止咳作用的 1/4～1/7。②平喘作用：采用离体器官进行实验，发现矮地茶中所含的挥发油与黄酮苷具有对抗组织胺引起气管痉挛的作用，但需要较高浓度。矮地茶所含的黄酮对豚鼠以 400mg/kg 体重腹腔内注射具有明显的平喘作用，给药后动物发生轻度惊厥，但可自行恢复，灌胃则无效。同时，本品还有降低动物气管 - 肺组织耗氧量的作用。③祛痰作用：灌胃与腹腔注射矮地茶煎剂 2.5g/kg 体重，对小鼠有明显的祛痰作用（酚红气管排泄法），作用强度与等剂量桔梗相似；矮地茶煎剂腹腔给药比灌胃时的祛痰作用明显升高（$P < 0.01$）。对于用 SO_2 气体熏大鼠导致的慢性支气管炎模型，矮茶素Ⅰ号可减少实验性气管炎杯状细胞的增生程度，使扩大的支气管较快地恢复正常，加快炎症细胞浸润的恢复，促进肺气肿的恢复，减轻肺萎陷程度，但这些作用都不及死卡介苗作用强。④抑菌抗病毒作用：矮茶素煎剂和浸膏对金黄色葡萄球菌及肺炎链球菌等 10 种细菌有抑制作用。将鞣质除去后，其作用消失。矮地茶Ⅰ号和矮地茶黄酮对结核分枝杆菌有抑制作用，但在体内难以达到有效浓度。矮地茶挥发油对金黄色葡萄球菌和大肠埃希菌有杀菌作用。本品的水煎液对接种流感病毒的鸡胚有一定的抑制作用。⑤驱虫作用：矮地茶提取物蜜花醌有驱蛲虫的效果。用量：水煎内服，15～30g。

7．鱼腥草　辛寒，归肺、肝二经，功能止嗽化痰、清热解毒、利水消肿，主治肺痈咳嗽带脓血、吐痰腥臭、大肠热毒及淋病水肿。现代研究表明，本品挥发油中含鱼腥草素（即癸酰乙醛）、甲基正壬酮、月桂烯和月桂醛，全草含大量钾盐、蕺菜碱、槲皮苷和异槲皮苷等。药理作用：①止咳作用：用烟雾引咳法，以鱼腥草煎剂给小白鼠腹腔注射，有止咳作用。但无祛痰、平喘作用。②抗病原微生物作用：鱼腥草煎剂对金黄色葡萄球菌、白色葡萄球菌、溶血性链球菌、肺炎链球菌、卡他球菌、白喉杆菌、变形杆菌，志贺氏、施氏、福氏及宋内氏痢疾杆菌，肠炎杆菌、猪霍乱沙门菌等革兰阳性和阴性细菌及钩端螺旋体均有不同程度的抑制作用。人工合成鱼腥草素（癸酰乙醛亚硫酸氢钠加成物）除了对上述致病微生物有抑制作用外，还对流感杆菌、伤寒杆菌、结核分枝杆菌、白念珠菌、新型隐球菌、孢子丝菌和曲菌等真菌有明显的抑制作用。用人胚肾原代单层上皮细胞组织培养，观察到鱼腥草（1∶10）对流感亚洲甲型京科68-1株有抑制作用，也能延缓孤儿病毒（$ECHO_{11}$）的生长。③增强机体免疫功能：鱼腥草煎剂在体外能明显促进人外周血白细胞吞噬金黄色葡萄球菌的能力。用合成鱼腥草素治疗慢性支气管炎时，观察到它能提高患者白细胞的吞噬能力，提高家兔及患者血清备解素的水平。④利尿作用：用鱼腥草灌流蟾蜍肾或蛙蹼，能使毛细血管扩张，增加血流量及尿液分泌，从而起到利尿作用。本品所含的槲皮苷用水稀释至1/10万的溶液，尚有强力的利尿作用，本品含有2.7%钾盐及槲皮苷，能扩张肾动脉，增加肾血流量而利尿。⑤止血、镇痛、抗炎、抑制浆液分泌、促进组织再生作用。⑥还发现本品有抗癌作用。用量：内服煎汤，干者10～15g，鲜者30～60g。

（四）敛肺止咳

此类药物适用于患病日久、肺气不敛之咳嗽。临床上以咳嗽频作、声音低怯、痰液稀少、气短自汗、咳时遗尿或矢气为特点。常用药物有乌梅、五味子、诃子、五倍子及罂粟壳等。

1．乌梅 酸涩温，归肺、大肠、肝、脾四经，功能敛肺消痰、除烦生津、涩肠杀虫，主治久咳泻痢、蛔厥吐利、口干烦渴及反胃噎膈等。现代研究表明，本品含有苹果酸、枸橼酸、琥珀酸、酒石酸、齐墩果酸、β谷甾醇、蜡醇及三萜类成分。药理作用：①抗过敏作用：乌梅对豚鼠的过敏性和组织胺性休克具有对抗作用，但对组织胺性哮喘无对抗作用。其机制可能是由于乌梅的非特异刺激产生多量的游离抗体，中和了侵入体内的过敏原所致。②解痉作用：乌梅对离体肠管和奥狄括约肌均有抑制作用。它还能增加胆汁的分泌，使胆汁趋于酸性。③抗病原微生物作用：乌梅制剂在体外对大肠埃希菌、痢疾杆菌、伤寒杆菌、副伤寒杆菌、霍乱弧菌、百日咳杆菌、变形杆菌、炭疽杆菌、白喉杆菌、类白喉杆菌、脑膜炎奈瑟菌、金黄色葡萄球菌、柠檬色葡萄球菌、白色葡萄球菌、枯草杆菌、肺炎链球菌、溶血性链球菌、人型结核分枝杆菌、铜绿假单胞菌等均有抑制作用。对须疮癣菌、

絮状表皮癣菌及石膏样小芽胞癣菌均有抑制作用。④抗肿瘤作用：乌梅对人子宫癌细胞JTC-26株，体外实验的抑制率在90%以上。用量：内服煎汤，3～10g，或入丸散。

2．五味子 酸温，归肺、肾二经，功能敛肺止咳、生津化痰、止汗涩精、滋肾明目，主治肺肾虚咳喘、口干作渴、虚劳羸瘦、自汗盗汗、久泻久痢、梦遗滑精、腰痛目昏等症。现代研究表明，本品种子含五味子素、五味子醇和去羟五味子素；果实含有挥发油、有机酸、维生素、糖类及树脂等。药理作用：①镇咳祛痰，兴奋呼吸：用氨水气雾法和酚红法实验，发现五味子挥发油及五味子素有镇咳祛痰作用；从醚提取物中制得的两种结晶对小鼠有明显的镇咳作用；其酸性提取物有明显的祛痰作用。本品还能直接兴奋呼吸中枢，使呼吸频率和幅度显著增加，并能对抗吗啡对动物的呼吸抑制作用。②适应原样作用：本品能增强机体对非特异刺激的防御能力。在剂量适当时，能延长大鼠的游泳时间，提高烫伤小鼠的存活率。五味子这种作用虽然较刺五加和人参为弱，但毒性亦较轻。③增强中枢神经系统兴奋性：提高智力活动及工作效率，减轻疲劳。④增强心脏收缩力，抑制心肌细胞ATP酶活性；增加血管张力，调节血压。⑤降低血清谷丙转氨酶：对肝细胞内ALT酶有可逆性抑制作用。⑥抑菌作用：低pH（2～3）的五味子乙醇浸液对炭疽杆菌、金黄色葡萄球菌、白色葡萄球菌、副伤寒杆菌A和B、肺炎杆菌、伤寒杆菌、志贺氏痢疾杆菌和霍乱弧菌等均有抑制作用；如pH升高，抗菌作用减弱，说明其抗菌作用与其所含有机酸相关。体外对铜绿假单胞菌和鼻疽杆菌也有较强的抑菌作用。用量：内服煎汤，2～10g，或入丸散。

3．诃子 苦酸涩温，归肺、胃、大肠三经，功能敛肺化痰、涩肠止血、主治久咳失音、久泻久痢及脱肛便血等症。现代研究表明，本品含鞣质30%～40%，其成分为诃子酸、诃黎勒酸没食子酰葡萄糖、葡萄糖没食子鞣苷、番泻叶苷A及诃子素等。药理作用：①抗菌作用：诃子水煎剂除了对各种痢疾杆菌有效外，对铜绿假单胞菌和白喉杆菌的作用较强，对金黄色葡萄球菌、大肠埃希菌、肺炎链球菌、溶血性链球菌、变形杆菌、鼠伤寒杆菌以及真菌亦有作用。②收敛止痢，缓解平滑肌痉挛：其作用类似罂粟碱。③抗癌作用：可抑制小鼠腹水癌、梭形细胞肉瘤和中国小鼠腹水肉瘤的生长。用量：内服煎汤，3～10g，或入丸散。

4.五倍子 酸咸平,归肺、胃、大肠三经,功能敛肺涩肠、解毒止血,主治肺虚久咳、久泻久痢、自汗盗汗及遗精便血等症。现代研究表明,本品含五倍子鞣质50%~80%,没食子酸2%~5%,以及脂肪、树脂、蜡质和淀粉等。药理作用:①抑菌抗病毒作用:五倍子煎剂对金黄色葡萄球菌、肺炎链双球菌、乙型溶血性链球菌、伤寒杆菌、铜绿假单胞菌、弗氏痢疾杆菌、猪霍乱杆菌及大肠埃希菌均有抑制作用。经乙醚提出其鞣酸后的五倍子液仍有抗菌作用,抗菌作用的主要存在部位是皮部。五倍子煎剂对接种于鸡胚的流感甲型PR₈株病毒有抑制作用,可能与其中所含鞣酸有关。②收敛作用:本品能使皮肤、黏膜和溃疡等局部的组织蛋白凝固,而呈收敛作用;能加速血液凝固,而呈止血作用;沉淀生物碱或苷类,形成不溶解化合物,因而被用作解毒剂;使末梢神经蛋白质沉淀,可呈微弱的局麻现象。用量:内服研末,1.5~6g,或入丸、散。

5.罂粟壳 酸涩平,归肺、肾、大肠三经,功能敛肺止咳、涩肠定痛,主治久咳虚嗽、自汗喘息、久泻久痢、多尿滑精及心腹筋骨诸痛。现代研究表明,本品含罂粟酸、罂粟碱、可待因、那可汀、吗啡、原阿片碱、酒石酸、枸橼酸及蜡质等。药理作用:①强力镇咳:本品能抑制咳嗽中枢对咳嗽的兴奋性,从而产生很强的止咳效果。②抑制呼吸:本品能选择性地抑制呼吸中枢,使呼吸频率降低,对二氧化碳的敏感性降低。③镇痛:能抑制中枢神经系统对疼痛的敏感性,提高痛阈,改变机体对疼痛的反应,使之"痛而不苦"。④对睡眠作用:使睡眠浅而易醒。⑤扩张血管:能松弛大动脉平滑肌(包括冠状动脉、脑动脉、外周动脉及肺动脉)。当存在痉挛时,松弛作用更为显著。⑥松弛胃肠道平滑肌:使肠蠕动减少而止泻。但因本品久服可通过反馈机制抑制体内脑啡肽的释放并取而代之,从而产生成瘾性。大剂量时还可引起中枢性呕吐、缩瞳和抽搐等,故被列为毒麻药品而控制使用。用量:内服煎汤,2~6g。

除了上述的宣肺止咳、温肺止咳、清肺止咳、敛肺止咳药物外,不少平喘、化痰、养血、扶正药物如白果、牡荆、当归、沙参和淫羊藿等也具有止咳作用。在临床使用中,可依据病情需要而使用。

二、平喘药物

(一)散寒平喘

此类药物适用于寒邪束肺、肺失肃降所致的哮证及喘息。临床上以喘急胸闷,喉中有哮鸣声,咳痰清稀,或兼咳嗽、恶寒头痛、脉象浮紧为特点。常用药物有麻黄、曼陀罗花、紫苏子、热参、蟾酥、砒石和杜衡等。

1.麻黄 辛苦温,归肺、心、膀胱、大肠四经,功能平喘利水,开腠发汗,主治痰哮、气喘、咳嗽、风水和伤寒表实等症。现代研究表明,本品含麻黄碱、伪麻黄碱、麻黄次碱(麻黄定碱)、挥发油和黄酮苷等。药理作用:①麻黄碱对支气管平滑肌的解痉作用较持久,特别是对于痉挛状态时的支气管效果更为显著。本品还能扩张冠状动脉,收缩皮肤和黏膜血管,增加心率和血压,兴奋大脑皮质和皮质下中枢、抗骨骼肌疲劳、升高血糖、促进汗腺分泌等作用。②伪麻黄碱的上述作用虽然较麻黄碱弱,但有显著的利尿作用。③麻黄次碱能降低血压,增强离体豚鼠子宫的收缩及离体兔的肠蠕动。④麻黄挥发油对流感病毒(亚洲甲型)有抑制作用。用挥发油给鼠做治疗试验,可使患流感鼠的存活时间显著延长,平均肠损伤显著降低。麻黄油乳剂有解热、降血压、抑制心脏,并能引起肌肉瘫痪的作用。用量:内服煎汤,去水面浮沫,2~6g。

2.曼陀罗花 又名洋金花,辛苦温有毒、归肺经,功能平喘止咳、麻醉定痛。主治哮喘、咳嗽、胃痛、牙痛、风湿疼痛、损伤疼痛和脚气等症。现代研究表明,本品含东莨菪碱(天仙子碱)和莨菪碱(天仙子胺),种子中含有莨菪碱和阿托品等。药理作用:①止咳祛痰平喘:本品能防止及减轻用SO_2刺激的大鼠实验性慢性气管炎的局部组织病变的发生和发展,且使其血胆碱脂酶活力呈下降趋势。对于刨花烟熏大鼠形成的慢性气管炎,能使其支气管腺体总面积、腺泡平均面积、腺体厚度与黏膜下厚度比值降低。临床观察到,本品对慢性气管炎患者的咳、痰、喘均有较好的疗效,祛痰作用明显。治疗后血胆碱酯酶普遍升高。痰中IgA和溶菌酶有不同程度的升高,丙种球蛋白含量亦有升高的趋势,内皮变态反应试验转阴或转弱,血中嗜酸性粒细胞减少。②兴奋呼吸:对人和犬均有强烈的呼吸兴奋作用。③中枢镇静和周围抗胆碱作用。用量:内服煎汤0.3~0.5g,入散剂0.1~0.15g。

3．紫苏子　辛温，归肺、大肠二经。功能下气定喘、散寒消痰、润肺宽肠。主治痰喘咳逆及气滞便秘等症。现代研究表明，本品含脂肪油以及维生素 B_1 等，药理研究尚乏报道。宋代《太平惠民和剂局方》的苏子降气汤、明代《韩氏医通》的三子养亲汤，均是以苏子为主药的著名平喘化痰方剂。用量：内服煎汤，5～10g。

4．热参　又名华山参。甘微苦涩、性热有毒。归肺、心、大肠三经，功能定喘止嗽、安神温中，主治痰喘咳嗽、心悸失眠、自汗盗汗及虚寒腹泻等症。现代研究表明，本品含生物碱和莨菪亭。其中脂溶性生物碱有莨菪碱、东莨菪碱和山莨菪碱等7种。水溶性生物碱有5种，以胆碱为主。其余还有莨菪苷、阿托品、甾体化合物、氨基酸、蔗糖、淀粉和油等。药理作用：①平喘、镇咳、祛痰：采用豚鼠组织胺性喘息模型，以本品 100mg/kg 的煎剂灌胃，观察到能对抗支气管痉挛，有较明显的平喘作用。其镇咳（小鼠氨雾法）和祛痰（小鼠酚红法）作用亦较好。临床采用热参气雾剂的观察证实，本品对咳、喘及痰均有较好的疗效，平喘速效较为突出，还可使痰液中酸性黏多糖纤维明显减少，有调节自主神经功能、改善部分气管炎患者肺通气功能和甲皱微循环的作用。②镇静：将本品给予大鼠口服，可使其防御反射潜伏期延长；腹腔注射后，能协同硫喷妥钠及水合氯醛对小鼠的催眠和麻醉作用，对抗苯丙胺和咖啡因对小鼠的兴奋活动。③胃肠解痉、抑制分泌、扩瞳等阻断部分 M 样胆碱受体作用。④抑制心肌：使具有冠状动脉供血不足患者的心肌劳损有恶化趋势。用量：内服煎汤，0.3～1g。

5．蟾酥　甘辛温、有毒，归胃、心、肾经，功能平喘止咳、扶阳利水、解毒消肿、通窍止痛，主治喘咳多痰、咽喉肿痛、风虫牙痛、痈疽发背及瘰疬疔疮等症。现代研究表明，本品含蟾蜍二烯内酯（包括蟾蜍它灵和蟾蜍精等）、华蟾蜍毒素、吲哚系碱类（包括蟾蜍特尼定和蟾蜍色胺等）、肾上腺素及精氨酸等。药理作用：①平喘镇咳：预先皮下注射蟾蜍色胺，对5-羟色胺喷雾引起的豚鼠气管痉挛有明显的保护作用，但对组织胺或乙酰胆碱喷雾引起的则无效。蟾酥煎剂对小鼠有镇咳作用，祛痰效果较差。②兴奋呼吸，升高血压：静脉注射蟾蜍二烯内酯类成分，可引起麻醉兔中枢性呼吸兴奋和血压升高。惹斯蟾蜍苷元除对兔外，对猫也能兴奋呼吸，其作用比尼可刹米、戊四氮和洛贝林等还强，并能拮抗吗啡的呼吸抑制。升高血压作用以蟾蜍灵最强。③强心作用：类似洋地黄等强心苷。④局部麻醉作用。⑤抗炎、抗肿瘤及抗放射作用：蟾酥所含的甾醇类物质能抑制血管通透性。对局部感染金黄色葡萄球菌和链球菌家兔肌内注射蟾酥注射液能阻止病灶扩散，使周围红肿消退，但在体外无抗菌作用。对于因放射性物质引起的白细胞减少症，蟾酥有升高白细胞作用。用量：内服，15～30mg/d，多入丸散。

6．砒石　其升华制剂称为砒霜，性辛酸热、有大毒，归肺、脾、肝、胃、大肠四经。功能逐寒祛痰，杀虫截疟，除哮吼，蚀恶肉，主治寒痰哮喘、疟疾、休息痢、走马牙疳和痔疮等。现代研究表明，本品的主要成分为三氧化二砷（AS_2O_3），还含有其他矿物质。砒石具有砷的基本药理和原浆毒作用，能够抑制含巯基酶的活性，麻痹毛细血管。严重者可干扰组织代谢，使肝脂肪变，肝小叶中心坏死，心、肝、肾及肠充血，上皮细胞坏死，毛细血管扩张，从而迅速发生虚脱、惊厥、麻痹而死亡。其平喘祛痰功效尚乏基础研究报道。国内有人用砒霜3g、淡豆豉30g制成紫金丹1000粒，每晚临睡前服1～6粒。开始先用1～2粒，如无反应，再逐渐增至足量。治疗支气管哮喘11例，除1例合并支气管淋巴结核而效果不满意外，其余均能基本控制临床症状。通常服药 1d 后见效，3d 后症状基本控制。少数患者服药后有轻度头晕、头痛和颜面水肿，可在服药后3～5d 内自行消失。部分病例出现食欲减退，转氨酶升高，经使用酵母片、维生素大枣及茵陈汤后，均恢复正常。体虚及孕妇忌服。用量：砒石内服，30～50mg/d；砒霜内服，1mg/d。入丸散。

7．杜衡　亦名马蹄香、马蹄细辛，性辛苦、微温，归肺、肝、肾三经，功能平喘消痰。散风逐寒、活血定痛、利水消肿，主治风寒感冒、喘咳痰饮、头痛、龋齿痛、腹痛及水肿等症。现代研究表明，本品含黄樟醚和丁香油酚等。临床有人用它与细辛配伍，产生祛风平喘、散寒止咳的效果，但实验研究尚乏本品平喘的报道，有待于进一步做工作。本品所含黄樟醚有麻痹动物呼吸中枢的作用，长时间少量喂饲猫及其他家畜，可引起磷中毒样的肝、肾脂肪变性。用量：内服煎汤，1～3g。

除上述外，杏仁、旋复花、芸香草及全叶青兰等也有散寒平喘作用，兹不赘举。

（二）清热平喘

此类药物适用于温邪袭肺，煎熬津液，致肺失肃降，而成哮证及喘息。临床上以喘急气粗、喉痛烦热、口渴喜冷、咳痰不利、舌苔黄腻或黄糙、舌质红、脉滑数为特点。常用药物有桑白皮、地龙、生石膏、茶叶、石苇、射干和广豆根等。

1. 桑白皮　甘寒，入肺、脾二经，功能泻肺平喘，行水消肿，主治肺热喘嗽、吐血、小便不利及水肿等症。现代研究表明，本品含伞形花内酯、东莨菪素、黄酮成分及乙酰胆碱类物质，具有降压、利尿和镇静等作用。有关平喘的实验研究尚乏报道。用量：内服煎汤，6～15g。

2. 地龙　咸寒，入肺、肝、脾三经，功能清热止喘，平肝通络，凉血定惊，主治痰热喘息、高热狂躁、惊风抽搐、中风半身不遂、喉痹、齿衄、疟腮、疮疡及小便不通等症。现代研究表明，本品含次黄嘌呤、蚯蚓解热碱、琥珀酸、L（+）谷氨酸和广地龙胺等物质。药理作用：①抗组织胺和平喘作用：地龙所含的次黄嘌呤对大白鼠及家兔肺灌注具有显著的支气管舒张作用，并能拮抗组织胺和毛果芸香碱引起的支气管收缩。将其静脉注射于豚鼠，50% 的动物可耐受致死量的组织胺。用合成次黄嘌呤纯品对豚鼠气管链进行抗组织胺试验，证明其有扩张支气管的作用。从地龙抗组织胺作用明显的水溶酸性部分分离可得琥珀酸，有宽胸、祛痰及镇静作用，这对哮喘病的治疗有利。②解热作用：其有效成分地龙解热碱和琥珀酸可通过调节体温中枢，使散热增加，体温下降。⑧降压、镇静及抗惊厥作用：地龙的热浸剂和水提取物能直接作用于脊髓以上的中枢神经系统，或通过某些内脏感受器反射地影响中枢，引起部分内脏血管扩张，血压下降。该类提取液对小白鼠和兔均有镇静作用，对戊四氮及咖啡因所致的惊厥及电惊厥皆有对抗作用，但不能对抗士的宁引起的惊厥。④利尿作用：有人发现地龙所含的琥珀酸尚能利尿。用量：煎汤内服，5～10g。

3. 生石膏　辛甘寒，入肺、胃二经，功能解肌清热、除烦止渴、降火定喘，主治肺热喘急、中暑自汗及热病壮热烦渴等症。现代研究表明，本品的主要成分为含水硫酸钙（$CaSO_4 \cdot 2H_2O$），尚夹杂微量的铁（Fe^{2+}）及镁（Mg^{2+}）。药理作用：①退热、止渴作用：关于生石膏对发热影响的实验结果不一致，有人报告本品对内毒素发热有明显效果。对于内毒素发热、禁止饮水、给予利尿剂、喂饲食盐以及辐射热等方式造成的大鼠"口渴"状态，石膏可减少其饮水量。②对机体免疫的影响：在体外培养实验中，发现含石膏的 Hank 液能增强家兔肺泡巨噬细胞对白色葡萄球菌及胶体金的吞噬能力，并能促进吞噬细胞的成熟。③对心脏的作用：体外实验显示，小剂量石膏有强心作用，大剂量则抑制之，但换液后心跳可恢复正常。另外，关于石膏的平喘作用，目前尚缺实验研究报道。用量：内服煎汤，10～30g。

4. 茶叶　苦甘凉，入心、肺、胃三经，功能平喘化痰、消食利尿、清头目、除烦渴、解炙煿毒，主治喘息痰滞、心烦口渴、头痛目昏、多睡善寐及泄泻痢疾等症。现代研究表明，本品含有 500 种以上的化学物质，其主要成分有：①嘌呤类生物碱：如咖啡碱、可可豆碱、茶碱和黄嘌呤等。②挥发油：如 p、y- 庚烯醇，α、β- 庚烯醛，α- 及 β- 紫罗兰酮等。③鞣质：如没食子酰 -L- 表没食子儿茶精等。④其他：如茶叶皂苷、茶色素，维生素 E、C、P，微量元素锌（Zn）、锰（Mn）及硒（Se）等。药理作用：①平喘作用：茶叶所含的茶碱能松弛大、小气道平滑肌，增强黏膜纤毛的传递能力，抑制抗原激发后的介质释放，降低通透性肺水肿，增加哮喘时抑制性 T 细胞的数量和活性，具有平喘和抗炎效应。茶碱还能降低肺动脉高压和右心室射血分数，改善疲劳膈肌的收缩力，兴奋呼吸中枢以增加通气量，对慢性阻塞性肺病伴有 I 型呼吸衰竭者有益。②抑菌作用：茶叶浸剂或煎剂在试管中，对各型痢疾杆菌皆具有抑菌作用。其抑菌效价可与黄连相媲美，其中花茶和绿茶的抑菌效能优于红茶。对沙门菌、金黄色葡萄球菌、乙型溶血性链球菌、白喉杆菌、炭疽杆菌、枯草杆菌、变形杆菌和铜绿假单胞菌等亦有抑菌作用。对葡萄球菌和链球菌的作用略逊于黄连，而优于磺胺噻唑。对霍乱弧菌在试管中有明显的杀灭作用，且在低于体温（27℃）的温度下即有效力。其抑菌的有效成分一般认为是鞣质，也有人指出并非单纯鞣质起作用。临床上可用于肠道、呼吸道、泌尿道和一般感染性疾病。③利尿作用：茶碱能扩张肾动脉，抑制肾小管重吸收，故能产生利尿效果。④其他作用：如能兴奋高级神经中枢，使精神兴奋、思想活跃、消除疲劳；兴奋心脏，扩张冠状动脉和末梢血管；活血化瘀，降脂，抗动脉粥样硬化；促进新陈代谢，增加胃液分泌，减肥健美；增强免疫功能，对抗辐射损伤，抑制变应原和癌细胞；抗脂质过氧化，延缓衰老；还原重金属离子，有解重金属毒的作用等。用量：内服煎汤，9～15g。

5. 石苇 苦甘凉，入肺、膀胱二经，功能清肺泄热、平喘止嗽、利水通淋、解毒疗疮，主治肺热喘嗽、淋痛、尿血、金疮和痈疽等。现代研究表明，本品含黄酮、皂苷、蒽醌、鞣质、茉烯-b、β-谷甾醇、异芒果苷、延胡索酸和咖啡酸等。药理作用：①平喘作用：临床报道采用单味石苇治疗支气管哮喘11例，喘息消失者7例，减轻者2例，无改变者3例，多数在服药当天哮喘症状即开始平息。复发者用同法治疗仍然有效。但用豚鼠组织胺喷雾法模型，未得到阳性实验结果，提示此药可能不适用于过敏性哮喘。②止咳祛痰作用：石苇的水提取物对动物二氧化硫引咳模型和酚红实验有明显的止咳和促进支气管对酚红分泌的效果。③对慢性支气管炎的治疗作用：服石苇后，可使二氧化硫刺激产生的慢性支气管炎模型的支气管上皮细胞病变减轻，浆液腺和黏液腺泡的体积变小，提示本品有非特异抗炎作用。④升高白细胞作用：石苇可增强吞噬细胞的吞噬能力，提高因放疗或化疗引起下降的白细胞。用量：内服煎汤，5～10g。

6. 射干 苦辛微寒，有小毒，入肺、肝、脾三经，功能下气平喘、降火消痰、散血解毒，主治哮喘咳逆上气、喉中有水鸡声、咽喉肿痛、瘰疬结核、痈肿疮毒、疟母及妇女经闭等症。现代研究表明，本品含射干啶、鸢尾苷、鸢尾黄酮苷及鸢尾黄酮等。药理作用：①抗致病微生物作用：射干煎剂或浸剂在体外对外感及咽喉中的某些病毒（如腺3病毒和E-CHO$_{11}$）有抑制或延缓侵害细胞的作用，对致病性皮肤癣菌有抑制作用。②抗炎作用：射干所含鸢尾黄酮苷和鸢尾黄酮在试管中有抗透明质酸酶的效果，而且不为半胱氨酸所阻断。它还能抑制大鼠的透明质酸酶性水肿而不抑制角叉菜胶性水肿，对大鼠腹腔注射氮芥引起的腹水渗出也有抑制作用。③促进唾液分泌，并有雌激素样作用。用量：内服煎汤，3～10g。

7. 广豆根 苦寒有毒，归心、肺、大肠三经，功能泻心保肺、平喘止咳、利咽解毒、消肿止痛，主治腹胀喘满、喉痹热咳、喉痛喉风、齿龈肿痛、黄疸及下痢等症。现代研究表明，本品含总生物碱约0.93%，其中有苦参碱和氧化苦参碱等。它还含有多种黄酮类化合物，如柔枝槐素、紫檀素和红车轴草苷等。药理作用：①平喘作用：本品对组织胺性哮喘有明显的平喘作用，对离体气管和肠道

平滑肌呈兴奋作用，产生这一效应的主要成分是氧化苦参碱。②抗过敏作用：本品对天花粉所致的大鼠被动皮肤过敏反应有明显的抑制作用，其机制是由于氧化苦参碱抑制了血清抗体的效价升高。③抗肿瘤作用：可抑制小鼠肉瘤S180的生长。④抗致病微生物作用：能抑制真菌和钩端螺旋体的生长。用量：内服煎汤，4～8g。

除上述之外，清热平喘之药物尚有苦参、地骨皮、毛冬青和夜关门等。

（三）敛肺平喘

此类药物适用于久患喘嗽的肺气不足，不能敛纳者。临床上以喘息动则加重、气短自汗及脉大无力为特点。常用药物有胡颓叶和白果等。

1. 胡颓叶 酸平，入肺、肝两经，功能收敛肺气、平喘止咳、清热止血，主治哮喘、喘嗽上气、咳血、外伤出血和痈疽等症。对本品的现代研究除发现镇咳作用外，未见其他报道，临床用于哮喘兼有肺虚征象者疗效较佳。"海珠喘息定"含有本品。胡颓子根的作用与叶相似。用量：内服煎汤，10～15g。

2. 白果 甘苦涩平、有毒，入肺、肾两经，功能敛肺气、定喘嗽、止带浊、缩小便，主治哮喘、痰嗽、头晕、耳鸣、白带、白浊、遗精、淋病及小便频数等症。现代研究表明，本品种子除含有大量蛋白质、脂肪、碳水化合物、钙、磷、铁、胡萝卜素及核黄素等之外，还含有少量氰苷、赤霉素、动力精样物质、核糖核酸酶、白果酸、白果酚及白果醇，以及有毒成分"白果中性素"等。药理作用：①抗结核作用：有效成分为白果酸。白果酸在玻璃器内的抗结核菌作用不受加热的影响，血清能使其有效浓度从1：400 000跃升至1：1000。白果各部分及白果酸对小鼠和豚鼠实验性结核病无肯定的疗效，油浸过的白果与未浸过的作用无显著不同。②抗其他细菌作用：白果对于多种类型的葡萄球菌、链球菌、白喉杆菌、炭疽杆菌、枯草杆菌、大肠埃希菌和伤寒杆菌等有不同程度的抑菌作用，果肉的抗菌力较果皮强。水浸剂对真菌亦有抑制作用。关于白果治疗哮喘的实验研究尚乏报道。用量：内服煎汤，5～10g。

三、化痰药物

（一）除湿化痰

此类药物适用于内外寒湿之邪伤及脾胃，脾

湿生痰，循经犯肺，而致以咳痰量多、色白清稀为主症的疾病。临床上常兼见咳嗽或喘息、纳少、脘痞、舌苔白腻及脉象弦滑。常用药物有茯苓、半夏、橘皮（陈皮）、南星、远志、石菖蒲、旋复花、皂荚和牡荆子等。

1．茯苓　甘淡平，入脾、肺、心、肾四经，功能健脾化饮、渗湿利水、宁心安神，主治痰饮咳逆、小便不利、水肿胀满、呕哕泄泻、惊悸健忘及淋浊遗精等症。现代研究表明，本品含 β- 茯苓聚糖、茯苓酸、乙酰茯苓酸、麦角甾醇、胆碱、组氨酸、腺嘌呤、蛋白质、卵磷脂、脂肪及酶等。药理作用为：①利尿作用：对切除肾上腺大鼠单用或茯苓煎剂与去氧皮质酮合用能促进钠和钾排泄，从而认为它不具有抗去氧皮质酮的作用，而与影响肾小管对钠离子重吸收有关。②抑菌作用：茯苓煎剂对金黄色葡萄球菌、大肠埃希菌和变形杆菌有抑制作用。③免疫增强作用：本品能增强 T 淋巴细胞的功能，激活补体 C_3、C_5 和 B 因子，增强腹腔巨噬细胞的吞噬功能，增强腹腔单核细胞对 ^{32}P 胶体磷酸铬和 ^{121}I 大鼠伤寒杆菌的吞噬，促进小鼠体液免疫功能，使胸腺和淋巴结增大，末梢血白细胞数量增多。④抗肿瘤作用：茯苓多糖有强烈的抗肿瘤作用，抑瘤率可达 61% ～ 100%。它能对抗肿瘤化学药物和放疗所致的免疫抑制，使荷瘤小鼠巨噬细胞下降的功能提高到正常。⑤增强心肌收缩力：使心率加快。⑥保护肝，抑制胃溃疡的发生。⑦降低血糖。⑧镇静作用。有关本品祛痰作用的实验研究尚乏报道。用量：内服煎汤，10 ～ 15g。

2．半夏　辛温有毒，入肺、脾、胃三经。功能燥湿化痰、降逆止呕、消痞散结，主治湿痰冷饮、咳喘痰多、呕吐、反胃、咽喉肿痛、胸腹胀满及太阳痰厥头痛等症。现代研究表明，本品含挥发油、烟碱及其类似物、黏液质、天门冬氨酸、3，4- 二羟基苯甲醛和淀粉等物质。药理作用：①祛痰、镇咳作用：本品煎剂 0.6g/kg 口服，对用 1% 碘溶液注入猫右肋膜腔引起的咳嗽有明显的镇咳作用，但比口服 1mg/kg 可待因的效力略差，药效能维持 5h 以上。祛痰效果不肯定。②对大鼠实验性硅肺病的进展有防治作用。③有显著的止呕效果。④抗肿瘤作用：能抑制食管癌、胃癌、子宫颈癌、上颌窦癌、舌癌和皮肤癌的生长。⑤解毒作用：可使士的宁对小鼠半数致死量值升高，对乙酰胆碱也有解毒作用。解毒的有效成分是半夏的葡萄糖醛酸衍化物。用量：内服煎汤，5 ～ 10g。

3．橘皮（陈皮）　辛苦温，入脾、肺两经，功能燥湿化痰、理气调中，主治咳嗽多痰、胸腹胀满、不思饮食及呕吐哕逆等症。现代研究表明，本品含有以右旋柠檬烯为主的挥发油、橙皮苷（黄酮苷）、甲基橙皮苷、川皮酮、肌醇、维生素 B_1 和 C 等。药理作用：①平喘作用：将鲜橘皮煎剂给动物气管灌流，显示有扩张气管的作用。将川皮酮做豚鼠离体气管试验，也出现支气管扩张效应。甲基橙皮苷对家兔的肠管、气管和子宫有松弛作用，但对豚鼠离体气管的解痉作用却很小。②强心、升压作用：橘皮提取液除了使蛙心收缩加强，输出量增加外，对离体兔心灌流时还能使冠脉扩张；静脉注射陈皮制剂可迅速出现血压升高。反复用药后不产生快速耐受性，但对狗灌胃则不出现静脉注射时的升压反应。橘皮的升压成分经煮沸后不被破坏，作用时间较肾上腺素长，并且较稳定，亦有报告谓其呈降压反应。③抗菌作用：橘皮在试管内能抑制葡萄球菌、奈氏卡他球菌和溶血性嗜血杆菌的生长。④抗炎作用：橙皮苷有抑制透明质酸酶的作用，向大鼠皮下注射橙皮苷，可减轻肉芽肿炎性反应。此外，橘皮还有抗溃疡和利胆作用。用量：内服煎汤，3 ～ 10g。

4．南星　苦辛温、有毒，入肺、肝、脾、心四经，功能燥湿化痰、消肿散结、祛风定惊，主治中风痰壅、口眼歪斜、风痰眩晕、喉痹、瘰疬及痈肿等症。现代研究表明，本品含三萜皂苷、d- 甘露醇、安息香酸、淀粉和氨基酸等。药理作用：①祛痰作用：麻醉兔气管导痰法表明，日本天南星煎剂 1g/kg 体重灌胃有明显的祛痰作用。由于本品含有皂苷，对胃黏膜有刺激性，因而在口服时有轻微的恶心反应，从而反射地增加支气管的分泌液，使痰液变稀，易于咳出。②抗惊厥作用：日本天南星能降低士的宁、戊四唑和咖啡因引起的小鼠惊厥率，表明有一定的抗惊厥作用。③镇静和止痛作用。④抗肿瘤作用：天南星水提取液体外对 Hela 细胞有细胞毒作用；体内实验对小鼠 S180、HCA 实体型和 U14 等均有一定的抑瘤作用，其抗癌的有效成分可能是 d- 甘露醇。用量：内服煎汤，2 ～ 5g，或入丸散。

5．远志　苦辛温，入心、肝、脾、肾四经，功能化痰解郁、安神益智、利九窍、定惊痫，主治咳嗽多痰、惊悸健忘、少寐及惊搐等症。现代研究表明本品含远志皂苷元 A、B，以及远志碱、远志糖醇、N- 乙酰 -D- 氨基葡萄糖、脂肪油和淀粉等。

药理作用：①祛痰作用：远志皂苷刺激胃黏膜，引起轻度恶心，因而反射地增加支气管的分泌而产生祛痰效应。将远志提取物给狗口服，可促进气管分泌，作用强度为：美远志＞桔梗＞远志，如用酚红排泄法则为：美远志＞远志＞桔梗。远志的祛痰成分在皮内，木质部无祛痰作用。②降压、催眠及抗惊厥作用：将远志注射液静脉注射能使麻醉犬产生降压作用，经 1～2min 可恢复原水平，重复给药未见耐受现象。全远志、皮及水质部均有催眠作用。全远志有较强的抗惊厥作用。用量：内服煎汤，3～10g。

6. 石菖蒲　辛微温，入心、肝、脾、膀胱四经，功能豁痰开窍、芳香化湿、理气活血、散风宽中，主治咳喘多痰、癫痫痰厥、热病神昏、耳聋失音、心胸烦闷、中恶腹痛及小便频数等症。现代研究表明，本品含挥发油，其主要成分是 β- 细辛醚和 α- 细辛醚，其次为欧细辛醚、石菖醚、细辛醛和石竹烯等。药理作用：①平喘作用：α- 细辛醚能对抗组织胺引起的支气管收缩，并能镇咳。临床上对支气管哮喘患者的通气功能有改善作用。②增加冠脉血流量：β- 细辛醚在一定浓度下，能使豚鼠冠状动脉扩张。③调整消化道功能。石菖蒲煎剂能缓解肠管平滑肌痉挛，促进消化液分泌，制止胃肠异常发酵。④镇静、抗惊厥作用。⑤有较强的降温作用。⑥抑真菌作用。体外试验证明，石菖蒲对絮状表皮癣菌、堇色毛癣菌及白念珠菌等十余种真菌有抑制作用。有关祛痰作用的实验研究尚未见报道。用量：内服煎汤，3～10g。

7. 旋复花　味咸甘苦辛、性温，入肺、肝、胃三经，功能消痰下气、软坚行水、疏散风寒、疏通脉络，主治伤风寒热咳嗽、老痰如胶、胸中痰热、胁下胀满、心下痞鞕、唾如胶漆、噫气不除、呃逆不下食及大腹水肿等症。现代研究表明，本品含槲皮素、异槲皮素、咖啡酸、绿原酸、菊糖和蒲公英甾醇等。药理作用：①较广泛的抗菌作用：抗菌的主要成分是咖啡酸和绿原酸。②提高中枢兴奋性。③增加胃酸和胆汁分泌。④增强肾上腺素作用。⑤无显著的利尿作用。关于旋复花祛痰的实验研究尚乏报道。用量：内服煎汤（包煎或滤去毛），5～10g。

8. 皂荚　辛温微毒，入肺、脾、胃、大肠四经，功能祛风痰、除湿毒、止头痛、杀蛔虫，主治咳嗽痰喘、中风口眼歪斜、头风头痛及肠风便血等症。现代研究表明，本品含三萜皂苷如皂荚苷和皂荚皂苷，以及蜡醇、豆甾醇和鞣质等。药理作用：①祛痰作用：皂荚能刺激胃黏膜而反射性地促进呼吸道黏液分泌。在猫身上，本品能使呼吸道分泌增加，但持续时间较短。②抗菌作用：在试管中，皂荚对肠内某些革兰氏阴性致病菌有抑制作用，其水浸剂可抑制某些皮肤真菌的生长。用量：内服研末或入丸剂，1～2g。

9. 牡荆子　辛微苦温，入胃、肺、肝三经，功能祛风化痰、下气止痛，主治咳嗽痰喘、中暑发痧、胃痛、疝气、妇女白带等症。现代研究表明，本品含有黄酮苷、强心苷、生物碱、氨基酸、中性树脂和挥发油等。药理作用：①祛痰、镇咳作用：牡荆子挥发油具有较好的祛痰作用（小鼠酚红法）。牡荆子挥发油、牡荆子乙醇提取物的醚溶部分及牡荆子石油醚提取物均有镇咳作用（电刺激猫喉上神经法及小鼠氨雾法）。临床应用单复方牡荆子挥发油，半数患者都能在 24h 内出现祛痰、止咳和平喘作用，3 天基本达全部起效。75 例患者仅有 8 例感到口、鼻轻度干燥，未见其他不良反应。②抑菌作用：25% 的煎液在体外有抗金黄色葡萄球菌作用，对大肠埃希菌、铜绿假单胞菌抑制作用较弱。用量：内服煎汤，6～10g。

除上述药物之外，除湿化痰药物尚有白芥子、硫黄和鼠曲草等。

（二）蠲饮化痰

此类药物适用于脾不能制约水饮，肺失通调水道之职，痰饮之邪壅盛；或痰饮与水热之邪互结，三焦气化失常，以致出现咳痰量多，大便或小便秘涩，亦可伴有水肿者。临床兼症为：胸满腹胀、舌腻脉滑。常用药物有车前草、车前子、葶苈子、商陆和泽漆等。

1. 车前草及车前子　甘寒，草入肝、脾、大肠、小肠四经，子入肝、肾、小肠、膀胱四经，功能化痰止嗽、利水通淋、清热明目，主治咳嗽多痰、淋浊、尿血、癃闭、水肿、热痢、泄泻及目赤障翳等症。现代研究表明，本品全草含车前苷、高车前苷、桃叶珊瑚苷、熊果酸、正三十一烷、β-谷甾醇、棕榈酸豆甾醇酯、维生素 B_1 和 C 等。种子内含桃叶珊瑚苷、黏液质、D- 木糖、车前子醣、车前烯醇酸、胆碱、腺嘌呤、琥珀酸及各种脂肪酸。药理作用：①祛痰镇咳作用：给麻醉猫灌服车前草煎剂（25% 浓度）4ml/kg 体重，可使其气管分泌物增加，有明显的祛痰作用，但强度不如桔梗。其祛痰的有效成分为车前苷，该化合物能促进气管及支气管分泌增加，并能抑制呼吸中枢，使呼吸加深变慢，故有一定的镇咳作用。车前子亦有祛痰镇咳之效。②利尿作用：以狗、家兔和人进行利尿实验，表明车前草及车前子能使水分、氯化钠、尿素和尿酸排出量增多而产生利尿作用。利尿的主要成分是桃叶珊瑚苷，但也有相反报告者。③抗病原微生物作用：车前草煎剂在试管对多种致病菌如金黄色葡萄球菌、宋内痢疾杆菌、大肠埃希菌、铜绿假单胞菌和伤寒杆菌都有不同程度的抑制作用。对多种皮肤真菌如同心性毛癣菌和星状奴卡菌也有不同程度的抑菌作用。车前草醇提取物对钩端螺旋体有杀灭作用。④对胃肠道功能的调理作用：实验表明，车前子水煎剂有缓泻作用；大车前叶果胶状制剂能抑制胃溃疡形成，并对组织胺和氯化钡所致的肠痉挛有抑制作用。用量：内服煎汤，全草10～15g，子5～10g。

2. 葶苈子　苦辛寒，入肺、心、肝、脾、膀胱及大肠诸经，功能泻肺定喘、化饮止嗽、破滞开结、下气行水，主治肺痈喘急、悬饮咳嗽、水肿胀满及月经不通等症。现代研究表明，本品含强心苷，如七里香苷和伊夫单苷，还含有芥子苷、脂肪油、谷甾醇、蛋白质和糖类。药理作用表现为强心效应。对在位蛙心可使之停止于收缩期；对在位兔心可使心收缩加强，心率减慢，心传导阻滞；对衰竭的心脏可增加输出量，降低动脉压，但需要用较大剂量才能起强心苷样作用。关于葶苈子祛痰平喘作用，尚缺乏实验报道。用量：内服煎汤，5～10g。

3. 商陆　苦寒有毒，入肺、脾、小肠及膀胱四经，功能化痰止嗽、泻水散结、通二便，主治痰多咳嗽、喘促气急、烦躁多渴、水肿胀满、二便不利及喉痹痈肿等症。现代研究表明，本品含商陆酸、商陆甲酯、商陆碱和硝酸钾等。药理作用：①祛痰止咳作用：本品水煎剂吸收后可直接作用于气管黏膜，引起腺体分泌增加，致使黏痰稀释。同时，它还能促进痰液排出，增强纤毛运动，并能降低毛细血管的通透性，减少渗出，使炎症减轻，从而使痰液生成减少，并易于咳出。支气管内痰液减少，并且排痰力量增强，因而咳嗽相应减轻。②平喘作用：组织胺喷雾引喘法证明，给豚鼠皮下注射本品达8g/kg时才有一定的平喘作用。③抗菌作用：商陆对流感杆菌和肺炎链球菌有一定的抑制作用，对福氏和宋氏痢疾杆菌的抗菌作用较强，志贺氏痢疾杆菌中度敏感。对许兰黄癣菌和奥杜盎小

芽胞癣菌等亦有抑制作用。④利尿作用。本品能刺激血管运动中枢，使肾血液循环加速，尿量因而增加。钾盐也起一定的附加作用。此外，本品还具有兴奋垂体-肾上腺系统、升血小板、抗辐射及抗炎等效应。用量：内服煎汤，5～10g。

4. 泽漆　苦辛凉、有毒，入肺、脾、大肠、小肠四经，功能消痰止嗽、解毒行水、散结杀虫，主治痰饮喘咳、水肿胀满及瘰疬恶疮等症。现代研究表明，本品含有黄酮苷（山柰酚鼠李糖苷和槲皮素鼠李糖苷）、泽漆皂苷、秦皮乙素、猫眼草素Ⅴ和Ⅵ、豆香精、酚类、β-二氢岩藻甾醇和挥发油等。药理作用：①祛痰止咳作用：采用小鼠酚红法、小鼠氨雾法和豚鼠组织胺性喘息模型的实验观察到，本品有明显的祛痰止咳作用，而平喘作用较差。临床生效一般在2d左右。②抑菌作用：猫眼草素Ⅴ原液7.27mg/ml对肺炎链球菌及甲型链球菌地方株抑菌较好，1∶64无菌生长。泽漆在很高浓度（1∶50～1∶100）时，能抑制结核分枝杆菌的生长。此外，本品尚有轻度降温、扩张兔耳血管及降低毛细血管通透性等效应。用量：内服煎汤，3～10g。

除上述之外，蠲饮化痰药物尚有芒硝、甘遂和生姜等，若逢痰饮引起的结胸、二便秘涩及形体壮实者，可以酌情选用。

（三）清热化痰

此类药物适用于痰热伏肺，粘着于肺系，甚则蒙蔽心包，以致痰黏量多、色黄难咳、神识恍惚为主症的疾病。临床易兼发热神烦、舌绛苔黄及脉象滑数。常用药物有牛黄、猪胆、猴枣、天竺黄、竹沥、白矾、礞石和白毛夏枯草。

1. 牛黄　苦甘凉，入心、肝二经，功能豁痰清心、利胆定惊、解毒开窍，主治热痰壅塞、小儿急惊、中风失音、热病神昏、癫痫发狂及痈疽疔毒等症。现代研究表明，本品主要含有胆红素和胆酸，以及去氧胆酸、胆固醇、麦角甾醇、脂肪醇、卵磷脂、平滑肌收缩成分SMC-S和SMC-F、钙、锌、铜、铁及镁盐等。药理作用为：①对呼吸系统的效应：动物实验证明，牛黄有兴奋呼吸作用，人工牛黄有祛痰作用，胆酸和去氧胆酸均有明显的镇咳效果。②对免疫功能的影响：牛黄及人工牛黄均能明显提高小鼠腹腔巨噬细胞的吞噬功能，还具有抗肿瘤作用。③抗致病微生物作用：牛黄对乙脑病毒A有不同程度的直接灭活作用，人工牛黄对金黄色葡萄球菌有抑制作用。④强心、降压、

镇静、抗惊厥作用。⑤利胆保肝作用。⑥消炎解热作用。用量：内服入丸散，0.5～1g。

2．猪胆　苦寒，入肺、心、肝、胆及大肠诸经，功能化痰止咳、清热平喘、解毒润燥，主治痰多咳嗽、哮喘、百日咳、喉痹、里热燥渴、便秘、黄疸及痈肿疔疮等症。现代研究表明，本品的主要成分为胆汁酸（包括鹅去氧胆酸、猪去氧胆酸和猪胆酸等）、胆色素、黏蛋白和脂肪等。药理作用：①祛痰镇咳平喘作用：采用小鼠酚红法证实，猪胆有祛痰作用。胆汁可抑制咳嗽中枢的兴奋性，解除组织胺引起的支气管痉挛，因而起到止咳平喘效应。②抗炎、抗过敏作用：胆汁能提高抗炎能力，使动物烫伤性炎症和甲醛性关节炎消退较对照组快。对动物乙酰胆碱和组织胺性休克多次注射胆酸，似能防止休克的发生。③抑菌作用：胆汁酸对肺炎链球菌和流感杆菌有抑菌作用。对百日咳杆菌、结核分枝杆菌、痢疾杆菌、沙门杆菌、大肠埃希菌及金黄色葡萄球菌等都有不同程度的抑制作用。此外，本品还有镇静、抗惊厥作用。用量：内服煎汤，取汁冲服3～6g。

3．猴枣　苦寒，入肺、心二经，功能祛痰镇惊、清热解毒，主治痰热喘嗽、小儿惊痫、瘰疬、痰核、痰厥及痈疽等症。《药物出产辨》谓："猴枣乃治热痰最灵捷之圣药，功胜西黄八宝散，暨诸去热痰药。"本品的现代研究尚乏报道。用量：研末内服，0.6～1.5g。

4．天竺黄　甘寒，入心、肝、胆三经，功能清热豁痰、凉心定惊，主治风热痰塞壅嗽、热痛神昏谵妄、中风痰迷不语及小儿惊风抽搐等症。现代研究表明，本品含有氢氧化钾和硅质等。药理研究尚乏报道。用量：内服煎汤，3～10g。

5．竹沥　甘苦寒，入心、肺、胃三经，功能清热滑痰、镇惊利窍、止渴除烦，主治肺热痰壅、中风痰迷及大热烦渴等症。现代研究尚乏报道。用量：冲服，30～60g。

6．明矾　酸涩寒有毒，入肺、脾、胃及大肠五经，功能消痰燥湿、清热解毒、止泻止血、杀菌止痒，主治痰涎壅盛、喉痹癫痫、黄疸、衄血、白带、泻痢、湿疹和恶疮等症。现代研究表明，本品为含水硫酸钾铝 $KAl(SO_4)_2 \cdot 12H_2O$。药理作用：①抗致病微生物作用：明矾体外试验对多种革兰氏阴性球菌、阳性球菌和杆菌有较强的抑菌效能。如对金黄色葡萄球菌、伤寒杆菌、甲型副伤寒杆菌、福氏痢疾杆菌、大肠埃希菌、铜绿假单胞菌、溶血

性链球菌及脑膜炎奈瑟菌均有抑制作用。对人型及牛型结核分枝杆菌也有抑制作用。对白念珠菌、羊毛样小孢子菌、红色毛癣菌和阴道滴虫有抑杀效果。②收敛固脱作用：可使蛋白凝固变性，直肠失去蠕动功能，与周围组织固定，不再滑脱。用量：入丸、散，0.6～3g。

7．礞石　咸平，入肺、肝、胃三经，功能坠痰消食、下气平肝、清利湿热，主治咳嗽喘急、痰涎上壅、宿食癥块及癫狂惊痫等症。现代研究表明，青礞石为含水硅酸盐，并有低铁；金礞石含钾、镁、铅、硅和矾等。药理作用尚缺乏报道。用量：内服煎汤，10～15g。

8．白毛夏枯草　苦甘寒，入肺经，功能化痰止咳、凉血解毒，主治咳嗽痰多、咽喉肿痛、吐血、鼻衄、赤痢及淋病等症。现代研究表明，本品含黄酮（木樨草素）、皂苷、生物碱、有机酸、鞣质、酚性物质、甾体化合物（包括杯苋甾酮和蜕皮甾酮等昆虫变态激素，以及与此激素相反的筋骨草内酯等）和还原糖。药理作用：①化痰作用：白毛夏枯草黄酮可直接刺激呼吸道黏膜分泌细胞，产生祛痰效应。酸性乙醇提取物、总酸酚、总生物碱及结晶给小鼠灌胃均有一定的祛痰作用（酚红法）。②止咳作用：酸、乙醇提取物和白毛夏枯草黄酮有中枢性镇咳作用，可能直接作用于脑干咳嗽中枢，其作用强度为可待因的1/6（按药物重量计算）。连续给予黄酮8d，其镇咳作用不产生耐受性。③平喘作用：给豚鼠腹腔注射酸性乙醇提取物、黄酮苷及总生物碱，对组织胺与乙酰胆碱混合喷雾法所复制的哮喘模型均有一定的平喘作用。用豚鼠离体支气管肺灌流法，证明白毛夏枯草碱性乙醚提取物有舒张支气管平喘肌的作用。黄酮苷平喘作用的强度约为氨茶碱的1/2。④抑菌作用：本品煎剂、乙醇及乙醚提取液在试管内有一定的抑菌作用，如以铅盐将酸醚提取物的杂质去除后，所得的提取液抑菌作用最强，主要对金黄色葡萄球菌、肺炎链球菌、卡他球菌、甲型链球菌、大肠埃希菌及铜绿假单胞菌的抑制作用较明显。用量：内服煎汤，10～15g。

除上述外，清热化痰药物尚有蛇胆、熊胆、鸡胆、荆沥、竹茹、胆星、天浆壳及海浮石等。

（四）润燥化痰

此类药物适用于热灼肺金、肺燥津伤，致以痰液较黏，难于咳出或痰如粉线为主症的疾病。临床上常兼见鼻燥咽干、口渴思饮、午后潮热、舌红

少苔、脉象细数。常用药物有南沙参、天冬、麦冬、知母、百合、玉竹、阿胶、凤凰衣、冬瓜子及橄榄等。

1．南沙参　甘微苦凉，入肺、肝、脾三经，功能养阴清肺、祛痰止咳，主治肺热燥咳、虚劳咳呛痰血、久咳肺痿及胸膈燥渴等症。现代研究表明本品含三萜皂苷、香豆素和淀粉等。药理作用为：①祛痰作用：轮叶沙参煎液的祛痰作用较紫菀等为差，但可持续作用4h以上。②强心作用：1%沙参浸剂对离体蟾蜍心脏有明显的强心效应，7/9离体心的振幅增大（比原来高50%以上），作用持续5min。③免疫增强作用：沙参能升高外周白细胞，提高淋巴细胞转化率及增强体液免疫效果。④抗真菌作用：沙参水浸剂体外对奥杜盎小芽孢癣菌和羊毛状小芽孢癣菌等皮肤真菌有不同程度的抑制作用。用量：内服煎汤，10～15g。

2．天冬　甘苦寒，入肺、肾二经，功能清肺润燥、消痰降火、滋阴凉血，主治肺燥咳逆、吐血吐脓、喘息促急、咽喉肿痛、阴虚发热及消渴便秘等症。现代研究表明，本品含天冬酰胺、β-甲氧基甲基糠醛、菝葜皂苷元、谷甾醇、黏液质、蛋白质、糖类及微量元素锌等。药理作用：①镇咳祛痰，提高心、肺功能。②抗菌作用：天冬煎液对老年支气管炎常见菌，如甲型链球菌、肺炎链球菌及白色葡萄球菌有显著的抑制作用。对金黄色葡萄球菌、百日咳杆菌、白喉杆菌和枯草杆菌也有一定的抑制作用。③提高免疫和抗肿瘤作用：天冬煎剂和醇提取液可促进抗体的生成，延长抗体生存时间。天冬还有非常显著的抗细胞突变作用，升高肿瘤细胞的cAMP水平，抑制肿瘤细胞增殖，临床用于乳腺癌和淋巴系统肿瘤，近期有效率为84%。此外，天冬还有抗类风湿性关节炎之效。用量：内服煎汤，6～12g。

3．百合　甘微苦平，入肺、心、胆、胃、肠五经，功能润心肺、清痰火、止咳嗽、消腹胀，主治虚劳久嗽、肺痿肺痈、咳唾痰血、邪气腹胀、虚烦惊悸、神志恍惚及脚气浮肿等症。现代研究表明，本品含秋水仙碱、淀粉、蔗糖、蛋白质、脂肪、泛酸、维生素B$_1$、B$_2$、C及矿物质钙、铁、磷、钾等。药理作用：①止咳平喘：百合煎剂对氨水引起的小鼠咳嗽有止咳作用，还能使小白鼠肺灌流量增加，并能对抗组织胺引起的蟾蜍哮喘。②调节免疫功能：百合水提取物对免疫抑制剂环磷酰胺引起的白细胞减少症有预防作用。秋水仙碱可

提高癌细胞中的cAMP水平，抑制癌细胞的增殖。③雌激素样作用及抗痛风效应等。用量：内服煎汤，10～30g。

4．玉竹　甘平，入肺、肾、脾、胃四经，功能养阴润燥、化痰止咳、除烦止渴，主治阴虚之体感冒风温、冬温咳嗽、咽干痰结、热病烦渴、消谷易饥、小便频数等症。现代研究表明，本品含铃兰苷、铃兰氨酸、山奈酚苷、槲皮素、天冬酰胺、吖丁啶-乙-羧酸、维生素A、黏液质和淀粉。药理作用：①强心降压：玉竹所含铃兰苦苷，小量可使离体蛙心搏动增强，大剂量使心跳减弱甚至停止。玉竹煎剂对家兔和犬有短暂的降压效应。②促进干扰素生成，抑制结核分支杆菌的生长。③降血糖，降血脂，抗氧化，延长动物寿命。用量：内服煎汤，6～10g。

5．凤凰衣　甘淡平，入肺经，功能清肺火、化燥痰、开声音、生津液，主治久咳不愈、咽痛失音、瘰疬结核及溃疡不敛等症。现代研究表明，本品含角蛋白及少量黏蛋白纤维，能治疗角膜溃疡、鼻黏膜溃疡、陈旧性肉芽创口及骨折迟缓愈合。实验研究尚乏报道。用量：内服煎汤，3～10g。

6．冬瓜子　甘凉，入肺、肝二经，功能润肺化痰、消痈利水、开胃醒脾，主治肺痈肠痈、痰热咳嗽、烦闷不乐、小水淋痛及脚气水肿等症。本品含皂苷、脂肪、尿素及瓜氨酸，现代研究尚乏报道。用量：内服煎汤，3～12g。

7．橄榄　甘涩酸平，入肺、肝、脾、胃四经，功能润肺滋阴、消痰止咳、利气生津、平肝开胃、清咽解毒，主治咳嗽痰血、咽喉肿痛、大头瘟症及泻痢酒毒等症。本品果实含蛋白质、脂肪、醣类、钙、磷、铁、维生素C，种子含挥发油和香树脂醇等。现代研究尚乏报道。用量：内服煎汤，5～10g。

除上述之外，润燥化痰药物还有麦冬、知母、阿胶、贝母、瓜蒌仁和黄精等。

（五）熄风化痰

此类药物属于特殊化痰剂，适用于肝阳暴张、风自内生、血随气逆、挟痰挟火，或外风伤及阳明经络，与内聚之痰涎相合，以致出现以口眼歪斜及痰涎壅盛为主症的疾病。临床上常兼见突然昏仆，或半身不遂，或惊厥抽搐、舌腻脉滑。常用药物有白附子、僵蚕、全蝎、蚝蛹和珍珠等。它们虽非直接作用于呼吸系统，但在呼吸系统疾病兼见神经系统疾病并伴有痰涎增多者，投之常获较好疗效。

1．白附子　辛甘、大温、有毒，入胃、肝二经，功能祛风化痰、定惊镇痉、通络止痛，适用于阳明中风、口眼歪斜，或中风失音痰多、破伤风痉、偏正头痛、心痛血痹及喉痹肿痛等症。本品含生物碱、黏液质、皂苷、草酸钙、蔗糖、β-谷甾醇、D-葡萄糖苷和肌醇等，现代研究尚缺乏报道。用量：内服煎汤，炮制品3～10g。

2．僵蚕　辛咸平，入肝、肺、胃三经，功能化痰散结、祛风解痉、发汗清咽，主治口噤牙痛、瘾疹风痒、中风面歪、失音、急喉痹、喉风、丹毒及瘰疬结核等症。现代研究表明，本品含激素羟基促脱皮甾酮、3-羟基犬尿素、草酸胺、蛋白质和脂肪。药理作用：①催眠与抗惊厥作用：将僵蚕的醇浸出液给小鼠皮下、腹腔注射或灌服，或给家兔静脉注射，均有催眠作用。小鼠灌服100%僵蚕煎剂，能降低士的宁所致小鼠的惊厥死亡数，其抗惊厥的主要成分是草酸胺。②抑菌作用：僵蚕在试管内对金黄色葡萄球菌、大肠埃希菌及铜绿假单胞菌等有抑制效果。③降低血糖和血脂水平。用量：内服煎汤，5～10g。

3．全蝎　咸辛平、有毒，入肝经，功能祛风开痰、通络止痉、逐湿解毒，主治中风半身不遂、惊风抽搐、口眼歪斜、偏头痛、疝痛、风湿痹痛、破伤风、风疹和瘰疬等症。现代研究表明，本品所含蝎毒系一种类似蛇毒神经毒素的蛋白质，其次为多种酶类，如磷脂酶A₂。本品还含有游离氨基酸如组织胺、5-羟色胺，以及三甲胺、甜菜碱、牛黄酸、软脂酸、胆甾醇和卵磷脂等。药理作用：①抗惊厥作用：小鼠口服全蝎每天1g，对五甲烯四氮唑、士的宁及烟碱引起的惊厥均有对抗作用，其效果次于蜈蚣。②降压作用：全蝎煎剂能抑制血管运动中枢，扩张血管，直接抑制心脏，以及对抗肾上腺素的升压效应等，可使血压降低，维持降压作用达1～3h。口服或肌内注射均有效，重复给药不产生耐受现象。全蝎的化痰作用未见报道。用量：内服煎汤，2～5g。

4．蛞蝓　咸寒，入肝、脾、肺三经，功能祛风热、清痰火、消肿解毒、破瘀定惊，主治喉痹惊痫、痰火喘息、中风㖞僻、筋脉拘挛、丹毒、痈肿、痰核及经闭。本品所含成分及现代研究尚缺乏报道。用量：焙干研末或捣烂作丸，1.5～3g。

5．珍珠　甘咸寒，入心、肝二经，功能清热坠痰、养阴熄风、镇心安神、去翳明目、解毒生肌，主治风痰火毒、喉痹、小儿痰搐惊风、惊悸怔忡、口内诸疮、癫痫烦热、目生疮翳及疮疡久不收口等症。现代研究表明，本品的主要成分是碳酸钙，还含有多种氨基酸，如亮氨酸、甘氨酸、谷氨酸、蛋氨酸、丙氨酸、天门冬氨酸，以及铜、铁、镁、锰、钠、锌、硅、钛和锶等元素。药理作用：①镇静、抗惊厥。②镇痛、退热。③抑制大脑皮质电活动。④增加脑内5-羟色胺的含量。⑤延缓衰老和抗辐射效应。⑥抑制实验性白内障的形成。⑦对离体兔肠的蠕动有抑制效果。用量：内服入丸散，0.6～1g。

除上述之外，熄风化痰药物尚有南星、蜈蚣、壁虎和草乌头等。

四、调理气血药物

调理气血药物包括理气和理血两大类，是呼吸系统疾病治疗中的常用辅助药物。其使用的中医依据是"肺主气""肺合大肠""心主血脉""肺朝百脉"，宗气"积于胸中，出循喉咙，以贯心脉，而行呼吸"。故肺病易于引起胸中气机失调，肺热郁闭易于产生肠间气机阻滞；温邪上受，首先犯肺，易于逆传心包而致营血受病；寒邪伤营，也易因皮毛腠理紧束，而致肺气膹郁。因此，治疗呼吸系统疾病时，在组方中加入调理气血药物，常能提高临床疗效。近年来关于肺动脉高压症的中药治疗研究表明，不少调血药物能够降低肺动脉高压，有助于慢性阻塞性肺疾病的病情逆转。这些成果为今后研究中医调理气血药物在呼吸系统疾病的应用展现了新的前景。

（一）调气

此类药物适用于因外邪侵袭或内热痰浊壅滞，气机不畅，而致以胸部憋闷、胀满若不能容、呼吸气短及膨膨喘咳为主症的疾病。临床上常兼见两胁发胀、舌苔腻、脉弦。常用药物有厚朴、枳壳、沉香、佛手、青皮、木香和甘松等。

1．厚朴　辛苦温，入脾、胃、大肠三经，功能温中下气、燥湿消痰，主治痰饮咳喘、胸腹痞满胀痛、宿食不消、反胃呕吐及寒湿泄痢等症。现代研究表明，本品含有以β-桉叶醇为主要成分的挥发油、厚朴酚、异厚朴酚、四氢厚朴酚和厚朴箭毒碱等。药理作用：①对平滑肌的作用：厚朴煎剂对小鼠及豚鼠离体肠管，小剂量兴奋，大剂量抑制。对豚鼠的支气管平滑肌亦有兴奋作用。②对骨骼肌的作用：厚朴碱能阻断冲动在运动终板的传递，从而起到使肌肉松弛作用，属于非去极化类型肌肉松弛剂。③镇静降压作用。④抗病原微生物作用：厚朴体外试验对葡萄球菌、肺炎链球菌、百日咳杆菌等革兰氏阳性菌，以及炭疽杆菌、霍乱弧菌、大肠埃希菌。变形杆菌、枯草杆菌、痢疾杆菌、伤寒杆菌、副伤寒杆菌等革兰氏阴性菌均有抗菌作用。其中对金黄色葡萄球菌、白色葡萄球菌、枯草杆菌、大肠埃希菌和伤寒杆菌的作用最强。厚朴煎剂对狗小芽孢癣菌、同心性毛癣菌和黑色毛癣菌等皮肤真菌有抑制作用。用量：内服煎汤，3～10g。

2. 枳壳　苦辛微寒，入肺、脾、大肠三经，功能破气行痰、宽胸消积、泄肺中不利之气，主治胸膈痰滞、劳气咳嗽、胸痞胁胀、食积反胃、心腹结气、皮肤瘙痒及呕逆泄痢等症。现代研究表明，本品含枸橼苷、黄酮苷、橙皮苷、新橙皮苷以及生物碱类物质。药理作用：①类似肾上腺素的有关作用：低浓度枳壳煎剂可使离体蟾蜍心脏收缩增强，静脉注射其乙醇提取液，可使兔、猫和狗的血压显著升高，肾容积减小。它还能抑制动物胃肠运动，使子宫收缩有力，紧张性加强。其有效成分可能是橙皮苷等。②降低血清及肝中胆甾醇含量，促进酵母菌发酵速度提高。用量：内服煎汤，3～10g。

3. 沉香　辛苦温，入肾、肝、脾、胃四经，功能降气纳气、温中暖肾、坠痰涎、止疼痛、暖腰膝、壮元阳，主治气逆喘息、呕吐呃逆、脘腹胀痛、腰膝虚冷、大肠虚秘、小便气淋及男子精冷等症。本品含沉香醇、沉香螺醇、沉香呋喃、芹子烷、氢化桂皮酸及对甲基氢化桂皮酸等。现代研究尚乏报道。用量：内服煎汤，1～3g。

4. 佛手　辛苦酸温，入肝、脾、胃三经，功能理气化痰、止呕和中，主治痰气咳嗽、胃痛胁胀、呕吐、噎膈及痢下后重等症。现代研究表明，本品含有柠檬油素、香叶木苷和橙皮苷等。药理作用：①抑制肠管运动，并对十二指肠有显著的解痉作用。②能缓解氨甲酰胆碱所致的胃和胆囊张力增加。③抑制心脏和降压作用：见于对猫静脉注射时。用量：内服煎汤，2～10g。

5. 青皮　苦辛微温，入肝、胆二经，功能疏肝止痛、破气下食、消痰散结，主治乳核乳肿、胸胁胃脘疼痛、久疟结癖和疝痛等症。现代研究表明本品含挥发油（如柠檬烯）、黄酮苷和羟福林等。药理作用：①祛痰平喘作用：对麻醉猫静脉注射青皮甲醇浸膏中提得的对羟福林草酸盐1mg/kg，可完全对抗组织胺引起的支气管收缩，作用持续约

1h。对豚鼠离体气管也有较强的松弛作用以及对抗组织胺收缩气管的作用。②健胃解痉作用。③升压作用：特别是对多种实验性休克有抗休克作用，初步证明为一种α受体兴奋药。用量：内服煎汤，3～10g，或入丸散。

6. 木香　辛苦温，入肺、肝、脾三经，功能泻肺调气、健胃止痛，主治中寒气滞、胸腹胀痛、呕吐、泄泻、下痢里急后重和寒喘等症。现代研究表明本品含挥发油、12-甲氧基二氢木香内酯、豆甾醇和天台乌药酸等。药理作用：①对呼吸系统的作用：豚鼠离体气管与肺灌流实验证实，云木香水提取液、醇提取液、挥发油及总生物碱能对抗组织胺与乙酰胆碱对气管和支气管的致痉作用。挥发油所含的总内酯、木香内酯和二氢木香内酯等内酯成分，以及去内酯挥发油，均能对抗组织胺、乙酰胆碱与氯化钡引起的支气管收缩作用，其中以二氢木香内酯的效力较强。腹腔注射云木香总内酯、木香内酯、二氢木香内酯或去酯挥发油，对吸入致死量的组织胺或乙酰胆碱气雾剂豚鼠有保护作用，可延长致喘潜伏期，降低死亡率。以上结果提示，其扩张支气管平滑肌的特点与罂粟碱相似，系直接作用。将胸内套管刺入麻醉猫胸膜腔描记呼吸，静脉注射云木香碱1～2mg，可出现支气管扩张反应（胸膜腔内压升高），但脑破坏后再给药则无效，提示其作用与迷走神经抑制有关。②抗菌作用：1：3000浓度的挥发油能抑制链球菌、金黄色葡萄球菌与白色葡萄球菌的生长，对大肠埃希菌和白喉杆菌作用微弱。煎剂对许兰氏黄癣菌及其蒙古变种等10种真菌有抑制作用。③小肠平滑肌解痉作用。④胃肠血管舒张作用。用量：内服煎汤，1.5～5g。

7. 甘松　甘温，入脾、胃及心三经，功能理气郁、醒脾胃、散寒止痛、宁心安神，主治心腹满痛、头痛、脚气、喘咳和睡眠不安等症。现代研究表明，本品含马兜铃烯-1（10）-2-酮、甘松酮、缬草酮和广藿香醇等。药理作用：①平滑肌解痉作用：在对豚鼠喷射组织胺前后，应用宽叶甘松可使支气管扩张。醇提取物在离体平滑肌器官上（小肠、大肠、子宫和支气管），具有拮抗组织胺、5-羟色胺及乙酰胆碱作用；还能拮抗氯化钡引起的痉挛，故对平滑肌尚有直接作用。②中枢镇静作用。③抗心律不整作用。用量：内服煎汤，2～5g，或入丸、散。

除上述之外，理气治咳喘的药物尚有紫苏和陈皮等。

（二）理血

此类药物适用于寒热诸邪伤及心营，而致营血运行不畅，或痰郁化火，波及心营，影响营血流行者。临床常见爪甲面唇及舌质青紫、胸闷憋气，或刺痛连胁、神识恍惚、烦躁不安、脉细数、浮缓，或涩结等。常用药物有桂枝、白芍、赤芍、当归、川芎和桃仁之类。

1. 桂枝 辛甘温，入肺、心、膀胱三经，功能发汗解肌、温经通络、通阳祛瘀、平冲降逆，主治外感表证有汗、上气咳逆、结气喉痹、肩臂肢节酸痛、痰饮、水肿、心悸及奔豚等症。现代研究表明，本品含桂皮醛、反式桂皮酸、香豆精、β-谷甾醇、原儿茶酸、硫酸钾和长链脂肪酸等。药理作用为：①镇静、镇痛、解热抗惊厥。②抗炎作用：其挥发油部分由呼吸道排出，对呼吸道炎症有消炎功效。③止咳作用：桂皮油被吸收后，经肺排泄，可稀释其分泌液的黏稠度，出现祛痰、止咳效果。④抗过敏作用：对机体嗜异性抗体反应显示出抑制补体活性作用。⑤抗菌及抗病毒作用：桂枝乙醇浸液在体外对炭疽杆菌、金黄色葡萄球菌、白色葡萄球菌、柠檬色葡萄球菌、志贺氏痢疾杆菌、弗氏痢疾杆菌、霍乱弧菌、肠道沙门菌及致病性皮肤真菌均有抑制作用。桂枝煎剂（1：20）对流感亚洲甲型京科68-1株病毒和ECHO病毒11型均有抑制作用。⑥增加冠状动脉血流量。⑦芳香健胃及抗肿瘤。用量：内服煎汤，1.5～10g。

2. 白芍 苦酸微寒，入肺、肝、脾三经，功能养血敛阴、补虚止汗、柔肝定痛，主治肺急胀逆、喘咳、泻利腹痛、腰胁酸痛、小便不利及崩漏带下等症。现代研究表明，本品含芍药苷、丹皮酚、苯甲酸、β-谷甾醇和挥发油等。药理作用为：①有较好的解痉作用：芍药苷及白芍浸出液可直接作用于肠管平滑肌，并能抑制副交感神经末梢乙酰胆碱的游离，从而抑制离体小肠的自发性收缩，降低其紧张度。②作用于高级中枢，产生镇痛、镇静及抗惊厥效果。③增敏脑内 H_1 受体，具有降温和耐缺氧功效。④抗菌、抗炎。体外对志贺氏痢疾杆菌、葡萄球菌、铜绿假单胞菌和致病性真菌有抑制作用。对大鼠实验后足跖水肿有抗炎作用。⑤免疫调节作用：低浓度可促进巨噬细胞产生白细胞介素1，提高其吞噬功能；使处于低下状态的细胞免疫恢复到正常水平；促进脾细胞抗体的生成。⑥扩张血管，抑制血小板聚集。⑦保肝，预防消化性溃疡，拮抗胰腺腺泡膜上的八肽胆囊收缩素受体。用量：内服煎汤，5～10g。

3. 赤芍 酸苦微寒，入肝、心、脾、肺四经，功能凉血散瘀、泻肝清热、消肿止痛、除肺邪气，主治胁疼腹痛、疝瘕积聚、痢疾肠风及目赤痈肿等症。现代研究表明，本品含有芍药苷、羟基芍药苷、苯甲酸及 β-谷甾醇等。药理作用为：①对循环系统的作用：表现在可增加冠状动脉血流量，保护缺血心肌；扩张肺血管，改善肺血运状态，降低肺动脉压，增加心排血量，改善心肺功能。②延长体外血栓形成时间，抑制血小板聚集，升高血小板 cAMP 水平，抗动脉粥样硬化。③抑制病原体、抗炎及解热。体外实验证实，赤芍对痢疾、伤寒、副伤寒、铜绿假单胞菌、大肠埃希菌、变形杆菌、百日咳杆菌、葡萄球菌、α 和 β 溶血性链球菌、肺炎链球菌、霍乱弧菌及某些真菌有抑制作用。对京科68-1病毒、疱疹病毒、流感病毒、副流感病毒和肠病毒也有抑制作用。抗炎作用较弱。④抑制 T_s 细胞功能，抗肿瘤。⑤镇静、止痛及抗惊厥。⑥预防应激性胃溃疡。用量：内服煎汤，5～10g。

4. 当归 甘辛温，入心、肝、脾、肺四经，功能补血活血、润燥滑肠、止咳下气、调经定痛，主治咳逆上气、温疟寒热、血虚头痛、眩晕、痿痹、肠燥便难、赤痢后重、跌扑损伤、痈疽疮疡、妇女月经不调、经闭腹痛、癥瘕积聚及痛经崩漏等症。现代研究表明，本品含中性、酚性和酸性挥发油、阿魏酸、烟酸、多糖、维生素 B_{12}、A、E，17种氨基酸，20多种微量元素，以及腺嘌呤和谷甾醇等。药理作用为：①降低肺动脉压：给大鼠分别吸入低氧、高二氧化碳或低氧与高二氧化碳的混合气体，均引起肺动脉压不同程度的升高，低氧引起的变化较高二氧化碳引起的变化明显。低氧和高二氧化碳在升高肺动脉压上有一定的协同作用。静脉注射当归液后，上述气体的升肺动脉压作用减弱。若用普萘洛尔阻断 β 受体，当归液缓解动脉压升高的作用消失，提示当归液可通过兴奋 β 受体起作用。②免疫调节作用：当归含有五种多糖，能明显促进机体免疫功能，活化淋巴细胞，其中当归免疫活性多糖能促进小鼠和人脾细胞有丝分裂，是一种 B 淋巴细胞潜在丝裂原。本品还有轻度抑制抗体形成细胞的作用，并能明显促进 ConA 诱导的小鼠脾淋巴细胞的 DNA 和蛋白合成，对白细胞介素 -2 的产生也有明显的增强作用。当归总酸部分可促进特异抗体 IgG 的产生。③抗菌作用：当归煎剂在试管内对大肠埃希菌、伤寒和副伤寒杆菌、甲型及乙型溶血性链球菌、白喉杆菌、痢疾杆菌、霍乱弧菌及变形杆菌有轻度抑制作用。其挥发油对金黄色葡萄球菌、大肠埃希菌、福氏痢疾杆菌、铜绿假单胞菌等感染小鼠预防性给药或感染后治疗，均有较好的抑制作用。④其他作用：如能抗放射损伤，抗肿瘤；对心脏小剂量兴奋，大剂量抑制，扩张冠状动脉，降低心肌耗氧量，抗心律失常；降血脂，抗动脉粥样硬化；降低血小板聚集，抗血栓形成。促进血红蛋白及红细胞的生成。保护肝，抑制胃溃疡的形成；促进肾小管功能的恢复和利尿作用；抗炎镇痛及抗损伤作用；对子宫平滑肌的双向调节作用等。用量：内服煎汤，5～10g。

5．川芎 辛温，入心包、肝、胆三经，功能活血理气、搜风止痛、排脓消瘀，主治风冷头痛眩晕、胁痛腹痛、寒痹筋挛、经闭难产及痈疽疮疡等症。明代《万氏济世良方》治午后咳嗽、肺胀而嗽，或左或右不得眠，属阴虚及痰挟瘀血碍气而病者，方中皆用川芎，提示川芎对咳喘有效。现代研究表明，本品含苯酚衍生物、川芎内酯、川芎酚和新蛇床内酯、双酚酞衍生物（Z,Z'）-二藁本内酯、生物碱、川芎嗪（四甲基吡嗪）、三甲胺、佩洛立灵，有机酸如阿魏酸、瑟丹酸、咖啡酸及大黄酚，有机酸酯如苯乙酸酯、棕榈酸甲酯，以及其他成分：香草醛和匙叶桉油烯醇等。药理作用：①对呼吸系统的影响：川芎嗪对白三烯 C4 和 D4、组织胺、前列腺素 F2α 和消炎痛等致喘介质所致的豚鼠离体气管、肺动脉和过敏肺组织等平滑肌痉挛均有一定的抑制作用，为非竞争性拮抗剂，对乙酰胆碱所致的肌肉痉挛无拮抗作用。川芎嗪 120mg/kg 静脉给药能预防和保护肾上腺素所致的大鼠实验性肺水肿，显著提高存活率。对肺水肿时所见的间质腔与肺泡腔水肿，上皮细胞和内皮细胞肿胀、变性、脱落，基底膜裸露、断裂等病变有明显的减轻作用，仅见间隔结缔组织增生，血管内皮、肺泡上皮细胞接近正常。吸入川芎嗪对胰蛋白酶气雾胶法豚鼠肺气肿有较好的防治作用。体外实验表明，川芎嗪能抑制弹性蛋白酶活力，防止其分解弹性纤维。临床用于治疗支气管哮喘，总有效率达 83.3%。②对肺血管的影响：川芎嗪能扩张肺血管，抑制急、慢性缺氧引起的大鼠肺血管收缩和肺动脉升压反应，抑制缺氧时肺小动脉中膜增厚和右心室肥大，但对右心室 ±dp/at max 无明显影响。静脉滴注川芎嗪对失代偿期肺心病患者可扩张肺血管、降低肺动脉的平均压和肺血管阻力，增加心输出量，对血

管内皮细胞有保护作用，并可减轻毛细血管透性。临床报道治疗重症肺心病患者 17 例，在控制感染、持续低流量给氧、纠正心力衰竭及酸碱水电解质失衡的基础上，将川芎嗪 1000～2000mg 加入低分子右旋糖酐 500ml 中静滴，一日 1 次；另用本品 200～400mg 稀释后缓慢静注，一日 1～2 次，总药量 2400mg/d，10d 为一疗程。用药 1～3 疗程后，治愈（重症肺性脑病）4 例，缓解好转 10 例，死亡 3 例。③能阻滞心脏电压依赖性慢通道，是一种新型钙拮抗剂；可扩张冠状动脉，增加冠脉流量，降低心肌耗氧量；对缺血性心脏和心律失常有保护作用。④能抑制脑缺血时体内血小板的激活，纠正循环中血栓素 A2- 前列腺素 12 平衡失调。改善脑组织和软脑膜微循环血液流态，增加脑血管搏动性血容量，对慢性微循环障碍有明显的调节作用，对血小板聚集有抑制作用，对中枢神经系统有镇静作用。⑤其他作用：加速肾血流，减轻肾小球病变，兴奋子宫平滑肌，促进创伤愈合和血肿吸收。用量：内服煎汤，2～10g。

6．桃仁 苦甘平，入心、肝、肺、大肠四经，功能破血行瘀、润燥滑肠、止咳降气，主治热病蓄血、肠燥便秘、上气咳嗽、气喘、胸膈痞满、经闭及癥瘕等症。现代研究表明，本品含有苦杏仁苷、苦杏仁酶、挥发油及脂肪油等。药理作用：①具有类似苦杏仁苷的止咳排痰功效。②有抗凝血及较微弱的溶血作用。有报道以本品与红花、当归、元参、银花和甘草等合用治疗血栓闭塞性脉管炎 13 例，取得了较满意的效果。用量：内服煎汤，5～10g。

除上述之外，理血兼治咳喘的药物尚有丹参、丹皮、地龙、全蝎、僵蚕旋复花和丝瓜藤等。

五、扶正药物

扶正药物指提高身体调节功能和抗病功能的药物，包括益气、养血、滋阴和助阳药物，是呼吸系统疾病治疗中又一类常用药物。这类药物的主要适应证是肺部患病伤及正气所致的各种虚证，以及肺部疾病的康复治疗。依据《黄帝内经》及《难经》所言的"虚则补之""损其肺者益其气""损其肾者益其精"的原则，给予不同类别的扶正药物，常能收到提高机体免疫力、调整神经 - 内分泌功能、提高代谢水平、提高机体适应能力、延长疾病缓解期，以及防止呼吸系统疾病复发等效果。

（一）益气、助阳药物

此类药物适用于肺气虚所致的咳声低微、痰多清稀、面色㿠白、气短乏力、动则自汗、舌淡胖、右脉虚大或两手脉缓弱等症；或因肾阳不足、水寒射肺，及肾不纳气所致的咳喘气促、呼多吸少、腰腿酸软、形寒肢冷，或全身水肿、舌淡、两尺脉弱诸症。常用的补气药物有人参、黄芪、甘草和灵芝，助阳药物有破故纸、胡桃肉、仙灵脾及冬虫夏草等。

1. 人参 人参甘苦微温，归肺、脾、胃、心、肾五经，功能大补元气、安神益智、生津固脱、调补五脏、强精通脉、延缓衰老，主治元气不足、劳伤虚损、食少倦怠、自汗喘促、老人尿频及阳痿早泄等症。《本草纲目》总结人参有五必用，即肾虚气短喘促者必用，自汗恶寒而咳者必用，肺虚火旺气短自汗者必用，久病胃弱虚痛喜按者必用，自汗气短肢寒脉虚者必用。现代研究表明，本品含人参皂苷 30 余种，挥发成分有人参炔醇、α-人参烯、有机酸及酯、甾醇及其苷、含氮化合物吡咯烷酮、维生素类、腺苷转化酶、本质素、人参黄酮苷、人参多糖，以及铜、锌、铁、锰等 20 余种微量元素等。药理作用：①对抗肺损伤效能：采用大鼠烟雾吸入性肺损伤模型，腹腔注射人参皂苷，可明显减轻雾吸入所致的 PMVP 增加，减少 BALF 中 WBC 计数和蛋白质含量，使肺内 WBC 浸润、肺水肿、肺充血和出血等病态减轻。提示人参皂苷可有效地抑制肺过氧化脂质生成，清除超氧自由基（O_2）和羟自由基（·OH）。②抑菌抗病毒作用：不同浓度的人参提取浓缩液对福氏痢疾杆菌 la 型、乙型溶血性链球菌和产紫青霉菌均有抑制作用。较高浓度的人参对金黄色葡萄球菌、大肠埃希杆菌、炭疽杆菌、肺炎链球菌、黑色曲霉菌和产黄青霉菌有抑制作用。人参茎叶皂苷对单纯疱疹病毒 I 型感染细胞有保护作用，并能明显抑制 HSV-1、HSV-2、腺病毒-Ⅱ和水疱性口腔炎病毒四种病毒的复制，从而使细胞得到保护。人参提取物能增强干扰诱导产生抗病毒的能力，从而对感染森林病毒的动物起到保护作用。③免疫增强作用。④抗衰老与适应原样作用。⑤刺激骨髓造血和肝解毒功能。⑥调节中枢神经和内分泌系统功能。⑦强心，降低心肌耗氧量，扩张血管作用。⑧抗应激，调整物质代谢功能。⑨抗利尿作用。⑩显著的抗疲劳效应。用量：内服煎汤，5 ～ 10g。

2. 黄芪 甘温，归肺、脾、肾、三焦四经，功能补气定喘、益卫固表、利水消肿、托毒生肌，主治虚喘、自汗、盗汗、血痹、水肿、内伤劳倦、易感外邪、脾虚泄泻、脱肛、崩漏带下、痈疽不溃或久溃不敛以及气虚血脱之症。现代研究表明，本品含黄芪苷、大豆苷、黄芪多糖、7-羟基-4-甲氧基异黄酮、氨基酸、亚麻酸、微量元素硒、锌、锰和钶等。药理作用：①免疫调节作用：黄芪水煎剂和多糖能够提高机体非特异性免疫功能，如网状内皮系统的吞噬功能，增加脾重量及细胞数；提高体液免疫水平，如促进抗体生成，使溶血空斑数增加，显著提高形成抗体细胞数，使呼吸道黏膜主要保护性抗体 SIgA 含量明显上升；促进机体细胞免疫功能，如刺激动物迟发型变态反应，提高正常人和肿瘤患者的淋巴细胞转化率，提高气管炎患儿淋巴细胞转化率和 E-玫瑰花结成形率，具有明显的促进 Th 细胞分化成熟和部分降低 Ts 细胞活性的效果；增强自然杀伤细胞的活性，同时对病毒诱生干扰素，从而抑制病毒繁殖。如以黄芪水煎剂灌胃，可以增加 BB1 病毒鼻腔攻击后肺悬液中干扰素的滴度；感冒患者服用黄芪后，周围血白细胞对病毒诱生干扰素的能力明显增强。这种能力与患者感冒次数的减少相平行。②抗菌、抗病毒作用：黄芪注射液 0.9ml/min 静脉注射 6 ～ 24h，可有效地保护小鼠对流感病毒的静脉感染，最佳保护时间为 18 ～ 24h，保护率在 50%。在组织培养液内对水疱性口腔炎病毒，5% ～ 10% 的黄芪可有效地保护细胞抑制病毒致细胞病变。对小鼠静脉注射黄芪注射液 2 ～ 3h，可测出血清有抑制病毒作用的物质，且作用较黄芪本身为强。黄芪 1∶1 水煎剂给小鼠灌胃或滴鼻试验，不仅对 Ⅱ 型副流感病毒感染的小鼠有治疗作用，这种作用不是抑制细菌的混合感染引起的。对 Ⅲ 型流感病毒 BB1 株、3 型腺病毒、滤胞性口腔炎病毒及 DNN 病毒所致的细胞病变有轻度抑制作用，但无直接杀灭效果；黄芪对流行性出血热的感染过程也有一定的阻断作用。黄芪多糖对结核分枝杆菌感染有明显的对抗作用，而且发现其他成分如氨基酸、生物碱、黄酮和苷具有显著的抗滤泡性口腔炎病毒的作用。黄芪在体外对志贺痢疾杆菌、炭疽杆菌、α 溶血性链球菌、白喉杆菌、假白喉杆菌、肺炎链球菌、金黄色葡萄球菌、柠檬色葡萄球菌、白色葡萄球菌和枯草杆菌等有抗菌作用。③其他作用：抗老延寿，抗缺氧和高低温，抗辐射，抗疲劳，降压，强心，扩张血管，改善血液流变性、增强记忆，促进肾病变恢复，利尿等。用量：内服煎汤，5～30g。

3．甘草　甘平，炙微温，归十二经，功能补益精气、润肺利咽、和中缓急、通经脉、利血气、解百药毒，主治伤脏咳嗽、肺萎吐脓、咽喉肿痛、劳倦发热、脾胃虚弱、腹痛泄泻、心悸惊痫、痈疽疮疡及药食中毒等症。本品含甘草甜素，多种黄酮如甘草苷、四氢喹啉化合物及中性多糖等。药理作用：①止咳平喘祛痰作用。让豚鼠吸入氨气溶胶使之咳嗽。18-β-甘草次酸及其乙醇铵盐、N-甲基葡萄糖铵盐和胆碱盐等都有明确的镇咳作用和量效依赖关系。作用最强的是甘草次酸胆碱盐，皮下注射1mg/kg就能抑制80%的咳嗽发作，它与可待因的效力差不多，其作用机制是通过中枢而产生的。甘草还能促进咽喉及支气管的分泌，使痰容易咳出，也能呈现祛痰镇咳作用。以组织胺引喘试验和放射性配基结合分析法证明，豚鼠经反复应用异丙基肾上腺素，可见β-肾上腺素受体反应性降低和肺组织β-受体数目减少，腹腔注射甘草水煎剂或甘草提取物Lx66可以防止上述变化，而腹腔注射甘草次酸或甘草水煎剂灌胃则无此种保护作用。②免疫调节作用：不同浓度的甘草酸铵均可明显抑制人IgG免疫BALb/c小鼠淋巴细胞抗体的合成。甘草粗提物Lx（除去甘草次酸以外的热稳定成分）是一种非甘草次酸的苷元糖蛋白，能作用于巨噬细胞与吞噬相关酶，降低抗原信息量，抑制吞噬细胞的免疫反应。而甘草甜素可增强ConA诱导淋巴细胞分泌IL-2的能力，并可增加ConA诱导淋巴细胞分泌干扰素的量，降低ConA-So抑制活性，阻止过敏介质的释放。③抗病毒及抗菌作用：甘草甜素通过抑制HIV感染细胞膜上的某种酶，从而抑制HIV增殖。甘草多糖具有抗水疱性口炎病毒、腺病毒3型、单纯疱疹病毒和牛痘病毒的活性，能显著抑制细胞病变的发生，使组织培养的细胞得到保护。5%甘草酸钠具有一定的抑制甲型流感病毒所致兔眼毒性反应发生的作用，并能促使角膜混浊提前恢复。甘草醇提取物和甘草酸钠在体外对金黄色葡萄球菌、结核分枝杆菌、大肠埃希菌、阿米巴原虫及滴虫均有抑制作用。甘草次酸在试管中能增强小檗碱抑制金黄色葡萄球菌的效力，在实验治疗中能促进实验性肺结核病灶纤维化。④肾上腺皮质激素样作用及抗利尿功效：甘草甜素的藻元甘草次酸在结构上与糖皮质激素相似，对后者在肝内代谢失活起竞争性抑制作用，间接地提高了糖皮质激素的血药浓度。⑤抑制

胃液分泌，抗溃疡、解痉、促进胰液分泌和保肝作用。⑥抗炎、抗癌作用。⑦降血脂、抗动脉粥样硬化、抑制血小板聚集及抗心律失常作用。⑧解毒作用。⑨雌激素样作用。⑩提高内耳听觉功能。⑪解热镇痛抗惊厥作用。用量：内服煎汤，3～10g。

4．灵芝　甘平偏温，归肺、心、肝三经。功能益气补血、养心安神、止咳平喘、滋补强壮、健脑益智。主治元气不足、虚劳气喘、体弱神疲、心悸怔忡、少寐健忘及耳聋等症。现代研究表明，本品含有麦角甾醇、真菌溶菌酶、酸性蛋白醇、生物碱、香豆精、甘露醇、内脂、多肽类、腺嘌呤、脲嘧啶、氨基酸、多糖、脂肪和微量元素等。药理作用：①止咳祛痰平喘作用：采用恒压氨水喷雾引咳法，观察到灵芝水提取液、乙醇提取液和恒温渗漉液均有较好的止咳效果，并能促进气管黏膜再生。小鼠酚红排泄法证明，灵芝菌丝醇提取液及恒温渗漉液均有祛痰作用。本品对组织胺喷雾法引起的豚鼠哮喘有较弱的预防作用。②免疫增强作用：灵芝能加速放射性血浆蛋白质在血中的廓清速度，增强网状内皮系统的杀菌能力，使该系统的吞噬能力和吞噬指数均有明显提高。灵芝还可以提高体内IgA水平，促进白细胞增加，抑制致敏细胞过敏介质的释放，对防治慢性支气管炎和哮喘有益。③增强心肌收缩力，增加冠状动脉血流量，降低耗氧量，抗心律失常。④镇静镇痛，降低副交感神经的兴奋性。⑤提高肝解毒能力，促进肝细胞再生；降低血中谷丙转氨酶、胆固醇和三酰甘油水平，抗动脉粥样硬化。⑥促进蛋白质合成，提高血浆皮质脂醇和cAMP水平。⑦提高低压耐缺氧能力，延缓衰老。⑧抗肿瘤作用。用量：内服煎汤，3～10克。

5．破故纸　辛苦大温，归脾、肾、心包三经。功能补肾助阳、暖丹田、定喘嗽。主治虚寒喘嗽、阳痿早泄、腰膝冷痛及小便频数等症。现代研究表明，本品含香豆素类之补骨脂素或补骨脂内酯，异补骨脂素，双羟异补骨脂啶，苯呋喃香豆素A、B；黄酮类之查耳酮，补骨脂甲素，补骨脂宁；单萜类之补骨脂酚；以及脂肪、挥发油和树脂等。药理作用：①对平滑肌的作用：补骨脂提取物能使离体和在体肠管兴奋。对支气管平滑肌，补骨脂酒浸膏和补骨脂素有舒张作用，补骨脂啶有收缩作用。②抗肿瘤作用：补骨脂素和异补骨脂素对小鼠肺泡上皮的增生有明显的抑制作用，而肺泡上皮细胞的重度异型增生可演变为肺泡上皮细胞癌及早期癌变，因此认为补骨脂有减轻肺部癌前病变演化

的可能。③抗菌、杀虫作用：补骨脂对金黄色葡萄球菌、结核分枝杆菌、分枝杆菌及多种霉菌有抑制作用。对青霉素及其他抗生素产生耐药性的金黄色葡萄球菌及白色葡萄球菌等，补骨脂提取物能抑制其生长。补骨脂 40% 水煎液能杀灭阴道毛滴虫和猪囊尾蚴等。④对心血管系统的作用：补骨脂乙素能加强豚鼠及大鼠心肌的收缩力，兴奋蛙心，对抗乳酸引起的心力衰竭。离体心脏灌流，补骨脂乙素 10-5 ～ 10-6 浓度有明显的扩张冠脉作用。其扩张程度比 Khellin 强 4 倍，并能对抗垂体后叶素收缩冠脉的作用。⑤抗衰老作用。⑥升高白细胞作用。⑦止血作用。⑨抗早孕和雌激素样作用。用量：内服煎汤，3 ～ 10g。

6. 胡桃肉　甘温，归肺、肾两经。攻能敛肺利肠、益肾涩精、润肌黑须、利水通淋。主治劳嗽喘急、肠风石淋、腰脚重痛、心腹疝痛及须发发白等症。现代研究表明，本品含脂肪油（亚油酸甘油酯、油酸甘油脂和亚麻酸）、碳水化合物、蛋白质、胡萝卜素、核黄素、钙、磷和铁等。药理作用：①可影响胆固醇在体内的合成及氧化排泄。②临床上有促进尿路结石溶化、排出作用。用量：内服煎汤，9 ～ 15g。

7. 仙灵脾　又名淫羊藿。甘辛温，归肝、肾两经。功能补肝、肾，坚筋骨，助阳益精，祛风胜湿，止咳祛痰平喘。主治肾虚阳痿、腰膝酸软、昏耄健忘、冷风劳气、筋骨挛急、四肢不仁及咳嗽痰喘等症。现代研究表明，本品含黄酮类化合物淫羊藿苷，淫羊藿次苷 I、Ⅱ，淫羊藿新苷，还含有木脂素、生物碱和挥发油、维生素 E 等。药理作用：①止咳祛痰平喘作用：酚红排泌法证明，淫羊藿的鲜品粗提取物 A、B、C 及干品的乙酸乙脂提取物均有一定的祛痰作用。小鼠二氧化硫引咳法证明，其甲醇和乙酸乙脂提取物均有镇咳作用。前者还可完全抑制用电刺激猫喉上神经引起的咳嗽，表明其作用是中枢性的。甲醇提取物对豚鼠组织胺性哮喘也有保护作用。淫羊藿全草糖衣片治疗慢性气管炎 181 例，有一定的止咳、祛痰、平喘效果，但生效时间较慢，平均为 5d 左右。服药患者反映食量增加，夜尿减少，体力增强，男性患者尿中 17-酮类固醇明显增加。停药后，病情波动及反复较大。约 1/3 患者服药后有胃部嘈杂、腹胀和咽痛等副作用，但较轻。单味淫羊藿丸治疗慢性支气管炎 1066 例患者，总有效率为 74.6%。其中有咳嗽症状者 549 例，镇咳有效率为 86.8%；有咳痰症状

者 543 例，祛痰有效率 87.9%；有喘息症状者 149 例，平喘有效率 73.8%。②免疫调节作用：淫羊藿制剂可以对抗因注射抗淋巴细胞血清所造成的动物免疫功能低下。经免疫功能监测，溶血空斑实验证实，淫羊藿使免疫功能低下的小鼠脾淋巴细胞数量、PFC 反应及小鼠的单核吞噬细胞吞噬碳粒能力恢复到正常水平。淫羊藿总黄酮可使"阳虚"小鼠抗体形成细胞功能及抗体滴度趋于恢复；能显著促进"阳虚"小鼠淋巴细胞刺激指数，使之接近于正常动物。淫羊藿还能促进"阳虚"动物淋巴细胞转化，提高其 Ea 花结率。淫羊藿多糖可以促进超适剂量免疫所诱导的 T_S 细胞产生，使受体鼠抗体生成水平明显降低；而淫羊藿苷可抑制 T_S 细胞产生，使受体鼠抗体生成水平明显提高。③抗菌、抗病毒作用：淫羊藿对白色葡萄球菌和金黄色葡萄球菌有显著的抑制作用，对奈氏卡他球菌、肺炎链球菌和流感嗜血杆菌有轻度抑制作用。其 1% 浓度在试管内可抑制结核分枝杆菌的生长。用组织培养法证明，淫羊藿对脊髓灰质炎病毒和肠道病毒埃可 6、9，柯萨奇 AgB4、B6 型有抑制作用，其作用可能是对病毒的直接灭活。④增强下丘脑 - 垂体 - 性腺轴及肾上腺皮质轴的功能。⑤促进蛋白质合成，提高核酸代谢水平。⑥保护缺血心肌，增加冠脉流量，降低心肌耗氧量，降低血压、血糖和胆固醇水平。⑦抗衰老、抗疲劳作用。⑧抑制血小板聚集，升高白细胞。⑨抗炎作用。内服煎汤，3 ～ 10g。

8. 冬虫夏草　甘温，归肺、肾两经。功能益肺肾、补精髓、止血化痰、实腠扶阳。主治虚劳咳嗽、痰中带血、阳痿遗精及病后虚损等症。现代研究表明，本品含多种人体必需之氨基酸、半乳糖、D- 甘露醇、核苷类（脲嘧啶、腺嘌呤、腺嘌呤核苷）、亚油酸、亚麻酸、维生素 B_{12}、麦角甾醇，以及 15 种微量元素。药理作用：①扩张支气管和祛痰作用：豚鼠支气管灌流及离体豚鼠气管实验证明，虫草和虫草菌水提液有明显的扩张支气管作用，并可显著增强肾上腺素的效能，但对组织胺引起的气管收缩无对抗作用。另有报道低浓度虫草及虫草菌水提取液有收缩离体豚鼠气管作用。虫草或虫草菌水提取液 $1/7LD_{50}$ 剂量腹腔注射，均可增加小鼠气管酚红分泌量；在 $1/10LD_{50}$ 剂量时，对乙酰胆碱所致的豚鼠哮喘有保护作用；在 $1/20LD_{50}$ 剂量时，与氨茶碱 6.25mg/kg 有协同作用。②免疫调节作用：对于免疫器官，虫草和虫草菌浸剂可增加小鼠脾重量，使脾 DNA、RNA 及蛋白质含量明显

增加，并能拮抗强的松龙、环磷酰胺和 γ 射线照射引起的脾重量下降；它还可使胸腺萎缩，肝增重，并增强肝内枯否细胞的吞噬功能。对于单核-巨噬细胞系统，虫草多糖和水提取物呈增强作用。它能明显提高血中胶体碳粒廓清速度，增加其对抗原信息的识别、处理、传递能力和通过 FC 受体实现的对靶细胞的 ADCC 效应。它还能通过刺激小鼠腹腔黏细胞分泌高浓度的白细胞介素-1（IL-1），参与调节免疫反应。对体液免疫功能，虫草有增强作用。例如，它可使血清 IgG 和 IgM 含量增加，诱发脾 B 淋巴细胞增殖反应，诱导小鼠脾 B 淋巴细胞表达较高水平的 IL-2 受体，放大及调节 B 淋巴细胞的应答反应。对于细胞免疫功能的影响，目前尚无公认看法。有实验证明，虫草或虫草菌能抑制机体细胞免疫反应，可显著延长小鼠同种异体移植皮片与移植心脏的存活期，发挥对细胞免疫的调节作用。也有实验证明，虫草或虫草菌对机体细胞免疫功能起增强作用。虫草水提取液对小鼠胸腺细胞有与剂量相关的致有丝分裂作用，说明它能直接刺激 T 淋巴细胞增殖，但作用较弱。对于自然杀伤细胞活性，虫草醇提取液有增强作用。总之，冬虫夏草能影响免疫系统的多个环节，对不同淋巴细胞亚群呈增强或抑制作用，且毒性极低，是一种很有前途的免疫调节剂。③抗肿瘤作用：虫草的水提取物或醇提取物均可明显抑制小白鼠肉瘤（S180）、小白鼠肺癌（Lewis）、小白鼠乳腺癌的生长，口服或腹腔注射给药都有效。④抗微生物作用：体外试验表明，冬虫夏草素（虫草酸）对葡萄球菌、链球菌、鼻疽杆菌、炭疽杆菌及猪出血败血症杆菌均有抑制作用。本品煎剂对须疮癣菌、絮状表皮癣菌、石膏样小芽孢癣菌及羊毛状小芽孢癣菌等亦有抑制作用。对于结核分枝杆菌，多数报告认为有一定抑菌作用。对于感染鼻疽杆菌的兔，经静脉注射冬虫草素治疗后，可使给药组比对照组生存时间延长 53h。⑤镇静、降温、抗惊厥作用。⑥减慢心率、抗心率失常，增加心输出量和冠脉流量，抗心肌缺血作用。⑦显著促进造血干细胞、骨髓成纤维祖细胞、骨髓红系祖细胞和骨髓粒、单系祖细胞的增殖。⑧抗肾衰竭作用。⑨提高能量代谢，降低血清胆固醇。⑩拟雄性激素和抗雌性激素作用：调节恢复性功能紊乱，提高皮质酮含量。⑪抗应激作用：包括耐缺氧，耐高低温和抗疲劳效应。⑫抗炎作用。用法：内服煎汤，5～10g。

除上述之外，益气止咳喘的药物尚有党参、黄精、山药和蜂蜜，助阳止咳喘的药物尚有蛤蚧、鹅管石、沉香、穿山龙和硫黄等。

（二）养血、滋阴药物

此类药物适用于因禀赋素弱、忧思恚怒、酒色劳倦、耗伤阴血、复感外邪、留而不去，致见咳嗽气喘、张口抬肩、头晕目眩、心悸怔忡、面色苍白、爪甲无华、舌淡脉细等症；或因温邪、痨虫（结核菌）、风燥伤及肺阴，阴液肺津受损，致见干咳无痰，或痰如粉线不易咳出，甚则咯血，潮热盗汗，舌红少苔，脉象细数等症。常用的养血药物有紫河车和阿胶，滋阴药物有麦冬和知母等。

1. **紫河车** 又名胎盘。甘咸温，归肺、心、肝、肾四经。功能养血宁心，益气补精，扶羸定喘。主治咳喘咯血、劳热骨蒸、妇人劳损、体瘦精枯、神伤梦遗、失志恍惚、喉咳音哑、腰痛阳痿等症。现代研究表明，本品含胎盘球蛋白、多种激素如促性腺激素、促甲状腺激素、可的松，多种酶如溶菌酶、激肽酶、组织胺，红细胞生成素，磷脂及血液凝固因子等。药理作用：①抗变态反应和增强体液免疫：胎盘提取的脂多糖对慢性喘息性支气管炎和支气管哮喘有效，并使患者血清 IgA 含量、白细胞数目和吞噬能力显著升高，还对类风湿性关节炎和过敏性皮炎有一定疗效。②抗感染作用：胎盘 γ-球蛋白制品含有麻疹、流感等抗体及白喉抗毒素等，可用于预防或减轻麻疹等传染病。胎盘所含的干扰素，临床上用于控制和预防病毒感染。胎盘中所含溶菌酶，可预防小鼠由肠炎沙门菌、鼠伤寒沙门菌、弗氏痢疾杆菌内毒素引起的死亡。③增强机体对有害因素的抵抗力，并具有抗疲劳、抗应激作用。④改善心功能，预防老年心血管病变。⑤抑制尿激酶对纤维蛋白溶酶原的活化，有止血效能。⑥激素样作用。⑦抗衰老作用。用量：研末冲服 2～5g，或入丸剂。

2. **阿胶** 甘平，归肺、肝、肾三经。功能补血止血，滋阴润燥，化痰清肺，除风润肠。主治虚劳咳嗽喘急、各种出血、肺痿唾脓、一切风痛及胎动不安等症。现代研究表明，本品含明胶原、骨胶原、蛋白质、多种氨基酸、钙和硫等。药理作用：①增强机体的免疫功能，促进健康人淋巴细胞转化。②改善机体钙平衡，促进萎缩的肌细胞再生。③提高老人对环境的适应能力，迅速增加红细胞和血红蛋白。用法：黄酒或开水烊化，5～10g。

3. **麦冬** 甘微苦微寒，归肺、胃、心三经。功能养阴润肺、清心除烦、益胃生津、化痰止咳。

主治虚劳咳血、肺燥干咳、肺痈肺痿、热病津伤、咽干口燥、心腹结气及咽喉肿痛等症。现代研究表明，本品含沿阶草苷、生物碱、谷甾醇、豆甾醇、低聚糖、门冬氨酸、维生素 A、铜、锌、铁、钾等。药理作用：①镇咳作用。②提高免疫功能。麦冬水提取液能促进抗体生成，升高 cAMP 水平，抑制癌细胞增殖。③抗菌作用：体外试验表明，麦冬煎剂对白色葡萄球菌、大肠埃希菌、伤寒杆菌、副伤寒杆菌、白喉杆菌、枯草杆菌和变形杆菌等致病菌生长有明显的抑制作用。麦冬皂苷有非特异性预防感染作用。④对心血管系统的作用：如保护心肌细胞，增加冠状动脉血流量，改善心肌氧代谢，抗心律失常等。⑤提高机体耐缺氧能力。⑥调节血糖作用，并能加强胰岛功能，增加肝糖原的积累。用量：内服煎汤，5～10g。

4．知母　苦寒，归肾、胃、大肠三经。功能滋阴降火、润燥滑肠、清肺消痰、止嗽安胎。主治肺热咳嗽、大便燥结、小便不利、烦热消渴、骨蒸劳热、喘淋口燥及胎动不安等症。现代研究表明，本品含知母皂苷、吗尔考皂苷、异菝葜皂苷元、芒果苷、异芒果苷、胆碱、有机酸，以及铁、锌、锰、铜、镍等多种元素。药理作用：①抗病原生物作用：知母煎剂体外实验对痢疾杆菌、伤寒杆菌、副伤寒杆菌、霍乱弧菌、大肠埃希菌、变形杆菌、白喉杆菌、葡萄球菌、肺炎链球菌、β-溶血性链球菌、白色念珠菌等均有不同程度的抑制作用。8%～20% 的知母煎剂在沙氏培养基上对许兰毛癣菌、共心性毛癣菌和黑色毛癣菌等常见致病性皮肤癣菌亦有抑制作用。知母的乙醇浸膏、乙醚浸膏及乙醚浸膏加丙酮处理后提得的粗结晶对结核分枝杆菌的抑菌效价较高，其中尤以乙醇浸膏具有较强的抗结核分枝杆菌作用。②对激素作用的影响：以甲状腺激素型及氢化可的松型二种"阴虚"模型为对象，用放射配基结合分析法，观察到模型"肾"和脑 β-肾上腺素受体及 M-胆碱能受体对细胞调控机制反方向变化时，滋阴中药知母有双向调节作用。即知母能使增多的 β-肾上腺素受体最大结合位点数减少，使减少的 M-胆碱能受体最大结合位点数增多，从而调整它们的相互关系，使细胞功能异常得到纠正。体外试验还证明，知母可减弱皮脂醇 C4=5 双键的打开还原，与 C17、20 二羟基和 C20 酮基的变化。由于保护了皮质醇 A 环 C4=5 的双键和 C3 酮基不被还原，以及侧链上的 C17、20 二羟基和酮基免受降解，因此能延缓肝细胞对皮质

醇的分解代谢。③解热作用：知母浸膏 2ml/kg 皮下注射，能制止家兔的人工发热。知母皂苷可明显降低由甲状腺素造成的氧耗率升高及抑制 Na^+、K^+-ATP 酶活性的作用，用以从理论上解释其清热泻火功效。④降血糖：从知母根茎分离得到的知母聚糖 A、B、C、D 有降血糖作用，其中 B 的活性最强。⑤抗肿瘤：知母对人肝癌移植裸鼠肿瘤、皮肤鳞癌和子宫颈癌有较好的疗效，作用机制为其对瘤细胞膜的泵有强烈的抑制作用。⑥抑制血小板聚集，有效成份为芒果苷。用量：内服煎汤，5～10g。

除上述药物外，养血治咳喘的药物尚有当归和白芍，滋阴治咳喘的药物尚有沙参、玉竹、天冬、百合、燕窝和珍珠等。

六、清热药物

清热药物指性寒或凉，能起到降火、燥湿、凉血、中和机体内有毒物质作用的药物。这类药物的主要适应证是肺部因外邪从皮毛或口鼻而入，内舍于肺，郁而化热，炼津成痰，致痰黄量多；或邪毒伤营，致肺肉腐成脓的一类疾病。依据《黄帝内经》"治温以清""热者寒之"的原则，给予不同类别的清热药物，可以起到抗致病微生物、消炎退热、提高机体非特异免疫功能，阻止弥漫性血管内凝血发病环节等作用。

清热药物在中医本草学中为一大类药物，品种繁多，适应范围很广，特异性不强。这里仅重点介绍与呼吸系统疾病治疗关系较密切的黄芩和连翘两味中药。

1．黄芩　苦寒，归肺、心、胆、大肠、小肠五经。功能清上焦之火，消痰利气，定喘嗽，止出血，祛湿热，安胎元。主治肺热咳嗽，壮热烦渴，肺萎黄疸，泄痢腹痛，吐、衄、崩、漏、肠风下血，热淋疼痛，目赤肿痛，痈疽疔疮，胎动不安等。现代研究表明，本品含黄酮类之黄芩苷、黄芩苷元、二氢黄芩苷、汉黄芩素、查尔酮、二氢黄酮醇、黄酮醇、苯乙醇葡萄糖苷、脯氨酸和挥发油等。药理作用：①抗病原微生物作用：黄芩煎剂在试管内对金黄色葡萄球菌、肺炎链球菌、溶血性链球菌、脑膜炎球菌、痢疾杆菌、白喉杆菌、大肠埃希菌、铜绿假单胞菌、伤寒杆菌、副伤寒杆菌、变形杆菌、霍乱弧菌、布氏杆菌、百日咳杆菌、钩端螺旋体等，有不同程度的抑制或杀灭作用。浸膏对堇色毛癣菌和杜盎氏小芽胞癣菌等十种皮肤真菌有

抗菌作用。煎剂和浸剂对流感病毒 PR8 株与亚洲甲型流感病毒有一定的抑制作用，并能减轻感染小鼠的肺部损伤，延长存活时间。②抗变态反应和抗炎作用：黄芩素对豚鼠离体气管过敏性痉挛及豚鼠实验性哮喘都有缓解作用，与麻黄碱合用对实验性哮喘有协同作用，抗过敏强度黄芩素大于黄芩苷。黄芩提取物通过抑制巯基酶，减少抗原抗体反应时化学介质的释放量，又能抑制抗原与 IgE 结合，抑制肥大细胞释放反应，从而能抑制变态反应。黄芩苷与黄芩苷元还能降低小鼠耳毛细血管通透性，防止低气压引起的小鼠实验性肺出血。③调节环磷酸腺苷（cAMP）水平：黄芩有较强的抑制磷酸二酯酶的作用，从而使 cAMP 水平升高。尤其是特异的升高肺和支气管 cAMP 水平，使组织胺释放减少。④对前列腺素代谢的影响：黄芩素可抑制 5-脂质加氧化酶活性，使该酶对花生四烯酸催化生成白细胞三烯化合物的数量减少，从而产生抗过敏性哮喘效能。⑤对心血管系统的影响：豚鼠离体主动脉、肺动脉、气管及右心房实验结果表明，黄芩苷有竞争性拮抗肾上腺素、去甲肾上腺素、多巴胺收缩主动脉和肺动脉条的作用，拮抗异丙基肾上腺素舒张气管、增加右心房自发频率的作用。黄芩新素Ⅱ还能降低胆固醇和三酰甘油，预防血栓形成和动脉粥样硬化。⑥对肝胆系统的影响：黄芩能显著抑制脂质过氧化物生成，可保护肝免受脂质过氧化物的损害，黄芩煎剂、醇提取物及黄芩苷均有利胆作用，能使胆汁分泌增加。⑦小肠解痉作用：黄芩煎剂和酊剂对在位犬小肠有抑制作用，可对抗毛果芸香碱引起的小肠兴奋反应，切断迷走神经不影响其肠肌抑制效能。⑧抗凝血和抗血栓作用：主要活性成分是黄芩中的木蝴蝶素 A，由于其结构与维生素 K_3 相似，可竞争性地抑制凝血过程中维生素 K_3 发挥作用。⑨利尿作用。⑩抗淋巴肉瘤作用。用量：内服煎汤，3～10g。

2. 连翘 苦平偏凉，归心、肺、胆、胃、三焦、大肠六经。功能清上焦热毒、散结消肿、排脓通淋。主治温热丹毒、痈疽肿毒、肺痈吐脓、斑疹瘰疬及小便淋闭等症。现代研究表明，本品含挥油成分 α-蒎烯、β-蒎烯，苯乙醇苷类之连翘脂苷、连翘酚，木脂素类之连翘苷、连翘苷元，以及三萜类、香豆素类化合物。药理作用：①抗菌、抗病毒作用：连翘抗菌谱很广，对多种革兰氏阳性和阴性细菌都有抑制作用。体外试管法证明，本品对金黄色葡萄球菌、肺炎链球菌、溶血性链球菌、志

贺氏痢疾杆菌、史氏痢疾杆菌、福氏痢疾杆菌、鼠疫杆菌、人型结核分枝杆菌、伤寒杆菌、副伤寒杆菌、霍乱弧菌、大肠埃希菌、变形杆菌、白喉杆菌、星形奴卡氏菌均有抗菌功效。连翘挥发油可明显抑制金黄色葡萄球菌血浆凝固酶对血浆的凝固作用。连翘的醇提取物可杀灭钩端螺旋体。鸡胚试验证明，连翘对亚洲甲型流感病毒和 17 型鼻病毒有抑制作用。②抗内毒素休克作用：以 300% 连翘注射液按 10g/kg 静脉注射于因伤寒疫苗所致内毒素休克低血压成年猫，先有短暂降压，继而出现明显升压作用，升压幅度为 30～40mmHg，持续 2h 以上。连翘注射液还能改善休克猫心肌收缩力，增加心输出量和静脉回心血量，因此可纠正低排血容量、高外周阻力型内毒素休克。③解热作用：用连翘煎剂灌胃，能使静脉注射枯草菌浸液所致之发热家兔体温显著下降，1h 后体温恢复正常，随后还可使体温降至正常以下。④抗炎作用：能促进炎性屏障形成，降低炎灶微血管脆性，并有明显抗渗出效能。⑤保肝和中枢性镇吐作用。用量：内服煎汤，5～15g。

除黄芩和连翘之外，具有清热降火效能的治咳喘药物尚有生石膏、知母、芦根、茶叶和虎杖，具有清热燥湿效能的治咳喘药物尚有黄连、黄柏、秦皮和金龙胆草，具有清热凉血效能的治咳喘药物尚有地骨皮和毛冬青，具有清热解毒效能的治咳喘药物尚有鱼腥草、白毛夏枯草、广豆根、七叶一枝花、半边莲等，本文不再一一赘举。

参 考 文 献

1. 中国医学科学院药物研究所编. 防治感冒及气管炎中草药手册. 北京：人民卫生出版社，1976.

2.《全国中草药汇编》编写组. 全国中草药汇编（上、下册）. 北京：人民卫生出版社，1975.

3. 江苏新医学院. 中药大辞典. 上海：上海人民出版社，1977.

4. 周金黄，王筠默等. 中药药理学. 上海：上海科学技术出版社，1985.

5. 陈可冀，李春生. 抗衰老中药学. 北京：中医古籍出版社，1989.

6. 阴健，郭力弓. 中药现代研究与临床应用（1）. 北京：学苑出版社，1993.

7. 王山泽. 支气管哮喘发病机理和防治进展. 济南：山东科学技术出版社，1992：251－328.

（原载于：罗慰慈主编. 现代呼吸病学. 北京：人民军医出版社，1997，448-479）

略论中国传统性医学的形成与伦理观

陈可冀　李春生[*]

性医学是研究男女性保健及其疾病防治的学问。在中国传统医学中，多列入"接阴""房中"及"居室"等养生范畴，"种子方药"及性功能障碍的治疗也是其重要内容。

中国传统性医学是一门研究和发展得较早的学科。在距今大约2500年前的战国时代，便产生了性医学研究的雏形。儒家学派的孟轲于其著作《孟子·告子上》中，首先提出了"食、色，性也"的论点。他认为食欲和性欲，是人的两种本能。战国末年，秦相吕不韦编著《吕氏春秋》，列《情欲》专篇，指出："人与天地也同，万物之形虽异，其情体一也。"强调"此二者，生死存亡之本也""古人得道者生以寿长，声色滋味能久乐之，奚故论早定也"。讨论了食、性同延年益寿的关系。

据历史书籍记载，汉代研究性医学的著述很多。西汉成书的《礼记·礼运篇》认为："饮食男女，人之大欲存焉；死亡贫苦，人之大恶存焉。故欲恶者，心之大端也。"在这里，"男女"指性欲，"大端"犹言人的重要本性，系将性生活作为人生理和心理上不可避免的需求提出来。长沙马王堆汉墓出土的竹简《养生方》《天下至道谈》两书，对"接阴""合男女"等性生活的原则、方式、方法、步骤、注意事项及其与健康长寿的关系，都作了详细论述，成为世界上现存最早的性保健专著。东汉班固撰《汉书·艺文志》，曾把"方技"列为一类，分医经、经方、房中、神仙四种。前两种共18家，400多卷；后两种也是18家，差不多400卷。房中即占八家，百六十八卷。表明在这段时期，性生活研究曾是一门时髦的学问。

魏、晋、南北朝以至隋唐时代，有关性保健的著述亦丰。现今保存下来的有：唐·孙思邈《备急千金要方·房中补益》篇，王焘《外台秘要·素女经》，白行简《天地阴阳交欢大乐赋》，散见于日本人丹波康赖《医心方》卷二十八之《玉房秘诀》《玉房指要》《素女经》《玄女经》《洞玄子》《养生要集》《葮蠧图经》的部分章节，阐述内容颇为广博。

南宋以后，由于封建礼教的逐渐强化，性医学被列入"旁门左道"范围内，发展受到限制。特别是清代晚近，这类研究只能"尽在不言中"，讳莫如深，其著作流传覆盖面更为不广。当前所能看到的有：明·洪基《摄生秘剖》、无名氏《墨蛾小录》、陈文治《广嗣全诀》、清·王实颖《广嗣五种备要》等。上述著作的部分章节虽谈到性保健问题，但均侧重于药物疗法。性疾病的治疗皆散见于各家著作的补益门之内。元、明、清三朝宫廷医学及这一时代延寿方药著述，均从"心、牙、眼、性"与衰老关系的角度，讨论了人体的性保健。明代成书的道教经典《正统道藏》里，对性生活也有很多论述，但因其驳杂不纯，言不雅训，"缙绅先生难言之矣"，故医书一般不予收录。

中国医学对性生活的传统伦理观，概括起来有如下四方面：

首先，认为性生活是繁衍后代必不可少的环节。《灵枢·经脉篇》说："人始生，先成精。"《素问·上古天真论》进一步指出："丈夫……二八，肾气盛，精气溢泻，阴阳和，故能有子。"清代石光墀《仁寿编》卷三引胡氏孝之论云："男女交媾，其所以凝结而成胎……一点先天灵气，萌于情欲之感者，妙合于其间。"这些论述，表明男女结婚生育后代，需通过性生活来实现。

传统礼教有"不孝有三，无后为大"之训，可知为了人口的繁衍，是不主张不切实际禁欲的。

其次，认为性生活是人类正常生活的重要组成部分。古人将男女"居室"，看做"人之大伦"，坦率地说"欲不可绝"。《备急千金要方》指出："男不可无女，女不可无男。无女则意动，意动则神劳，神劳则损寿。"《玄女经》强调："阴阳不交，则生痈疹之疾，故幽闲怨旷多病"。元·李鹏飞《三元参赞延寿书》云："男子以精为主，女子以血为主，故精盛则思室，血盛则怀胎。若孤阳绝阴，独阴无阳，欲心炽而不遂，则阴阳交争，乍寒乍热，久而为劳。"证明中国的风俗习惯历来将性生活作为正常生活的一部分来看待。中国人既反对那种把性爱看得高于一切，过多地去追求庸俗低级的性感受的趋向，也不应当把这类问题看成是神秘的、卑鄙可耻的。

再次，强调正常的性生活有利于保健延寿。汉简《养生方》说："接阴"治神气之道，"虚者可使充盈，壮者可使久荣，老者可使长生"[1]。广东省调查了177名百岁老人，除2名未婚外，其余175人都结过婚，158名老人均生育过子女。中国科学院心理研究所通过研究老年心理学概况，指出：丧偶是老年人的重大精神刺激，常常带来严重的情绪障碍。严重者得使配偶的另一方，在若干时间内随之死亡。从性医学的角度考察，结婚一般标志着正常性生活的存在，生育是正常性生活的必然结果，丧偶则是正常性生活的消失。因此，古人所说的正常性生活有利于抗老增寿的观点，确有一定道理。

最后，告诫不正常的性生活，可能导致患病、早衰和夭亡。中国正统性见解反对性欲主义，不以性感满足为至高目的，却重视论理上的意义。《吕氏春秋·本生篇》说："糜曼皓齿，郑卫之音，务以自乐，命之曰伐性之斧。"《素问·上古天真论》亦称当时之人"醉以入房，以欲竭其精，以耗（好）散其真，不知持满，不时御神，务快其心，逆于生乐，起居无节，故半百而衰矣"。梁·陶弘景《养性延命录》认为，美色妖丽，嫔妾盈房，可以导致"虚损之祸"。唐·孙思邈曾在《备急千金要方·房中补益》篇谈到，贞观初年有一野老，年七十余，自觉数日来阳气益盛，"思与家妪昼寝，春事皆成"，四十天后发病而死。指出此人于膏火将尽之时，更去其油，故"明止则灭"。他还强调，人有所怒，血气未定，因以交合，可能

"令人发痈疽"；忍小便交合，可能使人"淋，茎中痛，面失血色"；远行疲乏入房，可能为"五劳虚损，少子"。妇人月事未绝而与交合，可能"令人成病"。此外，大风、大雨、大寒、大暑、雷电霹雳、火光之下、神庙佛寺之中、并灶圊厕之侧、塚墓尸柩之傍，悉皆不可交合。否则，由于精神过度紧张或恐惧，不仅"损男百倍"，亦会"令女得病"。以上论述，宋代以后均被奉为性保健之圭臬。元代《三元参赞延寿书》指出，勉强房劳，可以使人"精极，体瘦尪羸，惊悸梦泄，遗沥便浊，阴痿，小腹里急，面黑耳聋"。清·石成金《长生秘诀》总结出色欲六戒，即寒暑、雷雨、醉饱、恼怒、衰老、疾病时应戒房事。至此，主要针对男子的节欲学说，便日趋完善化。

荷兰汉学家、文学博士高罗佩（R·H·Van·Gulik），在日本发现了中国明代万历年间刊印之《繁花丽锦》《风流绝畅》等有关性生活的书籍，并翻阅了中文著作250种，用英文撰写了《中国古代房内考》（Sexlnal Life in Ancient China）一书，认为中国人不是禁欲主义者，也不是纵欲主义者，自古以来就有人提倡正常的、健康的性生活。这种处于天理的、有道德的性生活，促进中国人长寿。笔者同意高氏的看法。

参考文献

1. 王明辉. 性医学与摄生的关系. 2版. 中医药信息报, 1986.
2. 徐国均. 广东省百岁老人分布及长寿因素分析——附177例调查报告. 第一届全国老年学学术讨论会交流论文. 1986.
3. 许淑莲. 老年心理学研究概况. 第一届全国老年学学术讨论会交流论文. 1986.

（中医杂志 1989；（10）：12-13）

至宝三鞭丸的药理作用和临床应用 *

李春生

一、引言

至宝三鞭丸系南宋朝宫廷单传御方，距今已有700多年的历史，中国山东烟台制药厂将本方配制成黑褐色大蜜丸，在国内外行销20余年，以其疗效卓著，深得用户信赖。1979年被评为山东省优质产品，中亚牌商标被授予"著名商标"称号；1981年被评为国家医药管理总局优质产品，并荣获国家银质奖；1983年8月通过制剂、药理和临床最新研究成果鉴定，确认它是强身抗衰的良药之一。

至宝三鞭丸的产生有其深厚的社会历史基础和医学渊源。因此，为了说明它的药理作用和临床应用，我们不妨介绍一下南宋末年与此相关的背景材料。

（一）社会历史背景

至宝三鞭丸处方的形成约在南宋理宗朝（公元1224—1269年在位）。当时蒙古大军入侵，灭金伐宋，国势垂危。而皇帝赵昀却任用权奸丁大全和贾似道等，横征暴敛、穷奢极欲，致朝政日坏，正如林升《题临安邸》诗描述的那样："山外青山楼外楼，西湖歌舞几时休。暖风熏得游人醉，直把杭州作汴州。"特别是赵昀本人，纵情声色，以"好内"闻，嫔妃充斥后宫，且暮荒淫无度。在这种环境下，当权者需要由太医局、御药院研制一种健身防衰的药物，"按验秘方以时剂和药品以进御，及供奉禁中之用"（《宋史》职官九志第一二二）。于是，至宝三鞭丸也就应运而诞生了。

（二）老年医学渊源

至宝三鞭丸的配方原则，体现了南宋末年以前中国传统的老年医学水平。简言之，可以联系到如下学说：

1. 肾精、阴血与衰老相关学说　此说来源于《黄帝内经》，认为衰老的主要原因在于肾精亏虚、气血衰少，阴精不能上奉脑髓，以致产生发鬘颁白、荣华颓落，身体重，行步不正，以及牙、眼、性诸方面的症状。后世遵其说补肾填精、益气养血，滋养阴液，收到了很好的延缓衰老效果。至宝三鞭丸的研制当以此作为指导思想。

2. 心力减退与衰老相关学说　此说倡于《管子·内业篇》，认为"平正擅胸，论治在心，以此长寿。"后晋·许逊、唐·孙思邈和司马承桢加以发展，强调"心者，--身之主，百神之师。静则生惠，动则神昏。"而人年50以后，心力减退，忘前失后，"兴居总堕，计授皆不称心"，尤其性情变异，是老化的重要特征。因此，持此说者指出，"人若能净除心垢，开释神本"，日久可使"病消命复"。到了南宋时期，著名医家如陈无择《三因极-病证方论》，主张将治心与益智延年联系起来，研制出一些具有延缓衰老作用的方药。至宝三鞭丸研制时，同样曾受益于这种学说。

3. 脾胃元气与衰老相关学说　此说倡于北宋·陈直《养老奉亲书》，认为主身者神，养气者精，益精者气，资气者食。"食者生民之天，活人之本也。"故饮食进则谷气充，谷气充则气血胜，气血胜则筋力强。"故脾胃者，五脏之宗也。四脏之气，皆禀于胃，故四时皆以胃气为本。"而老人肠胃虚薄，不能消纳，故成疾患。所以调脾胃进饮食，益脾胃元气，既是养老之"大要"，也是延长寿命的基本方法。后世不少老人采用陈氏之说而行之，皆得寿至"稀年"。至宝三鞭丸中注意使用健脾益气药物，与这一学说有一定关系。

4. 阳气衰惫与衰老相关学说　此说倡于六朝之《华氏中藏经》，认为"阳者生之本，阴者死之基"，得其阳者生，钟于阳者长。阳气衰惫，阴气渐盛，则衰老死亡将至。故"顺阴者多消灭，顺阳者多长生。"南宋·窦材重集《扁鹊心书》发展了上述论点，强调"保扶阳气为根本"，指出"人至晚年，阳气衰，故手足不暖；下元虚惫，故动作艰难。"主张治疗老年病及老人于无病时，均宜扶助阳气，采用包括硫黄、肉桂内服及艾灸关元、命门等温热疗法，并列举案例，证明其有助于延年强身。这一学说，对宋末医学特别是至宝三鞭丸的研

---

* 本文为1990年应国家卫生部外事同之邀，在人民大会堂给日本星火株式会社《日本中医药研究会发足特别演讲会》的演讲稿。

制也曾产生一定影响。

上面综述了南宋末年以前中国老年医学理论发展概况，不难看出，现代我们所说的传统老年医学学说，在那时都已初具规模。无怪乎曾以这些理论原则作指导而研制出的至宝三鞭丸，在强身抗衰方面，以效验日彰而名驰遐迩了。

二、配方和用法

根据中国烟台制药厂产品说明书介绍，至宝三鞭丸由以下三十九种药物配成：

海狗鞭　梅鹿鞭　广狗鞭　人参　鹿茸　大海马　大蛤蚧　上肉桂　上沉香　飞阳起石　五花龙骨　覆盆子　破故纸　菟丝子　淫羊藿　何首乌　桑螵蛸　巴戟天　净萸肉　粉丹皮　棉芪　牛膝　川柏　杞果　生地　熟地　川椒　杭芍　当归　冬术　云苓　寸云　泽泻　节蒲　小茴　甘松　山药　杜仲　远志等。

用量及用法：每服1丸（二钱重），每日1次，早饭前或临睡前白水送服。服药期间，忌食萝蔔及生冷食物。

三、药理作用

至宝三鞭丸是天然纯正的中草药制剂，由唐代七宝美髯丹、定志丸（《备急千金要方》卷十四）、宋·陈师文十全大补丸（《太平·惠民和剂局方》）、钱乙六味地黄丸（《小儿药证直决》）、严用和四磨汤（《济生方》）增损而成。药物涉及肾者32味，占全方的82%，有传统"益寿延年"记载者27味，占全方的69%。因此，本方是一种以益肾延寿为宗旨的中成药。兹将其药理作用概括于后：

（一）补肾强身

本方全方的主剂是六味地黄丸和七宝美髯丹，二者的作用重心在于补肝肾之阴。其中，六味丸以生熟地滋阴补肾，生血生精，山茱萸温肝逐风，涩精秘气，牡丹泻君相之伏火、凉血退蒸，山药清虚热于脾肺、补肾固肾，茯苓渗脾中湿热，而通肾交心，泽泻泻膀胱水邪，而聪耳明目。以补为主，补中寓泻，无偏腻偏燥之弊。美髯丹用何首乌涩精固气、补肝坚肾，茯苓交心肾而渗脾湿，牛膝强筋骨而益下焦，当归辛温以养血，枸杞甘寒而补水，菟丝益三阴而强卫气，破故纸助命火而养丹田。

此皆固本之药，可使水火相交，阴精上充，衰者自可复壮。

至宝三鞭丸在上述补肾剂的基础上，增入海狗鞭、梅鹿鞭、广狗鞭、鹿茸、大海马及大蛤蚧等血肉有情之品，淫洋藿、巴戟天、寸云、覆盆子、桑螵蛸、杜仲等添精强腰之剂，辅以暖下元、补命门之阳起石、川椒、上肉桂、上沉香、小茴香，并反佐黄柏以制火之过亢，共同起到大壮元阳，从阴中求阳，使机体少火得助而渐旺，生生之本赖以保全，寿命自延。

（二）健脑益智

本方中健脑益智的主剂是定志丸。定志丸用人参甘微苦温，功能益元气、补五脏、安精神、定魂魄、止惊悸、开心益智、令人不忘，故为君药。茯苓甘淡而平，功能益气力、保神气、开心益智、止健忘，故为臣药。佐以远志苦温，益智安神、散郁化痰、益精强志、交通心肾。使以九节菖蒲辛温，开心孔、通九窍。心为君主之官，心之官则思，心藏神，为全身之主宰，故心定志定神安窍利，则自能记忆改善而智慧出矣。

至宝三鞭丸在配方过程中，不仅注意到心脏与智慧的关系，更重视脑为元神之府，属肾、实记忆之所凭。故在定志丸的基础上，加入补肾填精增智的药物如巴戟和淫羊藿等，使肾能作强，脑髓充实，记忆力自可增强。

（三）温补气血

本方中温补气血的主剂是十全大补丸。剂内以参、芪、苓、术补气健脾，地、归、芍、桂养血复脉。去炙甘草、川芎加鹿茸、首乌，可以增强温养血脉、滋补肝肾之力。既顾及生血统血之心脾，又顾及生精藏血之肾肝；既着眼于补气以统血，又着眼于助精化血，是谓善补气血之剂。

（四）调理气机

凡人中年以后，心血衰少，火不下降，肾气衰惫，水不上升，常致心肾隔绝，营卫不和，气机不畅。在这种情况下，若单纯峻补下元，非唯不能生水滋阴，反见衰悴。特别是老人精枯血少，唯气是资，故治疗之法，宜以调理气机为主，使气行则无疾。本方遵南宋·严用和《济生方》之微意，取四磨汤中的人参、沉香以顺气降逆补馁，寓补气于行气之中。为辅以甘松理中焦气郁，兼安心神；小茴调下焦之气，兼除满痞，诸药相合，意在使气机畅达，阴阳调和，水火既济，衰羸得以渐复。

（五）延缓衰老

前面论及，中医认为衰老的原因在于肾脾渐虚，心气不足，阳气大衰，阴精不能上奉，气血因虚损而运行不畅，气机失调而上下不通等。以上诸因造成内脏正气渐亏，内环境失调，偶受邪侵即出现阴阳离决、精气乃绝的状况，故常致折寿而不彰。本方依据宋末以前对衰老认识的理论，一方面大量使用了传统益寿延年药物如人参、鹿茸、肉桂（牡桂）、龙骨、菟丝子、何首乌、桑螵蛸、丹皮、棉芪、牛膝、川柏、杞果、地黄、川椒、冬术、云苓、寸云、泽泻、节蒲、山药、杜仲、远志等，另一方面从补肾强身、健脑益智、温补气血、扶助脾阳、调理气机诸原则入手，改善中老年人机体内环境。至宝三鞭丸虽强调补肾壮阳，但研制时考虑周密，用药补中有泻，温中有清，动静结合，通塞有度，尽量消除补益药中之弊端，故药味平和，适宜久服。通过小量缓投，可使机体的生气阔然日而彰，精气相依，形神相保，阴阳和调，邪不得侵，衰老自然延迟，而得以尽终其天年。

现代医学研究证实，人参能够延长细胞寿命，减少脂褐素在体内的沉积，并能提高老年人的记忆能力和对环境的适应能力。鹿茸可增强动物脑、肝、肾和骨髓的代谢，促进血细胞的增殖和疮口组织再生。三鞭、蛤蚧、海马和淫羊藿等具有天然性激素样作用，可改善性功能，对老人保持晚年家庭生活愉快有益。茯苓、冬术长于抗肿瘤，枸杞、泽泻又可降血脂。似此不能一一枚举，表明至宝三鞭丸的药物成分，确实对中老年人健身好处良多。

关于至宝三鞭丸的综合性药理研究，我国正在进行。目前已经证明，本品含有人体必需的八种氨基酸及其他氨基酸，对神经活动和机体营养可能有一定的补益调整作用。本品具有抗疲劳作用，类似双向调节的作用。它可以增强机体免疫功能，改善性功能，改善睡眠和消化吸收，呈"虚则补之"的效能。至宝三鞭丸对人体的肝、肾和造血系统没有毒性，适于久服。

四、临床应用

至宝三鞭丸男女均可服用，临床疗效显著，被誉为"治病强身灵药"，目前已畅销香港、日本、新加坡、美国、泰国、马来亚等二十多个国家和地区。由上述药理作用分析可知，本品主要用于肾虚及衰老相关的如下病证：

（一）老年体质衰弱与未老先衰

临床表现是：容易疲乏、动则气喘、腰背酸痛、发鬓斑白、面部及手臂散见褐色寿斑，牙齿动摇或脱落，畏寒怕冷，夜尿增多，尿有余沥，易于感冒，脉缓弱或沉迟。

中医认为，肾藏精，与生长、发育和衰老等密切相关。身体强盛则衰老速度减慢，肾精亏损则易于衰老。中医还认为，肾者封藏之本，精之处也。其华在发，其府在腰，主骨髓，外合于耳，乃气之根。故肾精亏损，体质早衰，不能生元气，元气虚则体力减退，容易疲乏。肾虚不纳肺气，故动则气喘。肾虚其精不能上荣，故发白、耳鸣、牙齿动摇或脱落。肾阳不足，不能化气行水，温煦四肢及皮毛，致使皮肤出现黑色老年斑，畏寒怕冷，易于感冒，尿有余沥及夜尿增多。脉缓弱或迟属阴阳双虚之象。故方用至宝三鞭丸，补肾精，益阳扶衰，可使弱者渐强，老者复壮。

至宝三鞭丸自1959年投产后，治疗年老及体衰收到良效。新加坡金山有限公司董事经理林楚明硕士，1979年去烟台制药厂参观时说："至宝三鞭丸疗效非凡，新加坡总理李光耀先生长期服用此药，反映良好。"香港华泰公司经理杨文泰先生说："在香港根据患者反映，此药服下后，耳目聪明，精神焕发，全身舒适。"巴基斯坦高级法院律师穆罕默德·纳士姆于1980年1月22日来信说："经朋友介绍，把他在香港买的至宝三鞭丸送给我，我服后就感到有很好的效用。"广东省梅县70岁老人廖奋如来信说："我因体质虚弱，腰背常痛，年老病多，曾经世医诊治，均不见痊愈。我小儿在香港商店买到……至宝三鞭丸二盒，即日服用立见有验，腰痛减轻，精神好转，大有返老还童之功。"

（二）性功能减退及不育症

临床症状：男性阳痿、临事不举或举而不坚、早泄。精子不活跃，精子数目减少或无精子。女性阴宽冷，性欲淡漠，不能生育。伴乏力、畏寒、腰酸、脉沉细无力。

中医认为，肾为作强之官，主生殖。故对性行为作强无力及不能生育，多责之肾阳虚。至宝三鞭丸采用六味地黄丸以补肾阴生肾精，并在此基础上用血肉有情之三鞭、鹿茸、蛤蚧、海马等大壮元阳，补精血，尤其淫羊藿、寸云，善治丈夫绝阳不兴，女子绝阴无子，诸药协同，使精充阳兴，故治疗阳痿及男女性不孕不育症有显著效果。

上海市内分泌研究所和山东医学院附属医院等单位应用至宝三鞭丸口服，对性功能低下男性患者 93 例进行了临床研究。结果表明，至宝三鞭丸对男子性功能低下有明显的疗效，其总有效率高达 80% 以上，且多数在 6 周内即奏效，精子活力明显增强，有 5 例并获得了生育能力。3 例患者病程已达 10—19 年，仍获得显效。消渴（糖尿病）患者伴发阳痿的治疗是极为困难的，而采用至宝三鞭丸的 6 例合并糖尿病者中，竟有 5 例奏效。显效以上患者中医辨证多属阳虚气虚型，证明至宝三鞭丸是治疗阳气不足之性功能低下症的一种疗效高、奏效快的药物。

至宝三鞭丸治疗性功能低下和不孕证的个案也很多。如法国患者坎德于 1980 年 1 月 17 日给烟台制药厂来信说："去年 12 月，我在香港买到您厂生产的至宝三鞭丸……我与我家里的人服药后，认为确实很好。"广东省安定县龙州供销社王成楷，男，38 岁，1980 年因患早泄、阳痿，在当地医院治疗未愈，改服至宝三鞭丸收到效果。又有广东省安定县雷鸣公社卫生院刘玉家给厂方来信反映："您厂生产的至宝三鞭丸……还可治妇女不孕症，我地已有几个多年不孕的妇女服药后就怀孕了……我也是一个七年不孕……恳切的希望您厂能卖给我一盒。"

（三）脑髓不足，健忘失眠

临床表现为：头晕眼花，耳鸣或聋，少寐多梦、心悸、脱发，忘前失后，两手颤抖，握物无力，舌头萎软，脉弦细无力。

中医认为，肾主骨髓，脑为髓之海。《灵枢·海论》说："髓海有余，则轻劲多力，自过其度；髓海不足，则脑转耳鸣，劲酸眩冒，目无所见，懈怠安卧。"忘前后失、脱发为脑髓空虚之表现，少寐、多梦、心悸乃心肾不交之特征。肾阴不足，不能涵养肝木，肾阳衰乏，不能温煦肌肉，故筋急而颤，肌瞤而抖，握物无力，舌体萎软。至于脉象的形成，皆同肝肾不足阴阳双虚有关。治疗方法当滋填肾精、温补肾阳、健脑益智、交通心肾、至宝三鞭丸是以六味地黄丸和定志丸为主方加补阳之品组成的方剂，所以用来治疗此病最为适宜。

山东医学院附属医院中医科陈克忠等应用至宝三鞭丸治疗髓海不足、脑功能衰退而具有上述表现的患者 27 例，服药 7 周后不仅临床症状显著改善，而且使与脑感觉功能相关的听力、视力、与脑运动功能相关的握力，与脑思维记忆功能相关的图形记忆等，都得以显著提高。说明至宝三鞭丸是一种还精补脑的佳品。

从临床角度观察，至宝三鞭丸对用脑过度心肾不交所致的神经衰弱症效果良好。香港派克有限公司患者冯衍、中国人民解放军 404 医院患者侯射日均患神经衰弱、身体多病，各种治疗效果不好，后购到本品，次第服食，竟收显著效果。

（四）气血不足，眩晕崩漏

临床表现为：面色苍白，眩晕眼花、心悸怔忡、自汗虚汗、畏寒失眠、倦怠少食；妇女不在行经期间，阴道内大量出血，或持续小量下血，淋漓不断。脉虚大或细弱。

中医认为，血行经脉之中，随气统摄运行以营养全身，血液中的营养成分来自后天水谷之精微，固有成分为先天肾精所化。若因虚损致先行后天失调，气血不足，血虚不能上荣则面色苍白、眩晕眼花，血不养心则心悸怔忡失眠、脾气不足，运化失常则倦怠少食；气虚不能固摄，则崩中漏下，自汗虚汗。阳气虚不能卫外，致见畏寒怕冷。诸脉皆属气血不足，阳气虚弱之表现。治宜温补气血、扶衰益阳。至宝三鞭丸方中含十全大补丸及人参、鹿茸等，长于养血益阳、补气摄血，因此有较好效果。

运用至宝三鞭丸治疗气血不足和眩晕崩漏的验案不少。如福建省南平纺织厂医院黄碧蓉的父亲，年逾七旬，曾患青光眼和高血压等病，常有眩晕头痛，1978 年初坚持服用至宝三鞭丸每日一粒，至 8 月份病情基本得到控制。烟台印刷厂职工苏积功的爱人 1969 年因营养不良，劳累过重，患血崩，医不见效，服至宝三鞭丸六盒，药到病除。

（五）其他疾病

有人运用至宝三鞭丸治疗慢性肾疾病和妇女输卵管结扎术后虚弱症亦收到良效，仅报道个案于此：

中国人民解放军某部二十八分队吕振善，于 1976 年患肾疾病，经各方医治效果欠佳。后由老中医介绍至宝三鞭丸疗效较好，于是 1977 年买得此药，经服一段时间病情果然好转，稳定 1 年余。

福建省永春县岵山和林农民陈淑芬于输卵管结扎术后，身体慢慢虚弱，腰骨经常酸痛，甚至影响了作为家庭妇女的一些必要劳动。1979 年 5 月服用一粒至宝三鞭丸，自述"吃后效果很好。本来腰骨酸的不能挑水，更谈不上去插秧了。自从吃下这粒药后，就能够去插秧了，比以往好多了。"

由于治验病例尚少，有待于今后继续探索。

（六）舌象特征

舌诊是中医诊断学中望诊的重要组成部分，在临床辨证中有较大的诊断价值。人体脏腑如心、脾、胃、肝、胆和肾等在舌上均有配布部位，故作为补益肾、心、脾阳气虚和阴血虚的至宝三鞭丸，在临床应用时必须注意舌象特征。

本品在舌质方面的应用特征，应是淡白透明舌或纯熟白舌。淡白透明舌为全舌明净，而淡白湿亮；纯熟白舌为全舌淡白光亮。对于这两种舌象，清·梁玉瑜《舌鉴辨证》认为："不论老幼见此舌，即是虚寒""乃气血两虚，脏腑皆寒极也。"

本品在舌苔方面的应用特征，应是无苔，间或稍有白浮胀，似苔却非苔。因舌苔古人称为"舌胎"，以其邪气结里，"如有所怀，故谓之胎"。所以在舌上出现较厚苔垢都是外邪结聚的表现。至宝三鞭丸的主治证是正气不足而非外邪侵袭，所以只能用于上述有虚寒舌之本色舌苔。若舌苔变厚，宜先驱邪，邪退苔净，方能使用至宝三鞭丸。

本品在舌体方面的应用特征，以舌体柔软为特点，偏于阴血不足者，可稍显瘦小，或因血不养筋而出现萎颤；偏于阳气不足者，可稍显胖大，或因气不固摄而边现齿痕。但只要舌体不红不鲜，即可投至宝三鞭丸无碍。

五、方剂鉴别

至宝三鞭丸所治疗之体质虚弱、未老先衰、健忘失眠、性功能减退等病症属于临床常见的虚损证候。在市场上，能够治疗此类病证的药品很多，仅举数种加以鉴别，以利购买和应用。

（一）六味地黄丸和八仙长寿丸

六味地黄丸的成分前已述及，为滋阴补肾的代表方剂。方中以补阴药为主，补中寓泻。适用于肝肾阴虚、虚火上炎所致腰膝酸软、头晕目眩、耳鸣耳聋、遗精盗汗、骨蒸潮热、脉细数、舌红少苔等症。八仙长寿丸系在六味地黄丸的基础上加入麦冬和五味而成，为滋阴补肾敛肺之剂，适用于肺肾阴虚，除见上述症状外，兼见喘嗽无痰，舌脉同前者。至宝三鞭丸系在六味地黄丸基础上加入壮元阳、补气血和健脑益智之品而成，其治疗的重点在于阴虚及阳而阳虚较重，气血亦不足者，临床适用于有性欲减退、畏寒怕冷、疲倦乏力、心悸健忘、

脉沉偏迟、舌淡白透明等症。

（二）首乌片

本方又称首乌丸，由七宝美髯丹减去偏于温燥之当归、枸杞和茯苓，增损化裁而成。方中重用何首乌为主药，补肝肾、益精血、乌鬓发；辅以熟地黄、桑椹、女贞子、旱莲草、黑芝麻、菟丝子补肝肾、益精血；牛膝补肝肾、强筋骨、补骨髓。金樱子温肾涩精；佐以桑叶、金银花清热散风，*签草祛风湿止痛，共奏滋阴养血、补益肝肾之效。适用于肝肾不足，阴虚有热，症见须发早白、腰膝酸软疼痛、头晕眼花、耳鸣耳聋、健忘肢麻、脉弦细、舌红少苔、舌体瘦小者。首乌片与至宝三鞭丸相比较，后者虽含有七宝美髯丹成分，有滋补肝肾延缓衰老作用，但药物侧重于补火兴阳，故增加三鞭、鹿茸、蛤蚧、淫羊藿和肉桂等。从适应证来看，后者对阳气虚而出现性欲减退、早泄、不孕、畏寒肢冷、疲乏无力、舌淡白者效佳，与前者不同。

（三）海马补肾丸

本方为补肝肾、益气血、强腰健脑之剂。方用三肾（黑驴肾、花鹿肾和海狗肾）、海马和蛤蚧等温补肾阳、强壮阳痿，为主药。辅以人参、黄芪、当归和熟地等益气养血，补髓益智，山茱萸和龙骨补肝滋肾涩精，鹿茸、鹿筋、对虾、虎骨和核桃仁等补肝肾、益精血、润筋骨，共奏阴阳双补之效。适用于阴阳两虚、气血不足，以致头晕耳鸣、阳痿滑精、腰膝酸痛、体倦乏力、心跳气短、脉弱或迟、舌淡苔白薄或无苔等症。海马补肾丸与至宝三鞭丸相比较，二方功用和适应证最为相似。但前方中独用鹿筋和虎骨两味，具有强筋壮骨定痛之力，合养精补血之药，对于精血衰少、腰腿足膝软弱无力，不能行动，或筋骨疼痛，难以屈伸者，常有良效。后方较前方增加了滋阴养血药物如生地、杭芍、首乌、牛膝，兴阳温肾药物如飞阳起石、淫羊藿、菟丝子、寸云、肉桂和沉香，健脾药物如冬术和山药，益智药物如菖蒲和远志，行气药物如小茴和甘松，清热药物如川柏和丹皮等，使其补肝肾、益气血、强腰补脑作用较海马补肾丸有所增强，药物性质温而不燥，补而不腻，静中有行，更适于久服。在服前方疗效稍逊时，最宜投用。

（四）人参精

本品为五加科植物吉林人参干燥根的稀醇提取液，功能滋补强壮，适用于神经衰弱、阳痿、虚脱等病，每次口服量 2～3ml，一日 3 次。人参精

与至宝三鞭丸相比较，前方补气之力独雄，对于元气不足，疲倦无力，动则自汗，心悸少食者；或突然虚脱，脉虚弱舌淡胖者，急急投之，疗效优于后方。后方中不仅含有人参，还含有大量滋肾阴壮肾阳之品，对于阳气虚或肾阴阳双虚、阳痿、腰膝酸软、耳鸣健忘、脉弦细、舌淡红少苔、舌体偏瘦的患者，缓缓投之，疗效优于前者。

除上述之外，参茸补血丸（由参、芪、鹿茸、五味子、龙眼肉、巴戟天、杜仲和当归等组成）也属于温补气血、益肾壮阳之品。此药由北京同仁堂生产，但因北京地区使用较少，其功效适应证与至宝三鞭丸不同之处，尚待今后研讨。

六、结语

本文从中国传统老年医学的角度探讨了至宝三鞭丸产生的时代背景、理论依据、药理作用、应用范围及其与六味地黄丸等中成药的区别之点。认为本品是南宋末年为适应宫廷需要而研制的健身防衰药物，它的配方原则体现了当时初具规模的老年医学水平。本品综合性药理作用，表现在补肾强身、滋阴壮阳、健脑益智、温补气血、调理气机及延缓衰老等方面，其一部分药效已为现代医学研究所证实。本品适用于老年体衰及未老先衰，性功能减退、不孕、脑髓不足之失眠健忘、气血不足之眩晕、崩漏等临床出现淡白透明舌或纯熟白舌者，投药疗效较好。本品以阳气虚衰为主要应用指征，与海马补肾丸相似而力宏，与六味地黄丸、八仙长寿丸、首乌片之偏重滋阴者不同，与人参精侧重气虚虚脱急救者也大相径庭，临床使用时宜仔细分别。

参考文献

1. 中医研究院研究生班编·黄帝内经注详. 内部资料，北京，1981.
2. 清·汪韧庵. 医方集解. 2版. 上海：上海科学技术出版社，1979.
3. 清·梁玉瑜传. 陶保廉录. 舌鉴辨证. 北京：中医古籍出版社，1985，27-28.
4. 陈泽霖. 舌诊研究. 2版. 上海：上海科学技术出版社，1982.
5. 陈克忠. 补肾健脑、益气活血对改善脑功能减退的研究. 老年学杂志，1981，（1）：21-24.
6. 上海市内分泌研究所. 至宝三鞭丸治疗性功能低下的疗效观察. 内部资料，1983.
7. 山东烟台制药厂. 中亚牌至宝三鞭丸争创国家医药管理总局优质产品说明书. 内部资料，1981.
8. 山东烟台制药厂. 至宝三鞭丸鉴定书. 内部资料，1983.
9. 刘德仪. 中药成药学. 天津：天津科学技术出版社，1984：214-227.

第九篇

医史文献及其他

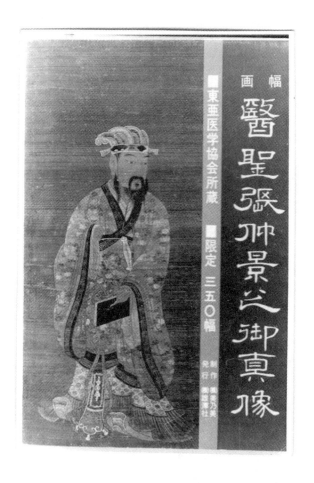

介绍日本珍藏的一幅张仲景画像

陈可冀　李春生*

1981年冬，本文作者（陈可冀）等赴日考察时，北里东洋医学综合研究所所长矢数道明博士赠以东亚医学会珍藏之《医圣张仲景之御真像》复制品。现就此像作必要的说明。

《伤寒论》在日本被推崇为"第一级良书"。本书作者张仲景在日本，同在中国一样，受到了汉方医界的尊敬。矢数道明和武见太郎谓本画像传入日本已久，在日本大正及昭和初期，由济世私塾木村博昭（浅田宗伯门人）珍藏。后又传到新田兴，再传安西安周。因安西安周在东亚医学会工作，是矢数博士的属下，所以，这幅稀见的逸品，最后珍藏在矢数道明博士领导的东亚医学会里。

本画幅所绘为张仲景的立像（见图），作者不明。画像高1米，系用五种彩色描绘在鼠灰色粗丝线织的绢上。画像上段可以看到以胶和金粉写在蓝纸上的唐·甘伯宗《名医录·张仲景简历》。张仲景头部顶冠，左手执一书，腰间挟带一口金光闪闪的宝剑。下颌留有适合的、具有诱惑力的黑胡须，丰盈面颊上的两眼瞳孔勃然凝视着空间，具有安静而严肃的品格。既不堕于世俗，又不偏于神仙。

根据石原明氏的推断和矢数道明、小川鼎三的介绍，此画像绘成于中国明代的万历年间，距今350～400年。容貌真正具备中国画独有的特征，衣着是中国大臣级的服装，与凌云阁功臣像非常相似。矢数道明认为，这幅世所罕见的珍品很可能是多纪家医学馆旧藏里面的散佚者。中、日有关仲景画像及刻像约有20余种，此为最引人注目者。日皇太子夫妇亦甚注意，1980年曾观赏了此画像。

（中西医结合杂志 1983；3（2）：插页）

---

* 执笔翻译者

澳门医学简史

李春生　杨卫彬

澳门古称"濠镜澳"，又有"香山澳""濠江""镜海""马交"及"澳门街"等别名。它位于珠江口的西南，背靠珠江三角洲，东隔珠江口与香港相望，西、北两面和珠海市相邻，属南海万山群岛的一部分。澳门面积狭小，由澳门半岛、凼仔岛、路环岛（昔称九澳岛）组成，总面积 18km²，人口 40 余万，气候温暖湿润，交通便利，是我国南方对海外联络的门户之一。澳门的医学发展史一直与我国受帝国主义欺凌的历史密切相联，大体可分为三个阶段。

一、鸦片战争以前的澳门医学（公元前 210 至公元 1839 年）

澳门自古以来一直是中国领土。早在 2200 多年前的秦代，归属南海郡。800 多年前的南宋时代，开始属于广州府香山县。该县建制于南宋高宗绍兴二十二年（1152），比葡人据澳（1557）早约 400 年。所谓"澳"，系指海边弯曲可以停船的地方。经考证，澳门当时是珠江三角洲南岸的一个小渔港。葡人来到澳门之前，东南亚各地商船与日本、琉球商旅，已每年乘季风来澳及其附近地区易货。明·嘉靖十四年（1535），市舶提举司迁至澳门征税，标志着澳门开埠，从此成为广东对外贸易的重要港口 [1]。

明·正德十二年（1517），葡萄牙人以进贡为名来到广东，由于无文书证明被勒令回国。但他们久留不去，进行贸易及贩卖人口活动。我国既往未有的性传播疾病——梅毒，即在这一时期由葡萄牙人带到澳门，传入广东。明·嘉靖十四年（1535），葡萄牙人贿赂官吏，取得了在澳门停靠码头进行贸易的便利。嘉靖三十二年（1553），他们又以水渍货物为由，乘机上岸居住。嘉靖三十六年（1557）以后，他们主动扩大居住地区，修筑城墙炮台，私设官吏。明·天启二年（1622），葡萄牙人于现今三巴门、水坑尾地区之间构筑城墙，此后一直占据城墙以南之地。明·天启三年（1623）

七月七日，葡国委任第一位澳门总督（明清政府只允许称其为"兵头"）。

鸦片战争之前，澳门由明清政府管理，一向设有衙门、海关、税馆、军队和监狱等。居澳葡萄牙人虽允许自治，但仍接受明清政府的管治，澳门的主权和治权归属中国。

这一时期的澳门医学，中医占统治地位，西医逐渐传入，西药从无到有，从少到多。据记载，1568 年澳门区主教卡内罗在澳门创办仁慈会，开设了圣拉斐尔医院和麻疯病院，这是外国人在中国创办的第一所西医教会医院 [2]。明天启元年（1621），天主教耶酥会传教士、医生邓玉函在葡萄牙殖民者的支持下来到澳门，辗转到达北京，著有《人身说概》。清·乾隆中期以后，1757 年清政府从对传教士严加取缔发展到实际禁绝西学，使西学包括西医 70～80 年时间内不能正常传入。但澳门作为商埠，西医西药的进入却从未间断。1779 年，英国商人团体来华，在随员中就有西医医师，广州和澳门两地有英国医师常驻 [3]。1820 年，英国传教士马礼逊（R. Marrison）和东印度公司船医李文斯敦（T. Livingstone）在澳门开设了诊所 [4]。1827 年，英国东印度公司传教医生郭雷枢（Thomas R. Colledge）在澳门开设诊所，次年扩大为医院。他还建议英美教会界应大批派遣传教士医师来华，作为传教士先遣队。此后西方各国教会团体纷纷派遣传教士医师来我国，其中包括 1839 年来我国的英国医学硕士、皇家外科学会会员合信（Benjamin Hobson）。他先在香港、澳门办医院，后到上海，为帝国主义列强劈开中国闭关锁国的大门立下了汗马功劳。

关于澳门中医药在鸦片战争以前的学术成就和著述，能够查阅到的资料非常贫乏。清·乾隆年间医药学家赵学敏在其所著《本草纲目拾遗》卷六"木部·金鸡勒"条下说："查慎行人海记：西洋有一种树皮，名金鸡勒，以治疟，一服即愈。予宗人晋斋自粤东归，带得此物，出以相示，细枝中空，俨如去骨远志，味微辛，云能走达营卫，大约性热,专捷行气血也。治疟,澳番相传,不论何疟,用金鸡勒一钱,肉桂五分,同煎服,壮实人金鸡勒可用二钱,一服即愈。解酒,煎汤下咽即醒,亦澳番传"[5]。表明当时澳门和番隅一带疟疾等病颇为流行,医者应用印度尼西亚群岛盛产的金鸡勒(含奎宁)治之,已积累了丰富的经验。

二、鸦片战争至葡国革命期间的澳门医学(公元 1840—1974 年)

1840 年,由英国殖民主义者发动的鸦片战争,以满清政府的失败告终,自此西方大炮轰开了中国的门户。鸦片战争后,葡人看到英国人用武力夺得中国领土香港岛,亦仿效英国人扩大自己的侵占地盘。1849 年,葡人驱逐清政府的官吏和海关人员,占领了整个澳门半岛。1851 年,他们攻占凼仔岛。1856 年,攻占路环岛。

葡人为使占领澳门合法化,于 1887 年 3 月利用英政府派拱北税务司金登干(英国人)前往里斯本交涉鸦片种籽问题之机,搞了一个《中葡会议草约》,塞进"葡国永驻管理澳门"条款。同年 12 月,中葡签订《和好通商条约》时,再次确认《草约》中有关澳门的提法,但同时规定为未既经商定,侯两国派员妥为商订界址,再行订立特约。从此双方多次会商,均无结果,更谈不上"特立专约"。1928 年 4 月,中国政府外交部通知葡萄牙政府终止《和好通商条约》[6]。

这一时期随着葡萄牙殖民者经济文化的大量涌入,西方医学也迅速、广泛传播开来。西医药逐渐变为主导地位,中医药则降为从属性质。洋药大量从英、葡两国经港澳运销我国内地,且偷漏税甚多,直接影响了清朝统治者的利益。据《清史稿·食货志六》载,光绪十三年(1887),清政府曾派员与葡萄牙商定,"在澳门协助中国征收运往各口之洋药税厘,一如香港办法。"即:"定洋药入口,由官验明封存,候每箱百斤,完纳正税三十两、厘金八十两,方允出运"。但在晚清政府极其腐败的情况下,这一政令的兑现是非常困难的。

当时澳门医学的另一特点,是民办医疗机构和私家医生有较大发展,对补充官办医疗机构的不足,满足澳门居民的医疗需要,起到很重要的作用。一些有志青年也以殖民者占领为契机,学习西医之长,成为我国早期的西医学家。

在此期间,澳门原来外国人办的西医诊所和医院都得到了扩展,有的还举办了学堂。我国第一位留学英国的医学生黄宽,早年就在马礼逊学堂读书。1847 年跟随他的老师布朗夫妇前往美国,高中毕业后赴英格兰。1850 年考取爱丁堡大学医科七年,以第三名毕业,获得医学博士学位。1857 年回国后,在香港及广州博济医院行医并教学,对病理解剖学深有研究,是我国第一代有影响的西医医生[4]。

澳门非官立医疗卫生机构的佼佼者,当推镜湖医院。该院创建于 1871 年,是澳门华人主办的非牟利性慈善性质的医院,行政管理上隶属于镜湖慈善会,经济来源为医务收入及各界捐款。中国民主革命的先行者孙中山先生,1892 年毕业于香港西医书院后,曾在该院出任首名医师近一年。现今在镜湖医院大楼正中处嵌有孙中山先生的肖像,花园内设置孙中山先生铜像,供各界瞻仰。由于该院收费相对较低廉,医疗质量与服务态度上乘,门诊和病房每年诊治人次一直居全澳榜首。该院还于 1923 年创办了护士助产学校,为全澳培养了 70% 的护理人才。

澳门同善堂创建于 1892 年,系由 269 位热心慈善事业的港澳绅商发起筹办。成立以来,本着"同心济世,善气迎人"的宗旨,将捐资赠医疗时症丸散作为最重要的日常工作,设立中药局,深受澳门民众的欢迎。

仁慈堂属白马行医院,是澳门早期由葡籍人士创办的民间慈善机构,距今已有 400 年的历史。该机构提供的服务有医疗和老人院等。

清安医所创办于清·光绪年间,是澳门一所逾百年历史的老人院。其服务内容包括医疗、康复、安老、金钱援助,对澳门老人安渡晚年做出了一定贡献。

澳门工人医疗所创建于 1952 年,隶属工会联合会。初办时的目标是为劳工阶层提供低收费的医疗保健服务,随着社会需求的增加,工人医疗所逐步将服务对象扩大到各阶层人士,发展成为面向社会的服务机构。该所长期坚持夜间诊病至晚上九时,方便劳工阶层下班后就医[7]。

三、葡国革命后的澳门医学(公元 1974 年以后)

1974 年 4 月 25 日葡国革命成功后,1976 年修改宪法,承认澳门为葡国管治下的中国领土,并给予澳门政府行政、经济、财政和立法的自治权[7]。

1979 年 2 月 8 日，中葡建交，中葡关系发展良好。1986 年 6 月底开始中葡会谈。经过四轮谈判，圆满解决澳门问题，于 1987 年 4 月 13 日正式签署《中葡联合声明》，1988 年 1 月 15 日正式换文生效，澳门开始进入过渡期。经过 4 年努力，《澳门特别行政区基本法》于 1993 年 3 月颁布，澳门进入后过渡期。1999 年 12 月 20 日，中国将恢复在澳门行使主权[6]。

近 20 年来，澳门经济有了长足的进步和重要变化，形成了以旅游娱乐、银行金融、建筑地产和工业出口等四大产业支柱。澳门人均国民总产值达 1.41 万美元，列世界第 13 位，亚洲第 5 位。在亚洲四小龙中，澳门人均产值超过台湾（10215 美元）和韩国（6740 美元），前景看好[8]。

1984 年，澳门政府对全澳的医疗卫生进行筹划部署，至 1993 年计划完成。这一规划的出台，推动了澳门医疗卫生事业的发展。

（一）医疗卫生现状[9、10]

澳门医疗卫生属中上水平，预计男女平均寿命 70 岁，年平均死亡率 3.81%，初生婴儿死亡率 6%，接近达到先进国家的同类指标。出生率近年来呈下降趋势。全澳每 1000 居民中有 1.52 个医生，2.03 个护士，2.63 张病床。1991 年三大死亡原因依次为：循环系统疾病、恶性肿瘤、呼吸系统疾病。

澳门政府的卫生政策，是以政府医院（仁伯爵综合医院，华人称为山顶医院）为核心，全澳设九间官办的卫生中心，形成以基层和医院卫生护理两体系相结合的医疗服务。近 5 年来，澳门政府每年拨给医疗卫生事业的开支，约占政府财政总开支的 10%，1993 年为 5 亿 5 千万澳门元（1 澳门元相当于 0.97 港元），还改建、扩建了仁伯爵综合医院和镜湖医院，使之达到或相当于内地三级甲等医院的水平。

澳门的医院卫生护理，主要由仁伯爵综合医院和镜湖医院担负。

仁伯爵综合医院于 1993 年初重建完成，可提供 418 张病床、33 个专科门诊和拥有直升机停机坪设施的内外科急诊。该院医师大部分向葡国招聘，同时拟向中国内地招聘专科医生和合作培训有关人才。院内还设立卫生事务中心，负责接受居民和患者对该院服务的咨询、投诉或提出意见，然后全部直接交由澳门卫生司长处理。

镜湖医院是澳门最受青睐的民间综合医院，仍由镜湖医院慈善会承办，现任慈善会主席为著名爱国人士马万祺先生。该院设病床 521 张，西医师 109 名，中医师 1 名（从事针灸），护士 214 名。按 1991 年统计，每日接待患者 1244 人次，门诊求诊人数占澳门医院卫生护理服务的 69.40%，住院人数占 54.49%，较仁伯爵医院为多（表 1）。近年来政府不断增加对该院的资助，充实医疗设备，提高医疗技术，投资 1000 万澳门元成立心血管病中心，邀请内地专家来院协助指导，开展冠状动脉扩张术（PTCA）及溶栓疗法，先后救治数十名心肌梗死患者，成功率达 90%。

表 1　镜湖、仁伯爵综合医院（山顶）门诊、住院病人对照表[11]

年份	门诊				住院			
	镜湖	%	山顶	%	镜湖	%	山顶	%
1989	554736	77.9	154617	22.1	18066	75.5	5860	24.5
1990	498303	72.8	185860	27.2	16117	61.0	10323	39.0
1991	454269	69.4	200265	30.6	13390	54.5	11184	45.5

澳门民间的基层卫生护理服务，主要为与政府签署了部分合作协议的工人医疗所和同善堂等，还有近 300 家私立诊所，全澳民间领牌的合法医生 400 多人。1984 年开始，澳门形成了卫生中心免费医疗保健网，工人医疗所和同善堂每天赠医施药达 500 人次。各种传染病患者可在政府指定的部门得到免费医疗，环境保护和社会福利事业成效显著。私家医生转变为辅助性质，补充工余时间服务。他们的主要应诊对象是经济状况略宽裕的居民，对服务质量较为注意，收取费用也相应稍高。

澳门卫生司于 1982 年宣布澳门消灭了天花、鼠疫等 6 种传染病。1992 年开始对高风险行业的外地劳工强制性进行艾滋病检验，以控制艾滋病在本地区蔓延。

（二）中医中药概况[10、12]

澳门华人占人口总数的 96%，葡人占 3%。对医药需求的特点与内地相似，中医中药在居民心目中有着较高的比重。华人中的上层人士、社会贤达，更视中医药为国宝。对中医药治病疗疾，有着浓厚的感情和坚定的信心。中医药发展的基础，深深扎根于全澳居民之中。澳门是中医药的一个潜在市场。

澳门的中医药行政上隶属于政府的卫生及社

会事务政务司。中医医师执业要在该司办理登记手续，中药药房也归该司管理和监督。由于全澳至今尚未设置中西医师职称评定机构，故移居澳门的医生，可以沿袭内地获得的医师资格。

澳门的社会民众团体很多，数年前成立了中医学会和中药研究会，积极与内地中医药组织携手开展学术交流。澳门电视台曾播放河南南阳张仲景学术研究的进展，宣传中医药防治疾病的疗效。

中医药的地位，在澳门与香港相差无几，同样处于"在野"派别之内。仁伯爵综合医院至今尚无中医医师应诊和中药房建制，镜湖医院也没有中药药房。澳门的中医医师绝大多数分散于民间基层卫生护理服务的人员之中。其学术渊源大都来自祖传或以师带徒，正规中医院校毕业生较少，但在卫生司都能够得到资格认可，领取牌照开业。据悉，近年来由于内地迁往澳门移民的增多，中医医师也相应增加，该司对资格认定逐步强调学历，有"水涨船高"趋势。

中医医师较为集中的单位是同善堂药局，其次为澳门街坊中医诊所、三巴门坊众会中医诊所等。同善堂门诊就诊病人拥挤，尤以针灸科为多，秩序井然。该门诊有中西医师20多人，业务繁忙，透视、化验检查只够应付日常看病，急危重病人常须让其到镜湖医院住院。个体开业的中医诊所灯光招牌，沿街随处可见。不少私营中医诊所采取预约就诊和昼夜应诊的方式，挂牌的内、妇、儿、骨伤等专科特色非常突出，有的还写着"××中医学院毕业"等学历以供选择。因为具有方便简易的特点，往往为广大居民所接受。

在澳门繁华街市上，中药店铺很多，除同善堂药局外，大都属私人开业。药店的饮片装在货架上无色玻璃筒内，琳琅满目，使购药者直接看出药品质地的优劣。中药材和中成药进货皆有专营，饮片遵古炮制，极为考究，注重质量，强调信誉。服务态度亲切。但与内地相比，收取费用较高。多数药店常兼售燕窝、银耳、人参、鹿茸等高档补品，

为澳门中药业的又一特色。

全澳中药制剂方面，包括同善堂药局在内的一些药店，只能承做传统蜜丸、水丸、散剂和膏丹剂型。由于缺少中药制药厂，故不能从事中药新剂型的生产。

《中华人民共和国澳门特别行政区基本法》第123条规定："澳门特别行政区政府自行制定促进医药卫生服务和发展中西医药的政策。社会团体和私人可依法提供各种医疗服务。"依据这项法律，澳门回归祖国之后，作为医疗卫生事业一部分的中医药事业，随着全澳经济的腾飞，必将得到进一步发展。

参考文献

1. 澳门日报出版社编. 澳门手册. 澳门：澳门日报出版社，1993：10.

2. 史兰华. 中国传统医学史. 北京：科学出版社，1992：302-303.

3. 俞慎初. 中国医学简史. 福州：福建科学技术出版社，1983：302.

4. 傅维康主编. 中国医学史. 上海中医学院出版社，1990：446-447.

5. 赵学敏. 本草纲目拾遗. 北京：人民卫生出版社，1983：208-209.

6. 澳门日报出版社编. 澳门手册. 澳门：澳门日报出版社，1993：12.

7. 黄汉强，吴志良主编. 澳门总览. 澳门：澳门基金会出版，1994：313-333.

8. 熊玉碧. 澳门掠影. 海外星云，1994；（32）：30.

9. 澳门日报出版社编. 澳门手册. 澳门：澳门日报出版社，1993：151-154.

10. 李春生. 澳门医疗卫生现状与中医中药. 中国中西医结合杂志，1995：15（4）：254.

11. 澳门日报出版社编. 澳门手册. 澳门：澳门日报出版社，1993：155.

12. 李春生. 澳门中医中药现状. 中国中医药报，1995，5：19，第四版.

[原载于《中华医史杂志》1998，28（1）：29-33]

土草药防治夏秋季常见传染病

为了贯彻落实毛主席"把医疗卫生工作的重点放到农村去"的卫生工作方针，为了采用"不花钱治大病，少花钱也治病"的方法解决河南南阳鸭河水库工地当前的传染病，我们走访了水库工地附近的逯家庄、高家庄、鸭河、朱湾等五个大队。我们向贫下中农和赤脚医生学习，收集了一部分应用本地土草药治疗痢疾、肠炎、流行性感冒的单方验方。现介绍如下，供参考：

一、痢疾、肠炎

（一）单方

1．翻白草（又名：翻白眼，鸡腿根）

用量：鲜草 1～2 两；干草 2～5 钱。

用法：水煎服。

主治：痢疾。

产地：鸭河水库周围岗上较多。

说明：本品为蔷薇科植物，全草入药，味苦性寒，入胃、大肠两经。

功能：清热燥湿、凉血解毒、止咳化痰。主治：①菌痢、阿米巴痢。②鼻衄、痔漏下血。③皮肤及下肢慢性溃疡。④慢性气管炎。

本品化学分析内含鞣质，故有止泻收敛的作用，治疗痢疾腹泻加入铁苋菜、马齿苋等量同服，疗效更好。

2．鬼针草（又名鬼疙针）

用量：一把（1～2 两）。

用法：水煎服。

主治：慢性肠炎腹泻，赤痢。

产地：水库周围较多。

说明：本品性味甘淡微寒无毒。功能：清热解毒，散瘀活血。主治：①感冒咽痛。②毒蛇或毒虫咬伤。③跌打损伤。④慢性溃疡。

新医药学杂志曾报道本品对慢性肠炎腹泻有较好的疗效。

3．龙葵（天包豆、天地豆、天茄子、老鸹眼睛草和黑蛋蛋棵）

用量：鲜菜一两至两半。

用法：水煎服。

主治：痢疾。

产地：水库周围较多。

说明：本品为茄科一年生草本植物，味甘苦性寒有小毒，入肺、胃、大肠经。功能：清热散结，解毒消肿，并有凉血止血、清利小便作用。主治：①痈疽疔毒、咽喉肿痛。②痢疾后重、便下脓血。③小便不利、淋浊痛热。④肺胃热盛、鼻衄吐血。⑤消化系统及肺部癌症。若用于治痢疾，配入马齿苋和地锦草（小虫卧单）各二两，疗效更好。

但由于本品过于寒凉，有寒中伤胃之弊，患者服后往往恶心、呕吐，饮食减少，因而素有寒饮、脾胃虚寒的患者应慎用，必要时可佐以生姜适量，以缓和其副作用。

4．铁苋菜（又名血布袋棵、红叶草、海蚌含珠）

用量：鲜草 1～2 两。

用法：水煎服。

主治：急性阿米巴痢、菌痢、急性肠炎。

产地：水库周围菜地、田埂、地边。

说明：本是为大戟科植物，味苦甘性寒无毒，入大肠经。功能：清热去湿止血止痢，内服对痢疾肠炎有较好的效果。地区防疫站曾作试验室观察，认为本品杀菌消炎力量很强，1/640 的浓度即有抑菌作用。捣烂外敷可治皮肤湿疹、痈肿疮疡，并治外伤出血。

5．涩拉秧

用量：鲜草 1～3 两，干草 5 钱至 1 两。

用法：水煎服。

主治：久痢不止、水泻。

产地：水库周围、村庄附近。

说明：本品有两种：一种为大涩拉秧，又叫葎草，属桑科一年生草质藤本植物。一种为红茜草，属茜草科多年生草本植物。此两种都有清热涩肠、止泻止痢的作用。这里所指的涩拉秧可能是后者，对赤痢效果较好。

6．椿根白皮（又名臭椿根皮，樗根白皮）

用量：5 钱至 1 两。

用法：先炒黑存性，然后水煎服。

主治：久痢，腹泻。

产地：水库附近村庄。

说明：本品为苦木科落叶乔木，含苦味质，味苦涩性寒，入大肠、肝、膀胱经。功能：清热燥湿、涩肠止血，用于痢疾肠炎，加入消炎药如白头翁等效果更好。

此外，本品也可治疗子宫出血、大便出血、痔漏下血、膀胱尿道炎症等。

7．扁蓄（又名猪芽草、扁竹）

用量：1～2两。

用法：水煎服。

主治：水泻、痢疾。

产地：水库周围。

说明：本品属蓼科植物，味苦微寒，入膀胱经。功能：清热利水，通淋杀虫。过去多用于泌尿系统感染性疾病和结石症，这里有二个卫生所医生都介绍它可以治疗肠道疾患，希试用观察。

8．车前草（又名车轮菜、车古辘菜、猪耳朵棵）

用量：1～2两。

用法：水煎服。

主治：暑热泄痢。

产地：水库附近。

说明：本品属车前科。味甘淡性寒，入肺、肝、肾、小肠经。功能：清热解毒、利水通淋、止泻止血。主治：暑热泻痢、热淋涩痛、热症出血、皮肤疮毒。现代医学研究本品有抗菌消炎作用，对肠道和泌尿系统感染均有一定疗效。

9．白头翁（又名头痛花、马鞭草、毛骨朵花、耗子尾巴棵、胡王使者、野丈人）

用量：鲜根1～1.5两半，干根2～4钱。

用法：水煎服。

主治：赤痢。

产地：水库西边岗坡上。

说明：本品属毛茛科植物，味苦性寒，入胃、大肠两经。功能：清热解毒，凉血止痢。对细菌性痢疾和阿米巴痢疾的急性期有较好的疗效。

10．地锦草（又名小虫卧单、铺地锦、血见愁、花手绢）

用量：鲜品5钱至1两，干品3～5钱。

用法：配以茶叶3钱，炒焦砂糖适量，水煎服。

主治：痢疾。

产地：水库附近。

说明：本品属于大戟科植物，味微苦性平。入肝、胃、大肠经。功能清热解毒，止血通乳。主治：①痢疾。②各种出血症，如大便下血、内痔出血、吐血、衄血、子宫出血、外伤出血等。③乳汁不足。

据南阳地区防疫站实验证明，本品浓度为1/540时，仍有明显的抑菌作用。其杀菌力次于铁苋菜，但较辣蓼为强。

11．辣蓼（又名水蓼、柳蓼、黑点菜）

用量：全草2两或鲜根2两（干根1两）。

用法：水煎服。每日一剂，连服3天。

主治：痢疾、肠炎。

产地：水库周围湿地、沟边、路旁。

说明：本品为蓼科一年生草本植物，味辛性微温。功能：清热解毒、治痢杀虫、消滞散瘀、去风利湿、止血止痒。主治：①痢疾、肠炎。②小儿疳积。③风湿肿痛。④咽候疼痛。⑤跌打损伤，创伤出血，皮肤湿疹。

南阳地区防疫站作抑菌试验证明，本品有较强的杀菌消炎作用。

12．马齿苋（又名马食菜，马生菜）

用量：鲜草二至四两，干草五钱至一两。

用法：洗净后生榨汁喝或水煎服。

主治：痢疾。

产地：水库附近菜地，田埂。

说明：本品为马齿苋科植物，味酸性寒，入心、大肠两经。功能：清热解毒、止痢疗疮。临床上对急性菌痢疗效较好，捣烂外敷可治热毒疮疡。

13．鸡眼草（又名掐不齐，斑鸠窝，斑鸠柞）

用量：鲜草2～6两。

用法：兑酒水煎服。

主治：肠炎，痢疾。

产地：水库周围丘岭、荒坡、路旁、沟岸、田间及地埂等处。

说明：本品为豆科一年生草本植物。味淡性平。功能：利水通淋，解热止痢。主治：①泌尿系统感染。②急性胃肠炎，急性肠炎，痢疾。③黄疸肝炎，水肿。④中暑发热，口渴心烦或痉挛抽搐。⑤鼻衄。⑥肿毒疼痛，用时内服，外敷均可。

14．其他

（1）大蒜不拘量，生吃或捣汁过滤后用5%～20%浸液灌肠，主治痢疾、肠炎。

（2）狼尾巴棵一把，水煎服。主治痢疾。

（3）瞿麦一两，水煎服。主治水泻，水便不分。

（四）萝蔔种5钱至1两，水煎服。主治泄泻腹胀。

（二）验方

1. 痢疾

（1）马齿菜一把，白头翁1两加红白糖适量，水煎服。

（2）白头翁，地榆（生炒各半）马齿苋适量，水煎服。

说明：地榆为蔷薇科多年生草本植物，药用其根茎，味苦酸性微寒，入肝、大肠两经，内含鞣质、皂苷、地榆素等。功能：凉血止血，用于治疗烫伤及多种血症，治疗痢疾以赤痢效果较好。

（3）铁苋菜，马齿苋各适量，水煎服。

（4）鸡眼草（掐不齐），翻白草、水芹菜各一把，水煎服。

2. 肠炎

（1）车前草一两半，鸡眼草一把，高粱叶3～5根（或壳适量）水煎服。

（2）翻白草1两，铁苋菜1两，或加灶心土适量，水煎服。

3. 痢疾肠炎同治方：

（1）白头翁1两，车前草1两，加黑白糖水煎服。

（2）葛根1两，车前草1两，扁蓄3两，炒小米三两，水煎服。

说明：葛根为豆科多年生植物葛的根，味甘微寒，入脾胃两经，生用可解肌透疹，生津止渴，为强有力之辛凉解热药。炒用可升胃中清阳之气，治挟热泻痢，若用于治疗肠炎多配车前草，治疗痢疾，可以与马齿苋、山查等配伍。

葛根在水库东边毛沟出产较多。

4. 预防痢疾，肠炎方：

蒲公英、地丁、白头翁、车前草适量，水煎服。

二、疟疾

（一）单方

2. 春谷谷（又名：凤凰眼）

用量：小儿1岁1粒，成人30～50粒，去壳用仁。

用法：①发作前4h冲服；②发作前4h打鸡蛋吃。

产地：水库周围村庄。

验案：南阳县催化剂厂张建峰患疟疾，用此药治愈（鸭河大队诊所王医生介绍）。

2. 莎草花1两或香附子1两

用法：疟疾发作前2h水煎服。

产地：水库周围。

说明：香附子亦治疟疾兼有腹泻者。

3. 马鞭草（又名土谷草）

用量：一把（1～2两）。

用法：疟疾发作前2h水煎服。

产地：水库周围田边地埂。

说明：本品为马鞭草科多年生草本植物。味苦微寒，其成分含马鞭草苷、转化酶、苦杏仁酶、鞣质及马鞭草醇等。功能：清热解毒、活血散瘀、利水杀虫。主治：①痢疾，感冒咽痛，痈疖。②跌打损伤。③经闭。④肝硬化腹水，肾炎水肿。⑤可予防钩端螺旋体病，民间传其能治疟疾，希观察使用。

4. 酢酱草（又名：酸木浆）

用量：一把（1～2两）。

用法：水煎服或榨水喝，发作前2～4h用

产地：水库附近。

说明：本品为酢浆草科多年生草本植物，有黄花和紫花两种。味酸辛寒。功能：清热解毒、清肺化痰、散瘀消肿。主治：①感冒发热。②肠炎腹泻，尿路感染。③黄疸。④跌伤损伤，毒蛇咬伤，烫火伤。⑤湿疹。对于疟疾之治疗尚未见报道，可观察使用。

5. 旱莲草（又名墨菜、莲蓬草，鲤肠）

用量：干草1两，鲜草2两。

用法：发烧前加糖煎服。

产地：水库周围水沟稻田埂，田野等湿润处。

说明：本品为菊科一年生草本植物，味甘酸而气寒，具清补酸敛之性，故能滋阴降火、凉血止血。凡肝肾阴虚邪火内扰、而致的头目眩晕，耳鸣健忘，须发早白，失血及血痢诸证，皆可应用。关于治疗疟疾，尚未见报道，可试用观察。

6. 胡椒

用量：适量

用法：为细面，疟疾发作前4h，外敷脐上。

（二）外治法

煤油拈棉花，发作前压在脉槽（太渊，经渠穴）中，发作后去掉。

（逯家庄大队诊所介绍）

三、感冒、发热

（一）预防

药物及用量：水芹菜、竹叶、石膏适量或加猪芽草适量。

用法：水煎代茶饮之。

说明：水芹菜产水沟旁潮湿处，群众采后作野菜吃，据云有退热、解暑和降血压之作用，可试用观察。

（二）治疗

1．小谷子、黑豆各1握。

用法：开水冲服。

说明：此两味药同时使用，有发汗作用。

2．水芹菜，葛根适量。

用法：水煎服。

3．狗芽根（各巴草）、芦山草根各1两。

用法：水煎服。

4．水蜈蚣（又名：三芙草，顶棍草、金扭草、疟疾草）

用量：干草1～1.5两（全草），鲜草2～3两。

用法：水煎服。

主治：感冒发热、疟疾（发烧前2h服）。

产地：水库周围有水田或水沟边之潮湿处。

说明：本品味辛性凉。功能：疏风清热、止咳消肿。主治：①风热感冒。②百日咳。③跌打肿痛，蛇咬伤。④对疟疾也有一定的效果。

5．酢浆草适量，水煎服。

6．黄蒿

用量：鲜草1～2两半，干草2～6钱。

用法：水煎服。

主治：感冒发热、疟疾。

产地：水库周围。

说明：本品属菊科植物，味辛微苦性寒，入肝、肺两经。功能：外退表热截疟，内除劳热骨蒸。若用于治感冒发热无汗，可配荆芥、葛根水煎服。或用鲜黄蒿一把，葱白一段共捣如泥，擦手心、足心，前胸后背取微汗。若截疟疾，可在发疟前两小时煎服。

黄蒿制成针剂，退热效果也很好。

四、结语

为了土法上马解决鸭河口水库工地当前流行的痢疾、疟疾、肠炎、感冒等夏秋季传染病，本文简述了工地周围所产的防治上述疾病的土草药及其药理作用，介绍了一部分土单验方，并已将草药标本送给工地各单位医务室，以供指战员同志们参考和试用。对于这里不产或较少见的中草药如：黄柏、黄连、苦参、水杨梅、银花、山查、扁豆、苍术、石榴皮、鸦胆子、绣球花、土常山、何首乌、千里光、糙苏等，均予从略。

由于我们的水平不高，整理土草药资料的缺点和错误一定很多，敬请阅读者批评指正。

河南省南阳地区医院
驻鸭河口水库续建工程指挥部医疗队
一九七七年八月廿六日
李春生执笔

对建立中关村中草药园区的思考

李春生

在北京海淀区中关村科技园内建设中草药园区，是一个有远见卓识的创举。根据我本人对21世纪中草药科技发展趋势的认识，为了充分发挥中关村地区人才、知识、智力优势，借鉴国外成功经验，创造优于世界其他地区的中草药园（如日本、泰国的中草药园），特此对中草药园建设提出以下建议，仅供参考。

一、在中草药园区内建立中草药化学提取物生产和销售基地

近20年来，世界各国利用中草药化学提取物，生产了许多疗效卓著的药品，获得了巨大的利润。例如：德国、法国和美国从我国购进银杏叶，提取生产银杏黄酮制品，包括银杏黄酮片和针

剂（如金钠多）等，在世界各地销售或返回我国市场，治疗心脑血管病疗效很好。从我国采购时，1000 克银杏叶购价 2.5 元；返回我国销售时，每百毫克售价数十元。这样，大量的钱让外国人赚跑了，实在令人痛心疾首。假若我们引进国外技术或自行设计生产线，在中关村科技园建立中草药化学提取物或仿生合成物工厂，制造类似银杏叶制剂的产品，如川芎嗪、葛根素、黄山药提取物、山茱萸多糖以及苡仁内酯等，设法打入国际市场，不仅发展了我国中医药的传统优势，经济效益也将是很好的。

二、在中草药园区内建立我国最大的中草药筛选基地

自 20 世纪 30 年代麻黄素治疗哮喘由我国发明以来，世界各国都潜心研究中草药及天然药物，目前在美国和日本都有规模庞大的筛选基地，已做出了举世瞩目的成绩。我国虽然生存一万余种中草药，但筛选水平还有很大差距，研究水平也相形见拙。为了缩短这一距离，国家科技部生命研究中心已在全国选址，准备启动这一工程。中关村是全国智力资源和科技人员最密集的地区，国家科技部生命研究中心即设在万泉河路办公，其优势是国内任何地方都无法相比的。若能将中草药筛选基地落实在中关村科技园，建成全国最大的中草药筛选中心，以此为龙头，每年筛选出一批治疗疾病的中草药及其提取物，供全国各地中草药科研机构和药厂进一步研究或生产，对加快中草药现代化，对中草药走向世界，都将会起到推波助澜的作用。

三、在中草药园区内建立中草药品种优化和转基因工程基地

在中国传统医籍中，中草药包括植物药、动物药和矿物药，明代李时珍《本草纲目》将药物分类为：水、火、土、金、玉、石、草、谷、菜、果、木、虫、鳞介、禽、兽（兽）、人、器物等，即是明证。未来的 21 世纪，是生命科学、生物工程飞速发展的世纪，未来世纪的发展方向，在 20 世纪九十年代已见端倪。例如，通过发射航天器或科学卫星，改良辣椒、西红柿、茄子的品种，提高蔬菜水果和粮食作物的产量，生产出个头硕大的柿子椒。再如，通过转因工程，培育出绵羊形似小

牛，培育出的牛血液中含有人血浆白蛋白等。这些前无古人的研究成果，给人类发展带来了希望的曙光。21 世纪到来之后，随着这一研究的深化，人类将会把生物界改变得越来越符合人类自己的生存和需求，中草药亦不例外。既往由中草药化学研究发现，许多中草药有效部位中，有效成分的含量是很低的。以地道药材四川产芎劳为例，壹麻袋芎劳只能够提取数十毫克川芎嗪（四甲基吡嗪），而 1 例心脑血管病病人，一天的川芎秦用量 80～360 毫克方有效。因此，每年将四川芎劳全部用来提取川芎嗪，仍难以满足我国心脑血管病病人的需求。这一状况一直到川芎嗪化学合成成功后，才得以改观。青蒿素的生产史，也有着类似的经历。近 30 年来，世界各国医药界为了得到更多的中草药治疗疾病的有效成分，除寄希望于化学仿生人工合成外，采取对中草药品种加以优化培育的方法。在泰国的中草药园中，就有大量经过优化、青蒿素含量很高的青蒿栽培。20 世纪九十年代以来，转基因中草药已处于探索发展中。中关村园区有着象农大、林大、北大、北医大、中国中医研究院西苑医院、中国医学科学院天然药物研究所、军事医学科学院、航天医学工程研究所等，对生物工程和中草药研究起着全国牵头作用的单位，高素质、高水平的科研人员济济。我相信，若能够在中草药园区内建立中草药品种优化和转基因工程基地，在不久的将来，争奇斗艳的中草药花朵如牡丹花、芍药花、百合花、荷花、紫荆花等，将会把中关村科技园打扮得更加绚丽多姿。人们盼望已久的喝牛奶治感冒，吃西瓜退高烧，山羊肚脐中生长出名贵的麝香，吃胡萝卜能起到人参补益作用，黄牛头上长出犀角清心热，小老鼠身上长出虎骨可治关节痛等等，都将变成现实，而不再停留到幻想小说家的纸上。

四、在中草药园区内建立传统医学和中西医结合的临床药理研究基地

中国传统医学是世界上理论和实践最为完整及系统化的传统医学之一，在历史上对中国人民却疾延寿和繁衍发展，起到了不可磨灭的重要作用。中草药是在中国传统医学的发展中产生、丰富起来，两者有着密不可分的关系。近五个世纪左右，西方医学伴随着英国和葡萄牙的炮舰传入了中国，虽然冲击了中国传统医学，但却促进了我国医

学的发展和现代化，促进了有中国特色的中西结合医学的形成和走向世界。在中关村基地建设中草药园，实际上是一种健康产业，它必须依托与之相辅相成的中国传统医学和中西医结合的临床药理研究基地，才能建立起与疾病治疗、保健相关联的桥梁，才能得到国内外的认可。同时，只有通过建立这类临床药理研究基地，才能将中草药基地实验的结果，在人体上得到证实，从而由科研成果转化为产品，产生经济效益。因此，在中草药园内建立中国传统医学和中西医结合临床药理研究基地是非常必要的。至于建立的操作细节，海淀辖区内的中国中医研究院临床药理研究所和北京医科大学临床研究所都可提供借鉴，本文不拟赘述。

五、在中草药园区内建立中草药研究开发、人才培养的高级教育产业基地

前述之四种研究开发或生产基地建立之后，将在中草药园内形成一个巨大的新型中草药人才培养软硬环境。这个具备实验室、生产设备和利润支撑的硬环境，高级科研人才集中和国家级图书馆

林立的软环境，有利于招收从事中草药现代研究的硕士生、博士生，建立博士后流动站，成立中草药开发人才培训基地。这一高级教育产业基地建立之际，将是中草药园人才、成果、产品、信息、效益等步入良性循环之时。它不仅有利我国中草药科技本身的发展，还将起到筑巢引凤、吸引外资、中国留学生和外国留学生来区创业，促进中医药走向世界的作用。

此外，还可以考虑在中国药园内建设中草药信息产业基地。

中关村科技园中草药园若能参照上述思路进行建设，我们相信它将是一个伟大的创举。因为它不仅将促进中国传统医药学和中西医结合医学学术发展及完善，还将促进中草药科工贸一体化的形成，促进中草药走出国门，融入世界医药学的鸿炉之内。我国是中草药的策源地，中草药地道药材绝大部分都产于我国境内，药材质量和数量堪称一流。建国五十年来，我国培养了数以万计的中草药研究和临床人才，科研水平与发达国家的差距正逐年缩小，因此，建立中药园并以10年左右的时间赶上世界一流水平，是大有希望实现的。

＊【说明】本提获北京市海淀区政协第6届委员会优秀提案奖。